**Dr. Georg Lindner, Dipl.-Päd. Brigitte Mutz,
Mag. Claudia Robitza**

Richtige Ernährung

Ernährungslehre, Lebensmittel- und Diätkunde

Jugend & Volk

Mit Bescheid des Bundesministeriums für Bildung, Wissenschaft und Kultur als für den Unterrichtsgebrauch an höheren Lehranstalten für wirtschaftliche Berufe für den II. und III. Jahrgang im Unterrichtsgegenstand Ernährung (Zl. 25.232/3-III/D/13/98 vom 24. April 1999) und an höheren land- und forstwirtschaftlichen Lehranstalten, Fachrichtung Land- und Ernährungswirtschaft für den III. bis V. Jahrgang und Fachrichtung Milchwirtschaft und Lebensmitteltechnologie für den V. Jahrgang im Unterrichtsgegenstand Ernährungslehre (Zl. 25.232/3-III/D/13/98 vom 24. April 1999) geeignet erklärt. Aktualisiert mit GZ BMUKK-5.021/0072-B/8/2013 vom 28. Mai 2014.

Mit Bescheid des Bundesministeriums für Bildung und Frauen als für den Unterrichtsgebrauch an allgemein bildenden höheren Schulen für die 6. Klasse im Unterrichtsgegenstand Haushaltsökonomie und Ernährung (BMBF-5.021/0023-B/8/2014 vom 10. Juni 2014) ab dem Schuljahr 2015/16 geeignet erklärt.

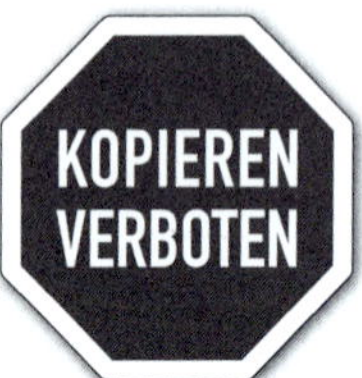

KOPIERVERBOT

Wir weisen darauf hin, dass das Kopieren auch zum Schulgebrauch aus diesem Buch verboten ist (§ 42 Absatz 6 des Urheberrechtsgesetzes).

Einleitung

*„Das Lernen von einzelnen Fakten oder Ergebnissen ist meist nicht nur nicht notwendig, sondern auch ungünstig. Ausnahmen sind Orte und wichtige Ereignisse des persönlichen Lebens, d. h. Inhalte, die eben nicht allgemein, sondern speziell sind. Dieses Wissen von Einzelheiten ist ansonsten aber wenig hilfreich. Aber glücklicherweise lernen wir keineswegs jeden Kleinkram. Im Gegenteil: Unser Gehirn ist – abgesehen vom Hippokampus, der auf Einzelheiten spezialisiert ist – **auf das Lernen von Allgemeinem aus.**"* *(Spitzer, 2007: Lernen. Gehirnforschung und die Schule des Lebens)*

Lernen ist also ein Prozess, der nur durch die Lernende bzw. den Lernenden zustande kommt. Dieses Buch soll als Unterstützung für Schüler/innen dienen, Wissen selbstständig anzueignen. Aufgabenstellungen sind handlungsorientiert formuliert, um den Fokus auf den Erwerb jener Kompetenzen zu legen, die es Lernenden ermöglichen, erworbenes Wissen und Können miteinander zu vernetzen und in realen Sach-, Sinn- und Problemzusammenhängen anzuwenden. Wissen muss in Können münden und in Handlungen sichtbar werden. Erworbene Kompetenzen sollen in Form von „Lernprodukten" (z. B. Präsentationen, fachpraktische Produkte) ausgewertet werden.

Erläuterungen zu den im Buch verwendeten Icons:

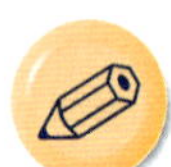
Aufgaben

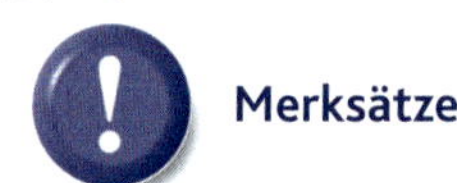
Merksätze

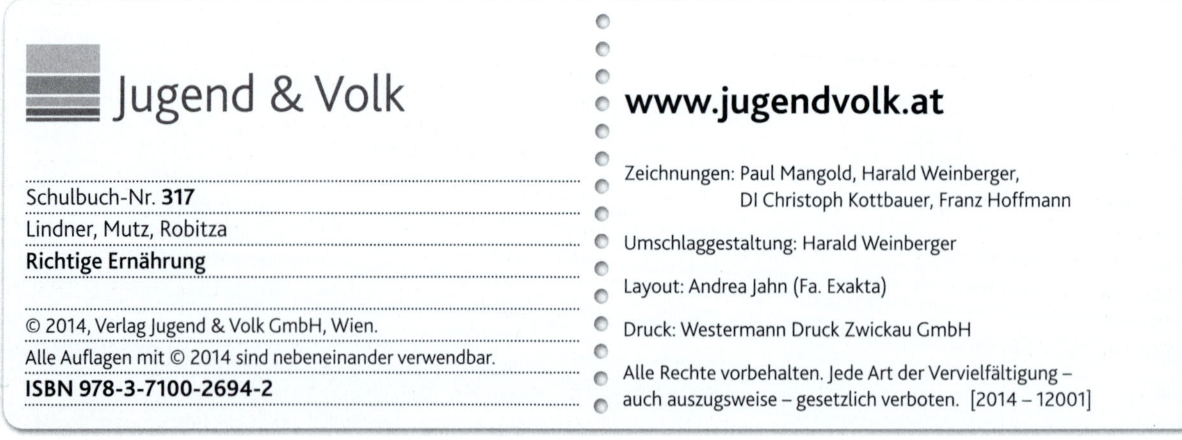

Ernährungslehre

Lebensmittelkunde und -technologie

Ernährung von der Kindheit bis ins Alter

Alternative Ernährungsformen

Ernährung und Diätetik

Welternährung

Produktion und Behandlung von Lebensmitteln – Gesetzliche Grundlagen

Gefährdung durch Lebensmittel

Lebensmittelkonservierung

Krankheitserregende Mikroorganismen

Hygiene bei der Speisenzubereitung

Außer-Haus-Verpflegung

Lebensmittelverarbeitung

Anhang

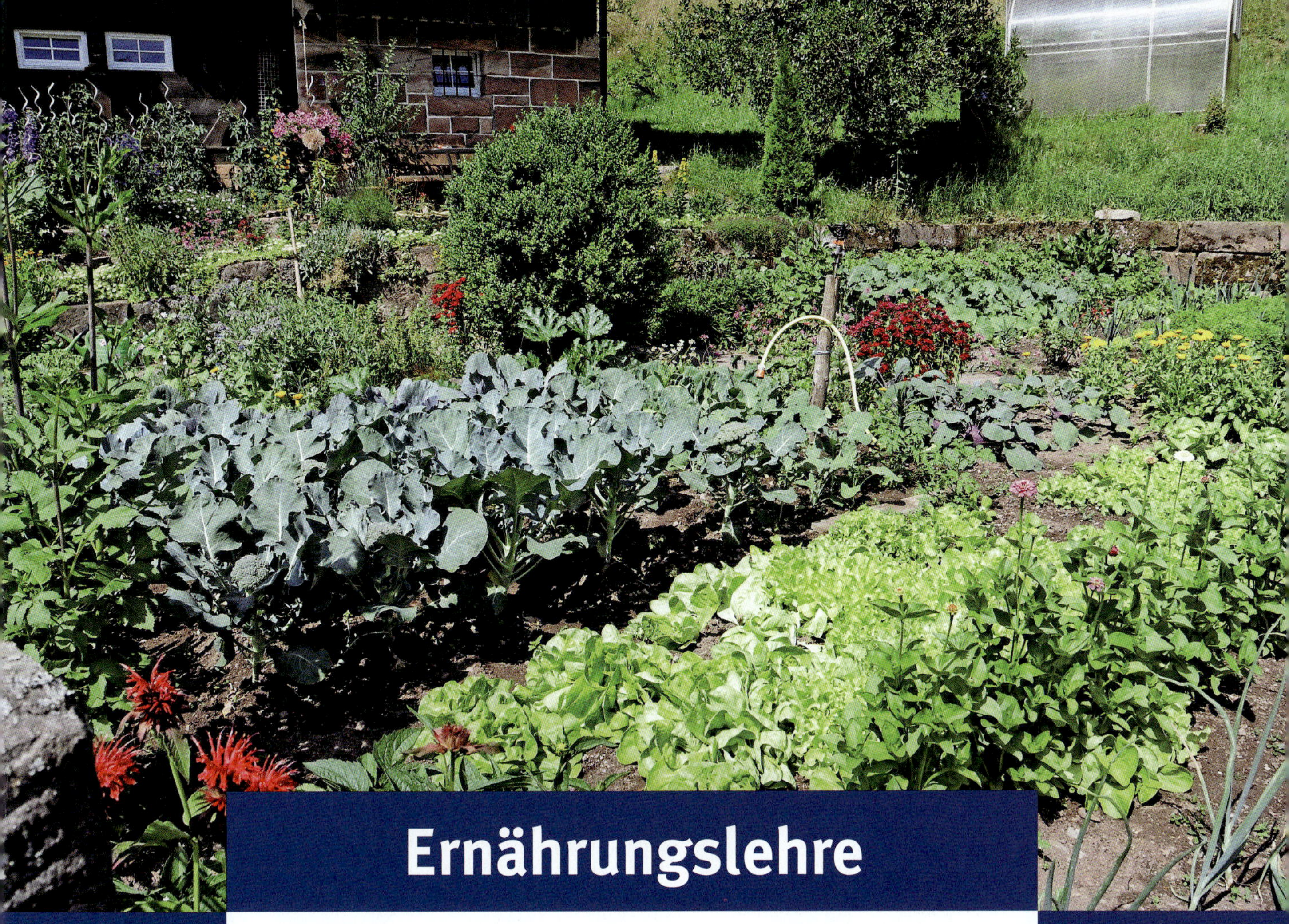

Ernährungslehre

Themen, die unsere Ernährung betreffen, sind aktueller denn je und Ernährungsentscheidungen sind in der industrialisierten Gesellschaft komplex geworden. **Ernährung und Gesundheit** hängen unmittelbar zusammen.

Eine **bedarfsgerechte Ernährung** ist eine der wichtigsten Voraussetzungen für unsere Gesundheit. Immer mehr Menschen machen sich Gedanken über ihre Ernährung, denn die Unsicherheit wird durch eine Vielzahl von Einflüssen, egal ob Medien oder Freundinnen bzw. Freunde, gefördert.

„Gute Gesundheit unterstützt erfolgreiches Lernen.
Erfolgreiches Lernen unterstützt Gesundheit.
Erziehung und Gesundheit sind untrennbar."
(Desmond O'Byrne, WHO)

Allgemeine Grundlagen

▶ *Sie lernen den Zusammenhang zwischen Ernährung und Gesundheit zu erklären.*

▶ *Sie können die Bedeutung der Ernährungserziehung erläutern.*

Einführung

Unterschiedliche Ernährungsinformationen werden ständig an uns herangetragen:
Beispielsweise Tageszeitungen oder Zeitschriften greifen gerne Ernährungsthemen auf.

Woher nehmen Sie Ihre Informationen bezüglich Ernährung?

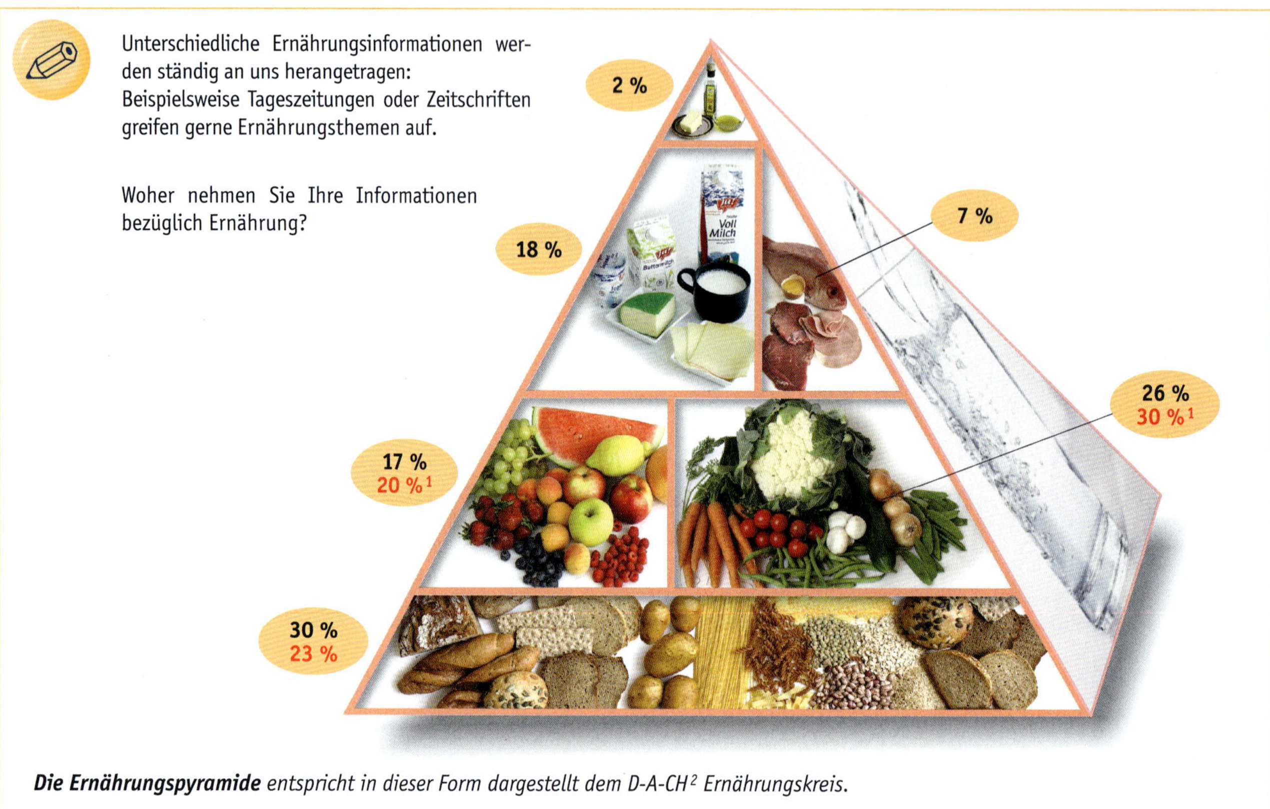

Die Ernährungspyramide entspricht in dieser Form dargestellt dem D-A-CH[2] Ernährungskreis.

Jeder Mensch muss essen und trinken, um leben zu können.

Die täglich zugeführte Nahrung dient

- zum **Aufbau** und zur **Erhaltung von Körpersubstanz,**
- zur **Aufrechterhaltung der körperlichen** und **geistigen Leistungsfähigkeit,**
- zur **Aufrechterhaltung der Organfunktionen** (z. B. Verdauung).

Ein Zuviel an Nahrung bedeutet eine Gewichtszunahme, eine unzureichende Nahrungsaufnahme bewirkt eine Gewichtsabnahme, die Anfälligkeit für Krankheiten steigt.

Neben einer sinnvollen Ernährung sollte auch körperliche Bewegung und positives Denken im Leben eine Rolle spielen.

> Zur Gesundheit tragen bei:
> - eine sinnvolle Ernährung,
> - körperliche Bewegung und
> - positives Denken.

Die Ernährungspyramide nach D-A-CH

Die Vorderseite der Pyramide symbolisiert Lebensmittel in einer Menge von z. B. 2 000 g. Wählt man diese nach den Richtlinien der Pyramide aus (z. B. Obst und Gemüse: 43 % von 2 000 g = 860 g Obst und Gemüse), beträgt der Energiegehalt ca. 2 000 kcal.
Die rechte Seite der Pyramide symbolisiert eine Flüssigkeitsmenge von 2 000 ml pro Tag.

Ernährung als Unterrichtsgegenstand

Die Ernährungslehre soll die notwendigen Kenntnisse vermitteln,

- damit falsche Ernährungsgewohnheiten erkannt und verändert werden können und
- damit Sie sich als Konsument kritisch, d. h. verantwortungsvoll und umweltbewusst, verhalten können.

---

[1] Der Obst- und Gemüseanteil kann für einige Zeit auf 20 % und 30 % erhöht werden.
[2] D-A-CH: Deutsche Gesellschaft für Ernährung, Österreichische Gesellschaft für Ernährung, Schweizerische Gesellschaft für Ernährungsforschung, Schweizerische Vereinigung für Ernährung

Der Unterrichtsgegenstand Ernährungslehre beschäftigt sich mit folgenden Themenbereichen:

- **Ernährung** und **Gesundheit**
- **Bestandteile der Nahrung**
- **Lebensmittelkunde** (Lebensmittelproduktion und Lebensmittelangebot)
- **Ernährungsformen**
- **Diätkunde**
- **Welternährung**

Ernährung als Wissenschaft

Die Ernährungswissenschaft liefert uns ständig neue Forschungsergebnisse. Es handelt sich um ein sehr breit gefächertes Fachgebiet, welches sich als eigenständiges Teilgebiet der Naturwissenschaften erst in den letzten Jahrzehnten entwickelt hat.

Wie breit gefächert nun dieses Fachgebiet ist, lässt nebenstehende Abbildung erkennen.

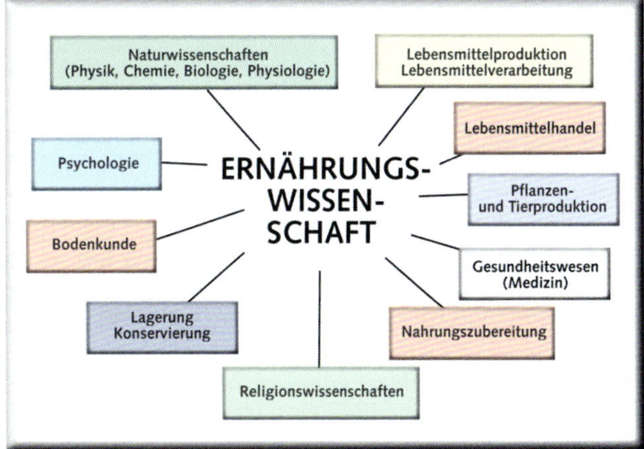

Demnach arbeiten einzelne Wissenschaftszweige zusammen, um der Komplexität der menschlichen Ernährung besser gerecht zu werden. Die Ernährungswissenschaft ist eine komplexe Wissenschaft.

Gesundheit und Ernährungsverhalten

▶ *Sie können das eigene Ernährungsverhalten reflektieren und analysieren.*

▶ *Sie können Ernährungsfehlverhalten und Zivilisationserkrankungen in den Industrieländern kritisch betrachten.*

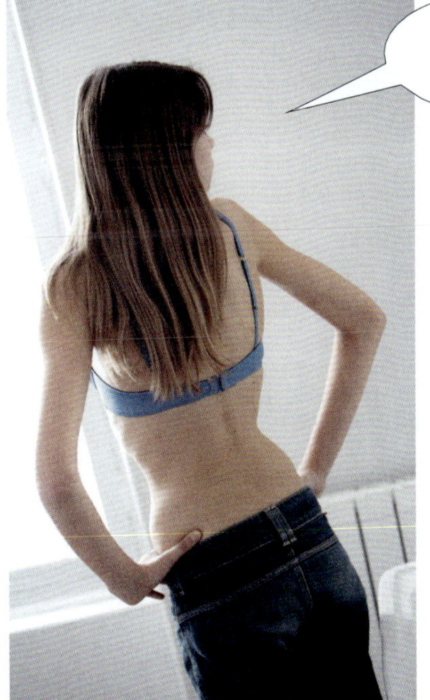

Wenn Sie nun die zwei Bilder betrachten, welche Rolle, glauben Sie, spielt für die hier abgebildeten Personen die Ernährung?

Ernährungsverhalten einst und jetzt

Das Ernährungsverhalten des Menschen hat sich im Laufe der Geschichte verändert.

Der Steinzeitmensch war Jäger und Sammler. Er ernährte sich von Pflanzen, die durch das Fleisch erlegter Tiere ergänzt wurden, sofern das Jagdglück es zuließ. Die Nahrungsbeschaffung war nicht immer leicht und oft auch gefährlich.

Heute können wir uns beim Essen und Trinken fast jeden Wunsch erfüllen, ein Schlaraffenland also für viele Menschen in den Industrieländern.

Die Ernährungsgewohnheiten in Mitteleuropa haben sich in den letzten 150 Jahren grundlegend verändert. Die Industrialisierung, die um 1840 einsetzte, veränderte die Lebensbedingungen der Menschen und brachte für den größten Teil der Bevölkerung veränderte Arbeitswelten.

Es kam zu einer Trennung von Wohnung und Arbeitsplatz. Anstelle schwerer körperlicher Arbeit in Landwirtschaft und Industrie traten nach und nach bewegungsärmere Tätigkeiten in den Vordergrund.

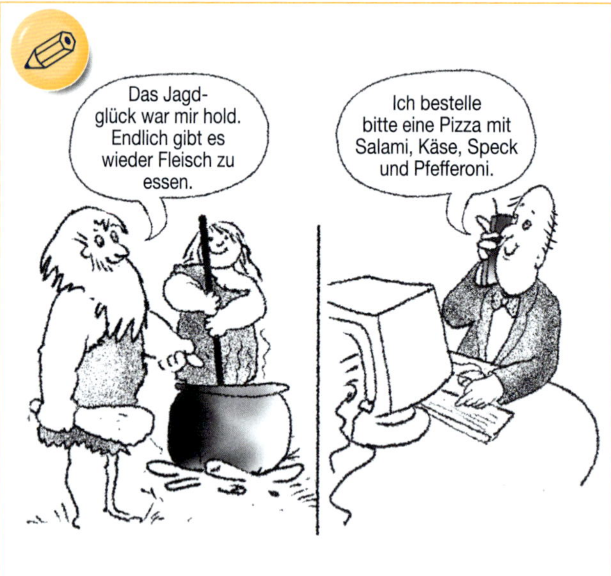

Betrachten Sie die Bilder.
Welche Unterschiede im Ernährungsverhalten sind feststellbar?

Einflüsse auf das Ernährungsverhalten

● **Verbesserung der Lebensmittelproduktion**
Verbesserung bei der Herstellung von Milchprodukten, Fleischwaren, Konserven und Convenience-Produkten, …
Ziel: Herstellung möglichst naturbelassener und einfach zu verarbeitender Lebensmittel.

● **Fortschreitende Technisierung der Haushalte**
Einen Einfluss auf das Ernährungsverhalten übte auch die Veränderung der Ausstattung der Haushalte aus.

Kühlschränke, Tiefkühlgeräte und diverse elektrische Kleingeräte sind heute nicht mehr wegzudenken. Dadurch wurde es möglich, „frische" Lebensmittel (u. a. Milch, Fleisch, Gemüse) einige Zeit länger aufzubewahren: Zurückdrängen des Verbrauchs von Konserven, Trockenlebensmitteln, Fleischdauerwaren, …

Folge: Verbesserung der Versorgung mit Vitaminen, vermehrte Aufnahme von mehr oder weniger naturbelassenen Lebensmitteln.

● **Mobilität**
Dem wirkt der durch das Auto ermöglichte Einmal-Einkauf pro Woche entgegen: zu lange Lagerung frischer Lebensmittel.

● **Vermehrter Bedarf an Convenience-Produkten**
Durch die Zunahme der Berufstätigkeit von Frauen, die Zunahme der Single-Haushalte, Kleinfamilien … steigt der Bedarf an Fertig- und Halbfertigprodukten (Fertiggemüse, Kartoffelpüreepulver, Suppen-, Soßen-, Cremepulver, Kaffee-Extraktpulver, …).

● **Gesundheitsbewusstsein**
Der Wunsch, sich gesund zu ernähren, lässt die Menschen gerne auf Light- und mit Vitaminen angereicherte Produkte zurückgreifen, aber auch die Nachfrage nach „Bioprodukten" steigt.

Ernährungssituation in den Industrieländern

Zirka die Hälfte der Bevölkerung leidet derzeit an Erkrankungen, die auf **Ernährungsfehlverhalten** zurückzuführen sind.

Die Gründe für diese Gesundheitsprobleme bestehen darin, dass die Nahrung

● zu kalorienreich, zu fett, zu süß, zu salzig ist und
● zu viel Alkohol und zu wenig Ballaststoffe enthält.

Folgen dieses jahrelangen Ernährungsfehlverhaltens sind **Zivilisationserkrankungen** wie:

● Übergewicht
● Bluthochdruck
● erhöhte Cholesterin- und Fettwerte im Blut
● Diabetes im Erwachsenenalter
● Verstopfung
● schlechte Zähne

Bei Jugendlichen können **Magersucht** (Anorexie) und **Ess-Brech-Sucht** (Bulimie) auftreten: Es sind schwere, seelisch bedingte Ess-Störungen.

Viele werden sich fragen, warum gibt es keine innere Stimme, die mir sagt, jetzt ist es genug. Eine Vielzahl von Faktoren spielen bei der Steuerung der Nahrungsaufnahme eine Rolle, wie das folgende Kapitel beweist.

Steuerung der Nahrungsaufnahme

Für gewöhnlich empfindet der Mensch beim Essen und Trinken Behagen und Genuss. Andere wiederum können den Freuden des Essen nichts abgewinnen. Wer steuert eigentlich die Nahrungsaufnahme?

Ein wichtiges Zentrum für die Steuerung der Nahrungsaufnahme liegt im Gehirn. Grundsätzlich wirkt aber eine Vielzahl von Faktoren auf die Appetit- und Sättigungsregulation ein, was nebenstehende Abbildung (nach Krahn, Morley & Levine, 1987, Seite 24) zeigt.

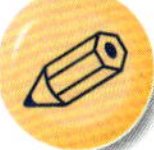

1. Betrachten Sie die nebenstehende Abbildung. Geben Sie Beispiele zu den einzelnen hier angeführten Punkten und versuchen Sie, die „Einflüsse" zu ordnen.
2. Wiederholen Sie, welche Faktoren sich auf das Ernährungsverhalten auswirken.
3. Was bezeichnet man als Zivilisationskrankheiten und warum entstehen sie?

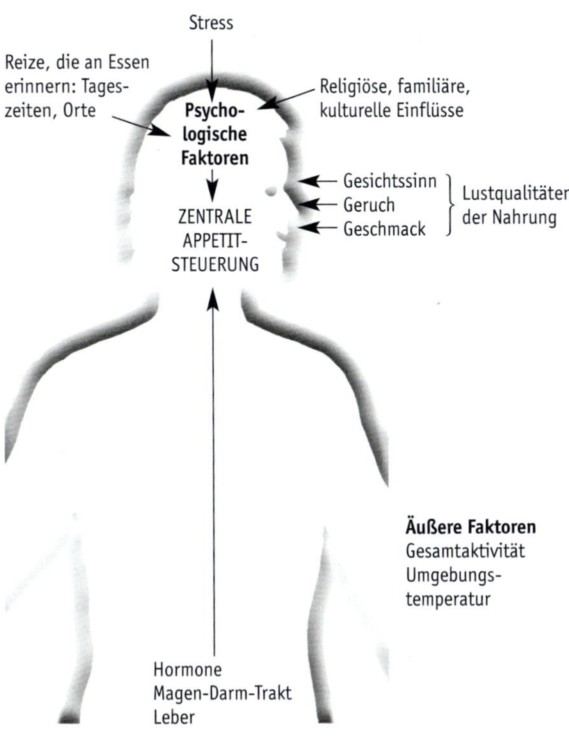

Grundbestandteile unserer Nahrung

▶ *Sie lernen den Begriff Lebensmittel zu erklären.*

▶ *Sie können die Grundbestandteile der Lebensmittel nennen.*

▶ *Sie können die Aufgaben der Nahrungsbestandteile im menschlichen Körper erläutern.*

▶ *Sie lernen eine Produktkennzeichnung zu interpretieren.*

Begriffserläuterungen

Mit der täglichen Nahrung nimmt der Mensch eine Vielzahl verschiedener Lebensmittel zu sich.

● **Lebensmittel** sind alle Stoffe oder Erzeugnisse, die dazu bestimmt sind, in unverarbeitetem oder verarbeitetem Zustand, von Menschen aufgenommen zu werden. Hierzu gehören wie bisher auch die **diätetischen Lebensmittel.** Die bisher gesondert angeführten **Genussmittel** werden in den Lebensmittelbegriff einbezogen.

● **Nahrungsmittel** dienen der menschlichen Ernährung. Man unterscheidet **pflanzliche** und **tierische Nahrungsmittel.** Im Körper werden die Nahrungsmittel (z. B. Brot, Butter, Eier, Obst, Gemüse) durch die Verdauungsvorgänge in ihre Bestandteile zerlegt. Die für den Körper **verwertbaren Bestandteile** werden aus dem Darm aufgenommen, man bezeichnet sie als **Nährstoffe.** Zu den Nährstoffen gehört das Wasser.

Die **verwertbaren Nahrungsbestandteile (Nährstoffe)** sind:
Kohlenhydrate, Fette, Eiweißstoffe, Wasser, Mineralstoffe und Vitamine.

Aufgaben der Nahrungsbestandteile

Nährstoffe

● **Baustoffe: Eiweißstoffe, Mineralstoffe** und **Wasser** werden zum Aufbau und zur Erhaltung des Körpers benötigt:
  - Beim Wachstum werden neue Zellen des Körpers (neues Gewebe) aufgebaut.
  - In der Folge werden Baustoffe für die Zellerneuerung, benötigt: Nach 10 bis 100 Tagen werden Zellen abgebaut und wieder neu aufgebaut.

● **Brennstoffe: Kohlenhydrate** und **Fette** liefern dem Körper vorwiegend Energie:
  - zur Aufrechterhaltung der Körpervorgänge, z. B. Herztätigkeit, Verdauung;
  - zur Aufrechterhaltung der Körpertemperatur;
  - zur Arbeitsleistung, z. B. Radfahren, Gehen.

- **Wirkstoffe: Mineralstoffe** und **Vitamine** werden als Regler- und Schutzstoffe benötigt:
  - Vitamin A für den Sehvorgang und den Schutz der Haut
  - als Schutz z. B. vor Krankheiten: Vitamin C vor Skorbut, Vitamin B$_1$ vor Beri-Beri-Krankheit
  - zur Regelung von Körpervorgängen, z. B. Eisen für den Sauerstofftransport, Salzsäure für die Verdauung

Eine zu geringe Zufuhr von Mineralstoffen und Vitaminen führt zu Mangelerscheinungen.

Unerlässliche Stoffe zur Ergänzung der Nährstoffe

- **Ballaststoffe**

  Das sind die unverdaulichen Bestandteile der Nahrung, z. B. Cellulose, Hemicellulosen, Pektin (s. Seite 28). Sie haben die Aufgabe, die Darmbewegung anzuregen, und absorbieren Schadstoffe.
  Eine ballaststoffarme Nahrung führt zu Verstopfung.

  Ballaststoffe sind überwiegend in pflanzlichen Lebensmitteln enthalten.

- **Sekundäre Pflanzenstoffe**

  Sekundäre oder bioaktive Pflanzenstoffe (Blattgrün, Carotinoide, Polyphenole, Senföle in Zwiebeln u. a.) haben mannigfaltige Schutzwirkungen. Beispielsweise binden sie freie Radikale, stimulieren die Immunabwehr, beugen der Krebsentstehung vor.

  Eine zu geringe Zufuhr von sekundären Pflanzenstoffen führt zu keinen Mangelerscheinungen. Es fehlen aber die Schutzwirkungen.

Farb-, Duft- und Geschmacksstoffe

Sie regen den Appetit an: Pflanzenfarbstoffe, die meist eine Wirkung als sekundäre Pflanzenstoffe haben, Aromastoffe der Früchte, Röststoffe u. a.

Nährstoffe und **Ballaststoffe** müssen nicht nur in der Nahrung enthalten sein und so dem Körper zugeführt werden, es ist auch wichtig, dass sie in der richtigen Zusammensetung und Menge aufgenommen werden.

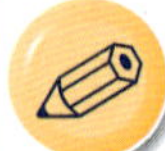

1. Erläutern Sie die Bedeutung der verschiedenen Nahrungsbestandteile für den menschlichen Körper.
2. Auf Lebensmittelverpackungen findet der Verbraucher Hinweise. Versuchen Sie, die Angaben auf der abgebildeten Verpackung zu erläutern.

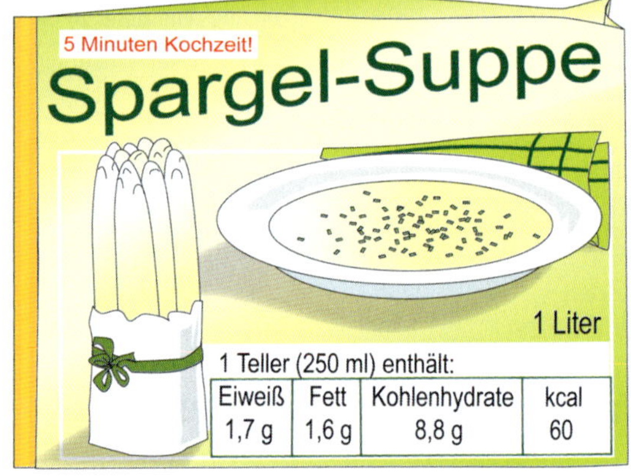

1 Teller (250 ml) enthält:

Eiweiß	Fett	Kohlenhydrate	kcal
1,7 g	1,6 g	8,8 g	60

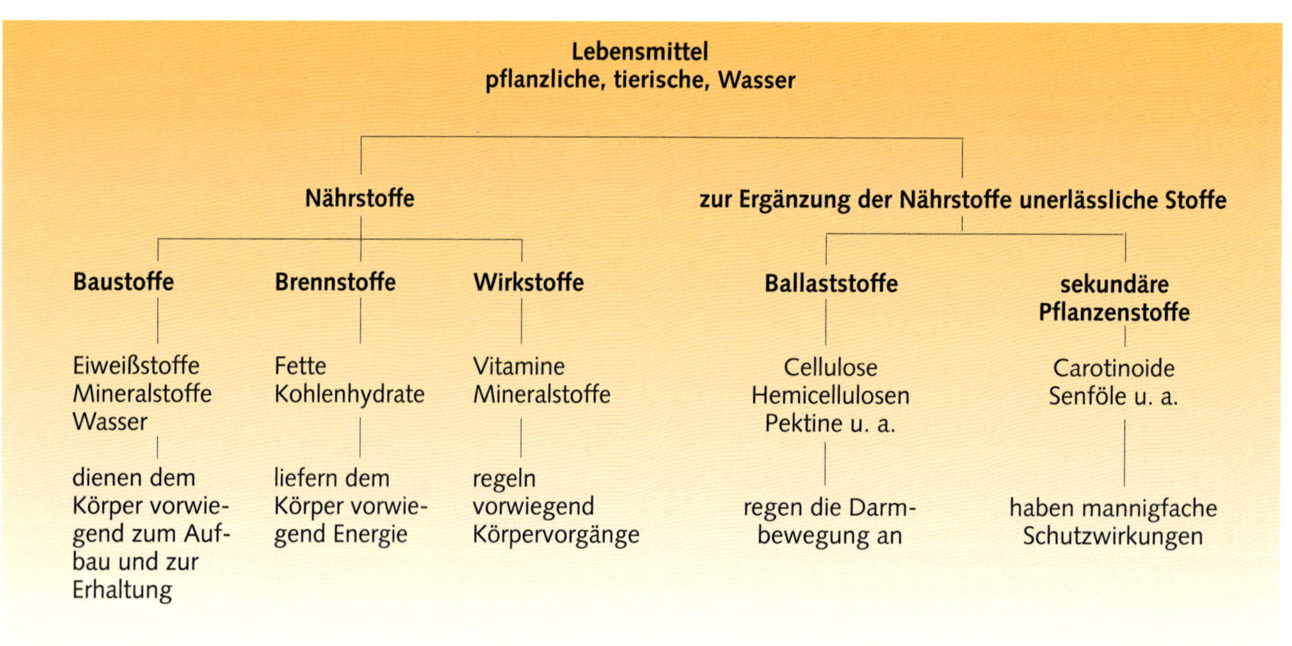

Übersicht – Nährstoffe

Vorkommen in Lebensmitteln	Vorkommen im menschlichen Körper	Aufgaben im menschlichen Körper
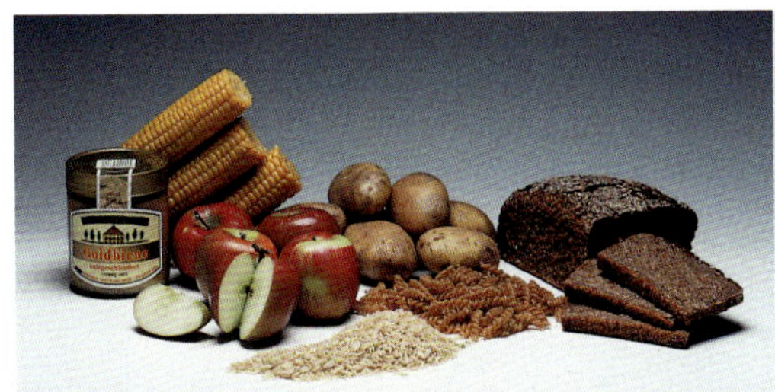	**Kohlenhydrate** 1 % der Körpermasse vor allem in der Leber und Muskulatur	liefern dem Körper Energie für Stoffwechsel, Körpertemperatur und weitere Leistungen 1 g = 17 kJ (4 kcal)
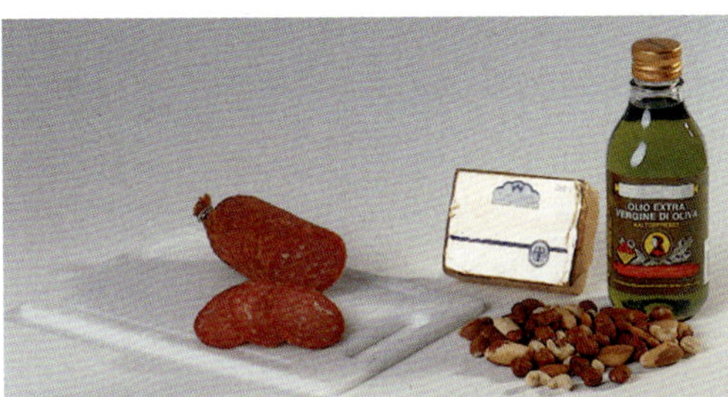	**Fette** 4–10 % der Körpermasse vor allem im Unterhautfettgewebe und Bauchfett	liefern dem Körper Energie für Stoffwechsel, Körpertemperatur und weitere Leistungen 1 g = 37 kJ (9 kcal)
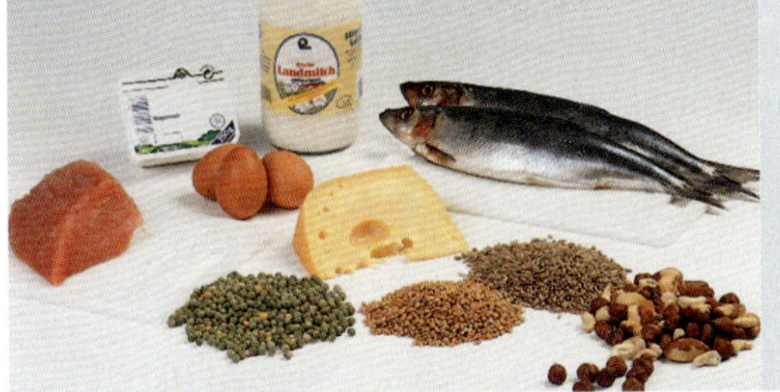	**Eiweiß** 20 % der Körpermasse in allen Körperzellen, ohne Eiweiß kein Leben	hauptsächlich zum Aufbau und zur Erhaltung des Körpers 1 g = 17 kJ (4 kcal)
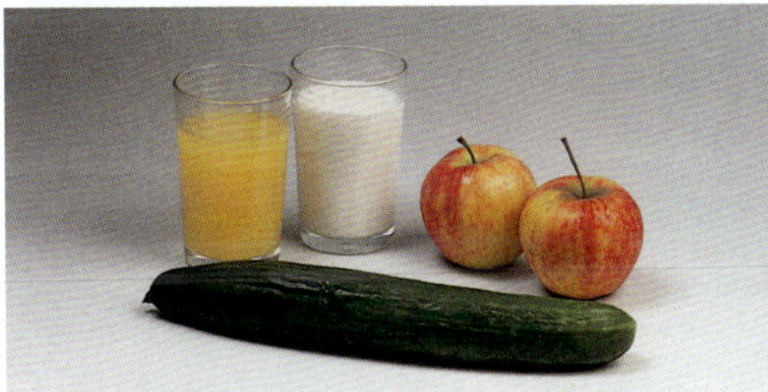	**Wasser** 60–70 % der Körpermasse in Blut, Lymphe und in allen Zellen	zum Aufbau und zur Erhaltung des Körpers; außerdem Transport- und Lösungsmittel
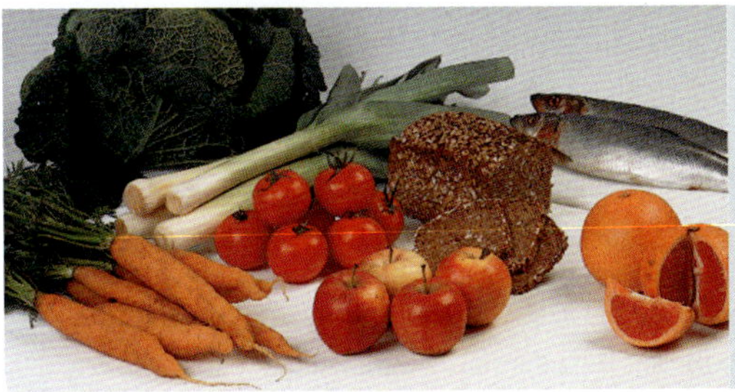	**Mineralstoffe** 4–5 % der Körpermasse, Calcium in den Knochen, Eisen in den roten Blutkörperchen, …	zum Aufbau und zur Erhaltung des Körpers und als Wirkstoffe zur Regelung von Körpervorgängen
	Vitamine in Spuren, je nach Aufgabe unterschiedlich	als Wirkstoffe zur Regelung von Körpervorgängen

Energiebedarf

 *Sie lernen den „Grundumsatz" und den „Leistungs-umsatz" zu berechnen.*

Sie können den Gesamtenergiebedarf eines Menschen erläutern und berechnen.

Energiegewinnung in den Zellen

Der Mensch benötigt Energie

- zur **Aufrechterhaltung der Körperfunktionen,**
- zur **Aufrechterhaltung der Körpertemperatur,**
- für die **Muskel- und Nerventätigkeit.**

Die Energie wird aus den energieliefernden Nährstoffen (siehe Tabelle) gewonnen = Abbau organischer Substanz. Sie enthalten neben anderen Elementen Kohlenstoff (C) und Wasserstoff (H), die mit Hilfe des eingeatmeten Sauerstoffes (O) zu Kohlenstoffdioxid (CO_2) und Wasser (H_2O) oxidiert werden.

> **Kohlenstoff + Sauerstoff → Kohlenstoffdioxid plus Energie** = eine Reaktion wie bei der Verbrennung von z. B. Holz oder Kohle unter Freisetzung von Hitze.
> **Wasserstoff + Sauerstoff → Wasser plus Energie** = eine Reaktion, die als Knallgasreaktion bekannt ist, bei der Energie explosionsartig freigesetzt wird.

Die Energiegewinnung im Körper läuft über zahlreiche komplizierte Reaktionsschritte ab und wird als **biologische Oxidation** bezeichnet. Sie ist durch eine Analyse der Atemluft unmittelbar demonstrierbar.

Im Vergleich zur eingeatmeten Luft enthält die ausgeatmete Luft

- weniger Sauerstoff
- mehr Kohlenstoffdioxid
- mehr Wasserdampf (besteht zum Teil aus dem gebildeten Wasser)

Den überwiegenden Teil der Energie liefert die Bildung von Wasser aus Wasserstoff und Sauerstoff.

| Beim Abbau der Nährstoffe werden frei | 60 % Wärmeenergie |
| | 40 % chemische Energie (energiereiche chemische Verbindung: ATP) |

 **Der Mensch benötigt:**

Wärmeenergie
- zur Aufrechterhaltung der Körpertemperatur

chemische Energie
- zur Aufrechterhaltung der Körpervorgänge
- für Arbeitsleistungen

Der Energiegehalt (Brennwert) der energieliefernden Nährstoffe wird in Joule und in Kalorien angegeben.

1 000 J (Joule)	≙ 1 kJ (Kilojoule)
	≙ 0,001 MJ (Megajoule)
1 000 cal (Kalorien)	= 1 kcal (Kilokalorie)

Umrechnung:

Joule – Kalorien	Kalorien – Joule
1 kJ = 0,239 kcal	1 kcal = 4,184 kJ

Im menschlichen Körper liefern

1 g Fett	≙ **37 kJ (9 kcal)**
1 g Kohlenhydrate	≙ **17 kJ (4 kcal)**
1 g Eiweiß	≙ **17 kJ (4 kcal)**
1 g Alkohol	≙ **29 kJ (7 kcal)**
1 g organische Säuren	≙ **13 kJ (3 kcal)**
1 g Ballaststoffe	≙ **8,4 kJ (2 kcal)**

energieliefernde Nährstoffe	weitere Nährstoffe
Kohlenhydrate	Wasser
Fette	Mineralstoffe
Eiweißstoffe[1]	Vitamine

Hinweis: Die Nährstoffe werden mit den jeweils angegebenen Farben gekennzeichnet.

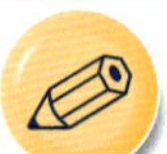

1. Rechnen Sie in kJ um: a) 73 g Eiweiß, b) 65 g Fett, c) 271 g Kohlenhydrate, d) 18 g Alkohol.
2. Rechnen Sie in g um: a) 950 kJ Eiweiß, b) 1 130 kJ Fett, c) 3 870 kJ Kohlenhydrate, d) 900 kJ Alkohol.
3. Ermitteln Sie mit Hilfe der Nährwerttabelle je zehn besonders a) energiereiche, b) energiearme Lebensmittel.

---

[1] liefern Energie und sind Baustoffe (das trifft auch für Fette und in geringem Ausmaß für Kohlenhydrate zu)

Gesamtenergiebedarf

▶ *Sie können konkrete Empfehlungen für den Gesamtenergiebedarf eines Menschen geben.*

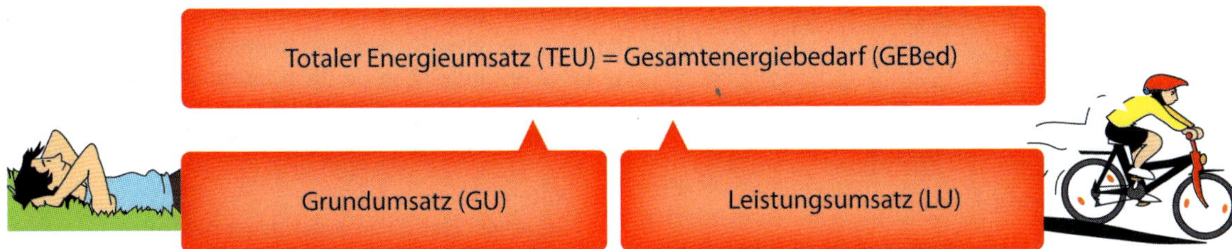

Grundumsatz (Ruhe-Nüchtern-Umsatz)

▶ *Sie können den Grundumsatz erklären.*

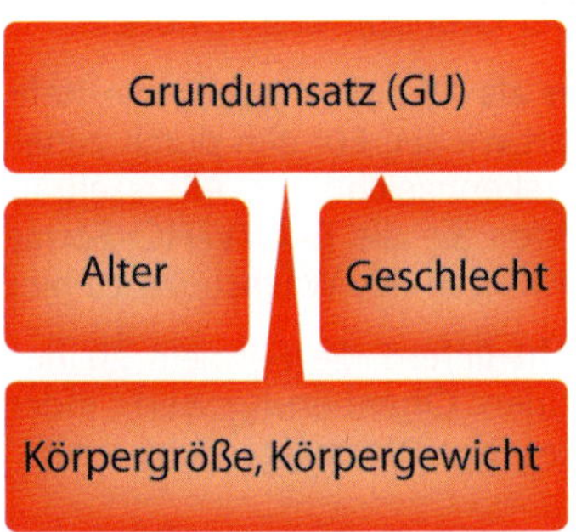

Selbst bei völliger Ruhe benötigt ein Mensch noch Energie zur Aufrechterhaltung der Atmung, der Herztätigkeit, der Stoffwechselvorgänge und der Körpertemperatur.

Als **Grundumsatz** bezeichnet man jene Energiemenge, die ein Mensch

- bei völliger Ruhe,
- im Liegen,
- 12 Stunden nach der letzten Nahrungsaufnahme,
- leicht bekleidet,
- in einem Raum mit einer Temperatur von 20 °C in 24 Stunden

durchschnittlich benötigt.

Jede Änderung der Bedingungen für die Grundumsatzbestimmung würde den Wert ändern: Eine höhere Raumtemperatur z. B. würde ihn senken, eine niedrigere ihn steigern.

Der Grundumsatz ist für jeden einzelnen Menschen eine charakteristische Größe:

Männer: Ø 4,2 kJ (1 kcal)
            pro kg Körpergewicht pro Stunde (h)

Frauen: Ø 3,8 kJ (0,9 kcal)
            pro kg Körpergewicht pro Stunde (h)

Im Mittel: 4,0 kJ (0,96 kcal)
            pro kg Körpergewicht pro Stunde (h)

Grundumsatz – benötigte Energie für einzelne Organe
(nach Löffler, Petrides 1997, WHO 1985)

- Gehirn 20 %,
- Skelettmuskulatur 25 %,
- Magen-Darm-Trakt, Leber, Niere 35 %,
- Herz 10 %,
- Fettgewebe 5 %,
- Rest 5 %.

Der Grundumsatz ist abhängig von:

- **Fettfreie Körpermasse** = Körpermasse (Gewicht) abzüglich des Fettgewebes. Das Fettgewebe ist ein so genanntes passives Gewebe mit einem sehr niedrigen Energieumsatz. Übergewichtige haben daher nur einen geringfügig erhöhten Grundumsatz.

- **Körpergröße:** Große Menschen besitzen einen größeren Anteil an fettfreier Körpermasse als Menschen von Durchschnittsgröße. Umgekehrt gilt das Gleiche für kleinere Menschen. Bei Sportlerinnen und Sportlern mit einem höheren Muskelanteil ist der Grundumsatz erhöht.

- **Geschlecht:** Frauen haben meist einen niedrigeren Grundumsatz als Männer. Der Anteil an passivem Gewebe ist höher.

- **Körperoberfläche:** Mit zunehmender Körperoberfläche steigt die Wärmeabgabe an die Umgebung und daher der Grundumsatz.

- **Schlaf:** Im Schlaf ist der Grundumsatz um ca. 5 % erniedrigt.

- Während des **Wachstums**, der **Schwangerschaft** und des **Stillens** ist der Grundumsatz deutlich erhöht.

- **Alter:** Mit zunehmendem Alter verlangsamen sich die Stoffwechselvorgänge; von dem 20. bis zum 40. Lebensjahr sinkt der Grundumsatz um etwa 10 %. Ein und dasselbe Individuum wird im Alter kleiner, die fettfreie Körpermasse verringert sich.

- **Weitere Faktoren:**
  - **Hormone:** Eine Überfunktion der Schilddrüse erhöht, eine Unterfunktion senkt den Grundumsatz.
  - **Stress** und **Fieber** erhöhen den Grundumsatz.
  - **Schmerzmittel** senken ihn.
  - **Genetische Veranlagung** kann ihn beeinflussen.

Für die Berechnung des Energiebedarfes und die Erstellung der Energiebilanz ist der Grundumsatz die maßgebende Größe. Der Grundumsatz kann mittels verschiedener Methoden bestimmt werden, z. B. durch den **Respiratorischen Quotienten**. Dabei wird der verbrauchte Sauerstoff und das ausgeschiedene Kohlenstoffdioxid in der Atemluft während 6 Stunden ermittelt und der Grundumsatz berechnet. Auch weitere Bestimmungsverfahren sind aufwändig und kostspielig. Daher wurden Formeln für die Berechnung des Grundumsatzes entwickelt:

1) Die FAO/WHO-Formeln (siehe Seite 271)

2) Die sehr einfachen als „Faustformeln" bezeichneten Berechnungsarten:

Männer: Grundumsatz/Stunde = 1 kcal/kg Körpergewicht/Stunde

Beispiel: Mann 75 kg, Grundumsatz (in 24 Stunden!) = 75 x 24 = 1 800 kcal (in 24 h)

Frauen: Grundumsatz/Stunde = 0,9 kcal/kg Körpergewicht/Stunde

Beispiel: Frau 65 kg, Grundumsatz (in 24 Stunden!) = 65 x 0,9 x 24 = 1 404 kcal (in 24 h)

In den nachfolgenden Referenzwerten für die Nährstoffzufuhr der D-A-CH wird der Grundumsatz für Personen mit Normalgewicht und durchschnittlicher Größe angegeben. Diese Werte entsprechen einem repräsentativen Bevölkerungsanteil.

Grundumsatz in 24 Stunden gemäß D-A-CH Referenzwerte

MÄNNER inkl. Jugendliche					
Alter in Jahren	Körpergröße	Körpergewicht	Grundumsatz kcal [5]	körperliche Aktivität PAL[6] = 1,4	PAL[6] = 1,8
15–19 [1]	174	67	1820	2 500	3 300
19–25 [2]	176	74	1820	2 500	3 300
25–51 [2]	176	74	1740	2 400	3 100
51–65 [2]	173	72	1580	2 200	2 800
über 65 [2]	169	68	1410	2 000	2 500
FRAUEN inkl. Jugendliche					
15–19 [3]	166	58	1460	2 000	2 600
19–25 [4]	165	60	1390	1 900	2 500
25–51 [4]	164	59	1340	1 900	2 400
51–65 [4]	161	57	1270	1 800	2 300
über 65 [4]	158	55	1170	1 600	2 100

[1] BMI (s. S. 20) = 22   [2] BMI = 24   [3] BMI = 21   [4] BMI = 22
[5] Die kJ erhält man durch Multiplikation mit 4,184
[6] siehe Seite 15

Sind Sie **älter als 19 Jahre** und weichen Ihre Werte für Größe und Gewicht nicht wesentlich von der Tabelle ab, benützen sie die Werte der Tabelle. Sind Sie jedoch deutlich größer oder kleiner, deutlich leichter oder schwerer, berechnen Sie den Grundumsatz mittels der Formeln auf Seite 271. (In Vorwegnahme von Seite 20 berechnen Sie Ihren Body-Mass-Index (BMI) oder Sie kommen später noch einmal hierher zurück.) Zwei Beispiele erläutern dies.

Berechnungsbeispiele Grundumsatz:

1) Junger Mann, Alter zwischen 19 und 25 Jahren, Gewicht und Größe deutlich unter den Referenzwerten.
Größe: 170 cm, Gewicht 58 kg, BMI = 20
Grundumsatz = (0,063 x 58 + 2,896) x 239 =
= 1 565 kcal (6,6 MJ)
Referenzwert = 1 820 kcal
Ergebnis: Der Grundumsatz ist niedriger.

2) Junge Frau, Alter zwischen 19 und 25 Jahren, Größe und Gewicht liegen deutlich über den Referenzwerten.
Größe: 176 cm, Gewicht 72 kg, BMI = 23
Grundumsatz = (0,062 x 72 + 2,063) x 239 =
= 1 560 kcal (6,5 MJ)
Referenzwert = 1 390 kcal
Ergebnis: Der Grundumsatz ist höher.

Sind Sie **jünger als 19 Jahre,** geben die Referenzwerte nur einen Mittelwert wieder. Für den durch zunehmende Größe und Gewicht gekennzeichneten Alterszeitraum von 15–18 Jahren verwenden Sie die FAO/WHO-Formeln. Die Faustformeln liefern wegen des Wachstums zu niedrige Werte.

Bei **Übergewicht** liefern die Formeln zu hohe Werte! Berechnen Sie einen Orientierungswert, indem Sie anstelle Ihres Gewichtes das Normalgewicht nach Broca (S. 20) einsetzen.

Leistungsumsatz

Sie lernen den Leistungsumsatz eines Menschen zu erklären.

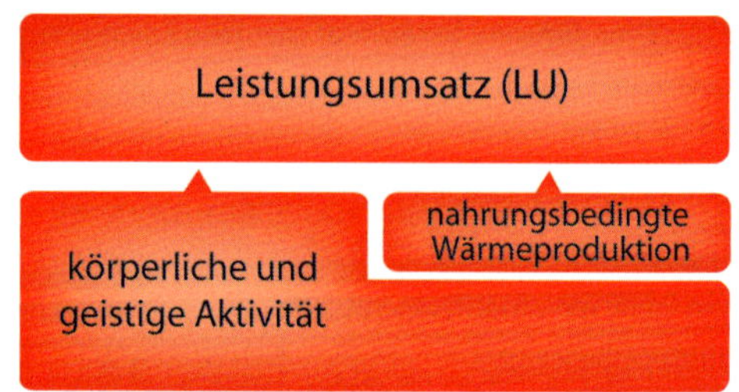

Für jede weitere Leistung, die ein Mensch vollbringt, braucht er zusätzlich Energie.
Diese Energiemenge, die über den Grundumsatz hinaus benötigt wird, bezeichnet man als **Leistungsumsatz.**

Muskeltätigkeit, geistige Tätigkeit

Mit jeder Muskeltätigkeit ist ein über den Grundumsatz hinausgehender Energieumsatz verbunden. Die Intensität und die Dauer der körperlichen Aktivität bestimmen die Höhe des zusätzlichen Energiebedarfs.

Die geistige Tätigkeit erhöht den Energieumsatz nur geringfügig.

Verdauungstätigkeit, Wärmeregulation

Nach der Nahrungsaufnahme wird Energie benötigt für

● die **Resorption** (Aufnahme) und den **Transport der Nährstoffe**, die zu einer erhöhten Wärmeproduktion führen (wird als nahrungsaufnahmebedingte Thermogenese wahrgenommen).

● das **Konstanthalten der Körpertemperatur** bei wechselnder Umgebungstemperatur. Bei einer Umgebungstemperatur von weniger als 20 °C muss mehr Energie aufgewendet werden als bei konstant 20 °C, wie es für die Bestimmung des Grundumsatzes festgelegt ist.
Eine höhere Umgebungstemperatur bedingt zunächst einen geringeren Energieverbrauch. Beginnt jedoch der Mensch zu schwitzen, erhöht sich der Energieverbrauch: Mit je 100 ml Schweiß werden dem Körper etwa 240 kJ (57 kcal) entzogen.

● das **Bereitstellen energiereicher, chemischer Verbindungen** (Adenosintriphosphat = ATP), den **Umbau** und **Abbau der Nährstoffe**, z. B. aus Glucose wird Glykogen aufgebaut, aus Glycerin und Aminosäuren Glucose. Ammoniak aus dem Aminosäuren-Abbau muss als Harnstoff gebunden werden. Der Ab- bzw. Umbau der Nährstoffe erfordert unterschiedliche Energiemengen: Kohlenhydrate 4–8 %, Fette 3–4 %, Eiweiß 15–20 %. Die Verarbeitung der Nährstoffe im Organismus führt also zu unterschiedlichen Energieverlusten. Diese Wirkung der Nährstoffe bezeichnet man als spezifisch dynamische Wirkung der Nährstoffe.

Rund 10 % der aufgenommenen Energie wird für die Verdauungstätigkeit und Wärmeregulation benötigt. Die für die Verdauungstätigkeit benötigte Energie ist allein von der Menge der aufgenommenen Nahrung abhängig und nicht von der körperlichen Aktivität. Es handelt sich um die nahrungsbedingte Wärmeproduktion = postprandiale[1] Thermogenese.

Gesamtenergiebedarf (GEBed)

Der Gesamtenergiebedarf (Totaler Energieumsatz) wird, da der **Grundumsatz (GU)** eine konstante Größe ist, maßgeblich durch den **Leistungsumsatz (LU)** bestimmt.

Physical Activity Level (PAL)

International hat es sich durchgesetzt, den Gesamtenergiebedarf als Mehrfaches des Grundumsatzes anzugeben.

Zur besseren Merkbarkeit kann man PAL mit Persönlicher-Aktivitäts-Level übersetzen

Gebräuchlich sind folgende **englische Bezeichnungen**

● Gesamtenergiebedarf (**GEBed**) = Total Energy Expenditure (**TEE**)

● Grundumsatz (**GU**) = Basal Metabolic Rate (**BMR**)

● Leistungsumsatz (**LU**) = Physical Activity (**PA**)

Durchschnittlicher täglicher Energieumsatz bei unterschiedlichen körperlichen Aktivitäten von Erwachsenen (D-A-CH 2001)

Ausschließlich liegende oder sitzende Lebensweise	Ausschließlich sitzende berufliche Tätigkeit mit wenig oder keiner Anstrengung, auch nicht in der Freizeit	Sitzende berufliche Tätigkeit mit zeitweilig zusätzlichem Energieaufwand für Gehen und Stehen	Überwiegend stehende oder gehende Arbeit	Körperlich anstrengende Arbeit
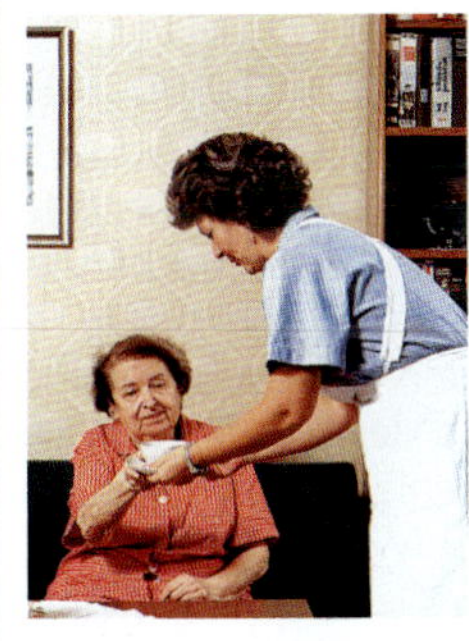	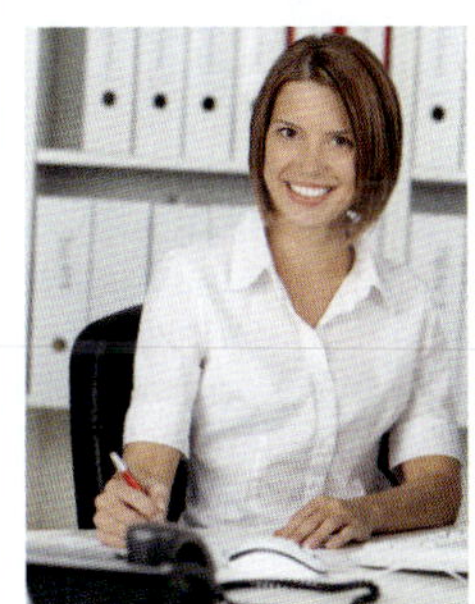	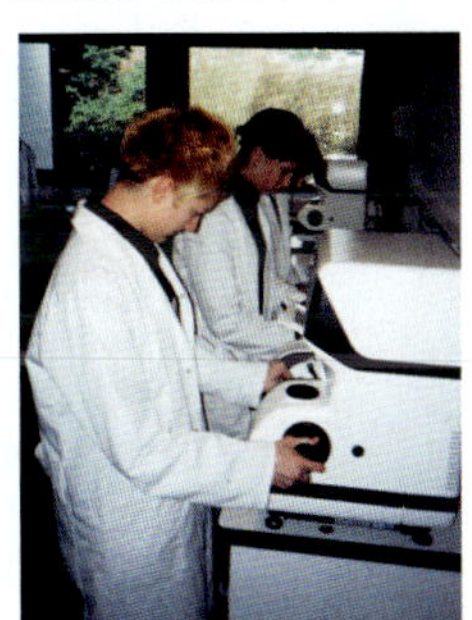	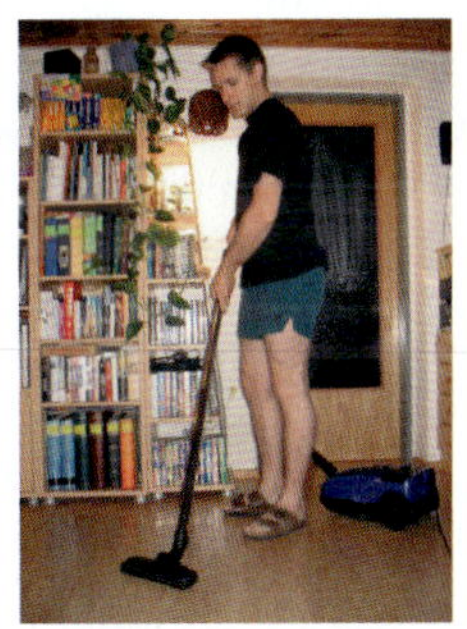	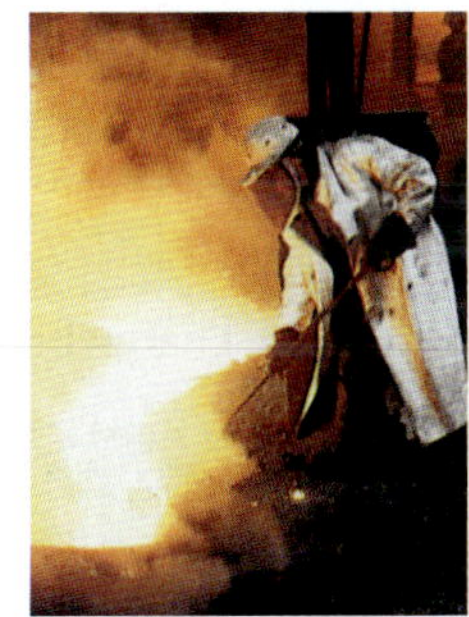
Alter gebrechlicher oder bettlägriger Mensch	Büroangestellte/r, Feinmechaniker/in, Friseur/in, PKW-Fahrer/in, Haushalt mit geringer körperlicher Aktivität u. a.	Laborant/in, Kraftfahrer/in, Studierende/r, Fließbandarbeiter/in, Jurist/in u. a.	Hausfrau/mann, Verkäufer/in, Automechaniker/in, Kellner/in, Arzt/Ärztin, Krankenpfleger/in u. a.	Bauarbeiter, Landwirt/in, Waldarbeiter, Bergarbeiter, Sportler/in u. a.
PAL				
1,2–1,3	1,4–1,5	1,6–1,7	1,8–1,9	2,0–2,4
Energiebedarf pro kg Körpergewicht pro Stunde in kJ (kcal)				
< 2 (< 0,5)	2–4 (0,5–1)	4–8 (1–2)	8–12 (2–2,9)	> 12 (> 2,9)

---

[1] postprandial: nach der Nahrungsaufnahme

Es ergibt sich Folgendes:

$$GEBed = GU \times PAL \qquad PAL = \frac{GEBed}{GU}$$

Für den Leistungsumsatz gilt:

$$LU = GU \times PAL - GU$$
$$= GU \times (PAL - 1)$$

Zweckmäßig berechnet man den Leistungsumsatz für die Dauer einer Stunde:

$$\frac{LU}{24} = \frac{GU}{24} \times (PAL - 1)$$

Die Einführung von PAL bringt enorme Vorteile:

- der Grundumsatz ist eine individuelle, über längere Zeit gleichbleibende Größe,

- der Grundumsatz ist relativ einfach ermittelbar, näherungsweise mit Hilfe der Tabelle oder einer Formel,

- kennt man seinen Grundumsatz, kann man seinen Energiebedarf mit Hilfe der Tabellen für den Leistungsumsatz bei verschiedenen körperlichen Aktivitäten auf einfache Weise ermitteln.

Nimmt man den Grundumsatz als Basis für die Berechnung des Energiebedarfs, sind Geschlecht, Körpergröße, Körpergewicht und Alter berücksichtigt.

Beispiel 1:

Eine Frau übt einen Beruf mit hohem durchschnittlichem Energieaufwand aus (z. B. Sportlehrerin)
– PAL = 2,4 (8 Stunden hindurch)
– die weiteren Tätigkeiten im Haushalt beanspruchen weniger Energie: PAL = 1,6 (8 Stunden hindurch)
– 8 Stunden Schlaf, PAL = 0,95

Der **tägliche Energiebedarf** ergibt sich mit

$$\frac{GU}{24} \times 8 \times 2,4 + \frac{GU}{24} \times 8 \times 1,6 + \frac{GU}{24} \times 8 \times 0,95 = 1,65 \times GU$$

Die Frau ist 30 Jahre alt, 164 cm groß und wiegt 59 kg. Gemäß der Tabelle S. 14 beträgt ihr Grundumsatz 5 600 kJ (**1340 kcal**) pro Tag.

Der durchschnittliche Energiebedarf beträgt daher:
5 600 x 1,65 kcal = 9 240 kJ/Tag (**2 111 kcal**).

Beispiel 2:

Zwei junge Männer, Alter 20 Jahre, sind je 176 cm groß, wiegen je 75 kg, ihr Grundumsatz beträgt je 7 500 kJ/Tag (1 800 kcal). Der eine ist nach einem Beinbruch bettlägrig, der zweite Sportstudent.
Die Werte für den Leistungsumsatz (LU) ergeben sich aus der Tabelle auf Seite 270 f.

Bettlägriger Student:
GU = 7 500 kJ/24 h (1 800 kcal/24 h), 317 kJ/h (76 kcal/h)

		GEBed		MET[1]
		kcal	kJ[2]	
Schlafen	10 h	710	2 970	0,95
Waschen	0,5 h	95	397	2,5
Essen	2 h	188	787	1,25
Lesen	2,5 h	208	868	1,1
Fernsehen	2 h	166	694	1,1
Leichte Gymnastik	1 h	225	941	3,0
Ruhen im Liegen	6 h	474	1 983	1,05
	24 h	2 066	8 644	

$$PAL = \frac{(GEBed)}{(GU)} = \frac{2\,066}{1\,800} = 1,15$$

Sportstudent:
GU = 7 500 kJ/24 h (1 800 kcal/24 h), 317 kJ/h (76 kcal/h)

		GEBed		MET[1]
		kcal	kJ[2]	
Schlafen		710	2 970	0,95
Waschen, An-, Auskleiden	1 h	190	796	2,5
Essen	1,5 h	141	591	1,25
Tätigkeit (Hörsaal)	5 h	565	2 364	1,5
Laufen (10 km/h)	1 h	848	3 548	11,3
Radfahren (15 km/h)	2 h	900	3 766	6,0
Schwimmen (2 km/h)	2 h	690	2 887	4,6
Gehen zum Auto	0,5 h	85	356	2,25
Autofahren	1,0 h	128	536	1,7
	24 h	4 257	17 813	

$$PAL = \frac{(GEBed)}{(GU)} = \frac{4\,257}{1\,800} = 2,37$$

Haben Sie sich zu einer „Diät" entschlossen, halten Sie sich an Ihren ermittelten oder berechneten Energiebedarf. Beachten Sie, Sie arbeiten mit **Näherungswerten** und **Vereinfachungen**. Sie wissen auch nicht, ob Ihr Körper evtl. durch hormonelle Einflüsse einen von der Norm abweichenden Energiestoffwechsel besitzt. **Daher kontrollieren Sie während der Diät Ihr Gewicht**, es zeigt zuverlässig ein Zuviel oder Zuwenig an Energie an. Am Beginn und am Ende einer Woche das Gewicht kontrollieren.

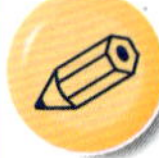

Berechnen Sie den PAL von zwei jungen Frauen: Alter 20 Jahre, je 165 cm groß und je 60 kg. Ihr Grundumsatz beträgt je 5 815 kJ (1 390 kcal) pro Tag.
Die eine ist Studentin: Tätigkeit im Hörsaal 6 Stunden (96 kJ/h = 23 kcal/h), Gehen zum Auto 1 Stunde, Autofahren 1 Stunde, Tätigkeiten im Haushalt und im Garten je 2 Stunden.
Die andere ist ebenfalls Studentin: Tätigkeit im Hörsaal 6 Stunden (96 kJ/h = 23 kcal/h), wohnt aber im elterlichen Haushalt und verbringt je 2 Stunden lesend und vor dem Fernseher.

---

[1] siehe S. 269
[2] gerundete Werte

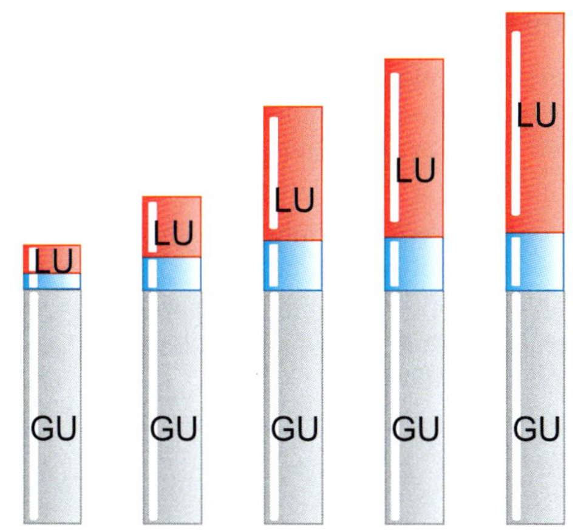

 = nahrungsaufnahmebedingte Thermogenese = 8–10 % GEBed

PAL	x 1,2	x 1,4	x 1,8	x 2,0	x 2,2
Mann: GEBed = GU x PAL					
GU =					
7 600 kJ	9 120	10 670	13 725	15 230	16 735
1 820 kcal	2 180	2 550	3 280	3 640	4 000
Frau: GEBed = GU x PAL					
GU =					
5 815 kJ	6 960	8 120	10 440	11 600	12 760
1 390 kcal	1 670	1 950	2 500	2 780	3 060

Aus dem Säulendiagramm geht hervor, dass nur bei geringer körperlicher Betätigung der Gesamtenergiebedarf im Wesentlichen durch den Grundumsatz bestimmt wird: PAL bis 1,6.

Bereits bei einem PAL von 1,8 beträgt der Anteil des Grundumsatzes am GEBed nur mehr 55 %.

Die Beispiele mit den Studenten zeigen, dass bereits relativ geringe körperliche Aktivitäten den GEBed sprunghaft in die Höhe schnellen lassen: Die Nahrungsmenge, die man zu sich nehmen darf, ohne dass Übergewicht entsteht, nimmt ebenfalls sprunghaft zu.

Daher sind die zahllosen Versuche, Übergewicht durch Einschränkung der Nahrungszufuhr zu begegnen, wie folgt zu ergänzen: Wichtig ist, Übergewicht durch deutlich erhöhte körperliche Tätigkeit, begleitet von diätetischen Maßnahmen, zu bekämpfen.

Berechnet man die Energiezufuhr und den -verbrauch, gibt es eine einfache Kontrolle: Bei **ausgeglichener Energiebilanz** bleibt das Körpergewicht konstant. Bei **negativer Energiebilanz** nimmt man ab, bei **positiver Energiebilanz** zu.

- Heute wird meistens nur leichte Arbeit verrichtet, der Energiebedarf ist so niedriger als früher.
- Die Energiezufuhr muss dem tatsächlichen Energiebedarf angepasst werden.
- Ist die Energiezufuhr höher als der Energiebedarf, so kommt es zu Übergewicht.

1. Erläutern Sie folgende Begriffe: Grundumsatz, Leistungsumsatz und Gesamtenergiebedarf.
2. Stellen Sie zusammen, was Sie gestern gegessen haben. Berechnen Sie die aufgenommene Energiemenge und beurteilen Sie diese.

Nährstoffbedarf

▶ *Sie lernen den Grundnährstoffbedarf zu berechnen.*

Berechnung des Nährstoffbedarfs mit D-A-CH-Referenzwerten 2012

Es ist nicht nur wichtig, dass mit der Nahrung der tatsächliche Energiebedarf gedeckt wird, vielmehr müssen auch alle Nährstoffe in der richtigen Menge und Zusammensetzung aufgenommen werden. Der Gesamtenergiebedarf (100 %) wird durch die Energie liefernden Grundnährstoffe Eiweiß, Fett und Kohlenhydrate gedeckt. Folgende Nährstoffzufuhr für Jugendliche und Erwachsene (in Prozent) wird empfohlen:[1]

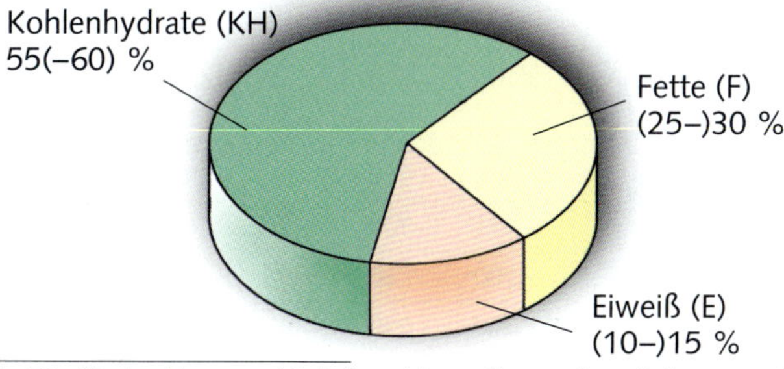

Für die Berechnung der jeweiligen Nährstoffzufuhr in Gramm muss also zunächst ermittelt werden, welcher prozentuelle Anteil des Gesamtenergiebedarfs durch Eiweiß, Fett oder Kohlenhydrate gedeckt werden soll.

Die ermittelten Energiewerte müssen dann, je nachdem ob es sich um Eiweiß und Kohlenhydrate oder um Fett handelt, durch 17 bzw. 37 (4 bzw. 9 für kcal) dividiert werden.

Zu beachten ist, dass Eiweiß und Fett etwa in einer Menge von 1 : 1 aufgenommen werden sollten.

D-A-CH-Referenz- bzw. Richtwert für die Zufuhr von Eiweiß, Ballaststoffen und Saccharose

Eiweißzufuhr pro 1 kg Körpergewicht: 0,8 g, männliche Jugendliche 0,9 g

Ballaststoffe: mehr als 30 g pro Tag bzw. 3,8 g/MJ (16 g/1 000 kcal) für Frauen 2,9 g/MJ (12,5 g/1 000 kcal)

Weißzucker (Saccharose): nicht mehr als **10 %** der Gesamtenergiezufuhr ≈ 50 g/Tag

---

[1] Für Kinder bis zum 14. Lebensjahr gelten andere Referenzwerte: siehe S. 194

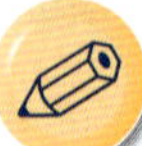

Österreichischer Ernährungsbericht 2012
Durchschnittlicher Energieverbrauch (Frauen und Männer) aus Eiweiß, Fett und Kohlenhydraten in Prozent des täglichen Gesamtenergieverbrauches (ohne Alkohol)

Gesamtenergieverbrauch 2 030 kcal (8 500 kJ)		
aus Eiweiß	15,5 %	
aus Fett	37,0 %	
aus Kohlenhydraten	47,5 %	
davon aus Weißzucker		9,7 %
(Saccharose siehe S. 25)		
Ballaststoffe		14 g/Tag

1. Berechnen Sie: Wie viel Gramm Eiweiß, Fett und Kohlenhydrate wurden jeweils pro Tag verzehrt?
2. Versuchen Sie die Mengen zu beurteilen.

Sollwerte

Energie aus Eiweiß: bis zu 15 %
Energie aus Fett: bis zu 30 %
Energie aus Kohlenhydraten: 55 %
Energie aus Weißzucker: unter 10 %

Die Aufnahme von Energie durch Alkohol betrug bei Frauen 4,2 g Alkohol/Tag, bei Männern 11,9 g/Tag. Sie liegt unter den von den Ernährungsgesellschaften angegebenen Obergrenzen von 10 bzw. 20 g/Tag.

Berechnung des Energie- und Nährstoffgehaltes von Speisen

Arbeitsschritte bei der Berechnung des Energie- und Grundnährstoffgehaltes von Speisen:
- Aus der Nährwerttabelle werden zunächst die Werte für jeweils 100 g Lebensmittel in eine Tabelle übertragen.
- Dann werden Energiegehalt und Nährstoffgehalt auf die tatsächlich verwendeten Lebensmittelmengen umgerechnet.
- Zur Ermittlung des Energie- und Grundnährstoffgehaltes der jeweiligen Speisen werden die Energiegehalte und die jeweiligen Grundnährstoffgehalte der verschiedenen Lebensmitteln addiert.

1. Berechnen Sie den Energie- und Grundnährstoffgehalt von einer Portion Müsli:
   2 EL Haferflocken 20 g, 4 EL Vollmilch 60 g, 1 kleiner Apfel 100 g, 1/2 Banane 150 g, 1 TL Rosinen 15 g, 1 EL Haselnüsse 5 g, 1 EL Zitronensaft 15 g
2. Berechnen Sie weiters den Energie- und Grundnährstoffgehalt
   a) von einer halben Käsesemmel: Zutaten: 1/2 Semmel (20 g), 5 g Butter und 1 Scheibe Käse (Gouda 30 g),
   b) von einer Portion Kartoffelpüree: Zutaten für 4 Personen: 1 kg Kartoffeln, 1/4 l Vollmilch, 25 g Butter.

Wie viel sollten Jugendliche essen?

Eine ausgewogene Ernährung sollte Eiweiß, Fett, Kohlenhydrate sowie Vitamine und Mineralstoffe im angemessenen Verhältnis enthalten.

Daneben darf nicht auf das Trinken vergessen werden.

Die jeweilige Grundnährstoffzufuhr ist abhängig vom täglichen Gesamtenergiebedarf.

Oft wird es nicht möglich sein, mit den einzelnen Mahlzeiten genau die angegebenen Energie- und Nährstoffmengen aufzunehmen.

Die angegebenen Zahlen sind **Richtwerte,** die Gesamtwerte sollten jedoch generell eingehalten werden, d. h., wenn an einem Tag mehr oder weniger gegessen wird, kann dies auch am folgenden Tag ausgeglichen werden.

15- bis 19-jährige weibliche Jugendliche
(166 cm, 58 kg, Grundumsatz: 6,1 MJ bzw. 1 460 kcal)

Mahlzeiten	Energie		E	F	KH
	kJ	kcal	g	g	g
1. Frühstück	2 500	600	15	18	90
2. Frühstück	1 000	240	8	8	32
Mittagessen	3 000	720	23	23	99
Nachmittag	1 000	240	8	8	32
Abendessen	2 500	600	22	20	78
Insgesamt	**10 000**	**2 400**	**76**	**77**	**331**

Mittelschwere Tätigkeit, PAL = 1,64

15- bis 19-jährige männliche Jugendliche
(174 cm, 67 kg, Grundumsatz: 7,6 MJ bzw. 1 820 kcal)

Mahlzeiten	Energie		E	F	KH
	kJ	kcal	g	g	g
1. Frühstück	3 100	760	16	20	120
2. Frühstück	1 250	300	8	10	42
Mittagessen	3 800	910	24	27	135
Nachmittag	1 250	300	8	10	42
Abendessen	3 100	760	24	27	95
Insgesamt	**12 500**	**3 030**	**80**	**94**	**434**

Mittelschwere Tätigkeit, PAL = 1,66

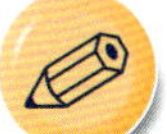

1. Berechnen Sie den täglichen Nährstoffbedarf:
   a) bei einem Körpergewicht von 48 kg,
   b) bei einem Gesamtenergiebedarf von 6 700 kJ (1600 kcal).

2. Berechnen Sie in g die tägliche Eiweiß-, Kohlenhydrat- und Fettzufuhr für den Tageskostplan von Michael.

3. Welche Nährstoffe nimmt der Jugendliche mit dem Tageskostplan a) zu wenig, b) zu viel auf? Wie viel sollte er aufnehmen?

4. Machen Sie Verbesserungsvorschläge. Wie kann sich der Jugendliche gesünder ernähren?

TAGESKOSTPLAN:
Michael, 16 Jahre
Gesamtenergiebedarf 12 500 kJ (2 900 kcal) PAL = 1,6

Menge g	Lebensmittel	Energie in %	Energie in kJ (kcal)	E g	F g	KH g
1. Frühstück						
40	Semmel (1 Stk.)		456 (110)	4	0	23
50	Roggenvollkornbrot (1 Scheibe)		500 (120)	4	1	23
25	Butter		810 (190)	+	21	0
57	Hühnerei (1 Stk.)		350 (80)	8	6	1
30	Doppelrahmfrischkäse (1 Portion)		445 (110)	3	9	1
50	Schinken gekocht (1 Scheibe)		575 (140)	10	10	0
20	Marmelade		220 (50)	+	0	13
	Tee		0 (0)	0	0	0
	Istzufuhr 1. Frühstück	27 %				
2. Frühstück						
50	Vollmilchschokolade (1/2 Tafel)		1180 (280)	5	17	0
	Istzufuhr 2. Frühstück	9 %				
Mittagessen						
150	Schweineschnitzel (1 großes Stk.)		1045 (250)	32	12	0
10	Maiskeimöl (1 EL)		390 (90)	0	10	0
200	Kartoffelsalat mit Öl		770 (180)	4	6	30
200	Bohnensalat		420 (100)	2	5	10
75	Eis		645 (150)	3	9	15
30	Schlagobers		390 (90)	1	9	1
	Istzufuhr Mittagessen	29 %				
Nachmittag						
50	Kartoffelchips		1190 (280)	3	20	25
330	Cola-Getränk (1 Dose)		610 (150)	0	0	36
	Istzufuhr Nachmittag	14 %				
Abend						
40	Roggenmischbrot (1 Scheibe)		420 (100)	3	0	21
50	Roggenvollkornbrot (1 Scheibe)		500 (120)	4	1	23
25	Margarine		795 (190)	+	20	0
25	Leberwurst (1 Portion)		460 (110)	3	10	0
30	Edamer Käse, 40 % FiT (1 Scheibe)		395 (90)	7	7	1
70	Tomate (1 mittleres Stück)		55 (15)	1	0	2
	Tee		0 (0)	0	0	0
	Istzufuhr Abend	21 %				
	GESAMT-ISTZUFUHR	100 %				
	GESAMT-SOLLZUFUHR					

Ernährungszustand
(Normal-, Unter-, Übergewicht)

Sie können die Bestimmung des Normalgewichtes nach Broca, dem Body-Mass-Index und Waist-to-Hip-Ratio durchführen.

Um den Ernährungszustand eines Menschen (Normal-, Unter-, Übergewicht) zu beurteilen, gibt es mehrere Methoden, die hier vorgestellt werden:

Normalgewicht nach Broca

Für eine rasche erste Orientierung.

Normalgewicht

Für Männer: Körpergröße in cm minus 100
z. B. 170 – 100 = 70 kg

Für Frauen: (Körpergröße in cm minus 100) minus 10 %
z. B. (170 – 100) – 10 % = 63 kg

Idealgewicht

Bei zartem Körperbau: Normalgewicht minus 10 kg

Bei kräftigerem Körperbau: Normalgewicht minus 5 kg

Normalgewicht nach dem Body-Mass-Index (BMI)

Als Grundlage zur Berechnung des BMI dienen Körpergröße und Gewicht. Es wird das Verhältnis von Körpergewicht in kg zur Körpergröße in m zum Quadrat berechnet.

$$BMI = \frac{\text{Körpergewicht in kg}}{(\text{Körpergröße in m})^2}$$

Bewertung für Erwachsene ab 18 Jahren:

	BMI-Wert	
	Frauen	Männer
Untergewicht	unter 19	unter 20
Normalgewicht	19–24	20–25
Übergewicht	24–30	25–30
Adipositas (Fettsucht)	30–40	30–40
Extreme Adipositas	über 40	über 40

BMI für Kinder und Jugendliche s. S.195.

Die Werte obiger Tabelle gelten uneingeschränkt auch für ältere Menschen. (Siehe auch BMI für Seniorinnen und Senioren, S. 196.) Nach Abwägen aller damit verbundener Risiken kann der behandelnde Arzt höhere Werte allenfalls tolerieren.

Beispiel:
Frau   Körpergewicht 64 kg $BMI = \dfrac{64}{(1{,}70)^2} = \mathbf{22{,}10}$
Körpergröße 1,70 m

liegt im Normalbereich

Der BMI kann bei folgenden Personen zur Ermittlung des Ernährungszustandes nur eingeschränkt bzw. nicht herangezogen werden:

- **alle unter 18 Jahren:** Es werden Referenzwerte herangezogen, siehe Seite 195.
- **Leistungssportler:** Sportliche, durchtrainierte Menschen haben häufig durch das hohe Muskelgewicht einen hohen BMI, ohne jedoch übergewichtig zu sein,
- **Schwangere** und **Stillende.**

Body-Mass-Index-Nomogramm

Damit kann der persönliche BMI-Wert rasch abgelesen werden. Zunächst sucht man das eigene Gewicht und die Körpergröße in der Tabelle. Nach Verbindung beider Werte durch einen Strich erhält man den Body-Mass-Index.

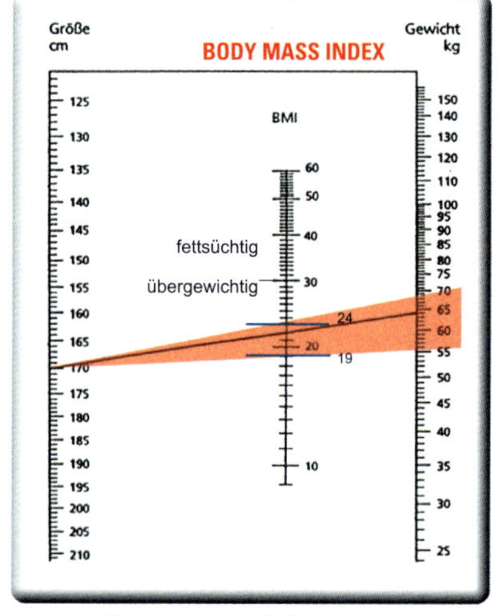

Waist-to-Hip-Ratio (Taille-Hüft-Verhältnis)

Wer zu viele Kilos auf die Waage bringt, hat auf Dauer ein erhöhtes Risiko für bestimmte Krankheiten wie Diabetes oder Herz-Kreislauf-Erkrankungen. Es spielt für die Gesundheit eine Rolle, an welchen Stellen im Körper das Fett sitzt. Deshalb berechnen Mediziner neben dem Body-Mass-Index (BMI) auch das Taille-Hüft-Verhältnis (THV).

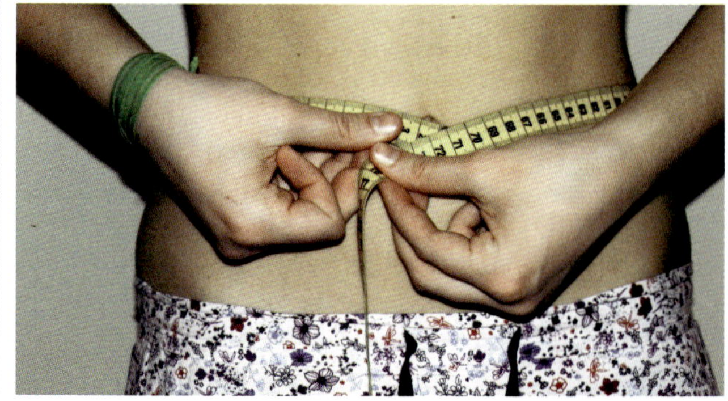

Grenzwerte des Taillenumfangs

Taillenumfang	Erhöhtes Risiko Gewicht sollte etwas reduziert werden	Deutlich erhöhtes Risiko Gewichtsreduktion ist dringend notwendig
Männer	> 94 cm	> 102 cm
Frauen	> 80 cm	> 88 cm

Quelle: DGE

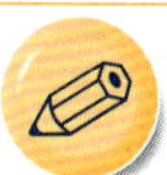

Berechnen Sie den BMI eines 1,86 m großen und 97 kg schweren Mannes sowie den einer 1,72 großen und 70 kg schweren Frau.

Nährstoffdichte

Unser Energiebedarf hat abgenommen, der Bedarf an essenziellen Nährstoffen hingegen ist gleich geblieben. Bei der Zusammensetzung der Nahrung müssen wir darauf achten, genügend Vitamine, Mineralstoffe und andere essenzielle Nährstoffe aufzunehmen, jedoch nicht zu viel Energie:

> Die Aufnahme essenzieller Nährstoffe im Verhältnis zur Energieaufnahme soll hoch sein:
> Die Dichte von Vitaminen, Mineralstoffen … bezogen auf den Energiegehalt eines Lebensmittels soll hoch sein.

Hierauf beruht die Einführung des Begriffes der **Nährstoffdichte** in die Ernährungswissenschaft.

$$\text{Nährstoffdichte} = \frac{\text{Nährstoffgehalt in 100 g Lebensmittel}}{\text{Energiegehalt in 100 g Lebensmittel}}$$

Die Nährstoffdichte kann angegeben werden in

- µg oder mg oder g,
- MJ oder kJ oder kcal.

Gebräuchlich ist die Angabe **mg bezogen auf Megajoule (MJ)**.

Berechnung der Nährstoffdichte (ND) für Vitamin C und Calcium

Rohkostsalat	Energie kJ (kcal)	Vitamin C mg	Calcium mg
200 g Karotten 90 g Äpfel 10 g Zitronensaft (1 EL)	210 (50) 207 (50) 13 (3) 430 (103)	14 11 5 30	82 6 1 89
Nährstoffdichte $= \dfrac{\text{Nährstoffgehalt}}{\text{Energiegehalt}} = \dfrac{\text{mg}}{\text{MJ}}$		$\dfrac{30}{0,430} = 70$	$\dfrac{89}{0,430} = 207$
150 g Jogurt	435 (103)	1,5	180
Nährstoffdichte $= \dfrac{\text{Nährstoffgehalt}}{\text{Energiegehalt}} = \dfrac{\text{mg}}{\text{MJ}}$		$\dfrac{1,5}{0,435} = 3,5$	$\dfrac{180}{0,435} = 414$

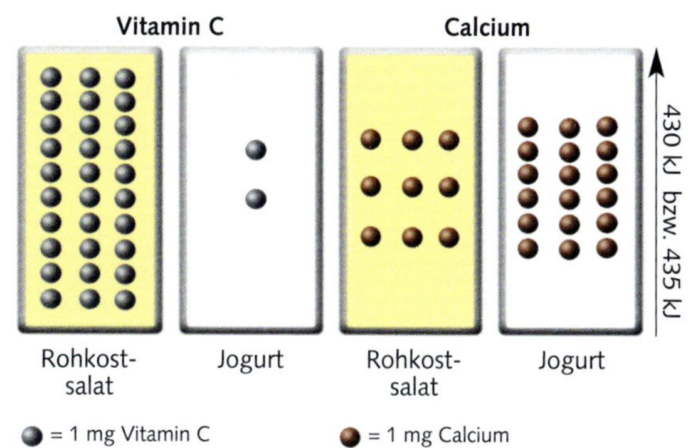

Aus den Empfehlungen für die Energie- und Nährstoffzufuhr (Seite 268) lässt sich für jeden Nährstoff die notwendige Nährstoffdichte der Nahrung für jedes Lebensalter berechnen.

Berechnung der Nährstoffdichte (ND) für Vitamin C und Calcium

Personen- gruppe	Energie- bedarf (MJ)	Vitamin-C- Bedarf (mg)		Calcium- Bedarf (mg)	
Kinder 1–3 Jahre	5,4	55		600	
erforderliche Nährstoffdichte $= \dfrac{\text{mg}}{\text{MJ}}$		$\dfrac{55}{5,4} = 10$		$\dfrac{600}{5,4} = 111$	
Jugendliche 15–18 Jahre	m 12,5 w 10	m 75	w 75	m 1200	w 1200
erforderliche Nährstoffdichte $= \dfrac{\text{mg}}{\text{MJ}}$		$\dfrac{75}{12,5} = 6$	$\dfrac{75}{10} = 7,5$	$\dfrac{1200}{12,5} = 96$	$\dfrac{1200}{10} = 120$

Aus der Tabelle geht hervor, dass der erhöhte Vitaminbedarf von Kindern durch die Nährstoffdichte besonders verdeutlicht wird: 10 gegenüber 6 bzw. 7,5 für Jugendliche. Das bedeutet, dass für Kinder Lebensmittel mit hohem Vitamin-C-Gehalt und wenig Energie ausgewählt werden sollen.

Für Nährstoffe, die bei überhöhter Zufuhr zu Gesundheitsschädigungen führen können, z. B. Natrium, ist die Nährstoffdichte niedrig zu halten.

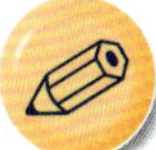

1. Stellen Sie Vermutungen an: Welches Lebensmittel hat für Vitamin C die höhere Nährstoffdichte?
   a) Kartoffeln (gekocht in der Schale),
   b) Pommes frites.
2. Berechnen Sie für Vitamin C die Nährstoffdichte von
   a) 200 g Speisekartoffeln, b) 150 g Pommes frites.
3. Ermitteln Sie für Vitamin C je 10 Lebensmittel mit
   a) hoher Nährstoffdichte,
   b) geringer Nährstoffdichte.

Kohlenhydrate

▶ *Sie haben fundierte Kenntnisse, mit welchen Lebensmitteln der Kohlenhydratbedarf am besten gedeckt wird.*

▶ *Sie lernen den Vorgang der Fotosynthese zu erklären.*

▶ *Sie können die Bedeutung der Pflanzen für den Menschen begründen.*

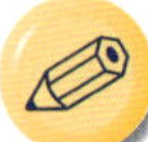

Überlegen Sie:

1. Die hier abgebildeten Lebensmitteln enthalten Kohlenhydrate.
   Was unterscheidet sie voneinander?

2. Aus welchen chemischen Elementen sind die Kohlenhydrate aufgebaut?

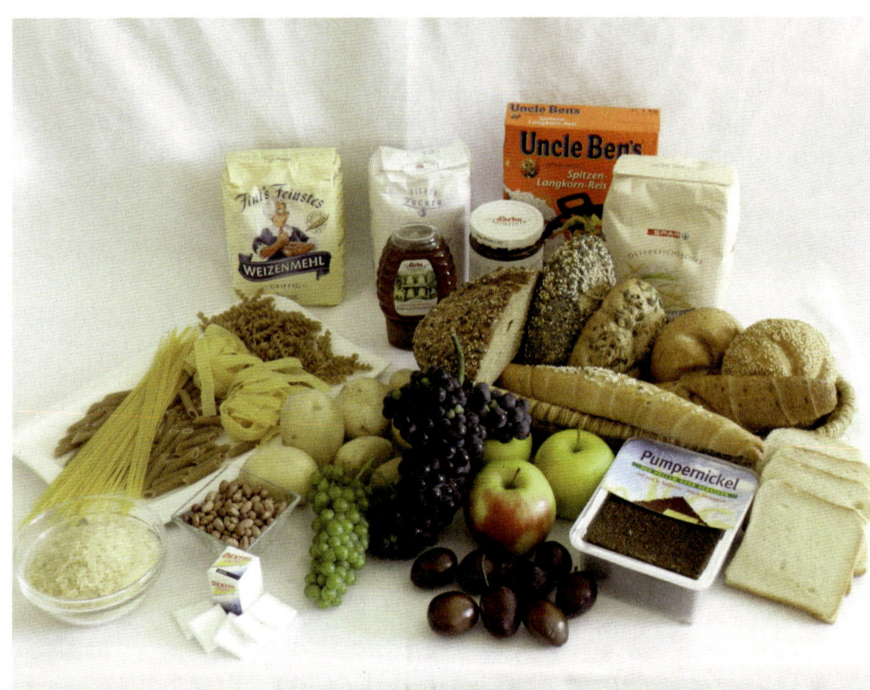

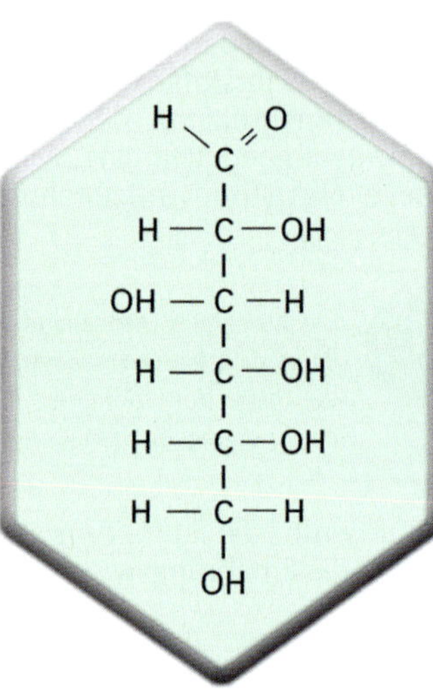

Begriffserklärung – Kohlenhydrate

Eine Vielzahl organischer Verbindungen werden unter dem Begriff Kohlenhydrate zusammengefasst, so auch Zucker und Stärke.

Kohlenhydrate – Hydrate des Kohlenstoffes
(Hydro = Wasser)
Kohlenhydrate bestehen im Allgemeinen aus den Elementen C, H und O.

Bildung von Kohlenhydraten (Fotosynthese – Aufbau organischer Substanz)

Fotosynthese wird der Vorgang der Kohlenhydratbildung in der Pflanze genannt. Der Name Fotosynthese besagt also: Erst durch das Einwirken von Lichtenergie wird der Aufbau von Kohlenhydraten in der Pflanze ermöglicht.

Die in der Pflanze gebildeten Einfachzucker (Traubenzucker) sind Bausteine für alle weiteren Kohlenhydrate. Die Kohlenhydrate sind aber auch Ausgangsprodukte für die anderen Nährstoffe (Eiweiß und Fette). Die Fotosynthese ist der einzige uns bekannte Vorgang, bei dem aus energiearmen, anorganischen Verbindungen unter Einwirkung von Lichtenergie der Sonne energiereiche organische Verbindungen aufgebaut werden. In den Kohlenhydraten ist gewissermaßen die aufgenommene Sonnenenergie gespeichert.

Reaktionsschritte
(vereinfachte Darstellung)

1. Die **Pflanze nimmt** aus der Luft **Kohlenstoffdioxid (CO_2) auf.**
   Kohlenstoffdioxid besteht aus den Elementen Kohlenstoff und Sauerstoff.

2. Die **Pflanze nimmt** aus der Erde **Wasser (H_2O) auf.**
   Wasser besteht aus den Elementen Wasserstoff und Sauerstoff.

3. In den **Blattgrünkörperchen (Chlorophyll)** wird unter **Einwirkung von Sonnenlicht** (Lichtenergie) aus den Elementen Wasserstoff, Sauerstoff und Kohlenstoff zunächst **Traubenzucker** aufgebaut.

4. Schließlich **gibt die Pflanze** bei diesem Vorgang **Sauerstoff (O_2) ab.**

Die Pflanzen liefern dem Menschen Sauerstoff und für die Ernährung Kohlenhydrate, Eiweiß und Fette.

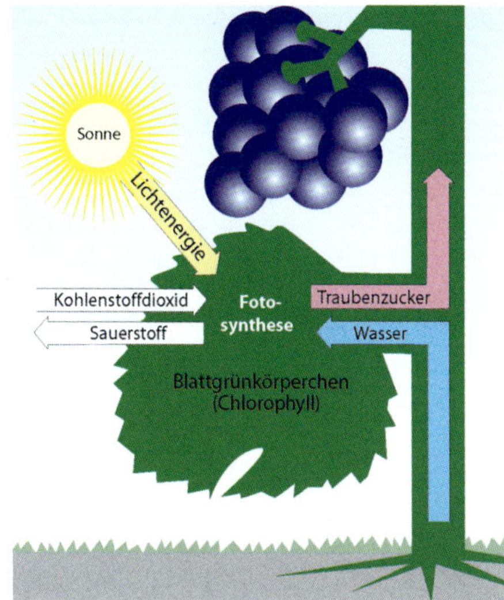

Aufbau von Kohlenhydraten in der Pflanze

Reaktionsgleichung der Fotosynthese/Aufbau organischer Substanz

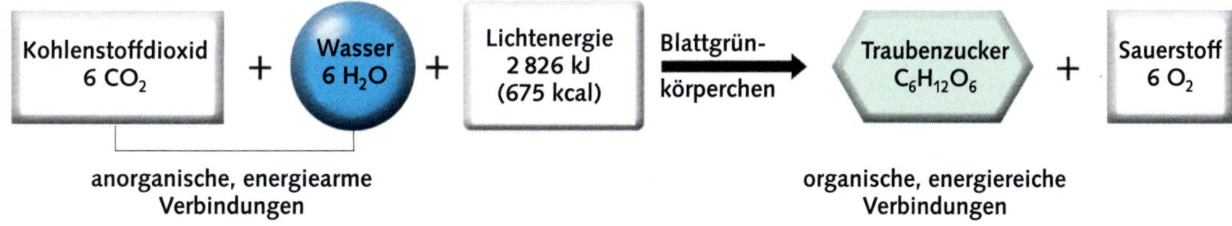

anorganische, energiearme Verbindungen   organische, energiereiche Verbindungen

Reaktionsgleichung der Atmung/Abbau organischer Substanz

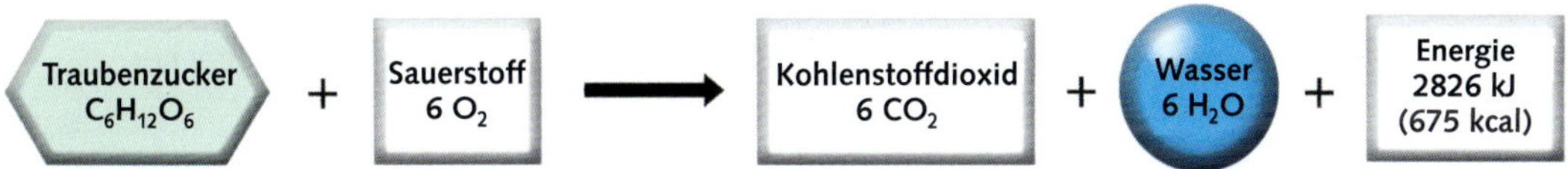

Abbau der Kohlenhydrate im menschlichen und tierischen Organismus (Atmung)

Die Kohlenhydrate, die bei der Fotosynthese entstehen, dienen als Bausteine oder auch als Energielieferanten. **Im menschlichen Körper** werden die **Kohlenhydrate,** die mit der Nahrung aufgenommen wurden, **unter Sauerstoffaufnahme** wieder zu **Kohlenstoffdioxid** und **Wasser** abgebaut. Die gespeicherte Energie wird bei diesem Abbauvorgang wieder frei. **(Atmung – Abbau organischer Substanz)**

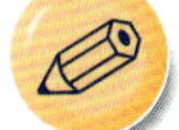

1. Überlegen Sie, welcher Unterschied zwischen der Kohlenhydratbildung in der grünen Pflanze und dem Kohlenhydratabbau im menschlichen Körper besteht.
2. Begründen Sie erneut die Bedeutung der grünen Pflanzen für den Menschen.
3. Denken Sie über einen anderen Kreislauf in der Natur nach.

Kreislauf der Kohlenhydrate

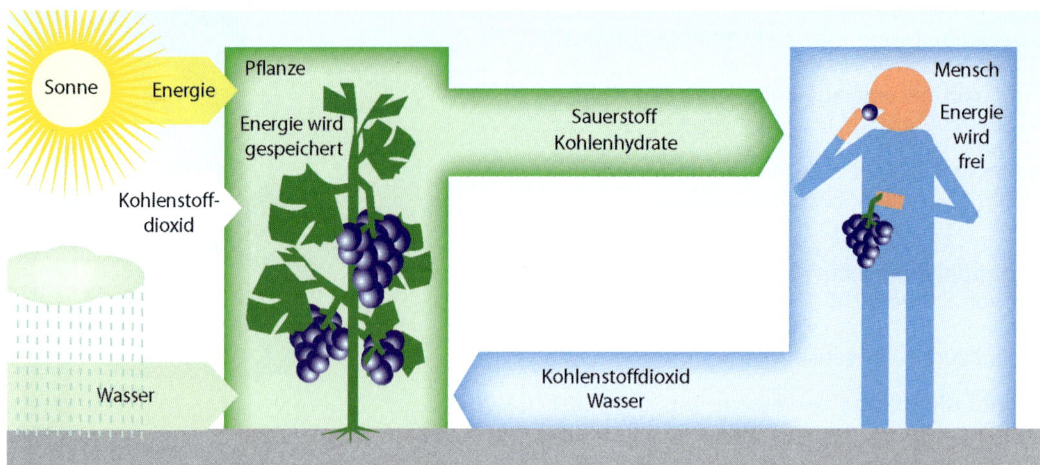

Einteilung der Kohlenhydrate

▶ *Sie haben Kenntnisse über Einfachzucker, Doppelzucker und Vielfachzucker.*

▶ *Sie lernen den Aufbau der Kohlenhydrate zu erklären.*

Je nach dem chemischen Aufbau unterscheidet man folgende Kohlenhydrate:

- Einfachzucker (Monosaccharide)
- Doppelzucker (Disaccharide)
- Vielfachzucker (Polysaccharide)

Diese Zucker bestehen aus sechs Kohlenstoffatomen und werden daher als **Hexosen** bezeichnet.
Zucker mit fünf Kohlenstoffatomen werden als **Pentosen** bezeichnet, z. B. Arabinose, Xylose und Ribose.

Einfachzucker – Monosaccharide

Einfachzucker bestehen aus nur einem Zuckermolekül und sind aus den Elementen C, H, O aufgebaut.

 Allgemeine Summenformel der Einfachzucker – Monosaccharide:
$C_6H_{12}O_6$

Einfachzucker liegen meist in Ringstruktur vor. Darauf bezieht sich das Symbol für die Einfachzucker:

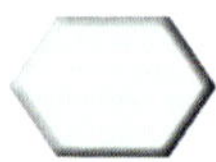

Die Einfachzucker unterscheiden sich jedoch in ihrem räumlichen Molekülaufbau, der wesentliche Unterschiede in ihren Eigenschaften bedingt:

Bezeichnung	Glucose Traubenzucker, Dextrose	Fructose Fruchtzucker	Galaktose Schleimzucker
Symbolische Darstellung			
Strukturformel	$\begin{matrix} & H\diagdown & \\ & C=O & \\ H- & C & -OH \\ HO- & C & -H \\ H- & C & -OH \\ H- & C & -OH \\ H- & C & -H \\ & OH & \end{matrix}$	$\begin{matrix} & OH & \\ H- & C & -H \\ H- & C & =O \\ HO- & C & -H \\ & C & -OH \\ & C & -OH \\ H- & C & -H \\ & OH & \end{matrix}$	$\begin{matrix} & H\diagdown & \\ & C=O & \\ H- & C & -OH \\ HO- & C & -H \\ HO- & C & -H \\ & C & -OH \\ H- & C & -H \\ & OH & \end{matrix}$
Eigenschaften	süß, wasserlöslich	sehr süß, wasserlöslich	wenig süß, wasserlöslich
Vorkommen	Obst, Gemüse, Honig, Süßigkeiten (s. Seite 271)	Obst, Gemüse, Honig, Süßigkeiten (s. Seite 271)	Milch, Milchprodukte als Bestandteil des Milchzuckers

Doppelzucker – Disaccharide

Disaccharide entstehen aus zwei Molekülen Einfachzucker unter Abspaltung eines Wassermoleküls. Bei diesem Zusammenschluss entsteht eine **glykosidische Bindung.** Die Wasserabspaltung bewirkt: Das Disaccharid besteht nicht aus zwei vollständigen Einfachzuckermolekülen, H bzw. OH fehlen: Man spricht von Einfachzuckerresten, z. B. Traubenzuckerresten. Ähnliches gilt auch für die Fettsäuren.

 Allgemeine Summenformel der Doppelzucker – Disaccharide:
$C_{12}H_{22}O_{11}$

Glykosidische Bindung

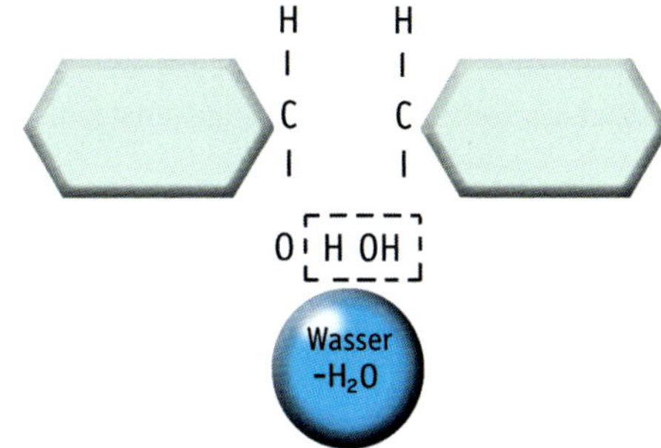

Allgemeine Reaktionsgleichung – Zusammenschluss unter Wasserabspaltung

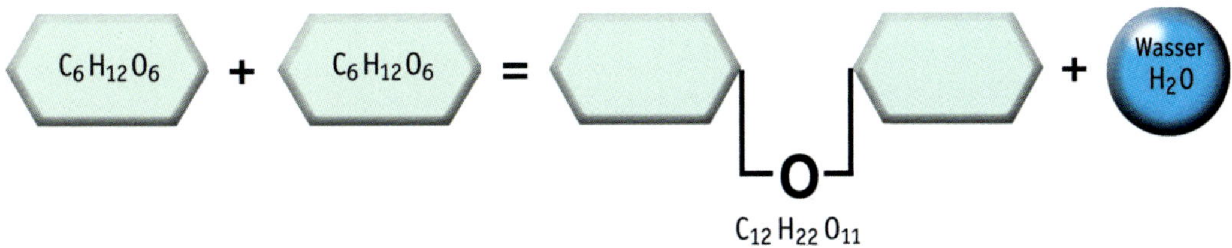

Bezeichnung	Saccharose Rohr- und Rübenzucker [1]	Maltose Malzzucker	Lactose Milchzucker
Symbolische Darstellung			
Bestandteile	Traubenzucker (Glucose) Fruchtzucker (Fructose)	Traubenzucker (Glucose) Traubenzucker (Glucose)	Traubenzucker (Glucose) Schleimzucker (Galaktose)
Eigenschaften	süß, wasserlöslich	weniger süß, wasserlöslich	wenig süß, wasserlöslich
Vorkommen	Zuckerrübe, Zuckerrohr, Haushaltszucker sowie in Obst und Gemüse (s. Seite 271)	wird beim Mälzen von Getreide gebildet	Milch, Milchprodukte

[1] fallweise als Weißzucker bezeichnet

Vielfachzucker – Polysaccharide

Sie bestehen aus vielen Molekülen Einfachzucker (100 bis mehrere 1 000) und entstehen ebenfalls unter Wasserabspaltung.

 Allgemeine Summenformel der Vielfachzucker – Polysaccharide:
$(C_6H_{10}O_5)_n$

Molekülgröße und räumliche Struktur der Polysaccharide sind jedoch unterschiedlich.

Arten der Polysaccharide

verwertbar	nicht verwertbar	gering verwertbar
Stärke	Cellulose	Pflanzenschleime
Dextrine	Hemicellulosen	Pflanzengummi
Glykogen	Pektin [2]	
	Inulin	

[2] wird von der Darmflora zu Monosacchariden abgebaut und zu 1–3 % resorbiert

Die wichtigsten Vielfachzucker – Polysaccharide

Stärke

 **Stärke ist das Speicherkohlenhydrat der Pflanzen.**

Die Stärke von Kartoffeln und einigen Getreidesorten besteht aus zwei unterschiedlichen Vielfachzuckern (Polysacchariden):

- **Amylose**
- **Amylopektin**

Amylose befindet sich im Inneren des Stärkekorns. Sie besteht aus 250 bis 350 Traubenzuckerresten, die unverzweigte, spiralig angeordnete Ketten bilden.

Amylose ist in heißem Wasser löslich und zeigt mit Iodkaliumiodidlösung eine intensive Blaufärbung, da sich das Iod in das Innere der Amylosespirale schiebt. Durch die so eintretende Lichtbrechung erscheint das ursprünglich braune Iod nun blau.

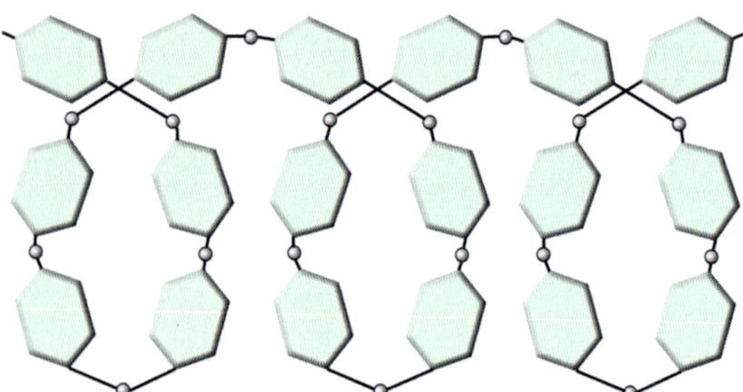

Amylose (Ausschnitt)

Amylopektin, der Hauptbestandteil des Stärkekorns (meist 70–80 %), bildet die Hüllschichten.

Hirse- und Maisstärke bestehen beispielsweise lediglich aus Amylopektin. Amylopektin besteht aus 600 bis 6 000 Traubenzuckerresten, die verzweigte Ketten bilden. Jeweils nach etwa 20 Traubenzuckerresten findet eine Verzweigung statt. Amylopektin ist nur zum Teil spiralig angeordnet.

Amylopektin ist wasserunlöslich, in heißem Wasser quillt es auf und bildet einen Kleister. Da die verzweigungsfreien, spiraligen Anteile beim Amylopektin sehr gering sind, zeigt es mit Iod lediglich eine Rotfärbung.

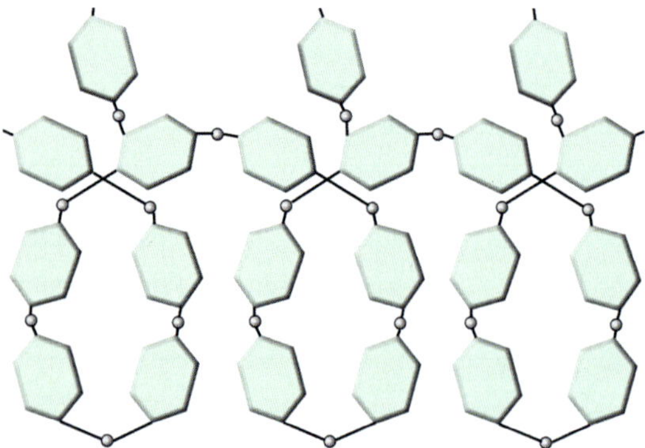

Amylopektin (Ausschnitt)

Dextrine

Dextrine sind Abbauprodukte der Stärke. Sie bestehen aus 20 bis 30 Traubenzuckerresten. Dextrine entstehen bei der Verdauung und beim trockenen Erhitzen von Stärke (z. B. in Brotrinde und Zwieback). Sie sind wasserlöslich und schmecken wenig süß.

Glykogen

 **Glykogen ist das Speicherkohlenhydrat im menschlichen und tierischen Organismus.**
Glykogen befindet sich in Leber und Muskulatur.

Der chemische Aufbau entspricht dem des Amylopektins, es ist jedoch stärker verzweigt. Glykogen wird bei der Verdauung ebenfalls zunächst zu Dextrinen abgebaut.

Cellulose

Cellulose, eine fasrige, feste und wasserunlösliche Substanz, besteht aus 8 000 bis 12 000 Traubenzuckerresten. Sie bildet die Gerüstsubstanz der pflanzlichen Zellwände. Baumwolle ist fast reine Cellulose, Holz besteht vorwiegend aus Cellulose. Cellulose ist ein unverdaulicher Nahrungsbestandteil **(Ballaststoff).**

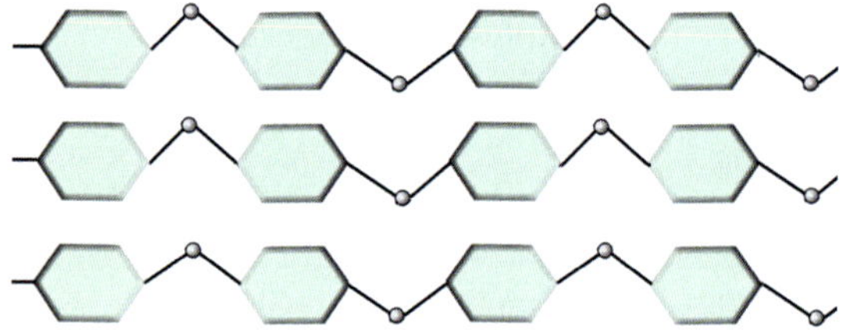

Cellulose (Ausschnitt)

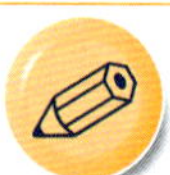

1. Nennen Sie Kohlenhydrate, in denen Traubenzucker als Baustein vorhanden ist.

2. Überlegen Sie, was Sie über Di- und Polysaccharide wissen.

3. Stellen Sie Zucker und Stärke in ihren Eigenschaften gegenüber.

4. Vergleichen Sie die Löslichkeit von Kohlenhydraten. Geben Sie in je ein Becherglas mit kaltem Wasser:
   a) 1 TL Stärke, b) 1 TL Zucker, c) $\frac{1}{2}$ geriebene Kartoffel.

5. Lebensmittel enthalten unterschiedliche Kohlenhydratarten.

Zucker ist enthalten in	Stärke ist enthalten in	Ballaststoffe sind enthalten in
____________ ?	____________ ?	____________ ?
____________ ?	____________ ?	____________ ?
____________ ?	____________ ?	____________ ?

Kohlenhydratnachweis

Sie können Kohlenhydratarten in Lebensmitteln nachweisen.

Traubenzucker (Glucose) kann mit in Apotheken erhältlichen Glucoseteststäbchen nachgewiesen werden. Die Farbreaktion der Teststäbchen wird in der Gebrauchsanweisung erläutert.

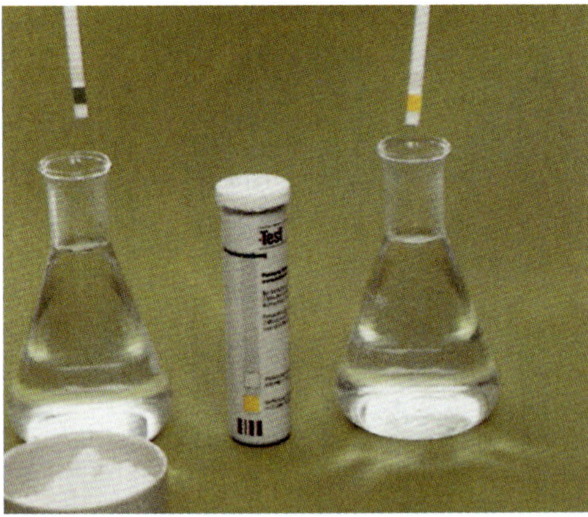

Teststäbchen mit und ohne Traubenzucker

Stärke kann mit Iodkaliumiodidlösung nachgewiesen werden. Bei Anwesenheit von Stärke tritt eine Blaufärbung ein. Iod schiebt sich in die Amylosespirale.

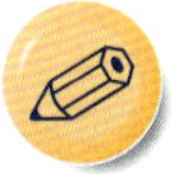
Stärkenachweis

1. Lesen Sie die Versuchsanweisung.

Versuchsanweisung:
Halbieren Sie eine rohe Kartoffel.
Geben Sie auf die Innenseite einer Kartoffelhälfte einen Tropfen Iodkaliumiodidlösung. Beobachten Sie die Farbänderung.

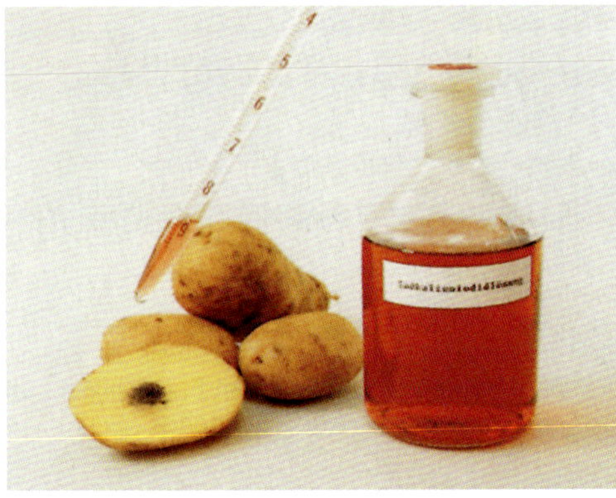

Iodkaliumiodidprobe

2. Überprüfen Sie den Stärkegehalt folgender Lebensmittel:
   a) Weizenmehl, b) Brot, c) Apfelscheibe, d) Staubzucker,
   e) Milch.

Süßkraft der Kohlenhydrate

Sie können verschiedene Kohlenhydratarten hinsichtlich ihrer Süßkraft unterscheiden.

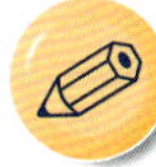
1. Vergleichen Sie die Süßkraft der Kohlenhydrate.

Probieren Sie:
a) Stärke, b) Traubenzucker, c) „braunen Rohrzucker", d) Fruchtzucker.

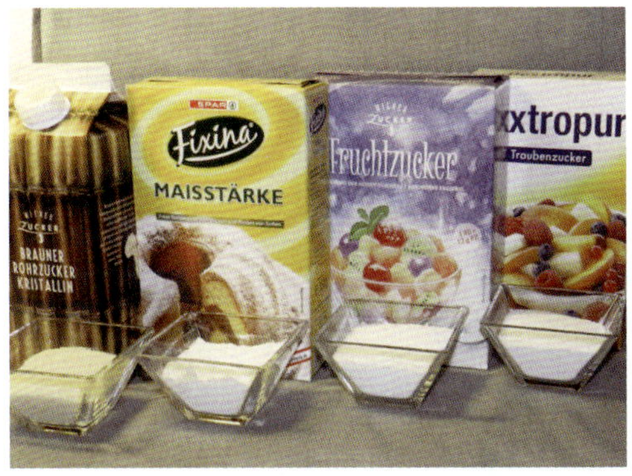

Vielfachzucker: Stärke und Glykogen schmecken nicht süß. Dextrine schmecken dagegen bereits süß.

Doppel- und Einfachzucker haben eine recht unterschiedliche Süßkraft.

Die folgenden Angaben über die Süßkraft der einzelnen Zuckerarten sind bezogen auf Rohr- oder Rübenzucker = 100.

Süßkraft der verschiedenen Zuckerarten

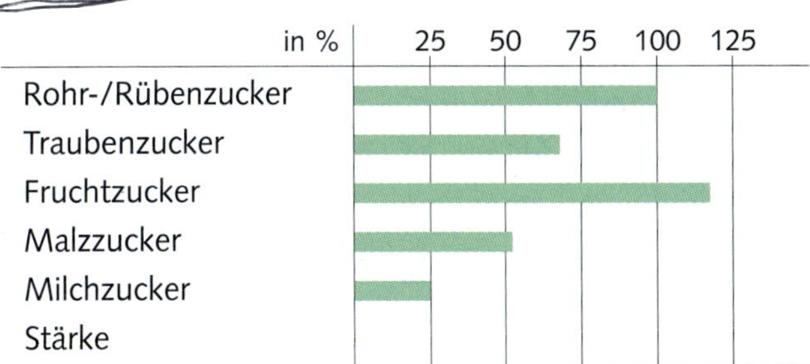

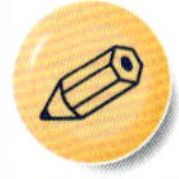
Überlegen Sie, warum Rübenzucker eine geringere Süßkraft hat als Fruchtzucker.

Übersicht Kohlenhydrate

Kohlenhydratarten		Bestandteile	Vorkommen	Eigenschaften	Bedeutung für den Menschen
Einfachzucker (Monosaccharide) Summenformel $C_6H_{12}O_6$	Traubenzucker (Glucose)	Traubenzucker	Obst, Honig	süß wasserlöslich	Energieversorgung, Aufbau von Glykogen: Energiereserve; Umwandlung zu Fetten
	Fruchtzucker (Fructose)	Fruchtzucker	Obst, Honig	sehr süß wasserlöslich	Energieversorgung
	Galaktose	Galaktose	in Milchzucker	wenig süß	nach Umbau zu Glucose Energieversorgung
Doppelzucker (Disaccharide) Summenformel $C_{12}H_{22}O_{11}$	Rohr- bzw. Rübenzucker Saccharose	Traubenzucker Fruchtzucker	Zuckerrohr, Zuckerrübe	süß wasserlöslich	Energieversorgung
	Malzzucker Maltose	Traubenzucker Traubenzucker	Gerste, Bier, Malzextrakt	weniger süß wasserlöslich	Energieversorgung
	Milchzucker Lactose	Traubenzucker Galaktose	Milch, Milchprodukte	wenig süß wasserlöslich	Energieversorgung
Vielfachzucker (Polysaccharide) Summenformel $(C_6H_{10}O_5)_n$	Stärke	Amylose: unverzweigte Ketten aus Traubenzucker Amylopektin: verzweigte Ketten aus Traubenzucker	Kartoffeln, Getreide, Hülsenfrüchte	Amylose: wasserlöslich Amylopektin: wasserunlöslich Stärke: wasserunlöslich, verkleistert bei 70 °C verdaulich	der langsame Abbau der Vielfachzucker bewirkt ein langsames Freisetzen der Glucose Energieversorgung über einen längeren Zeitraum
	Dextrine	Abbauprodukt der Stärke	Zwieback	wenig süß wasserlöslich verdaulich	
	Glykogen	verzweigte Ketten: Traubenzucker	Leber, Muskel	wasserunlöslich verdaulich	
	Inulin	Vielfachzucker der Fructose	Topinambur, Artischocken, Spargel	nicht süß löslich in heißem Wasser unverdaulich	größere Mengen können Verdauungsbeschwerden verursachen
	Cellulose	unverzweigte Ketten aus Traubenzucker	Holz, Gerüstsubstanz der Pflanzen	wasserunlöslich quillt kaum unverdaulich	grober Ballaststoff
Kohlenhydratähnliche Stoffe	Pektine	Galakturonsäure[1] Einfachzuckerreste	reifende Früchte Pflanzenzellwand	in kaltem Wasser unlöslich Geleebildung siehe Seite 25	wichtige Ballaststoffe absorbieren Schadstoffe
	Hemicellulosen z. B. Pentosane	Ketten verschiedener Einfachzucker	Begleitsubstanzen der Cellulose Gemüse, Obst, Getreide	in Wasser schwer bis unlöslich quellen stark unverdaulich	wichtige, „weiche" Ballaststoffe; bedingen Backfähigkeit des Roggenmehls

Weitere Ballaststoffe: Pflanzenschleime, Pflanzengummi, Algenschleimstoffe (Agar-Agar), Gummi arabicum

---

[1] eine der Galaktose ähnliche Verbindung

Kohlenhydratverdauung

▶ *Sie können die Kohlehydratverdauung selbstständig erläutern und beschreiben.*

▶ *Sie lernen die Auswirkungen eines unterschiedlichen Kohlenhydratgehaltes der Nahrung auf die Verdauung zu begründen.*

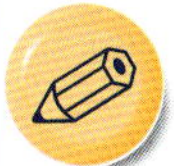

Kauen Sie längere Zeit eine Weißbrotrinde, achten Sie dabei auf die Geschmacksveränderung.
Welche Abbauvorgänge werden durch den Mundspeichel bewirkt?

Was passiert bei der Verdauung?

- Stärke, Glykogen und Doppelzucker werden durch Enzyme zu Einfachzuckern abgebaut.
- Den Namen eines Enzyms erkennt man an der Endung „-ase".
- Einfachzucker werden in die Blutbahn aufgenommen und zu den Zellen transportiert.

Bei diesem Vorgang entstehen aus verdaulichen Vielfachzuckern und Doppelzuckern Traubenzucker (Glucose) und andere Einfachzucker.

Verdauliche Vielfachzucker

Das Enzym **Amylase** spaltet die unverzweigten Ketten von Amylose, Amylopektin und Glykogen unter Wasseranlagerung zunächst in Dextrine. Danach werden die Dextrine zu Malzzucker abgebaut.

Da die Verzweigungsstellen von Amylopektin und Glykogen eine andere chemische Bindung aufweisen, wird für deren Spaltung ein anderes Enzym, die **Glucosidase,** benötigt.

Stärke wird also nach und nach zu Traubenzucker abgebaut, der dann langsam ins Blut aufgenommen – resorbiert – wird. Der Blutzuckerspiegel steigt kaum an.

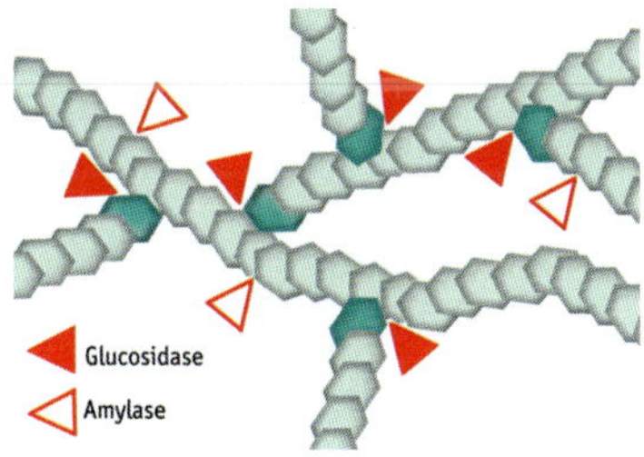

Amylopektin, Glykogen (Ausschnitt)

Doppelzucker

Durch Enzyme wird an die Doppelzucker Wasser angelagert. Die Doppelzucker werden hierdurch zu Einfachzuckern gespalten. Es ist dies die Umkehrung der Bildung von Doppelzuckern aus Einfachzuckern.

Die Einfachzucker können dann schnell ins Blut aufgenommen werden, der Blutzuckerspiegel steigt stark an, fällt rasch ab und man wird schnell wieder hungrig.

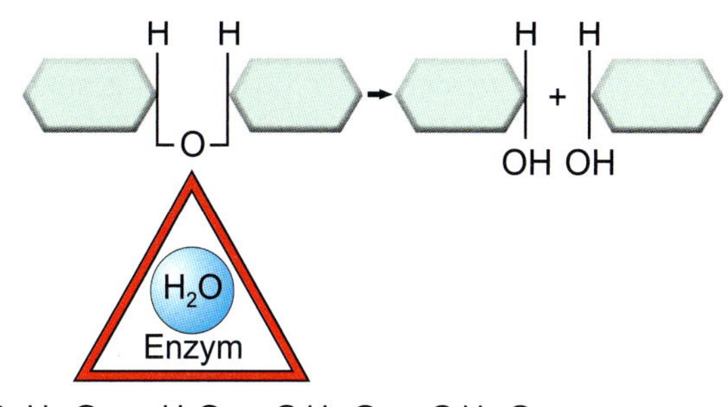

$$C_{12}H_{22}O_{11} + H_2O \rightarrow C_6H_{12}O_6 + C_6H_{12}O_6$$

Durch Enzymeinwirkung werden Doppelzucker unter Wasseranlagerung in Einfachzucker gespalten.

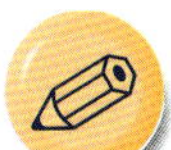

Ergänzen Sie die folgende Tabelle.

Welche Einfachzucker entstehen jeweils bei der Spaltung der Doppelzucker?

Abbau der Doppelzucker

Doppelzucker	Enzym	Einfachzucker
Malzzucker (Maltose)	Maltase	_______________ ?
Rohr- und Rübenzucker (Saccharose)	Saccharase	_______________ ?
Milchzucker (Lactose)	Lactase	_______________ ?

Nennen Sie die verschiedenen Organe, die am Kohlenhydratabbau beteiligt sind.

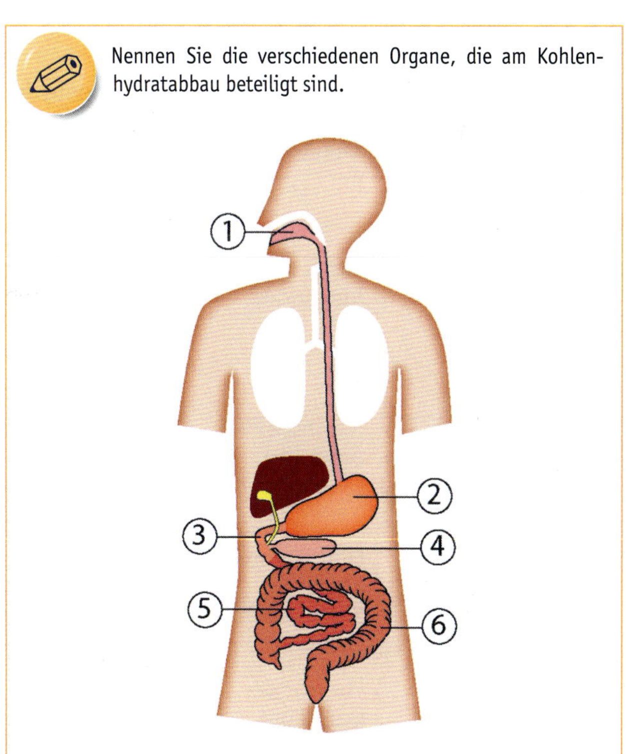

Glykämischer Index

Zu seiner Ermittlung werden einer Reihe von gesunden Testpersonen Glucose, andere Zucker oder Kohlenhydrate enthaltende Lebensmittel verabreicht und im Abstand von 15 Minuten die Blutzuckerwerte bestimmt. Für jede Substanz werden diese Werte im Zeitverlauf in Form einer Kurve dargestellt (s. Abb.). Die Fläche unter der Kurve für Glucose wird 100 % gesetzt, die Flächen für andere Kohlenhydrate werden in % der Fläche für Glukose angegeben: Das ist der glykämische Index. Er ist also ein experimentell ermittelter (= empirischer) Wert.

Die Abbildung zeigt: Die gleiche Menge Fructose oder die gleiche Menge Kohlenhydrate in Bohnen führt zu einem wesentlich geringeren Anstieg des Blutzuckers, der glykämische Index ist niedrig. Ferner: Die Bestandteile einer Mahlzeit beeinflussen den Verlauf der Blutzuckerkurve deutlich.

Wichtig ist, dass mit dem Anstieg des Blutzuckerspiegels die Insulinausschüttung einen parallelen Verlauf nimmt: die einzelnen Kohlenhydrate sowie auch dieselben Kohlenhydrate in Verbindung mit anderen Lebensmittelbestandteilen einer Mahlzeit sind sehr unterschiedlich blutzucker- und damit auch insulinwirksam.

Durch die Auswahl von Lebensmitteln mit niedrigem glykämischem Index ließe sich die Diät von Diabetikern viel flexibler gestalten. Die erhebliche Beeinflussung des Index durch andere Nahrungsbestandteile macht es aber für den Laien unmöglich, sich eine Diät selbst zusammenzustellen.

Ein niedriger glykämischer Index bedeutet nicht, dass der Kohlenhydratanteil dieses Lebensmittels weniger Energie liefert. Die resorbierten Kohlenhydrate werden auf einem anderen Weg in den Stoffwechsel eingeschleust: 50 g Fructose (Index 23) liefern gleich viel Energie wie 50 g Glucose (Index 100). Lebensmittel mit niedrigem glykämischem Index sorgen für eine länger dauernde Sättigung.

Um den Aussagewert des glykämischen Index zu verbessern, wurde der Begriff der **glykämischen Last** eingeführt. Die glykämische Last berechnet sich aus dem Kohlenhydratgehalt einer Lebensmittelportion mal dem glykämischen Index gebrochen durch 100.

Beispiel: Linsen gekocht
1 Portion = 150 g, Kohlenhydratgehalt 19,8 g, glykämischer Index = 29

Glykämische Last: $\dfrac{19,8 \times 29}{100}$ = 5,7, gerundet 6,0

Beurteilung der glykämischen Last: niedrig bis 10, mittel bis 19, hoch über 20.

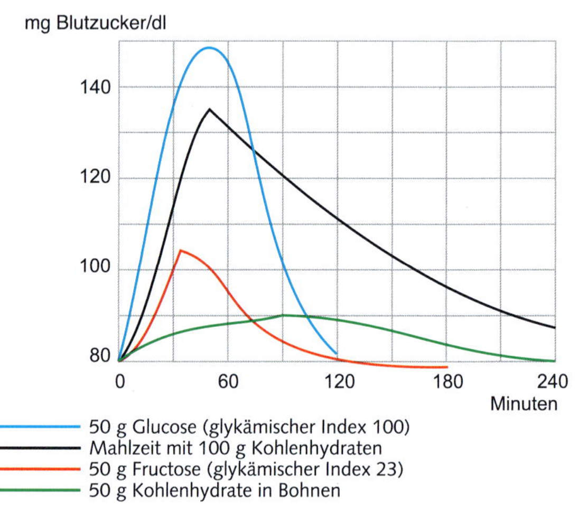

Übersicht – Kohlenhydratverdauung

Verdauungs-organe	Verdauungssaft Enzym	Kohlenhydratabbau	Symbolische Darstellung
Mund ①	Mundspeichel Amylase	Ein kleiner Teil der verdaulichen Vielfachzucker wird unter Wasseranlagerung zu Dextrinen und später zu Malzzucker abgebaut.	Glykogen Amylose Amylopektin
Magen ②	Magensaft	Im Magensaft befindet sich kein kohlenhydratspaltendes Enzym. Die Amylasen des Mundspeichels wirken jedoch bis zur Durchsäuerung des Speisebreies weiter.	Amylase Glucosidase
Zwölffingerdarm ③ (erster Abschnitt des Dünndarms) **und Bauchspeicheldrüse** ④	Bauchspeichel Amylasen Glucosidasen	Die verdaulichen Vielfachzucker werden weiter zu Dextrinen und später zu Malzzucker abgebaut. Glucosidasen spalten die Verzweigungsstellen der Vielfachzucker.	
Dünndarm ⑤	Dünndarmsaft Maltasen Saccharasen Lactasen	Die Enzyme des Bauchspeichels wirken im Dünndarm weiter. In der Dünndarmwand befinden sich die Enzyme, die die resorbierten Doppelzucker zu Einfachzuckern abbauen.	Maltase Saccharase Lactase
Dickdarm ⑥	Enzyme der Darmflora Schleimabsonderung	Siehe Seite 52.	

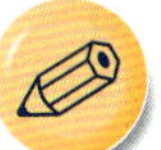

Nennen Sie leichtverdauliche kohlenhydratreiche Lebensmittel und versuchen Sie diese Aussage anhand untenstehender Tabelle zu begründen.

Kohlenhydrate aus:

Malzzucker, Saccharose – nicht Milchzucker – werden rasch gespalten. Die Einfachzucker werden daher rasch resorbiert.	Einfachzucker in Honig, Obstsäften, Süßspeisen, Weißbrot	schießen ins Blut: in wenigen Minuten
Stärke wird langsam gespalten, die entstehende Glucose daher langsam resorbiert.	Stärke in Mischbrot, Nudeln, Kartoffeln, Knödeln, Reis	fließt ins Blut: bis ca. 30 Minuten
Milchzucker wird langsam gespalten, Glucose und Galaktose, daher langsam resorbiert.	Milchzucker in Milch, Kefir, Jogurt	tropft ins Blut: 30–60 Minuten
Cellulose verzögert die Spaltung der Stärke, besonders langsame Resorption der Glucose.	Stärke aus Vollkornmüsli, Vollkornbrot, Hülsenfrüchten	sickert ins Blut: 60–180 Minuten

Ballaststoffe

Als Ballaststoffe werden die unverdaulichen Nahrungsbestandeile bezeichnet. Ballaststoffe sind vorwiegend in pflanzlichen Lebensmitteln enthalten. Zu den Ballaststoffen gehören: Cellulose, Hemicellulosen, Pektin, Lignine, …

Wirkung einer ballaststoffreichen Ernährung

- Die Kautätigkeit wird durch die festere Struktur der Nahrung angeregt. Die Verweildauer im Magen – das Sättigungsgefühl – wird aus dem gleichen Grund erhöht.
- Aufgrund des größeren Volumens werden vermehrt Verdauungssäfte abgegeben.
- Ballaststoffe quellen im Darm auf, die Darmbewegung, besonders die Bewegung des Dickdarms, wird erhöht.
- Die Resorption von Stärke, Vitaminen, … wird verzögert.
- Schadstoffe und Nahrungscholesterin werden außerdem teilweise gebunden und ausgeschieden.

Folgende Krankheiten treten bei einer ballaststoffreichen Ernährung seltener auf:

- Verstopfung,
- Übergewicht, da die Nahrung ein großes Volumen und einen geringeren Energiegehalt hat,
- Zuckerkrankheit und Fettstoffwechselstörungen
- Divertikulose, da es durch eine ballaststoffreiche Nahrung nicht so leicht zu Ausstülpungen (Divertikel) der Darmschleimhaut durch die Darmwand kommen kann. Folge einer Divertikulose sind oft schmerzhafte Entzündungen.

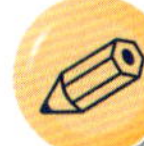

1. Ballaststoffe binden Wasser.
Geben Sie 5 EL Weizenkleie mit reichlich Wasser in ein Becherglas. Färben Sie das Wasser mit Tinte. Lassen Sie die Probe 30 Minuten stehen. Gießen Sie die Flüssigkeit durch einen Filter ab. Beobachten Sie die Veränderung.

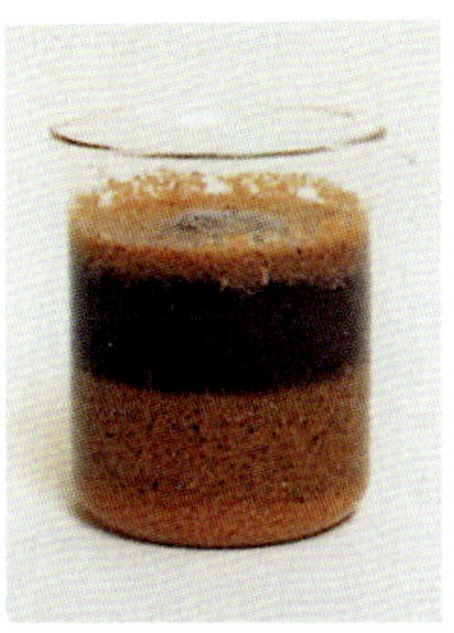
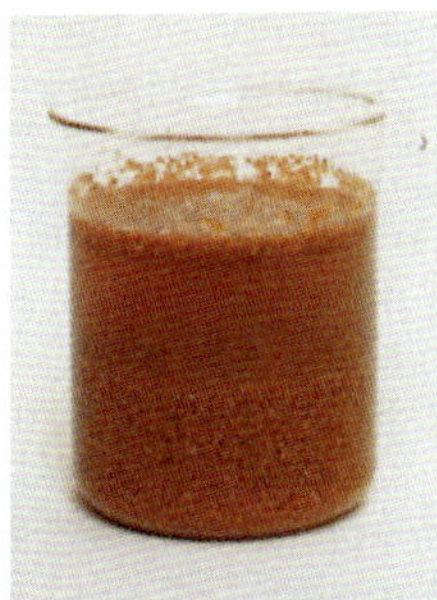

2. Warum muss bei einer erhöhten Ballaststoffaufnahme die Flüssigkeitszufuhr gesteigert werden?
3. Beschreiben Sie die Auswirkungen einer ballaststoffarmen Ernährung.

Kohlenhydratstoffwechsel

▶ *Sie können den Kohlenhydratstoffwechsel beschreiben.*

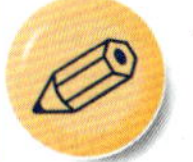

1. Versuchen Sie mithilfe der Abbildung den Kohlenhydratstoffwechsel zu beschreiben.

Übersicht Kohlenhydratstoffwechsel

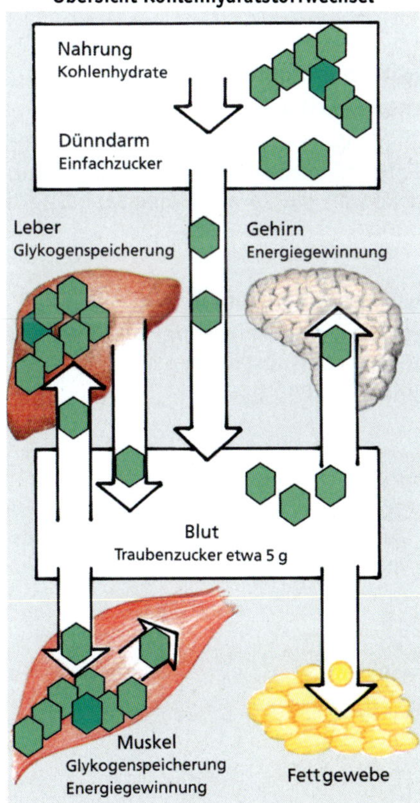

Energiegewinnung (siehe Stoffwechsel)

In den Zellen des menschlichen Körpers wird Trauben-zucker zu Kohlenstoffdioxid und Wasser abgebaut, dabei wird Energie frei. Die Nervenzellen und die roten Blut-körperchen können nur durch den Abbau von Trauben-zucker Energie gewinnen. Für diese Abbauvorgänge wird Vitamin B_1 benötigt. Die anderen Gewebe können auch aus Fett Energie gewinnen.

Kurzfristige Speicherung

Werden mehr verdauliche Kohlenhydrate mit der Nahrung aufgenommen, als sofort zur Energiegewinnung benötigt werden, so werden diese in Leber (150 g) und Muskulatur (200 g) zu Glykogen umgebaut und so gespeichert.

Zwischen den Mahlzeiten kann Glykogen wieder zu Trau-benzucker abgebaut und zur Energiegewinnung genutzt werden. Aus der Leber gelangt der Traubenzucker über das Blut in alle Zellen und stellt so deren Energieversorgung si-cher. Muskelglykogen dient dagegen nur der Energie-gewinnung in den Muskelzellen. Die Glykogenspeicher sind spätestens 18 Stunden nach der letzten Nahrungs-aufnahme erschöpft.

Umwandlung zu Fett

Der menschliche Körper vermag also nur eine begrenzte Kohlenhydratmenge zu speichern. Wenn die Glykogen-speicher in der Leber und Muskulatur aufgefüllt sind, wer-den die überschüssig aufgenommenen Kohlenhydrate in der Leber zu Fett umgebaut und im Fettgewebe ge-speichert. Auch eine zu reichliche Kohlenhydratzufuhr kann zu Übergewicht führen.

Kohlenhydrate ermöglichen ein normales Stoffwechselgeschehen

Sind die Kohlenhydratvorräte im Körper erschöpft, so wer-den die Fette nicht mehr vollständig abgebaut. Es entste-hen Ketonkörper, die zu einer Übersäuerung des Körpers führen können.

Kohlenhydrate haben spezifische Aufgaben

Kohlenhydrate werden in geringen Mengen zum Aufbau bestimmter Körpersubstanzen wie Knochen, Knorpel, Schleimstoffe, … benötigt.

Machen Kohlenhydrate wirklich dick? Woher kommt der schlechte Ruf der Kohlenhydrate? Nehmen Sie Stellung und suchen Sie passende Argumente!

Ernährungsphysiologische Bedeutung der Kohlenhydrate

Sie lernen die ernährungsphysiologische Bedeutung der Kohlenhydrate zu nennen.

Der Körper enthält ca. 600 – 700 g Kohlenhydrate, das sind 1 % der Körpermasse.

Ernährungsphysiologische Bedeutung der Kohlen-hydrate:

- Energielieferant: 1 g Kohlenhydrate liefern im menschlichen Kör-per 17 kJ (4 kcal) Energie.
- Energiereserve (Glykogen: kurzfristige Speicherung; Umbau zu Fett: längerfristig)
- Bestandteil von Körpersubstanzen (Skelett, Schleimstoffe)
- Ballaststoffe tragen zur Gesunderhaltung der Verdauungsorgane bei.

Empfehlungen für die Kohlenhydratbedarfs-deckung

Sie lernen geeignete Lebensmittel für die Kohlen-hydratbedarfsdeckung zu empfehlen und den gegen-wärtigen Kohlenhydratkonsum in Österreich zu be-werten.

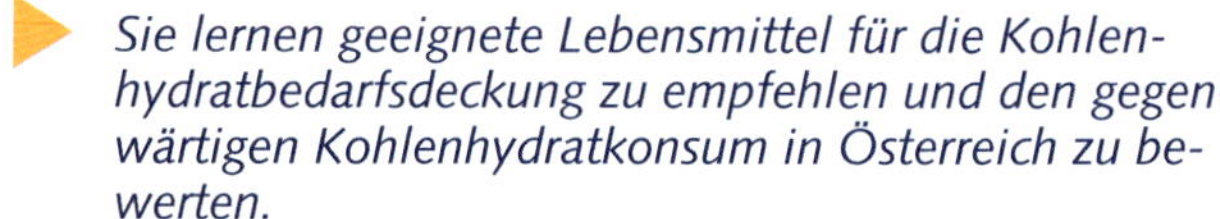

Beurteilen Sie die Ernährungsgewohnheiten von Barbara.

Zum Frühstück gibt es eine Semmel mit Marmelade oder Honig, dazu ein Glas Multivitamin-Nektar, der besonders gesund sein soll. Zum zweiten Frühstück isst sie den „kleinen Hap-pen" für den großen Hunger zwischendurch. Zur Abwechslung kann es auch mal Jogurt-Schokolade oder Vitaminzuckerl geben. Zum Mittagessen einen „Burger", nachmittags ein Stück Kuchen und ein Glas Cola, …

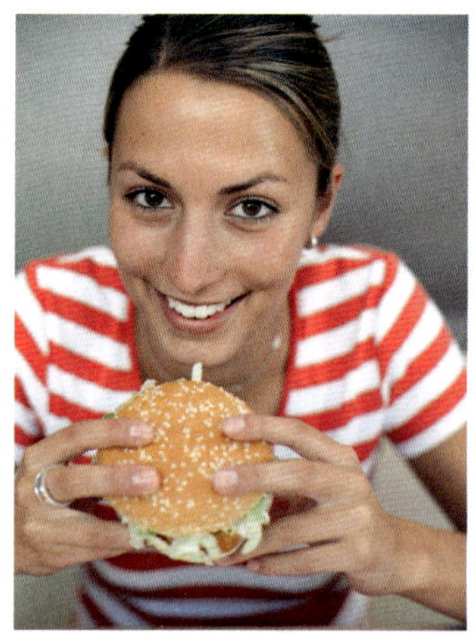

Wie viel Kohlenhydrate sollen Jugendliche zu sich nehmen?

Kohlenhydrate sind rein mengenmäßig die Hauptenergielieferanten in unserer täglichen Nahrung.

55–60 % des täglichen Gesamtenergiebedarfs sollten in Form von Kohlenhydraten aufgenommen werden. Die Kohlenhydratzufuhr kann aber auch nicht unbegrenzt gesteigert werden und sollte nie über 65 % der Gesamtenergiemenge steigen.

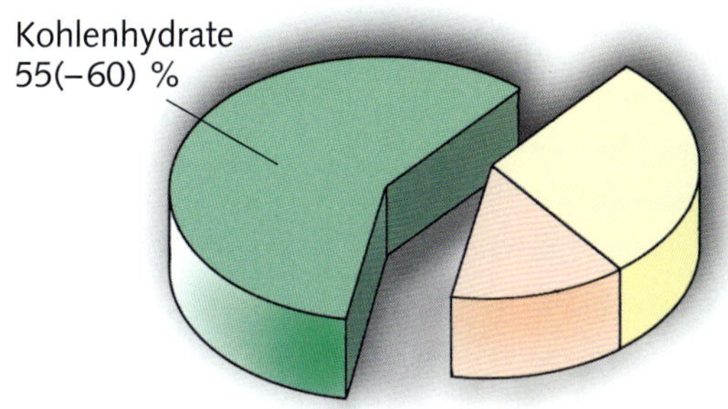

Kohlenhydrate
55(–60) %

Berechnung der empfohlenen Kohlenhydratzufuhr für Jugendliche (orientierende Werte)

Die empfehlenswerte Kohlenhydratzufuhr in g bei einem Gesamtenergiebedarf von 2 400 kcal (10 000 kJ) soll berechnet werden:

Gesamtenergiebedarf	100 %	2 400 kcal	(10 000 kJ)
Kohlenhydratzufuhr	55 %	1 300 kcal	(5 500 kJ)
1 g Kohlenhydrate liefert		4 kcal	(17 kJ)
x g Kohlenhydrate liefern		1 300 kcal	(5 500 kJ)

1 300 : 4 = 325 g Kohlenhydrate

- Jugendliche mit einem Gesamtenergiebedarf von 10 000 kJ (2 400 kcal) sollten täglich 325 g Kohlenhydrate aufnehmen.
- Bei der Zusammenstellung der Mahlzeiten sollte neben der Gesamtkohlenhydratmenge besonders auf die Kohlenhydratarten geachtet werden.
- Täglich sollten 30 g Ballaststoffe aufgenommen werden.

Alkoholkonsum in Österreich s. Seite 18.

Tägliche Kohlenhydratbedarfsdeckung

Bei der Zusammenstellung der Tageskostpläne sollte nicht nur darauf geachtet werden, dass die Gesamtkohlenhydratzufuhr stimmt, sondern auch die Kohlenhydratarten sollten beachtet werden. Man unterscheidet:

Energiearme, ballaststoffreiche, kohlenhydrathaltige Lebensmittel

Neunzig Prozent unseres Kohlenhydratbedarfs sollten durch ballaststoffreiches Obst und Gemüse und durch Stärke enthaltende Lebensmittel – bevorzugt Vollkornprodukte und Hülsenfrüchte – gedeckt werden.

Hierfür eignen sich besonders folgende Lebensmittel: Obst, Gemüse, Vollkornprodukte, Kartoffeln und Hülsenfrüchte.

Obst und Gemüse sollten außerdem möglichst oft roh verzehrt werden. In dieser Form sind neben Ballaststoffen auch reichlich Vitamine und Mineralstoffe und hitzeempfindliche sekundäre Pflanzenstoffe (z. B. Xanthophylle!) enthalten.

Aufgrund des Ballaststoffgehalts regen diese Lebensmitteln die Darmbewegung an, eine bessere Verdauung ist gesichert. Außerdem werden diese Lebensmittel nicht so schnell verdaut, die Kohlenhydrate werden langsam und gleichmäßig ans Blut abgegeben. Das Sättigungsgefühl hält länger an.

Bei ballaststoffreicher Nahrung ist insbesondere bei älteren Menschen auf die Verträglichkeit zu achten.

Energiearme, ballaststoffreiche, kohlenhydrathaltige Lebensmittel sollten die Basis der täglichen Mahlzeiten sein.

Energiereiche, ballaststoffarme, kohlenhydrathaltige Lebensmittel

Nicht mehr als 10 % der Energie, die Kohlenhydrate liefern, sollte durch Weißzucker gedeckt werden.

Unsere Ernährungsgewohnheiten sehen jedoch anders aus. Wir essen zu süß. Unser Geschmacksempfinden „Süß" nimmt ab, die Speisen und Getränke werden immer stärker gesüßt.

Für den täglichen Konsum von Kohlenhydraten orientieren Sie sich an der Ernährungspyramide auf Seite 6 und der österreichischen Ernährungspyramide auf Seite 186.

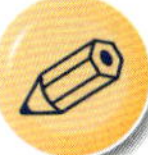
Energiereiche, ballaststoffarme, kohlenhydrathaltige Lebensmittel sollten in geringeren Mengen aufgenommen werden.

1. Machen Sie Vorschläge für die Kohlenhydratbedarfsdeckung zu den verschiedenen Mahlzeiten. Zum Frühstück anstelle von Semmeln usw.
2. Geben Sie Empfehlungen für die Kohlenhydratbedarfsdeckung bei einem Gesamtenergiebedarf von 8 500 kJ (2 000 kcal).

Fette

▶ *Sie haben fundierte Kenntnisse über Fette.*

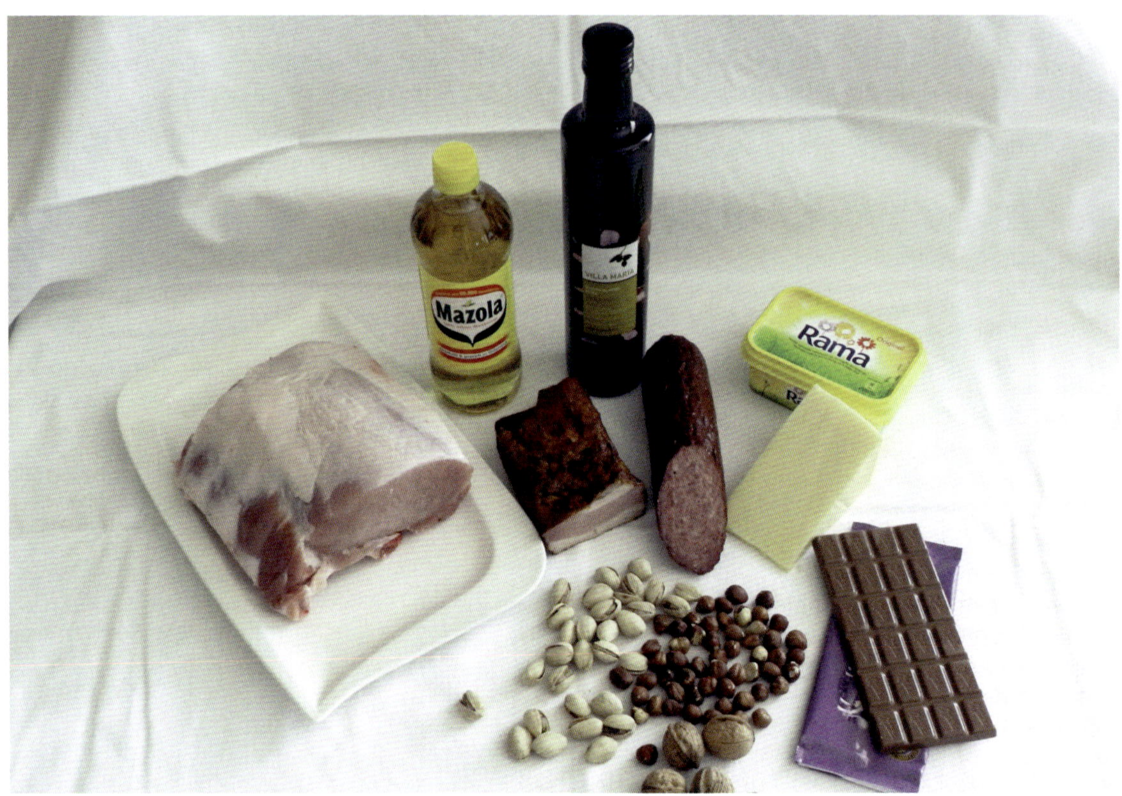

$$CH_2 - O - C\,O - CH_2 - CH_2 - CH_2 - CH_2 -$$
$$|$$
$$CH_2 - O - C\,O - CH_2 - CH_2 - CH_2 - CH_2 -$$
$$|$$
$$CH_2 - O - C\,O - CH_2 - CH_2 - CH_2 - CH_2 -$$

Überlegen Sie:

1. Die hier abgebildeten Lebensmittel enthalten Fette. Wodurch unterscheiden sie sich voneinander?
2. Aus welchen chemischen Elementen sind die Fette (Neutralfette) aufgebaut?

Begriffserklärung – Fette (Lipide)

Zu den Fetten (Lipiden) werden zahlreiche Substanzen gezählt, die sich von ihrem chemischen Aufbau her unterscheiden.

Man unterscheidet einfache und komplexe Lipide sowie Fettbegleitstoffe.

Zwei Eigenschaften sind ihnen aber gemein: Alle Lipide sind unlöslich in Wasser, aber löslich in organischen Lösungsmitteln.

Einfache Lipide

Neutralfette

Zu den einfachen Lipiden zählen die Neutralfette. Der Einfachheit halber werden sie meist nur als „Fette" bezeichnet.

- **Fette bestehen aus den Elementen C, H, O.**
- **Bausteine** der Fette: **Glycerin + Fettsäuren**
- Fette unterscheiden sich durch ihren Gehalt an Fettsäuren verschiedener Struktur.

Bausteine der Fette

Glycerin (chem. fachsprachlich **Glycerol**)
ist ein dreiwertiger Alkohol und hat drei OH-Gruppen.

Schematische Darstellung:

Bei der Fettbildung verbindet sich Glycerin mit drei Fettsäuren unter Abspaltung von drei Wassermolekülen zu einem Fettmolekül (Triglycerid). Man nennt diesen Vorgang Veresterung.

Fettsäuren

sind organische Säuren, die am ersten Kohlenstoffatom eine Carboxylgruppe (–COOH) besitzen.

Gesättigte Fettsäuren (keine Doppelbindung)
z. B. Buttersäure (4 C-Atome)

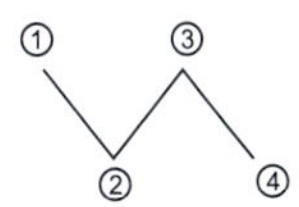

Schematische Darstellung:

Ungesättigte Fettsäure
z. B. Ölsäure: 18 C-Atome und 1 Doppelbindung, daher 18 : 1

Schematische Darstellung:

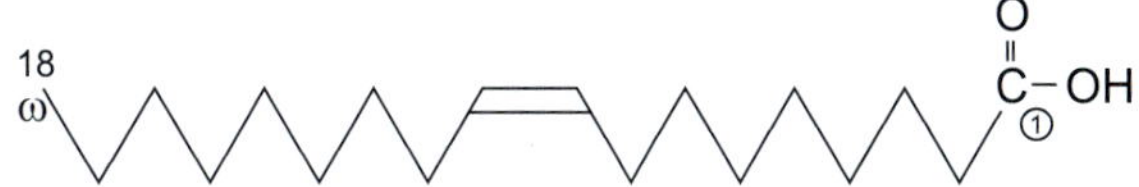

Das die Säuregruppe tragende C-Atom wird als Nr. 1 bezeichnet.

Fettbildung

Allgemeine Reaktionsgleichung

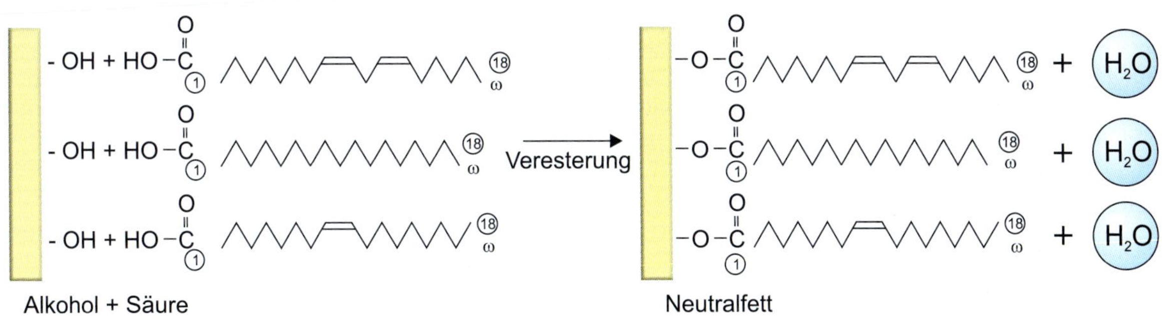

Schematische Darstellung: 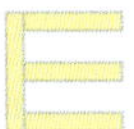

Die Eigenschaften der Fette sind im Wesentlichen von den Eigenschaften der Fettsäuren abhängig, die an ihrem Aufbau beteiligt sind. Die Fettsäuren kann man unterscheiden nach:

Anzahl der Kohlenstoffatome, ohne Doppelbindungen	Anzahl der Doppelbindungen
Kurzkettige (4 bis 6 Kohlenstoffatome) z. B. Buttersäure (4) 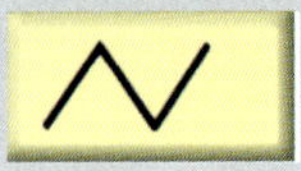	**Keine Doppelbindung – gesättigte Fettsäure** z. B. Stearinsäure 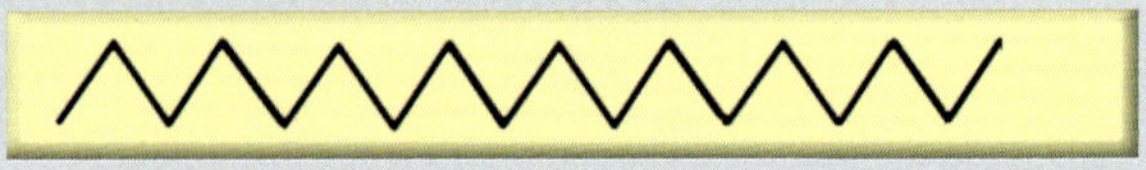
Mittelkettige (8 bis 12 Kohlenstoffatome) z. B. Caprylsäure (8) 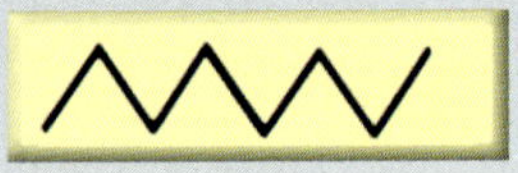 Laurinsäure (12) 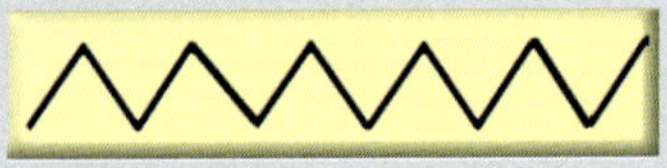	**Eine** Doppelbindung – einfach ungesättigte Fettsäure z. B. Ölsäure (18 : 1), **cis**-Fettsäure, ω-9-Fettsäure* 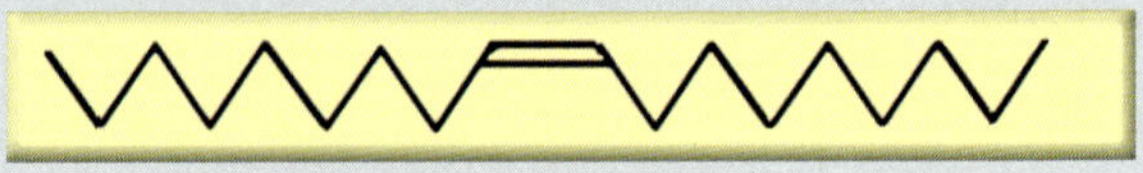 z. B. Elaidinsäure (18 : 1), **trans**-Fettsäure 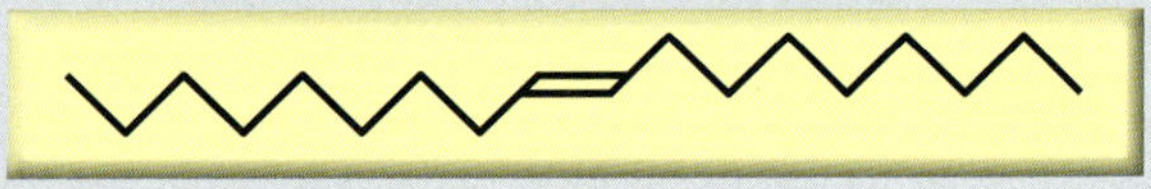
Langkettige (14 bis 18 Kohlenstoffatome) z. B. Myristinsäure (14) 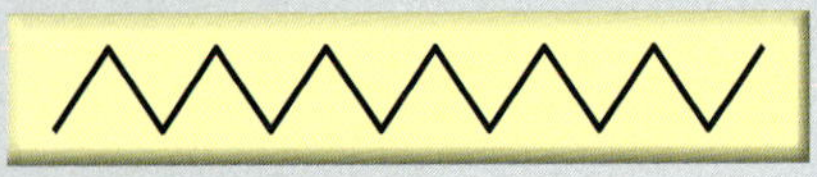 Palmitinsäure (16) 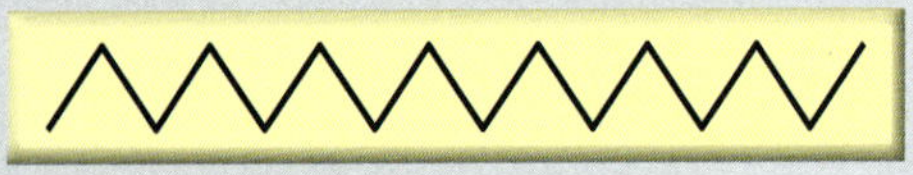 Stearinsäure (18) 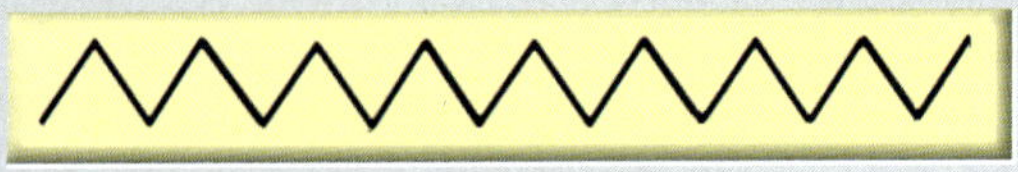	**Mehrere** Doppelbindungen – mehrfach ungesättigte Fettsäure z. B. Linolsäure (18 : 2): Man bezeichnet sie auch noch als ω-6-Fettsäure (Doppelbindung nach dem 6. C-Atom)* 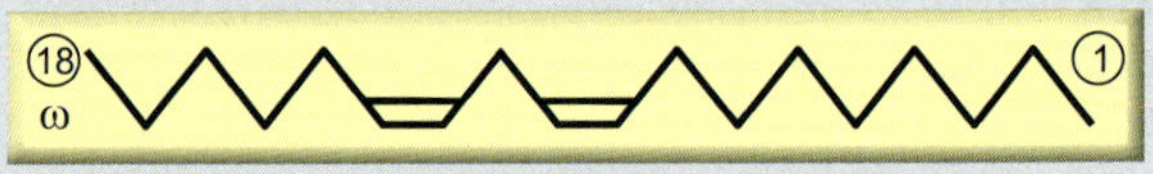 Linolensäure (18 : 3): Man bezeichnet sie auch noch als ω-3-Fettsäure (Doppelbindung nach dem 3. C-Atom)* 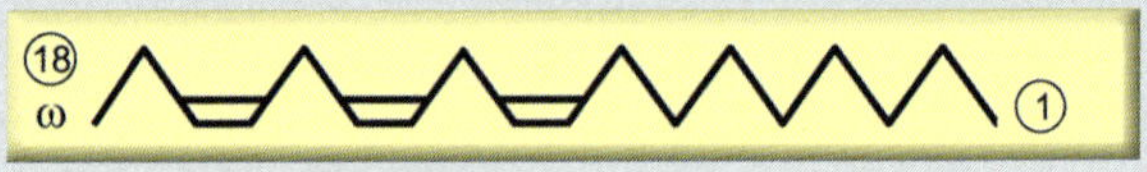 C 20:5 ω-3-Fettsäure aus Fischölen 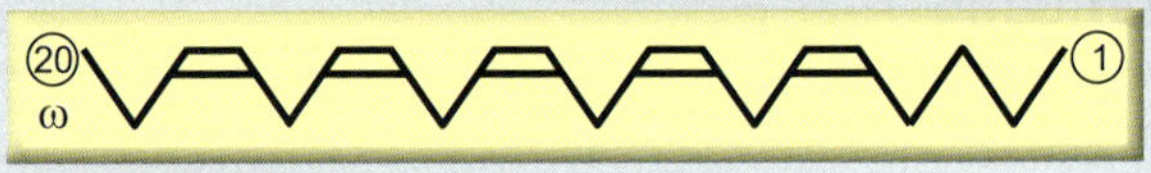

* vom Kettenende her gezählt

In pflanzlichen und tierischen Organismen vorkommende Fettsäuren besitzen stets eine gerade Anzahl von C-Atomen: Bei dem Aufbau von Fettsäuren werden Verbindungen mit je 2 C-Atomen miteinander verknüpft.

Die Stellung der Doppelbindungen

wird rückläufig von ω-C-Atom an gezählt.

- Ölsäure: ω-9-Fettsäure, Kettenlänge 18 C-Atome
- Linolsäure: ω-6-Fettsäure, Kettenlänge 18 C-Atome, 2 Doppelbindungen
- Linolensäure: ω-3-Fettsäure, 18 C-Atome, 3 Doppelbindungen
- Fettsäuren in Fischen: ω-3-Fettsäuren, 20–22 C-Atome, 5–6 Doppelbindungen

Die Unterscheidung ω-3- und ω-6-Fettsäuren (ω-3, ω-6 werden jeweils vom Kettenende her gezählt, daher ω) ist deshalb so wichtig, da beide vom menschlichen Organismus benötigt werden und nicht durch andere ersetzt werden können. Die längerkettigen ω-3-Fettsäuren in Fischen sind stärker wirksam als die Linolensäure in Pflanzenölen.

Die mehrfach ungesättigten ω-3- und ω-6-Fettsäuren sind essenzielle Fettsäuren. Sie werden für die Bildung hormonähnlicher Substanzen (z. B. Prostaglandine) benötigt.

cis-Fettsäure und trans-Fettsäure siehe Seite 38.

Komplexe Lipide

▶ *Sie können die Bedeutung der Phospholipide für den Menschen nennen.*

▶ *Sie können die Wirkung der Phospholipide bei der Lebensmittelverarbeitung erklären.*

Vom chemischen Aufbau her sind sie komplizierter gestaltet als die Neutralfette. In diesem Buch wird eine Stoffgruppe als Beispiel angeführt: **Phospholipide**.

Phospholipide (Phosphatide)

Die bekanntesten Vertreter dieser Stoffgruppe sind Lecithine und Kephaline.

Lecithine und **Kephaline** bestehen aus einem

● **lipophilen** (unpolaren, Fett liebenden) Anteil, den Fettsäuren, und einem

● **hydrophilen** (polaren, Wasser liebenden) Anteil, Phosphorsäure und organische Base.

Aufgrund dieser Struktur können Lecithine und Kephaline als Lösungsvermittler zwischen fettlöslichen und wasserlöslichen Stoffen dienen.

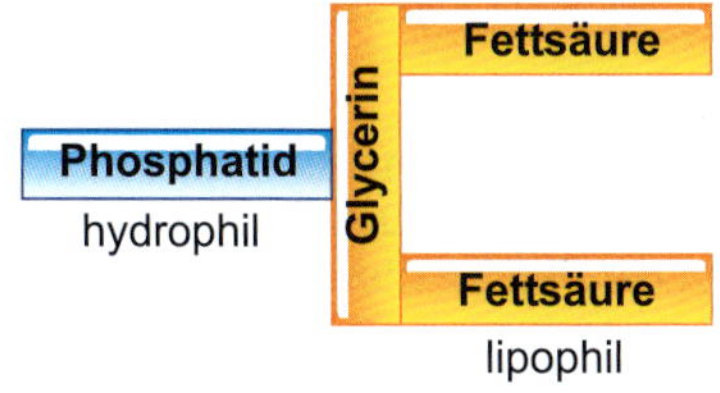

Öl und Wasser sind also solche nicht miteinander mischbare Flüssigkeiten. Werden Öl und Wasser gemischt, so sammelt sich das Öl schnell wieder an der Wasseroberfläche.

Durch Zusatz von Emulgatoren, z. B. Lecithinen in Eigelb, kann ein Öl-Wasser-Gemisch bzw. ein Wasser-Öl-Gemisch in eine beständige Emulsion übergeführt werden. Der Emulgator umschließt die Öl- bzw. Wassertröpfchen und ermöglicht so eine feine Verteilung der einen Flüssigkeit in der anderen.

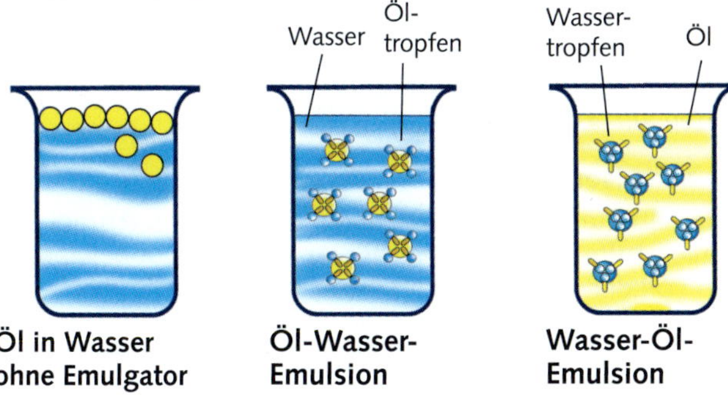

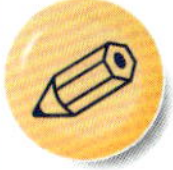
Beschreiben Sie die Veränderungen bei der Margarineherstellung: Mischung der Öl- und Wasserphase mit Hilfe eines Emulgators.

Bedeutung der Phospholipide für den Menschen

Lecithine und Kephaline sind am Aufbau von Zellmembranen, Gehirnzellen und Nervenzellen beteiligt. Auch hier wirken die Stoffe als Lösungsvermittler. Lecithine und Kephaline sind in der Nahrung vorhanden und können im Körper aufgebaut werden.

Fettbegleitstoffe

▶ *Sie können die Bedeutung der einzelnen Vertreter nennen.*

Fettbegleitstoffe enthalten keine Fettsäuren, kommen jedoch gemeinsam (daher der Name) mit den Neutralfetten vor. In diesem Buch werden als Beispiel angeführt: Carotinoide, Sterine und Phytosterine.

Carotinoide

Carotinoide gehören zu den sekundären Pflanzenstoffen (S. 85). Sie verleihen den Pflanzen eine gelbe, orange bis rote Farbe. Der bekannteste Vertreter ist das β-Carotin. Etwa 40 Carotinoide können im Körper zu Vitamin A umgebaut werden: Pro(Vor)vitamine A.

Sterine

Cholesterin ist der bekannteste Vertreter dieser Gruppe. 1 bis 1,5 g Cholesterin werden täglich in der Leber aufgebaut. Cholesterin ist Bestandteil der Zellmembranen; außerdem werden daraus Gallensäuren, Vitamin D und wichtige Hormone aufgebaut. Mit der Nahrung werden täglich nur 300–700 mg Cholesterin zugeführt. Im gesunden Körper führt eine deutlich erhöhte Cholesterinaufnahme, z. B. durch 3 Eier zum Frühstück, zu einer Senkung der Eigensynthese und nicht zu einer Erhöhung des Blutcholesterinspiegels.

Phytosterine (siehe auch sekundäre Pflanzenstoffe S. 85)

Phytosterine sind dem Cholesterin ähnliche Fettbegleitstoffe, die ausschließlich in pflanzlichen Ölen und Fetten vorkommen. Pflanzenöle, auch raffinierte, enthalten 140 mg (Olivenöl) bis 2 500 mg (Weizenkeimöl) Phytosterine, daneben auch 0,5–2,5 mg Cholesterin. Pflanzliche Öle sind also nicht cholesterinfrei, der Cholesteringehalt ist aber vernachlässigbar gering.
Phytosterine verhindern die Resorption von Cholesterin und bewirken dadurch eine Senkung des Blutcholesterinspiegels um 10–15 % (siehe Seite 218). Manchen „Diätmargarinen" werden deshalb Phytosterine zugesetzt.

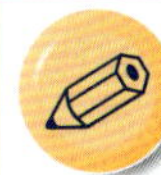
Carotin kann nur bei gleichzeitiger Anwesenheit von Fett aus dem Darm ins Blut aufgenommen werden. Überlegen Sie, welche Folgen sich aus dieser Tatsache, z. B. für das Anrichten eines Karottensalates (Karotten enthalten reichlich Carotin), ergeben.

Schmelzpunkt der Fette

▶ *Sie können den Zusammenhang zwischen Schmelzpunkt und enthaltenen Fettsäuren erklären.*

▶ *Sie können den Zusammenhang zwischen dem Schmelzpunkt eines Fettes und dessen Verdaulichkeit erläutern.*

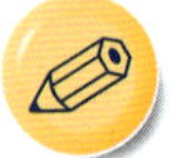

Führen Sie zunächst folgenden Versuch durch:

Erwärmen Sie in einem Reagenzglas
a) 5 g Butter,
b) 5 g Rindertalg

im Wasserbad langsam auf 37 °C. Stellen Sie die Veränderungen fest und beurteilen Sie die Verdaulichkeit der Fette.

Fette haben einen unterschiedlichen Schmelzpunkt. Er wird bestimmt durch den Schmelzpunkt der Fettsäuren.

Der Schmelzpunkt einer Fettsäure
- **sinkt mit der Anzahl der Doppelbindungen,**
- **steigt mit der Kettenlänge.**

Kettenlänge der Fettsäure

● **Kurzkettige Fettsäuren:**
haben niedrige Schmelzpunkte zwischen +16 °C und –8 °C; sind bei Zimmertemperatur flüssig.

● **Mittelkettige Fettsäuren:**
Zwischenstufe.

● **Langkettige Fettsäuren:**
haben hohe Schmelzpunkte zwischen +55 °C und +70 °C; sind bei Zimmertemperatur fest.

Anzahl der Doppelbindungen der Fettsäure

● **Gesättigte Fettsäuren** (besitzen keine Doppelbindung)
Aufgrund der gestreckten Molekülstruktur können diese Fettsäuren „dichter" gepackt werden, es wird also mehr Energie benötigt, um sie in den flüssigen Zustand überzuführen.

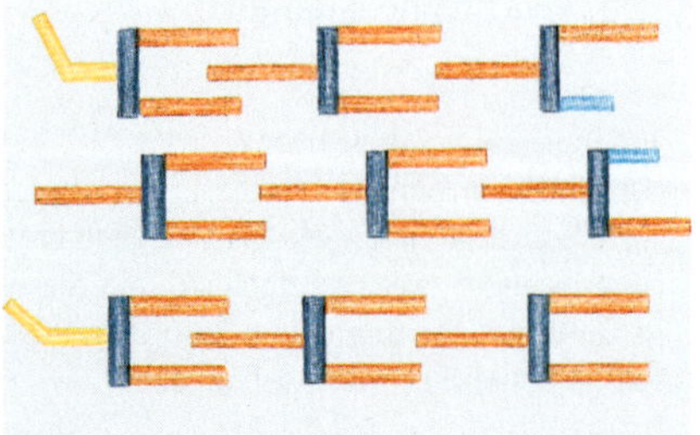

● **Ungesättigte Fettsäuren**
(besitzen eine oder mehrere Doppelbindungen)
Die Kohlenstoffatome sind aufgrund der Doppelbindung(en) nicht vollständig mit Wasserstoff abgesättigt. Die Doppelbindungen bewirken einen „Knick" im Molekül, die Fettsäuren können also nicht so dicht gepackt werden, sie sind reaktionsfähiger und besitzen einen niedrigeren Schmelzpunkt.

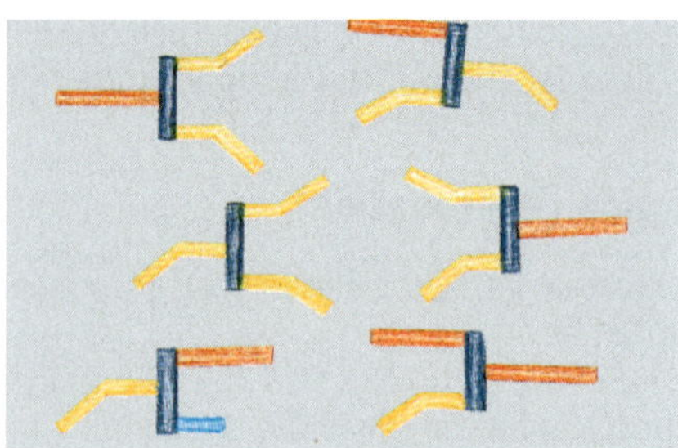

	Öle enthalten:	Feste Fette enthalten:	Weiche Fette enthalten:
	überwiegend ungesättigte Fettsäuren	überwiegend gesättigte Fettsäuren	
	langkettige Fettsäuren		kurzkettige Fettsäuren

Fette mit einem niederen Schmelzbereich (unterhalb 37 °C) liegen im Verdauungstrakt in flüssiger Form vor, die Verdauungssäfte können das Fett leichter aufspalten und abbauen.

Fette mit einem niedrigen Schmelzpunkt sind ernährungsphysiologisch höher zu bewerten, da sie leichter verdaut werden können.

Fetthärtung

Bei der Fetthärtung werden durch Wasserstoffanlagerung ungesättigte Fettsäuren in gesättigte umgewandelt, der Schmelzpunkt wird erhöht. Flüssige Öle können dadurch in feste Fette übergeführt werden. Dieser Prozess ist bei der Margarineherstellung von Bedeutung. Hierbei entstehen trans-Fettsäuren.
Eine Fetthärtung tritt auch bei mehrmaligem Erhitzen von Fetten auf: Frittieren, Braten …

cis-trans-Isomerie

Ungesättigte Fettsäuren können bei gleicher Anzahl der Kohlenstoffatome und gleicher Anzahl der Doppelbindungen von der Doppelbindung ausgehend zwei räumlich verschieden angeordnete Kohlenstoffketten besitzen: **cis**-trans-Isomerie. Sie ist am Beispiel Ölsäure (= cis-Form) und Elaidinsäure (= trans-Form) schematisch dargestellt, siehe Seite 36. Die in Pflanzen und Tieren vorkommenden Fettsäuren liegen fast ausschließlich in der cis-Form vor. Ausnahme: Fett in Milch und Fleisch von Wiederkäuern verursacht durch die Mikroorganismen des Pansens.
Bedeutung von trans-Fettsäuren S. 218 f.

Fettnachweis

▶ *Sie lernen Fette in Lebensmitteln nachzuweisen und verschiedene Fettarten zu erklären.*

▶ *Sie lernen die Bedeutung der Fette für den Menschen zu verstehen.*

▶ *Sie können die Bestandteile und Vorkommen der Lipide nennen und die Eigenschaften der Lipide zuordnen.*

Größere Fettmengen in Lebensmitteln können z. B. leicht mit einem Stück Fließpapier oder Löschpapier – Fettfleck – nachgewiesen werden.

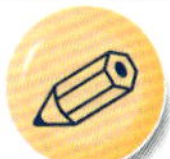

1. Lesen Sie die Versuchsanweisungen.

2. Überprüfen Sie nach den Versuchsanweisungen den Fettgehalt folgender Lebensmittel:
   a) Banane; b) hart gekochtes Ei; c) Wurst; d) Topfen (20 % FiT); e) Pommes frites; f) Getreidekörner

3. Nennen und überprüfen Sie weitere fettreiche Lebensmittel.

Versuchsanweisungen

1. Nachweis mit Löschpapier
   Verreiben Sie 1 TL gemahlene Haselnüsse auf einem Stück Löschpapier.
   Geben Sie außerdem einige Tropfen Wasser auf ein zweites Stück Löschpapier.
   Lassen Sie die Papierstücke 10 Minuten trocknen.
   Betrachten Sie die Papierstücke anschließend gegen das Licht.

2. Herauslösen mit Leichtbenzin
   Geben Sie 1 TL gemahlene Haselnüsse in einen Erlenmeyerkolben mit Benzin.
   Schütteln Sie die Probe kräftig und lassen Sie diese 15 Minuten stehen.
   Gießen Sie die Probe durch einen Filter ab.
   Geben Sie das Filtrat in ein Porzellanschälchen.
   Betrachten Sie den Rückstand.

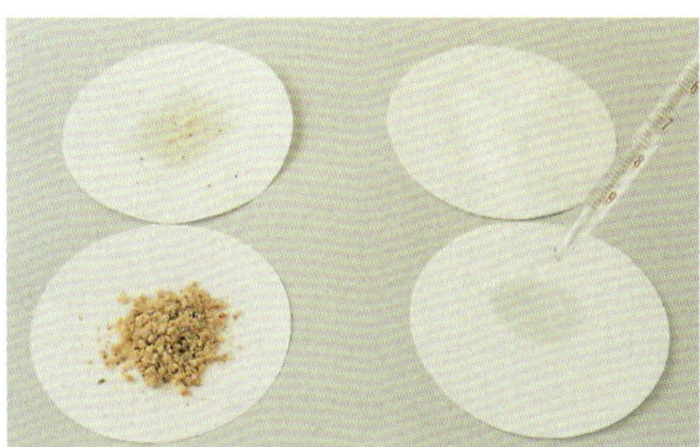

Löschpapier mit Fettfleck

Übersicht Lipide

Arten	Bestandteile	Vorkommen	Eigenschaften	Bedeutung für den Menschen
feste Fette	Glycerin und hauptsächlich gesättigte, langkettige Fettsäuren: Stearinsäure, Palmitinsäure	Tierische Fette: z. B. Rindertalg, Hammeltalg Pflanzliche Fette: z. B. Kokosfett	hoher Schmelzpunkt, hoher Zersetzungspunkt, schwer verdaulich	von geringerer Bedeutung für die menschliche Ernährung; werden für manche Garmachungstechniken aufgrund des hohen Zersetzungspunktes bevorzugt
weiche Fette	Glycerin und ein unterschiedlicher Gehalt an kurzkettigen Fettsäuren	z. B. Butter, Schweineschmalz, Margarine	niedriger Schmelzpunkt, niedriger Zersetzungspunkt, da diese Fette oft gleichzeitig einen geringen Eiweißanteil enthalten	je nach dem Gehalt an essenziellen Fettsäuren von unterschiedlichem Wert; Butter und Margarine sind bereits emulgiert und so leichter verdaulich
Öle	Glycerin und hauptsächlich ungesättigte Fettsäuren: Ölsäure, Linolsäure, Linolensäure	Pflanzliche Öle: z. B. Maiskeimöl, Sonnenblumenöl, spezielle Margarinesorten	niedriger Schmelzpunkt, höherer Zersetzungspunkt, da kein Eiweiß, leichter verdaulich als feste Fette	höherer Gehalt an essenziellen Fettsäuren, besonders Linol- und Linolensäure, daher besonders wertvoll (siehe auch S. 118)
Phospholipide Lecithine Kephaline	Glycerin, Fettsäuren, Phosphorsäure und organische Base	Eidotter, Rahm, Lebertran, Getreidekeime	wirken als Emulgatoren, z. B. bei der Margarine- und Mayonnaiseherstellung	Bausteine für die Zellmembranen, Gehirnzellen und Nervenzellen
Fettbegleitstoffe Sterine: Cholesterin Ergosterin	Kohlenwasserstoffringverbindungen	Eidotter, Hirn, Butter, fettes Fleisch, Lebertran		Stoffwechselzwischenprodukte, werden für den Aufbau von Gallensäuren, einigen Hormonen und Vitamin D benötigt
Carotinoide: Carotin	Kohlenwasserstoffringverbindungen	Karotten, Eidotter Spinat, Petersilie	darf einigen Lebensmitteln als Farbstoff zugesetzt werden	Carotin – Provitamin A – wird im Körper zu Vitamin A aufgebaut

Fettverdauung

▶ *Sie lernen die allgemeinen Prinzipien der Fettverdauung zu erläutern.*

▶ *Sie können die Fettverdauung beschreiben.*

▶ *Sie lernen die Auswirkungen des Fettgehalts der Nahrung auf die Verdauung zu begründen.*

Was passiert bei der Verdauung?

● Fette müssen zunächst emulgiert werden.
● Lipasen (= Enzyme) spalten die Fette in Glycerin und Fettsäuren auf.

Emulgierung

Da Fette nicht in Wasser löslich sind, können die Verdauungsenzyme kaum einwirken. Die Fette müssen also zunächst durch Gallensäuren emulgiert werden, d. h. sie werden in feinste Tröpfchen zerteilt.

Emulgierte Fette haben eine größere Oberfläche, die Verdauungssäfte (Enzyme) können leichter einwirken.

Wenige Nahrungsfette – Milchfett in Milch, Schlagobers, Butter, Margarine und das Fett im Eigelb – sind bereits emulgiert.

Lipasen – enzymatische Spaltung

Das Enzym, das die Fettverdauung bewirkt, heißt Lipase. Die Lipasen spalten nacheinander die Fettsäuren unter Wasseranlagerung vom Glycerin ab. Endprodukte der Verdauung sind Monoglyceride (Glycerinrest und ein Fettsäurerest) bzw. Glycerin und Fettsäuren.

Fette haben einen hohen Sättigungswert, da fettreiche Speisen länger im Magen verweilen. Durch Fette wird das Nahrungsvolumen verringert, d. h. mit einer geringeren Nahrungsmenge wird eine größere Energiemenge zugeführt. Diese Tatsache ist für Schwerarbeiter sicher vorteilhaft, für alle anderen Menschen jedoch eher von Nachteil.

Verweildauer der Speisen im Magen (in h)

	1	2	3	4	5	6	7	8
fettreiche Kost								
gemischte Kost								
Milchnahrung								

Übersicht – Fettverdauung

Verdauungs-organe	Verdauungssaft Enzym	Fettabbau	Symbolische Darstellung
Mund ①	Mundspeichel	Fett schmilzt zum Teil. Hier befindet sich kein Fett spaltendes Enzym.	Emulgiertes Fett — Fett- oder Öltröpfchen
Magen ②	Magensaft **Lipasen**	Eine geringe Menge des emulgierten Milchfettes wird unter Wasseranlagerung in Glycerin und Fettsäuren gespalten.	Lipase
Zwölffinger-darm (erster Abschnitt des Dünndarms) ③	Gallensaft	Durch den Gallensaft werden die restlichen Fette und Öle emulgiert.	Gallensaft
Bauchspeichel-drüse ④	Bauchspeichel **Lipasen**	Fette und Öle werden in Monoglyceride, Glycerin und Fettsäuren unter Wasseranlagerung gespalten.	
Dünndarm ⑤	Dünndarmsaft	Im Dünndarmsaft befindet sich kein weiteres Fett spaltendes Enzym, Lipasen des Bauchspeichels wirken hier allerdings noch weiter.	
Dickdarm ⑥	Enzyme der Darmflora Schleimabsonderung	Siehe Seite 52.	

Organe der Verdauung

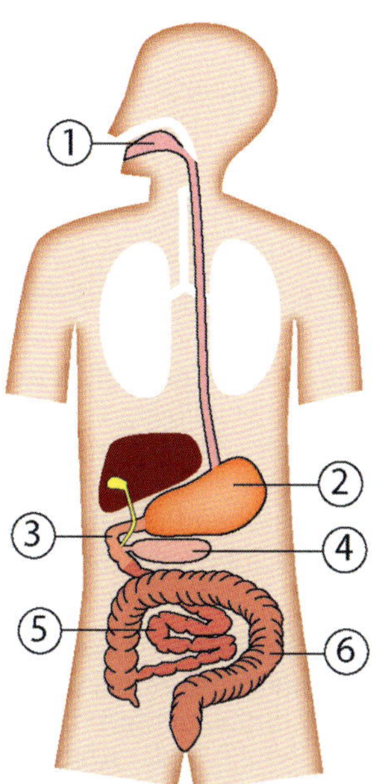

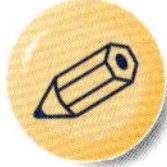

1. Warum ist Milchfett leichter verdaulich als Kokosfett?
2. Welche Fette können auch bei einer gestörten Gallenfunktion verwertet werden?
3. Nennen Sie die verschiedenen Organe, die am Fettabbau beteiligt sind, und ihre jeweiligen Aufgaben.
4. Welche Gemeinsamkeiten bestehen zwischen dem Kohlenhydrat- und Fettabbau im Verdauungstrakt?

Fettstoffwechsel

▶ *Sie können den Fettstoffwechsel beschreiben.*

● **Langkettige Fettsäuren** sind wasserunlöslich. In der Darmwand werden aus diesen und Glycerin wiederum Fette aufgebaut, die dann durch Eiweiß und Phosphatide zu wasserlöslichen Chylomikronen umgebaut werden. Die Chylomikronen gelangen über die Lymphe ins Blut und zum Fettgewebe. Hier werden die Fettsäuren zum Teil abgespalten und zum Aufbau von Depotfett benutzt. Chylomikronenreste, bestehend aus Fetten, Cholesterin und Phospholipiden, werden weiter zur Leber transportiert und von dieser aufgenommen.

● **Kurzkettige und mittelkettige Fettsäuren** sind wasserlöslich, sie werden wie Traubenzucker (Glucose) über die Pfortader zur Leber transportiert.

● **Fettlösliche Vitamine** A, D, E, K – hauptsächlich in fetthaltigen Lebensmitteln enthalten – und auch das Provitamin Carotin können nur bei gleichzeitiger Anwesenheit von Fetten aus dem Darm aufgenommen werden.

Versuchen Sie mithilfe der Abbildung den Fettstoffwechsel zu beschreiben.

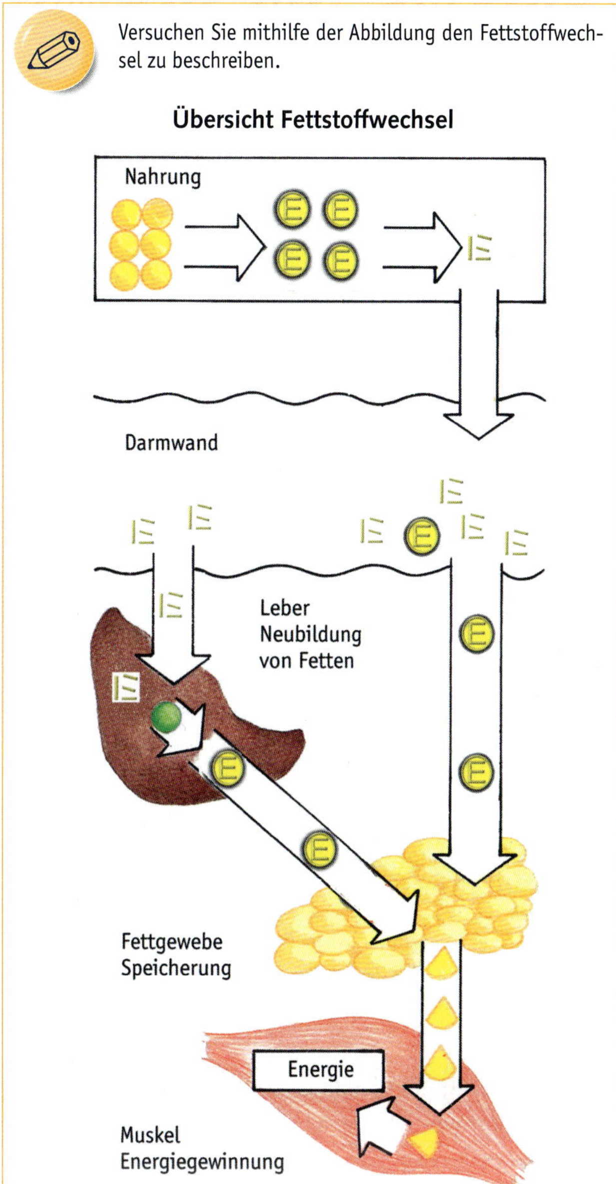

Abbau von Depotfett

Bei Energiebedarf wird Depotfett wieder zu Glycerin und Fettsäuren abgebaut. Glycerin wird in der Leber zu Traubenzucker umgebaut. Die Fettsäuren werden gebunden an Albumine (Blutplasmaprotein) zu den Zellen transportiert. Vor allem Muskeln, Herz und Niere werden auf diese Weise mit Energie versorgt.

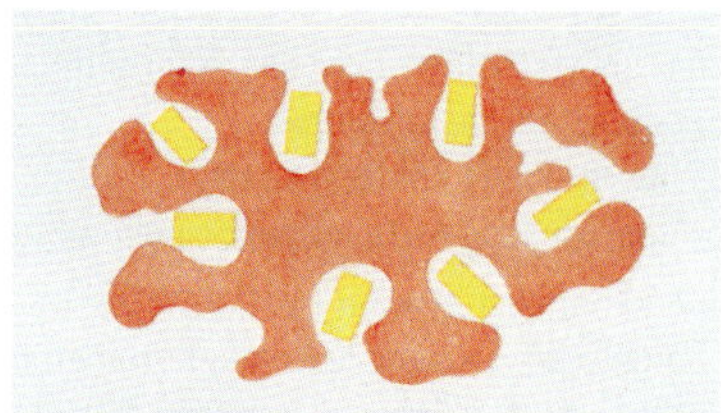

Albumin mit Fettsäure

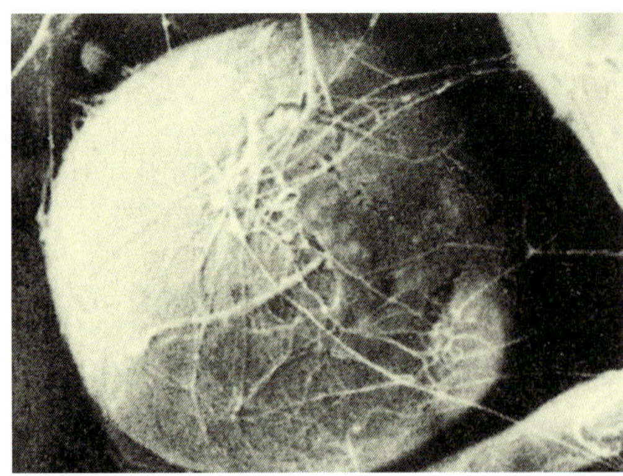

Mikroskopische Aufnahme einer Fettzelle

Depotfett in geringen Mengen ist für den Körper notwendig:

- Es schützt die inneren Organe vor Stoß und Druck. Bewegliche Organe, z. B. Niere, werden durch Depotfett in der richtigen Lage gehalten.
- Depotfett dient außerdem als Wärmeschutz, dünne Menschen frieren eher.
- Depotfett wird zwischen den Mahlzeiten in geringen Mengen zur Energiegewinnung abgebaut, das Depotfett, das nach den Mahlzeiten aufgebaut wurde, wird zwischen den Mahlzeiten wieder abgebaut.

Depotfett in größeren Mengen – Übergewicht – bedeutet eine zusätzliche Belastung für Herz und Kreislauf:

Der Anteil an Depotfett nimmt mit steigendem Körpergewicht zu. Der Anteil an Zellfett nimmt dagegen kaum zu. Unter Zellfett versteht man den Fettanteil in allen Körperzellen, der zum Aufbau von Zellmembranen, … benötigt wird.

Prozentualer Fettanteil im menschlichen Körper:

Angaben bezogen auf Personen mit gleicher Größe und unterschiedlichem Gewicht.

Geschlecht	weiblich		männlich	
Körpergewicht Körpergröße	53 kg/ 160 cm	73 kg/ 160 cm	75 kg/ 175 cm	90 kg/ 175 cm
Fettanteil (insgesamt)	16 %	25 %	14 %	25 %
Depotfett	8 kg	15 kg	10 kg	22 kg
Zellfett	0,4 kg	0,5 kg	0,5 kg	0,6 kg

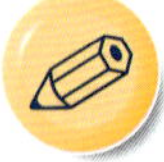

1. Wie unterscheidet sich das Nahrungsvolumen, wenn bei gleichem Energiegehalt
   a) überwiegend Kohlenhydrate,
   b) überwiegend Fette aufgenommen werden?
2. Welche Folgen können auftreten
   a) durch Übergewicht – einem zu hohen Anteil an Depotfett,
   b) durch Untergewicht – einem zu geringen Anteil an Depotfett?

Ernährungsphysiologische Bedeutung der Fette

Sie können die ernährungsphysiologische Bedeutung der Fette nennen.

- **Fette sind konzentrierte Energielieferanten:** Fette haben einen höheren Energiegehalt als Kohlenhydrate. Eine fettreiche Nahrung führt wegen der hohen Energiedichte schneller zu Übergewicht als eine kohlenhydratreiche Nahrung.

- **Bildung von Fetten aus Kohlenhydraten und Alkohol:** Wird dem Körper überschüssige Energie in Form von Kohlenhydraten oder Alkohol zugeführt, so werden diese in der Leber zu Fetten umgebaut. Diese Fette werden zu wasserlöslichen Prä-β-Lipoproteinen = VLDL (S. 217) umgebaut und ebenfalls zum Fettgewebe transportiert.

- **Fette dienen als langfristige Energiespeicher (Depotfett):** Der durchschnittliche Anteil an Depotfett (= Unterhautfettgewebe und Bauchfett) beträgt bei Männern 15 % und bei Frauen 25 % der Körpermasse.

- **Träger essenzieller Fettsäuren**
  Der Körper kann eine Reihe mehrfach ungesättigter Fettsäuren nicht aufbauen. Diese müssen durch die Nahrung zugeführt werden und man bezeichnet sie deshalb als essenziell (lebensnotwendig). Sie sind Bestandteil von Gewebshormonen (z. B. Prostaglandine), die dem Adrenalin, einem Stresshormon, entgegenwirken.
  - **Vertreter der Linolsäuregruppe** (ω-6-Fettsäuren) und
  - **Vertreter der Linolensäuregruppe** (ω-3-Fettsäuren).
  - Essenzielle Fettsäuren sind in Pflanzen und Salz- und Süßwasserfischen enthalten: Pflanzenöle, Fischfette.
  - Im Fett von Landtieren sind kaum essenzielle Fettsäuren enthalten.

- Fette sind auch **Träger** von **fettlöslichen Vitaminen, Geschmacks- und Geruchsstoffen** (z. B. Röststoffen).

- **Aufgaben im menschlichen Körper:**
  - Bestandteil von Zellstrukturen
  - Bestandteil von Gewebshormonen, die den Blutfett- und Blutcholesterinspiegel senken.

Gesättigte, einfach ungesättigte und mehrfach ungesättigte Fettsäuren sollen in ausgewogenen Relationen aufgenommen werden (siehe Seite 218).

Ernährungsphysiologische Bedeutung der Fette

- Energielieferant: 1 g Fett liefert im menschlichen Körper 37 kJ (9 kcal) Energie
- Vorratsstoff (Depotfett)
- Schutzfunktion
- Träger essenzieller Fettsäuren
- Träger fettlöslicher Vitamine
- Träger von Geschmacksstoffen

Empfehlungen für die Fettbedarfsdeckung

▶ *Sie lernen Vorschläge für eine Fetteinsparung zu nennen und zu begründen.*

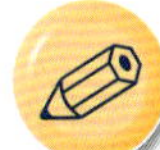 Beschreiben Sie den gegenwärtigen Fettkonsum in Österreich.

a) Wiederholen Sie: Wie viel Gramm Fett sollten aufgenommen werden?

Nahrungsenergieverbrauch	2 030 kcal (8 500 kJ)
Eiweiß (% der Energie)	15,5 %
Fett (% der Energie)	37,0 %
Kohlenhydrate (% der Energie)	47,5 %

b) Beurteilen Sie die Fettquellen unserer Ernährung.

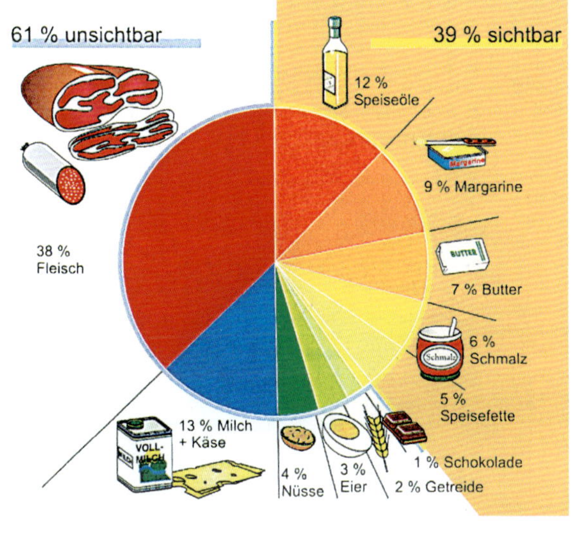

 25–30 % des täglichen Gesamtenergiebedarfs sollten in Form von Fett aufgenommen werden. Die Fettzufuhr mit der Nahrung sollte jedoch nicht über 30 % der Gesamtenergiemenge hinaus gesteigert werden.

Bei Schwerarbeitern kann die Fettaufnahme um 10 % mehr, d. h. 40 % der Gesamtenergie, betragen.

Der Durchschnittswert des gegenwärtigen Energieverbrauchs aus Fett ist mit 37 % viel zu hoch!

Wie viel Fett sollen Jugendliche zu sich nehmen?

Berechnung der empfohlenen Fettzufuhr für Jugendliche

Die empfehlenswerte Fettzufuhr in g bei einem Gesamtenergiebedarf von 2 400 kcal (10 000 kJ) soll berechnet werden:

Gesamtenergiebedarf	100 %	2 400 kcal	(10 000 kJ)
Fettzufuhr	30 %	720 kcal	(3 000 kJ)
1 g Fett liefert		9 kcal	(37 kJ)
x g Fett liefern		720 kcal	(3 000 kJ)

720 : 9 = 80 g Fett

- Jugendliche mit einem Gesamtenergiebedarf von 10 000 kJ (2 400 kcal) sollten täglich nicht mehr als 80 g Fett aufnehmen.
- Bei der Zusammenstellung der Mahlzeiten sollte auf verstecktes Fett geachtet werden.
- Fischmahlzeiten sollten mindestens einmal pro Woche eingeplant werden.

Fettgehalt einiger Lebensmittel
Angaben in g pro Portion

Lebensmittel (in g)	5	10	15	20	25	30	35
1 Schopfbraten							
1 Würstchen							
1 Portion Mettwurst							
1 Scheibe Schinken, roh							
½ Tafel Schokolade							
1 EL Mayonnaise/Öl							
1 EL Schlagobers							
1 EL Butter/Margarine							
5 Walnüsse (20 g)							
1 Hühnerei							
¼ l Vollmilch							

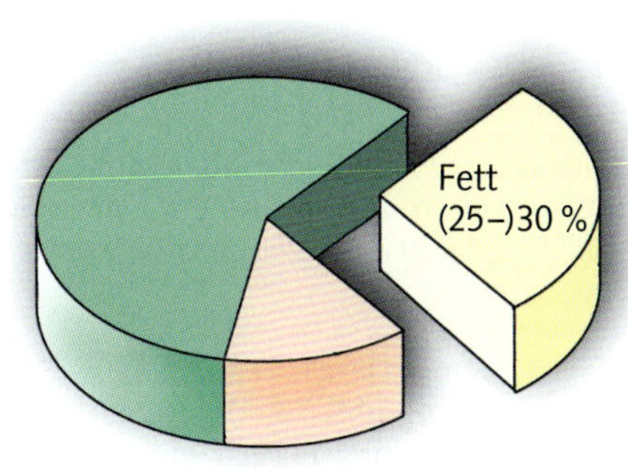

Die gleiche Fettmenge, die in einer Hotelportion Butter enthalten ist, findet sich auch in folgenden Lebensmitteln:

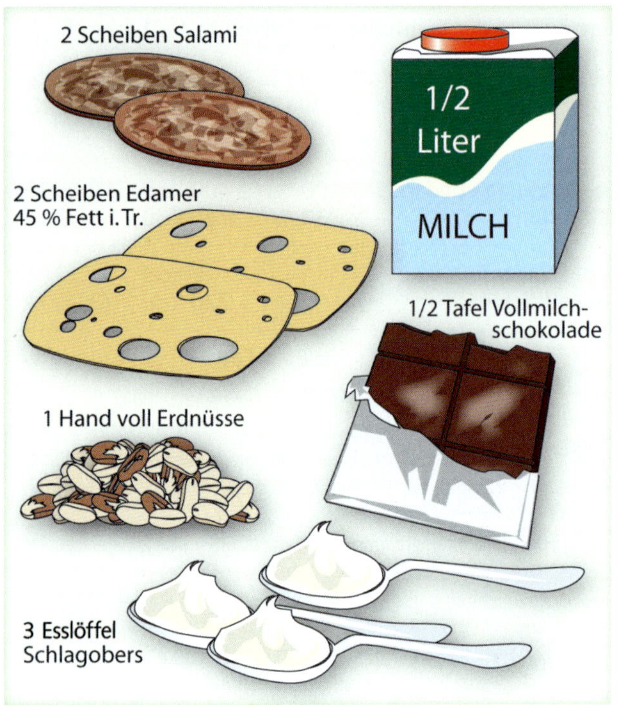

Tägliche Fettbedarfsdeckung

10 % des täglichen Fettbedarfs sollten durch essenzielle Fettsäuren gedeckt werden: Mindestens einmal pro Woche sollte Fisch (Makrele, Lachs, Hering, Tunfisch, Dornhai) gegessen werden. Auch Öle aus Leinsamen, Raps, Sojabohnen, Walnüssen und Weizenkeimen sind reich an essenziellen Fettsäuren.

Die **tägliche Fettzufuhr** setzt sich aus sichtbarem und unsichtbarem Fett zusammen.

- **Fettreiche Lebensmittel sollten möglichst vermieden werden,** da sonst die Gefahr einer zu hohen Fettzufuhr besteht. Ohne es zu sehen, werden „versteckte" Fette aufgenommen.
- **Streichfett:** Butter oder Margarine sehr sparsam verwenden.
- **Kochfett** und Streichfett zusammen sollten nicht mehr als die Hälfte der täglichen Fettzufuhr ausmachen.
- **Gartechniken auswählen, die nur wenig oder keinen Fettzusatz erfordern,** z. B. Dämpfen, Grillen, Mikrowelle. Für Salate geringe Mengen an hochwertigen Pflanzenölen verwenden.

In Österreich wird mit Fleisch, Fleischwaren, fettreichen Zwischenmahlzeiten an Imbissständen deutlich zu viel Fett aufgenommen. **Wir nehmen täglich etwa 20 g mehr Fett als benötigt auf.**

Folgen einer im Verhältnis zum Gesamtenergiebedarf zu hohen Fettzufuhr sind:

- **Anstieg des Körpergewichts**
  Durch überreichliche Fettaufnahme mit der Nahrung steigt der Anteil an Depotfett im menschlichen Körper und somit das Gesamtgewicht. Werden täglich nur 11 g Fett zu viel aufgenommen, so bedeutet dies eine Gewichtszunahme von 10 g, d. h. in fünf Jahren eine Gewichtszunahme von 18 kg. Übergewicht bedeutet jedoch eine zusätzliche Belastung für Herz und Kreislauf. Folgekrankheiten (Zivilisationserkrankungen), die häufig bei übergewichtigen Personen auftreten, sind: Herzinfarkt, Diabetes Typ II (Altersdiabetes) und Gicht.

- **Eiweißmangel und Kohlenhydratmangel**
  Der menschliche Körper benötigt Kohlenhydrate und vor allem Eiweißstoffe in ausreichender Menge. Fette dürfen nicht anstelle dieser Nährstoffe aufgenommen werden.

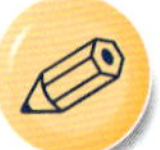

1. Für welche Gartechniken wird kein Fett benötigt?
2. Beurteilen Sie erneut die Fettbedarfsdeckung in Österreich.

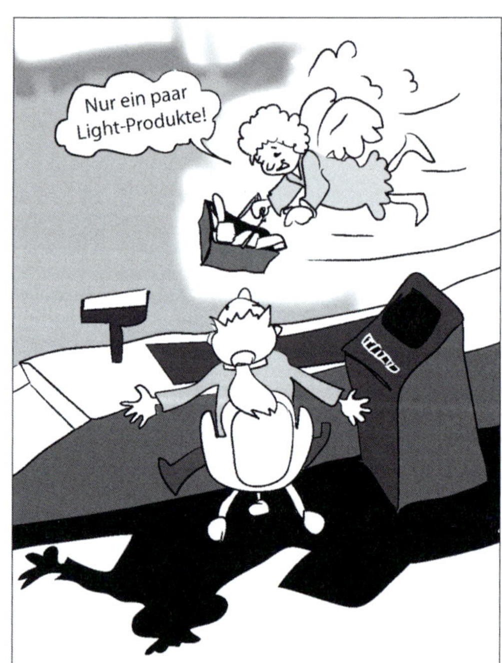

3. Führen Sie eine Erkundung in einem Supermarkt durch:
   a) Erkunden Sie, welche Lebensmittel auch als Light-Produkte angeboten werden.
   b) Stellen Sie einen Preisvergleich an: Light-Produkte – herkömmliche Lebensmittel.

Eiweißstoffe (Proteine)

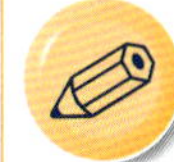

▶ *Sie können den Begriff Eiweißstoffe erklären.*

▶ *Sie können die Bildung der Eiweißstoffe beschreiben.*

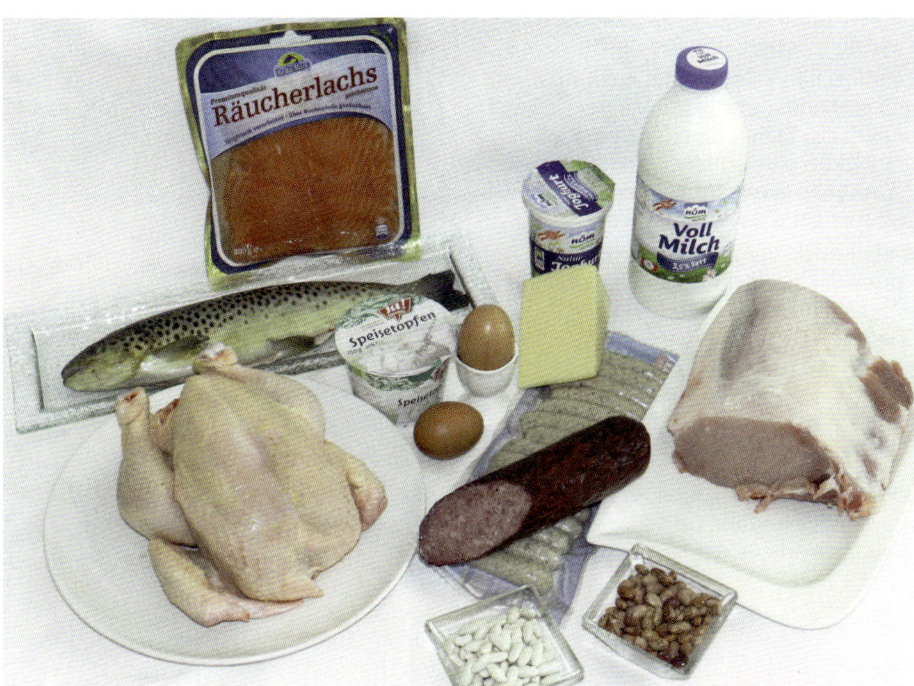

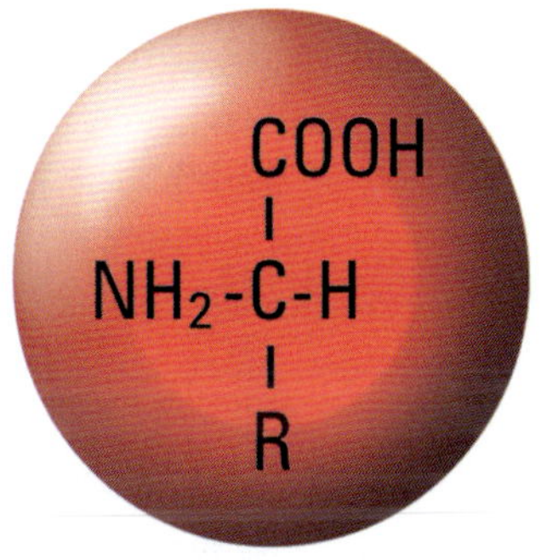

1. Die hier abgebildeten Lebensmittel enthalten Eiweißstoffe. Wodurch unterscheiden sie sich voneinander?

2. Welches chemische Element ist noch zusätzlich vorhanden (im Vergleich zu den Fetten und Kohlenhydraten)?

Begriffserklärung – Eiweißstoffe (Proteine)

Was im Allgemeinen unter dem Begriff Eiweißstoffe zusammengefasst wird, bezeichnen die Wissenschaftler als Proteine. Eiweißstoffe sind der Sitz des Lebens. Innerhalb des gesamten Weltalls treffen wir Eiweißstoffe, soweit bisher bekannt, nur in den Organismen unseres Planeten an.

Eiweißstoffe bestehen aus den Elementen C, H, O, N und manchmal S (Schwefel) und P (Phosphor). Diese chemischen Elemente sind in den **Aminosäuren,** den **Grundbausteinen** der Eiweißstoffe, enthalten.

Bildung der Eiweißstoffe (Proteine)

Nur Pflanzen und Mikroorganismen können Eiweißstoffe aus den Elementen (C, H, O, N) aufbauen. Pflanzen versorgen den Menschen unmittelbar oder mittelbar über tierische Lebensmittel mit Eiweißstoffen.

Im pflanzlichen Organismus entstehen die Eiweißstoffe aus den bei der Fotosynthese (Assimilation) aufgebauten organischen Verbindungen (Kohlenhydraten) sowie aus wasserlöslichen Stickstoffverbindungen, die die Pflanze dem Boden entnimmt. Die wichtigsten Stickstoffquellen sind Nitrate (NO_3^--Verbindungen, Salze der Salpetersäure) und Ammoniumverbindungen (NH_4^+-Verbindungen). Nur bestimmte Bodenbakterien, z. B. Knöllchenbakterien der Schmetterlingsblütler, können den elementaren Stickstoff der Luft zum Aufbau von Eiweißstoffen direkt verwenden. Auf 100 m² Bodenfläche vermögen Knöllchenbakterien etwa 2 kg Stickstoff im Jahr zu binden.

Für das Wachstum der Pflanzen sind die wichtigsten Stickstoffquellen verrottete Pflanzenteile (z. B. Kompost), Ausscheidungen von Tieren (z. B. Jauche, Stallmist). Die hierin enthaltenen Ammoniumverbindungen und Nitrate werden von den Pflanzen aus dem Boden aufgenommen.

Heute reichen die natürlichen Düngemittel nicht mehr aus. Um den Boden ausreichend nutzen zu können, werden Stickstoffverbindungen als Düngemittel verwendet: synthetische, aus Luftstickstoff gewonnene Ammonium- und Nitratverbindungen, Abbau von Nitratlagerstätten (z. B. Chilesalpeter), zusammengefasst Kunstdünger.

Im Boden werden aber auch durch Mikroorganismen Ammonium und Nitrat wieder zu Stickstoff umgesetzt und an die Atmosphäre abgegeben.

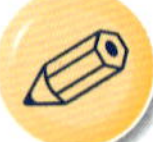

Überlegen Sie, welche Auswirkungen ein zu hoher Einsatz von Düngemitteln in der Landwirtschaft mit sich bringen kann und welche Gebiete in Österreich betroffen sein könnten?

Struktur der Eiweißstoffe (Proteine)

▶ *Sie können die Grundbausteine der Eiweißstoffe und ihren chemischen Aufbau beschreiben.*

▶ *Sie können den Begriff Peptid und die Struktur der Eiweißstoffe erklären.*

Aminosäuren

Die Grundbausteine aller Proteine sind **20 verschiedene Aminosäuren.**

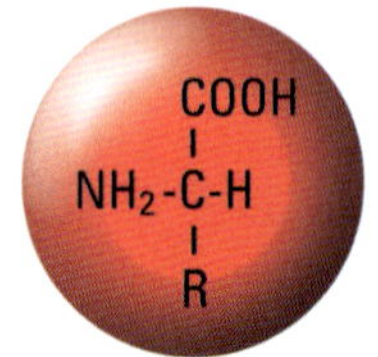

Aminosäure – Strukturformel

An das zentrale Kohlenstoffatom (C-Atom) sind folgende Gruppen gebunden

● eine **Aminogruppe (–NH₂),**

● eine **Carboxylgruppe (–COOH),**

● ein **Wasserstoffatom (H)** und

● ein **unterschiedlicher Rest (R)**, der die Elemente S und P enthalten kann.

Aminosäuren unterscheiden sich also durch die Seitenketten (R).

Schematische Darstellung

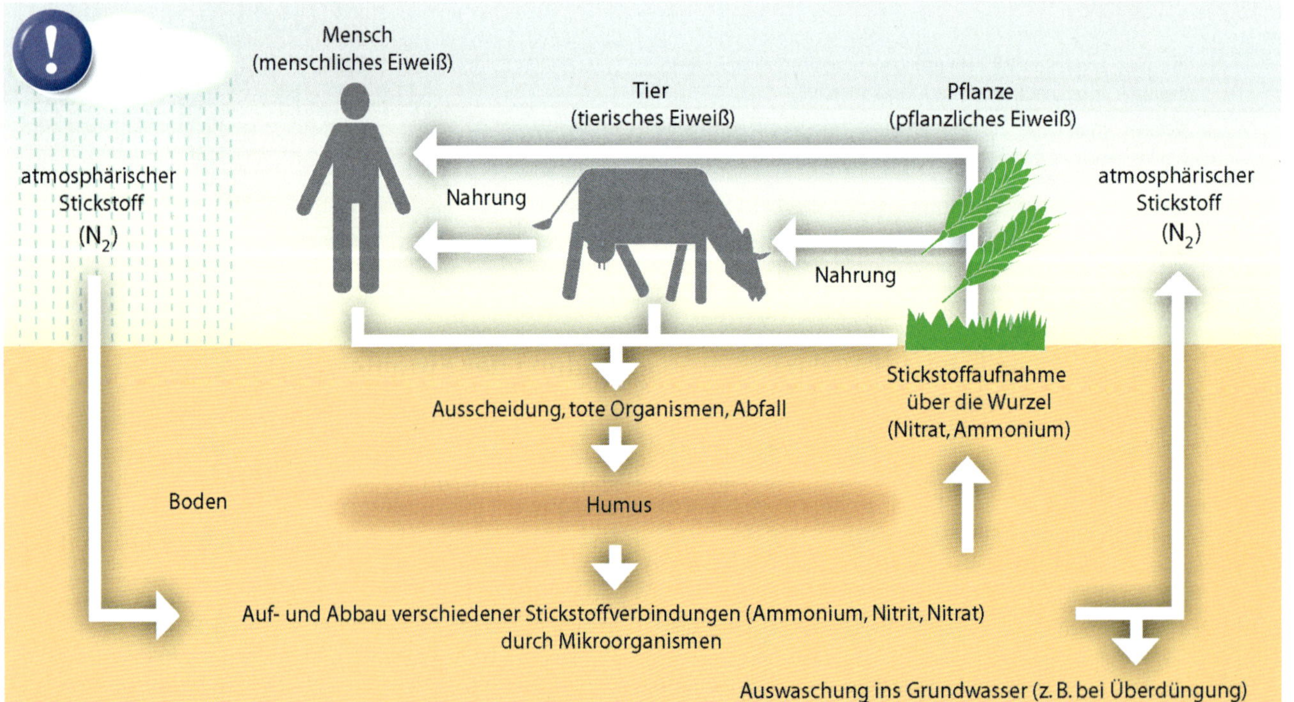

Kreislauf des Stickstoffs

Bildung eines Peptids

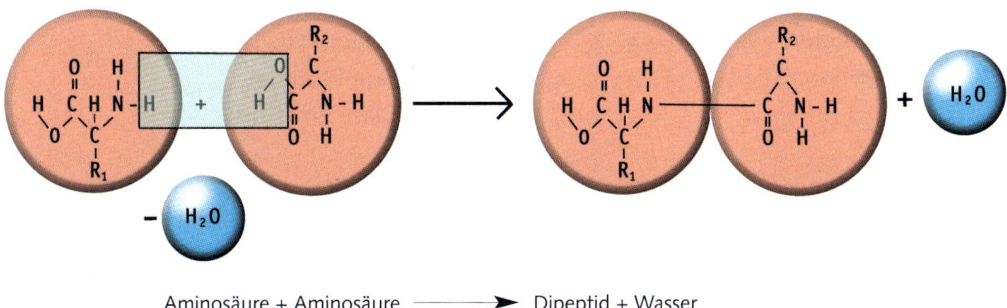

Aminosäure + Aminosäure ⟶ Dipeptid + Wasser

Peptide

Die verschiedenen Aminosäuren können sich verbinden und es entsteht ein Peptid. Je nach Anzahl der Aminosäuren bezeichnet man die entstandenen Verbindungen als **Dipeptid** (di = zwei), **Tripeptid** (tri = drei), **Oligopeptid** (oligo = bis zehn) oder **Polypeptid** (poly = viele, ab zehn Aminosäuren).

> **!** Die Aminosäuren verbinden sich, indem die Carboxylgruppe (–COOH) der einen Aminosäure mit der der Aminogruppe (–NH₂) der anderen Aminosäure unter Wasserabspaltung reagiert. Diese Bindungsform bezeichnet man als Peptidbindung.

Durch die Peptidbindung können lange Aminosäurenketten (Peptidketten) entstehen.

Eiweißstoffe – Proteine

Wenn sich hunderte bis zu mehreren tausend Aminosäuren zu einer Kette zusammenschließen, dann spricht man von einem Protein.

Räumliche Struktur der Eiweißstoffe

Man unterscheidet vier Strukturen bei den Proteinen:
- **Primärstruktur**
- **Sekundärstruktur**
- **Tertiärstruktur**
- **Quartärstruktur**

Primärstruktur

Als Primärstruktur bezeichnet man die Reihenfolge von Aminosäuren in der Peptidkette (= Aminosäurensequenz). Diese ist genetisch festgelegt. Durch die Reihenfolge und die Anteile der verschiedenen Aminosäuren wird die weitere räumliche Struktur bestimmt und damit die Eigenschaften der Proteine, d. h. die 20 Aminosäuren ergeben eine große Vielfalt an Kombinationsmöglichkeiten.

Jede Tier- und Pflanzenart besitzt andere, arteigene Eiweißstoffe. Auch am Aufbau des menschlichen Körpers sind viele Eiweißstoffe beteiligt. Die Haare bestehen z. B. aus einem anderen Protein als die Muskulatur. Die verschiedenen Eiweißstoffe kommen dadurch zustande, dass die Amino-

säuren in ihnen immer wieder in einer anderen Reihenfolge vorliegen. Ein Vergleich soll den Aufbau der Eiweißstoffe erläutern: Unser Alphabet hat nur 26 Buchstaben und doch können wir unendlich viele Wörter bilden und diese zu neuen Sätzen, Texten und schließlich Büchern zusammenfügen. Jedes Buch hat wieder einen neuen Inhalt.

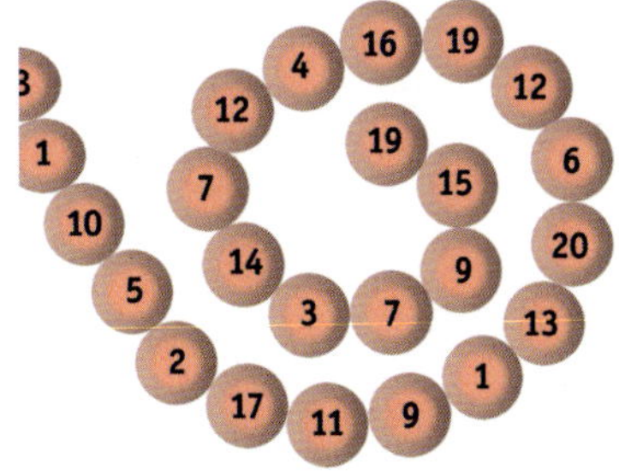

Aminosäuresequenz eines Eiweißstoffes – Primärstruktur

Proteine besitzen eine dreidimensionale Struktur: Sekundär-, Tertiär- und Quartärstruktur. Erst in dieser Anordnung sind die Proteine aktiv.

Sekundärstruktur

Die Aminosäurenketten liegen

● **gefaltet (Faltblattstruktur)** oder
● **schraubenförmig (Helixstruktur)** vor.

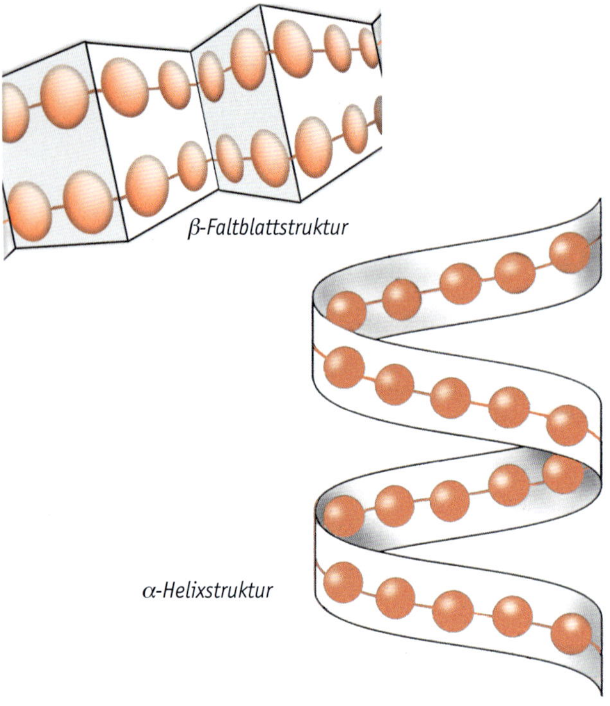

β-Faltblattstruktur

α-Helixstruktur

Tertiärstruktur

Durch weitere Anordnung im Raum können kompakte Eiweißmoleküle entstehen, deren **Gestalt** ist entweder

● **faserförmig** (fibrillär) oder
● **knäuelförmig** (globulär)

Quartärstruktur

Diese Struktur entsteht durch das Zusammenfügen von Eiweißketten mit verschiedener Tertiärstruktur.

Erklären Sie folgende Begriffe:
Aminosäure, Primär-, Sekundär-, Tertiär- und Quartärstruktur.

Einteilung der Proteine

▶ *Sie können gemäß der Einteilung der Proteine die einzelnen Stoffgruppen zuordnen.*

Je nach chemischem Aufbau unterscheidet man:

● **einfache Proteine**
● **zusammengesetzte (komplexe) Proteine**

Einfache Proteine

Einfache Proteine enthalten nur Aminosäuren und werden aufgrund ihrer räumlichen Struktur (Tertiärstruktur) in zwei Gruppen unterteilt:

● **fibrilläre Proteine**
● **globuläre Proteine**

Fibrilläre Proteine sind lange fasrige Moleküle. Sie sind wasserunlöslich und haben eine hohe Zugfestigkeit. Beispiele: Actin/Myosin der Muskelfasern, Kollagene des Bindegewebes, Keratine der Hornsubstanz von Haut und Haaren, Elastine des elastischen Bindegewebes, Fibrinogen, das Protein der Blutgerinnung.

Keratine können ihre Struktur verändern, indem die α-Helixstruktur in die β-Faltblattstruktur übergeht. Dieser Vorgang ist auch reversibel, z. B. Haare lassen sich durch feuchte Hitze fast auf die doppelte Länge dehnen, beim Abkühlen entsteht wieder die α-Helixstruktur.

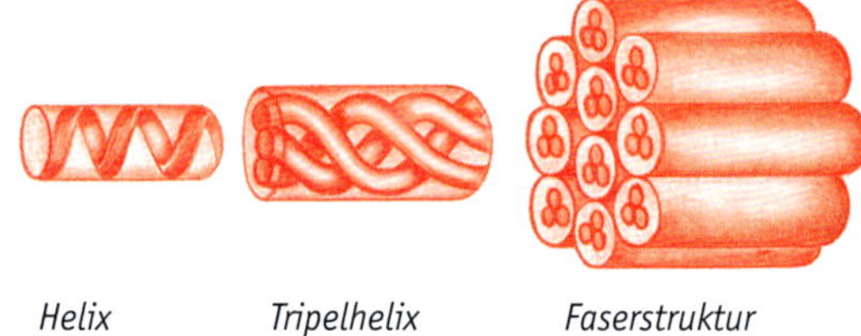

Helix   *Tripelhelix*   *Faserstruktur*

Kollagene weisen eine hohe Zugfestigkeit auf. Kollagen ist eines der längsten Proteine (1 000 Aminosäurereste), das man kennt. Drei Aminosäurenketten sind jeweils umeinander gewunden und bilden so ein festes Kabel. Die Ketten der Tripelhelix sind außerdem durch Wasserstoffbrücken stabilisiert. Kollagene können das Zehntausendfache ihres eigenen Gewichtes tragen.

Globuläre Proteine sind eng kugelförmig zusammengefaltet. Sie sind meist in Wasser löslich.
Beispiele: Albumine, Globuline, Gluten.

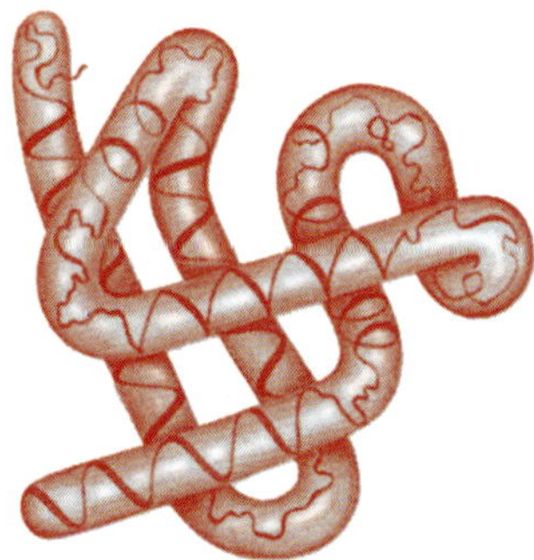

Globuläres Protein

Komplexe Proteine (zusammengesetzte Proteine)

Das sind einfache Proteine und ein Nichteiweißanteil, daher auch der Name der Stoffgruppe. Dieser Nichteiweißanteil wird auch als prosthetische Gruppe bezeichnet.

 Komplexes Protein =
einfaches Protein + prosthetische Gruppe

Beispiel: Lipoproteine: **Lipo = prosthetische Gruppe,** d. h. sie enthalten neben Eiweiß auch noch Lipide.

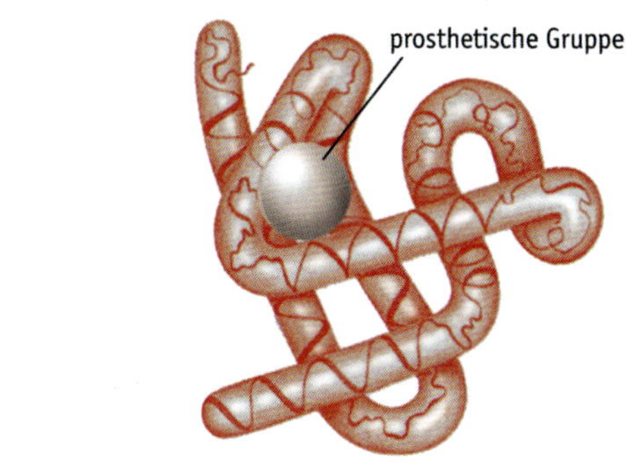

Zusammengesetztes Protein

Eigenschaften der Proteine

 *Sie können den Begriff Denaturierung erklären und andere Eigenschaften der Proteine anführen.*

Pufferwirkung

Aminosäuren können aufgrund ihres chemischen Aufbaus sowohl als Säure als auch als Base reagieren.

Es gibt so genannte Eiweißpuffer (z. B. Hämoglobin), die den pH-Wert des Blutes konstant halten, da es sonst durch Nähr- und Wirkstoffzufuhr zu ständigen Schwankungen kommen würde. Der pH-Wert gibt die Wasserstoffionenkonzentration einer Lösung an. Saure Lösungen haben einen pH-Wert von kleiner als 7 und alkalische Lösungen von über 7. Eiweißpuffer können nun H^+-Ionen oder OH^--Ionen abfangen, d. h. sie reagieren entweder als Säure oder Base und können dadurch pH-Wert-Änderungen regulieren.

Wasserbindungsvermögen

Durch Eiweiß werden im Wasser gelöste Stoffe weitertransportiert (z. B. Blut), da Eiweiß Wasser zu binden vermag. Daher wirken sie als Transportmittel.

Denaturierung

 Bei der Denaturierung gerinnt das Eiweiß und dieser Vorgang wird auch als Ausflockung oder Koagulation bezeichnet.

Dabei verändert sich die räumliche Struktur der Eiweißstoffe fast völlig, indem sie bis zur Primärstruktur aufgelöst wird. Dieser Prozess ist irreversibel, d. h. nicht mehr rückgängig zu machen.

Ursachen für die Denaturierung

- **Hitze:** Bedeutung in der Küchenpraxis
- **Säuren und Laugen:** Herstellung von Milchprodukten und Käse
- **Lab:** Käseherstellung
- **Organische Lösungsmittel** wie Alkohol

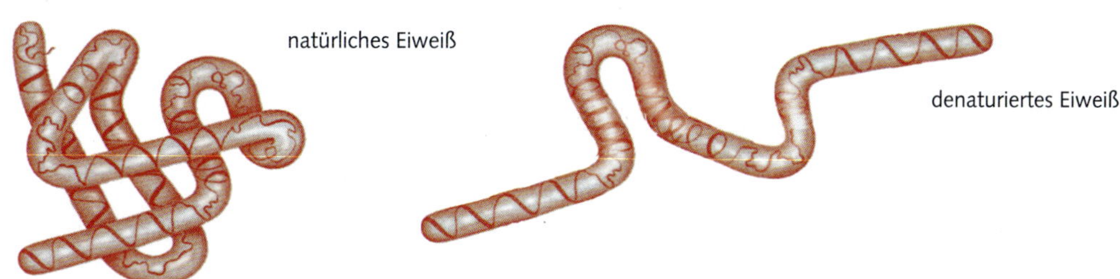

Denaturierung

Übersicht Eiweißstoffe (Proteine)

Einfache Proteine	Bezeichnungen	Vorkommen	Eigenschaften/Aufgaben
Globuläre Eiweißstoffe	Albumine	Ei, Fleisch, Fisch, Milch, Gemüse, Getreide, Kartoffeln	wasserlöslich, gerinnen bei 70 °C; im Körper enthalten: im Blutserum, im Zellplasma und in Enzymen; im Blut Transportfunktion für Fettsäuren, Mineralstoffe und Vitamine
	Globuline	Fleisch, Fisch, Ei, Hülsenfrüchte, Nüsse, Getreide, Milch, Kartoffeln	löslich in verdünnter Salzlösung, gerinnen bei 70 °C; im Körper enthalten: im Blutserum, in den Zellen, in Enzymen und Hormonen
	Getreideeiweiß: Prolamine Gluteline	alle Getreidearten	wasserunlöslich, quellen und binden Wasser (großes Wasserbindevermögen), gerinnen bei 70 °C; beide Eiweißarten bilden den Weizenkleber (Backfähigkeit); Prolamine des Roggens, Weizens, Hafers und der Gerste können beim Menschen Zöliakie verursachen: Gluten
Fibrilläre Eiweißstoffe	Myosin/Actin	Hauptbestandteil der Muskulatur	löslich in verdünnter Salzlösung; Muskelkontraktion entsteht durch eine Wechselwirkung zwischen Actin und Myosin
	Kollagene	Sehnen, Bindegewebe, Knorpel, Gelatine	unlöslich, werden durch längeres Kochen gelöst (Gelatine); Gelatine hat starkes Quellvermögen und ist leicht verdaulich
	Keratine	Horn, Haare, Federn	unlöslich, unverdaulich und für Ernährung unbedeutend; im Körper vorhanden in Haaren und Nägeln
	Elastine	Bindegewebe, Sehnen	unlöslich, nahezu unverdaulich; im menschlichen Körper enthalten: in Haut und Blutgefäßwänden
	Fibrinogen	Blut	Faktor für die Blutgerinnung im menschlichen Körper

Zusammengesetzte Proteine	Bestandteile	Vorkommen	Eigenschaften/Aufgaben
Phosphoproteine Casein	Protein + Phosphorsäure	Milch, Milchprodukte	gerinnt durch Säure im Magen; Gerinnung durch Labenzym
Chromoproteine Hämoglobin Myoglobin Chlorophyll	Proteine + Farbstoff Farbstoff mit Fe Farbstoff mit Fe Farbstoff mit Mg	Blut (Hämoglobin) Muskel (Myoglobin) Pflanze (Chlorophyll)	Sauerstofftransport von der Lunge zu den Zellen, Blutfarbstoff Versorgung der Muskulatur mit Sauerstoff
Glykoproteine Schleimstoffe	Protein + Kohlenhydrate	Speichel: Mund, auf allen Schleimhäuten	schützen die Schleimhäute
Lipoproteine	Protein + Fette	Blut, Lymphe	Trägersubstanz für die Fette und fettähnlichen Stoffe
Nukleoproteine (DNA)	Protein + Nukleinsäure	in allen Zellkernen, daher reichlich in Innereien	am Aufbau der Gene beteiligt, Träger der Erbanlagen, enthalten Purine (Gicht)

Eiweißnachweis

 *Sie können Eiweiß in Lebensmitteln nachweisen.*

Einige Eiweißstoffe gerinnen beim Erhitzen, andere durch Säureeinwirkung.

Eiweiß kann mit Eiweißteststäbchen nachgewiesen werden.

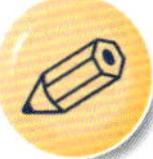

1. Nennen Sie Lebensmittel, bei denen das Eiweiß durch Hitze gerinnt.

2. Geben Sie etwas Milch in ein Glasgefäß. Halten Sie ein Eiweißteststäbchen in die Milch. Beobachten Sie die Farbänderung mithilfe der Gebrauchsanweisung.

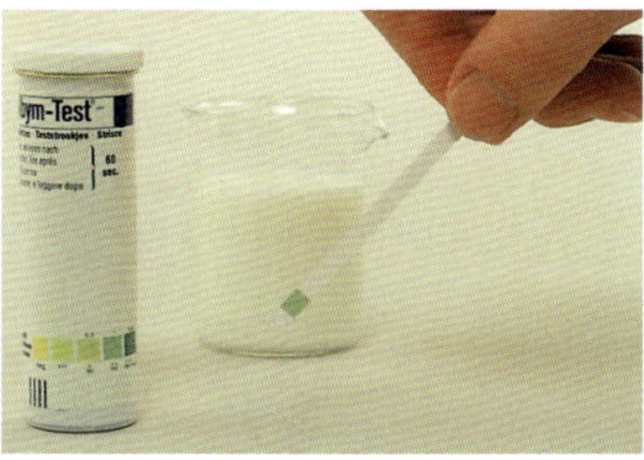

3. Geben Sie Milch in ein Glasgefäß. Träufeln Sie Zitronensaft hinzu. Beobachten Sie, was mit der Milch passiert. Wie bezeichnet man diesen Vorgang?

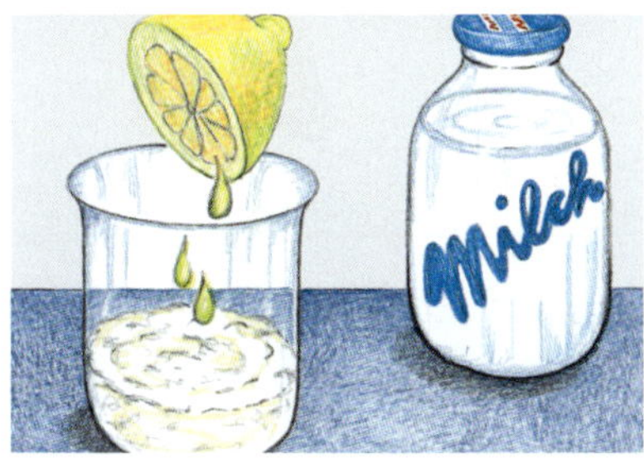

4. Überprüfen Sie den Eiweißgehalt folgender Lebensmittel mit Eiweißteststäbchen: a) Milch, b) Birnensaft, c) etwas Faschiertes in Wasser, d) Zuckerlösung und f) weitere Lebensmittel.

Eiweißverdauung

 *Sie können die Verdauung eiweißreicher Lebensmittel beschreiben.*

Denaturierung der Eiweißstoffe

Eiweißstoffe gerinnen durch die Magensalzsäure, wobei die räumliche Struktur der Proteine völlig zerstört wird. Die Oberfläche der Eiweißstoffe wird durch diesen Vorgang vergrößert, die Verdauungsenzyme können nun leichter einwirken.

Enzymatische Spaltung

Abbau der Eiweißstoffe zu Polypeptiden

Endopeptidasen (endo = innen) spalten Eiweißstoffe in der Mitte der Aminosäurenkette unter Wasseranlagerung in Polypeptide.

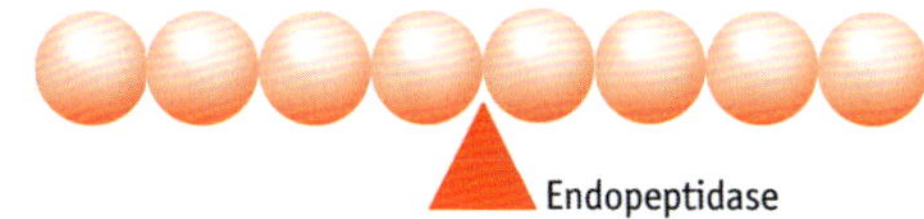

Abbau von Polypeptiden zu Aminosäuren

Exopeptidasen (exo = außen) spalten endständige Aminosäuren unter Wasseranlagerung von den Polypeptidketten ab.

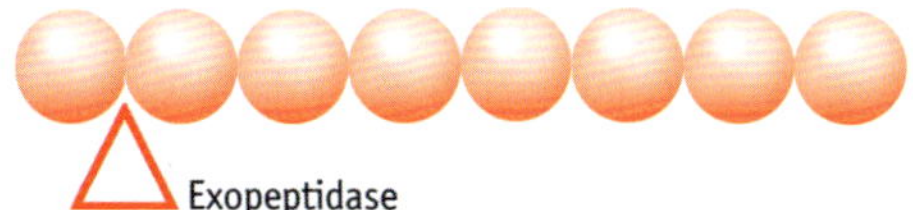

 Aminosäuren sind das Endprodukt der Eiweißverdauung.

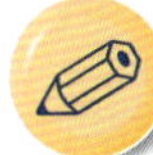

1. Geben Sie in zwei Bechergläser jeweils die gleiche Milchmenge. Geben Sie dann in das eine Becherglas zusätzlich etwas verdünnte Salzsäure. Vergleichen Sie danach das Aussehen beider Proben.

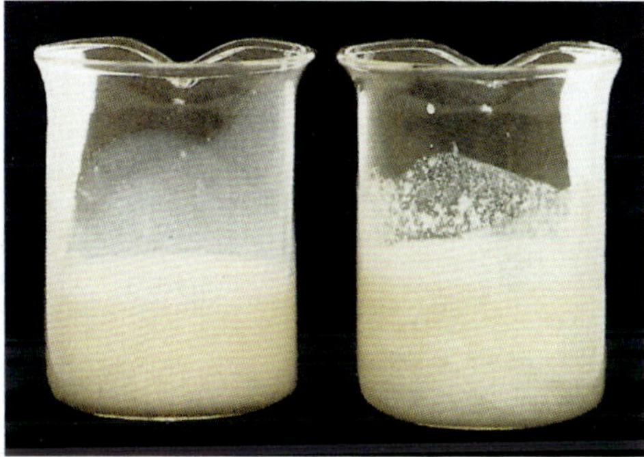

2. Erwärmen Sie beide Proben im Wasserbad auf 37 °C. Geben Sie danach zu beiden Proben je 10 ml 5%ige Pepsinlösung. Beobachten Sie wiederum die Veränderungen.

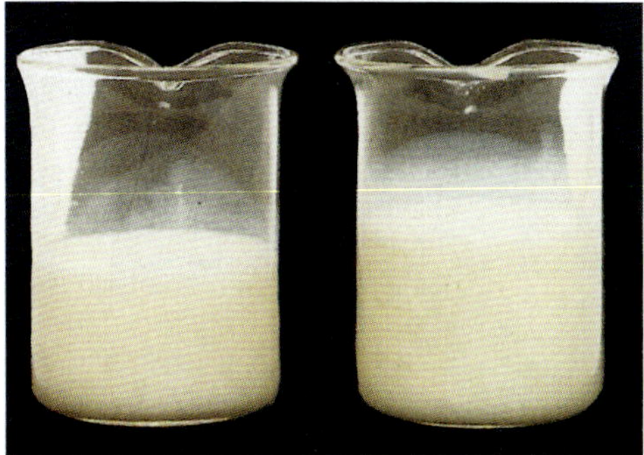

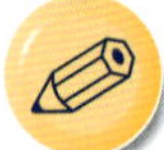

1. Welche Folgen hat Magensalzsäuremangel für die Eiweißverdauung?
2. Nennen Sie Organe, die an der Eiweißverdauung beteiligt sind.
3. Zum Frühstück gibt es ein Wurstbrot mit Milch und einen Apfel. Beschreiben Sie genau die Verdauung der Mahlzeit.
4. Welche Gemeinsamkeiten treten bei der Verdauung der Grundnährstoffe auf? Leiten Sie allgemeine Gesetzmäßigkeiten für die Verdauung ab.

Organe der Eiweißverdauung

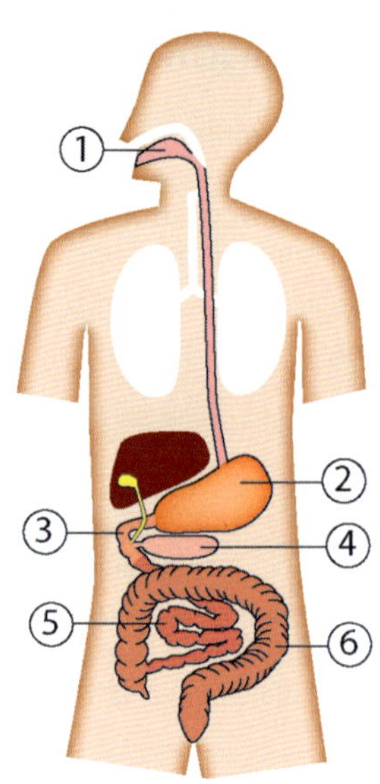

Übersicht Eiweißverdauung

Verdauungs-organe	Verdauungssaft Enzym	Eiweißabbau	Symbolische Darstellung
Mund ①	Mundspeichel	Hier befindet sich kein Eiweiß spaltendes Enzym.	
Magen ②	Magensaft Magensalzsäure	Durch die Magensalzsäure werden die Eiweißstoffe zunächst denaturiert.	Salzsäure
	Endopeptidasen (Labenzym, Pepsin)	Im Magensaft befindet sich ein kleine Menge Endopeptidasen, die einen geringen Teil der Eiweißstoffe zu Polypeptiden abbauen.	Endopeptidasen
Zwölffinger-darm (erster ③ Abschnitt des Dünndarms) **und Bauchspeichel-drüse** ④	Bauchspeichel Endopeptidasen (Trypsin)	Die Eiweißstoffe werden vollständig durch die Endopeptidasen unter Wasseranlagerung zu Polypeptiden abgebaut.	Exopeptidasen
	Exopeptidasen	Daneben werden auch schon Polypeptide durch die Exopeptidasen unter Wasseranlagerung zu Aminosäuren abgebaut.	Endopeptidasen
Dünndarm ⑤	Dünndarmsaft Exopeptidasen	Im Dünndarmsaft befinden sich weitere Exopeptidasen, die die Polypeptide unter Wasseranlagerung vollständig zu Aminosäuren abbauen. Die Aminosäuren werden über die Pfortader zur Leber transportiert.	Exopeptidasen
Dickdarm ⑥	Enzyme der Darmflora Schleim-absonderung	Die Enzyme der Darmflora (Bakterien) bauen „unverdauliche" Nahrungsbestandteile ab, z. B. Pektine und andere lösliche Ballaststoffe sowie auch „Präbiotika" (siehe auch Seite 130). Es kommt zu einer Energieaufnahme durch die Dickdarmwand, auch von durch Bakterien gebildeten Vitaminen. Der Darminhalt wird eingedickt (Rückresorption des Wassers), die Schleimbildung sorgt für die Gleitfähigkeit. Die Zusammensetzung der Darmflora kann durch Pro- und Präbiotika gezielt beeinflusst werden. Ihr kommt für den Aufbau der Immunabwehr und die Vorbeugung von Darminfektionen große Bedeutung zu.	

Eiweißstoffwechsel

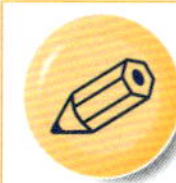 *Sie lernen den Eiweißstoffwechsel zu beschreiben.*

Versuchen Sie mithilfe der Abbildung den Eiweißstoffwechsel zu beschreiben.

Übersicht Eiweißstoffwechsel

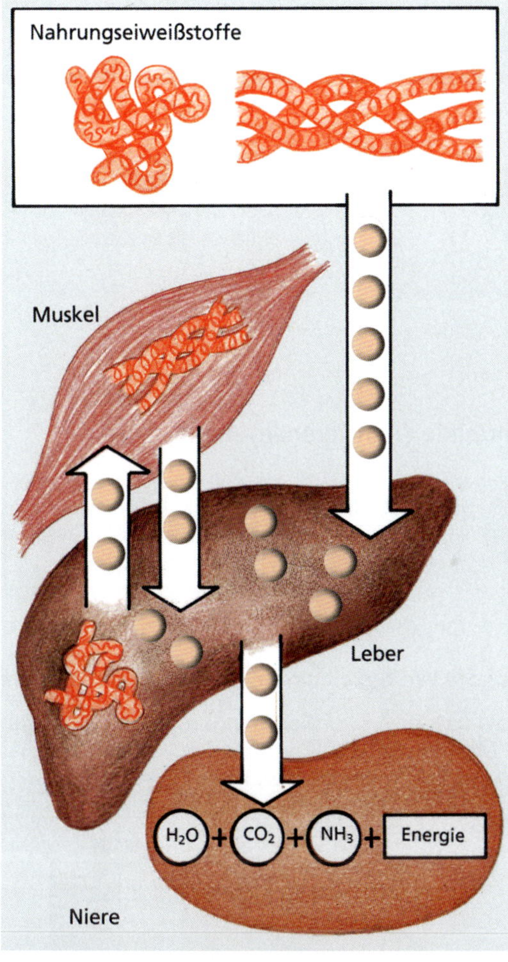

Aufbau/Abbau von Eiweißstoffen

- **Bluteiweißstoffe:** In der Leber werden die Aminosäuren zum Aufbau von Bluteiweißstoffen verwendet und mit diesen zu allen Körperzellen transportiert.
- **Körpereiweißstoffe in den Zellen:** Proteine sind Bestandteil jeder Zelle und dort findet auch eine ständige Erneuerung von Körpereiweißstoffen statt. Bei Kindern, Jugendlichen, Schwangeren und Stillenden müssen zusätzlich neue Eiweißstoffe aufgebaut werden, daher ist der Eiweißbedarf erhöht.
- **Spezifische Eiweißverbindungen:** In diese Gruppe fallen Enzyme, Hormone, aber auch Strukureiweißstoffe.

Die Erneuerungzeit für die Eiweißstoffe ist unterschiedlich, so beispielsweise werden Hauteiweißstoffe alle 100 Tage und Eiweißstoffe innerer Organe alle 10 Tage erneuert.

Energiegewinnung

Bei der Erneuerung von Eiweißstoffen gehen Aminosäuren „verloren", die nicht mehr zum Aufbau verwendet werden können. Diese Aminosäuren werden in Niere und Leber unter Energiefreisetzung – 1 g Eiweiß liefert 17 kJ (4 kcal) – abgebaut zu:

Kohlenstoffdioxid (CO_2), Wasser (H_2O) und Ammoniak (NH_3).

Ammoniak stellt aber ein Zellgift dar und wird daher in Harnstoff umgewandelt (Harnstoffsynthese) und über die Niere ausgeschieden.

Umbau zu Fettsäuren und Glucose

Bestimmte Aminosäuren können auch in Kohlenhydrate und Fette umgewandelt werden.

Stickstoffbilanz

 Es müssen täglich genau so viele Aminosäuren – Stickstoff – mit der Nahrung aufgenommen wie ausgeschieden werden. Man spricht dann von einer **ausgeglichenen Stickstoffbilanz.**

Mithilfe der Stickstoffbilanz kann die Eiweißversorgung beurteilt werden.

- Wird weniger Stickstoff aufgenommen als ausgeschieden, z. B. beim Fasten, spricht man von einer **negativen Stickstoffbilanz.** Es besteht eine Eiweißunterversorgung.
- Im Wachstum hingegen kommt es zu einer **positiven Stickstoffbilanz,** es werden mehr Aminosäuren – Stickstoff – aufgenommen als ausgeschieden.

Mithilfe der Stickstoffbilanz kann so auch ermittelt werden, ob die Nahrung genügend Aminosäuren – Stickstoff – enthält. Aufgrund dieser Untersuchungen können Empfehlungen für eine angemessene Eiweißversorgung abgegeben werden.

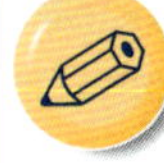
1. Erläutern Sie die Wechselbeziehungen zwischen Nahrungseiweißstoffen und Körpereiweißstoffen.
2. Warum muss man täglich Eiweiß aufnehmen?

Ernährungsphysiologische Bedeutung

▶ *Sie können die ernährungsphysiologische Bedeutung der Eiweißstoffe nennen.*

▶ *Sie können die biologische Wertigkeit und den biologischen Ergänzungswert der Eiweißstoffe nennen.*

Essenzielle Aminosäuren

 20 Aminosäuren sind die Grundbausteine aller Proteine (siehe Struktur der Eiweißstoffe), wobei der Körper aber nur 12 dieser Aminosäuren aus anderen Aminosäuren aufbauen kann. Die restlichen 8 Aminosäuren können nicht aufgebaut werden und sind daher essenziell – lebensnotwendig – für den Aufbau von Körpereiweiß. Histidin kommt für Kinder in der Wachstumsphase als essenziell dazu.

Die essenziellen Aminosäuren werden in ganz bestimmten Mengen für den Aufbau von Körpereiweiß benötigt. In den Lebensmitteln sind die essenziellen Aminosäuren jedoch in anderen Mengenverhältnissen vorhanden. Fehlt eine essenzielle Aminosäure, kann kein körpereigenes Eiweiß aufgebaut werden.

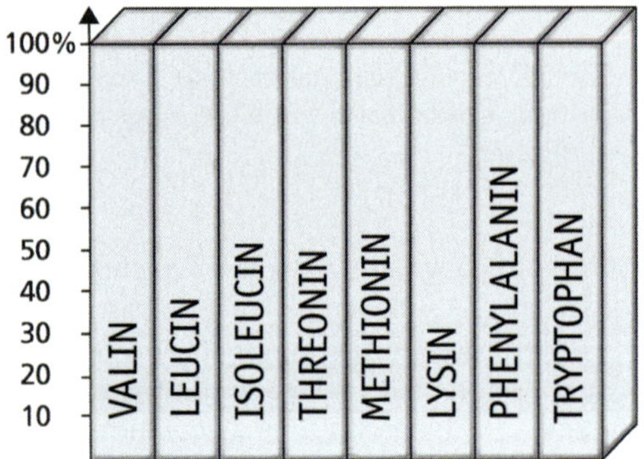

Körpereiweiß – essenzielle Aminosäuren

Im Säuglings- und Kleinkindesalter ist noch Histidin essenziell. Es gilt als 9. essenzielle bzw. bedingt essenzielle Aminosäure. Bei Erwachsenen ist es allenfalls im Falle bestimmter Krankheiten von Bedeutung.

Biologische Wertigkeit

Man kann einen Vergleich mit einem kaputten Fass anstellen.

Der obere Fassring soll 100 % symbolisieren und jene bestimmte Menge an essenziellen Aminosäuren darstellen, die für den Aufbau von Körpereiweiß benötigt wird.

Füllt man nun Wasser in dieses Fass, so rinnt das Wasser bei der niedrigsten („kaputtesten") Holzstelle wieder aus. Diese soll die limitierende Aminosäure darstellen, denn nur bis dorthin kann das Fass mit Wasser gefüllt werden.

Die anderen Holzteile sind in größerer Menge vorhanden und sollen die restlichen Aminosäuren symbolisieren.

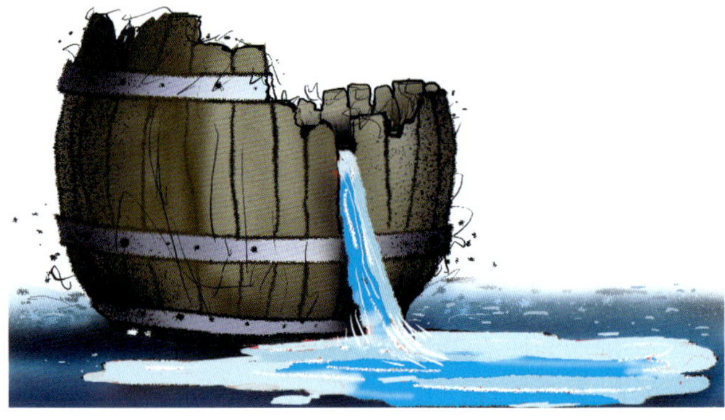

 Die biologische Wertigkeit gibt an, wie viel Prozent Körpereiweiß aus 100 g Nahrungseiweiß aufgebaut werden kann. Entscheidend ist der Gehalt an essenziellen Aminosäuren.

Begrenzende (limitierende) Aminosäure

Jene essenzielle Aminosäure, die am wenigsten im Nahrungsprotein vorhanden ist, bestimmt die biologische Wertigkeit.

Biologische Wertigkeit am Beispiel von Getreideeiweiß

Im Getreideeiweiß sind die Aminosäuren in einem ganz anderen Mengenverhältnis vorhanden, als sie zum Aufbau von Körpereiweiß benötigt werden.

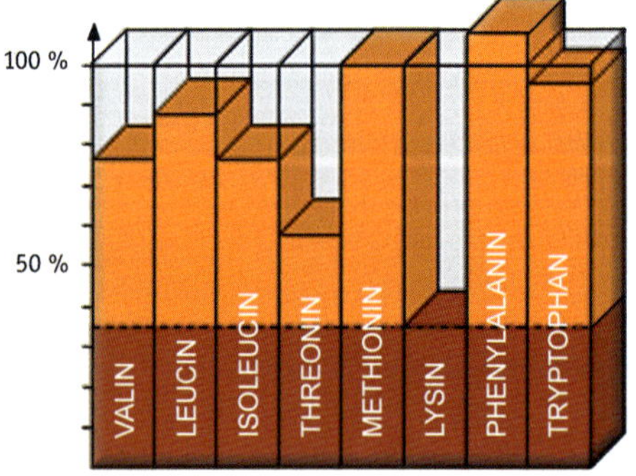

Biologische Wertigkeit von Getreideeiweiß

In der Abbildung ist die Menge, die für den Aufbau von Körpereiweiß benötigt wird, mit 100 % angegeben.

Weiters ist zu sehen, dass **Lysin (= limitierende Aminosäure) nur zu 35 % enthalten ist.** Zum vollständigen Umbau in Körpereiweiß werden jedoch 100 % benötigt. Alle anderen essenziellen Aminosäuren sind in größeren Mengen vorhanden.

Ohne Lysin kann kein weiteres Körpereiweiß aufgebaut werden. Lysin begrenzt den Aufbau von Körpereiweiß auf 35 %.

In einer Semmel sind 3 g Weizenmehl enthalten. Wie viel Körpereiweiß kann nun daraus aufgebaut werden?

100 % .... 3 g

 35 % x

x = 1,05   ungefähr 1 g Körpereiweiß

Aus einer Semmel kann 1 g Körpereiweiß aufgebaut werden.

Die biologische Wertigkeit des Getreideproteins ist niedrig, sie beträgt 35 %. Aus 100 g Weizeneiweiß können nur 35 g Körperprotein aufgebaut werden.

Biologische Wertigkeit am Beispiel von Rindfleischeiweiß

Im Rindfleisch sind die essenziellen Aminosäuren in einem ähnlichen Anteil enthalten, wie sie im menschlichen Körper zum Aufbau von Eiweiß benötigt werden.

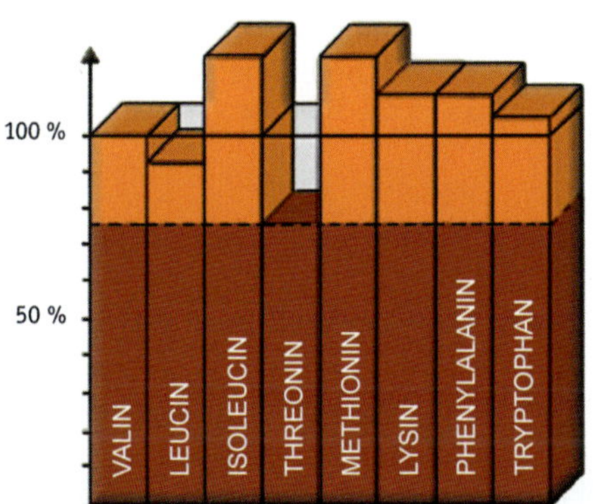

Biologische Wertigkeit von Rindfleischeiweiß

Die Abbildung zeigt, dass Threonin zu 76 % enthalten ist. Zum vollständigen Umbau zu Körpereiweiß werden jedoch 100 % benötigt. Die anderen essenziellen Aminosäuren sind in größeren Mengen vorhanden.

Ohne Threonin kann kein weiteres Körpereiweiß aufgebaut werden. Threonin begrenzt den Aufbau von Körpereiweiß auf 76 %. Threonin ist die limitierende Aminosäure.

Die biologische Wertigkeit des Rindfleischeiweißes ist hoch, sie beträgt 76 %.
In einem Steak sind z. B. 19 g Rindfleischeiweiß enthalten, hieraus können 14 g Körpereiweiß aufgebaut werden.

Biologischer Ergänzungswert

Die biologische Wertigkeit von Nahrungsprotein kann durch Kombination von Eiweißstoffen erhöht werden. Man spricht vom biologischen Ergänzungswert.

Die Ergänzungswirkung zwischen zwei Nahrungseiweißstoffen soll am Beispiel Nudeln (Getreideeiweiß) und Emmentaler (Milcheiweiß) erläutert werden.

Nudeln und Emmentaler werden getrennt gegessen:

75 g Nudeln (Rohware) enthalten 10 g Eiweiß. Die biologische Wertigkeit des Getreideeiweißes beträgt 35 %. Aus Getreideeiweiß können 3,5 g Körperprotein aufgebaut werden.

35 g Emmentaler enthalten ebenfalls 10 g Eiweiß. Die biologische Wertigkeit des Milcheiweißes beträgt 85 %. Aus 10 g Milcheiweiß können 8,5 g Körpereiweiß aufgebaut werden.

Nudeln überbacken mit Emmentaler werden gemeinsam gegessen:

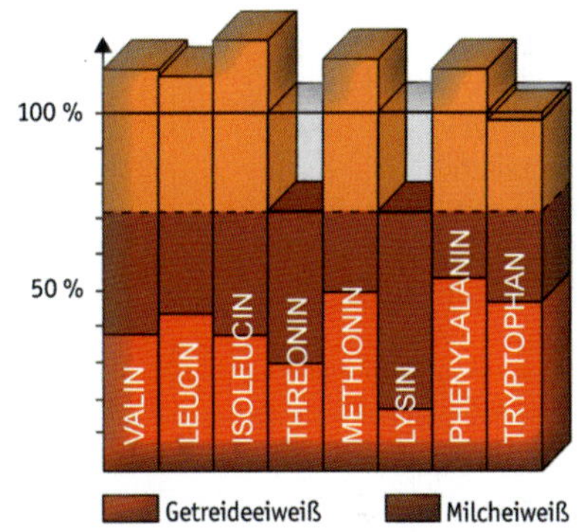

Ergänzungswirkung zwischen Getreideeiweiß und Milcheiweiß

Die beiden Nahrungseiweißstoffe können sich nun gegenseitig ergänzen, da sie unterschiedlich begrenzende Aminosäuren haben.

Der Überschuss an Lysin im Milcheiweiß ermöglicht eine weitere Ausnutzung des Getreideeiweißes. Das Getreideeiweiß wird also durch das Milcheiweiß ergänzt.

Die biologische Wertigkeit des Eiweißgemisches beträgt 72 %. Aus 75 g Nudeln und 35 g Emmentaler können 14,4 g Körpereiweiß aufgebaut werden, isst man Nudeln und Emmentaler getrennt, hingegen nur 12 g.

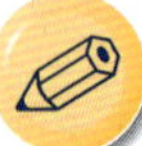 Erläutern Sie den biologischen Ergänzungswert zwischen Erbseneiweiß und Weizenmehleiweiß. Es werden 200 g Erbsen und 500 g Weizenmehl (Teigtaschen) gegessen.

200 g Erbsen enthalten 10 g Eiweiß. Die begrenzende Aminosäure ist Methionin, biologische Wertigkeit 37 %.

500 g Weizenmehl enthalten 53 g Eiweiß. Die begrenzende Aminosäure ist Lysin, biologische Wertigkeit 39 %.

Die biologische Wertigkeit dieses Eiweißgemisches beträgt 65 %.

Berechnen Sie, wie viel Gramm Körpereiweiß
a) bei getrennter, b) bei gemeinsamer Aufnahme
aufgebaut werden können.

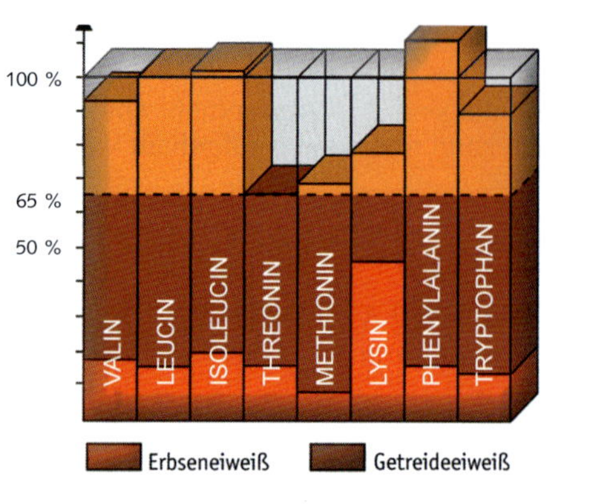

Ergänzungswirkung zwischen Erbseneiweiß und Getreideeiweiß

Eiweißgemische mit gutem Ergänzungswert (Beispiele)

Getreideerzeugnisse mit Milch, Fleisch, Fisch, Ei, Hefe oder Hülsenfrüchten	Kartoffeln mit Milch, Fleisch, Fisch oder Ei	Hülsenfrüchte mit Milch, Fleisch, Fisch, Ei oder Getreideerzeugnissen
Brot mit Käse, Milch, Ei, Wurst, Topfen, Fisch, … **Haferflocken** mit Milch **Grießkoch** mit Milch **Teigware** mit Fleisch, Käse, Ei, … **Reis** mit Fleisch, Ei, … **Weißbrot** mit Germ hergestellt bzw. Germteig	**gekochte Kartoffeln** mit Fisch **Bratkartoffeln** mit Spiegelei **Kartoffelpüree** mit Milch **Pommes frites** mit Steak	**Bohnensalat** mit Fisch **Linsen** mit Würsteln **Serbische Bohnensuppe** mit Brot

Eiweißgehalt einiger Lebensmittel und deren biologische Wertigkeit

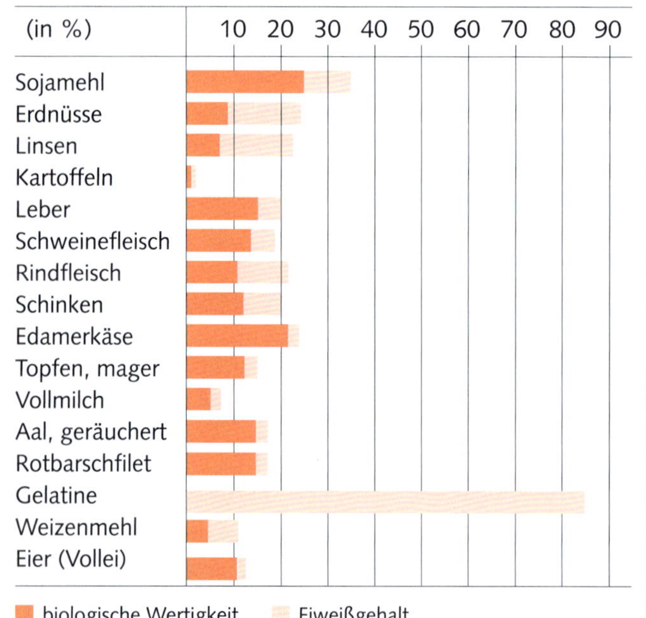

 **Ernährungsphysiologische Bedeutung der Proteine**

- Proteine dienen als Baustoff (Auf- und Abbau von Körpereiweiß in den Zellen, von Bluteiweißstoffen und spezifischen Eiweißstoffen).
- Träger essenzieller Aminosäuren (biologische Wertigkeit).
- Energielieferant: 1 g Protein liefert im Körper 17 kJ (4 kcal) Energie
- Umbau zu Glucose und Fettsäuren

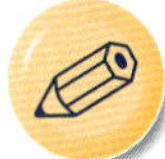

1. Erläutern Sie die biologische Wertigkeit von:
   a) Milcheiweiß, b) Volleiweiß.

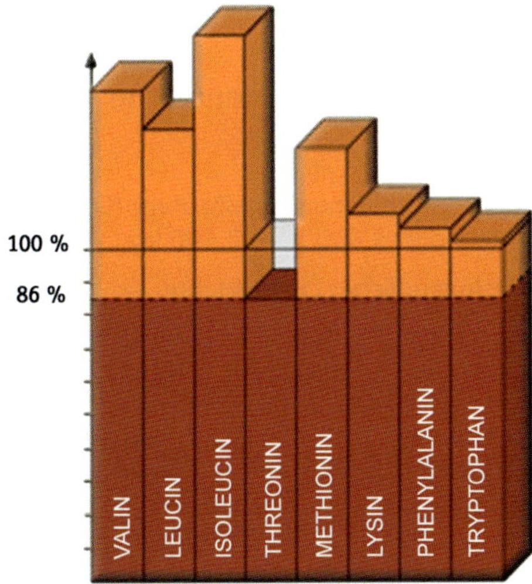

Biologische Wertigkeit des Milcheiweißes

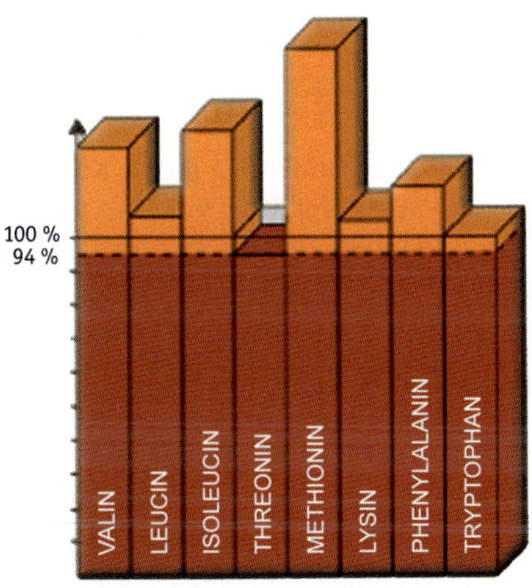

Biologische Wertigkeit des Volleiweißes

2. Wie viel Gramm Körpereiweiß können jeweils aufgebaut werden?
   a) 1 Hühnerei enthält 7 g Eiweiß. Die biologische Wertigkeit beträgt 94 %.
   b) $1/4$ l Milch enthält 9 g Eiweiß. Die biologische Wertigkeit beträgt 86 %.

3. Im Getreideeiweiß ist Lysin in nur geringer Menge enthalten. Wie hoch ist die biologische Wertigkeit?

4. Sammeln Sie fünf Rezepte für warme Hauptgerichte, bei denen die Ergänzungswirkung von Eiweißstoffen berücksichtigt wurde.

5. Erläutern Sie nochmals die ernährungsphysiologischen Eigenschaften der Proteine.

Empfehlungen für die Eiweißbedarfsdeckung

▶ *Sie können den unterschiedlichen Eiweißbedarf verschiedener Personengruppen nennen.*

▶ *Sie können den gegenwärtigen Eiweißkonsum in Österreich beurteilen.*

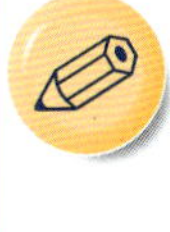

Beschreiben Sie den gegenwärtigen Eiweißkonsum in Österreich.
Wiederholen Sie: Wie viel Gramm Eiweiß sollten pro Tag aufgenommen werden?

Nahrungsenergieverbrauch davon	8 900 kJ (2 100 kcal)
Eiweiß (% der Energie)	15,5 %
Fett (% der Energie)	37,0 %
Kohlenhydrate (% der Energie)	47,5 %

Tägliche Eiweißbedarfsdeckung

Der Eiweißbedarf ist abhängig von dem Aminosäurengehalt, den der Körper täglich zum Aufbau bzw. zur Erneuerung von Körpereiweiß benötigt. Dementsprechend unterscheidet man zwei Personengruppen:

● **Personen, die Eiweiß zur Erneuerung und zum Aufbau von Körpereiweiß benötigen:**
  Zu dieser Gruppe gehören Säuglinge, Kinder und Jugendliche. Die Tabelle (Seite 58) zeigt, dass der Eiweißbedarf von der Wachstumsgeschwindigkeit abhängig ist. Zu dieser Gruppe gehören auch Schwangere, Stillende.

● **Personen, die Eiweiß nur zur Erneuerung von Körpereiweiß benötigen:**
  Erwachsene sollten bei einer gemischten Kost täglich 0,8 g Eiweiß pro kg Körpergewicht aufnehmen.
  Bei einer vegetarischen Kost bzw. überwiegend pflanzlichen Kost muss mehr Eiweiß pro kg Körpergewicht zugeführt werden.
  Ältere Menschen müssen auf eine eiweißreiche Kost – eine größere Nährstoffdichte – achten, da lediglich ihr Energiebedarf, aber nicht ihr Eiweißbedarf sinkt.

Bei der täglichen Eiweißbedarfsdeckung sollte Folgendes beachtet werden:

● Nur **ein Drittel** der Eiweißaufnahme sollte **durch tierische Lebensmittel** erfolgen.

● **Durch pflanzliche Lebensmittel,** wie Vollkornprodukte, Gemüse, Kartoffeln, Hülsenfrüchte, … sollten **zwei Drittel** des Eiweißbedarfs gedeckt werden.

● Täglich sollten höchstens 15 % der Gesamtenergiemenge in Form von Eiweiß aufgenommen werden.

- Der jeweilige Eiweißbedarf ergibt sich also aus der biologischen Wertigkeit/dem Ergänzungswert der Speisen.
- Der Eiweißbedarf muss auf jeden Fall gedeckt werden. Eiweiß kann durch keinen anderen Nährstoff ersetzt werden.
- Eiweiß sollte regelmäßig zu den verschiedenen Mahlzeiten aufgenommen werden, da es nur begrenzt gespeichert werden kann.

In Österreich wird der Eiweißbedarf zu
2/3 durch tierisches Eiweiß und nur zu
1/3 durch pflanzliches Eiweiß gedeckt.
Hauptlieferant ist das Fleisch.

Täglich sollten 10–15 % der Gesamtenergiemenge in Form von Eiweiß aufgenommen werden.

Gegessen sollte werden:

Viele pflanzliche Eiweißträger (2/3):
Vollkornprodukte, Nüsse, Kartoffeln, Hülsenfrüchte

Wenige tierische Eiweißträger (1/3):
Fleisch, Fleischwaren, Eier

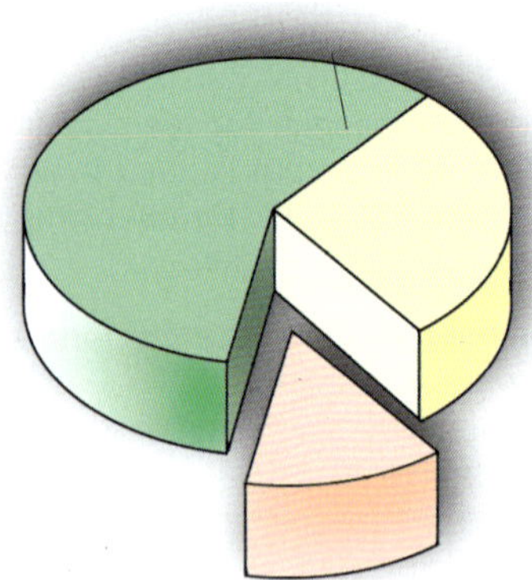

Eiweiß
(10–)15 %

In Österreich wird im Allgemeinen zu viel Eiweiß aufgenommen:

Bei entsprechender Veranlagung kann durch diese Eiweißüberversorgung und die damit verbundene überhöhte Aufnahme von Purinen Gicht ausgelöst werden.

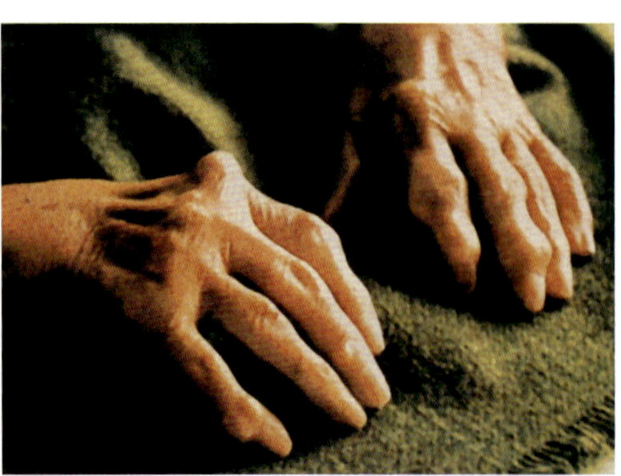

In der Entwicklungsländern wird zu wenig Eiweiß aufgenommen:

Eine krasse Unterversorgung führt zu Kwashiorkor – Eiweißmangelkrankheit – mit Pigmentflecken der Haut, bleibenden Schäden von Organen und vom Zentralnervensystem.

Wie viel Eiweiß sollen Jugendliche zu sich nehmen?

Berechnung der empfohlenen Eiweißzufuhr für Jugendliche
Gesamtenergiebedarf 3 000 bzw. 2 400 kcal (10 000 kJ)

a) männlicher Jugendlicher (15–18 Jahre)

Gesamtenergiebedarf	100 %	3 000 kcal	(12 500 kJ)
Eiweißzufuhr	12 %	360 kcal	(1 500 kJ)
1 g Eiweiß liefert		4 kcal	(17 kJ)
x g Eiweiß liefern		360 kcal	(1 500 kJ)

360 : 4 = 90 g Eiweiß

b) weibliche Jugendliche (15–18 Jahre)

Gesamtenergiebedarf	100 %	2 400 kcal	(10 000 kJ)
Eiweißzufuhr	12 %	290 kcal	(1 200 kJ)
1 g Eiweiß liefert		4 kcal	(17 kJ)
x g Eiweiß liefern		290 kcal	(1 200 kJ)

290 : 4 = 73 g Eiweiß

Empfehlenswerte Eiweißzufuhr in g pro kg Körpergewicht
bei einer biologischen Wertigkeit von 70 %

	0,5	1,0	1,5	2,0	2,5
1– 4 Jahre					
4– 7 Jahre					
7–10 Jahre					
10–13 Jahre					
13–15 Jahre					
Erwachsene					

(empfohlene Eiweißzufuhr bei Säuglingen bis zu sechs Monaten 2,7 g/kg Körpergewicht, von sechs bis zwölf Monaten abnehmend bis 1,1 g/kg Körpergewicht)

Jugendliche sollten täglich bei einem Gesamtenergiebedarf von 12 500 kJ (**3 000 kcal**) bzw. 10 000 kJ (**2 400 kcal**) nicht mehr als 88 bis 90 g bzw. 71 bis 73 g Eiweiß aufnehmen.

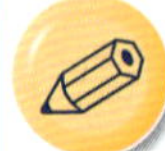

1. Stellen Sie zusammen, was Sie gestern gegessen haben. Überprüfen Sie, ob Sie die richtige Eiweißmenge und Eiweißart zu sich genommen haben.
2. Erläutern Sie die Bedeutung der Nahrungseiweißstoffe für Jugendliche.

Wasser

▶ *Sie können den Wasserkreislauf beschreiben.*

▶ *Sie können die Begriffe Grund- und Oberflächenwasser erklären.*

Wasserkreislauf

Der gesamte Wasservorrat der Erde beläuft sich auf ca. 1,4 Mrd. km³ – davon befinden sich 97,4 % in den Meeren, ca. 2 % in den polaren Eiskappen und sonstigen Gletschern, ca. 0,6 % im Grundwasser, 0,02 % in Seen und Flüssen und 0,001 % in der Atmosphäre.

Fischer Almanach, 1990, Seite 1987

Die Erdoberfläche ist zu drei Vierteln mit Wasser bedeckt. Die scheinbar unerschöpflich große Menge an Wasservorräten besteht nur zu 2,6 % aus Süßwasser, von dem vier Fünftel im „Ewigen Eis" der Polarkappen und Gletscher gebunden sind. Der Wasserbedarf von Mensch, Tier und Pflanze muss daher aus den Restmengen befriedigt werden.

Alles Wasser befindet sich in einem ständigen Kreislauf:

Wasser verdunstet; es regnet oder schneit. Der Niederschlag versickert im Boden oder er gelangt über Bäche, Flüsse oder Seen zurück ins Meer.

Regenwasser durchdringt verschiedene Bodenschichten und wird dabei gereinigt. Danach gelangt dieses Wasser ins **Grundwasser**.

Wasser aus Flüssen, Seen oder Talsperren bezeichnet man als **Oberflächenwasser**.

Trinkwasser

▶ *Sie können die Anforderungen an das Trinkwasser nennen.*

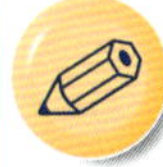

Lesen Sie zunächst Nachstehendes durch. Diskutieren Sie im Anschluss über dieses Thema.

Gibt es in Österreich Trinkwasser im Überfluss?

Das österreichische Trinkwasser kommt zu 99 % aus dem Grundwasser, davon die Hälfte aus dem Grundwasser der Tal- und Beckenlagen, die andere Hälfte aus Grundwasserquellen der Gebirgszüge, 1 % aus Oberflächenwasser.

87 % der Trinkwasserversorgung erfolgt durch Gemeinden, regionale Wasserverbände und Genossenschaften – 1900 kommunale Anlagen, 165 regionale Wasserverbände, 3300 Wassergenossenschaften –, 13 % durch Hausbrunnen.

Durch die **Österreichische Trinkwassercharta** (2003) soll:

- ein Ausverkauf des Trinkwassers verhindert werden.
- die Versorgung mit Trinkwasser in der Kompetenz der Gemeinden und Regionen bleiben.
- die Entscheidung über die Trinkwasserressourcen bei Österreich bleiben.
- durch einen kompromisslosen Einsatz für die Sauberkeit des Trinkwassers für die Zukunft erreicht werden, dass überall reines, frisches und erschwingliches Trinkwasser zur Verfügung steht.

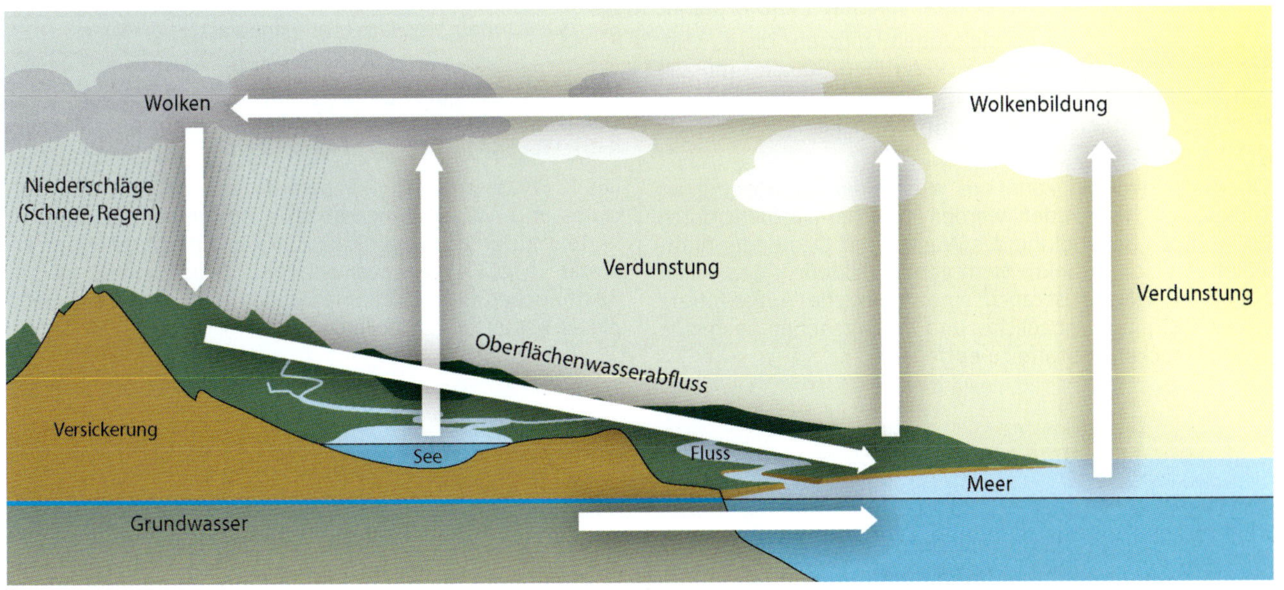

Wasserkreislauf

Trinkwasser soll klar, farb-, geruch- und geschmacklos sein. Es darf keine schädlichen Stoffe enthalten und es muss gewährleistet sein, dass keine Krankheitserreger in das Wasser gelangen können. Grundwasser und Oberflächenwasser werden als Trinkwasser genutzt.

Grundwasser und Oberflächenwasser

In der Atmosphäre und in den oberen Bodenschichten wird das Regenwasser durch Staubteilchen sowie Ausscheidungen von Mensch und Tier verunreinigt. Beim Versickern im Boden werden diese Verunreinigungen durch Filtration und Adsorption entfernt, gleichzeitig werden Salze aus dem Boden gelöst. Das ist die Selbstreinigungskraft, über die das Grundwasser verfügt.

Auch das Oberflächenwasser besitzt eine solche Selbstreinigungskraft, jedoch der Mensch, das Tier, die Industrie und kleinere Betriebe verunreinigen in mannigfacher Weise das Oberflächenwasser so sehr, dass diese Selbstreinigungskraft verloren geht. Aber auch Staustufen und wasserbauliche Maßnahmen wirken sich negativ auf die Selbstreinigungskraft aus.

Giftstoffe, gefährliche Krankheitserreger und unangenehme Geschmacksstoffe können im Grund- und Oberflächenwasser enthalten sein. Selbst ein klarer Gebirgsbach kann durch einen höher gelegenen Bauernhof oder eine höher gelegene Fremdenpension verunreinigt sein.

Wasservorkommen und Wasseraufbereitung

In der Wasserversorgung der österreichischen Bevölkerung kommt dem **Grundwasser** noch die größte Bedeutung zu. Grundwasser tritt entweder als Quelle zutage oder es wird in Brunnen aus dem Boden gepumpt. Brunnen und Quellfassung müssen so gebaut sein, dass ein Eindringen von Oberflächen-, Regenwasser und anderen Verunreinigungen unmöglich ist. Rohrleitungen müssen dicht sein. Schmutzstätten (Senk- und Sickergruben, Kanäle) müssen von Brunnen und Quellfassungen genügend weit entfernt sein (Schutzgebiet). Quellen müssen in genügender Tiefe gefasst werden.

Oberflächenwasser kann nur nach einer Entkeimung als Trinkwasser verwendet werden. Hierbei werden durch Chlor, durch Behandlung des Wassers mit Ozon oder ultraviolettem Licht krankheitserregende Bakterien und Viren abgetötet. Häufig ist auch eine chemische Aufbereitung erforderlich, um schädliche und unangenehm riechende und schmeckende Stoffe zu entfernen.

Anforderungen an das Trinkwasser

Trinkwasser hat

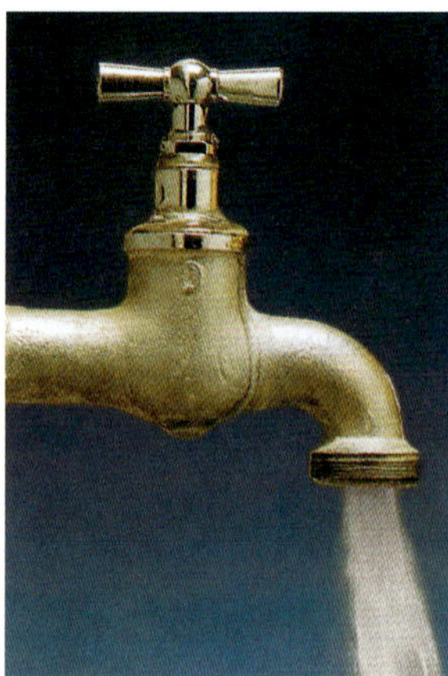

- klar, farblos und von einwandfreiem Geschmack,
- frei von Krankheitserregern zu sein
- Schadstoffe dürfen nur in begrenzten Mengen vorhanden sein:
  - Nitrat (nicht mehr als 50 mg/l)
  - Arsen, Blei, Bor, Cadmium oder Quecksilber (Bereiche von 1/10 bis 1/1000 mg/l)
  - Pestizide (0,1 mg/l)
  - chlorierte Kohlenwasserstoffe (CKW), z. B. Perchlorethylen und Krebs erregenden Teersubstanzen, polycyclische Kohlenwasserstoffe: z. B. Benzo-a-pyren; (1/100 000 bis 1/100 000 000 mg/l)

Belastung von Trinkwasser

In Österreich werden Belastungen des Trinkwassers durch Schadstoffe regional festgestellt:

- Erhöhte Nitratwerte und überhöhte Gehalte an Pflanzenschutzmitteln in intensiv landwirtschaftlich genutzten Gebieten.
- Bakterielle Verunreinigungen durch schlechte Wartung von Brunnen oder Quellfassungen oder Eindringen von Abwässern.

Härte des Wassers

 *Sie können die Härte des Trinkwassers erklären.*

Wasser ist ein gutes Lösungsmittel. Beim Versickern lösen sich je nach Beschaffenheit des Bodens mehr oder weniger Salze im Wasser.

Die im Wasser gelösten Mineralstoffe – insbesondere Calcium- und Magnesiumcarbonat – bestimmen die Wasserhärte. Calciumcarbonat (Kalk, $CaCO_3$) und Magnesiumcarbonat ($MgCO_3$) werden als Hydrogencarbonate gelöst. Beim Kochen bilden sich wieder die unlöslichen Carbonate, die als Kesselstein ausfallen.

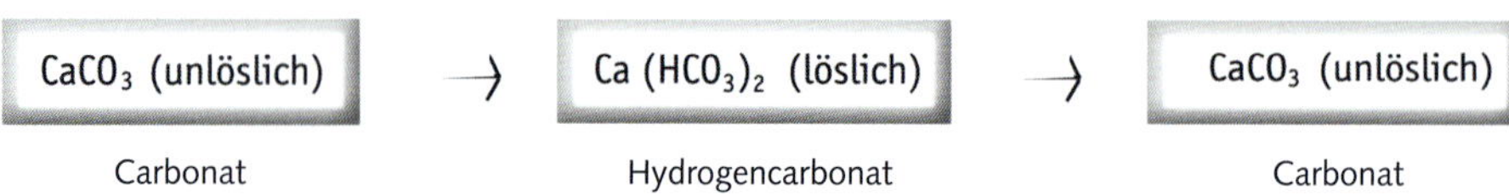

Wasser, das arm an Calcium- und Magnesiumverbindungen ist, wird als weiches Wasser bezeichnet. Hartes Wasser ist reich an diesen Verbindungen.

In **Urgesteinsschichten** kommt **weiches**, in **Kalkgesteingebieten hartes** Wasser vor.

Hartes Wasser hat einen frischen Geschmack, weiches Wasser schmeckt fade. Wasser mit mittleren Härtegraden ist als Trinkwasser am günstigsten. Es deckt etwa 10 % des täglichen Calciumbedarfes.

Deutsche Grade °d (oder °dH = deutscher Härtegrad)

Die im Wasser vorhandenen Calcium- und Magnesiumsalze werden in Calciumoxid (CaO) und Magnesiumoxid (MgO) umgerechnet.

10 mg CaO
oder
7,2 mg MgO — in 1 Liter Wasser = 1 deutscher Grad (°d)

1. Erläutern Sie die Unterschiede zwischen Regenwasser, Oberflächenwasser und Grundwasser.
2. Überlegen Sie, warum ein Brunnen nicht mit Holzbrettern abgedeckt sein darf.
3. Erklären Sie die Bedeutung des Wassers und der Wasserhärte für den Menschen.
4. Versuchen Sie, die Härte Ihres Trinkwassers beim Wasserversorgungsunternehmen oder der Gemeinde herauszufinden.
5. Überlegen Sie, welchen Beitrag Sie zur Reinhaltung der Gewässer in der Natur leisten und wie Sie den Wasserverbrauch einschränken können.
6. Pro Kopf werden in Österreich täglich 140 bis 150 Liter Trinkwasser verbraucht. Berechnen Sie nach den Angaben in der Abbildung, wie viel wofür verwendet werden.

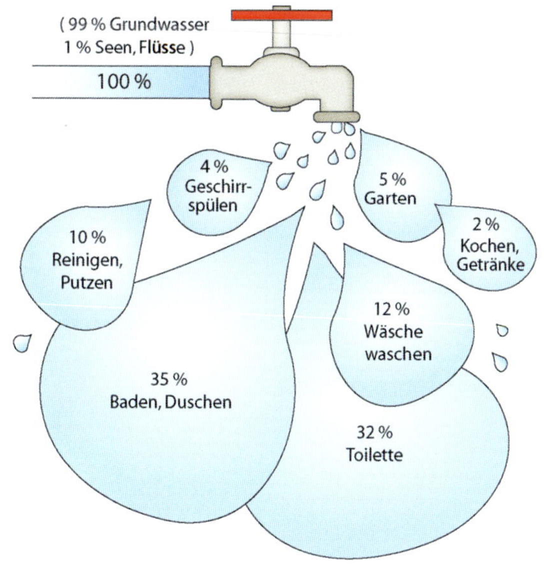

Einteilung der Wässer nach deutschen Graden:

Deutscher Härtegrad	Bezeichnung
0–8 °d	weich
9–18 °d	mittelhart
über 19 °d	hart bis sehr hart

Die Härte des Wassers spielt im Lebensmittel- und Genussmittelbereich eine Rolle. Bei zu hartem Wasser wird z. B. das Aroma von Tee oder Kaffee beeinträchtigt, Hülsenfrüchte lassen sich nicht weich kochen. Brauwasser braucht mindestens 4 °d, damit es zur Bierherstellung verwendet werden kann.

Mineralwässer, Heilwässer

> *Sie können die einzelnen Wässer beschreiben.*

> *Sie kennen die Vorkommen von Mineral- und Heilwässern in Österreich.*

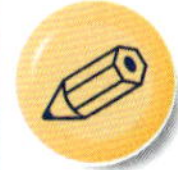

Gehen Sie in den Supermarkt und schauen Sie, welche Wässer angeboten werden.

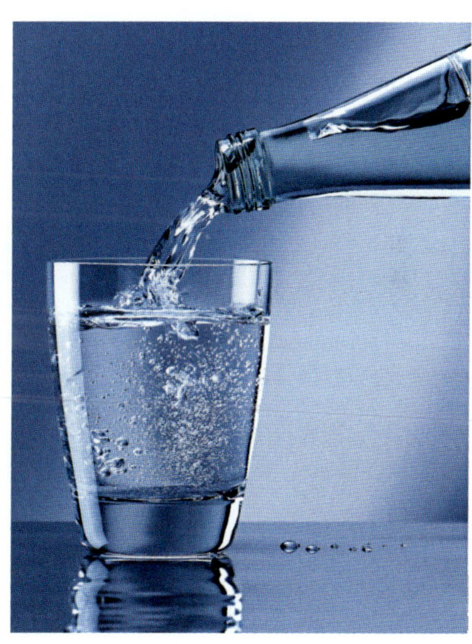

Natürliche Mineralwässer

Im Laufe von Jahrtausenden sammelte sich Wasser, das durch viele Gesteinsschichten gesickert ist, unter der Erdoberfläche. Durch den Kontakt mit den Gesteinsschichten wird und wurde das Wasser mit Mineralstoffen angereichert. Die geologische Beschaffenheit der Gesteinsschichten und die Tiefe des Wasservorkommens bestimmen die chemische Zusammensetzung des Mineralwassers.

Durch Bohrungen kann das Wasser unter hohem Druck zutage treten, gefasst und abgefüllt werden.

Die österreichischen Mineralwässer besitzen zumeist einen hohen Natrium- und Calciumhydrogencarbonatgehalt.

Mineralwasser muss einer regelmäßigen Analyse unterworfen werden. Beim Quellenaustritt muss das Mineralwasser hygienisch einwandfrei sein. Die Abfüllung muss am Quellenort erfolgen.

Mineralwasserarten

- **Kohlensäurefreies Mineralwasser:** Bezeichnung: „stilles Mineralwasser".

- **Kohlensäurehältiges Mineralwasser:** Kohlenstoffdioxid darf zugesetzt werden.

- **Säuerling** enthält viel freie gelöste Kohlensäure.

Wenn das Trinkwasser von schlechter Qualität ist, dann müssen für die Säuglingsernährung natürliche Mineralwässer eingesetzt werden. Hierfür eignen sich aber nur solche Mineralwässer, die über einen geringen Gehalt an Mineralsalzen und Nitrat verfügen. Die Kohlensäure muss entfernt werden.

Heilwässer

Werden zu Heil- und Therapiezwecken eingesetzt, die Heilwirkung muss nachgewiesen sein. Heilwässer müssen den Anforderungen des Heilbäder- und Kurortegesetzes entsprechen und von der jeweiligen Landesregierung zugelassen werden.

Verbrauch

Der Verbrauch an Mineralwässern in Österreich liegt zwischen 90 und 100 Liter pro Kopf und Jahr, das sind insgesamt 700 bis 800 Millionen Liter pro Jahr. Der Verbrauch ist bis zu einem gewissen Grad witterungsabhängig.

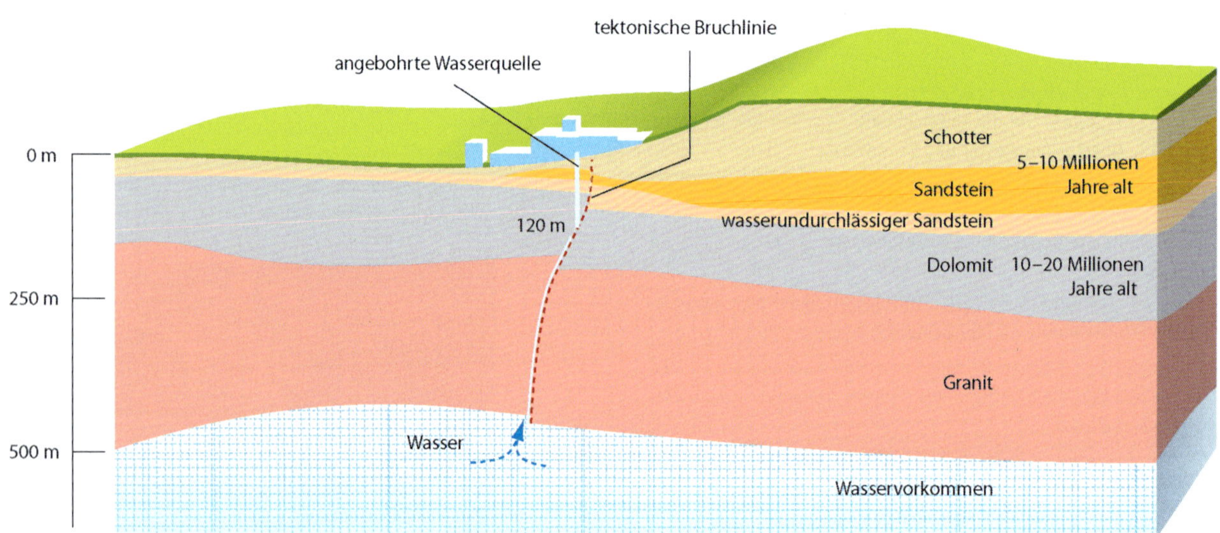

Vorkommen von Mineralwasser

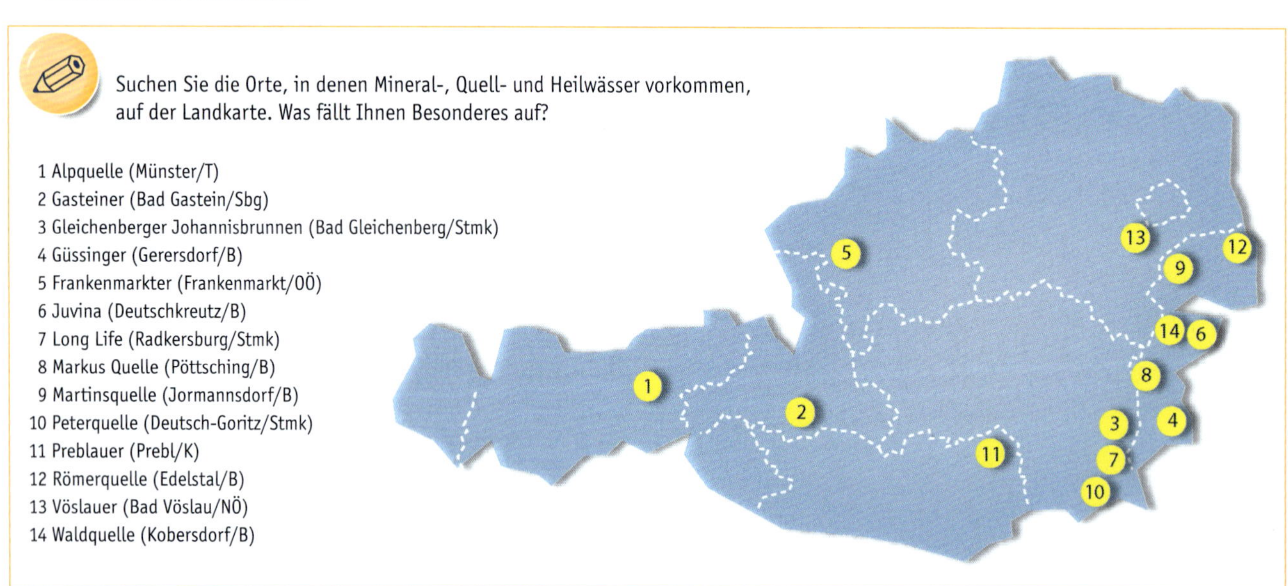

Suchen Sie die Orte, in denen Mineral-, Quell- und Heilwässer vorkommen, auf der Landkarte. Was fällt Ihnen Besonderes auf?

1 Alpquelle (Münster/T)
2 Gasteiner (Bad Gastein/Sbg)
3 Gleichenberger Johannisbrunnen (Bad Gleichenberg/Stmk)
4 Güssinger (Gerersdorf/B)
5 Frankenmarkter (Frankenmarkt/OÖ)
6 Juvina (Deutschkreutz/B)
7 Long Life (Radkersburg/Stmk)
8 Markus Quelle (Pöttsching/B)
9 Martinsquelle (Jormannsdorf/B)
10 Peterquelle (Deutsch-Goritz/Stmk)
11 Preblauer (Prebl/K)
12 Römerquelle (Edelstal/B)
13 Vöslauer (Bad Vöslau/NÖ)
14 Waldquelle (Kobersdorf/B)

Ernährungsphysiologische Bedeutung des Wassers

▶ *Sie lernen die ernährungsphysiologische Bedeutung des Wassers zu beschreiben.*

▶ *Sie können den Wasserbedarf begründen und Möglichkeiten der Bedarfsdeckung nennen.*

Wasser dient als Baustoff

Der menschliche Körper besteht zu 60 % aus Wasser. Der genaue Wassergehalt ist vom Fettgehalt und vom Alter abhängig. Mehr Fettgewebe bedeutet weniger Wasser. Der Wassergehalt sinkt mit zunehmendem Alter.

Rund 70 % des Wassers befinden sich innerhalb der Zellen. Die restlichen 30 % befinden sich außerhalb der Zellen, und zwar als Blutflüssigkeit in den Blutgefäßen, als Gewebsflüssigkeit (Lymphe) in den Lymphgefäßen und Gewebsspalten zwischen den Zellen.

Die Übersicht zeigt die mengenmäßige Verteilung des Wassers im menschlichen Körper und den ständigen Austausch zwischen Blut, Gewebs- und Zellflüssigkeit. Hierdurch wird der Transport von gelösten Nährstoffen und Stoffwechselendprodukten ermöglicht. Obwohl das Wasser im Körper ständig in Bewegung ist, bleibt die prozentuale Verteilung des Wassers im Körper verhältnismäßig gleich.

Wasser dient als Lösungsmittel

Wasser ist ein besseres Lösungsmittel als die meisten anderen Flüssigkeiten. Viele kristalline Stoffe, z. B. Kochsalz, lösen sich leicht in Wasser. Diese Eigenschaft beruht auf dem Dipol-Charakter des Wassermoleküls. Obwohl Wassermoleküle insgesamt elektrisch neutral sind, weisen die einzelnen Atome eine positive bzw. negative Ladung auf, deren Schwerpunkte nicht zusammenfallen. Wird kristallines Kochsalz mit Wasser in Verbindung gebracht, so werden die polaren Wassermoleküle stark von Na^+- und Cl^--Ionen angezogen, das Kochsalz wird gelöst. Es bilden sich hydratisierte Na^+- und Cl^--Ionen. Entsprechend kann Wasser auch organische Verbindungen, z. B. Zucker, lösen.

Wasser ermöglicht die Wärmeregulation

Für Wasser wird eine höhere Verdampfungswärme als für die meisten anderen vergleichbaren Flüssigkeiten benötigt. Dies bedeutet, dass zwischen den benachbarten Wassermolekülen aufgrund des Dipol-Charakters Anziehungskräfte bestehen. Die Verdampfungswärme wird benötigt, um die Moleküle voneinander zu lösen, sie in den gasförmigen Zustand zu bringen. Der Körper nutzt diese Eigenschaft des Wassers, um bei starker körperlicher Arbeit oder heißem Wetter die Körpertemperatur bei 37 °C zu halten. Durch die Verdunstung des Wassers/Schweißes wird Wärme gebraucht, die Haut kühlt ab, die Körpertemperatur wird reguliert.

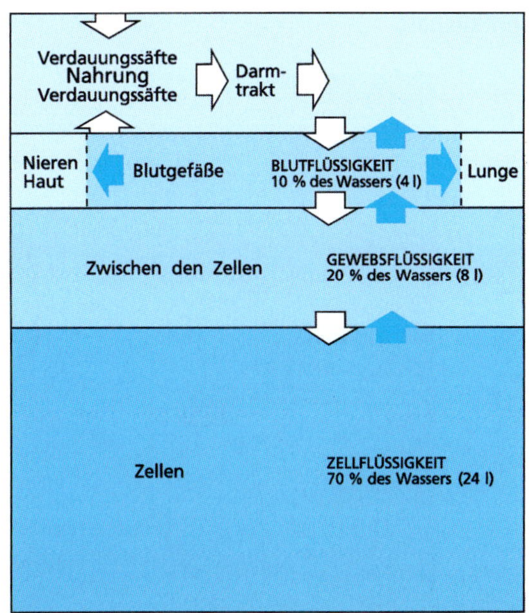

Verteilung des Wassers im menschlichen Körper.
Die Literangaben beziehen sich auf ein Gesamtkörpergewicht von 60 kg, d. h., bei diesem Körpergewicht sind 36 l Wasser vorhanden.

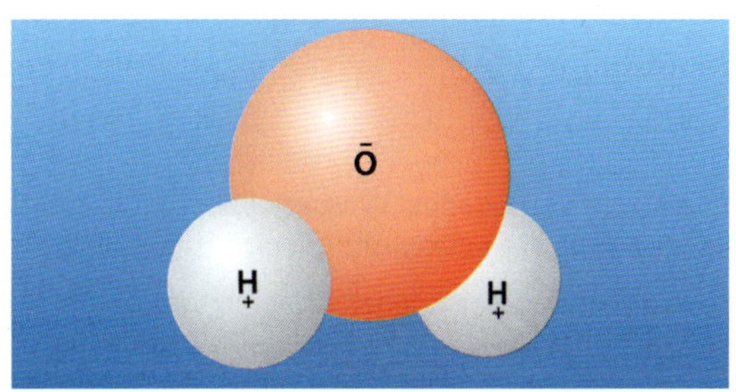

Dipol des Wassers

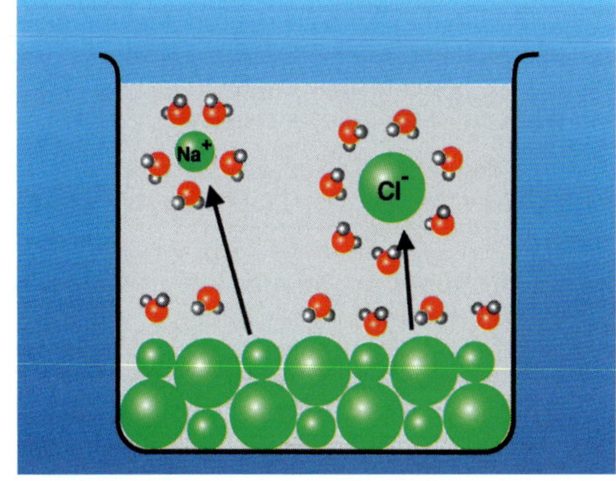

Hydratisierte Na^+- und Cl^--Ionen

Wasserhaushalt

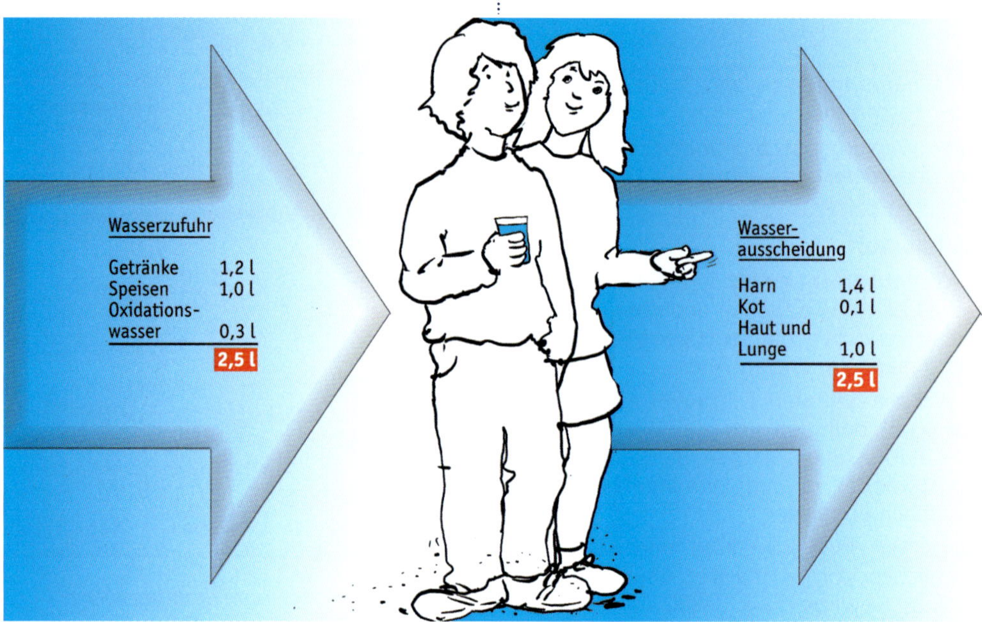

Wasserzufuhr

- **Getränke**

- **in Speisen enthaltenes Wasser:** Der durchschnittliche Wassergehalt der Lebensmittel beträgt 60–70 %.

- **Oxidationswasser** ist jenes Wasser, das beim Abbau der Kohlenhydrate, Fette und Eiweißstoffe in den Zellen gebildet wird.

Wasserausscheidung

- **Harn über die Niere:** Eine Mindestmenge von 0,5 l ist notwendig, um die Stoffwechselprodukte und die überschüssigen Mineralstoffe – besonders Kochsalz – auszuscheiden. Überschüssig aufgenommene Flüssigkeit kann die Harnmenge stark ansteigen lassen.

- **Kot durch den Darm:** Die ausgeschiedene Wassermenge ist sehr gering. Bei Durchfall hingegen ist sie stark erhöht.

- **Schweiß über die Haut und Atemluft als Wasserdampf über die Lungen:** Die Schweißbildung ist abhängig von der Temperatur/Luftfeuchtigkeit, sie steigt bei trockenem und heißem Klima und bei starker Muskeltätigkeit. Die ausgeschiedene Flüssigkeitsmenge über die Lunge steigt mit der Körpertemperatur und dem Atemvolumen und sinkt mit zunehmender Luftfeuchtigkeit.

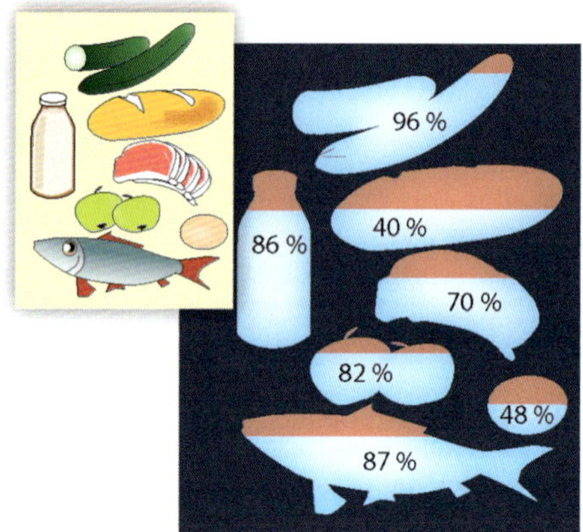

Wassergehalt einiger Lebensmittel

Wie viel und welche Getränke sollen wir trinken?

Man kann wochenlang ohne feste Nahrung, aber nur etwa drei Tage ohne Flüssigkeit leben. Menschen machen einen Hungerstreik, aber keinen „Trinkstreik", dieser wäre schnell beendet.

 **Erwachsene sollten täglich etwa 1,5 bis 2 Liter Flüssigkeit aufnehmen.**

Säuglinge haben einen verhältnismäßig höheren Flüssigkeitsbedarf als Erwachsene, da sie einen höheren Grundumsatz haben und Stoffwechselendprodukte nur mit größeren Wassermengen (verdünnt) ausgeschieden werden.

Ältere Menschen trinken häufig weniger, da das Durstempfinden sinkt, der Flüssigkeitsbedarf ist jedoch geblieben.

Besonders diese Personen müssen also auf eine ausreichende Flüssigkeitszufuhr achten.

Der jeweilige persönliche Flüssigkeitsbedarf wird bestimmt durch:

- Klima
- Arbeitsleistung / Freizeit
- Kochsalzzufuhr
- Alter

Geeignete Getränke

Der Flüssigkeitsbedarf sollte gedeckt werden durch:

- Trinkwasser
- Mineralwasser
- Früchte- und Kräutertees (ungezuckert)
- Fruchtsäfte verdünnt: 1 Teil Fruchtsaft, 3 Teile Wasser
- Gemüsesäfte verdünnt: 1 Teil Gemüsesaft, 2–3 Teile Wasser; auf eventuellen Salzgehalt achten.

Im Normalfall dient das Trinken der Flüssigkeitszufuhr und nicht der Versorgung mit Nährstoffen, keinesfalls der Versorgung mit Weißzucker.

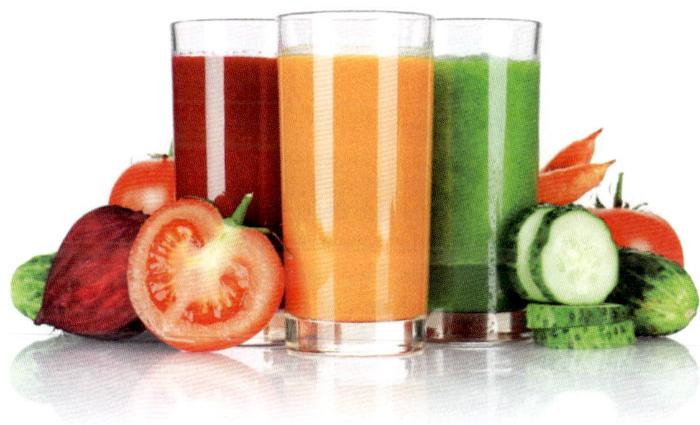

Ungeeignete Getränke

Alle Getränke mit einem Zusatz von Weißzucker, wie Limonaden, Mineralwässer mit Zuckerzusätzen. Für Milch gilt: „Milch ist ein Lebensmittel und kein Getränk".

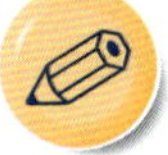

1. Welche Faktoren bestimmen den täglichen Wasserbedarf?
2. Wie erfolgt die Wasserregulation?
3. Begründen Sie den erhöhten Wasserbedarf a) im Sommer, b) bei fiebrigen Erkrankungen.

Wasser bei der Lebensmittelverarbeitung

▶ *Sie lernen die Eigenschaften des Wassers bei der Lebensmittelverarbeitung zu berücksichtigen.*

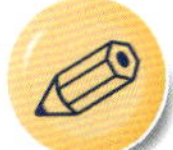

Erhitzen Sie Wasser und beobachten Sie dabei den Temperaturanstieg.

Stellen Sie fest, bis zu welcher Temperatur das Wasser erhitzt werden kann.

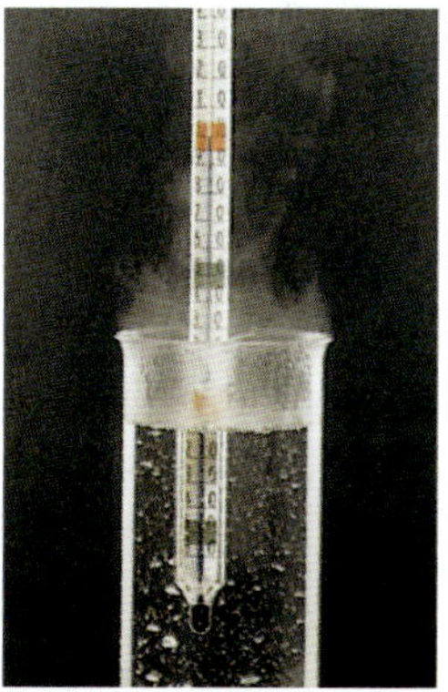

Wasser bei 95 °C bis 100 °C

Siedepunkt des Wassers

Wasser siedet bei Normaldruck (d. h. auf Meereshöhe) bei 100 °C, es geht bei dieser Temperatur in Wasserdampf über. Trotz weiterer Energiezufuhr kann das Wasser aber nicht über 100 °C erhitzt werden.

Im Dampfdruckkochtopf bei 1,8 bar (1 bar ≈ 100 000 Pascal, 1 mbar ≈ 1 kPa) siedet das Wasser erst bei 116 °C. Bei erhöhtem Innendruck siedet das Wasser also bei höheren Temperaturen, hierdurch wird die Garzeit erheblich verkürzt.

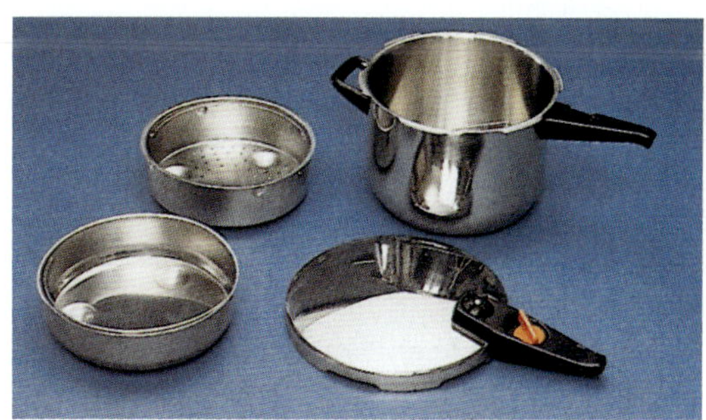

Dampfgaren gehört zu den gesündesten und einfachsten Kochtechniken in der Küche. Als Grundregel gilt: Alles, was gekocht werden kann, kann auch im Dampfgarer gedämpft werden. Dabei sind die meisten Garzeiten mit den Kochzeiten am Kochfeld ident (z. B. geschnittene Kartoffeln benötigen am Kochfeld 20 Minuten und im Dampfgarer ebenso 20 Minuten).

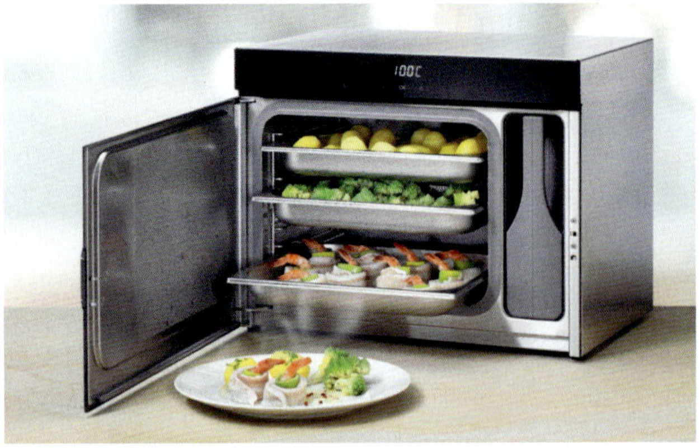

● Lebensmittel unzerkleinert waschen und nie im Wasser liegen lassen: Mit zunehmender Zerkleinerung vergrößert sich die Oberfläche der Lebensmittel, Wasser kann leichter eindringen und Vitamine und Mineralstoffe herauslösen.

● Lebensmittel kurz und gründlich unter fließendem, kaltem Wasser waschen: Warmes Wasser löst stärker als kaltes. Lebensmittel mit empfindlicher Struktur (Salat) werden in stehendem Wasser gewaschen. Gründliches Waschen ist erforderlich, um eventuell vorhandene Schadstoffe (z. B. Blei) zu entfernen. Zugleich jedoch darauf achten, dass das Wasser nicht verschwendet wird.

Lebensmittel	Garzeiten in Minuten		
	Normaltopf	Dampfdrucktopf	Dampfgarer
Huhn (1 Stk.)	100–150	30–50	100
Fischfilet frisch (450g)	8–20	8–10	10
Karfiol (1 Stk.)	20–30	10	19
Erbsen (400 g TK)	10–15	3–5	20
Karotten	20–40	8–10	5
Weißkraut	20–40	10–15	40
Kartoffeln	20–25	8–10	20–25

Wasser löst heraus

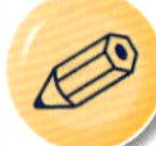

Geben Sie jeweils getrennt in ein Becherglas mit kaltem Wasser und in ein Becherglas mit heißem Wasser
a) einige Spinatblätter,
b) ein Stück Zitronenschale,
c) einige Teeblätter.
Beobachten Sie und vergleichen Sie das Aussehen der Proben.

Ist ein Herauslösen von Geschmacks- oder Farbstoffen erwünscht, Lebensmittel in heißes Wasser geben.

Wasser löst einige feste Stoffe

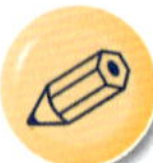

1. Geben Sie je 1 TL Zucker oder Salz in ein Becherglas mit
   a) kaltem Wasser,
   b) warmem Wasser.
   Beobachten Sie.
2. Geben Sie in je ein Becherglas mit kaltem Wasser
   a) 1 EL Speiseöl,
   b) 1 EL Alkohol.
   Beobachten Sie.
3. Öffnen Sie eine Flasche Mineralwasser. Geben Sie Mineralwasser in ein Becherglas und erhitzen Sie dieses langsam. Beobachten Sie.

Wasser lässt aufquellen

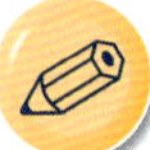

Geben Sie getrocknetes Obst oder Hülsenfrüchte in Wasser. Lassen Sie die Lebensmittel 12 Stunden in Wasser stehen. Vergleichen Sie danach Aussehen, Beschaffenheit und Volumen von eingeweichten und nicht eingeweichten Lebensmitteln.

Lebensmittel, denen durch Trocknung Wasser entzogen wurde, z. B. Hülsenfrüchte, müssen zum Aufquellen in Wasser gelegt werden.

1. Nennen Sie Beispiele aus der Lebensmittelverarbeitung, bei denen ein Herauslösen von Geruchs- und Farbstoffen erwünscht ist.
2. Überlegen Sie, welche Nahrungsbestandteile durch heißes Wasser aus Lebensmitteln
   a) herausgelöst,
   b) nicht herausgelöst werden können.
3. Beschreiben Sie das Säubern und Garen von
   a) Karotten,
   b) Karfiol.

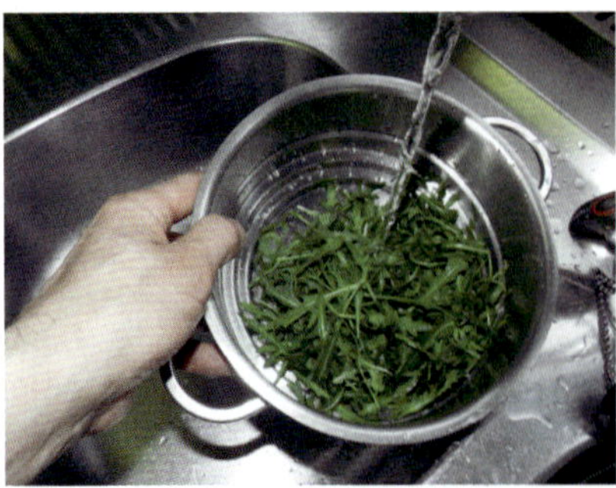

Mineralstoffe

▶ *Sie können Mineralstoffe in Mengenelemente und Spurenelemente unterteilen.*

▶ *Sie können die Bedeutung der Mineralstoffe für den menschlichen Organismus allgemein erklären.*

Mengenelemente	Spurenelemente
Natrium	Eisen
Kalium	Kupfer
Calcium	Zink
Chlorid	Kobalt
Phosphat	Iodid
Magnesium	Fluorid
Schwefel	Mangan
	Molybdän
	Chrom
	Selen

Begriffserklärung – Mineralstoffe

 Neben den organischen Nährstoffen (Kohlenhydrate, Fette und Eiweißstoffe) müssen wir auch **anorganische Nahrungsbestandteile** aufnehmen, die **Mineralstoffe** genannt werden **(= nicht brennbare Bestandteile)**.

Der Anteil an Mineralstoffen im menschlichen Körper beträgt etwa 4 % des Körpergewichtes. Die Mineralstoffe unterliegen einem ständigen Stoffwechsel. Bei normaler Ernährung scheidet der Mensch täglich ungefähr 15–20 g Mineralstoffe aus, dieser Mineralstoffverlust muss ausgeglichen werden. Mit der Nahrung müssen also regelmäßig Mineralstoffe aufgenommen werden.

Einteilung der Mineralstoffe

Die einzelnen Mineralstoffe kommen im menschlichen Körper in unterschiedlichen Mengen vor.

 Je nach der Menge ihres Vorkommens im Körper und in den Körperflüssigkeiten unterscheidet man **Mengenelemente** (30–1000 g) und **Spurenelemente** (0,01–5 g).

Ernährungsphysiologische Bedeutung der Mineralstoffe

● **Baustoffe:** Mineralstoffe sind wesentliche Bestandteile des menschlichen Skeletts. Sie geben diesem die Festigkeit und ermöglichen so eine Stützfunktion: Calcium und Phosphat.

● **Wirkstoffe** (Reglerstoffe): Mineralstoffe beeinflussen in gelöster Form als Ionen die lebensnotwendigen physikalischen und chemischen Eigenschaften der Körperflüssigkeiten, z. B. den Innendruck der Zellen und somit die Gewebespannung. Hier wirken Natrium und Kalium mit.

● **Bestandteile von organischen Verbindungen:** Als Bestandteile von Enzymen regeln sie Stoffwechselvorgänge, z. B. Eisen, Kupfer, Zink, Molybdän und Mangan.
Sie können aber auch Bestandteile von Hormonen und Vitaminen sein, z. B. Iodid Bestandteil des Schilddrüsenhormons Thyroxin, Kobalt Bestandteil des Vitamin B_{12}. Eisen ist Bestandteil des Blut- und Muskelfarbstoffes.

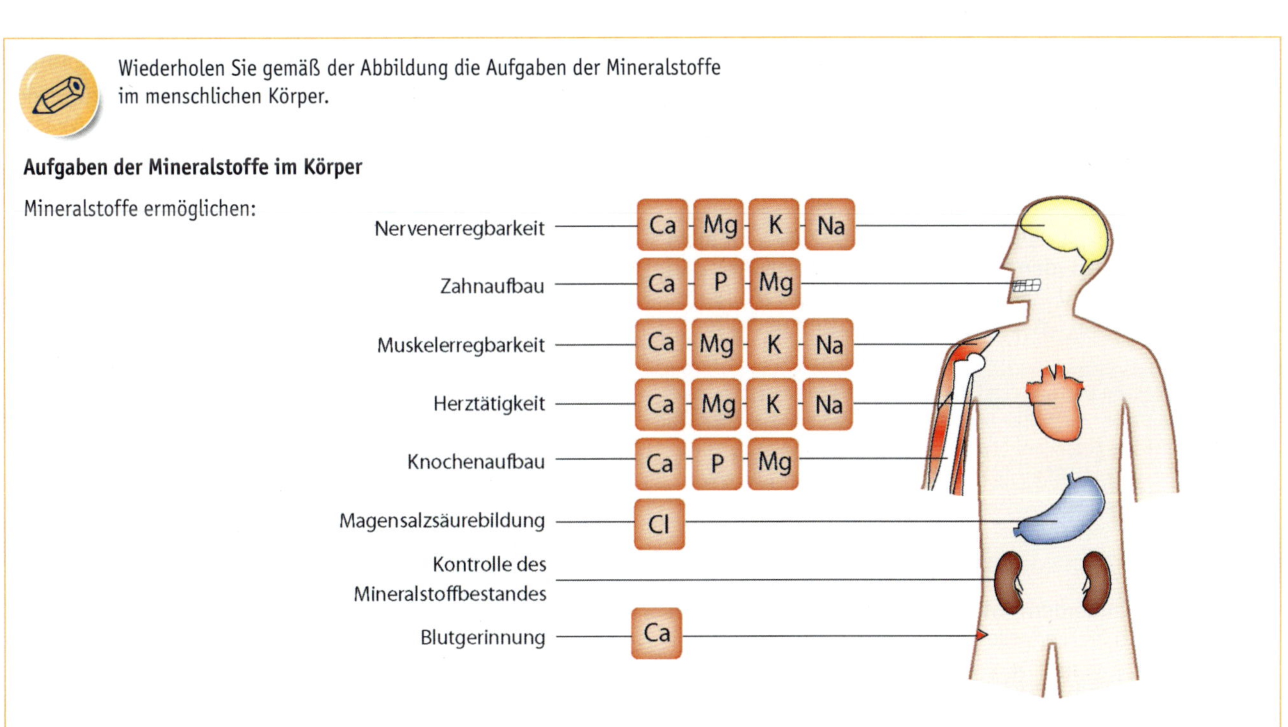

Wiederholen Sie gemäß der Abbildung die Aufgaben der Mineralstoffe im menschlichen Körper.

Aufgaben der Mineralstoffe im Körper

Mineralstoffe ermöglichen:

Natrium und Kalium

▶ *Sie können die Bedeutung der Mineralstoffe als Reglerstoffe für den Menschen am Beispiel von Natrium und Kalium erklären.*

▶ *Sie können Empfehlungen für die Bedarfsdeckung begründen.*

Diskutieren Sie folgenden Text:

Kochsalz ist eine Verbindung aus Natrium und Chlorid. Früher konnten sich nur reiche Leute das kostbare Salz leisten, das heute für wenig Geld zu kaufen ist. Mit sinkendem Preis stieg der Salzkonsum in ungesunde Höhen, so sagen es einige Wissenschaftler.

Es wird ein Zusammenhang zwischen Salzkonsum und der Volkskrankheit Bluthochdruck bei entsprechender Veranlagung vermutet. Der Salzkonsum ist bei uns dreimal so hoch, wie er sein sollte.

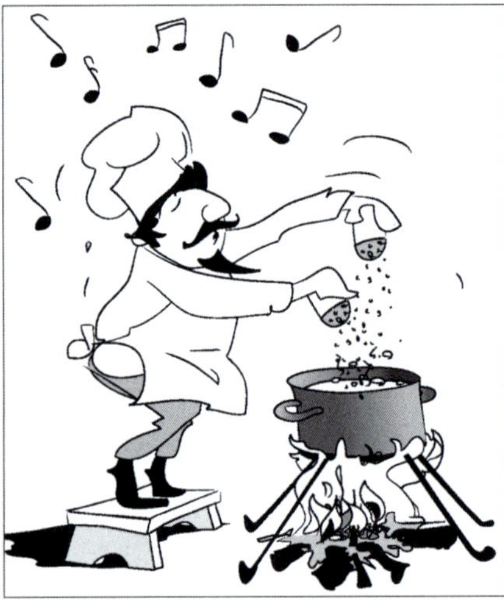

Aufgaben im Körper

● Der Natriumbestand im menschlichen Körper beträgt etwa 70 g, der Kaliumbestand etwa 170 g. Rund die Hälfte des Natriums befindet sich im Blut und in der Gewebsflüssigkeit, also außerhalb der Zellen. Kalium befindet sich in den Zellen. Natrium-, Kalium- und Chloridionen und andere Ionen haben die Aufgabe, den osmotischen Druck der Zellen aufrechtzuerhalten.

❗ Zu einem **Natrium- und Kaliummangel** kann es durch anhaltende Durchfälle oder häufiges Erbrechen kommen. Dies ist besonders bei Säuglingen zu beachten, da hier schnell entscheidende Mineralstoffverluste und so auch Wasserverluste auftreten können.

● Kalium ist außerdem wichtig für die Funktionen der Muskel- und Nervenzellen.

● Ein weiteres Drittel des Natriumbestandes ist in den Knochen gespeichert, es kann bei Mangelzuständen wieder an das Blut abgegeben werden.

Veränderungen des Natrium- bzw. Kaliumbestandes im Körper

Beim Schwitzen verliert der Körper Wasser, Natrium und in geringer Menge Kalium. Die Folgen des starken Schwitzens, z. B. nach einer sportlichen Betätigung oder bei großer Hitze, können allgemeine Schwäche, Gewichtsverlust, Muskelkrämpfe und ein Absinken des Blutdrucks sein.

Trinkt man nun reines Wasser, so wird dies schnell wieder mit dem Harn ausgeschieden. Wird dagegen Wasser mit Kochsalz/Mineralstoffen aufgenommen, so wird der Wasserverlust wieder ersetzt. Aus diesem Grund nehmen z. B. Sportler Salztabletten oder mineralstoffhaltige Getränke zu sich, um den Verlust auszugleichen.

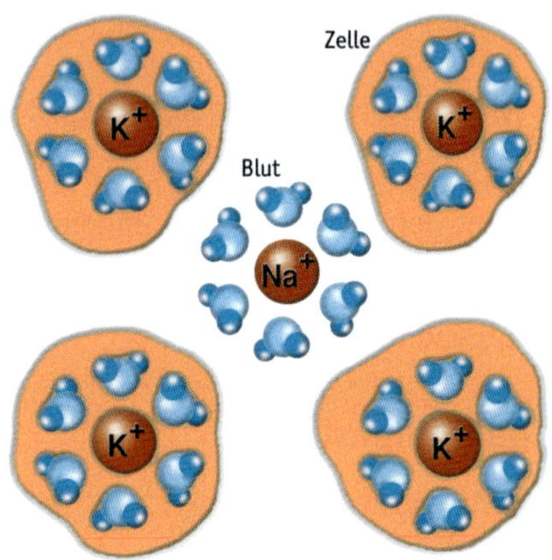

Verteilung von Natrium und Kalium in den Zellen und im Blut

Zu einem Kaliummangel kann es auch durch Medikamente, z. B. Entwässerungs- und Abführmittel, kommen. Da Kalium auch für die Muskeltätigkeit des Darmes verantwortlich ist, wird der Darm durch den Kaliummangel infolge der Einnahme von Abführmitteln „träger", die Abführmitteldosis muss erhöht werden, der Teufelskreis beginnt.

Durch einen Kaliummangel kann es zu einer Störung des Natrium-Kalium-Haushalts kommen. Natrium hält Wasser im Körper fest, es kommt zu Wasseransammlungen unter der Haut, zu Ödemen.

Wenn man Chips isst, bekommt man Durst, da die Natriumkonzentration im Blut ansteigt. Der Durst ist eine Schutzmaßnahme des Körpers, da das Salz gelöst und ausgeschieden werden muss. Die Blutmenge und die Flüssigkeitsmenge in den Zwischenzellräumen nehmen zu. 8 g Natrium (entspricht 20 g Kochsalz) binden etwa 1 l Wasser.

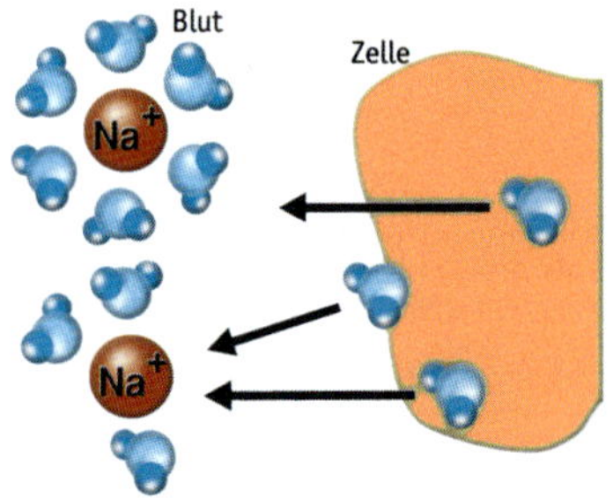

Kochsalz: Verschiebung der Flüssigkeit aus den Zellen in Gewebsflüssigkeit und Blut

Bei bestehendem **Bluthochdruck** wirkt eine Einschränkung der Natriumaufnahme in der Regel blutdrucksenkend.

Kalium wirkt jedoch **blutdrucksenkend.** Besonders kaliumreich sind pflanzliche Lebensmittel: Gemüse, Obst (besonders Bananen), Nüsse und Pilze.

Es wird zu viel Natrium mit der Nahrung aufgenommen.

Nehmen wir an, ein Schiffbrüchiger trinkt 100 ml Meerwasser, da er Durst hat. Die Natriumkonzentration im Blut und in der Gewebsflüssigkeit steigt hierdurch weiter an. Um den Salzgehalt von 100 ml Meerwasser ausscheiden zu können, müsste der Körper 160 ml Harn bilden. Salzfreies Trinkwasser steht dem Schiffbrüchigen jedoch nicht zur Verfügung. Es muss also Wasser aus den Zellen abgegeben werden. Die Zellen verlieren ihren ursprünglichen Quellungszustand, der Schiffbrüchige verdurstet, obwohl genügend Wasser vorhanden ist.

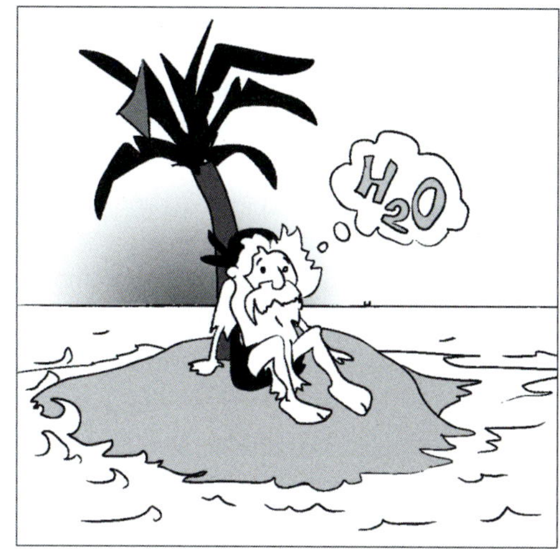

Calcium

> *Sie können die Bedeutung der Mineralstoffe als Baustoffe für den Menschen am Beispiel des Calciums erklären.*

> *Sie lernen calciumreiche Lebensmittel zu nennen.*

Vorkommen und Aufgaben

Schon durch seine Menge im Körper unterscheidet sich Calcium von anderen Mineralstoffen. Im menschlichen Skelett ist ungefähr 1 kg Calcium eingelagert. Calcium liegt hier zusammen mit Phosphat in Salzform vor.

 Calcium verleiht den Knochen die Festigkeit. Außerdem ist Calcium auch unentbehrlicher Bestandteil aller Gewebe und Organe.

Calciumstoffwechsel

Calcium gelangt mit dem Nahrungsbrei in den Dünndarm und wird durch die Darmwand ins Blut aufgenommen. **Vitamin D fördert diese Resorption;** Eiweißstoffe, Milchsäure, eine fettreiche Nahrung und Oxalsäure sowie andere Stoffen hemmen sie. Mit dem Blut wird Calcium zu den Knochen transportiert, die Einlagerung in die Knochen ist hormongesteuert durch Calcitonin (siehe Abbildung). Umgekehrt wird Calcium auch wieder hormongesteuert (Parathormon) aus den Knochen abgegeben und mit Harn und Kot ausgeschieden.

Calciumbestand im Körper

Der Calciumbestand im Körper wird möglichst konstant gehalten, hierfür sorgen zwei Hormone:

- Parathormon
- Calcitonin

Übersicht – Calciumstoffwechsel

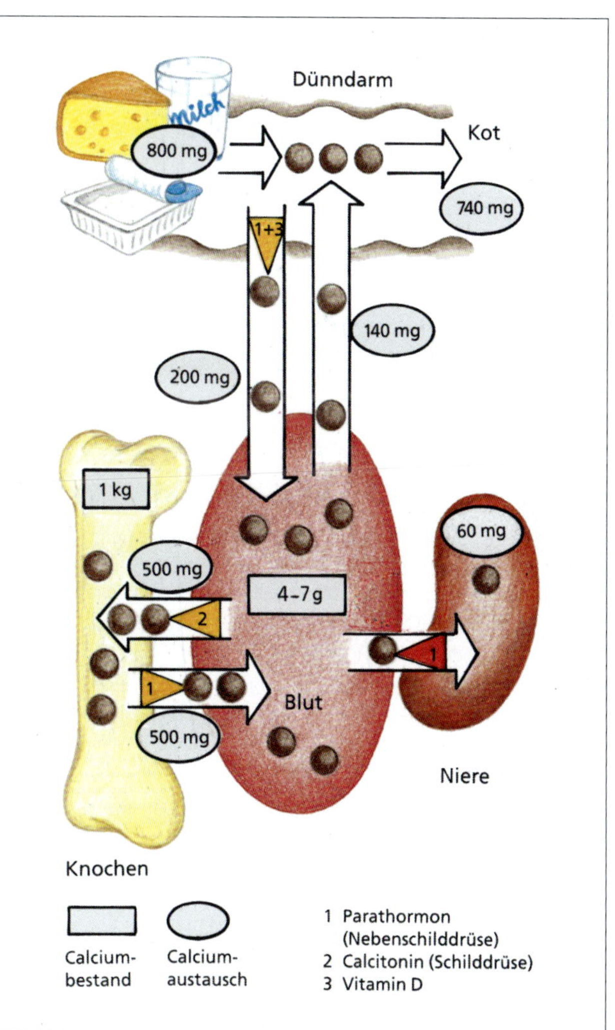

Sinkt der Blutcalciumspiegel, so wird das **Parathormon** (Nebenschilddrüse) ausgeschüttet, es bewirkt

– eine verstärkte Calciumresorption,
– eine verstärkte Calciumabgabe aus den Knochen,
– eine verminderte Calciumausscheidung mit dem Harn.

Steigt der Blutcalciumspiegel, so wird das **Calcitonin** (Schilddrüse) ausgeschüttet, es bewirkt

– eine verstärkte Calciumeinlagerung in den Knochen.

Auf diese Weise kann im gesunden Organismus der Blutcalciumspiegel konstant gehalten werden, das Calcium kann im Körper seine Aufgaben erfüllen.

Es können aber auch **krankhafte Veränderungen** auftreten.

Sinkt der Calciumspiegel des Blutes zu stark ab, so kommt es zunächst zu Krämpfen (Tetanie). Bei länger anhaltendem Calciummangel kommt es zur Knochenerweichung. Bei Kindern nennt man diese Krankheit **Rachitis,** bei Erwachsenen **Osteomalazie.**

Steigt der Calciumspiegel des Blutes dagegen zu stark an, so kommt es zu krankhaften **Calciumablagerungen in den Organen.**

Calciumbedarf

Empfehlenswerte tägliche Calciumzufuhr pro Person

	in g	0,5	1,0	1,2
Säuglinge	0,5 g			
Kinder	0,6–1,1 g			
Jugendliche	1,2 g			
Erwachsene	1,0 g			
Schwangere	1,0–1,2 g			
Stillende	1,0–1,2 g			

Einen erhöhten Calciumbedarf haben:

• **Säuglinge, Kinder und Jugendliche:** aufgrund des Wachstums, da noch zusätzlich Calcium in die Knochen eingelagert werden muss. Die Knochen des Säuglings und Kindes erhalten noch nicht genügend Calcium, sie sind deshalb weicher und biegsamer als die Knochen von Erwachsenen.

• **Schwangere,** da der kindliche Organismus aufgebaut werden muss. Wird während der Schwangerschaft nicht genügend Calcium aufgenommen, so kann der Säugling später leicht unter rachitischen Veränderungen leiden.

• **Stillende,** da mit der Muttermilch Calcium abgegeben wird. 1 l Muttermilch enthält 330 mg Calcium.

Calciumbedarfsdeckung

● **Vitamin D fördert die Calciumaufnahme.** Bei Vitamin-D-Mangel kommt es leicht zu einer Calciumunterversorgung.

● **Oxalsäure hemmt die Calciumaufnahme.** Im Spinat ist eine relativ große Oxalsäuremenge enthalten, die die Calciumaufnahme hemmt. Bekommt man gleichzeitig Milch mit Spinat zu essen, so bildet das Calcium der Milch mit der Oxalsäure des Spinats eine schwerlösliche Verbindung, die nicht durch die Darmwand ins Blut aufgenommen werden kann.

Einen hohen Oxalsäuregehalt haben außerdem Rhabarber, rote Rüben, Bambussprossen und Kakao. Aus Kakaogetränken können die Kinder nur teilweise das Calcium resorbieren.

Deckung des täglichen Calciumbedarfs von 1000 mg

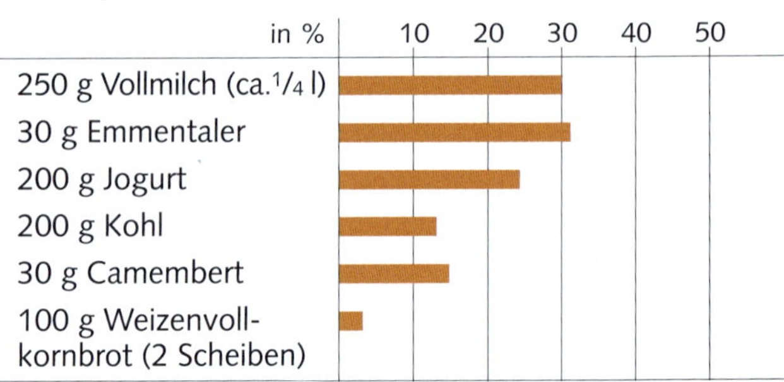

	in %	10	20	30	40	50
250 g Vollmilch (ca. ¼ l)						
30 g Emmentaler						
200 g Jogurt						
200 g Kohl						
30 g Camembert						
100 g Weizenvollkornbrot (2 Scheiben)						

1. Ermitteln Sie mithilfe der Nährwerttabellen zehn besonders calciumreiche Lebensmittel.

2. Warum muss ein Säugling ausreichend Milch mit der Nahrung aufnehmen?

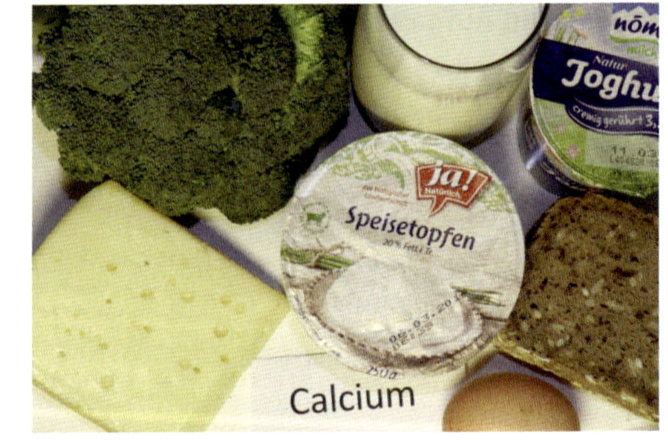

Eisen

▶ *Sie lernen die Bedeutung des Eisens für den menschlichen Körper zu erklären.*

▶ *Sie können eisenreiche Lebensmittel nennen.*

Vorkommen und Aufgaben

Der Gesamteisenbestand im menschlichen Körper beträgt 4 bis 5 g, davon findet es sich zu 70 % im Hämoglobin, zu 3 % im Myoglobin, zu 0,2 % in Enzymen und zu 26 % als Speicher- und Transporteisen.

Eisen ist im menschlichen Körper hauptsächlich Bestandteil des Hämoglobins und des Myoglobins. Als Bestandteil des Hämoglobins und Myoglobins erfüllt es die Aufgabe des Sauerstofftransports und der Sauerstoffspeicherung.

Eisenstoffwechsel

Die in den Lebensmitteln enthaltenen Eisenverbindungen werden durch die Magensalzsäure so verändert, dass sie im oberen Dünndarm aus dem Nahrungsbrei durch die Darmwand ins Blut aufgenommen werden können. Eisen wird dann zum Knochenmark, zur Leber und zur Milz transportiert. Hier wird Eisen gespeichert, wenn es nicht zur Bildung des Hämoglobins benötigt wird.

Übersicht – Eisenstoffwechsel

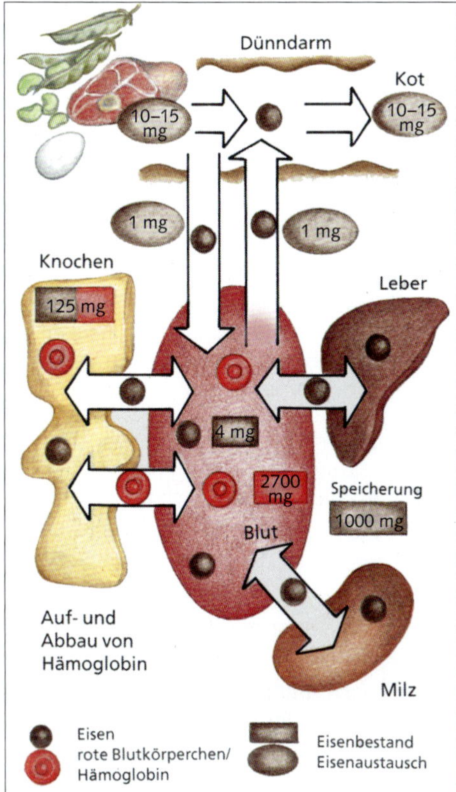

Eisenmangel

hat eine Verminderung des roten Blutfarbstoffes in den Blutkörperchen zur Folge, man spricht von **Anämie** (Blutarmut, Bleichsucht).

Eisenbedarf

Empfehlenswerte Höhe der täglichen Eisenzufuhr

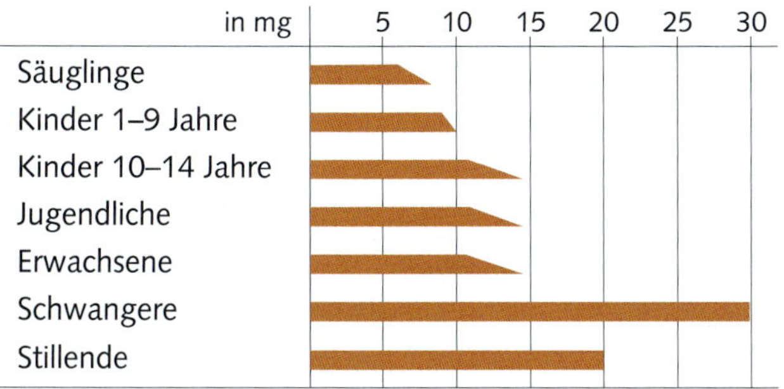

Lebenslauf eines roten Blutkörperchens

Die roten Blutkörperchen werden im Mark der flachen Knochen erzeugt. Diese etwa 1,5 Kilogramm wiegende Marksubstanz produziert in jeder Sekunde 2,3 Millionen Blutzellen. Die große Leistung ist notwendig, da die durchschnittliche Lebensdauer der roten Blutkörperchen nur 120 Tage beträgt. In dieser Zeit hat das rote Blutkörperchen eine Strecke von 1 500 Kilometern (Wien – Frankfurt und zurück) hinter sich gebracht.

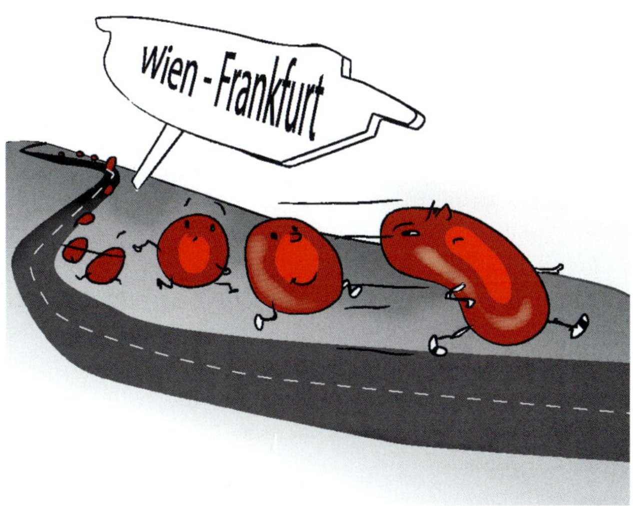

> **Einen erhöhten Eisenbedarf haben:**
>
> - **Säuglinge, Kinder und Jugendliche:** aufgrund des Wachstums. Außerdem kann der Eisengehalt der Lebensmittel in diesem Alter noch nicht voll ausgenutzt werden. Dabei ist zu beachten, dass selbst beim Erwachsenen nur 10 % des Eisengehaltes der Lebensmittel ausgenutzt werden können.
> - **Schwangere,** da der kindliche Organismus aufgebaut werden muss. Das Neugeborene verfügt über einen Eisenvorrat von 200 bis 400 mg.
> - **Stillende,** aufgrund der besonderen Belastung des Organismus.
> - **Ältere Menschen,** da der Eisengehalt der Nahrung u. U. nicht mehr voll ausgenutzt werden kann.
> - **Frauen** haben einen höheren Eisenbedarf als Männer. Durch die Menstruationsblutungen geht Eisen verloren, das durch die Nahrung ersetzt werden muss. (Frauen 15 mg/tgl., Männer 10 mg/tgl.)

Eisenbedarfsdeckung

Zu einer Verschlechterung der Eisenaufnahme aus den Lebensmitteln kann führen:

● Mangel an Magensalzsäure

Eisen wird von Frauen zu ca. 12 %, von Männern zu ca. 6 % aus der Nahrung aufgenommen. Der Körper kann die Absorption bei Mangelzuständen auf über 20 % steigern.

Generell kann der Eisengehalt aus tierischen Lebensmitteln besser als aus pflanzlichen absorbiert werden. Dafür ist nahezu ausschließlich das „Häm-Eisen", das ist das an den roten Blutfarbstoff (Hämoglobin) und den roten Muskelfarbstoff (Myoglobin) gebundene Eisen, verantwortlich.

Zur **Deckung des Eisenbedarfs** sind folgende Lebensmittel besonders gut geeignet:

Leber, Eidotter, Fleisch, Gemüse und Hülsenfrüchte.

Die gleichzeitige Aufnahme von Vitamin C steigert die Eisenresorption, die von Kaffee und schwarzem Tee hemmt sie.

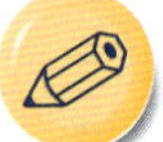

1. Ermitteln Sie mithilfe der Nährwerttabellen zehn besonders eisenreiche Lebensmittel.
2. Warum kommt es im Säuglingsalter besonders leicht zu Eisenmangelerscheinungen?

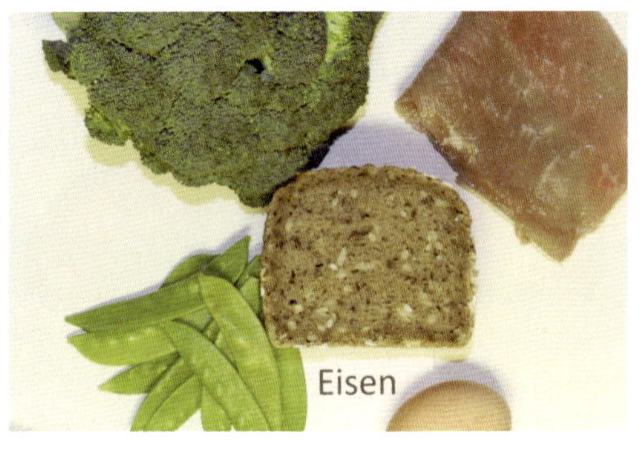

Iodid

Sie lernen die Bedeutung des Iodids für den menschlichen Körper zu erklären.

Iodid ist Bestandteil des Schilddrüsenhormons Thyroxin. Die normale Schilddrüsenfunktion ist von einer ausreichenden Iodzufuhr mit der Nahrung abhängig. Bei Iodmangel kommt es zur Schilddrüsenunterfunktion, der Grundumsatz, die Oxidationsvorgänge in den Zellen, sind verlangsamt. Die Schilddrüse versucht diesen Mangel auszugleichen, indem sie sich krankhaft vergrößert (Kropfbildung).

Bedarfsdeckung

Der tägliche Iodbedarf eines Erwachsenen wird auf 200 µg geschätzt. Der Iodgehalt pflanzlicher und tierischer Lebensmittel ist vom Iodgehalt des Bodens abhängig.

Österreich gehört zu den Iodmangelgebieten. Durch das Gesetz über den Verkehr mit Speisesalz aus dem Jahre 1963 werden dem im Handel erhältlichen Speisesalz 10 mg Kaliumiodid pro 1 kg zugesetzt. Über ausdrückliches Verlangen ist auch uniodiertes Salz erhältlich. Österreich ist im Gegensatz zu Deutschland kein „Kropfland" mehr. In Deutschland ist nur in Küstennähe die Iodzufuhr durch einen hohen Fischverzehr ausreichend gesichert.

Fluorid

Sie lernen die Bedeutung des Fluorids für den menschlichen Körper zu erklären.

Fluorid ist an der Schmelzbildung und Schmelzhärtung der Zähne beteiligt. Die Kariesanfälligkeit der Zähne und auch die Knochenentkalkung im Alter können durch Fluorgaben herabgesetzt werden.

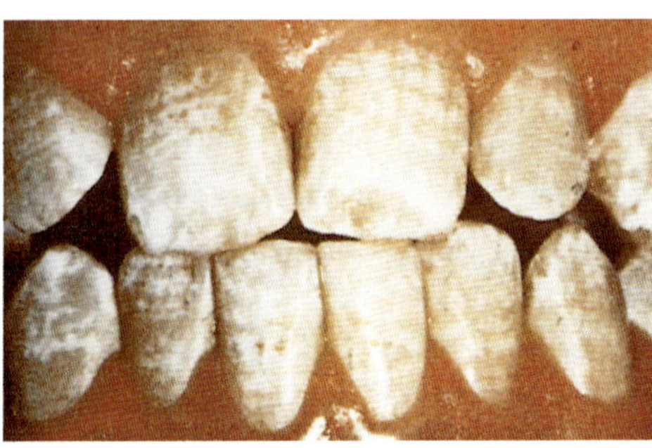
Zahnfluorose – zu viel Fluorid

Nimmt man über den Tagesbedarf von 3–4 mg hinausgehend Fluorid zu sich, dann bilden sich Flecken am Zahnschmelz, eine noch höhere Dosis führt zu einem krankhaften Abbau des Zahnschmelzes.

Bedarfsdeckung

Ein einjähriges Kind benötigt etwa 0,2 mg Fluorid täglich, ein Erwachsener etwa 1 mg.

Die Fluoridzufuhr sollte durch Trinkwasser (etwa 0,3 mg Fluorid/Liter) und fluoridreiche Lebensmittel erfolgen (schwarzer Tee, Seefische, Vollkornprodukte).

Kinder können nach ärztlichem Rat (der Fluoridgehalt des Trinkwassers und der Luft muss berücksichtigt werden) Fluortabletten erhalten.

Die früher übliche Verabreichung von Fluortabletten an Schulkinder wurde 1994 eingestellt, da die Gefahr einer Überdosierung bestand. Heute wird eine entsprechende Mundhygiene, eine Anpassung der Ernährungsgewohnheiten und die Verwendung von fluoridhältigen Zahnpasten gegen Karies als zielführender angesehen.

Selen

Sie lernen die Bedeutung des Selens für den menschlichen Körper zu erklären.

Selen ist als Bestandteil eines Enzyms ein wichtiger Schutzfaktor. Gemeinsam mit den Vitaminen A, C und E und sekundären Pflanzenstoffen sowie körpereigenen Enzymen (z. B. Coenzym Q_{10}) wirkt es der Bildung freier Sauerstoffradikale im Organismus entgegen. Freie Radikale können im Stoffwechsel entstehen, besitzen ein unpaariges Elektron und sind äußerst reaktionsfähige Verbindungen. Sie können im Wege von Kettenreaktionen Zellbausteine, z.B. die Nucleinsäuren oder die Zellwände, angreifen und schädigen. Selen und die genannten Vitamine besitzen daher eine bedeutende Schutzfunktion, können u. a. eine Rolle bei der Abwehr von Krebs, Virusinfektionen und Ablagerung aggressiver, oxidierter LDL-Partikel (= ein Lipoprotein, siehe Seite 217) spielen.

Gesamtübersicht – Mineralstoffe

Mengenelemente	Körperbestand	Tagesbedarf[1])	Vorkommen in Lebensmitteln	Aufgaben im menschlichen Körper
Natrium	70 g	550 mg	Speisesalz	in Blut und Gewebsflüssigkeiten zur Regulation der Gewebsspannung, Wasserhaushalt; normale Erregbarkeit von Muskeln und Nerven
Chlorid	120 g	830 mg	Speisesalz	in Blut und Gewebsflüssigkeiten zur Regulation der Gewebsspannung, Wasserhaushalt; Salzsäurebildung im Magen
Kalium	170 g	2000 mg	Getreide, Obst, Gemüse, Kartoffeln	in den Körperzellen zur Regulation der Gewebsspannung, normale Erregbarkeit von Muskeln und Nerven
Calcium[2])	1 kg	1,0–1,2 g	Milch, Milchprodukte, Eidotter, grüne Gemüse	Aufbau von Knochen und Zähnen, Durchlässigkeit der Zellwände, Herztätigkeit, Blutgerinnung, normale Erregbarkeit von Muskeln und Nerven
Magnesium[3])	30 g	0,3–0,4 g	in allen grünen Gemüsesorten (Blattgrün)	Bestandteil von Enzymen, normale Erregbarkeit von Muskeln und Nerven
Phosphat	700 g	0,7–1,25 g	Milch, Milchprodukte, Hülsenfrüchte	Aufbau von Knochen und Zähnen, Bestandteil der Zellkerne, Bestandteil von energieübertragenden Enzymen (ATP)
Schwefel	150 g		Eier, Fleisch	Aufbau von Eiweißstoffen, Bestandteil von Enzymen, zur Entgiftung
Spurenelemente	**Körperbestand**	**Tagesbedarf**	**Vorkommen in Lebensmitteln**	**Aufgaben im menschlichen Körper**
Eisen	5 g	10–15 mg, Schwangere 30 mg, Stillende 20 mg	Leber, Fleisch, Eidotter, Gemüse, Brot, Backwaren	Bestandteil des Hämoglobins und Myoglobins, zum Sauerstofftransport aus der Lunge zu den Zellen, Bestandteil von Enzymen
Kupfer	100 mg	1–1,5 mg	Leber, Eidotter, Fisch, Roggen	zum Aufbau des roten Blutfarbstoffs, Synthese von Kollagen und Elastin
Iodid	10–20 mg	0,2 mg	Seefisch, Fleisch, Milch, iodhaltiges Speisesalz, Salat	Bestandteil der Schilddrüsenhormone, normaler Ablauf des Grundumsatzes
Fluorid	2 g	3,1–3,8 mg	Seefisch, schwarzer Tee, Vollkornprodukte	Härtung des Zahnschmelzes, Kariesverminderung
Zink	3 g	7–10 mg	Rindfleisch, Leber, Erbsen, Hafer, Weizen	zum Aufbau von Insulin, Bestandteil von Enzymen; Mangel führt zu Störungen der Wundheilung, des Immunsystems und der männlichen Sexualentwicklung
Mangan	20 mg	2–5 mg	Hafer, Weizen, Spinat, Leber	Bestandteil von Enzymen, steigert die Verwertbarkeit von Vitamin B_1
Molybdän	20 mg	50–100 $\propto$g	Hafer, Weizen, Nüsse, Hülsenfrüchte	Bestandteil von Enzymen; Mangel führt zu Funktionsstörungen von Nerven und Gehirn
Selen	10–15 mg	30–70 $\propto$g	Fleisch, Fisch, Eier, Getreide, Hülsenfrüchte	Bestandteil von Enzymen, verhindert die Bildung freier Radikale, wichtig für eine normale Schilddrüsenfunktion

[1]) für Jugendliche und Erwachsene; [2]) Calcium als Supplement, z. B. in Tablettenform, nicht mehr als 2,5 g/Tag;
[3]) Magnesium als Supplement, z. B. in Tablettenform, nicht mehr als 250 mg/Tag

Vitamine

▶ *Sie lernen den Begriff Vitamin zu erklären.*

▶ *Sie können die Aufgaben und Eigenschaften der Vitamine nennen.*

▶ *Sie lernen die Bedeutung der Vitamine und deren Wirkungen auf den menschlichen Körper zu erklären.*

Begriffserklärung – Vitamine

Vitamine

● **sind essenziell** (lebensnotwendig; vita heißt Leben)
● **wirken in kleiner Menge**
● deshalb ist der **Bedarf gering** (unter 20 mg pro Tag/ Ausnahme Vitamin C)

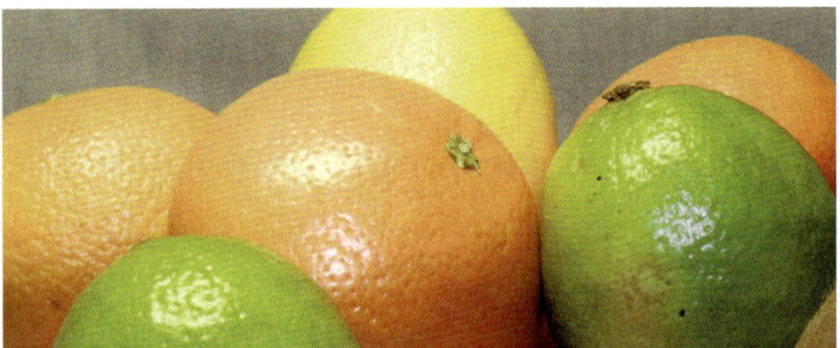

Einteilung der Vitamine

Die Vitamine kann man auf zwei Arten einteilen:

● Nach ihren **Aufgaben im menschlichen Organismus**
  – Vitamine **als Enzymbestandteile:** Diese Enzyme können nur bei ausreichendem Vorhandensein der Vitamine aufgebaut werden. Die Enzyme werden für den Zellstoffwechsel der Kohlenhydrate, Fette und Eiweißstoffe benötigt. Bei Vitaminmangel ist der Abbau bzw. Aufbau von Stoffen in den Zellen gestört. Zu dieser Gruppe gehören folgende Vitamine: B_1, B_2, B_6, B_{12}, **K** und **Biotin.**
  – Vitamine mit **spezifischen Aufgaben:** Diese Vitamine sind nur im Blut oder in ganz bestimmten Zellen vorhanden. Zu dieser Gruppe gehören folgende Vitamine: **A, C, D** und **E.**
● Nach ihrer **Löslichkeit** unterscheidet man fettlösliche und wasserlösliche Vitamine:

fettlösliche Vitamine	wasserlösliche Vitamine
Vitamin A (Retinol)	Vitamin B_1 (Thiamin)
Vitamin D (Calciferol)	Vitamin B_2 (Riboflavin)
	Pantothensäure
	Niacin
	Folsäure
	Biotin
Vitamin E (Tocopherol)	Vitamin B_6 (Pyridoxin)
Vitamin K (Phyllochinone)	Vitamin B_{12} (Cobalamin)
	Vitamin C (Ascorbinsäure)

Hinweis: Die Benennung der Vitamine mit Buchstaben und Zahlen ist historisch bedingt.
Fettlösliche Vitamine werden im Körper gespeichert, wasserlösliche nur in begrenztem Umfang.

Begriffserläuterungen

▶ *Sie lernen Begriffe wie Provitamin, Hypervitaminose, Hypovitaminose, Avitaminose zu erklären.*

● **Provitamine:** Einige Vitamine können im menschlichen Körper aus einer Vorstufe – Provitamin – gebildet werden, z. B. Vitamin A aus Carotin, Vitamin D aus Cholesterin und Niacin aus einer essenziellen Aminosäure (Tryptophan).

● **Hypervitaminose:** Hierzu kann es durch eine ständige Überversorgung mit den fettlöslichen Vitaminen A und D kommen, da diese im Körper gespeichert werden. Mit üblichen Lebensmitteln ist dies jedoch kaum möglich. Werden wasserlösliche Vitamine im Übermaß aufgenommen, so werden diese ausgeschieden.

● **Hypovitaminose:** Hiervon spricht man bei einem Vitaminmangel, der verschiedene Ursachen haben kann:
  – **einseitige Ernährung,** zu viele Süßigkeiten, zu wenig Gemüse und Obst, falsche Lebensmittelverarbeitung, Schlankheitsdiäten ohne ausreichenden Vitamingehalt,
  – **gestörte Vitaminresorption,** z. B. bei chronischem Durchfall, bei Abführmittelmissbrauch, bei gestörter Gallenfunktion – fettlösliche Vitamine können nur gemeinsam mit Fetten resorbiert werden – oder durch unzureichende Ausnutzung der Nahrung bei älteren Menschen,
  – **erhöhter Vitaminbedarf,** z. B. Schwangere, Stillende, Raucher, Alkoholkranke, Leistungssportler,
  – **längere Behandlung mit Medikamenten,** z. B. Antibiotika, verändern die Darmflora und beeinträchtigen so die Vitaminsynthese durch Darmbakterien bzw. sie wirken als Antivitamine. Sie drängen die Vitamine aus den Stoffwechselverbindungen, z. B. Enzymen, aus und blockieren so das Stoffwechselgeschehen. Antivitamine kommen jedoch auch in Lebensmitteln, z. B. rohen Eiern, vor.

Eine Hypovitaminose äußert sich meist unspezifisch durch Abgeschlagenheit, Konzentrationsschwäche.

● **Avitaminose:** Hiervon spricht man bei völligem Fehlen eines Vitamins, z. B. Skorbut oder Rachitis. Die Vitaminreserven im Körper sind recht unterschiedlich, z. B. reicht die B_{12}-Reserve für drei bis fünf Jahre, die Thiaminreserve dagegen nur für ein bis zwei Wochen.

Zu allen wasserlöslichen Vitaminen sind

● Hypervitaminosen unbekannt,
● Antivitamine bekannt (außer Vitamin C).

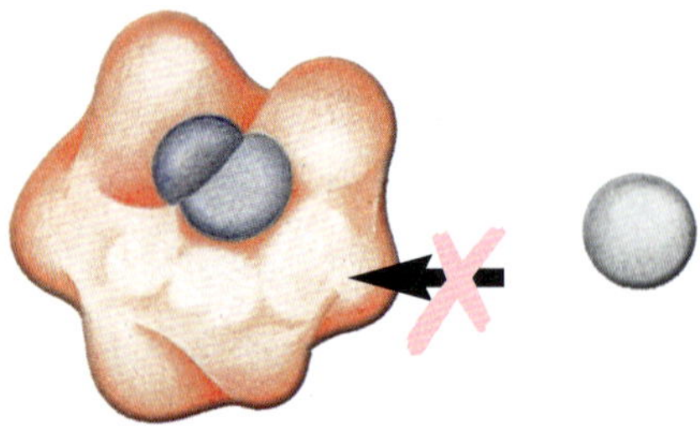

Antivitamine verhindern die Enzymwirkung

Vitamin B₁ – Thiamin

▶ *Sie können die Bedeutung des Thiamins erklären.*

▶ *Sie können thiaminreiche Nahrungsmittel nennen.*

Aufgaben im menschlichen Körper

 Thiamin wird für den Kohlenhydratabbau in den Zellen benötigt.

Bei Thiaminmangel können Kohlenhydrate (Traubenzucker) in den Zellen nicht mehr vollständig abgebaut werden. Beim Kohlenhydratabbau wird Energie frei. Bei einem Thiaminmangel werden die Zellen nicht mehr ausreichend mit Energie versorgt.

Von diesem Energiemangel sind Nerven- und Gehirnzellen besonders betroffen, da sie im Gegensatz zu den anderen Zellen lediglich Kohlenhydrate – Traubenzucker – zur Energiegewinnung abbauen können.

Eine stetige Thiaminversorgung ist notwendig, da die Thiaminspeicherfähigkeit des Körpers gering ist. Bereits nach zwei Wochen sind die Thiaminreserven aufgebraucht. Hohe Thiaminmengen können also nicht gespeichert werden, sie werden rasch wieder mit dem Harn ausgeschieden.

 Bei Thiaminmangel kommt es zu Nervenstörungen und Muskelstörungen.

Muskeln: Allgemeine Schwäche und besonders Störung der Herztätigkeit.

Nervensystem: Reflexe sind abgeschwächt, außerdem können Krämpfe und Lähmungen auftreten.

Ein erheblicher Thiaminmangel wird als **Beri-Beri-Erkrankung** bezeichnet.

Bei uns kommt es infolge des Thiaminmangels häufig zu einer Leistungsminderung: Müdigkeit, Konzentrationsschwäche.

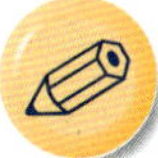 Lesen Sie das Fallbeispiel.
Versuchen Sie, die Ursachen für das hier beschriebene Krankheitsbild herauszufinden.

Der Fall

In Ostasien ist Reis Grundnahrungsmittel. Früher aß man den Reis ungeschält. Ende des 19. Jahrhunderts wurden aus Europa Reisschälmaschinen eingeführt.

Ähnliche Schälmaschinen werden heute bei der Verarbeitung unseres Getreides verwendet.

Auch die Gefangenen erhielten nun geschälten Reis, sonst nichts. Sie erkrankten. Dr. Christian Eijkmann vermutete, dass die Krankheit durch die Ernährung hervorgerufen wurde. Doch wie sollte er dies beweisen?

Bereits im Jahr 1630 wurde das Krankheitsbild beschrieben: „Ein bestimmtes, sehr unangenehmes Leiden, das die Menschen befällt, wird von den Eingeborenen Beri-Beri genannt (was Schaf bedeutet). Es sieht so aus, als ob sie mit ihren schlotternden Knien und dem steifen Gang wie Schafe laufen. Es ist eine Lähmung oder mehr ein Körperzittern, es beeinflusst Bewegungen und Sinnesempfindungen der Hände und Füße."

Eines Tages entdeckte Dr. Eijkmann Tauben, die taumelten, der Kopf war nach hinten gebogen. Sie hatten den gleichen unsicheren Gang wie die Gefangenen.

Daraufhin unternahm er einen Versuch: Die Hälfte der Tauben fütterte er mit den Reisresten der Gefangenen, die andere Hälfte fütterte er mit Vollreis. Die Tauben, die den Vollkornreis erhielten, wurden schnell wieder gesund.

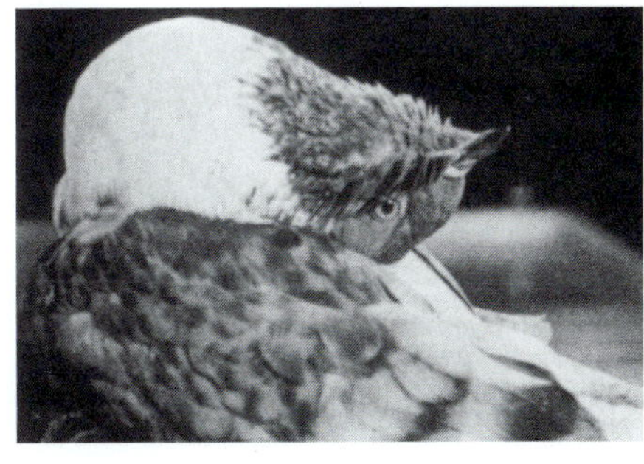

An Beri-Beri erkrankte Taube

Unterschiedliche Energiemengen werden frei:

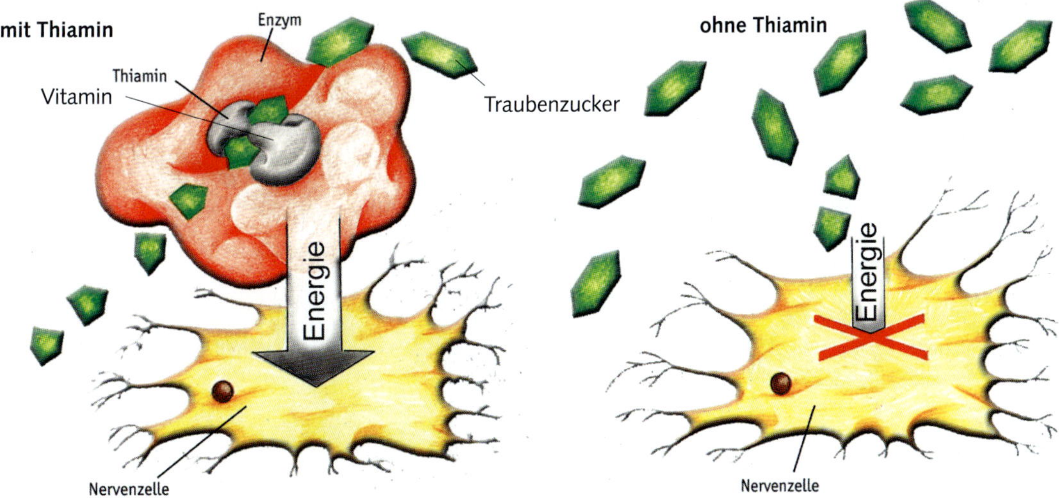

Bedarf und Bedarfsdeckung

 Unsere Ernährungsgewohnheiten sind häufig Ursache für einen Thiaminmangel.

Fastfood, aber auch stark bearbeitete Lebensmittel wie Zucker und Auszugsmehle, weißer Reis, … weisen einen **hohen Kohlenhydratgehalt,** jedoch nur einen **geringen oder gar keinen Thiamingehalt** auf. Nach dem Verzehr dieser Lebensmittel wird der Thiaminmangel besonders deutlich: mangelnde Konzentration, Abgeschlagenheit.

Naturbelassene Lebensmittel wie Vollkornprodukte, z. B. Vollkornreis, weisen dagegen neben einem **hohen Kohlenhydratgehalt** einen **hohen Thiamingehalt** auf, es kann also keine Unterversorgung entstehen.

 Empfehlenswerte Höhe der Thiaminzufuhr: 1,4 mg (Jugendliche und Erwachsene).

Deckung des täglichen Thiaminbedarfs von 1,4 mg

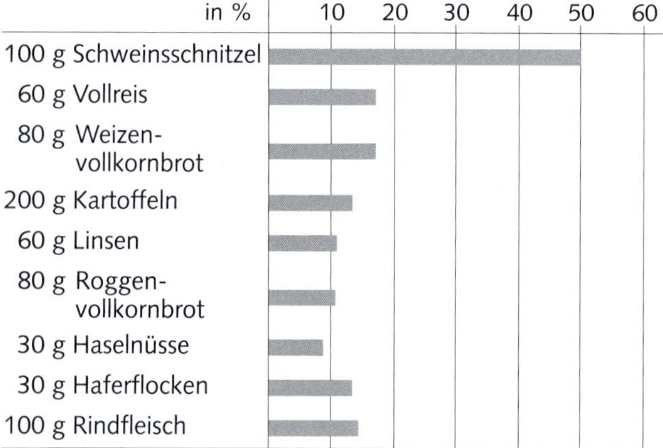

Durchschnittliche Thiaminbedarfsdeckung durch verschiedene Lebensmittelgruppen

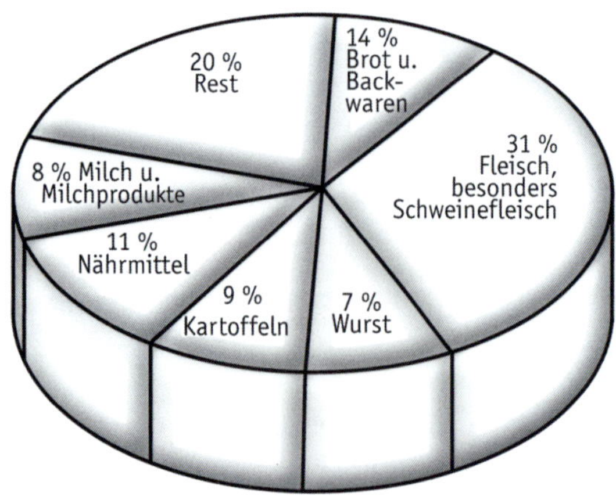

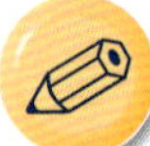
1. Überprüfen Sie die Thiaminbedarfsdeckung durch Fastfood-Produkte.
2. Stellen Sie zusammen, was Sie am vergangenen Tag gegessen haben. Überprüfen Sie die Thiaminbedarfsdeckung. Machen Sie eventuell Verbesserungsvorschläge.
3. Sammeln Sie Rezepte für die Verwendung von Vollkornprodukten.
4. Der tägliche Thiaminbedarf von Jugendlichen beträgt 1,3 – 1,6 mg. Ermitteln Sie mithilfe der Nährwerttabelle: Wie viel Gramm a) Vollkornreis, b) weißer Reis verzehrt werden müssen, um diesen Bedarf zu decken. Bedenken Sie, dass der Reis nach dem Garen das dreifache Volumen hat.

Vitamin C – Ascorbinsäure

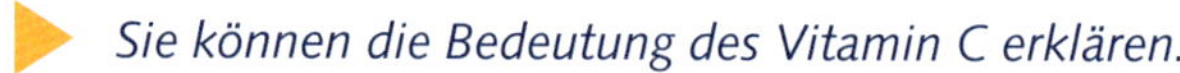

▶ *Sie können die Bedeutung des Vitamin C erklären.*

▶ *Sie können Vitamin-C-reiche Lebensmittel nennen.*

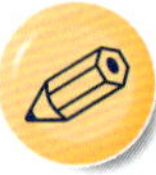 Überlegen Sie, welche Folgerungen für die menschliche Ernährung aus der folgenden geschichtlichen Tatsache gezogen werden können.

In früheren Jahrhunderten trat bei langen, Monate dauernden Seereisen eine schwere, oft tödlich verlaufende Krankheit, der Skorbut, auf. Die Nahrung der Seeleute bestand vornehmlich aus Schiffszwieback und getrocknetem, stark gesalzenem Fleisch; frische Nahrungsmittel, insbesondere Obst und Gemüse, fehlten.
Bei der ersten Weltumsegelung (1519–1522) verlor z. B. die Magellan'sche Flotte den größten Teil ihrer Mannschaft durch Skorbut. Die restlichen Mannen der Besatzung wankten am 8. September 1522 schwer krank von den Schiffen.
Skorbut wird daher auch als typische Seemannskrankheit früherer Zeiten bezeichnet.

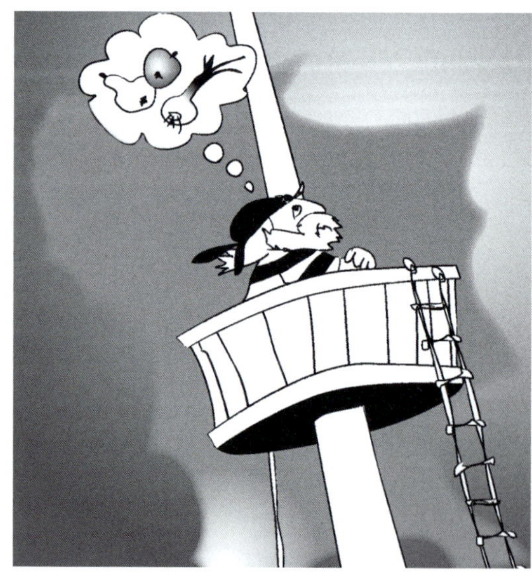

Während die meisten Säugetiere imstande sind, Vitamin C im Organismus selbst zu synthetisieren, haben der Mensch und die Primaten diese Fähigkeit im Laufe der Zeit verloren. Der Mensch muss daher Vitamin C mit der Nahrung aufnehmen.

Vitamin C wird bereits durch die Mund- und Magenschleimhaut resorbiert, die vollständige Resorption erfolgt im Dünndarm. Über die Blutbahn gelangt Vitamin C in alle Körpergewebe: Es ist in allen Geweben nachweisbar. Dies weist bereits darauf hin, dass das Vitamin C eine Vielfalt von Aufgaben zu erfüllen hat. Man kennt heute bereits eine große Anzahl dieser Aufgaben. Die volle Bedeutung des Vitamin C ist jedoch noch nicht geklärt.

Aufgaben im menschlichen Körper

Ascorbinsäure	⟷	Dehydroascorbinsäure

Ascorbinsäure kann sehr leicht Wasserstoff abgeben, es entsteht Dehydroascorbinsäure. Hierbei wird durch den Wasserstoff eine andere Verbindung **reduziert**. Dehydroascorbinsäure wiederum kann sehr leicht Wasserstoff aufnehmen, es entsteht Ascorbinsäure. Durch den Entzug von Wasserstoff wird eine andere Verbindung **oxidiert**.

Dieser Eigenschaft zufolge ist Vitamin C in eine Vielfalt von Oxidations- und Reduktionvorgängen im Organismus eingeschaltet, die zur Bildung von Substanzen führen, die für den normalen Ablauf der Stoffwechselvorgänge unentbehrlich sind.

Ohne Vitamin C kann das wichtigste Bindegewebseiweiß, das Kollagen, nicht gebildet werden.

Kollagen ist Hauptbestandteil von Sehnen, Knorpeln, Haut, findet sich als Stützgewebe in den Blutgefäßwänden und bildet Schutzhüllen um Organe und Zellen. Die Bildung von kollagenen Fasern in verletztem Gewebe ist wesentlich für die Wundheilung.

Vitamin C ist weiter notwendig
- für die Bildung von Hormonen,
- für die Bildung von Gallensäuren,
- für den Transport von Eisen aus dem Blutplasma in die Gewebe.

Störungen im Vitamin-C-Haushalt

Vitamin-C-Avitaminose

Völliges Fehlen von Vitamin C in der Nahrung über längere Zeit führt zum Skorbut.

Symptome: Blutgefäßwände werden durchlässig, es kommt zu Zahnfleischbluten und schließlich zu Blutungen der inneren Organe.

Das Kollagen in Knochen und Knorpeln wird nicht mehr ersetzt: Es kommt zu Gelenks- und Knochendeformationen.

Skorbut tritt heute selten auf.

Vitamin-C-Hypovitaminose

Eine zu geringe Aufnahme von Vitamin C über längere Zeit führt zu leichter Ermüdbarkeit, Abfall der Leistungsfähigkeit, Appetitlosigkeit, verstärkter Anfälligkeit für Infektionen und zu verzögerter Wundheilung. Diese Form des Vitamin-C-Mangels wird als Frühjahrsmüdigkeit bezeichnet, da sie in vergangenen Jahren infolge des geringen Angebots an frischem Obst und Gemüse bevorzugt im Frühjahr auftrat.

Bedarf und Bedarfsdeckung

Der Vitamin-C-Bedarf eines Erwachsenen liegt bei 100 mg pro Tag und ist bei Schwangeren um 10 mg und bei Stillenden um etwa 50 mg höher.

Auf eine ausreichende Versorgung mit Vitamin C ist besonders in den Winter- und Frühjahrsmonaten zu achten.

Der Vitamin-C-Bedarf ist erhöht bei:
- starker körperlicher Belastung
- großer Flüssigkeitszufuhr
- Rauchern (bis zu 40 %)

Nahrungsmittel, die reichlich Vitamin C enthalten:

in 100 g Obst		in 100 g Gemüse	
schwarze Ribisel	177 mg	Petersilie	166 mg
Kiwi	71 mg	Paprikaschote	139 mg
Erdbeeren	64 mg	Kohlsprossen	114 mg
Zitronen	53 mg	Karfiol	73 mg
Orangen	50 mg	Spinat	52 mg
Stachelbeeren	35 mg	Weißkraut	46 mg

Bei einem täglichen Bedarf von 100 mg Vitamin C entsprechen die Werte den Prozenten der Bedarfsdeckung.

Allgemein sind Obst und Gemüse die wichtigsten Vitamin-C-Lieferanten. Auch die Kartoffel ist für die Versorgung mit Vitamin C von besonderer Bedeutung. Von den Lebensmitteln tierischer Herkunft sind Leber, Niere und Hirn reich an Vitamin C (etwa 20 bis 30 mg/100 g), da Vitamin C in diesen Organen gespeichert wird. Bei der Zubereitung geht ein Teil des Vitamin C verloren.

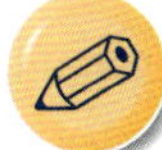

1. Überlegen Sie, warum es wichtig ist, auf eine ausreichende Vitamin-C-Zufuhr zu achten.

2. Welche Lebensmittel sind für die Vitamin-C-Versorgung besonders wertvoll?

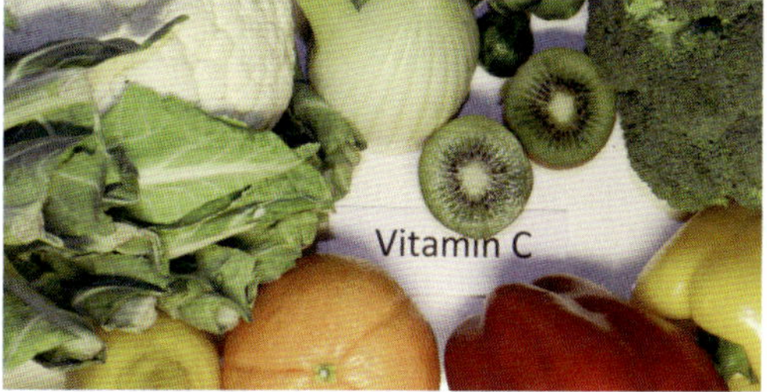

Vitamin A – Retinol

▸ *Sie können die Bedeutung des Vitamin A erklären.*

▸ *Sie können Vitamin-A-reiche Lebensmittel aufzählen.*

Vitamin A kommt in den Sinneszellen der Netzhaut des Auges, der Retina, vor und wird deshalb auch Retinol genannt. Vitamin A wird im Körper aus dem Provitamin A (= Carotin, einem Carotinoid) gebildet. In den Pflanzen findet sich nur Carotin, in menschlichen und tierischen Organen und Geweben Carotin neben Vitamin A.
Carotin und Vitamin A werden in der Leber gespeichert.

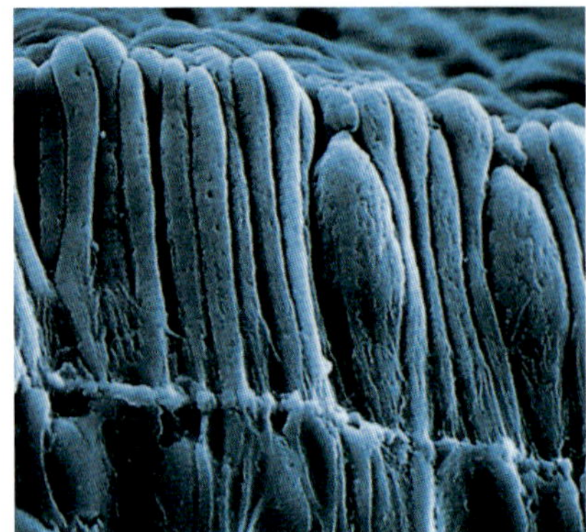

Elektronische Aufnahme von Stäbchenzellen des Auges

Aufgaben im menschlichen Organismus

● **Vitamin A ist Bestandteil der Sehfarbstoffe** in den Sinneszellen des Auges, sowohl des Sehfarbstoffes der Stäbchen als auch der Sehfarbstoffe der Zapfen der Netzhaut. Vitamin A ist für den gesamten Sehvorgang unentbehrlich: für das Dämmerungssehen (Schwarz-Weiß-Sehen) wie für das Farbsehen.
Die Sehfarbstoffe bestehen aus Vitamin A und einem Eiweiß. Bei Lichteinwirkung zerfällt die Vitamin-A-Eiweißverbindung, wobei auf die Nervenzellen des Auges ein Reiz ausgeübt wird, den man als „Licht" empfindet. Der Sehfarbstoff der Stäbchen wird Sehpurpur (Rhodopsin) genannt.

● **Vitamin A steuert die Bildung von Mukopolysacchariden,** die Bestandteile der Zellmembranen sind. Vitamin A ist notwendig für die Stabilität der Zellmembranen und für die an diesen ablaufenden Stoffwechselvorgänge. Vitamin-A-Mangel führt zu Zellschäden, besonders der Haut, der Schleimhäute und Epithelien.

● **Vitamin A stimuliert das Immunsystem** und trägt zur Infektionsabwehr bei.

Störungen des Vitamin-A-Haushaltes

Vitamin-A-Hypovitaminose

Leichter Vitamin-A-Mangel macht sich in Form von Schwierigkeiten beim Sehen in der Dämmerung, in schwerer Form als Nachtblindheit bemerkbar.

Starker Vitamin-A-Mangel führt zu schwerer Schädigung von Haut, Schleimhäuten und Epithelien.

Symptome: Erblindung, starke Anfälligkeit für Infektionen.

Vitamin-A-Hypervitaminose

Bei überhöhten Vitamin-A-Gaben treten Störungen des Knochenwachstums, Schleimhautblutungen, Haarausfall, Übererregbarkeit, Erbrechen und Durchfall auf. Carotine (Provitamine A) werden nur im benötigten Ausmaß zu Vitamin A umgebaut. Ein hoher Carotinkonsum führt zur Speicherung. Zum Beispiel kann die Haut eine Gelbfärbung bekommen, die reversibel ist. Carotine bei Rauchern siehe Seite 86.

Bedarf und Bedarfsdeckung

Der Vitamin-A-Bedarf eines Erwachsenen liegt bei 1–2 mg Vitamin A oder 6–12 mg Carotin,
bei Schwangeren und Stillenden liegt er bei 2,5 mg Vitamin A.

Aus etwa 6–12 mg Carotin[1] kann der Körper 1 mg Vitamin A bilden. Der Vitamin-A-Bedarf kann daher auch durch Carotin gedeckt werden. Carotin verursacht keine Hypervitaminose.

Vitamin-A-reiche		Carotinreiche	
Lebensmittel (100 g)			
Rindsleber	8,3 mg	Karotten	1,6 mg
Schweinsleber	5,8 mg	Petersilie	0,9 mg
Butter	1,0 mg	Spinat	0,8 mg
Eidotter	0,6 mg	Marillen	0,3 mg
Tunfisch	0,4 mg	Salat	0,2 mg

1. Welche spezifischen Aufgaben hat Vitamin A zu erfüllen?

2. Ermitteln Sie mithilfe der Nährwerttabellen Lebensmittel, die reichlich Vitamin A oder Carotin enthalten.

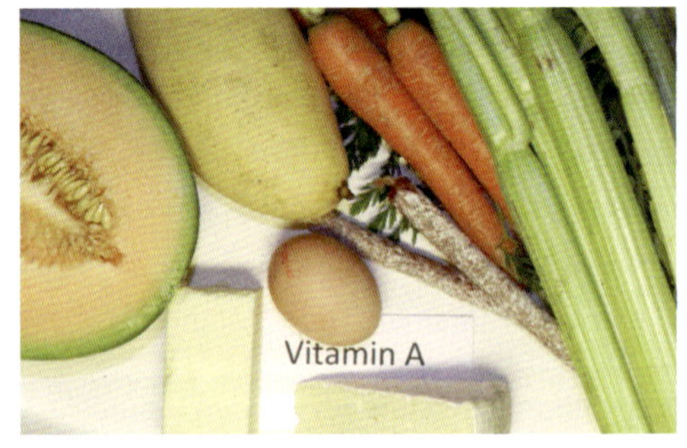

---

1 Im Körper werden aus 6 mg β-Carotin und aus 12 mg anderer Carotinoide 1 mg Vitamin A gebildet: 1/6 mg β-Carotin bzw. 1/12 mg anderer Carotinoide = 1 mg Vitamin A oder 1 Retinoläquivalent.

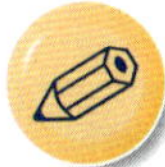

Diskutieren Sie folgenden Fall:

Amerikanische Wissenschaftler haben festgestellt, dass das Fernsehen ein regelrechter „Vitamin-A-Fresser" ist. Vor allem dann, wenn das Fernsehbild falsch eingestellt ist, etwa wenn es flimmert oder zu hell bzw. zu dunkel ist. Überdurchschnittlich langes Fernsehen kann den Vitamin-A-Bedarf bis auf das Fünfzigfache ansteigen lassen. Auch wer viel liest, nachts arbeitet oder viel Auto fährt, sollte an einen Vitamin-A-Ausgleich denken. (U. Rückert)

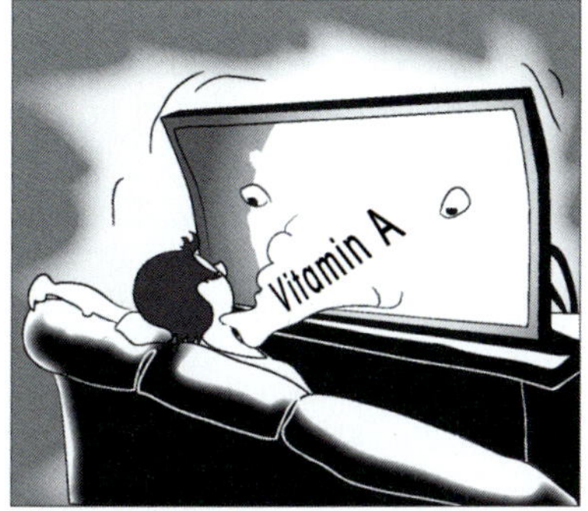

Vitamin D – Calciferol

▶ *Sie können die Bedeutung des Vitamin D erklären.*

▶ *Sie können Vitamin-D-reiche Lebensmittel nennen.*

Lesen Sie zunächst folgenden Absatz aus dem „Buch vom gesunden und kranken Menschen" von C. E. Bock 1878 und versuchen Sie zu beurteilen:

Bei Knochenerweichung, Rachitis, englischer Krankheit, fehlt der Grundsubstanz des Knochengewebes die gehörige Menge von Kalksalzen; deshalb verbiegen sich die Knochen leicht. Die ersten Spuren der englischen Krankheit zeigen sich in der Regel erst nach dem Entwöhnen und Zahnen der Kinder durch Bleich- und Schlaffwerden der Haut, Welksein der Muskeln, Trägheit im Laufen und Verlernen desselben, Verdauungsstörungen und mürrischem Wesen.

… Übrigens ist bei kleinen Patienten, wie überhaupt bei der englischen Krankheit, durch nahrhafte und leicht verdauliche Kost (insbesonders durch Milch, Fleisch und Ei), durch warme, reine Luft, besonders im Freien oder in trockener, heller Wohnung, durch warme Bäder und Regelung des Stuhlganges, der Stoffwechsel in die richtige Ordnung zu bringen. Zeigen sich schon die Anfänge von Verkrümmungen, so muss das Kind mehr liegen als laufen, stehen oder sitzen. Das Schlafen auf Federbetten ist für solche Kinder besonders verwerflich.

Vitamin D wird auch Calciferol – Kalkträger – genannt. Es kann im Körper aus einem Provitamin, dem **Ergosterin,** oder aus dem Cholesterin aufgebaut werden.

Durch das Einwirken der UV-Strahlung des Sonnenlichtes wird in der Haut Vitamin D aus den Vorstufen gebildet. Man muss sich aber mindestens 20 Minuten in der Sonne aufhalten, damit dieser Prozess vonstatten geht.

Der tägliche Vitamin-D-Bedarf beträgt 20 µg. Er wird durch die Nahrung allein nicht gedeckt. Nur bei ausreichender Sonneneinstrahlung reicht die körpereigene Vitamin-D-Bildung aus, den Bedarf zu decken. Die Einnahme eines Vitamin-D-Präparates ist meistens notwendig. Als ausreichende Sonneneinstrahlung gilt täglich 30 Minuten mit kurzen Ärmeln und kurzer Hose in der Sonne im Sommer, im Winter verlängert sich die notwendige Aufenthaltszeit auf bis zu 1½ Stunden. Die Vitamin-D-Ergänzung durch Präparate wird vom Arzt verordnet.

Besonders im Alter (etwa ab 65 Jahren) ist auf eine ausreichende Vitamin-D-Zufuhr zu achten.

Aufgaben im menschlichen Körper

Vitamin D bewirkt, dass verstärkt Calcium aus dem Speisebrei im Dünndarm durch die Darmwand ins Blut aufgenommen wird.

Außerdem hat es Einfluss auf die Verknöcherung des Skeletts.

Das in der Haut gebildete Vitamin D kann in der Leber gespeichert werden. Die Vitamin-D-Reserven reichen im Notfall mehrere Monate zur Bedarfsdeckung.

Störungen im Vitamin-D-Haushalt

Vitamin-D-Hypovitaminose

Das Krankheitsbild bei Vitamin-D-Mangel (Rachitis) wurde bereits im 17. Jahrhundert beschrieben.

Rachitis ist hauptsächlich durch Erkrankung der Knochen gekennzeichnet. Folgende krankhafte Veränderungen treten auf: Schädelknochen können leicht verformt werden; die Knochen-Knorpel-Grenze der Rippen ist aufgetrieben, Verformung der Wirbelsäule (Rachitis heißt eigentlich „Buckelkrankheit"); Beinknochen verformen sich ebenfalls leicht (O- bzw. X-Beine bilden sich).

Vitamin-D-Hypervitaminose

Eine Überversorgung mit Vitamin D führt zu Appetitlosigkeit, Übelkeit, in der Folge zur Entkalkung der Knochen und Kalkablagerungen in den Blutgefäßen, Lunge und Niere.

Bedarf und Bedarfsdeckung

Der Vitamin-D-Bedarf liegt bei 20 µg.
5 µg = 400 iE   1 iE = 0,025 µg
Erhöht ist er
- im Säuglingsalter,
- während der Wachstumsperiode,
- während der Schwangerschaft und Stillzeit.

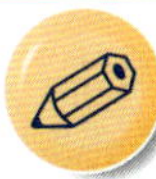

Welche spezifischen Aufgaben hat Vitamin D zu erfüllen?

Folsäure

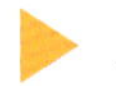 *Sie können die Bedeutung von Folsäure erklären.*

 *Sie können Folsäure-reiche Lebensmittel nennen.*

Unter dem Begriff Folsäure werden 100 Substanzen mit ähnlicher Struktur zusammengefasst. Der Name leitet sich von dem lateinischen Wort „folium" für Blatt ab, da die Isolierung dieses Stoffes erstmals aus Spinatblättern gelang.

Die Folsäure gehört zu der Gruppe der B-Vitamine. Als eine bestimmte Form der Blutarmut durch klassische Behandlungsmethoden nicht geheilt werden konnte, vermutete man bereits 1930 die Existenz dieses Vitamins. Erst als man den Patienten Bierhefe, Leberextrakte, aber auch Spinat verabreichte, verbesserten sich die Symptome.

Erst 1946 fand man heraus, welcher Stoff nun die Symptome dieser Blutkrankheit ausgelöst hat.

Aufgaben im menschlichen Körper

Folsäure spielt als Coenzym bei der Übertragung von Kohlenstoffeinheiten eine wichtige Rolle und nimmt somit an zahlreichen Reaktionen, wie der Biosynthese von Purinen, nicht essenziellen Aminosäuren und Nukleinsäuren (Bestandteile der DNA), teil. Somit ist Folsäure an Prozessen der Zellteilung und damit an der Zellneubildung beteiligt. In diesen Bereich fällt auch die Erneuerung von Schleimhäuten im Magen- und Darmtrakt oder der Haut. Auch das Wachstum der Haare benötigt Folsäure.
Des Weiteren ist Folsäure gemeinsam mit dem Vitamin B_{12} für die Bildung und Reifung der roten Blutzellen erforderlich.

Eine ausreichende Versorgung mit Folsäure beugt dem Entstehen einer Arteriosklerose vor:
Im Aminosäurestoffwechsel entsteht Homocystein. Homocystein schädigt die Gefäßwände und begünstigt das Entstehen von Gefäßerkrankungen. Folsäure, Vitamin B_{12} und B_6 werden für die Umwandlung von Homocystein in die Aminosäure Methionin benötigt. Ein Mangel an einem der Vitamine – insbesondere ein Mangel an Folsäure ist häufig – begünstigt das Entstehen der Arteriosklerose.

Störungen des Folsäure-Haushaltes

Folsäure-Hypovitaminosen

Folsäure-Hypovitaminosen führen zu Blutarmut. Besonders schwer sind die Auswirkungen, wenn gleichzeitig eine Vitamin-B_{12}- und eine Eisen-Unterversorgung bestehen: Man ermüdet schnell, leidet unter Konzentrationsschwäche und unter einer allgemeinen körperlichen Schwäche.

Wenn Folsäure fehlt, werden die Schleimhäute des Magen- und Darmtraktes nicht schnell genug erneuert. Dies führt zu Appetitlosigkeit, Durchfall und Entzündungen der Magen- und Darmschleimhaut. Infolgedessen können Nährstoffe nicht mehr so gut resorbiert werden.
Des Weiteren führt ein Folsäuremangel zu Haarausfall.

Besonders wichtig ist eine ausreichende Zufuhr an Folsäure **vor und während der Schwangerschaft**, da Missbildungen,

Entwicklungsstörungen und Neuralrohrdefekte des Fötus bei Mangel die Folge sein können. Auch Fehlgeburten werden in Zusammenhang mit Folsäuremangel gebracht.

Daher empfehlen die D-A-CH Folgendes: Frauen mit Kinderwunsch sollten bereits vor Eintreten der Schwangerschaft 400 µg Folsäure als Supplement (Vitaminpräparat) pro Tag aufnehmen. Diese tägliche Aufnahme sollte während des ersten Schwangerschaftsdrittels beibehalten werden.

Alkoholabusus, die Einnahme von Medikamenten, aber auch eine mangelnde Zufuhr über die Nahrung sind Ursachen für einen Folsäuremangel.

Bedarf und Bedarfsdeckung

 Folsäure gilt als kritischer Nährstoff. Die wünschenswerte Zufuhr wird von fast allen Altersgruppen nicht erreicht, es besteht eine weitverbreitete Unterversorgung.

- **Kinder** sollten **ab dem 1. Lebensjahr 120 µg,**
  ab dem 4. Lebensjahr 140 µg,
  ab dem 7. Lebensjahr 180 µg
- **Jugendliche** und **Erwachsene 300 µg,**
- **Stillende 600 µg Folsäure pro Tag zu sich nehmen.**

Folsäurereich sind grüne Blattgemüse wie Spinat, Endiviensalat, aber auch Weizenkeime, Bäckerhefe und Hühnerleber.

Deckung des täglichen Bedarfs von 300 µg Folsäure
(unter Berücksichtigung allfälliger Zubereitungsverluste)

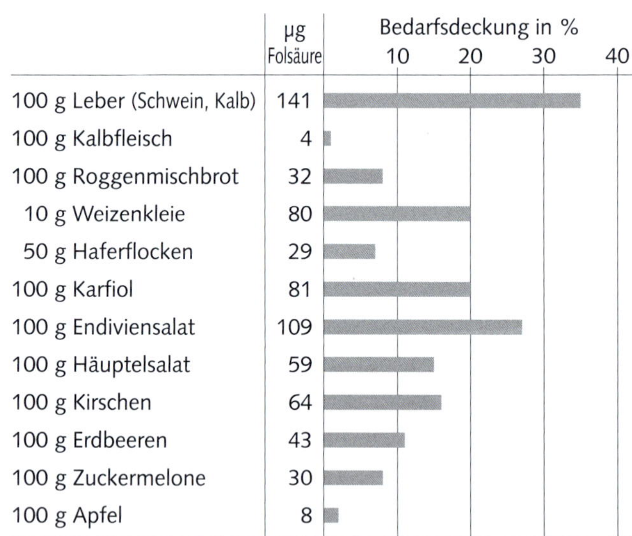

	µg Folsäure	Bedarfsdeckung in %
100 g Leber (Schwein, Kalb)	141	
100 g Kalbfleisch	4	
100 g Roggenmischbrot	32	
10 g Weizenkleie	80	
50 g Haferflocken	29	
100 g Karfiol	81	
100 g Endiviensalat	109	
100 g Häuptelsalat	59	
100 g Kirschen	64	
100 g Erdbeeren	43	
100 g Zuckermelone	30	
100 g Apfel	8	

Biotin (Vitamin H)

Ein Mangel tritt nur bei einem angeborenen Enzymdefekt auf, der schwerste Krankheitserscheinungen verursacht. Solche Personen müssen lebenslang Biotin-Supplemente erhalten. Auch bei längerem Verzehr roher Eier kann ein Biotinmangel auftreten.

Bedeutung: wichtig für die Gluconeogenese (Aufbau von Glucose aus Aminosäuren, Glycerin oder Milchsäure), für den Abbau essentieller Aminosäuren und für die Fettsäurenbiosynthese.

Gesamtübersicht – Vitamine

wasserlösliche Vitamine	Tagesbedarf	Vorkommen	Höchstmengen für Supplement pro Tag	Funktionen	Hypovitaminose
Vitamin B$_1$* Thiamin	1,0–1,3 mg Mangel häufig	Vollkornprodukte, Schweinefleisch, Leber, Hefe, Hülsenfrüchte	–	Bestandteil wichtiger Enzyme für den Kohlenhydratstoffwechsel, Beeinflussung der Nerventätigkeit	Wachstumsstörungen, Gewichtsverlust, Nervenstörungen, Gedächtnisschwäche **Beri-Beri-Krankheit**
Vitamin B$_2$* Riboflavin	1,2–1,5 mg	Vollkornprodukte, Fleisch, Fisch, Eier, Leber, Hefe, Milch	–	Bestandteil von Coenzymen – Zellstoffwechsel	Wachstumsstörungen, Gewichtsverlust, Nervenstörungen **Dermatitis**
Niacin*	13–17 mg Mangel selten	Fisch, Fleisch, Leber, Vollkornprodukte, Hefe, Gemüse	Nicotinsäure 10 mg	Coenzym für den Energiestoffwechsel	Entzündungen und Verfärbung der Haut, Entzündung der Schleimhäute, Nervenstörungen **Pellagra**
Folsäure*	0,3 mg häufig Unterversorgung	Hefe, Weizenkeime, Leber, Eier, alle Gemüsesorten, Kirschen, Vollkornprodukte, Kartoffeln	1000 mg	Eiweißsynthese und Zellvermehrung, Bildung von Hämoglobin und roten Blutkörperchen	Schleimhautentzündung, Störung der Blutbildung **Anämie**, Neuralrohrdefekte beim Fötus[1]
Pantothensäure*	6 mg Mangel bei Behandlung mit Sulfonamiden	gemischte Kost: in fast allen Lebensmitteln enthalten	–	Coenzym für den Stoffwechsel der Kohlenhydrate und Fette	Wachstumsstörungen, Gewichtsverlust, Nervenstörungen, Schädigungen von Haut und Schleimhäuten
Vitamin B$_6$* Pyridoxin	1,2–1,6 mg Mangel selten	Fisch, Fleisch, Weizenkeime, Nüsse, Hefe, Gemüse, Kartoffeln	25 mg	Coenzym für den Aminosäurestoffwechsel (Eiweißstoffwechsel)	Schädigungen der Haut und Schleimhäute, Nervenschädigungen
Vitamin B$_{12}$* Cobalamin	3–4 µg Mangel bei Vegetariern, bei chronischer Gastritis, altersbedingt	tierische Lebensmittel: Fisch, Fleisch, Leber, Eidotter	–	Aufbau der Nucleinsäuren, Bildung roter Blutkörperchen	verminderter Gehalt an roten Blutkörperchen, verminderte Zellvermehrung **Perniziöse Anämie** kognitive Störungen, depressive Stimmungen; im Alter Supplementierung
Vitamin C Ascorbinsäure	100 mg Mangel bei Fehlen von Obst und Gemüse	frisches Obst und Gemüse, Kartoffeln, Leber	1000 mg	Kollagenbildung Eisenresorption und -speicherung Antikörperbildung, Hemmung der Nitrosaminbildung, verhindert Radikalbildung	Blutungen: Haut, Gelenke, innere Organe; Veränderungen der Knochen und Zahnsubstanz **Skorbut**

* Vitamin-B-Komplex   [1] Frauen mit Kinderwunsch: spätestens 4 Wochen vor Beginn der Schwangerschaft, im 1. Drittel 400 µg und während des Stillens 450 µg Folsäure als Supplement zusätzlich zur Nahrung aufnehmen

fettlösliche Vitamine	Tagesbedarf	Vorkommen	Höchstmengen für Supplement pro Tag	Funktionen	Hypovitaminose	Hypervitaminose
Vitamin A Retinol Provitamin Carotin	0,8–1,1 mg	Milch, Obst (Marillen), Lebertran, Leber, Gemüse (Karotten, Spinat), Eidotter	1,5 mg Carotin	Bestandteil des Sehpurpurs, Hautschutz, Infektionsabwehr	Verhornung der Haut und Schleimhäute, Gewichtsverlust, Nachtblindheit	Erbrechen, Durchfall, Schleimhautblutungen, Übererregbarkeit
Vitamin D Calciferol	20 µg siehe Seite 79	Fisch, Milch, Butter, Pilze, Dotter, Lebertran, Leber	25 µg	Förderung der Calciumaufnahme aus dem Darm, Regulation des Blutcalciumspiegels	Verformung der Knochen: Rachitis bei Kindern, Osteomalazie und -porose bei Erwachsenen	Entkalkung der Knochen, Calciumablagerungen in den Blutgefäßen, Lungen und Nieren
Vitamin E Tocopherol	12–15 mg kein Mangel	Pfanzliche Öle, Vollkornmehle, Leber, Sojabohnen, Nüsse	300 mg	Schutz für empfindliche Stoffe vor Oxidation, Schutz der Zellmembranen, verhindert Radikalbildung	Schädigung des Muskelstoffwechsels, von Nerven- und Membranfunktionen	nur bei sehr hoher Dosierung
Vitamin K Phyllochinon	60–80 µg kein Mangel	Spinat, Kohl, Karfiol, Leber	–	Blutgerinnung	Verzögerung der Blutgerinnung	unbekannt

Regeln für die Erhaltung von Vitaminen und Mineralstoffen bei der Lebensmittelverarbeitung

▶ *Sie lernen die Regeln für die Vitamin- und Mineralstofferhaltung bei der Lebensmittelverarbeitung aufzustellen und anzuwenden.*

▶ *Sie können Möglichkeiten der Vitamin- und Mineralstoffaufwertung nennen.*

Bis zum Verzehr der Lebensmittel gehen Vitamine und Mineralstoffe verloren. Im Vergleich zu den Vitaminen sind Mineralstoffe „stabilere" Substanzen. Verluste treten bei den Mineralstoffen hauptsächlich durch Auslaugen auf.

Vitamine hingegen haben eine sehr unterschiedliche Beständigkeit gegenüber äußeren Einflüssen.

 Die Einwirkungen von Wärme, Luft, Licht und Wasser müssen bei der Verarbeitung und Lagerung von Lebensmitteln so kurz wie möglich gehalten werden, da sie zu Vitaminverlusten führen.

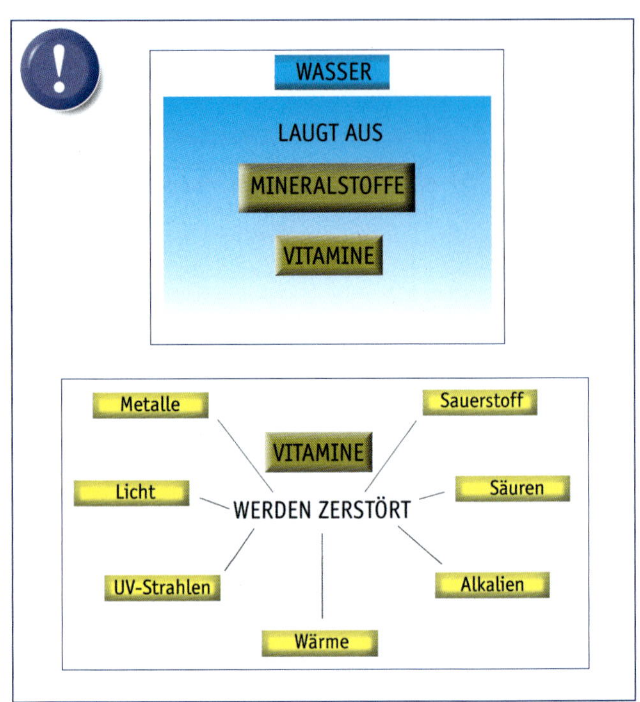

Beständigkeit der Vitamine gegen äußere Einflüsse

Vitamin	Säuren	Alkalien	Sauerstoff	Licht	UV-Strahlen	Hitze	Durchschnittliche Verluste[1]
Vitamin A	+	+	−	−	−	+	20 %
Vitamin D	+	−	−	−	−	+	10 %
Vitamin E	+	+	−	−	+	+	10 %
Vitamin K	+	−	+	−	−	−	gering
Vitamin B_1	+	−	−	+	−	−	30 %
Vitamin B_2	+	−	+	−	−	−	20 %
Vitamin B_6	+	+	+	−	+	−	20 %
Vitamin B_{12}	+	+	−	−	−	+	12 %
Niacin	+	+	+	+	+	+	< 10 %
Pantothensäure	−	−	+	+	+	−	30 %
Folsäure	−	+	+	+	+	−	35–50 %
Vitamin C	+	−	−	−	+	−	30 %

+ beständig   − labil   [1] bei schonender Zubereitung

Regeln für die Lebensmittelverarbeitung zur Vermeidung von Verlusten

● **Lebensmittel unzerkleinert waschen:** Mit zunehmender Zerkleinerung vergrößert sich die Oberfläche des Lebensmittels. Wasser kann eindringen und Vitamine und Mineralstoffe herauslösen.

Vitamin-C-Verluste beim Waschen	in 1 h	in 5 h
Kartoffeln, ganz	4 %	8 %
Kartoffeln, geviertelt	6 %	12 %

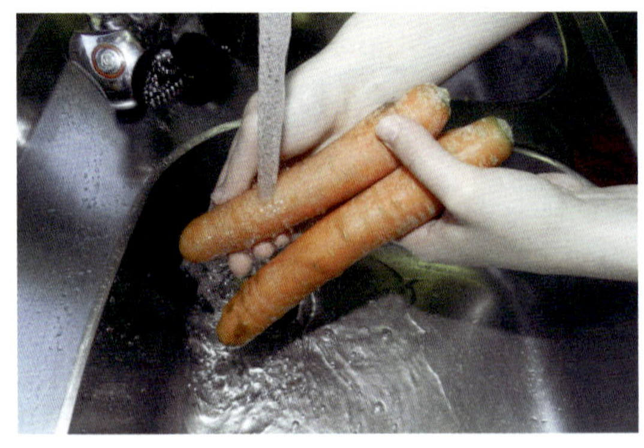

Lebensmittel kurz unter fließendem kaltem Wasser waschen: Warmes Wasser löst stärker heraus als kaltes. Lebensmittel mit sehr empfindlicher Zellstruktur müssen jedoch in stehendem Wasser gewaschen werden.

Vitamin-C-Verluste beim Waschen	stehendes Wasser	fließendes Wasser
Karfiol	8 %	4 %
Kohlrabi	9 %	4 %
Salat	17 %	30 %

 Lebensmittel unzerkleinert – kurz und gründlich – unter fließendem Wasser waschen.

Lebensmittel nicht lang lagern, wenn notwendig, dann dunkel und kühl: Beim Lagern möglichst Licht und Wärme ausschließen, da beides Vitamin zerstörend wirkt.

Lebensmittel erst kurz vor der Verwendung zerkleinern: Durch das Zerkleinern kann der Luftsauerstoff stärker einwirken. Zellsaft kann auslaufen, und auch lebensmitteleigene Enzyme werden freigesetzt und wirken zerstörend.

Vitamin-C-Verluste (24 Stunden)	4 °C	20 °C
Petersilie, ganz	8 %	20 %
Petersilie, geschnitten	28 %	43 %

Durchschnittliche Vitamin-C-Verluste von Obst und Gemüse (nach 2 Tagen): Kühlschrank 10–30 %, Keller 15–40 %, Speisekammer 25–50 %.

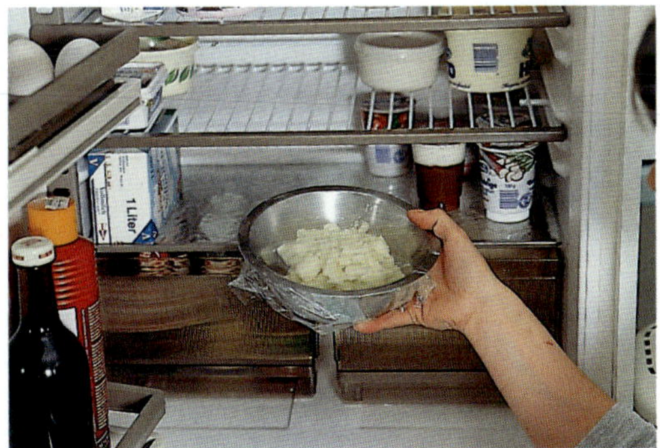

Warmhalten von Lebensmitteln vermeiden

Lebensmittel zum Garen in wenig kochendes Wasser geben: Die Zeit der Wärmeeinwirkung wird so verkürzt.

Richtige Gartemperatur wählen

Kurze Garzeiten wählen, rechtzeitig ausschalten.

 Lebensmittel kühl und dunkel lagern – eventuell unter Luftabschluss.

Vitamin-C-Verluste beim Warmhalten (60 °C)	in 1 h	in 3 h
Bohnen	40 %	78 %
Erbsen	33 %	64 %
Kartoffelpüree	42 %	83 %

Möglichst in einem geschlossenen, nicht zu großem Topf garen.

Koch- und Einweichwasser verwenden: Nur können darin auch Schadstoffe enthalten sein, z. B. Solanin im Kochwasser von Kartoffeln.

Vitamin-C-Gehalt beim …	in Garflüssigkeit	im Gemüse
Dämpfen	6 %	87 %
Dünsten	17 %	70 %
Kochen	52 %	44 %

Zum Garen möglichst wenig Wasser verwenden: Dämpfen und Dünsten sind besonders geeignete Gartechniken, da hier Wasser, Hitze und Luftsauerstoff am wenigsten zerstörend auf die Lebensmittel einwirken können. Das Garen im Dampfdruckkochtopf ist nicht vitaminschonender als das Dämpfen im normalen Topf.

 Lebensmittel möglichst mit wenig Wasser, z. B. durch Dämpfen, garen; nicht warm halten.

Lebensmittel möglichst ungeschält verzehren, soweit das Schälen nicht aufgrund des Schadstoffgehalts notwendig ist. Vitamin- und Mineralstoffverluste durch Schalenabtrennung.

Tiefgekühltes Obst und Gemüse weisen oft einen höheren Vitamingehalt auf als frisches: Die Lebensmittel werden nach der Ernte sofort tiefgekühlt, so dass die Vitaminzerstörung durch Lagerung und Wärme weitgehend ausgeschlossen ist. Sofern erforderlich, werden die lebensmitteleigenen Enzyme durch Blanchieren zerstört. Auch die Vitaminverluste durch Luft und Licht werden durch die Verpackung gemindert. Für kurz- und mittelfristige Vorratshaltung das Tiefgefrieren wählen.

Lebensmittel, die fettlösliche Vitamine enthalten, sollten mit Fett zubereitet werden: Die fettlöslichen Vitamine können nur bei gleichzeitiger Anwesenheit von Fett aus dem Dünndarm ins Blut aufgenommen werden.

Aufwertung von Speisen

Bei der Zusammenstellung und Zubereitung von Speisen oder Mahlzeiten ist Folgendes zu beachten:

- **Vitaminreiche Lebensmittel bevorzugen.**

- **Vitaminreiche Lebensmittel möglichst oft frisch und roh essen.**

- **Empfehlung der D-A-CH: Täglich 5 x Obst oder Gemüse, mindestens 650–700 g.**

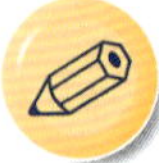 Häufig werden Kartoffeln so zubereitet. Beschreiben und beurteilen Sie das Vorgehen.

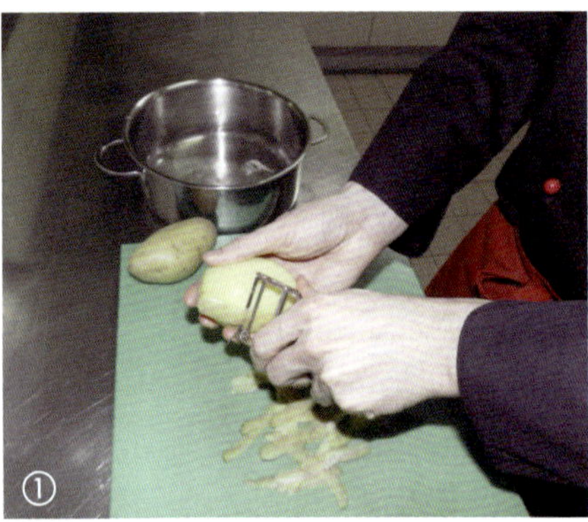

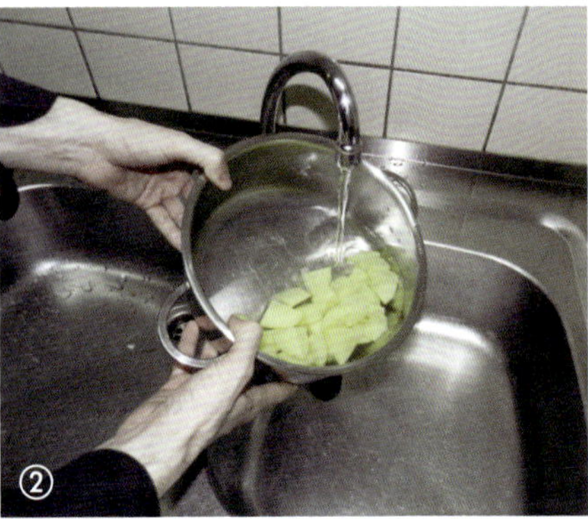

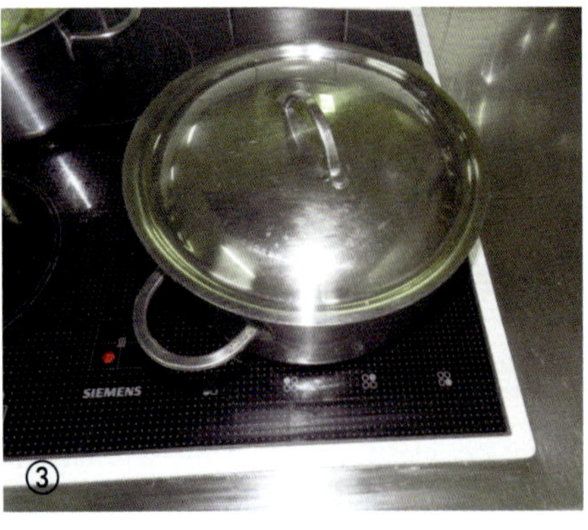

- **Lebensmittel schonend verarbeiten.**

- **Lebensmittel und Speisen durch den Zusatz von frischen Kräutern oder von Zitronensaft aufwerten.**
  Petersilie, Schnittlauch und auch Zitronensaft enthalten viel Vitamin C.

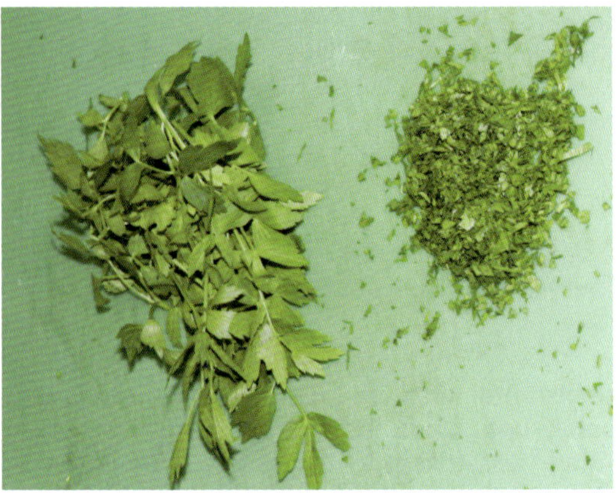

Vitamin-C-Gehalt ist in frisch gehackter Petersilie hoch

- **Durch den Zusatz von Hefe (Germ) kann die Vitamin-B$_1$- und -B$_2$-Zufuhr verbessert werden.**

 1. Erläutern Sie anhand eines Rezeptes, z. B. Apfelkompott, wie Sie in diesem Fall die Regeln für die Vitamin- und Mineralstofferhaltung anwenden würden.

2. Warum ist es ungünstig, wenn eine Familie zu unterschiedlichen Zeiten isst und die Speisen warm gehalten werden müssen?

3. Begründen Sie die Aussage: Petersilie sollte frisch gehackt erst kurz vor dem Essen auf die Salzkartoffeln in der Schüssel gestreut werden.

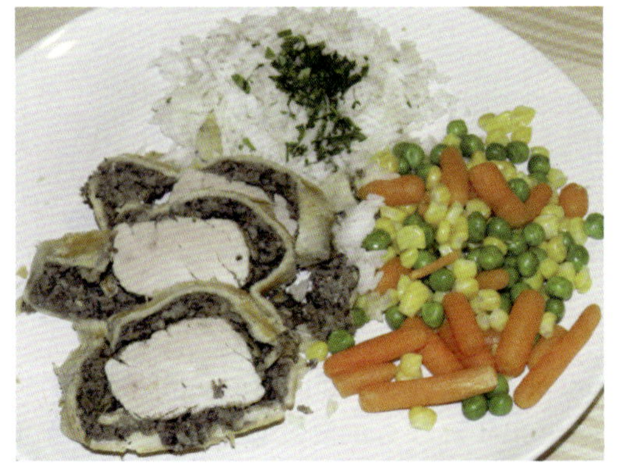

Siehe dazu auch Tabelle „Lebensmittelverarbeitung", S. 267.

Sekundäre Pflanzenstoffe

▶ *Sie lernen die Bedeutung und Aufgaben von sekundären Pflanzenstoffen zu nennen und zu erklären.*

Übersicht sekundäre Pflanzenstoffe und ihre Wirkungen

	krebsvorbeugend, antikanzerogen	antioxidativ entgiften freie Sauerstoff-Radikale	stärken das Immunsystem	beugen Infektionen vor	cholesterinsenkend	blutzuckersenkend	entzündungshemmend	blutdrucksenkend	beugen Thrombosen vor
Carotinoide	+	+	+						
Polyphenole	+	+	+	+		+	+	+	+
Saponine	+		+	+	+				
Glucosinolate	+	+		+	+				
Sulfide	+	+	+	+		+	+	+	+
Terpene	+								
Phytosterine	+				+				
Phytoöstrogene	+	+							
Proteaseinhibitoren	+	+			+				

nach Leitzmann u. a. 2009

Sekundäre Pflanzenstoffe sind im Unterschied zu „primären Pflanzenstoffen" Stoffe, die nach heutigen Erkenntnissen gesundheitsfördernde Wirkung haben. Sie werden einerseits in den Pflanzen zum Schutz vor Oxidationsvorgängen und natürlichen Feinden gebildet. Andererseits sind es Farbstoffe in Blüten und Früchten, die Insekten zur Bestäubung oder Vögel zur Verbreitung der Samen anlocken.

Ihre **gesundheitsfördernden Wirkungen** für den Menschen liegen in folgenden Eigenschaften:

- Sie wirken als Antioxidantien, indem sie freie Radikale binden.
- Sie wirken antikanzerogen.
- Sie senken den Cholesterinspiegel, beugen der Arteriosklerose und damit einem Herzinfarkt vor.
- Sie stimulieren die Immunabwehr und wirken antimikrobiell.

Das bisherige Wissen über die Wirkungen von sekundären Pflanzenstoffen beruht auf epidemiologischen Erhebungen (Vergleich der Ernährungsgewohnheiten verschiedener Bevölkerungsgruppen mit dem Auftreten bestimmter Erkrankungen: Beispiel mediterrane Ernährung – Krebshäufigkeit), auf Tierversuchen, auf Untersuchungen an Zellkulturen und auf biochemischen Untersuchungen.

Nach den bisherigen Kenntnissen ist Folgendes zu sagen:

- Es ist nicht möglich, bestimmte Krankheiten (z. B. Krebs) durch sekundäre Pflanzenstoffe zu heilen.
- Sekundäre Pflanzenstoffe besitzen jedoch ein deutliches Potenzial, das Risiko für das Auftreten bestimmter Krankheiten, z. B. Krebs und Herzinfarkt, zu mindern.
- Sekundäre Pflanzenstoffe weisen die beste Schutzwirkung auf, wenn man sie mit einer großen Vielfalt verschiedener Obst- und Gemüsesorten aufnimmt.
- Die volle Wirkung entfalten sekundäre Pflanzenstoffe nur bei gleichzeitiger Vermeidung schädigender Ernährungs- und Lebensweisen, die das Entstehen von Krankheiten (Herz-Kreislauf-Erkrankungen, Krebs …) begünstigen.

Damit im Einklang steht die
D-A-CH-Empfehlung:

Täglich fünfmal Obst und Gemüse (mindestens 650–700 g) zu sich zu nehmen.

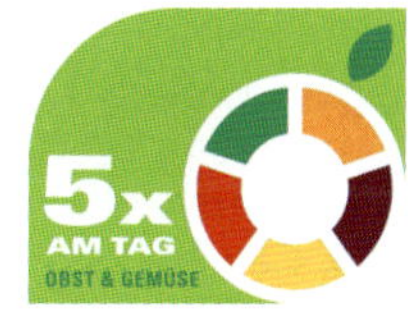

Gemüse, insbesondere Blattgemüse, häufig auch roh zu essen.

Carotinoide

Diese Gruppe umfasst rund 700 unterschiedliche Stoffe, etwa 40 können im Körper zu Vitamin A umgebaut werden. Es sind lipophile (fettlösliche) Stoffe in den Farben gelb, orange, rot.

Eigenschaften: Carotinoide sind fettlöslich. Sie werden ohne gleichzeitige Anwesenheit von Fetten nur unzureichend resorbiert, daher **zu jeder Gemüsemahlzeit** oder z. B. zu Karottensaft **etwas Öl zugeben**.

Gesundheitliche Bedeutung: Alle Carotinoide haben eine ausgeprägte **antioxidative Wirkung**. Sie inaktivieren reaktive Sauerstoffradikale und reaktive Sauerstoffverbindungen wie Ozon, Wasserstoffperoxid.

Krebsvorbeugende Wirkung: Die Umwandlung vorgeschädigter Zellen in Krebszellen wird unterdrückt. Studien haben gezeigt, dass die Zufuhr von Carotinoiden das Auftreten von Krebserkrankungen vermindert. Auch die antioxidative Wirkung bedeutet einen Schutz der Erbanlagen (DNA) in der Zelle und damit einen Schutz vor einer Krebsentstehung.

Allerdings haben Carotinsupplemente in größerer Menge zu einer deutlichen Krebszunahme bei Rauchern geführt. Daher sollen Raucher nicht mehr als 20 mg Carotin pro Tag zu sich nehmen.

Carotine

Vorkommen: überwiegend in Wurzeln, Knollen (Karotten, Süßkartoffeln), Früchten (Apfel, Marille, Beerenfrüchte, Melone, Orange, Mango), Tomaten, Paprika, Pilzen.

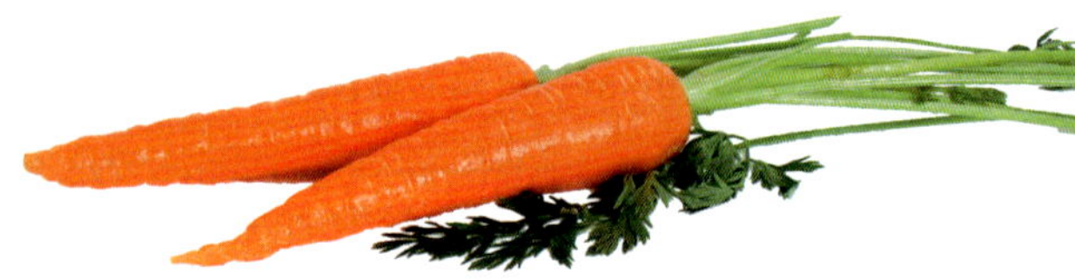

Eigenschaften: Carotine sind licht- und sauerstoffempfindlich (Lagerung), jedoch hitzestabil.

Xanthophylle

Vorkommen: in allen grünen Pflanzenteilen, insbesondere **in Blättern** und auch in den grünen Hülsen (Schoten) von Erbsen und Bohnen, in Blütenstandgemüse wie Brokkoli und auch in Gewürzkräutern. Die Farbe der Xanthophylle wird durch das Chlorophyll überdeckt. Im Herbst tritt nach Abbau des Chlorophylls die Farbe der Xanthophylle zutage.

Eigenschaften: Xanthophylle sind hitzeempfindlich (je nach Zubereitung 60 % und mehr Verlust). **Daher Gemüse schonend garen, Blattgemüse wie Salat, Spinat häufig roh essen.** Gewürzkräuter erst nach dem Kochen zugeben.

Xanthophylle haben in der Pflanze die Aufgabe, Lichtenergie zu absorbieren und auf das Chlorophyll für die Photosynthese zu übertragen. Gleichzeitig schützen sie vor schädigenden Wirkungen der UV-Strahlen. Zwei Xanthophylle haben in der Netzhaut des Auges eine solche Schutzaufgabe.

Polyphenole

Es handelt sich um eine sehr umfangreiche Gruppe von Stoffen, die aus ringförmigen Kohlenstoffverbindungen bestehen und die auf verschiedene Art und in verschiedener Anzahl miteinander verknüpft sind.

Sie haben die Aufgabe,

- die Pflanzen vor pflanzlichen und tierischen Schädlingen zu schützen

- die Pflanzen vor energiereicher Sonneneinstrahlung zu schützen (= starke **antioxidative Wirkung**): Phenolsäuren, Flavonoide

- Insekten zur Bestäubung oder Tiere zur Verbreitung der Samen anzulocken. Anthocyane sind rot, blau, violett gefärbte Stoffe in z. B. schwarzen Johannisbeeren, Heidelbeeren, Erdbeeren, Rotkraut, Auberginen, roten Trauben und damit in Rotwein. Sie haben nur geringe gesundheitliche Bedeutung.

Phenolsäuren (Gerbsäuren)

Vorkommen: in Kohlarten, Rettich, grünen Bohnen, Heidelbeeren, Erdbeeren, in den Randschichten von Getreide (Vollkornprodukte), Zimt.

Phenolsäuren wirken **krebsvorbeugend**. Sie verstärken die Wirkung von Enzymsystemen, die krebserregende Stoffe binden, und verhindern so, dass sie die Erbanlagen der Zellen (DNS) schädigen. Außerdem haben sie eine starke **antioxidative Wirkung**.

Phenolsäuren beugen Infektionen vor, indem sie das Wachstum von Mikroorganismen hemmen (z. B. verhindern sie eine Besiedelung der Harnwege mit Bakterien).

Flavonoide (Flavonole und Flavone)

Vorkommen: in Zwiebeln, Lauch, Kohlarten (Brokkoli), grünen Bohnen, Sellerie, Salatarten, Paprika, Tomaten, Äpfeln, Trauben (Wein), Orangen, Grapefruit, grüner und schwarzer Tee, Kakao, Schokolade.

Flavonoide **inaktivieren krebserregende Stoffe**, wirken **stark antioxidativ**, steigern die **Immunabwehr**, vermindern **die Blutgerinnung**, beeinflussen den **Blutdruck**. Einige Flavonoide wirken **antimikrobiell** (= gegen Mikroorganismen wirksam).

Flavonoide **beugen** aufgrund ihrer antioxidativen Wirkung **Herz-Kreislauf-Erkrankungen vor** und aktivieren Blutgefäßreparaturzellen. Ein täglicher Konsum von 7 g Bitterschokolade wird empfohlen.

Phytoöstrogene

Es handelt sich ebenfalls um Stoffe aus der Gruppe der Polyphenole.

Vorkommen: in Sojabohnen, in allen Sojaprodukten, Getreide (Vollkornprodukte), Leinsamen.

Phytoöstrogene sind den menschlichen Östrogenen ähnlich, haben aber nur etwa 0,1 % von deren Wirksamkeit. **Hormonabhängigen Krebsarten** (Brust-, Gebärmutter-, Prostatakrebs) **wird vorgebeugt**. Sie senken Blutfette und **beugen**, auch durch ihre **antioxidativen Wirkungen, Herz-Kreislauf-Erkrankungen vor**.

Phytosterine

sind dem Cholesterin ähnliche Kohlenstoffverbindungen.

Vorkommen: in allen fetthältigen Pflanzenteilen; in geringer Menge in grünem Gemüse und Obst, in größerer Menge in Samen wie Getreide, Sesam, Soja, Oliven, Nüsse. In pflanzlichen Ölen, kaltgepresst oder raffiniert.

Phytosterine vermindern die Cholesterinresorption aus dem Darm und wirken so **cholesterinsenkend**. Um diese Wirkung zu erzielen, werden sie z. B. Margarine zugesetzt.

Epidemiologische Studien zeigen eine **krebsvorbeugende Wirkung**.

Glucosinolate

sind an Glucose gebundene Kohlenstoffverbindungen, die Schwefel und Stickstoff enthalten.

Vorkommen: in allen Pflanzen der Familie der Kreuzblütler wie Kohl, Kraut, Brokkoli, Rettich, Senf, Kren, Kapern.

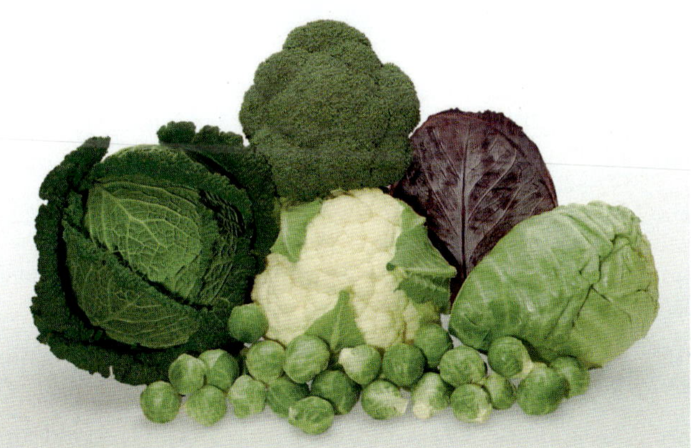

Bei Beschädigung der Pflanze z. B. durch Insekten sowie in der Küche beim Zerkleinern werden Glucosinolate zu den wirksamen **Senfölen** abgebaut. Entsprechend der sehr verschiedenartigen Zusammensetzung besitzen sie alle Übergänge von einem kohlartigen Geruch und leicht bitteren Geschmack bis zu einem scharfen Geruch und Geschmack.

Glucosinolate sind relativ hitzeempfindlich, Verluste bis zu 60 % können eintreten: Es empfiehlt sich schonendes Garen.

Glucosinolate aktivieren Enzymsysteme, die nachhaltige **antioxidative Abwehrreaktionen** in Gang setzen und krebserregende Stoffe in ausscheidbare harmlose Stoffe umwandeln (**krebsvorbeugende Wirkung**).

Glucosinolate hemmen das Wachstum von Mikroorganismen und **beugen so dem Entstehen von Infektionen vor**. Einige sind wirksame Antibiotika.

Sulfide

kommen in allen Liliengewächsen vor.

Vorkommen: in Zwiebelgewächsen (Zwiebel, Knoblauch, Lauch, Schnittlauch, Bärlauch).

Das gesundheitlich wirksame und stark riechende Allicin entsteht enzymatisch beim Zerkleinern. Es ist stark **antimikrobiell** wirksam, hemmt die Cholesterinsynthese und wirkt so cholesterinsenkend.

Weitere Wirkungen: **antioxidativ, Immunsystem stimulierend, blutdruckregulierend, antithrombotisch, krebsvorbeugend.**

Saponine

sind an verschiedene Zuckerarten gebundene Kohlenstoffverbindungen von außerordentlicher Vielfalt (z. B. das giftige Solanin der Kartoffel).

Vorkommen: in Wurzeln, Blättern, Blüten und Samen von Gemüsepflanzen und Getreide.
Von Bedeutung ist ihr Gehalt in Hülsenfrüchten (Bohnen und insbesondere in der Sojabohne).

Saponine werden kaum resorbiert, sie binden Gallensäuren und Cholesterin, **stimulieren** das **Immunsystem**, entgiften im Darm krebserregende Stoffe, sind **cholesterinsenkend** und antimikrobiell.

Terpene

Terpene sind als Aromastoffe bekannt.

Vorkommen: Zitrusfrüchte, Kümmel, Menthol der Pfefferminze.

Terpenen wird eine **antikanzerogene** Wirkung zugeschrieben. Sie aktivieren Entgiftungsenzyme und krebserregende Stoffe werden inaktiviert.

Proteaseinhibitoren

bestehen aus Polypeptidketten und verringern die Aktivität eiweißabbauender Enzyme (Seite 52).

Vorkommen: Hülsenfrüchte, Getreide, Kartoffeln

Sie besitzen ein **entzündungshemmendes Potenzial** und hemmen tumorspezifische Enzyme.

Stoffwechsel

 *Sie können einen allgemeinen Überblick über das Stoffwechselgeschehen geben.*

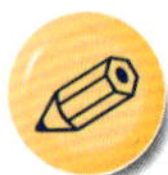 Wiederholen Sie: Kohlenhydratstoffwechsel, Fettstoffwechsel, Proteinstoffwechsel (Eiweißstoffwechsel).

Alle Lebensvorgänge sind an die ständige Aufnahme oder Abgabe von Stoffen gebunden. Für den Menschen heißt dies: Lebensmittel werden zur Energiegewinnung und zum Aufbau körpereigener Stoffe aufgenommen. Die anfallenden Endprodukte werden ausgeschieden. Diese im Körper stattfindenden Stoffumwandlungen bezeichnet man als Stoffwechsel.

Ernährung	Aufnahme von Speisen und Getränken
Verdauung	Kohlenhydrate, Fette und Eiweißstoffe werden im Magen-Darm-Trakt durch die Verdauungsenzyme in die Grundbausteine Einfachzucker, Fettsäuren, Glycerin und Aminosäuren gespalten.
Resorption	Aufnahme der Spaltprodukte direkt ins Blut oder über die Lymphe ins Blut.
Zellstoffwechsel	Die Zellen sind das Zentrum des eigentlichen Stoffwechselgeschehens. Körpereigene Stoffe werden ständig aufgebaut bzw. abgebaut. Durch den Abbau energiereicher Nährstoffe wird chemische Energie und Wärme frei.
Ausscheidung	Endprodukte des Stoffwechsels und nicht verwertbare Nahrungsbestandteile werden abgegeben.

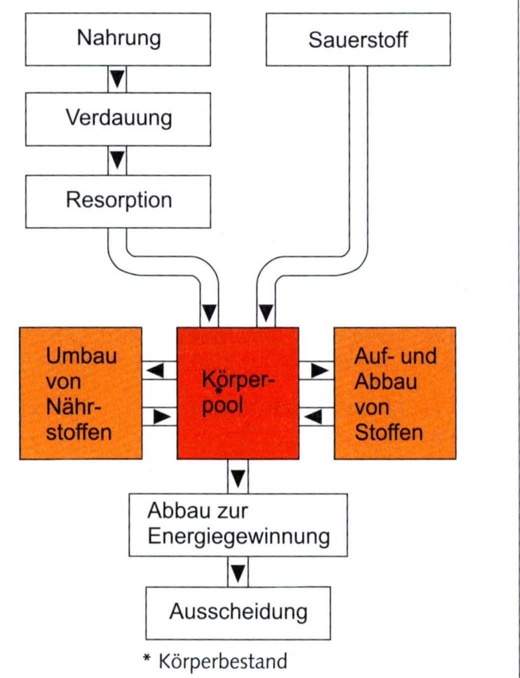

Enzyme

 *Sie lernen die Enzymwirkung zu beschreiben.*

Nahezu 2 000 Enzyme sind heute bekannt, die alle unterschiedliche chemische Reaktionen hervorrufen. Alle bis heute gefundenen Enzyme sind Proteine. Enzyme in Lebensmitteln bewirken erwünschte und unerwünschte Veränderungen, z. B. Reifung von Fleisch, Vergärung von Obstsäften, das Verderben von Fleisch und Fisch.

Enzyme sind unentbehrlich für den Stoffwechsel, sie bewirken den Aufbau bzw. Abbau von körpereigenen Stoffen. Enzyme sind Katalysatoren. Sie beschleunigen chemische Reaktionen, die sonst nur sehr langsam ablaufen würden, bzw. sie ermöglichen Reaktionen, die ohne ihre Anwesenheit überhaupt nicht stattfinden würden.

Enzyme werden in lebenden Zellen gebildet. Die Enzymwirkung ist jedoch nicht, wie man früher angenommen hat, an die lebende Zelle gebunden.

Viele Enzyme werden durch das Anfügen der Endung „-ase" an den Substratnamen gekennzeichnet, z. B. Amylose – Amylase, Maltose – Maltase.

Die Verdauungsenzyme spalten die Nährstoffe unter Wasseranlagerung – **Hydrolyse**. Alle Verdauungsenzyme gehören also zur Gruppe der **Hydrolasen** (Name nach dem Wirkungsmechanismus).

Enzymaufbau

Die Verdauungsenzyme bestehen nur aus Polypeptidketten. Sie besitzen ein aktives Zentrum. Das aktive Zentrum bestimmt, welcher Stoff angelagert wird und welche Wirkung das Enzym hat.

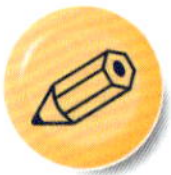 Wiederholen Sie:
Woraus bestehen Enzyme, wie sind sie aufgebaut und wie wirken sie?

Verdauung

▶ *Sie können die Resorption durch Diffusion und aktiven Transport beschreiben und die Endprodukte der Verdauung nennen.*

▶ *Sie lernen den Vorgang der Energiegewinnung in den Zellen zu beschreiben.*

Durch die Verdauungsvorgänge werden die größeren Nahrungsbestandteile mit Hilfe von Enzymen unter Wasseranlagerung (Hydrolasen) in einfache Bausteine aufgespalten:

Stärke, Glykogen, Doppelzucker werden zu Einfachzuckern abgebaut.

Fette werden zu Glycerin und Fettsäuren abgebaut.

Eiweißstoffe werden zu Aminosäuren abgebaut.

In der Gesamtübersicht „Verdauung" ist der Abbau der Grundnährstoffe beschrieben.

Gesamtübersicht – Verdauung

Verdauungsorgane Verdauungssäfte	Abbau der Grundnährstoffe durch Enzyme		
	Kohlenhydrate	Fette	Eiweißstoffe
Mund **Mundspeichel (1 l)**	Vorbereitung durch Zerkleinerung; Amylasen spalten verdauliche Vielfachzucker → Dextrine → Malzzucker	Vorbereitung durch Zerkleinerung, Schmelzen	Vorbereitung durch Zerkleinerung
Magen **Magensaft (2 l)**	Amylasen wirken bis zur Durchsäuerung des Speisenbreies weiter	Fettgehalt bestimmt die Verweildauer im Magen; Lipasen spalten emulgierte Fette in Glycerin und Fettsäuren	**Salzsäure** denaturiert Eiweißstoffe; Endopeptidasen spalten Eiweißstoffe → Polypeptide
Zwölffingerdarm (erster Abschnitt des Dünndarms) **Gallensaft (1 l)** **Bauchspeichel (1 l)**	Amylasen spalten verdauliche Vielfachzucker → Dextrine → Malzzucker; Glucosidasen spalten die Verzweigungsstellen der Vielfachzucker	**Gallensaft** wirk emulgierend auf die Fette **Lipasen** spalten Fette → Glycerin und Fettsäuren	**Endopeptidasen** spalten Eiweißstoffe → Polypeptide; **Exopeptidasen** spalten Polypeptide → Aminosäuren
Dünndarm **Dünndarmsaft (3 l)**	Die Enzyme des Bauchspeichels wirken weiter, die verdaulichen Vielfachzucker werden vollständig zu Malzzucker abgebaut; Maltasen, Saccharasen, Lactasen spalten in der Darmwand Doppelzucker in Einfachzucker	Lipasen des Bauchspeichels spalten Fette vollständig in Glycerin und Fettsäuren	**Exopeptidasen** spalten Polypeptide vollständig in Aminosäuren
Dickdarm	Siehe Seite 52.		
Dem Körper werden zugeführt	Einfachzucker	Glycerin und Fettsäuren	Aminosäuren

Resorption

▶ *Sie können die Resorption durch Diffusion und aktiven Transport beschreiben.*

▶ *Sie können die Endprodukte der Verdauung nennen.*

Endprodukte des Verdauungsvorgangs

Die größeren Nahrungsbestandteile liegen im Dünndarm abgebaut vor. Es sind Einfachzucker, Glycerin, Fettsäuren und Aminosäuren entstanden.

Resorption durch die Darmwand

1. **Zur Pfortader (Leber)**
   - Einfachzucker
   - Aminosäuren
   - Fettsäuren bis 12 C-Atome
   - Glycerin

2. **In die Lymphe**
   Aus langkettigen Fettsäuren werden in der Darmwand Fette aufgebaut, diese gelangen als Chylomikronen in die Lymphe.

3. **Wasser und die darin gelösten Mineralstoffe** werden dann noch aus dem Dickdarm aufgenommen.

Die **unverdaulichen Nahrungsbestandteile,** die Ballaststoffe, bleiben im Dickdarm zurück.

Resorptionsvorgänge

Die Resorption der Endprodukte des Verdauungsvorgangs kann durch Diffusion oder durch aktiven Transport erfolgen.

● **Diffusion**

Einige Stoffe können durch Diffusion die Wände des Dünndarms – die Zellwände – passieren. Als Beispiel sei hier der Fruchtzucker genannt. Er liegt im Dünndarm in einer höheren Konzentration vor als im Blut. Der Fruchtzucker kann ohne äußere Einwirkung durch die Darmwand diffundieren.

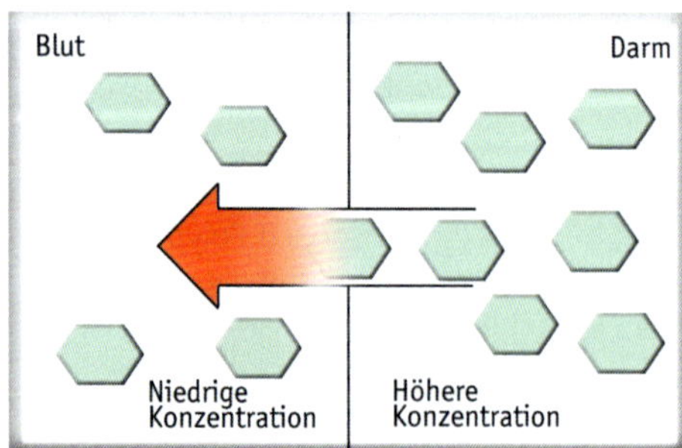

Resorption des Fruchtzuckers durch Diffusion

● **Aktiver Transport**

Einige Stoffe können nur mithilfe einer Trägersubstanz durch die Darmwand gelangen. Teilweise wird für diesen Vorgang auch noch Energie benötigt, hier spricht man von einem aktiven Transport. Als Beispiel sei hier der Trauben-

zucker genannt. Er liegt im Dünndarm in einer niedrigen Konzentration vor als im Blut. Der Traubenzucker muss gegen ein Konzentrationsgefälle aufgenommen werden.

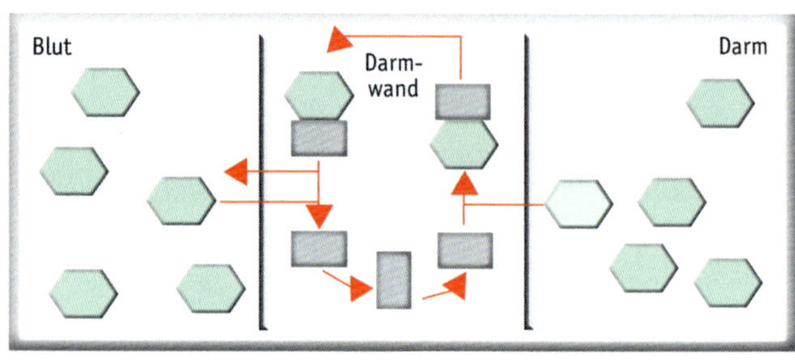

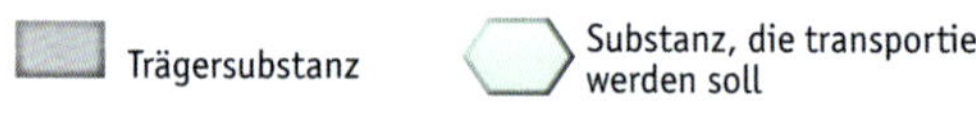

Die Trägersubstanz nimmt an der Zellaußenwand den Stoff auf, z. B. Traubenzucker, der transportiert werden soll. Nach dem Transport durch die Darmwand wird der Stoff an das Blut abgegeben. Die Trägersubstanz wird danach erneut aktiviert und steht für weitere Transportvorgänge zur Verfügung.

Aktiver Transport:
- Eine Trägersubstanz wird benötigt.
- Energie wird verbraucht.

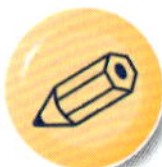
1. Kalium wird durch aktiven Transport aus dem Blut in die Zellen aufgenommen. Beschreiben Sie diesen Vorgang.
2. Ein Diabetiker darf nicht mehr als 60 g Fruchtzucker pro Tag aufnehmen. Begründen Sie diese Tatsache.

Zellstoffwechsel – Zwischenstoffwechsel

Energiegewinnung in den Zellen

▶ *Sie kennen den Vorgang der Energiegewinnung in den Zellen.*

Durch den enzymatischen Abbau von Einfachzuckern, Glycerin, Fettsäuren und eventuell auch Aminosäuren kann in den Zellen Energie gewonnen werden. Dieser Energiegewinnung können Nahrungsbestandteile und auch körpereigene Stoffe unterliegen.

Die **Energiegewinnung erfolgt im Körper** hauptsächlich **durch den Vorgang der Wasserbildung.** Lässt man im Versuch Wasserstoff mit Sauerstoff reagieren, so verbinden sich beide Stoffe nach Zuführung einer höheren Aktivierungsenergie explosionsartig zu Wasser. Bei diesem Vorgang, der Knallgasreaktion, wird ein größerer Energiebetrag schnell in Form von Wärme freigesetzt.

In den Zellen wird zur Energiegewinnung der Wasserstoff, der aus dem Abbau der Nährstoffe gewonnen wird, auf den Sauerstoff der Atemluft übertragen. Im Körper kann die Wasserbildung jedoch nicht in Form einer Knallgasreaktion vor sich gehen, da sonst durch die plötzlich frei werdende Energiemenge die Zellen zerstört würden. In den Zellen muss die Energie deshalb in kleineren Beträgen langsam freigesetzt werden. Den Vorgang der Wasserbildung in den Zellen zur Energiegewinnung bezeichnet man **biologische Oxidation**. Der Wasserstoff wird hierbei stufenweise, jeweils unter Freisetzung kleinerer Energiebeträge, auf den Sauerstoff übertragen.

> **!** Die Wasserbildung in den Zellen ist der entscheidende Vorgang der Energiegewinnung im Stoffwechsel. Der Energiegehalt der Nährstoffe wird bei der biologischen Oxidation stufenweise freigesetzt. Die Energie wird in Form von Wärme und chemischer Energie freigesetzt: Energiereiche Verbindungen werden gebildet. Energiereiche Verbindungen (chemische Energie) liefern für alle Energie verbrauchenden Prozesse Energie, während Wärmeenergie nur zur Wärmeregulation genutzt werden kann.

Übersicht Energiehaushalt der Zelle

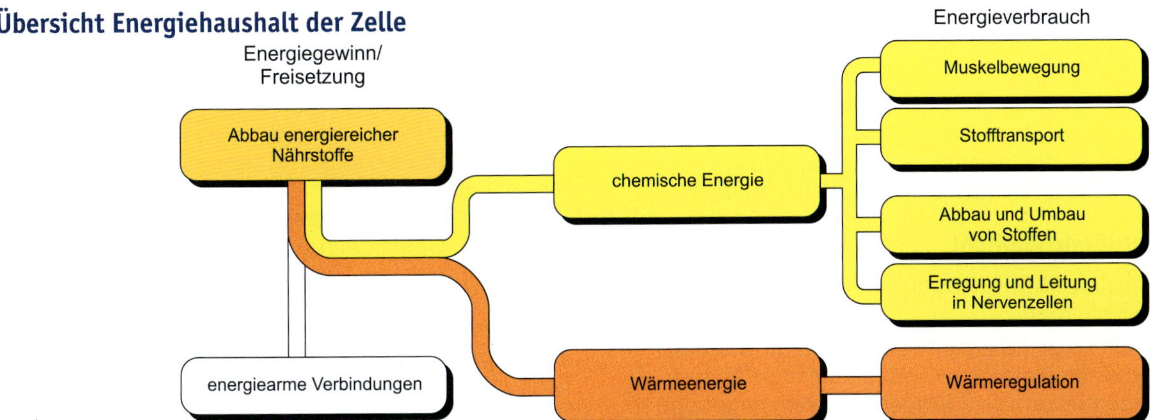

Gesamtübersicht – Zellstoffwechsel

Grundnährstoffe	Speicherung	Aufbau von körpereigenen Stoffen	Abbau zur Energiegewinnung	Wechselbeziehungen zwischen den Grundnährstoffen
Kohlenhydrate	in Form von Glykogen in der Leber (150 g) und in der Muskulatur (250 g)	in geringen Mengen, z. B. zum Aufbau von Schleimstoffen benötigt etwa **1 % der Körpermasse** besteht aus Kohlenhydraten	in allen Zellen kann durch den Abbau von Traubenzucker zu Kohlenstoffdioxid und Wasser Energie gewonnen werden; Nervenzellen können nur aus Traubenzucker Energie gewinnen	Kohlenhydrate können aus Eiweißstoffen und Glycerin gebildet werden.
Fette	als Depotfett im Unterhautfettgewebe und Organfett (10–15 kg)	zum Aufbau von körpereigenen Fetten, z. B. Zellfett, und von fettähnlichen Stoffen, z. B. Lecithine, etwa **4–10 % der Körpermasse** bestehen aus Fett	Abbau von Fettsäuren und Glycerin zu Kohlenstoffdioxid und Wasser unter Eneriegewinnung. Vor allem Muskelzellen dienen Fettsäuren als Energielieferant.	Fette können aus Kohlenhydraten und Eiweißstoffen gebildet werden. **Essenzielle Fettsäuren können jedoch nicht aufgebaut werden.**
Eiweißstoffe	Speicherung höchstens 2 kg	überwiegend zum Aufbau, d. h. zur Neubildung bzw. Erneuerung von körpereigenen Eiweißstoffen etwa **20 % der Körpermasse** bestehen aus Eiweißstoffen	überschüssige Aminosäuren werden zur Energiegewinnung zu Kohlenstoffdioxid, Wasser und Ammoniak abgebaut; Ammoniak wird in Harnstoff umgewandelt und ausgeschieden	Nichtessenzielle Aminosäuren können bei ausreichendem Stickstoffangebot aus Fetten bzw. Kohlenhydraten aufgebaut werden. **Essenzielle Aminosäuren können jedoch nicht aufgebaut werden.**

Ausscheidung der Stoffwechselendprodukte

 *Sie können die verschiedenen Stoffwechselend-produkte und die jeweiligen Ausscheidungsorgane nennen.*

 Überlegen Sie zunächst: Warum kann ein Mensch nicht ohne Nieren leben?

Wasser, Kohlenstoffdioxid (Abbau der Hauptnährstoffe) und Ammoniak (Abbau der Aminosäuren) fallen als Stoffwechselprodukte an und werden über

- die Lunge (Wasser und Kohlenstoffdioxid),
- die Haut (Wasser),
- die Nieren (Wasser und Harnstoff) und
- den Darm (Wasser)

ausgeschieden.

Neben diesen Endprodukten des Energiestoffwechsels in den Zellen müssen auch die unverdaulichen giftigen und überschüssigen Nahrungsbestandteile ausgeschieden werden.

Säuren-Basen-Gleichgewicht

Für den normalen Stoffwechselablauf ist ein konstanter pH-Wert von Bedeutung.

Entsteht nun bei körperlicher Anstrengung im Stoffwechsel verstärkt Milchsäure (Laktat), so wird dadurch die Wasserstoffionenkonzentration der Körperflüssigkeiten erhöht. Der Körper verfügt über verschiedene Puffersysteme, die den pH-Wert trotzdem konstant halten können. Carbonat- und Phosphatpuffer sowie Aminosäuren senken die Wasserstoffionenkonzentration. Die Wirkung der Puffersysteme wird durch die Atmung und die Nieren unterstützt. Der pH-Wert des Blutes schwankt normalerweise lediglich zwischen 7,3 und 7,5.

Bei einem unbehandelten bzw. schlecht eingestellten Diabetiker kann es zu einem Säureüberschuss, einer Acidose, kommen. Der Körper versucht durch verstärkte Atmung und Ausscheidung von Aceton mit dem Atem einen Ausgleich zu schaffen. Auch bei der Diät nach Atkins kann eine Acidose entstehen.

- Eine pH-Wert-Änderung des Blutes ist ein Zeichen für eine Stoffwechselstörung.
- Im gesunden Körper kommt es zu keiner pH-Wert-Änderung.

In den Stoffwechsel eingreifende Hormone

- **Insulin (Bauchspeicheldrüse):** hemmt den Abbau von Glykogen zu Glucose in der Leber, ermöglicht den Übertritt von Glucose aus dem Blut in die Muskulatur und in andere Gewebe, fördert den Glykogenaufbau in der Leber und der Muskulatur, fördert die Neubildung von Fett in Leber und Fettgewebe aus Glucose, hemmt die Abgabe von freien Fettsäuren an das Blut. Der **Blut-Glucosespiegel wird gesenkt**.
- **Glucagon (Bauchspeicheldrüse):** Antagonist zum Insulin. Fördert den Glykogenabbau in der Leber, fördert die Neubildung von Glucose. Der **Blut-Glucosespiegel wird erhöht**. Ohne Einfluss auf die Muskulatur.
- **Adrenalin (Nebennierenmark):** Antagonist zum Insulin. Fördert den Glykogenabbau in Muskulatur und Leber. Der **Blut-Glucosespiegel wird erhöht**.
- **Corticoide (Nebennierenrinde):** fördern die Neubildung von Glucose aus Aminosäuren und Fettsäuren, fördern den Glykogenaufbau, hemmen den Abbau der Glucose zu Kohlenstoffdioxid und Wasser. Der **Blut-Glucosespiegel wird erhöht**.
- **Wachstumshormon (Hypophyse):** Antagonist zu den Corticoiden. Hemmt den Abbau von Aminosäuren, fördert den Aufbau von Eiweißstoffen, hemmt den Glucoseabbau. Der **Blut-Glucosespiegel wird erhöht**.
- **Parathormon (Nebenschilddrüse):** verstärkt die Calciumresorption aus dem Dünndarm, verstärkt die Calciumabgabe aus den Knochen an das Blut, vermindert die Calciumausscheidung durch die Nieren. Der **Blut-Calciumspiegel wird erhöht**.
- **Calcitonin (Schilddrüse):** verstärkt die Calciumeinlagerung in die Knochen. Der **Blut-Calciumspiegel wird gesenkt**.
- **Thyroxin (Schilddrüse):** Iod ist ein Bestandteil des Thyroxins. Thyroxin steigert die Oxidationsvorgänge in den Zellen. Eine Überproduktion von Thyroxin führt zur Basedow'schen Krankheit, der Grundumsatz ist erhöht. Iodmangel und eine dadurch bedingte zu geringe Thyroxinbildung bewirkt eine Senkung des Grundumsatzes, Trägheit, Apathie und führt schließlich zur Kropfbildung.

- Hormone wirken auf die Aktivität der Enzyme. Sie geben die Richtung des Stoffwechsels an: z. B. Glykogenaufbau oder Glykogenabbau.
- Hormone fördern oder hemmen den Übertritt von Stoffen in oder aus den Zellen.
- Hormone haben in der Regel Antagonisten.
- Hormone bewirken neben anderen Stoffen ein Gleichgewicht der Stoffwechselvorgänge.

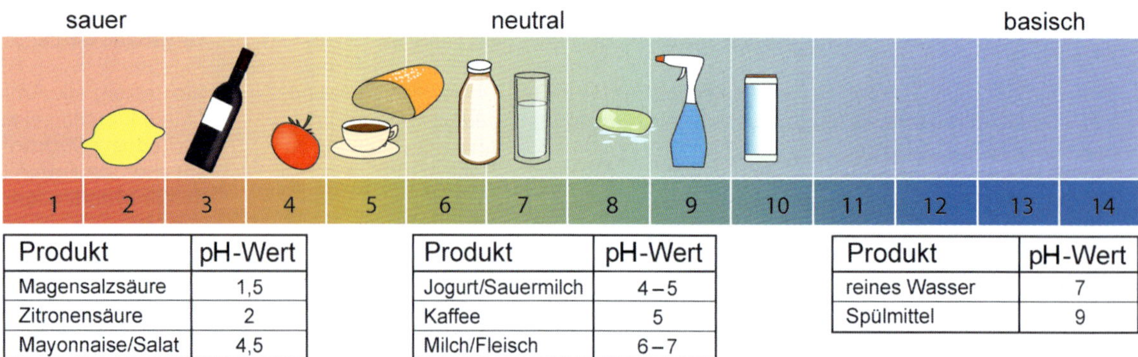

Produkt	pH-Wert
Magensalzsäure	1,5
Zitronensäure	2
Mayonnaise/Salat	4,5

Produkt	pH-Wert
Jogurt/Sauermilch	4–5
Kaffee	5
Milch/Fleisch	6–7

Produkt	pH-Wert
reines Wasser	7
Spülmittel	9

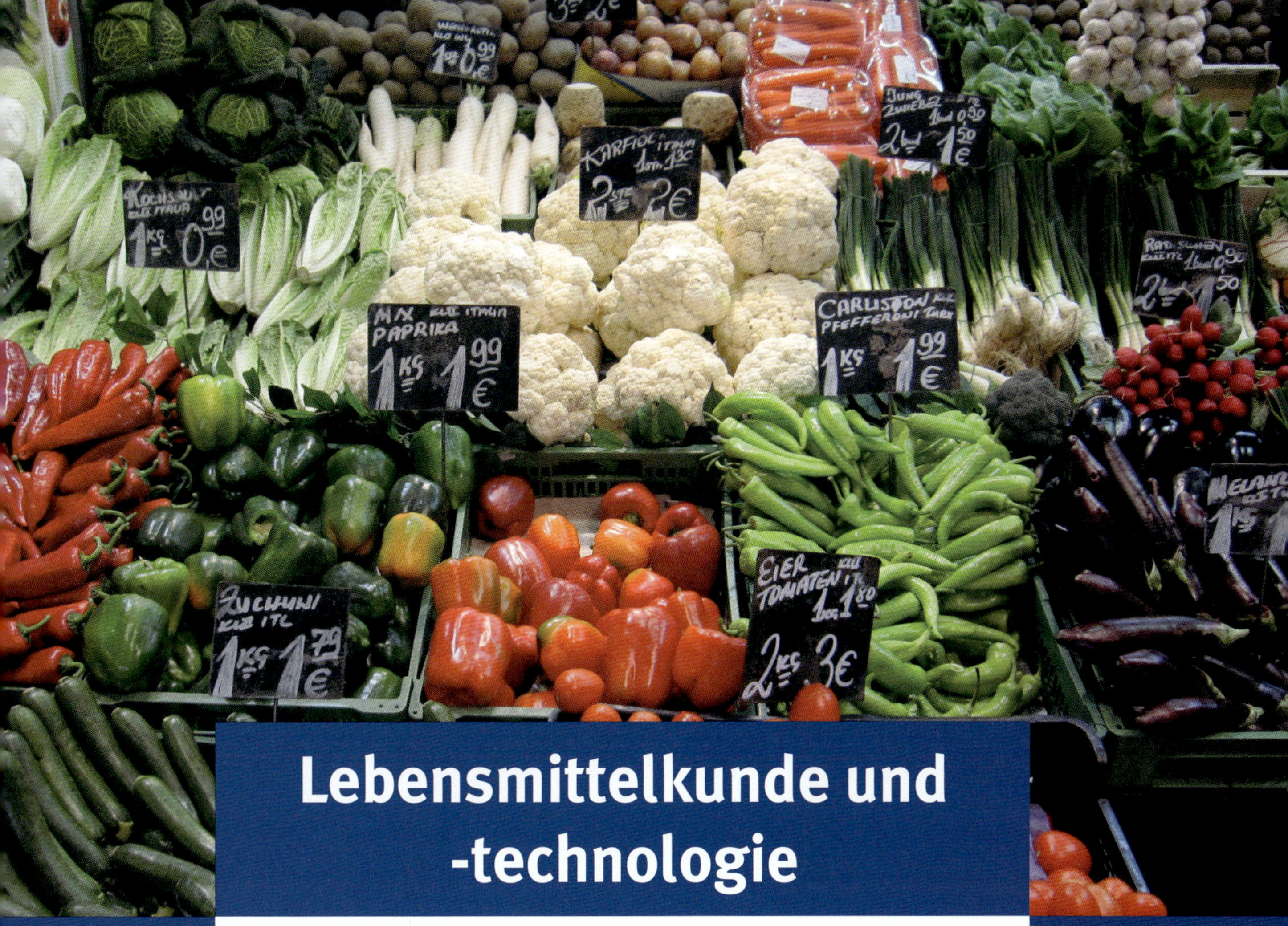

Lebensmittelkunde und -technologie

Die **Lebensmittelkunde** beschäftigt sich mit der Produktion, Verarbeitung, Neuzusammensetzung, Verbesserung und Konservierung von Lebensmitteln. Unter den heutigen Bedingungen der Automatisierung und Preisoptimierung am Markt sind die Herstellungsmethoden zu einem eigenen Teilgebiet geworden, der **Lebensmittelverfahrenstechnik**.

Lebensmitteltechnologie ist die Wissenschaft von der industriellen Herstellung und Verarbeitung von Lebensmitteln. Dazu gehört insbesondere die Verarbeitung pflanzlicher und tierischer Rohstoffe zur Herstellung haltbarer, genussfertiger und lebensmittelrechtlich unbedenklicher Lebensmittel.

Die Verfügbarkeit von **qualitativ hochwertigen** und **sicheren Lebensmitteln** ist für die Gesellschaft ein lebenswichtiges Grundbedürfnis. Dabei gilt es, sowohl die Auflagen des Lebensmittelrechtes als auch des Umweltschutzes zu erfüllen.

Kohlenhydratreiche Lebensmittel

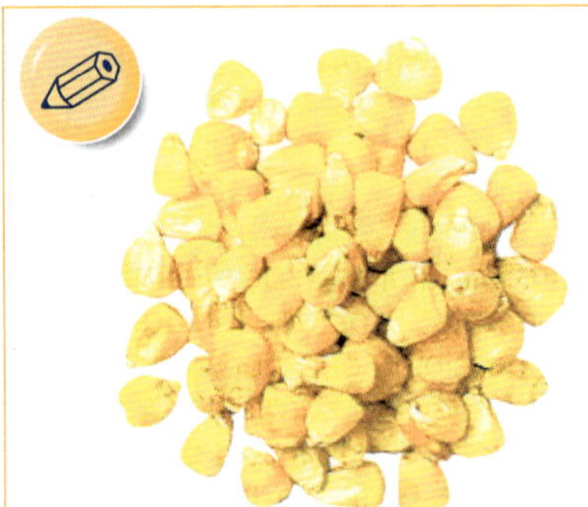

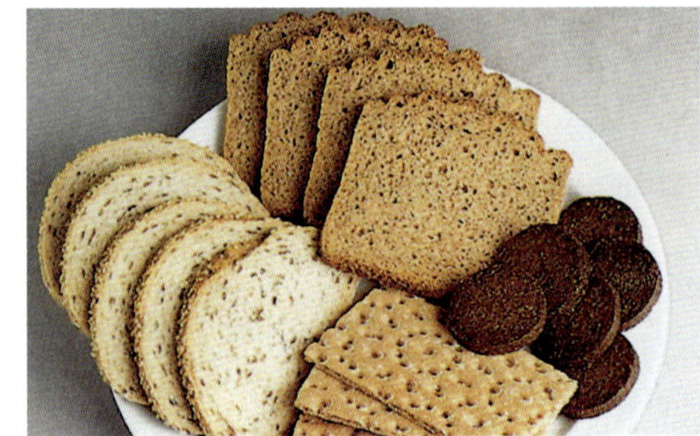

Sie haben bereits im Kapitel „Kohlenhydrate" einige kohlenhydratreiche Nahrungsmittel kennen gelernt.
Betrachten Sie die Abbildungen und versuchen Sie diese nach Gruppen zu ordnen.

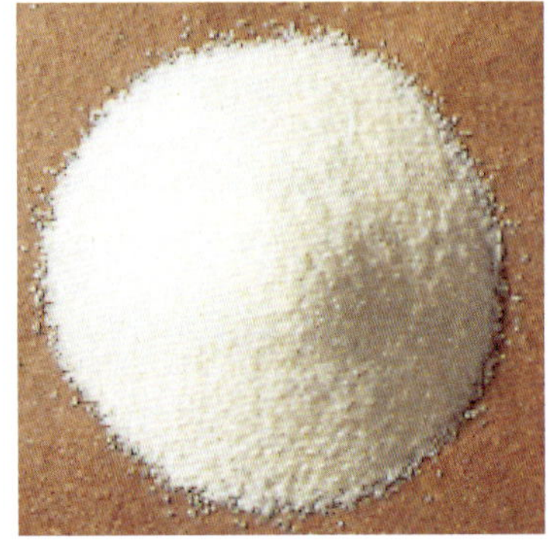

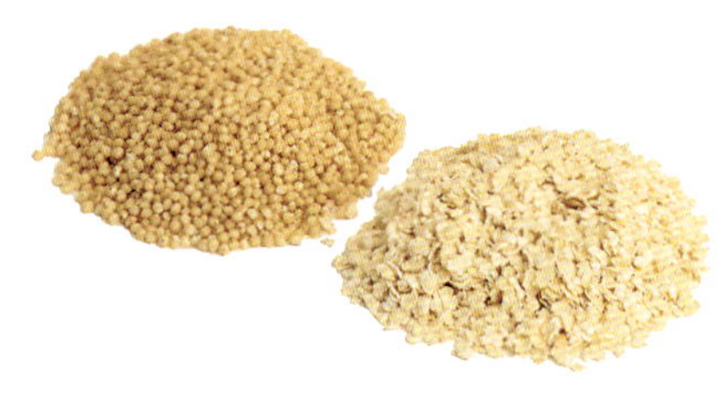

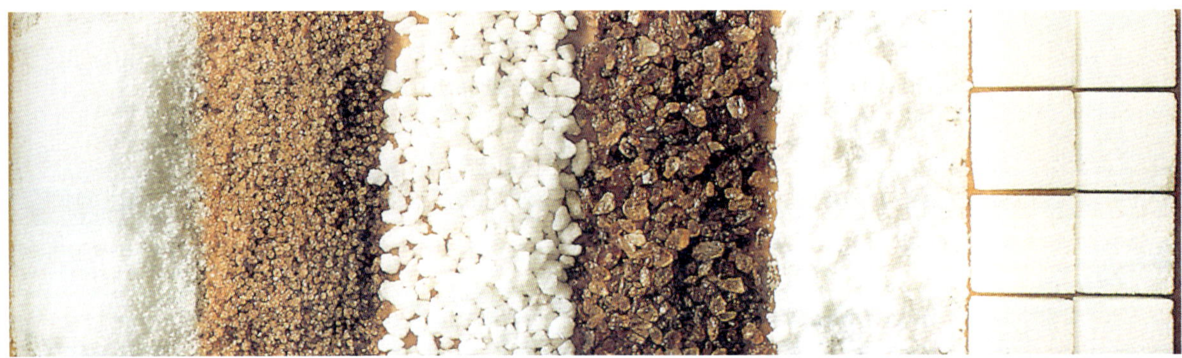

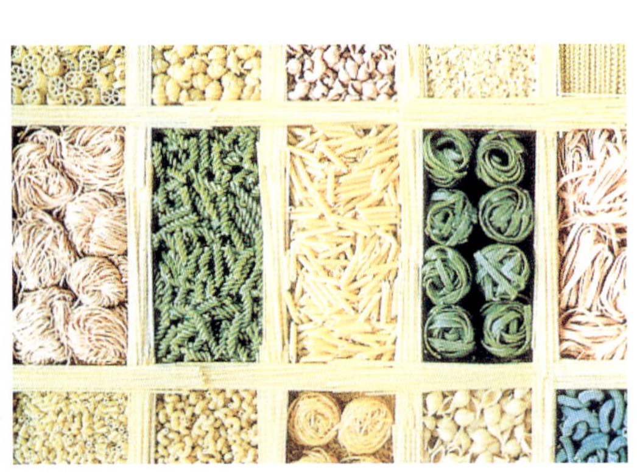

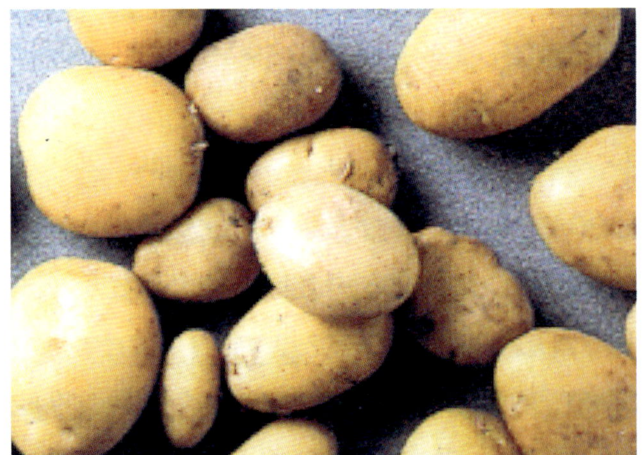

Zucker

Sie lernen die Zuckerherstellung in sechs Schritten zu erklären und die Bedeutung des Zuckers für die menschliche Ernährung zu nennen.

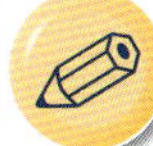

1. Nehmen Sie zunächst zu folgender Entwicklung Stellung: Während Zucker früher eine Kostbarkeit war, die in wertvollen Dosen aufbewahrt wurde, gehört er heute zu den Grundnahrungsmitteln. Etwa 15 % des täglichen Energiebedarfs werden durch Zucker gedeckt.

2. Warum wird gewarnt, zwischen den Mahlzeiten und vor dem Schlafengehen Zuckerwaren zu essen?

Die meisten Pflanzen enthalten geringe Zuckermengen.

Gewonnen wird Zucker aus Zuckerrohr und Zuckerrüben.

Während schon im 7. Jahrhundert Zucker aus Zuckerrohr hergestellt wurde, entdeckte der Berliner Chemiker Marggraf erst 1747 die Bedeutung der Zuckerrübe für die Zuckergewinnung. 1803 entstand in Niederschlesien die erste Zuckerfabrik, die Zuckerrüben verarbeitete.

Während heute in den westeuropäischen Ländern die Zuckerrübe die entscheidende Zuckerquelle ist, wird in der tropischen Zone Zucker aus Zuckerrohr gewonnen. Zuckerrohr ist eine tropische Grasart. Die 2 bis 5 cm dicken Halme werden bis 4 m hoch und liefern ca. 30 Jahre lang ergiebige Erträge. Zuckerrohr wird dicht über den Wurzeln abgeschnitten, zerkleinert. Etwa 55 % der Weltzuckerproduktion stammen aus Zuckerrohr.

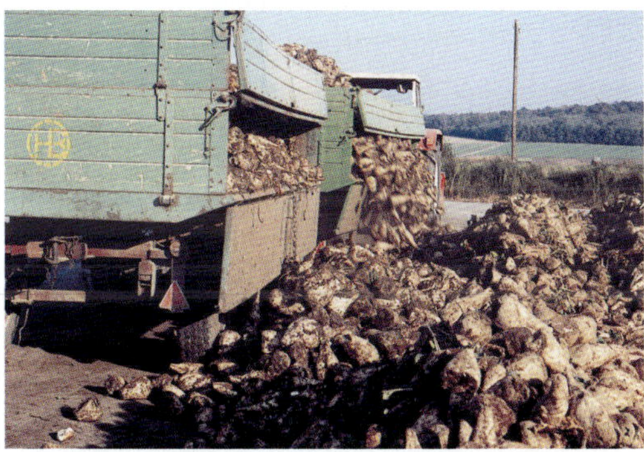

Zuckerrübe

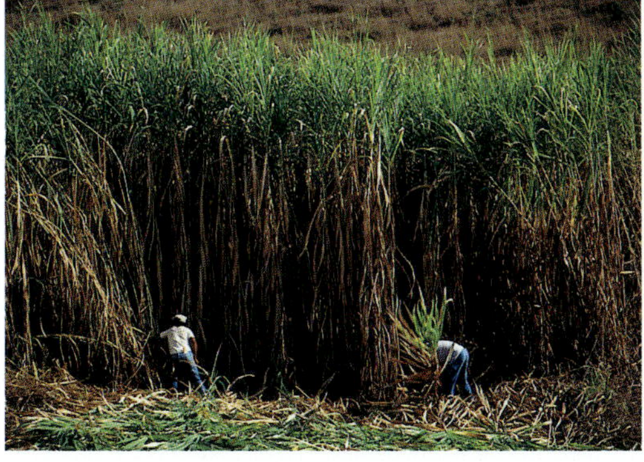

Zuckerrohr

Zuckerherstellung aus Zuckerrüben

① **Waschen und Schnitzeln:** Zuckerrüben werden gesäubert und in 3 mm starke Schnitzel zerkleinert.

② **Saftgewinnung:** Mit heißem Wasser wird den Schnitzeln der Zucker entzogen. Der entstandene Rohsaft enthält 12 bis 14 % Zucker.

③ **Reinigung des Saftes:** Ballaststoffe, Eiweißstoffe und sonstige Nichtzuckerstoffe werden durch Behandeln mit Kalkmilch und Kohlenstoffdioxid entfernt.

④ **Eindampfen:** Der gesäuberte Dünnsaft wird durch Verdampfen in Dicksaft/Melasse (55 bis 65 % Zucker) umgewandelt.

⑤ **Kristallisation:** Zucker kristallisiert aus dem Dicksaft. Mithilfe von Zentrifugen wird der Sirup (Dicksaft) vom Rohzucker (brauner Zucker) getrennt.

⑥ **Reinigung:** Durch Dampfbehandlung wird der Rohzucker von anhaftenden Sirupresten befreit, es entsteht „Weißzucker" (Raffinadezucker).

⑦ **Melasse:** brauner, zähflüssiger, nicht mehr kristallisierbarer Rest, der noch Zucker enthält, aber für die menschliche Ernährung ungeeignet ist. Verwendung als Futtermittelzusatz, Alkoholerzeugung u. a.

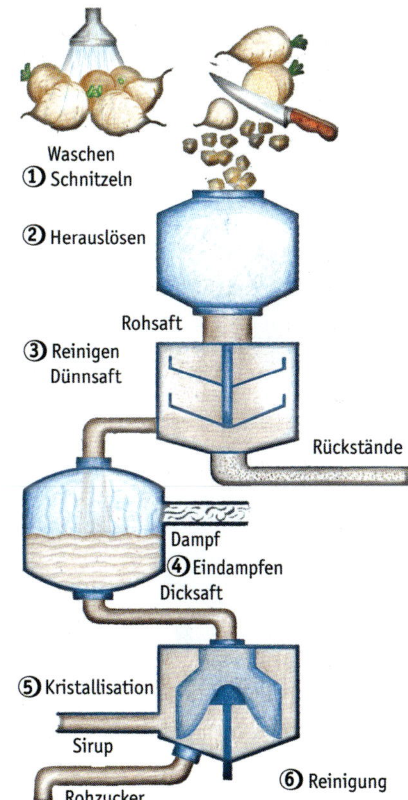

Zuckerhandelssorten

Der weitaus größte Teil des Zuckers kommt als Weißzucker (Raffinadezucker) in den Handel. Zucker ist schlechthin Weißzucker (Saccharose). Er kann aus Zuckerrüben wie auch aus Zuckerrohr hergestellt werden.

- **Rohzucker**

  Kristalliner Zucker vor dem Raffinieren.

- **Zuckerrohrsaft**

  Milchartiger Presssaft aus dem Zuckerrohr mit mildem, mostartigem Geschmack. Getrocknet kommt er als „Vollrohrzucker" in den Handel.

- **Zuckerrübensirup**

  Im Extraktionsverfahren, seltener im Pressverfahren gewonnener, eingedickter Zuckerrübensaft, der getrocknet ebenfalls als „Vollzucker" im Handel erhältlich ist.

- **Brauner Zucker (Braunzucker)**

  Durch Kristallisation aus einer Mischung von karamellisierten Zuckersirupen und braunen Rohrzuckersirupen gewonnen.

- **Vollzucker**

  Enthält Eiweiß, Mineralstoffe und Vitamine der B-Gruppe in geringen Mengen. Die Verwendung von Vollzucker soll nicht zu einem überhöhten Zuckerverzehr führen → sehr geringe Nährstoffdichte.

- **Kristallzucker**

  Die Kristallkörner sind deutlich sichtbar, je nach Korngröße unterscheidet man Normal- und Feinkristallzucker.

- **Staubzucker**

  Fein gemahlener, anschließend gesiebter Kristallzucker.

- **Backzucker**

  Im Unterschied zum Staubzucker noch feiner gemahlen.

- **Streuzucker**

  Erhältlich in einem Glasstreuer oder im Nachfüllpack. Zum Überzuckern noch warmer Mehlspeise geeignet, denn er zergeht, staubt und klumpt nicht.

- **Würfelzucker**

  Feinster Kristallzucker, der ohne Bindemittel zu Würfeln gepresst wird.

- **Gelierzucker**

  Ein Gemisch aus Kristallzucker, Trockenpektin und Wein- oder Zitronensäure.

- **Vanillezucker**

  Eine Mischung von Weißzucker mit fein gemahlener echter Vanille. Vanillinzucker ist ein mit dem künstlich hergestellten Aromastoff Vanillin versetzter Weißzucker.

- **Kandiszucker**

  Aus Zuckerlösungen durch langsame Kristallisation, meist an Fäden, hergestellt, wobei sich besonders große Zuckerkristalle bilden.

- **Hagelzucker**

  Besteht aus einigen Millimeter großen, hagelförmigen Körnern.

Überlegen Sie, welchen Zucker Sie wofür verwenden würden.

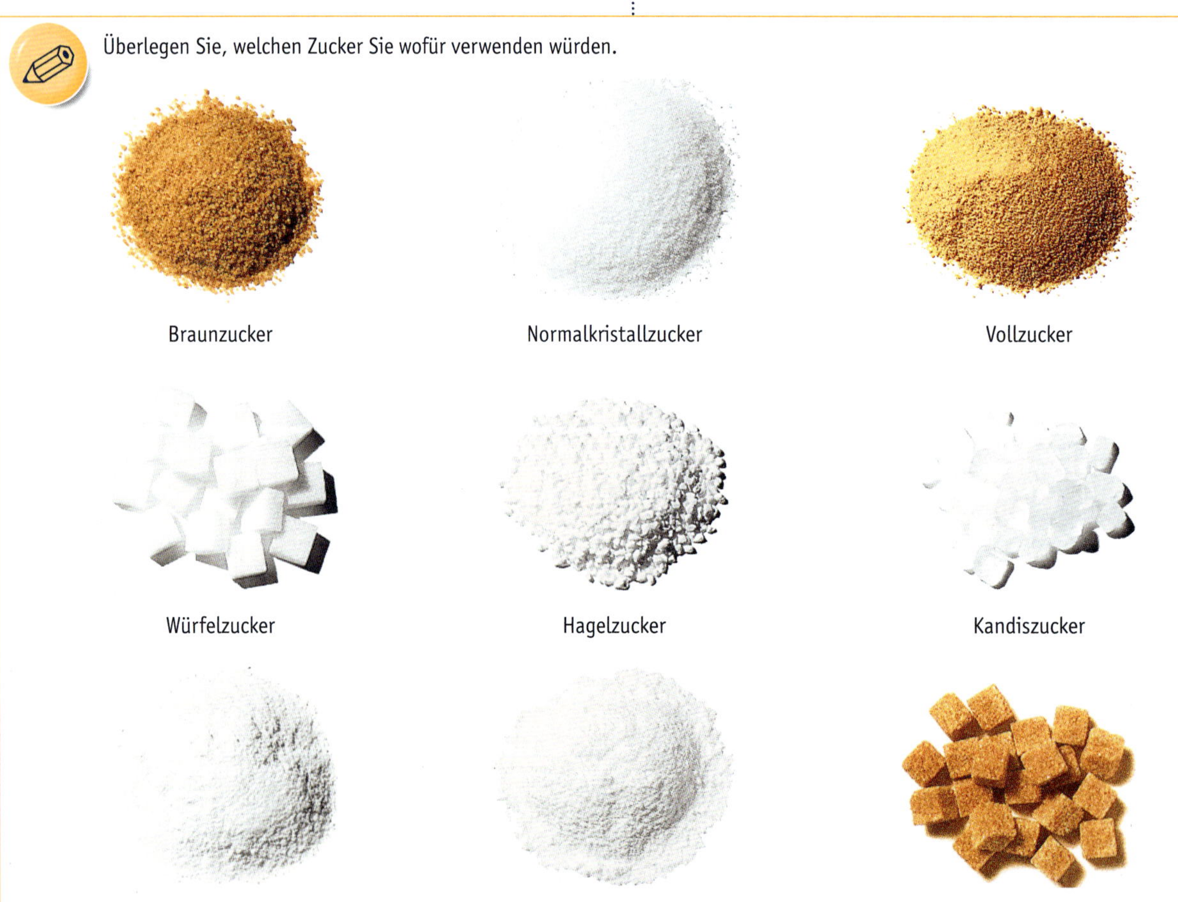

Nährstoff- und Wirkstoffgehalt des Zuckers

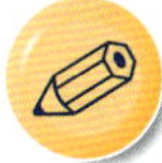

1. Vergleichen und bewerten Sie den Energie- und Nährstoffgehalt von zwei Stück Würfelzucker (10 g) und einem Apfel (75 g).
2. Sammeln und beurteilen Sie Werbeaussagen für Süßigkeiten.
3. Überprüfen Sie dazu auch die Zutatenlisten. Hinter welchen Bezeichnungen verbirgt sich Zucker?
4. Nennen Sie gesundheitliche Folgen des hohen Zuckerkonsums.

Zucker (Rohr- und Rübenzucker)

- **besteht** lediglich aus einer **einheitlichen Kohlenhydratart,** dem Doppelzucker **Saccharose,**
- enthält keine **Vitamine** und **Mineralstoffe,** auch **Ballaststoffe** fehlen,
- ist **leicht verdaulich,**
- **liefert schnell viel Energie:** 100 g = 1 700 kJ (400 kcal),
- **Zuckergenuss** (Süßwaren, Süßspeisen, …) kann bei mangelnder Mundhygiene zu Karies führen.

Karies: Alle Kohlenhydrate enthaltenden Lebensmittel, also auch Zucker, können Karies auslösen. Im Mund wandeln Bakterien Zucker in Milchsäure um, die den Zahnschmelz angreift. Karies kann entstehen, wenn die Zähne nach dem Zuckergenuss nicht gereinigt werden. Vorbeugend wirkt auch ein Ausspülen des Mundes. Karies steht bei Schülerinnen und Schülern unter den Gesundheitsschäden an erster Stelle, ist aber seit 1988 durch eine verbesserte Mundhygiene und die Verwendung fluoridhaltiger Zahnpasten deutlich zurückgegangen. Auch stärkehaltige Lebensmittel können Karies verursachen. Im Mund verbleibende Stärkereste werden durch die Amylase des Speichels zu Traubenzucker abgebaut, aus dem Bakterien Milchsäure bilden.

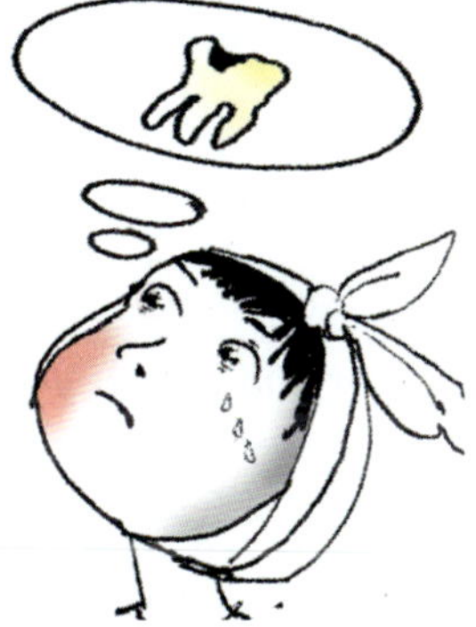

Zucker in der Lebensmittelverarbeitung

- **Speisen süßen, solange sie heiß sind.** Zucker löst sich schneller und besser.
- **Säurehaltige Speisen erst nach dem Kochen süßen.** Auf diese Weise wird weniger Zucker benötigt, die Speisen sind energieärmer.
- **Zur Herstellung von Karamell Zucker stärker erhitzen.** Bei Temperaturen über 100 °C färbt sich Zucker braun, Wasser wird entzogen.
- **Karamell hat eine geringere Süßkraft als Haushaltszucker** und ein charakteristisches Aroma.
- **Zuckercouleur** (E-Nummer 150) ist ein aus Zucker durch Erhitzen unter Zusatz von Alkalien oder Säuren hergestellter Lebensmittelfarbstoff ohne süßen Geschmack.

- **Pikante Speisen wie Salate, Gemüse, Wildgerichte mit einer Prise Zucker würzen.** Der Geschmack wird so ausdrucksvoller.
- Zucker in höheren Konzentrationen wirkt konservierend: z. B. kandierte Früchte. Zucker bindet Wasser und entzieht den Mikroorganismen das benötigte freie Wasser.
- Bei entsprechend sauberem Arbeiten können Marmeladen, Obstmuse und Gelees ohne Zucker und ohne Konservierungsmittel hergestellt werden.

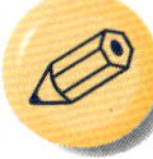

1. Führen Sie folgende Versuche durch:

a) **Löslichkeit des Zuckers:** Geben Sie je 1 TL Zucker in ein Becherglas mit a) kaltem Wasser, b) heißem Wasser. Beobachten Sie.

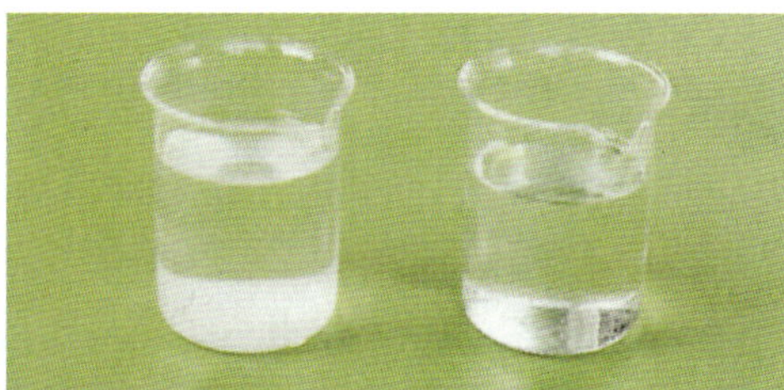

Löslichkeit des Zuckers

b) **Kochen von Zucker mit Säuren:** Geben Sie 1 TL Zucker und den Saft einer halben Zitrone in 50 ml Wasser. Lassen Sie die eine Hälfte der Lösung stehen, die andere Hälfte lassen Sie 10 Minuten kochen. Prüfen Sie anschließend den Geschmack beider Proben bei gleicher Temperatur.

c) **Zucker als Konservierungsmittel:** Bestreuen Sie eine Apfelscheibe mit Zucker. Beobachten Sie mögliche Veränderungen. Geben Sie außerdem 10 g Zucker und 10 g Hefe in ein Becherglas. Beobachten Sie, ob eine Gärung stattfindet.

d) **Stärkeres Erhitzen von Zucker:** Erhitzen Sie 50 g Zucker in einer Pfanne, bis sich der Zucker dunkelbraun gefärbt hat. Gießen Sie einen Teil der Masse auf ein gefettetes Pergamentpapier. Lösen Sie den Rest der Masse in heißem Wasser auf. Prüfen Sie die Süßkraft der Lösung.

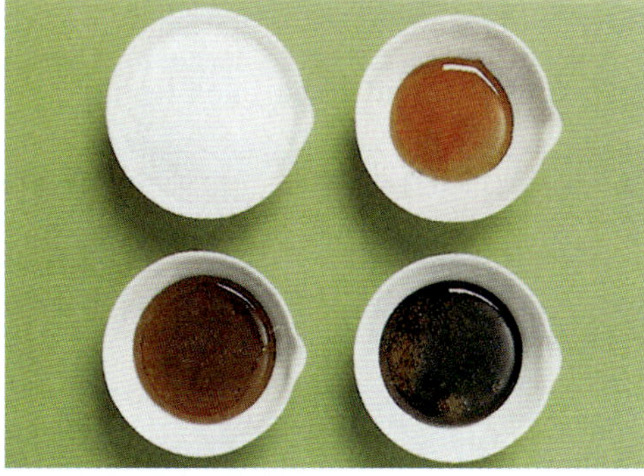

Stufen der Karamellbildung

2. Begründen Sie die Versuchsergebnisse.
3. Nennen Sie je ein Beispiel aus der Lebensmittelverarbeitung, bei dem Sie die jeweilige Eigenschaft des Zuckers berücksichtigen.
4. Leiten Sie allgemeine Regeln für die Lebensmittelverarbeitung ab.

Honig

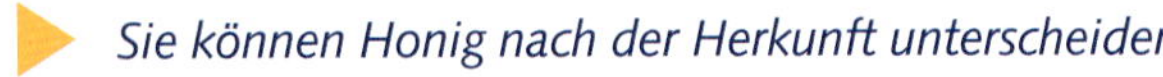
Sie können Honig nach der Herkunft unterscheiden.

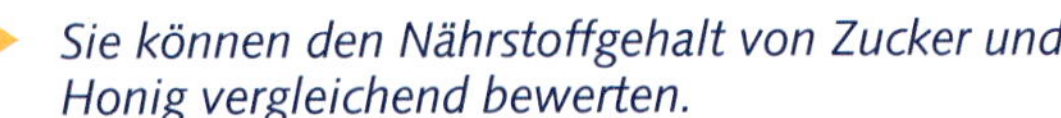
Sie können den Nährstoffgehalt von Zucker und Honig vergleichend bewerten.

Lange vor dem Zucker wurde Honig zum Süßen der Speisen verwendet. Er wird von den Bienen erzeugt, indem sie Nektar oder Honigtau aufsaugen, in ihrer Honigblase sammeln und in Waben für die Brut und als Vorrat speichern. Im Bienenstock werden Nektar und Honigtau in Honig umgewandelt.

Honig entsteht durch enzymatische Vorgänge in der Biene und in den Waben. Durch die Invertase wird Saccharose in Trauben- und Fruchtzucker – **Invertzucker** – gespalten.

Nach der Art der Gewinnung unterscheidet man

- **Waben- oder Scheibenhonig,** der in verdeckelten, brutfreien ganzen Waben oder Wabenstücken in Verkehr gelangt.
- **Schleuderhonig.** Aus den entdeckelten Waben wird der Honig mittels Zentrifugierens ausgeschleudert.

  Es ist dies die gebräuchlichste Art der Honiggewinnung. Der abgeschleuderte Honig wird durch Sieben oder einfach durch Stehenlassen und Abschöpfen von Verunreinigungen gereinigt.

Nach der Herkunft unterscheidet man

- **Blütenhonig:** Ausgangsstoff ist der Nektar, der von besonderen Drüsen der Blütenpflanzen, den so genannten Nektarien, die sich meist innerhalb der Blüten befinden, abgeschieden wird.
- **Honigtauhonig:** Ausgangsstoff ist der Honigtau, bei dem es sich um einen klebrigen, oft lackartigen, zuckerhältigen Belag auf der Oberfläche von Nadelbäumen, anderer Pflanzen und um Absonderungen von Insekten (Blattläusen) handelt.

Nährstoff- und Wirkstoffgehalt von Honig

Honig enthält in der Regel mehr als 70 % Invertzucker, 7 % Malzzucker und geringe Mengen anderer Kohlenhydratarten.
Außerdem sind enthalten 0,1 bis 0,2 % organische Säuren, z. B. Essigsäure, Milchsäure, 0,2 % Mineralstoffe, 0,3 % Enzyme – Eiweißstoffe, in Spuren Vitamin B_1, B_2, Niacin und C.

Honig wird vor allem aufgrund seines Genusswertes verzehrt. Honig gilt zwar als naturbelassenes Lebensmittel, er hat jedoch einen hohen Energiegehalt und ist frei von Ballaststoffen: sehr geringe Nährstoffdichte. Honig fördert genauso wie Zucker die Kariesentstehung.

Die Lösung des Zuckerproblems liegt nicht im Ersetzen von Zucker durch Honig.

Aufbewahrung

Bei längerer Aufbewahrung kristallisiert die Glucose, der Honig „kandiert". Die Fructose bleibt in Lösung.

Durch gelindes Erwärmen kann der Honig wieder verflüssigt werden.

Honig soll bei möglichst konstanter Raumtemperatur in gut verschlossenen Gefäßen aufbewahrt werden.

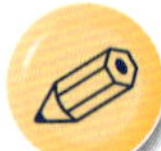
1. Welche Honigarten kennen Sie?
2. Nennen Sie Rezepte, in denen Honig Verwendung findet.
3. Wie würden Sie Honig aufbewahren?

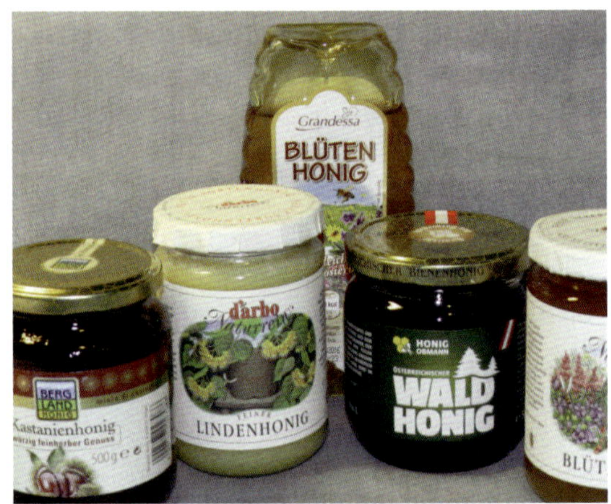

Zucker und Honig: Volkswirtschaftliche Bedeutung

Zucker stellte 1850 noch eine Kostbarkeit dar. Erst die großtechnische Gewinnung aus der Zuckerrübe ermöglichte etwa gegen Ende des 19. Jahrhunderts Zucker zu einem erschwinglichen Preis käuflich zu erwerben.

Der Anbau von Zuckerrüben ist in Österreich zu einem wichtigen Wirtschaftszweig geworden. So betrug beispielsweise im Jahr 2008 die Zuckerrübenernte 3 091 432 Tonnen.
Daraus konnten in der Kampagne 2008/09 446 785 und 2011/12 563 608 Tonnen Weißzucker gewonnen werden.

Der Pro-Kopf-Verbrauch von Weißzucker liegt in den letzten Jahren zwischen 37 und 48 kg.

Die Veränderung im Konsumverhalten, die sich in einer Zunahme des Verbrauchs von Saccharose und anderen Zweifach- und Einfachzuckern und in der Abnahme des Verbrauchs polysaccharidhaltiger, ballaststoffreicher Lebensmittel wie Getreide, Reis, Kartoffeln ausdrückt, ist ernährungsphysiologisch ungünstig zu beurteilen.

Der **Honigverbrauch** ist in den letzten Jahren etwa gleich geblieben. Er schwankt zwischen 1,2 bis 1,5 kg pro Kopf und Jahr, das sind 4 % des Zuckerkonsums.

Süßungsmittel

▶ *Sie lernen Zuckeraustauschstoffe und Süßstoffe als diätetische Lebensmittel zu beurteilen.*

Zu den Süßungsmitteln zählt man

● **Fructose, Zuckeralkohole (Zuckeraustauschstoffe)** und

● **synthetische Süßungsmittel.**

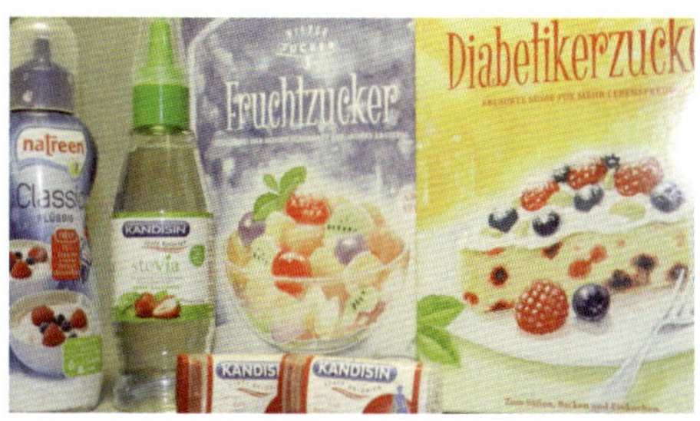

Beurteilen Sie folgende Lebensmittelkennzeichnung:
KAU ohne Zucker: Pfefferminz mit 99,5 % Zuckeraustauschstoff Sorbit. 1 Päckchen mit 10 Streifen enthält 459 kJ (110 kcal). Kann bei übermäßigem Verzehr abführend wirken.

● **Fruchtzucker** (Fructose) ist ein Einfachzucker mit hoher Süßkraft.

● **Zuckeralkohole: Sorbit, Mannit** werden aus Einfachzuckern, **Xylit** aus Holz hergestellt. **Lactit, Isomaltit** und **Maltit** sind die Zuckeralkohole von Doppelzuckern (Lactose, Maltose). Maltit ist für Diabetiker ungeeignet.

Zuckeralkohole

● enthalten Energie, jedoch in geringerer Menge als Saccharose: 10 kJ (2,4 kcal)/g;

● werden im Körper langsam resorbiert und wirken wie auch Fruchtzucker nur begrenzt blutzuckersteigernd (Ausnahme Maltit). **Nur in Absprache mit dem Arzt können Fruchtzucker und Zuckeralkohole in der Diabetiker-Diät verwendet werden;**

● können in Mengen ab 10 g/Tag abführend wirken. Daher wird der Hinweis „Kann bei übermäßigem Verzehr abführend wirken" angebracht. Fruchtzucker wirkt nicht abführend!

● wirken wie auch Fruchtzucker bei längerer Verwendung Karies erregend.

Synthetische Süßungsmittel

Süßstoffe haben eine höhere Süßkraft als Saccharose, aber praktisch keinen Nährwert.

Einem Konsum von Süßstoffen in größeren Mengen stehen gesundheitliche Bedenken entgegen: Die WHO hat Höchstaufnahmemengen festgelegt (mg/kg Körpergewicht (KG)/Tag, ADI-Werte[1]), die nicht überschritten werden sollten.

Zum Süßen von Baby- und Kleinkinderkost werden Süßstoffe nicht verwendet.

---

[1] Siehe Seite 233.

Süßstoffe können bei der Herstellung von Lebensmitteln für Diabetiker und für energiereduzierte Lebensmittel verwendet werden, außerdem für süßsaure Gemüsekonserven, Fischmarinaden, zuckerfreien Kaugummi.

Bei verpackten Lebensmitteln werden die verwendeten Süßstoffe nach Art in der Zutatenliste angegeben.

● **Saccharin:** Von der WHO empfohlene Höchstaufnahmemenge 2,5 mg/kg KG/Tag (das entspricht etwa 11 handelsüblichen Tabletten für einen 70 kg schweren Menschen). Saccharin hat eine sehr starke Süßkraft mit bitterem Nachgeschmack, der durch Cyclamat gemindert werden kann. Zum Backen ist es nur bedingt geeignet, beim Kochen möglichst erst den fertigen Speisen zusetzen.

● **Aspartam:** Von der WHO empfohlene Höchstaufnahmemenge 40 mg/kg KG/Tag (das entspricht etwa 155 handelsüblichen Tabletten für einen 70 kg schweren Menschen).
Aspartam wird aus Aminosäuren hergestellt. Personen, die an Phenylketonurie leiden, dürfen diesen Süßstoff nicht verwenden. Ein entsprechender Hinweis wird auf der Verpackung gegeben.
Zum Backen ist Aspartam wenig geeignet (geringe Hitzebeständigkeit), beim Kochen soll es erst den fertigen Speisen zugesetzt werden.

● **Acesulfam:** Von der WHO empfohlene Höchstaufnahmemenge 15 mg/kg KG/Tag.

● **Cyclamat:** Von der WHO empfohlene Höchstaufnahmemenge 11 mg/kg KG/Tag.

Pflanzliche Süßungsmittel

● **Thaumatin** ist ein Polypeptid aus der Frucht einer afrikanischen Staude. 2000- bis 3000-mal süßer als Saccharose.

● **Neohesperidin** wird aus Zitrusschalen gewonnen. 1000- bis 1800-mal süßer als Saccharose.

● **Stevia:** Stevia rebaudiana (Honigblatt, Süßkraut) ist eine aus Südamerika stammende Pflanze, deren Blätter 10- bis 30-mal so süß wie Zucker schmecken. Für den Süßgeschmack sind mehrere, Glycoside genannte Inhaltsstoffe verantwortlich, die bis zu 300-mal süßer schmecken als Zucker. Die einzelnen Substanzen haben eine deutliche, relativ geringe Toxizität (mutagen, fruchtschädigend) sind also nicht so harmlos, wie man ursprünglich gehofft hat. Es sind die gleichen Vorsichtsmaßnahmen wie bei den synthetischen Süßungsmitteln notwendig: Festlegung eines ADI-Wertes, Reinheitsanforderungen etc. Verwendung wurde 2011 in der EU zugelassen und ein ADI-Wert festgelegt.

Süßstoffe	Saccharin	Cyclamat	Aspartam	Acesulfam
Süßkraft stärker als Saccharose	500-mal	30-mal	200-mal	200-mal
Löslichkeit	gut	gut	gut im leicht sauren Bereich	gut
Hitzebeständigkeit	gut, zerfällt im sauren Bereich	gut	gering	gut

Getreide und Getreideprodukte

Sie lernen die wichtigsten Getreidearten kennen und können den Aufbau eines Getreidekorns beschreiben.

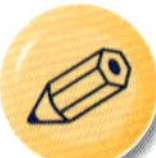

Versuchen Sie den Wandel im Getreideverzehr zu beurteilen.

Verzehr in kg/Kopf/Jahr

	1947/48	1970/71	1997/98	2000/01	2011/12
Brotgetreide	129	85	79	80,3	90,9
Reis	0,6	3,5	4,1	3,8	4,4

Das Getreide ist eines unserer wichtigsten Grundnahrungsmittel. Die verschiedenen Getreidearten decken etwa 25 % des Nahrungsbedarfes in den Industrieländern und 66–70 % in den Entwicklungsländern. Wie wichtig Getreide seit jeher für die Ernährung war, zeigt die häufige Verwendung von Ähren und Brot als Symbole in verschiedenen Religionen.

Unsere Getreidearten stammen von Wildgräsern ab. Am Beginn der Jungsteinzeit, etwa ab dem 9. Jt. v. Chr., lassen sich die ersten Spuren einer Kultivierung von Wildgräsern nachweisen, aus denen sich in der Folge die Getreidearten entwickelt haben. Zu den ältesten Getreidearten gehören Weizen, Gerste und Hirse. Einkorn und Emmer, dem Urweizen nahestehende Weizenarten, werden heute im Zuge einer Rückbesinnung auf ursprüngliche, naturnahe Ernährungsformen wieder zunehmend angebaut. Der Anbau von Weizen und Gerste entwickelte sich in den warmen Gebieten des Nahen Ostens und Nordafrikas, der Anbau von Hirse in Europa, von Italien bis hinauf nach Skandinavien.

Viele Jahrtausende hindurch wurden das Getreide für Breie, Suppen und für flache ungelockerte Fladenbrote verwendet. Etwa vor 4000 Jahren, im Jahre 1800 v. Chr., mag es gewesen sein, als einer ägyptischen Frau durch ein Missgeschick eine Entdeckung gelang: Ihr Brei war sauer geworden. Anstatt den Brei wegzuwerfen, stellte sie den Topf aufs Feuer und bemerkte, dass der saure Brei locker wurde: Das Brot war entstanden. Jedoch, nur **Weizen und Roggen liefern backfähige Mehle**. In weiten Gebieten Afrikas, in denen klimatisch nur ein Anbau der dürreresistenten Hirse möglich ist, bilden heute noch Breie und Fladenbrote die Nahrungsgrundlage. Dies gilt auch für die Trockengebiete in Asien, in denen Hirse den im „feuchten" Asien traditionellen Reisanbau ersetzt.

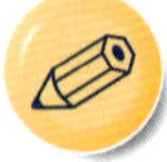

1. Nennen Sie Lebensmittel/Speisen bzw. Backwaren, die aus den verschiedenen Getreidearten hergestellt werden.

2. Erstellen Sie in Gruppen Plakate zu den verschiedenen Getreidearten.

a) Überlegen Sie zunächst, was dargestellt werden soll, z. B.:
   – Wo wird das Getreide angebaut?
   – Wie wird das Getreide angebaut?
   – Welche Rezepte gibt es? usw.

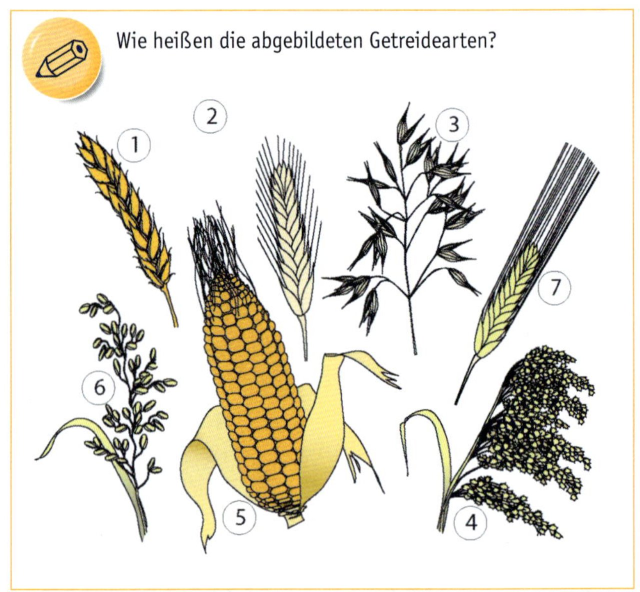

Getreidearten

Bei allen Getreidearten entwickelt sich an der Spitze des Halmes der Blütenstand, aus dem je nach der Art im Zuge der Reife eine Ähre (1, 2, 7 im Bild), ein Kolben (5) oder eine Rispe (3, 4, 6 im Bild) entsteht.

- **Weizen** ① ist weltweit das wichtigste Brotgetreide in der gemäßigten Zone. Weizen hat eine besonders gute Backfähigkeit. Man unterscheidet: **Hartweizen:** kleberreich; Herstellung von Teigwaren und Grieß. **Weichweizen:** stärkereich, Herstellung von Backwaren.

- **Dinkel** (Spelzweizen) ist eine alte Kulturform des Weizens. Grünkern ist unreif geernteter und gedarrter Dinkel, aufgrund des nussartigen Geschmacks geeignet für Eintöpfe, Suppen, Beilagen, …

- **Roggen** ② gedeiht in der kühlen, gemäßigten Zone. Der Geschmack ist kräftiger als bei Weizen. Er wird vorwiegend zum Brotbacken verwendet.

- **Hafer** ③ ist fettreicher und eiweißreicher als andere Getreidearten und reich an Mineralstoffen, Vitaminen und Ballaststoffen. Er kommt besonders in Form von Haferflocken in den Handel.

- **Gerste** ⑦ ist die älteste Getreideart. Sie wird zum Bierbrauen und z. B. für Breie, Aufläufe, Beilagen verwendet.

- **Reis** ⑥: Es gibt etwa 8 000 Sorten. Reis ist Hauptnahrungsmittel in Asien.

- **Mais** ⑤ ist wie Hafer fettreicher. Er ist Hauptnahrungsmittel in Teilen von Amerika. Er wird bei uns vor allem zu Maisstärke und Maisgrieß verarbeitet, sonst wird er als Zucker- und Gemüsemais angeboten, in verarbeiteter Form als Cornflakes, Popcorn …

- **Hirse** ④ ist in Afrika Hauptnahrungsmittel. Geschälte Hirse hat einen milden Geschmack, sie kann vielseitig für süße und salzige Gerichte verwendet werden. Aus Hirse wird Alkohol und Traubenzucker hergestellt.

Getreideähnliche Körner

● **Buchweizen** liefert getreideähnliche Körner. Er ist ein Knöterichgewächs, das Eiweiß (10 %) ist reich an Lysin, der begrenzenden Aminosäure aller Getreidearten. Buchweizen wird wegen der kurzen Vegetationsdauer als Nachfrucht z. B. in der Steiermark angebaut. Der Buchweizen wurde durch die Tartaren nach Mitteleuropa gebracht: Darauf weist der ebenfalls gebräuchliche Name *Heidekorn* hin.

● **Amaranth** (Fuchsschwanz). Es handelt sich um krautige weltweit verbreitete Pflanzen, die als Gemüse genutzt werden und in ihrer Zusammensetzung dem Getreide ähnliche Samen bilden. Das Eiweiß (14 %) ist ebenfalls reich an Lysin, die biologische Wertigkeit beträgt 70 %.

● **Quinoa** (Reismelde) ist eine Jahrtausende alte Kulturpflanze, die in den Anden bis zu eine Seehöhe von etwa 4500 m angebaut wird und dort ein Grundnahrungsmittel ist. Das Eiweiß (10 %) ist ebenfalls reich an Lysin. Die Samen sind hirseähnlich, der Geschmack reisähnlich.

Die **drei getreideähnlichen Pflanzen** enthalten in ihren Samen **kein Zöliakie auslösendes Eiweiß**. Mit Bohnen gemischt eignen sie sich z. B. für die Herstellung glutenfreier Kekse.

Aufbau des Getreidekorns

Lassen Sie Weizenkörner 6 Stunden in Wasser aufquellen. Zerschneiden Sie ein Weizenkorn in Längsrichtung. Betupfen Sie das Weizenkorn mit einem Tropfen Iodkaliumiodid und betrachten Sie es durch eine Lupe.
Welche Bestandteile sind erkennbar?

Verteilung von Nährstoffen und Wirkstoffen in den Bestandteilen des Getreidekornes

Bestandteile des Getreidekorns		Anteil	Nährstoffe
Kleie 17 %	Fruchtschale Samenschale	5 %	Ballaststoffe, Mineralstoffe, Vitamine
	Aleuronschicht	9 %	Eiweißstoffe, Mineralstoffe,
	Keimling	3 %	Fette, Eiweißstoffe, Mineralstoffe, Vitamine
Mehl 83 %	Mehlkörper	83 %	Stärke, Eiweißstoffe (Kleber)

Nährstoff- und Wirkstoffgehalt des Getreides

● **Eiweißstoffe**

Mit einem Eiweißgehalt zwischen 7 % (Reis) und 12 % (Weizen) leistet Getreide einen wichtigen Beitrag für die weltweite Deckung des Eiweißbedarfes. In manchen Gebieten Afrikas und Asiens wird bis zu 70 % des Energiebedarfes durch Getreide gedeckt.

Das Eiweiß des Getreidekorns, das gilt für alle Getreidearten, besteht aus vier Komponenten: **Albumine, Globuline, Prolamine, Gluteline.** Albumine und Globuline sind biologisch höherwertig und finden sich vor allem in den Randschichten und im Keimling. Die geringerwertigen Prolamine und Gluteline sind die Reserveeiweißstoffe des Mehlköpers, ihr Anteil am Gesamteiweiß liegt bei 80 %. Die biologische Wertigkeit beträgt 35 %, beim Hafer 50 %. Der gleichzeitige Verzehr von Eiweiß von Hülsenfrüchten erhöht die Wertigkeit auf rund 65 %: wichtig für eine vollwertige Ernährung mit pflanzlichem Eiweiß!

Die Aminosäurenzusammensetzung zeigt eine enge Verwandtschaft zwischen Weizen, Roggen und Gerste, einen größeren Abstand zu den übrigen Getreidearten.

Das Klebereiweiß – Gluten

Beim Kneten mit Wasser nimmt das Eiweiß des Weizens eine zäh-elastische Beschaffenheit (Klebereiweiß!) an, es bildet sich ein Teig. Durch ein Leinentuch lässt sich die Stärke unter fließendem Wasser auswaschen, zurück bleibt das gummiartige Eiweiß. Dieses aus Prolaminen und Glutelinen bestehende Eiweiß bedingt die Backfähigkeit des Weizenmehls. Das Klebereiweiß umschließt die bei der Lockerung durch Hefe im Teig gebildeten feinen Gasblasen, es denaturiert beim Backen, hält aber die porige Struktur aufrecht, die porige Krume des gelockerten Brotes ist entstanden.

Die Bezeichnung Klebereiweiß oder Gluten wird verschiedentlich für die Eiweiße aller Getreidearten verwendet. Es ist hier auch noch die Auslösung von Zöliakie durch die Prolamine von Weizen, Roggen, Gerste und Hafer zu berücksichtigen. Generell wird das die Zöliakie auslösende Eiweiß als Gluten bezeichnet.

Es gilt daher Folgendes: **Klebereiweiß im engeren Sinne ist das Eiweiß des Weizens.** Gluten ist das Eiweiß der Getreidearten, welches Zöliakie (siehe S. 223) auslöst.

● **Fette**

finden sich mit Lipiden und fettlöslichen Vitaminen im Keim und in der Aleuronschicht. Sie enthalten essenzielle Fettsäuren (Linol- und Linolensäure).
Fettgehalt: 2–7 %.

● **Kohlenhydrate**

sind hauptsächlich im Mehlkörper in Form von Stärke (Amylose und Amylopektin) zu 50–70 % enthalten.

● **Ballaststoffe**

Das volle Korn der Getreidearten hat einen hohen Anteil am Ballaststoffen: Roggen und Weizen 13 %, die übrigen Getreidearten ca. 10 % im ganzen Korn. Die Ballaststoffe des Roggens sind reich an Pentosanen (Hemicellulosen), die des Hafers an löslichen, Schleim bildenden Ballaststoffen (ebenfalls Hemicellulosen). Wegen Löslichkeit und der Schleimbildung wirken sie der Rückresorption der Gallensäuren während der Darmpassage entgegen und können so den Cholesterinspiegel senken (siehe auch S. 218).

- **Mineralstoffe**
  Kalium (i. D. 390 mg/100 g), Calcium, Natrium (i. D. 13 mg/100 g), Phosphor, Eisen finden sich vorwiegend in den Randschichten des Getreidekorns sowie im Keimling.

- **Vitamine**
  Vitamin B_1 und B_2, Niacin und Vitamin E sind in der Aleuronschicht und im Keimling enthalten.

Vergleich Dinkel – Weizen

Im Gegensatz zum Weizen sind die Dinkelkörner fest von Spelzen umschlossen und besitzen daher eine höhere Resistenz gegen Pilzkrankheiten, was eine Verringerung des Aufwandes an Pflanzenschutzmitteln ermöglicht.

Der Eiweißgehalt von Dinkel ist deutlich höher: 17,5 g gegenüber 10,9 g/100 g. Im Gehalt an Aminosäuren, Mineralstoffen und Vitaminen bestehen kaum Unterschiede. Die Qualität des Klebereiweißes ist schlechter als die des Weizens, daher ist die Backfähigkeit schlechter.

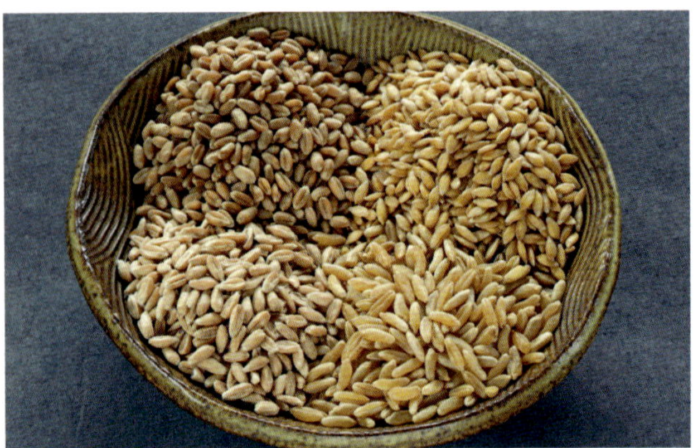

Vollkorngetreideerzeugnisse enthalten das gesamte Getreidekorn einschließlich des Keimes. Ihr Eiweiß ist biologisch höherwertig, der Vitamin- und Mineralstoffgehalt ist höher. Der Konsum von Vollkornprodukten kann Mangelkrankheiten vorbeugen.

Getreideerzeugnisse

Um die Getreideerzeugnisse hinsichtlich ihres Nährstoff-, Wirkstoff- und Cellulosegehaltes beurteilen zu können, muss man wissen, welche Teile des Getreidekorns jeweils verarbeitet wurden.

- **Ganzes Korn:** Hafer, Hirse, Gerste, Reis, Roggen, Weizen, Grünkern (Dinkel). Gerste und Hafer gibt es auch als spelzenlose Züchtung: Nacktgerste, Nackthafer.

- **Graupen:** Gerste, Rollgerste, Weizen. Das Korn wird länglich oder rund geschliffen, dabei werden Frucht- und Samenschale und Keimling entfernt.

- **Flocken:** Hafer, Mais, Gerste, Reis, Roggen, Weizen. Frucht- und Samenschale werden entfernt. Das Korn wird gedämpft, feucht gewalzt und getrocknet.

- **Grütze:** In gesonderten Arbeitsgängen wird auf eigenen Maschinen aus Gerste, Hafer, Hirse, Mais, Roggen, Weizen oder Buchweizen die jeweilige Grütze geschnitten. Frucht-, Samenschale und Keimling werden entfernt.

- **Grieß:** Hafer, Hirse, Mais, Reis, Roggen, Weizen. Der Mehlkörper wird grob gemahlen, bei Vollkorngrieß das ganze Korn.

- **Stärke**

- **Mehl:** Weizen, Roggen, Reis, Mais.

Vermahlen des Getreides – Mehl

▶ *Sie lernen die Mehlherstellung zu beschreiben.*

▶ *Sie können verschiedene Mehlsorten vergleichen.*

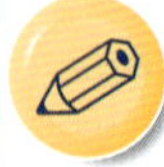
Vergleichen Sie das Aussehen von dunklem und hellem Mehl. Überlegen Sie, wodurch sich die beiden Mehlsorten unterscheiden.

Verarbeitung des Getreides (Mahlvorgang)

Das Ziel des Mahlvorganges in den Müllereien ist,
- die Randschichten, das sind die Fruchtschalen, die Samenschale und die Aleuronschicht, vom Mehlköper zu trennen, d. h. die Kleie abzutrennen,
- einheitliche Endprodukte mit verschiedenem Zerkleinerungsgrad zu erhalten, von Schrot bis Mehl,
- einheitliche Endprodukte mit unterschiedlich hohen Randschichten(Schalen)anteilen zu gewinnen.

Fallweise wird der Keimling vor dem Vermahlen abgetrennt und für die Ölgewinnung (Weizenkeimöl, Maiskeimöl) verwendet.

Bei der Mehlherstellung in den Müllereien werden folgende Arbeitsgänge unterschieden:

① **Reinigen.** Dem Entfernen von Verunreinigungen aus dem Mahlgut kommt eine große Bedeutung zu. Folgende Bestandteile sind zu entfernen: Stroh, Spreu, Unkrautsamen, fremde Körner, Steinchen, Eisenteile.
- Leichte Teile werden von den herabfallenden Körnern durch Wegblasen entfernt.
- Teile, die größer oder kleiner sind als die Getreidekörner, werden durch Sieben entfernt.
- Von Steinchen werden die leichteren Getreidekörner durch Absaugen entfernt.
- Eisenteile werden durch Magnete entfernt.
- Mittels einer speziellen Apparatur werden die Bestandteile entfernt, die eine andere Form als die Getreidekörner haben, z. B. Unkrautsamen.
- Scheuern und Bürsten: Anhaftende Schmutzpartikel werden von der Oberfläche entfernt.

② Nach dem Reinigen wird das Getreide benetzt, um die Schalen elastischer zu machen, damit sie sich leichter vom Mehlkörper trennen lassen.

③ **Mahlvorgang mit Sichten.** Das Korn wird sehr vorsichtig zerkleinert: Es durchläuft aufeinander folgend bis zu 16 Walzenstühle, nach jeder Zerkleinerung wird über Plansichter gesiebt und das Mahlgut in die verschiedenen Komponenten getrennt. Mehrfach zwischengeschaltet finden sich Einrichtungen zum Entfernen von Kleieanteilen, z. B. Kleieschleudern.

Mahlen, Sieben und Abtrennen werden solange wiederholt, bis die Kleie mit möglichst wenig Mehlkörperteilchen übrig bleibt. Von jeder Passage werden Mahlprodukte mit verschiedener Körnung und mit verschieden hohen Schalenanteilen abgetrennt. Durch Mischen verschiedener Passagemehle werden die Mehltypen eingestellt.

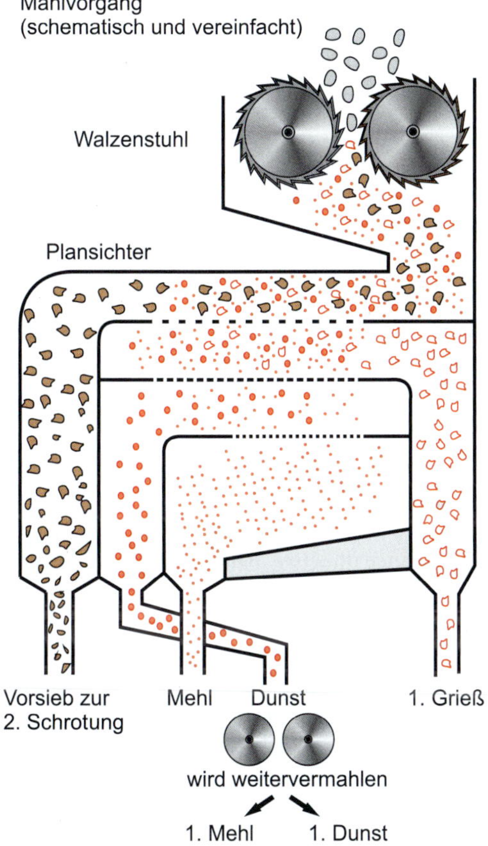

a) Nach dem **Zerkleinerungsgrad** unterscheidet man

- Schrot, grob oder fein
- Grieß
- Dunst
- Griffiges Mehl fühlt sich körnig an, weil Dunstanteile vorhanden sind. Geeignet u. a. für Germ-, Nockerlteig.
- Glattes Mehl fühlt sich fein an, weil der Mehlkörper zur Gänze fein vermahlen wurde. Eignet sich wegen der großen Bindefähigkeit für Einbrenn, Einmach, zum Stauben, für Strudelteige, Mürbteige …
- Universalmehl: griffiges und glattes Mehl gemischt.

b) Ausmahlungsgrad. Der Ausmahlungsgrad gibt an, wie viel Teile Mehl aus 100 Teilen Getreide erzielt werden. Gleichzeitig gibt er Auskunft über die Höhe des Anteils an Randschichten.
Ausmahlungsgrad 100 % = Vollkornmehl oder Vollkornschrot.

- **Vollkornmehl/Vollkornschrot:** Die ganzen Getreidekörner werden vermahlen. Man erhält bei feiner Zerkleinerung Vollkornmehl, bei grober Vollkornschrot. **Ausmahlungsgrad 100%.**
- **Brotmehle, helle Mehle:** Hier sind noch Anteile von Frucht-, Samenschale, Aleuronschicht in unterschiedlichem Maße vorhanden. **Ausmahlungsgrad 60–90 %.**
- **Weizenauszugsmehl, Roggenvorschussmehl:** Besonders helle, mineralstoffarme Mehle. **Ausmahlungsgrad unter 60 %.** Sehr geringer Anteil der Randschichten.
- **Weizenkochmehl:** Helles Mehl zum Kochen, für Weißbrote. **Ausmahlungsgrad etwa 75 %.**

Bei gleichem Ausmahlungsgrad haben Roggenmehle einen höheren Mineralstoff- und Vitamingehalt als Weizenmehle und sind etwas dunkler.

Typenzahl

Die im Handel erhältlichen Mehle werden mit Typenzahlen gekennzeichnet. Die Typenzahl gibt Auskunft über den Ausmahlungsgrad und gibt an, wie viel Milligramm Mineralstoffe in 100 g Trockensubstanz enthalten sind:

In Mehl mit der Typenzahl 480 sind 480 mg Mineralstoffe in 100 g Mehl-Trockensubstanz vorhanden. Mehl mit der Typenzahl 1600 enthält dagegen 1600 mg Mineralstoffe. Entsprechend ist bei hohem Ausmahlungsgrad auch der Gehalt an Vitamin B_1, B_2, Niacin und Vitamin E höher.

In Österreich wird Mehl in folgenden Typen erzeugt:

Weizenmehltypen
W   480   Weizengrieß, Weizendunst, Weizenauszugsmehl
W   700   Weizenkochmehl
W 1600   Weizenbrotmehl

Roggenmehltypen
W   500   Roggenvorschussmehl
W   960   Roggenbrotmehl
W 2500   Schwarzroggenmehl

Im Handel ist weiters **Instantmehl** erhältlich, das durch Benetzen, Zusammenballen der Mehlteilchen und anschließendes Trocknen erzeugt wird. Instantmehl verteilt sich im Wasser ohne Klumpenbildung.

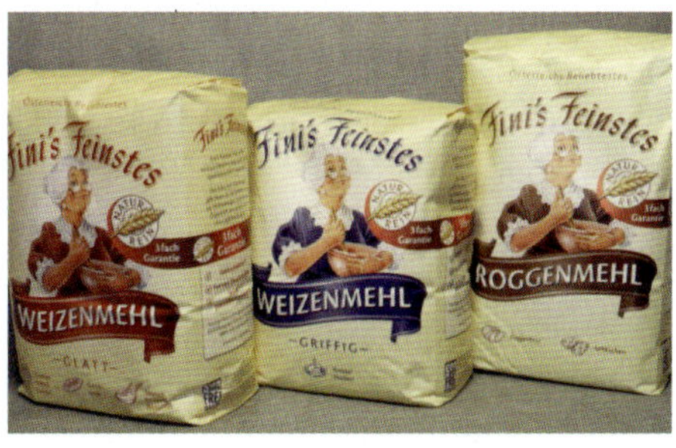

Nährstoff- und Wirkstoffgehalt verschiedener Mehlsorten

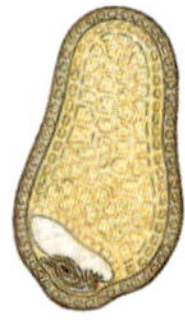
Vollkornmehl

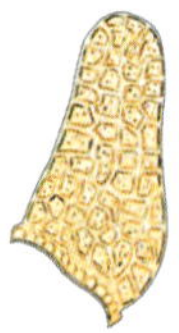
Auszugsmehl

- Dunkel
- Hoher Ausmahlungsgrad
- Hohe Typenzahl
- Enthält mehr Mineral- stoffe, Vitamine, Eiweiß, Ballaststoffe und Fett

- Hell
- Niedriger Ausmahlungsgrad
- Niedrige Typenzahl
- Enthält mehr Stärke

Brot und Gebäck

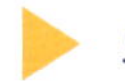

Sie können die Brotherstellung beschreiben.

Sie können verschiedene Brotsorten bewerten.

1. Beurteilen Sie zunächst folgende Verzehrgewohnheiten in Österreich:

Etwa 66 % des Brot- und Gebäckkonsums entfällt auf Schwarzbrot und dunkles Gebäck und etwa 34 % auf Weißbrot und helles Gebäck.

2. Der Brotkonsum ist zurückgegangen, während der Fleischkonsum angestiegen ist. Bewerten Sie diesen Rückgang.

3. Informieren Sie sich in den Geschäften über das vielfältige Brot- angebot.

Herstellung von Weizenbrot

Das Weizenmehl verfügt über das Klebereiweiß, das nach Wasserzugabe und kneten einen elastischen, lockerungs- fähigen Teig bildet. Es bedarf keiner Säuerung.

Aus Mehl, Wasser und Hefe wird unter Zusatz von etwas Zucker ein Vorteig hergestellt, den man bei ~ 25 °C einige Zeit reifen lässt. Hierauf wird das restliche Mehl und die weiteren Zutaten zugemischt und geknetet. Es folgt eine weitere Teigruhe, in der sich das Gären der Hefe fortsetzt, der Teig geht weiter auf. Es bildet sich die Struktur des ferti- gen Brotes heraus. Anschließend wird geformt und ge- backen. Beim Backen dehnen sich die Gasblasen weiter aus, es wird der Teig weiter gelockert. Schließlich wird durch die Denaturierung des Klebereiweißes und die Verkleisterung der Stärke die Struktur der Krume des fertigen Brotes fixiert.

Das Lockerungsmittel „Hefe"

Hefen sind Kleinstlebewesen, die zum Wachstum Wärme, Zucker und Wasser benötigen. Sie spalten Zucker in Alko- hol und Kohlenstoffdioxid. Dieser Vorgang wird als alkoho- lische Gärung bezeichnet.

Vollkornmehle haben im Gegensatz zu hellen Mehlen

- **einen höheren Gesamteiweißgehalt und enthalten auch biologisch hochwertigeres Eiweiß.**
  Die Eiweißstoffe der Aleuronschicht (Globuline und Al- bumine) sind besonders hochwertig.

- **einen höheren Fettgehalt.**
  Im Keimling ist vor allen Dingen Fett enthalten. Voll- kornmehle werden jedoch wegen dieses höheren Fett- gehaltes schneller ranzig

- **einen höheren Vitamingehalt und Mineralstoffgehalt.**
  Der Keimling, Frucht- und Samenschale enthalten be- sonders viele Mineralstoffe und Vitamine.
  Die Bedarfsdeckung mit Vitamin B_1 hängt weitgehend von einer ausreichenden Zufuhr an Vollkornprodukten ab.

- **einen höheren Ballaststoffgehalt und einen größeren Sättigungswert.**

Herstellung von Roggenbrot

Roggenmehl verfügt nicht über ein dem Weizenkleber ver- gleichbares Eiweiß. Es verfügt aber über bestimmte Hemi- cellulosen (Pentosane), die imstande sind, im Zusammen- wirken mit Stärke ein dem Klebereiweiß vergleichbares, die Gasbläschen einschließendes Netzwerk zu bilden. Durch eine Säurebildung werden die Hemicellulosen zum Quellen gebracht. Die Bildung von Gasblasen führt zu einer Locke- rung des Teiges. Dies wird durch den Sauerteig erreicht: Säurebildung und Gasbildung. Die Sauerteigflora besteht aus gasbildenden Milchsäurebakterien und enthält meist auch wilde Hefen.

In der Praxis wird Sauerteig fortlaufend verwendet, indem man vom fertigen Brotteig einen Teil als Sauerteig weiter- laufen lässt.

Die traditionelle Herstellung des backfertigen Teiges er- folgt in drei Stufen, die wie folgt bezeichnet werden:

- **Anstellsauer** bestehend aus Roggenmehl, Wasser und Sauerteig, bleibt ca. acht Stunden warm bei ~ 25 °C stehen.

- **Grundsauer.** Zum Anstellsauer werden wieder Roggen- mehl und Wasser untergeknetet und alles bei Tempera- turen bis zu 35 °C stehen gelassen: ca. sechs Stunden.

- **Vollsauer.** Es wird erneut Mehl und Wasser zugegeben und alles bei wieder niedriger Temperatur stehen gelas- sen: ca. neun Stunden. Vom Vollsauer wird eine Menge für die Weiterführung des Sauerteiges entnommen.

Es folgt die Teigfertigstellung, die Formung der Brote, eine Endgärzeit und schließlich das Backen. Neben Milchsäure entsteht stets etwas Essigsäure.

Während der langen Dauer der dreistufigen Teigherfüh- rung (etwa 24 Stunden) entwickelt sich das für Roggen- brote charakteristische kräftige Aroma sowohl der Krume wie auch der Kruste. Es wurden abgekürzte Verfahren entwickelt (Dauer: etwa drei Stunden). Dies führt zu deutlichen Aromaverlusten.

Das Lockerungsmittel „Sauerteig"

Sauerteig enthält verschiedene Arten von Milchsäurebakterien, welche im Mehl vorhandene Einfachzucker zu Milch- und Essigsäure abbauen und auch zur Gasbildung befähigt sind. Die Zusammensetzung der Milchsäurebakterien-Flora ist eine gänzlich andere als die, welche für die Erzeugung von Sauermilchprodukten verwendet wird, wo eine Gasbildung unerwünscht ist. Die die Milchsäurebakterien oft begleitenden Hefen bilden Kohlenstoffdioxid und Alkohol.

Backprozess

Im Inneren des Gebäcks herrschen Temperaturen unter 100 °C. Das Klebereiweiß gerinnt und bildet das Eiweißgerüst. Es gibt dabei Wasser ab, das von der Stärke des Mehls aufgenommen wird. Die Stärke quillt und verkleistert, der Alkohol verdunstet. Nur bei ausreichendem Kleberanteil, im Falle des Roggens quellfähige Hemicellulosen, wird ein festes Eiweißgerüst bzw. ein Gerüst aus Hemicellulosen aufgebaut. In der Gebäckkruste herrschen höhere Temperaturen (ca. 200–250 °C). Die Stärke wird hier zu Dextrinen und karamellhaltigen Stoffen abgebaut. Durch die Reaktionen zwischen Klebereiweiß und Zucker bilden sich Röststoffe. Es entsteht die braune, knusprige Kruste mit würzigem Geschmack.

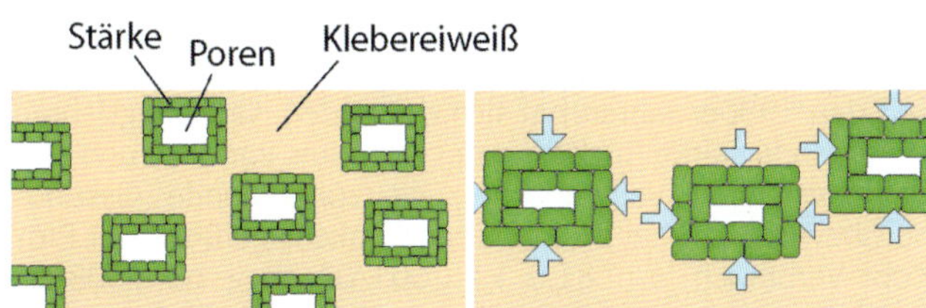

Teiggerüst vor dem Backen *Backprozess*

Lagerung von Brot

Beim Lagern wird das Brot zunächst weich, es ist nicht mehr knusprig, es wird altbacken. Bei diesem Vorgang gibt die Stärke Wasser an das Eiweißgerüst ab – sie entquillt. Solange sich dieses Wasser noch im Brot befindet, kann es durch einfaches Erhitzen wieder knusprig und frisch werden. Während des Aufbackens nimmt die Stärke das Wasser wieder auf. Altbackenwerden wird durch Tiefkühlen verhindert. Altbackenwerden geht am schnellsten bei 0 °C vor sich. Brot sollte deshalb nicht im Kühlschrank aufbewahrt werden.

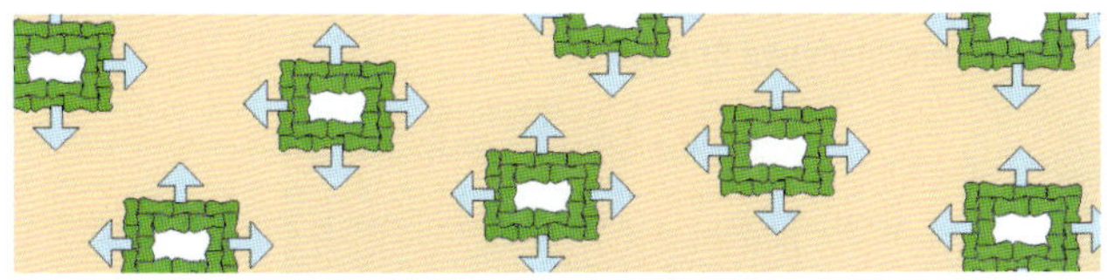

Altbackenwerden

 Brot soll luftig aufbewahrt werden, da sonst die Gefahr von Schimmelbildung (Aflatoxine) besteht.

Brot- und Gebäcksorten (Auswahl)

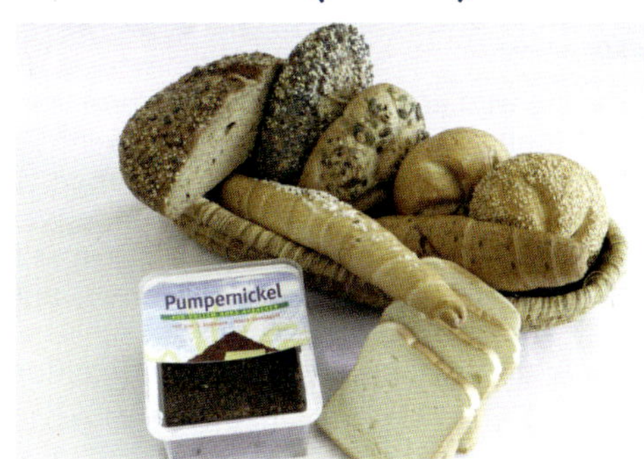

Brothauptgruppen

- **Roggenbrote** bestehen entweder ausschließlich aus Roggenmehl oder enthalten bis zu höchstens 10 % Weizenmehl: überwiegend dunkle bis graue Brote (Schwarzbrot). Roggenbrote werden überwiegend mit Sauerteig ohne Zusatz von Bäckerhefe hergestellt.
- **Weizenbrote** bestehen entweder ausschließlich aus Weizenmehl oder enthalten bis zu 10 % Roggenvorschussmehl, überwiegend Weißbrote. Weißbrote werden mit Hefe hergestellt.
- **Roggenmischbrote:** Brote aus Roggen- und Weizenmehl, der Anteil an Roggenmehl beträgt mehr als 50 %. Werden mit Sauerteig und Bäckerhefe hergestellt.
- **Weizenmischbrote:** Brote aus Weizen- und Roggenmehl, der Anteil an Weizenmehl beträgt mehr als 50 %.
- **Brote mit besonderen Zutaten**
  Als Zutaten kommen in Frage Kleie, Kartoffelmehl, Mehle anderer Getreidearten außer Roggen- und Weizenmehl, Molke, Sojamehl, Weizenkeimlinge (Keimlingsbrot), Samen (Sonnenblumenkerne, …), Nüsse …

Handelsübliche Brotsorten

- **Vollkornbrot:** Vollkornmehl ohne Zusatz von Vollkornschrot (diese Brote sind bekömmlicher) oder mit Vollkornschrot.
- **Bauernbrot echt, original ..:** Roggenbrote mit ausschließlicher Sauerteigführung.
- **Bauernbrot, Landbrot:** Dunkle Roggenbrote mit Weizenmehl mit Sauerteig und Hefe hergestellt, meist mit Kümmel, Fenchel und Koriander.
- **Vintschgerln** (Vintschgauer Laibchen): Roggenmischbrot, fladenförmig herausgebacken.
- **Vorschussbrot:** Überwiegend Roggenvorschussmehl, ein sehr helles, wohlschmeckendes Brot (selten).
- **Mehrkornbrot:** Neben Roggen- und Weizenmehl enthalten diese Brote Mehl oder Schrot von Gerste, Hafer, Hirse, Reis, Mais, Buchweizen, Amaranth, Quinoa; einzeln oder mehrere zusammen.
- **Dinkel-, Einkorn-, Kamutbrot ...:** Alle diese Weizensorten sind backfähig, können daher auch ohne Zusatz von Weichweizenmehl hergestellt werden.
- **Grahambrot und Grahamweckerln:** Ein Vollkornerzeugnis aus Weizen mit mindestens 60 % Grahamschrot, ohne Zusatz von Salz. Ursprünglich wurde der Schrot einer spontanen Gärung unterzogen, heute ist die Herstellung mit Hefe üblich.

● **Knäckebrot:** Sehr variantenreiches (bezüglich Mehlsorten, Zusätzen, Herstellungsverfahren) zartes oder hartes Flachbrot.

● **Pumpernickel** wird aus Roggenvollkornschrot oder Roggenschrot (ohne Keimlinge, mit geringeren Schalenanteilen) mit Sauerteig hergestellt. Es wird in geschlossenen Kästen oder in Dampfkammern auf etwas über 100 °C für 24 Stunden erhitzt. Es erfolgt ein teilweiser Abbau (Hydrolyse) der Stärke zu Zuckern und eine Bräunung der Zucker (aromatischer, süßlicher Geschmack). Ähnlich Simonsbrot aus gekeimtem Roggen.

● **Holzofenbrot:** Meist ein Roggenmischbrot, gebacken in gemauerten Backöfen. Der Backraum wird mit Feuer aus naturbelassenem Holz aufgeheizt, die Asche ausgeräumt und das Brot bei fallender Temperatur gebacken. Charakteristisches Aroma.

● **Semmeln** (Kaisersemmeln, Langsemmeln, Kärntner Semmeln u. a.) sowie **Weckerln, Salzstangerln** und **Kipferln** werden aus Weizenkochmehl unter Verwendung von Hefe als Lockerungsmittel hergestellt. Mürbgebäck erhält einen Zusatz von Speisefett, Milch, Zucker u. a. Kleingebäck wird als „Jourgebäck" bezeichnet.

● **Wachauerlaibchen, Bosniaken, Bierweckerl** u. a. erhalten einen Zusatz von Weizenbrotmehl oder Roggenmehl verschiedener Typen. Neben Hefe wird zur Lockerung auch Sauerteig verwendet.

Vollkornbrote – dunkle Brote
Sie haben einen **höheren**
– Sättigungswert
– Ballaststoffgehalt
– Eiweiß-, Vitamin- und Mineralstoffgehalt
Sie regen die Verdauung an.
Besonders Roggenbrote bleiben länger frisch.

Weißbrote – helle Brote
Sie haben einen **geringeren**
– Sättigungswert
– Ballaststoffgehalt
– Vitamin- und Mineralstoffgehalt
Häufiger Genuss kann zu Verdauungsstörungen (Mangel an Ballaststoffen), Übergewicht und Vitamin-B_1-Mangel führen.
Sie trocknen schnell aus.

Nähr- und Wirkstoffgehalt von Brot

Vollkornbrote haben im Gegensatz zu Weißbroten einen

● **höheren Eiweißgehalt und enthalten auch biologisch höherwertiges Eiweiß:** Hochwertig sind besonders Globuline und Albumine der Aleuronschicht.

● **höheren Fettgehalt.**

● **höheren Ballaststoffgehalt:** Neben Obst und Gemüse ist Getreide die wichtigste Quelle für Ballaststoffe. Man sollte den hohen Ballaststoffgehalt der Vollkornprodukte reichlich ausnützen.

● **niedrigeren Stärkegehalt.**

● **höheren Vitamin- und Mineralstoffgehalt:** Die Vitamin-B_1-Bedarfsdeckung ist weitgehend abhängig von einem ausreichenden Verzehr von Vollkornprodukten. In Österreich ist der Bedarf häufig nicht gedeckt.

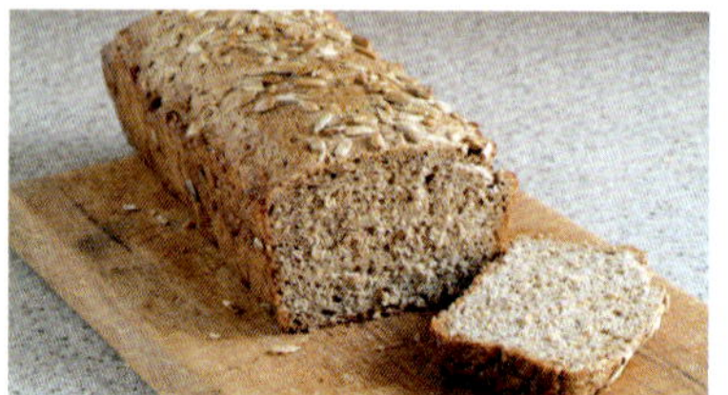

Getreide und Brot: Volkswirtschaftliche Bedeutung

Von der Vielzahl der Getreidesorten, die ursprünglich für die Ernährung von großer Bedeutung waren, kommt heute nur mehr dem Konsum von Roggen, Weizen und Mais nennenswerte Bedeutung zu.

Seit den 1980er Jahren hat sich der in den Nachkriegsjahren einsetzende starke Rückgang des Konsums von Brot und Getreideprodukten verlangsamt. Das zunehmende Gesundheitsbewusstsein hat zu einer Trendumkehr geführt. Der Pro-Kopf-Verbrauch von 81,0 kg 2001/02 stieg bis 2008/09 kontinuierlich auf 90,9 kg, betrug 2010/11 90,2 kg und 2011/12 wieder 90,9 kg. Das ist insgesamt eine Zunahme um rund 10 %. Der Selbstversorgungsgrad (siehe Seite 126) bei Getreide schwankte zwischen 84 und 110 %.

Das Bemühen der heimischen Bäcker um ein reichhaltiges Angebot an Spezialbroten und Vollkornprodukten trägt dazu bei, die Erkenntnisse über richtige, ausgewogene Ernährung der Bevölkerung nahe zu bringen.

In den letzten Jahren betrug der Konsum von Reis 4,3–4,4 kg pro Kopf.

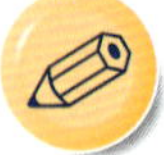

1. Erläutern Sie den Zusammenhang zwischen Ausmahlungsgrad des Getreides und Nährstoffgehalt einer Brotsorte.
2. Vitamin B_1 wird durch längere Hitzeeinwirkung zerstört. Bewerten Sie den Vitamin-B_1-Gehalt der verschiedenen Brotsorten.
3. Bewerten Sie verschiedene Brotsorten aufgrund des Energie- und Nährstoffgehaltes, vgl. Tabelle.

Energie- und Nährstoffgehalt von Weizenkeimen, Weizenkleie und verschiedenen Brotsorten

	E g	F g	KH g	Ballast-stoffe g	Energie kJ	Energie (kcal)	Ca mg	Fe mg	B_1 mg	B_2 mg
100 g Weizenkeime	27	9	31	17,7	1313	(312)	49	8,5	2,0	0,7
100 g Weizenkleie	16	5	18	45,1	725	(172)	67	16,0	0,7	0,5
100 g Roggenvollkornbrot	7	1	39	8	818	(193)	33	2,0	0,20	0,20
100 g Roggenbrot	6	1	46	6	920	(217)	29	2,5	0,16	0,08
100 g Weizenvollkornbrot	7	1	41	7	855	(200)	31	2,0	0,20	0,12
100 g Weißbrot	8	1	49	3	1009	(238)	58	0,7	0,07	0,02

Teiglockerung

▶ *Sie können die Wirkungsweise von Teiglockerungs-mitteln beschreiben.*

▶ *Sie lernen die Verwendung von Teiglockerungsmitteln abzuleiten.*

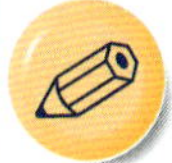
Nennen und begründen Sie mögliche Ursachen für das Aussehen und die Beschaffenheit der drei Kuchen.
Nennen Sie außerdem unterschiedliche Möglichkeiten der Teig-lockerung.

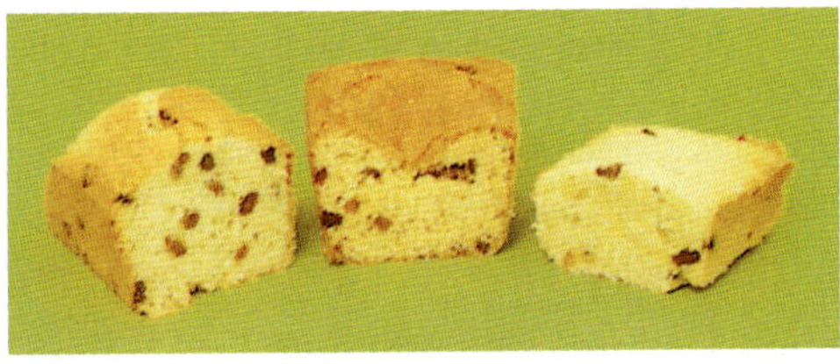

Durch Teiglockerung – durch Zusatz von Teiglockerungs-mitteln oder durch mechanische Teiglockerung – will man, wie der Name bereits besagt, eine Lockerung der Krume erreichen. Gelockertes Gebäck kann bereits im Mund bes-ser mit Speichel durchsetzt werden. Auch im weiteren Ver-dauungstrakt können die Enzyme leichter in den Nah-rungsbrei eindringen und die Nährstoffe abbauen.

Mechanische Teiglockerung

Durch Kneten, Rühren oder Unterheben von Eischnee wird dem Teig Luft zugeführt.

Luft dehnt sich durch die Erwärmung beim Backen aus und lockert so den Teig, z. B. Biskuit. Wasser geht beim Backen teilweise in Dampf über und lockert ebenfalls den Teig, z. B. Blätterteig.

● **Eischnee mit dem Schneebesen vorsichtig unterheben, nicht unterrühren.** Der Eischnee fällt sonst zusammen, die Luft entweicht.

● **Masse sofort backen,** nicht länger stehen lassen. Die Luft entweicht sonst.

Biologische oder organische Teiglockerung

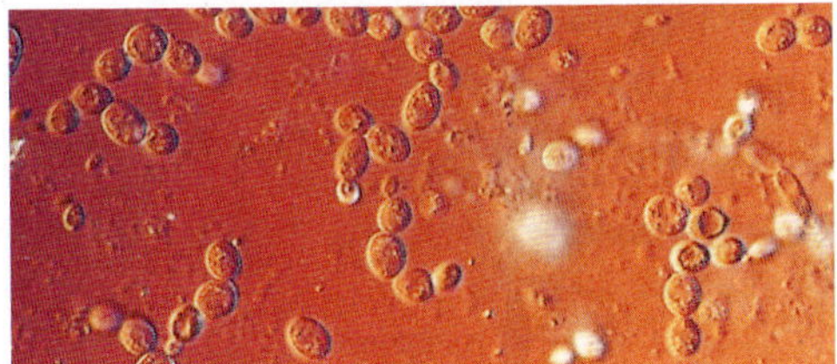

Hefen – Vergrößerung

Durch Hefen und Milchsäurebakterien können Teige gelockert werden.

Hefen – alkoholische Gärung

Im Hefeteig vermehren sich Hefen. **Hefen sind Kleinlebe-wesen, die zum Wachstum Wärme, Luft, Wasser und Nahrung (Traubenzucker oder andere Einfachzucker) be-nötigen.**

Sie spalten Zucker in Alkohol und Kohlenstoffdioxid. Die-ser Vorgang wird als alkoholische Gärung bezeichnet. Alkohol und Kohlenstoffdioxid dehnen sich durch die Er-wärmung beim Backen aus und bewirken so eine Locke-rung des Teiges.

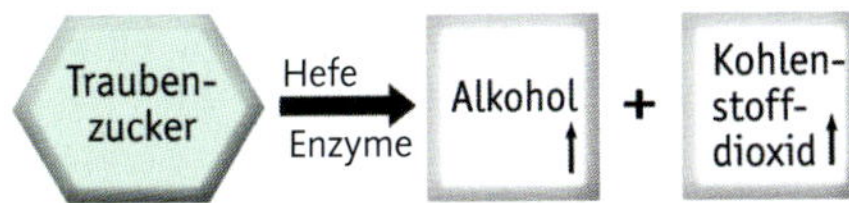

Für die Vergärung müssen Stärke oder Doppelzucker durch Enzyme zu Einfachzuckern abgebaut werden.

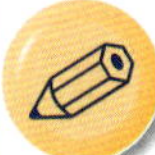
Führen Sie folgende Versuche durch.
Beobachten und begründen Sie die Versuchsergebnisse.
Leiten Sie Regeln für die Herstellung eines Hefeteiges (Germteiges) ab.

Geben Sie jeweils 1 TL Hefe (Germ) in ein Glas mit

a) kaltem Wasser und 1 TL Zucker; umrühren. Stellen Sie die Probe in den Kühlschrank.

b) kochendem Wasser und 1 TL Zucker; umrühren. Stellen Sie die Probe in das Backrohr bei 150 °C.

c) warmem Wasser; umrühren. Stellen Sie die Probe in das Back-rohr bei 50 °C.

d) 1 TL Zucker; umrühren. Stellen Sie die Probe in das Backrohr bei 50 °C.

e) warmem Wasser; 1 TL Zucker und 50 g flüssiger Margarine; um-rühren. Stellen Sie die Probe in das Backrohr bei 50 °C.

f) warmem Wasser und 1 TL Zucker; umrühren. Stellen Sie die Pro-be in das Backrohr bei 50 °C.

Regeln für die Herstellung eines Hefeteiges

● **Warme Flüssigkeit für die Teigherstellung verwenden. Teig bzw. Vorteig zum Gehen warm stellen.** Wärme beschleunigt das Hefewachstum (Vermehrung).

● **Teig vor dem Backen gehen lassen.** Bei größerer Hitze-einwirkung werden die Hefen zerstört, sie können sich nicht mehr vermehren.

● **Ausreichend Flüssigkeit zum Teig geben.** Hefen benö-tigen Wasser zum Leben.

● **Wenig Zucker zum Teig geben.** Hefen benötigen Zu-cker zur Vermehrung. Zu viel Zucker entzieht den He-fen Wasser, sie werden zerstört.

● **Fett nie direkt auf die Hefen geben.** Fett legt sich als Hülle um die Hefen und hemmt das Wachstum.

Hefen sind als Lockerungsmittel für zucker- und fettreiche Teige ungeeignet.

Milchsäurebakterien – Milchsäuregärung

Sauerteig für die Brotherstellung enthält Milchsäurebakterien und wilde Hefen. Sie spalten die im Getreide (Mehl) enthaltenen Doppel- und Einfachzucker enzymatisch zu Milchsäure, Kohlenstoffdioxid und etwas Essigsäure. Der Teig wird gesäuert und beim Backprozess gelockert.

Die traditionelle Teigführung mit Sauerteig ist ein mehrstufiger, länger dauernder Vorgang. Das Sauerteigbrot aus Roggenmehl besitzt einen kräftigen aromatischen Geschmack, eine saftige Krume und bleibt lange frisch. Durch die Säuerung werden die Nährstoffe insbesondere Mineralstoffe und Eiweiß besser ausnutzbar. Heute üblich ist eine gemischte Teigführung mit Sauerteig und Hefe (Germ).

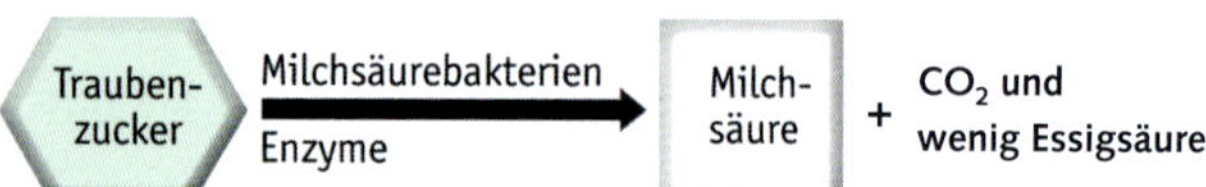

Chemische Teiglockerungsmittel

Backpulver, Hirschhornsalz und Pottasche sind chemische Teiglockerungsmittel.
Durch Wassereinwirkung, Säureeinwirkung oder Hitzeeinwirkung kommt es zur Gasbildung.

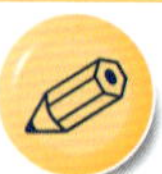
Geben Sie jeweils eine Messerspitze Backpulver in ein Reagenzglas

a) mit kaltem Wasser,
b) mit heißem Wasser,
c) ohne Wasser, in das Sie anschließend etwas Zitronensaft träufeln.
Beobachten Sie die unterschiedliche Gasentwicklung.

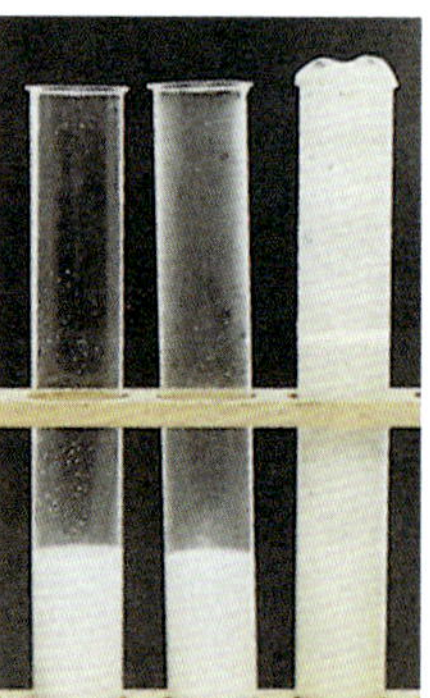

Regeln für die Verwendung von chemischen Teiglockerungsmitteln

● **Backpulver erst zum Schluss – unters Mehl gemischt – zum Teig geben.** Backpulverteige sofort backen. Zitronensaft und Wasser nie direkt auf das Backpulver geben. Backpulver trocken aufbewahren. Wasser, Wärme und Säure bewirken bei Backpulver eine Gasentwicklung, diese Faktoren müssen möglichst vor dem Backen ausgeschlossen werden.

● **Pottasche nur für Teige verwenden, die Säure enthalten.** Im Lebkuchenteig bildet sich z. B. Milchsäure, während man ihn ruhen lässt. Nur Säure bewirkt bei Pottasche die Gasentwicklung.

● **Hirschhornsalz (Ammoniumverbindung)** sollte wegen des starken Geruchs und Geschmacks nur für flaches, stark gewürztes Gebäck, z. B. Lebkuchenteig, verwendet werden. Ammoniak kann so besser entweichen. Säure und Wärme bewirken bei Hirschhornsalz die Gasentwicklung.

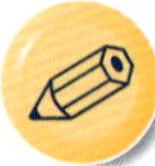
1. Begründen Sie die Aussage:
   „Hefe ist als Teiglockerungsmittel für zucker- und fettreiche Teige ungeeignet."

2. Warum muss Biskuitmasse sofort nach der Zubereitung gebacken werden?

3. Warum muss Backpulver trocken aufbewahrt werden?

4. Wie wird Brandteig gelockert?

Übersicht Teiglockerung

Backwaren	Lockerungsmittel	Wirkungsweise
Biskuitmasse Baisermasse	Ei/Luft	Luft dehnt sich aus.
Mürbteig Blätterteig	Fett/Wasser	Beim Erhitzen verdampft Wasser, Lockerung durch Wasserdampf.
Germteig	Hefen – alkoholische Gärung	Hefen bilden aus Zuckern Alkohol und Kohlenstoffdioxid.
Sauerteig für Roggen	Milchsäurebakterien – Milchsäuregärung	Milchsäurebakterien bilden aus Zuckern Milchsäure und Kohlenstoffdioxid.
Rührteig	Backpulver	Durch Feuchtigkeit und Wärme wird Kohlenstoffdioxid freigesetzt.
Lebkuchenteig	Hirschhornsalz, Pottasche	Durch Feuchtigkeit, Wärme und Säuren wird Kohlenstoffdioxid freigesetzt.

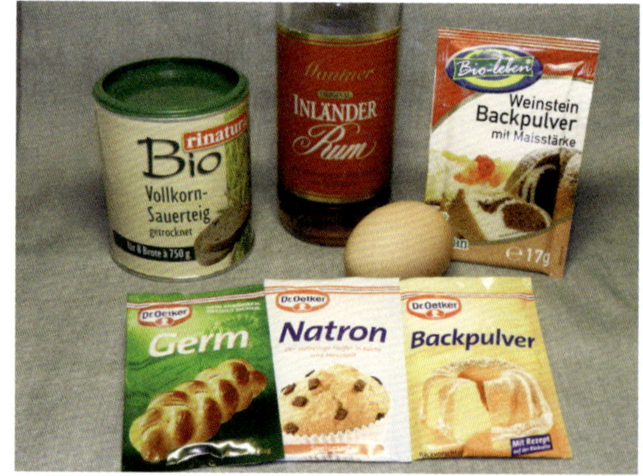
Teiglockerungsmittel

Stärke

▶ *Sie können die Gewinnung der Stärke beschreiben.*

Stärke wird aus Getreide sowie aus Knollen und Wurzeln verschiedener Pflanzen gewonnen.

Sie wird nach nassem Vermahlen der Rohstoffe aus den Geweben mit Wasser ausgewaschen, von den übrigen Bestandteilen abgetrennt und getrocknet. Sie hat einen geringen Eigengeschmack und wird daher in der Lebensmittelindustrie, wie auch in der Küche, als Bindemittel verwendet. Die Eigenschaften der Stärke können durch Modifizierung verändert werden. Instantprodukte, z. B. Soßenpulver, Puddingpulver, enthalten meist modifizierte Stärke. Diese Speisen müssen nicht mehr gekocht werden.

Regeln für die Verwendung von Mehl, Grieß, Teigwaren …

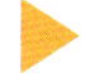

▶ *Sie lernen Regeln für deren Verwendung bei der Verarbeitung zu berücksichtigen.*

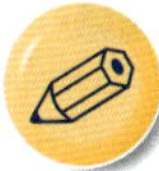

Sammeln Sie zunächst Rezepte, die die Verwendung von Stärke angeben. Überlegen Sie, welche Aufgaben die Stärke hier jeweils erfüllen soll.

- **Beim Bereiten einer Mehlschwitze (Einbrenn) Mehl in das heiße Fett geben.** Mehl und Fett gut miteinander vermischen, danach unter Rühren kalte Flüssigkeit hinzugeben.

- **Bei Klumpenbildung verkleistern die Stärkekörner der Randschichten,** die rohen – nicht gequollenen – Stärkekörner werden im Inneren eingeschlossen.

- **Grieß und Reis direkt in die kochende Flüssigkeit einstreuen.** Die einzelnen Teile sind hier so groß, dass sie nicht zusammenklumpen können.

- **Teigwaren in viel kochendes Wasser geben,** die Randschichten verkleistern schneller und die Form bleibt erhalten. Die Teigwaren kleben nicht zusammen.

- **Stärkehaltige Speisen nach der Zugabe von Säuren,** z. B. Zitronensaft, Essig, **nicht mehr längere Zeit kochen,** da die Stärke dadurch abgebaut wird.

- **Stärkehaltige Speisen nur mit sauberem Löffel probieren** – auch durch Speichel wird Stärke abgebaut.

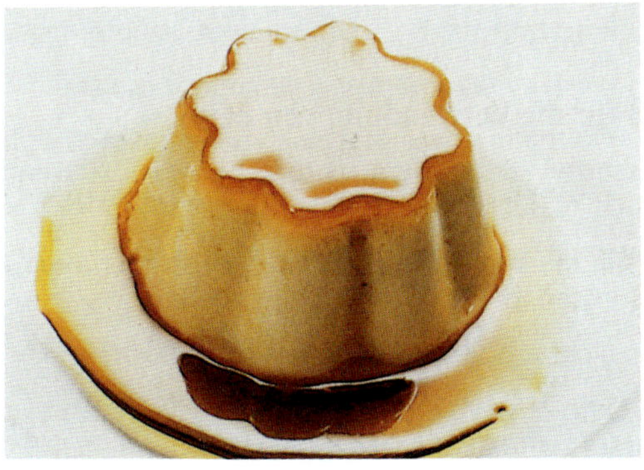

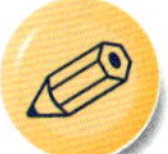

1. Führen Sie folgende Versuche durch:

a) **Löslichkeit von Stärke**
Geben Sie je 1 TL Stärke in ein Glas mit
a) kaltem Wasser,
b) warmem Wasser,
c) kochendem Wasser.
Vergleichen Sie Aussehen und Beschaffenheit der drei Proben.
Herstellen eines Stärkekleisters:
Verrühren Sie 1 TL Stärke mit 2 EL kaltem Wasser. Bringen Sie in einem Topf 100 ml Wasser zum Kochen. Geben Sie die angerührte Stärke unter Rühren in das kochende Wasser. Lassen Sie das Ganze kurz aufkochen. Beschreiben Sie die Veränderung der Stärke.

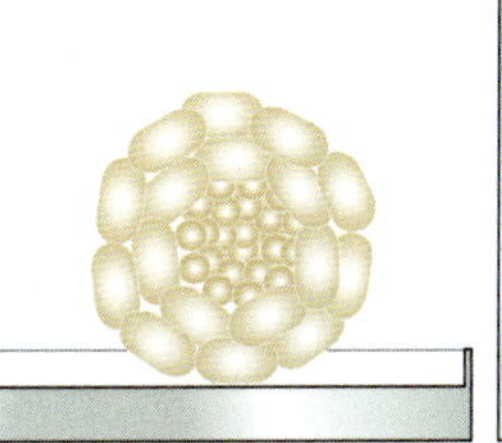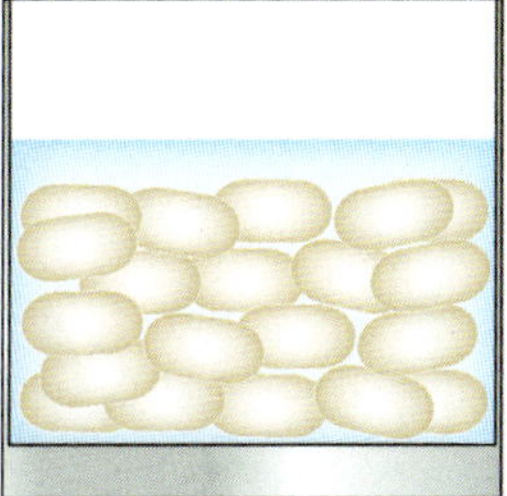

Bildung von Stärkeklumpen

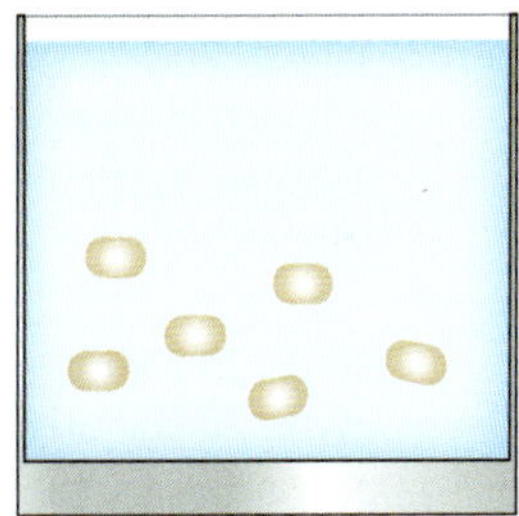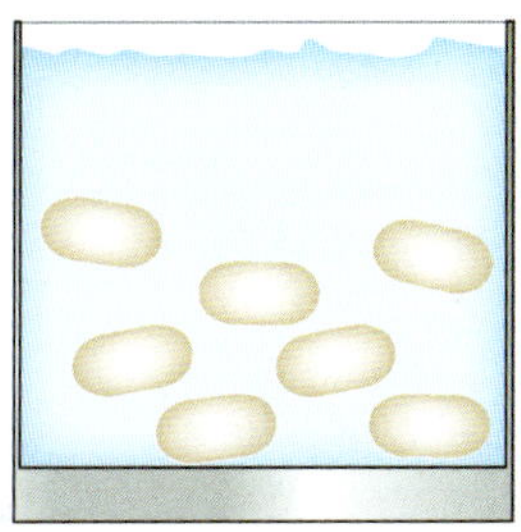

Löslichkeit von Stärke

b) **Veränderung der Stärke durch trockene Hitze**
Erhitzen Sie 1 TL Stärke, bis sie gebräunt ist. Verrühren Sie die gebräunte Stärke mit 100 ml kaltem Wasser. Erhitzen Sie die Probe bis zum Kochen.
Kontrollversuch: Stellen Sie einen Stärkekleister her, wie unter a) beschrieben. Vergleichen Sie Beschaffenheit und Geschmack beider Proben. Prüfen Sie danach beide Proben mit Iodkaliumiodid und Glucoseteststäbchen.

c) **Unterschiedliche Bindefähigkeit von Getreidestärke und Kartoffelstärke**
Stellen Sie einen Stärkekleister mit
a) Getreidestärke,
b) Kartoffelstärke her.
Vergleichen Sie die Beschaffenheit der beiden Proben sofort und nach dem Erkalten.

d) Suchen Sie ein Rezept für die **Herstellung einer Karamellcreme.** Erläutern Sie die jeweiligen Veränderungen des Zuckers und der Stärke bei der Herstellung.

2. Begründen Sie die Versuchsergebnisse.

3. Nennen Sie je ein Beispiel aus der Lebensmittelverarbeitung, bei dem Sie diese Eigenschaft der Stärke berücksichtigen.
Leiten Sie Regeln für die Verwendung von Stärke bei der Lebensmittelverarbeitung ab.

Reis

▶ *Sie lernen Reissorten zu unterscheiden.*

▶ *Sie können Reis als kohlenhydratreiches Nahrungs-mittel bewerten.*

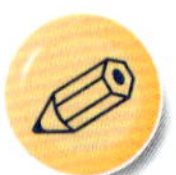 Nehmen Sie zunächst zu folgender Ernährungsgewohn-heit in Österreich Stellung: Nur etwa 4,3 kg Reis werden jährlich pro Person gegessen.

Reiskorn – Längsschnitt

Reissorten

	Langkornreis		**Rundkornreis**
	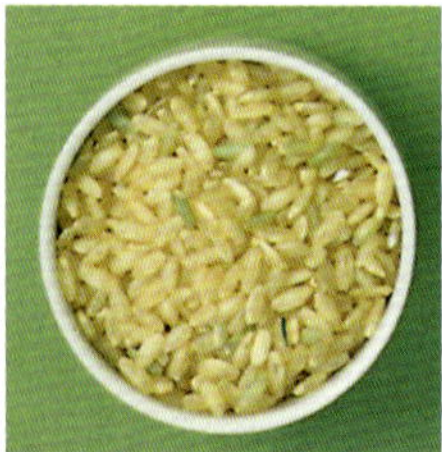 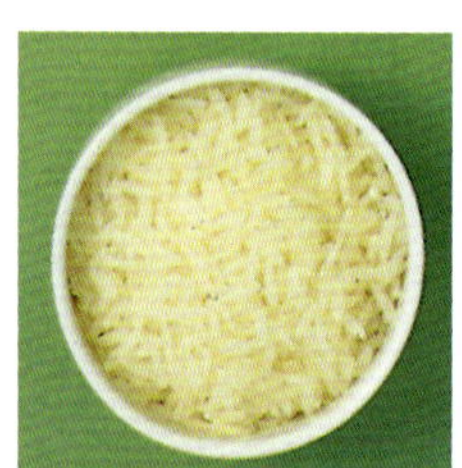		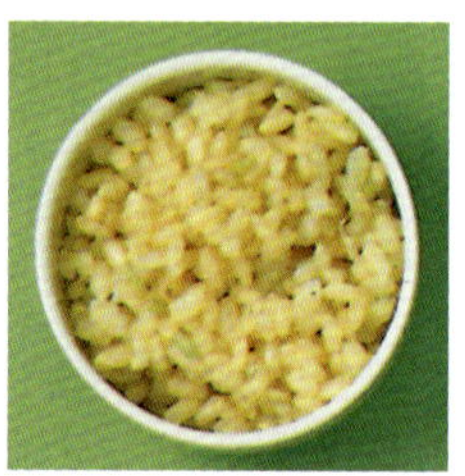 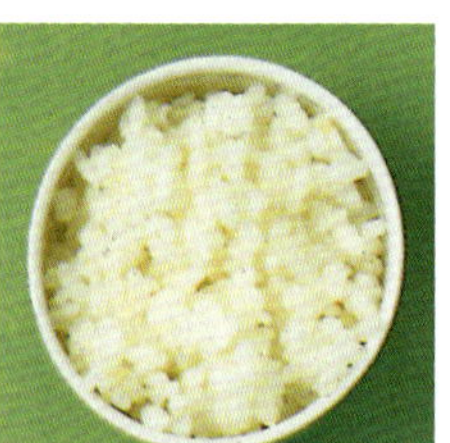
Kocheigenschaften	kocht körnig höherer Kleberanteil	*Kocheigenschaften*	kocht breiig weich höherer Stärkeanteil
Flüssigkeitsmenge	1 Tasse Reis 2 Tassen Flüssigkeit	*Flüssigkeitsmenge*	1 Tasse Reis 4 Tassen Flüssigkeit
Verwendungs-möglichkeiten	Beilagen, Eintöpfe, Suppen	*Verwendungs-möglichkeiten*	Süßspeisen (Milchreis), Breie
Garzeit: – Naturreis – Weißer Reis	 30 bis 35 Minuten 20 bis 25 Minuten	*Garzeit:* – Naturreis – Weißer Reis	 40 bis 45 Minuten 30 bis 35 Minuten

● **Naturreis:** Das Korn wird entspelzt (geschält), die an Vitaminen, Mineral- und Ballaststoffen reichen Randschichten sowie der Keimling bleiben erhalten. Wegen der Oxidation der Fette des Keimlings ist die Haltbarkeit begrenzt. Naturreis ist braun („brauner Reis").

● **Weißer Reis:** Durch Schleifen und Polieren werden die Silberhaut, die Aleuronschicht und der Keimling entfernt – somit auch der Großteil der Vitamine, Mineral- und Ballaststoffe. Die Umstellung der Ernährung von Braun- auf weißen Reis hat in asiatischen Ländern zum massenhaften Auftreten der Beri-Beri-Krankheit geführt.

● **Parboiled Reis:** Durch ein Spezialverfahren wird ein Teil der B-Vitamine und Mineralstoffe aus den Randschichten in das Innere des Reiskorns gebracht. Diese Behandlung bewirkt außerdem, dass die Stärke schneller verkleistert, der Reis klebt nicht, die Garzeit ist verkürzt.

● **Wildreis:** lange, dünne, sehr dunkle Samen von wild wachsenden Wassergräsern.

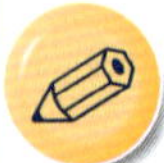 Nennen Sie Verwendungsmöglichkeiten für die genannten Reissorten.
Wie unterscheiden sich a) Haltbarkeit und b) Nährstoff-gehalt von Naturreis und weißem Reis?

Nährstoff- und Wirkstoffgehalt von Reis

!
• **Kohlenhydrate:** 78 %, höherer Stärkeanteil als andere Getreidearten.

• **Eiweiß:** 7 %, Eiweißgehalt niedriger als bei Weizen, Roggen und Hafer.

• **Fett:** Weißer Reis – sehr wenig (0,6 %), Naturreis: 2,2 %. Naturreis wird wegen des höheren Fettgehaltes schnell ranzig.

• **Vitamine:** Naturreis (Vollreis) enthält relativ viel Vitamin B_1 und B_2, der weiße Reis enthält dagegen kaum noch B-Vitamine.

• **Verdaulichkeit:** Weißer Reis ist leicht verdaulich.

Regeln für die Verwendung von Reis

● Reissorten nach dem entprechenden Verwendungszweck aussuchen.

● Reis in die kochende Flüssigkeit einstreuen oder in Fett andünsten, danach Flüssigkeit zugeben.

● Reis nicht umrühren, er brennt sonst leicht an.

● Bei Naturreis (Vollkornreis) die längere Garzeit und das Mindesthaltbarkeitsdatum beachten.

Teigwaren

▶ *Sie können den Begriff „Teigwaren" erklären und verschiedene Arten anführen.*

▶ *Sie erfahren Beachtenswertes bei der Zubereitung von Teigwaren.*

Teigwaren werden aus Weizenmehl, Weizendunst oder Weizengrieß niedriger Ausmahlungsgrade mit Wasser hergestellt.

In der Teigwarenindustrie wird meist Hartweizen verwendet.

Als **„Eierteigwaren"** bezeichnet man Teigwaren, die mindestens zwei Eier pro 1 kg Mehl enthalten. Vollkornteigwaren sind Erzeugnisse aus Vollkornmehl.

Teigwaren werden maschinell hergestellt und bis zu einem Wassergehalt von 11–13 % getrocknet.

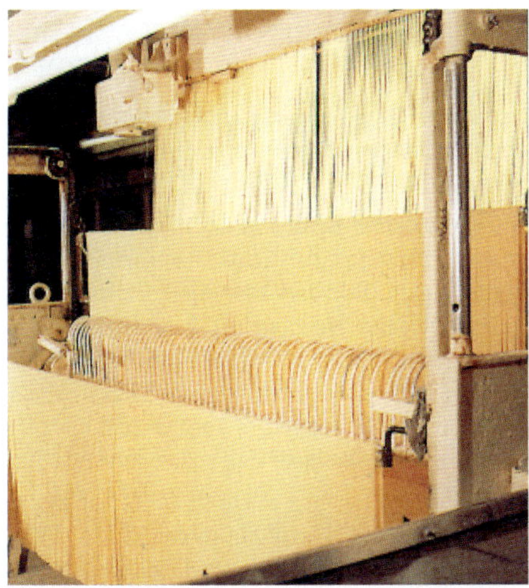

„Endlos" schlängeln sich Spaghetti über riesige so genannte „Webstühle", bevor sie anschließend auf die richtige Länge geschnitten werden.

Arten

Nach der Form unterscheidet man Fadennudeln, Suppennudeln, Sternchen, Gerstel, Fleckerl, Buchstaben, Muscheln, Makkaroni, Spaghetti, Hörnchen, …

Tarhonya ist eine ungarische Teigware aus sehr eierreichem Teig.

Zu den Teigwaren bzw. teigwarenähnlichen Erzeugnissen werden auch verarbeitet: Einkorn, Emmer, Kamut, Roggen, Gerste, Hirse, Buchweizen, Quinoa, Amaranth für glutenfreie Ernährung sowie Mais, Reis und Sojamehl.

Aufbewahrung
Eine trockene und luftige Lagerung von Teigwaren ist wichtig. Feuchtigkeit führt zu Schimmelbildung.

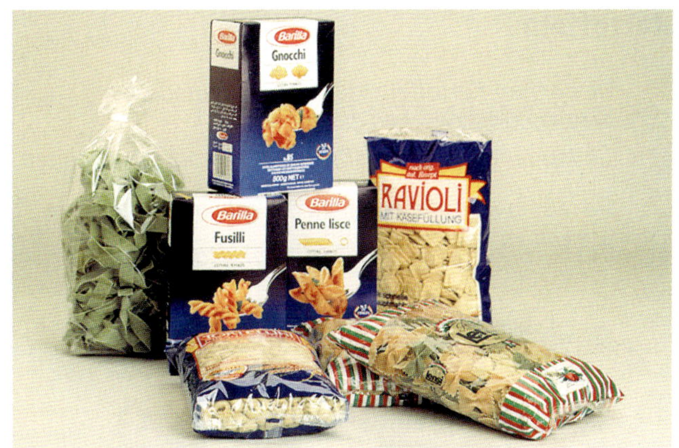

Nährstoff- und Wirkstoffgehalt von Teigwaren

- Teigwaren haben einen hohen Energie- und Sättigungswert und sind leicht verdaulich.

- Teigwaren eignen sich zur Herstellung von süßen und gesalzenen Gerichten und sind in der Schnellküche beliebt.

- Der Gehalt an Vitaminen der B-Gruppe ist gering, Ausnahme: Vollkornteigwaren.

- Der Nährwert und der Gehalt an fettlöslichen Vitaminen erhöht sich mit der Eizugabe. Eierteigwaren enthalten Cholesterin.

Beachtenswertes bei der Zubereitung

Da der Mehlkörper in der kochenden Flüssigkeit fast um das Doppelte quillt, müssen Teigwaren in viel Wasser gekocht werden (etwa achtfache Flüssigkeitsmenge). Das Wasser muss beim Einlegen der Teigwaren leicht wallen. Um ein Aneinanderkleben zu verhindern, müssen sie gleich aufgerührt und nach dem Kochen kalt abgeschreckt werden.

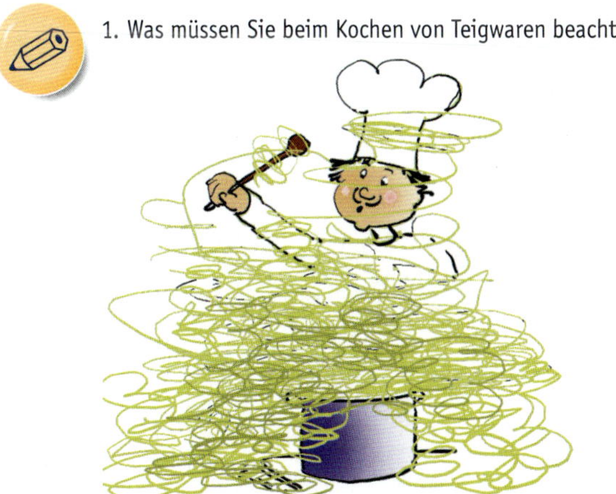

2. Nennen Sie einige Teigwarengerichte, die auch in der Diätküche zubereitet werden können.

3. Womit könnten Sie den Vitaminmangel ausgleichen?

Kartoffeln

▶ *Sie können Kartoffelsorten den verschiedenen Verwendungszwecken zuordnen.*

▶ *Sie lernen Kartoffeln nährstoffschonend zuzubereiten.*

▶ *Sie lernen Kartoffelbeilagen als kohlenhydratreiche Speisen zu bewerten.*

1. Sammeln Sie Rezepte für Kartoffelgerichte: Salzkartoffeln, Kartoffelpüree, …

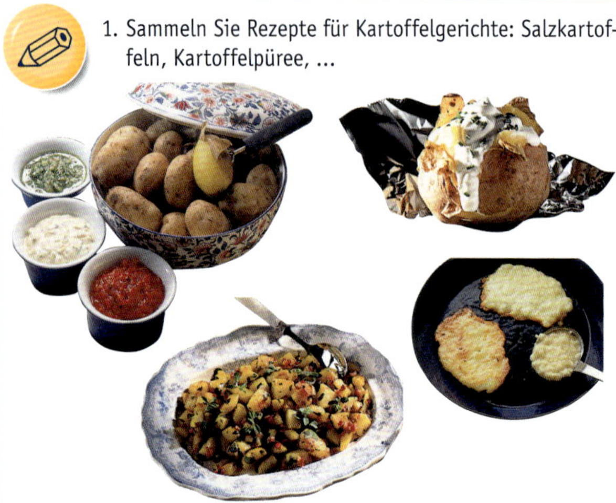

2. Beschreiben Sie die Zubereitung der verschiedenen Kartoffelgerichte. Machen Sie Vorschläge: Wie kann
   a) der Fettgehalt gesenkt werden,
   b) eine Verringerung des Vitamin- und Mineralstoffgehaltes vermieden werden?

3. Bewerten Sie die Kartoffelgerichte mit Hilfe der Nährwerttabelle bezüglich des
   a) Energie- und Fettgehaltes,
   b) Vitamin- und Mineralstoffgehaltes,
   c) Sättigungswertes und der Verdaulichkeit.

4. Beurteilen Sie den Kartoffelverzehr in Österreich:
   Täglich werden nur 2 bis 3 Kartoffeln (150 g), meist in Form von Kartoffelerzeugnissen wie Pommes frites und Chips, gegessen.

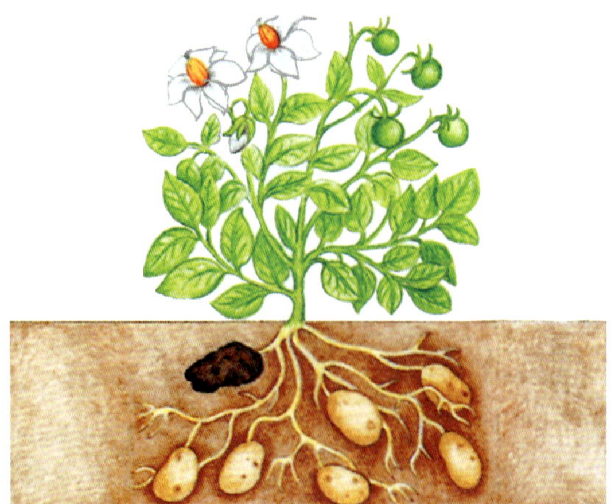

Kartoffelpflanze

Kartoffeln sind im botanischen Sinn die knollenförmig verdickten unterirdischen Speicherorgane der Kartoffelpflanze. Das Ursprungsland der Kartoffel ist Südamerika (Peru und Bolivien). 1550 wurde die Kartoffel von den Spaniern zunächst als Zierpflanze nach Burgund gebracht. In der zweiten Hälfte des 18. Jahrhunderts erkannte man den Wert der Kartoffel als Grundnahrungsmittel. Besonders die Notzeiten während der Kriege führten dazu, dass die Kartoffeln in den täglichen Speiseplan aufgenommen wurden.

In den letzten Jahren wurde die Kartoffel zu Unrecht als „Dickmacher" aus dem Speiseplan verdrängt, obwohl es viele schmackhafte, energiearme Kartoffelgerichte gibt.

Nährstoff- und Wirkstoffgehalt der Kartoffel

- **Wasser** ist Hauptbestandteil der Kartoffel – etwa 80 %.
- **Kohlenhydrate** sind in Form von Stärke und Cellulose enthalten.
- **Eiweiß** ist in der Kartoffel wenig enthalten (2 %). Die Albumine sind jedoch hochwertige Eiweißstoffe, die biologische Wertigkeit beträgt etwa 70 %.
- **Vitamin C** und **Vitamin B$_1$** sind in der Kartoffel besonders reichlich enthalten. Der Vitamin-C-Gehalt der Kartoffeln nimmt zwar bei der Lagerung ab, trotzdem kann die Kartoffel in den Wintermonaten entscheidend zur Vitamin-C-Bedarfsdeckung beitragen. Entscheidend für die Höhe des Vitamin-C-Gehaltes der Kartoffelgerichte ist die Zubereitungsmethode. Bei Salzkartoffeln sind die Vitamin-C-Verluste z. B. doppelt so hoch wie bei Kartoffeln in der Schale. Die Vitamin-B$_1$-Verluste sind sogar viermal so hoch.
- **Mineralstoffe** sind ebenfalls reichlich in Kartoffeln enthalten. Siehe Nährwerttabellen. Kartoffeln in der Schale sind wiederum mineralstoffreicher als Salzkartoffeln.
- **Fett** ist in der Kartoffel nur in Spuren enthalten. Der Energiegehalt der Kartoffel ist verhältnismäßig gering. Entscheidend für den Energie- und Nährstoffgehalt von Kartoffelgerichten ist die Zubereitung.

Was bei der Zubereitung von Kartoffeln zu beachten ist

Schälen

Durch das Schälen kommt es zu Nährstoffverlusten.

Kartoffeln möglichst mit Schale garen oder dünn mit einem Sparschäler schälen. Grüne Stellen müssen abgeschnitten werden, sie enthalten Solanin, einen giftigen Stoff.

Waschen – Wässern

Kartoffeln
– kurz und gründlich waschen,
– erst unmittelbar vor dem Garen schälen,
– nie wässern, nur kurze Zeit in kaltem Wasser aufbewahren.

Werden geschälte Kartoffeln längere Zeit in Wasser aufbewahrt, so werden wasserlösliche Vitamine – besonders Vitamin C und Thiamin –, Eiweißstoffe und Mineralstoffe herausgelöst.

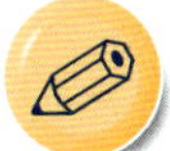

1. Ermitteln Sie mithilfe der Abbildung, welche Nährstoffe beim Schälen verloren gehen.
2. Warum sollen Kartoffeln vor dem Schälen gegart werden?

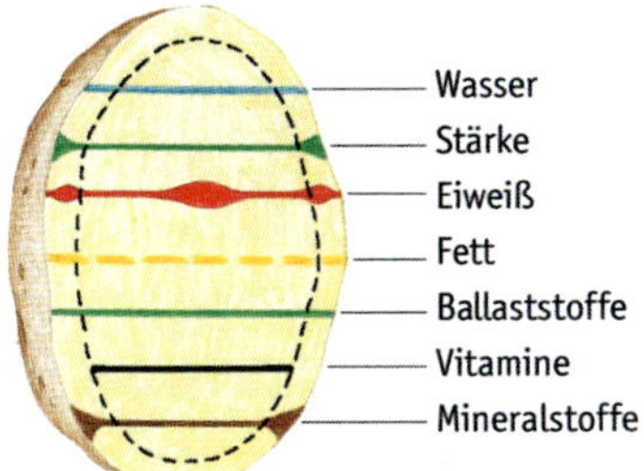

Verteilung des Nährstoffgehaltes in der Kartoffel

Verfärbung geschälter Kartoffeln

Geschälte Kartoffeln werden an der Luft braun. Unter Einwirkung von Luftsauerstoff, z. B. bei der Herstellung von Kartoffelpuffern, bewirken Enzyme diese Bräunung.

Durch den Zusatz von Essig bzw. Zitronensaft werden die Kartoffeln wieder hell.

Garen

Um den Vitamingehalt und Mineralstoffgehalt der Kartoffeln zu erhalten, sollte beim Garen Folgendes beachtet werden:

- Kartoffeln möglichst mit Schale garen. Die Schale schützt vor der herauslösenden Wirkung des Wassers.
- Kartoffeln in wenig Wasser garen oder im Siebeinsatz dämpfen. Große Wassermengen oder schlecht schließende Töpfe können die Garzeit und so die Dauer der Hitze- und Wassereinwirkung verlängern, es wird mehr Vitamin C zerstört.

Verluste beim Kochen ungeschälter Kartoffeln

Nährstoffe	2	6	10	14	18	22	26	32 in %
Vitamin B$_1$								
Vitamin C								
Kalium								
Eisen								

Verluste beim Kochen geschälter Kartoffeln

Nährstoffe	2	6	10	14	18	22	26	32 in %
Vitamin B$_1$								
Vitamin C								
Kalium								
Eisen								

Vitamin-C-Verluste geschälter Kartoffeln beim Wässern

Kartoffeln	2	4	6	8	10	12 in %
ganz						
– nach 1 Stunde						
– nach 5 Stunden						
geviertelt						
– nach 1 Stunde						
– nach 5 Stunden						

Warmhalten

Beim Warmhalten von Kartoffeln kommt es zu weiteren Vitaminverlusten, siehe Seite 83.

Veränderung des Energie- und Fettgehaltes

Der Fettgehalt und damit der Energiegehalt von Kartoffeln kann durch das Garen stark erhöht werden. Fett ist in Kartoffeln kaum enthalten, der Energiegehalt ist also gering.

Energiegehalt pro 100 g

Kartoffeln	292 kJ (70 kcal)
Pommes frites	1 215 kJ (290 kcal)
Pommes frites (fettreduziert)	680 kJ (160 kcal)
Chips	2 330 kJ (557 kcal)
Kartoffelpüree	500 kJ (120 kcal)

In einer Portion Pommes frites (150 g) sind dagegen 18 g Fett enthalten. Diese Fettmenge ist in drei Eigelb oder $^1/_2$ Liter Vollmilch vorhanden. Aufgrund des hohen Fettgehaltes sind Pommes frites und Chips schwerer verdaulich. Sie haben zwar einen hohen Sättigungswert, leisten bei Jugendlichen aber einen Beitrag für die Entstehung von Übergewicht. Außerdem tragen sie auch zu einer Belastung mit Acrylamid bei (siehe Seite 239).

Bewertung des Nährstoffgehaltes

Nährstoffgehalt – Speisefrischkartoffeln

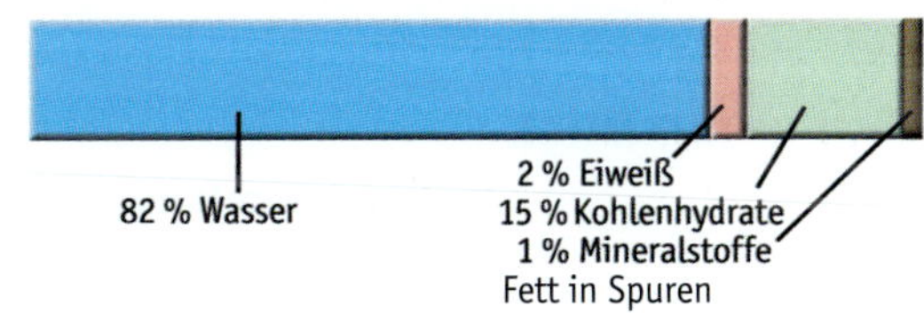

Nährstoffgehalt – Pommes frites

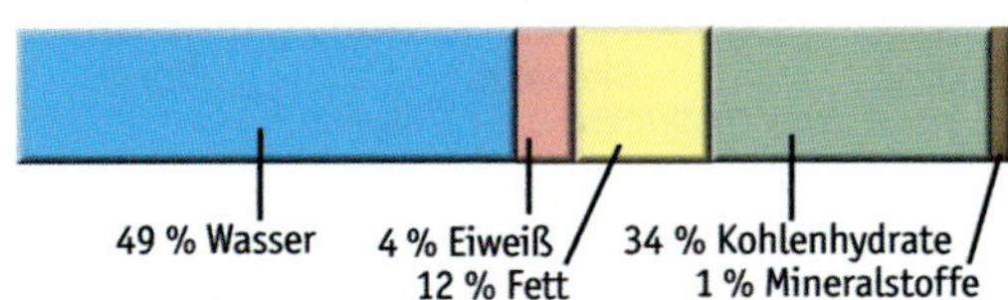

Bei **fertig gegarten Kartoffeln** ist die Stärke gequollen und verkleistert, die Zellwände sind zum Teil zerstört. Verdauungsenzyme können nun in die Zellen eindringen und die Stärke abbauen. Durch das Garen werden die Kohlenhydrate der Kartoffel (Stärke und Cellulose) positiv verändert.

Einkauf von Kartoffeln

Im Handel sind zahlreiche Kartoffelsorten erhältlich.

Auf der Kartoffelverpackung steht:
- Name und Anschrift des Produzenten oder das Geschäftssymbol
- das Anbaugebiet
- der Name der Sorte und der Kochtyp (kann bei Heurigenkartoffeln entfallen)
- die Qualitätsklasse

Solanin

Solanin ist ein Alkaloid, das zu Vergiftungen führt. Es ist in allen grünen Teilen der Kartoffelpflanze, in den Augen, Keimlingen, in geringer Menge auch in der Schale enthalten, in grünen Teilen der Knolle.

- Grüne Teile der Kartoffel, Augen, Keimlinge entfernen.
- Kartoffeln mit mehr als 5 mm langen Keimlingen nicht verwenden.
- Kochwasser nicht verwenden.
- Für Kinder sind nur Kartoffeln ohne Schale geeignet.

Kartoffelarten

Man unterscheidet:

Nach der Reifezeit			
Eigenschaften	Frühkartoffeln (Heurige)	Mittelfrühe Kartoffeln	Spätkartoffeln (Winterkartoffeln)
Erntezeit	vor 10. August	ab September	ab Oktober
Lagerung	nicht lagerfähig	2 Monate haltbar	am besten zum Einlagern

Nach den Kocheigenschaften			
Eigenschaften	fest kochend	vorwiegend fest kochend	mehlig kochend
an der Schnittfläche	fest, feucht, feinkörnig	mäßig feucht, feinkörnig	trockener, grobkörnig
beim Kochen	platzen nicht auf	platzen wenig auf	platzen stärker auf
Eiweißgehalt	höherer Eiweißgehalt, beim Schneiden glatte Schnittfläche	den Festkochenden ähnlich	geringerer Eiweißgehalt, daher „bröckeliger"
Verwendungsmöglichkeiten	Salate, Salz-, Brat-, Petersilkartoffeln	Salz-, Brat-, Petersilkartoffeln	Püree, Knödel, Puffer, Suppen

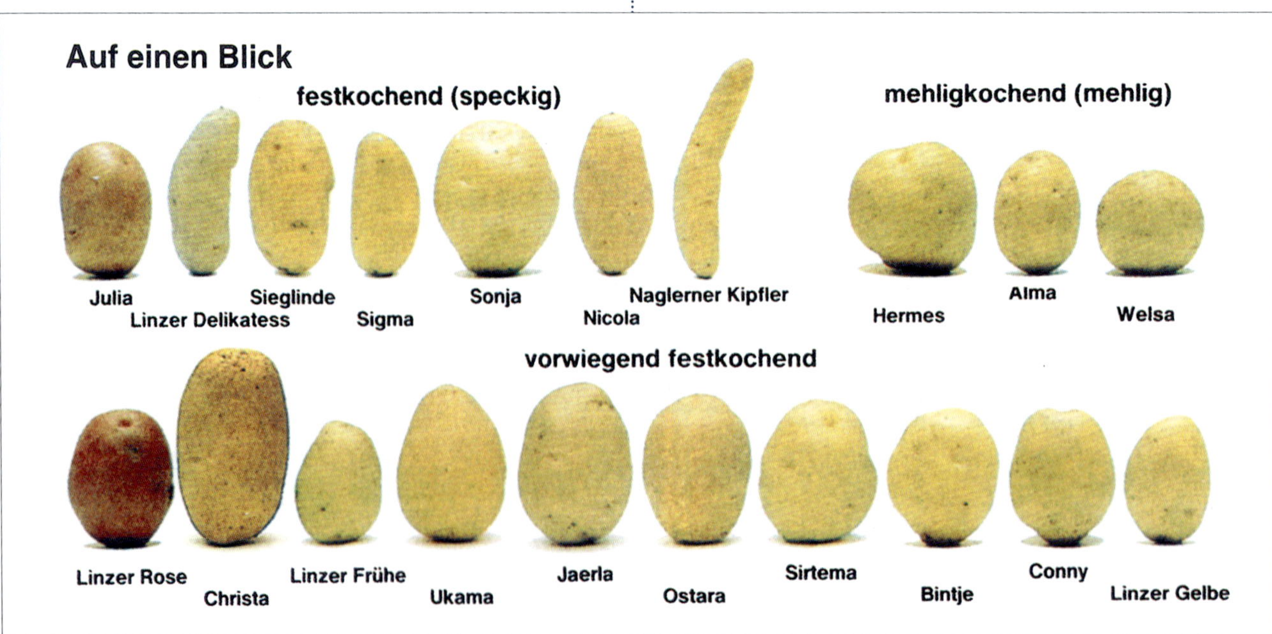

Lagerung – Einkellerung

Kartoffeln müssen kühl, luftig, dunkel und vor Frost geschützt gelagert werden. Im Dunkeln werden die Kartoffeln nicht grün, das Auskeimen wird verzögert. Bei Temperaturen unter 4 °C wird die Stärke teilweise zu Zucker abgebaut, die Kartoffeln werden süß.

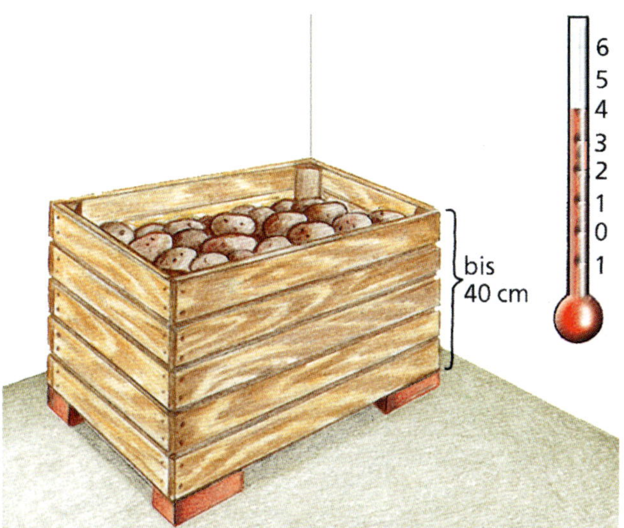

Lagerung von Kartoffeln

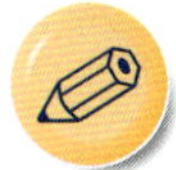

1. Sammeln Sie Argumente, die für bzw. gegen das Einlagern von Kartoffeln sprechen.

2. Beurteilen Sie die verschiedenen Kartoffelverpackungen hinsichtlich der Umweltverträglichkeit.

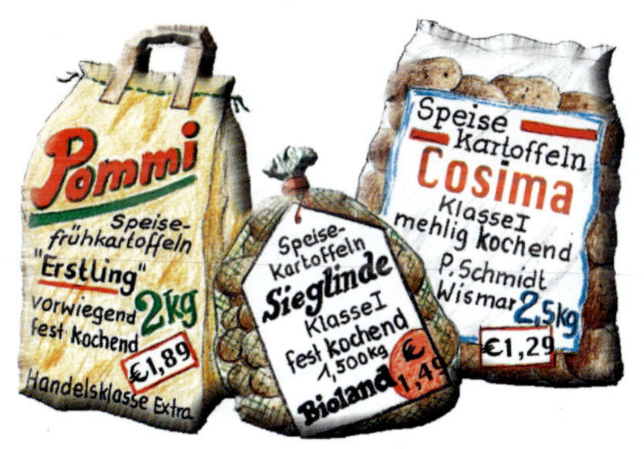

Kartoffeln: Volkswirtschaftliche Bedeutung

In den letzten Jahren ist der Kartoffelverbrauch geringfügig zurückgegangen. Vergleicht man ihn aber mit den Zahlen von 1950/51, so ist ein deutlicher Rückgang auf etwa die Hälfte ersichtlich.

Der Verbrauch betrug 2008/09 56,1 und 2011/12 49,4 kg pro Kopf und Jahr, das sind rd. 150 bzw. 135 g pro Tag. 2009 betrug die Kartoffelernte 756 944, 2010/11 671 722 und 2011/2012 816 070 Tonnen. Kartoffelanbau und Kartoffelverarbeitung ist in Österreich regional ein wichtiger Wirtschaftszweig. Der Selbstversorgungsgrad betrug rd. 96 bzw. 88 %, 2011/12 jedoch 105 %.

Bedingt durch den Wunsch nach vereinfachter und rascher Speisenbereitung in Haushalt und Großküchen gewinnen Kartoffelerzeugnisse – tiefgefrorene Kartoffelerzeugnisse und Kartoffelhalbfabrikate, z. B. Kartoffelpüreepulver, Kartoffelflocken, Kartoffelknödelmehl, Krokettenmehl – zunehmende Bedeutung. Einen nicht unbeträchtlichen Anteil machen auch so genannte Knabberartikel wie Pommes frites und Kartoffelchips aus. Weiters werden aus Kartoffeln Stärkezucker, Stärkesirup, Glucose, Sorbit, Feinsprit und Spiritus erzeugt.

Topinambur, Batate

Topinambur (Erdbirne, Erdartischocke) sind die unterirdischen, etwa kartoffelgroßen Knollen einer aus Nordamerika stammenden Sonnenblumenart. Die Knollen enthalten die Polyfructose Inulin, jedoch keine Stärke. Wegen ihres Gehaltes an 4 % Saccharose schmecken sie süßlich. Bei zu hohem Verzehr (mehr als 200 g) kann Durchfall auftreten.

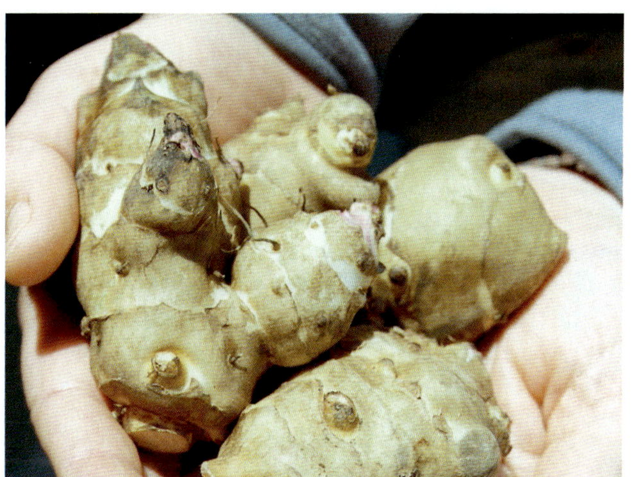

Topinambur

Batate (Süßkartoffeln) sind die Knollen eines tropischen Windengewächses, die neben Stärke auch Zucker enthalten (süßlicher Geschmack).

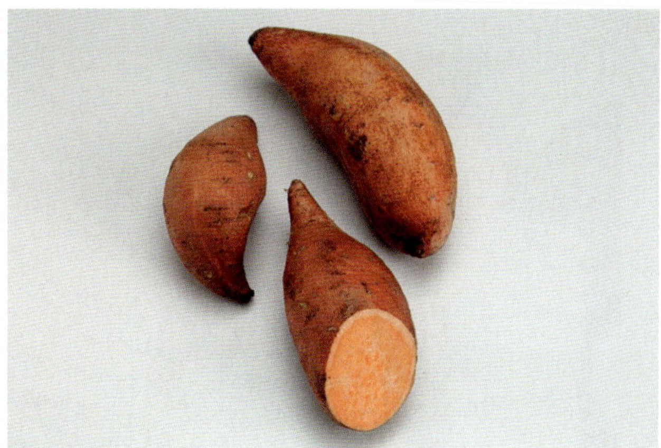

Batate, rotfleischig

Topinambur und Batate werden ähnlich der Kartoffel küchenmäßig zubereitet.

Fettreiche Lebensmittel (Speisefette und -öle)

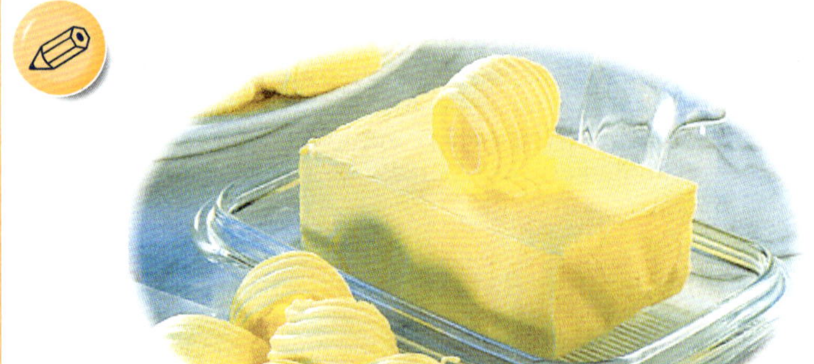

Sie haben bereits im Kapitel „Fette" einige fettreiche Nahrungsmittel kennen gelernt.
Versuchen Sie diese nach Gruppen zu ordnen.

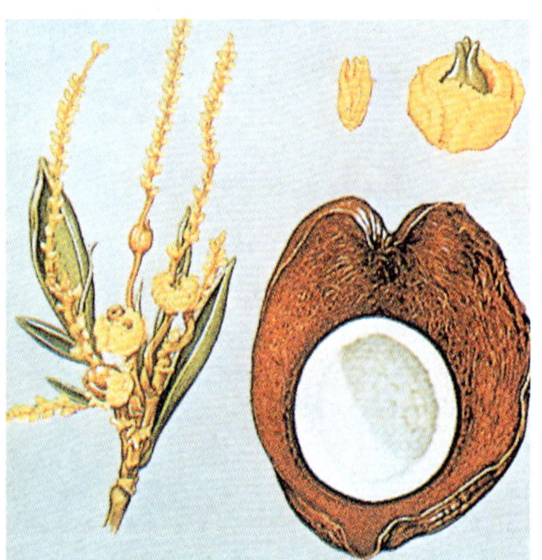

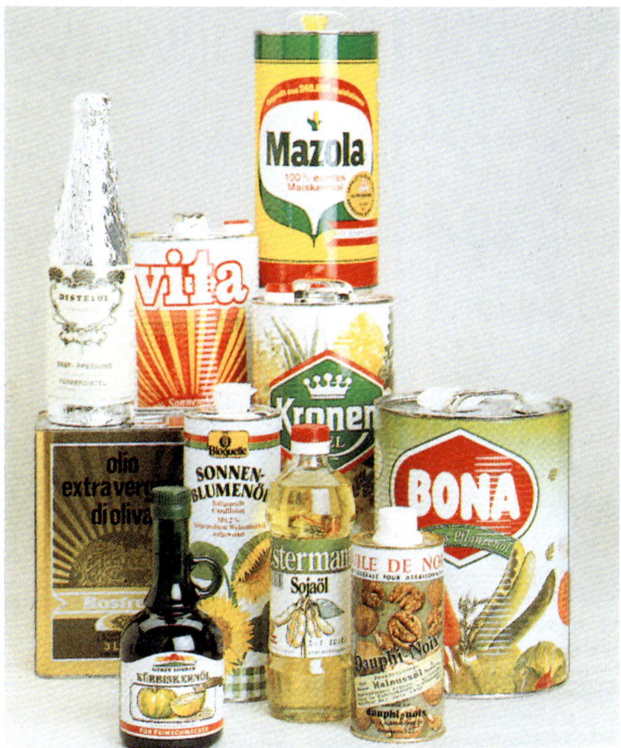

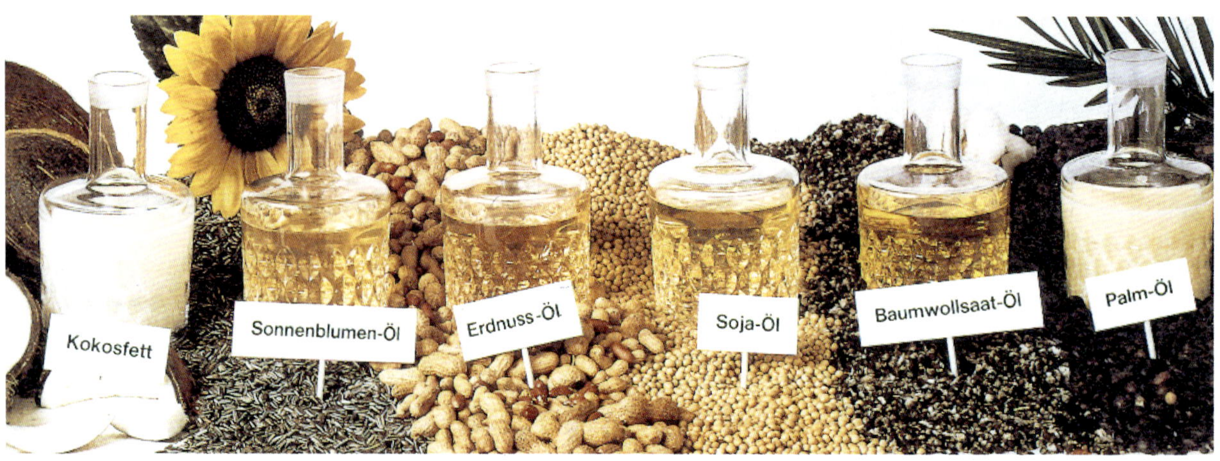

Pflanzliche Fette und Öle

Sie können unterschiedliche pflanzliche Fette und Öle nennen und bewerten.

1. Welche Pflanzen bzw. fettreichen Pflanzenteile sind auf den Fotos abgebildet?

2. Nennen Sie weitere fettreiche Pflanzenteile.

3. Welche Angaben über Pflanzenart, Herstellungsverfahren sind den Kennzeichnungen auf den Speiseölflaschen zu entnehmen?

Angaben auf den Flaschen:

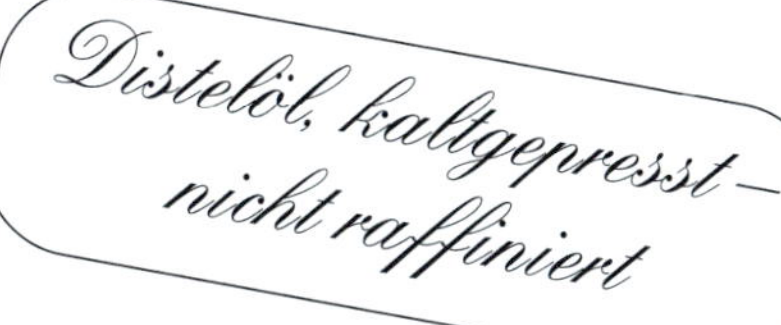

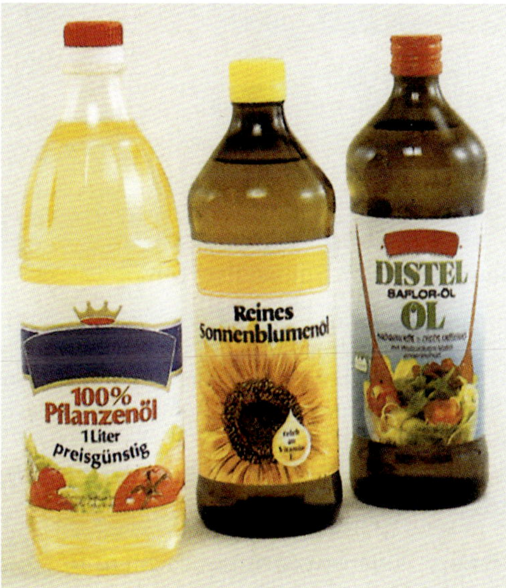

① 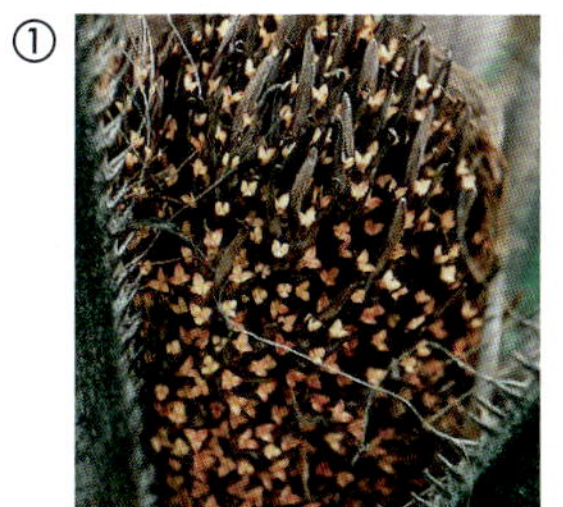 ④
② 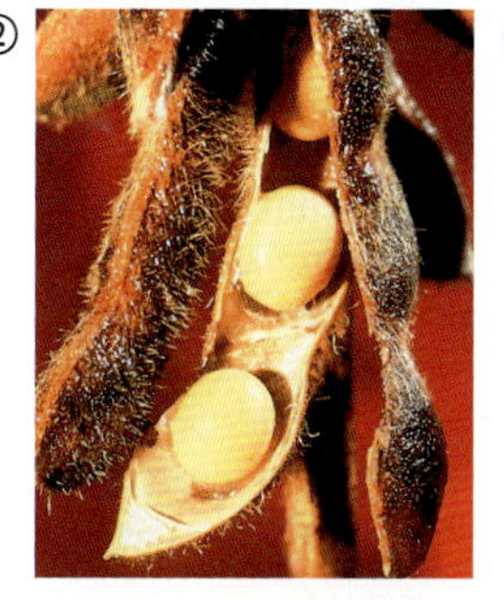 ⑤ 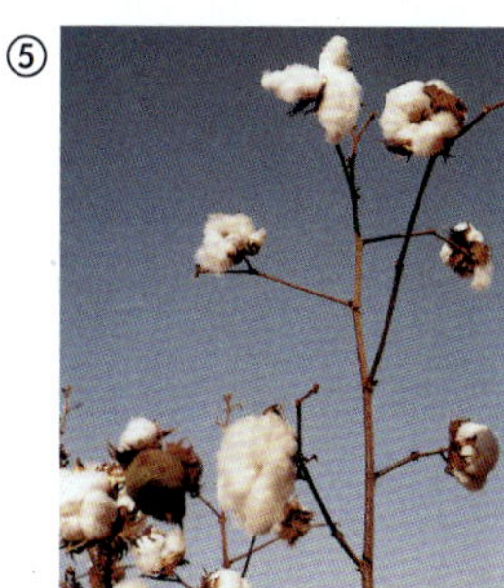
③ 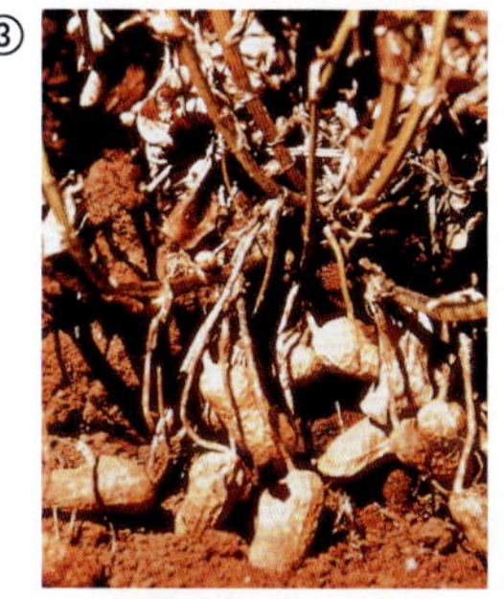 ⑥ 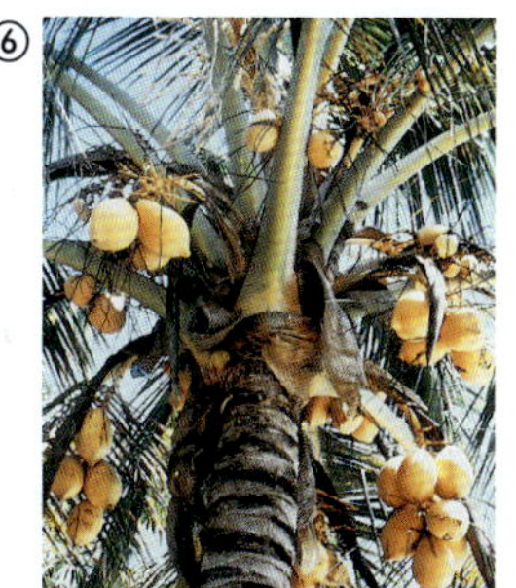
⑦ 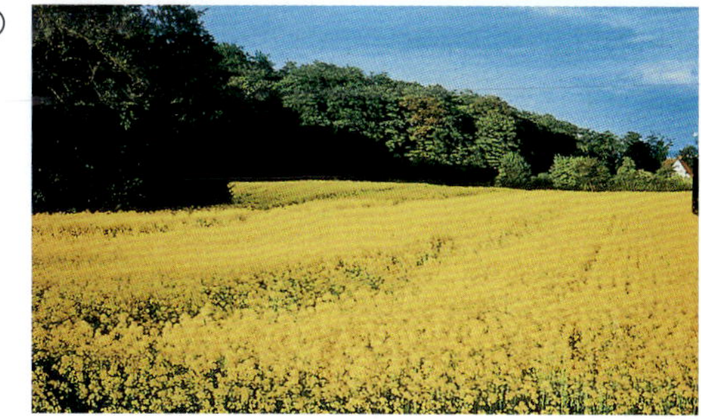

4. Stellen Sie Preis- und Qualitätsunterschiede fest.
5. Nennen Sie Verwendungszwecke für die verschiedenen Speiseölarten.

1. Ölpalme, 2. Sojabohne, 3. Erdnusspflanze, 4. Sonnenblume, 5. Baumwollpflanze, 6. Kokospalme, 7. Raps

Gewinnung von Pflanzenölen und -fetten

Im Sprachgebrauch werden bei Zimmertemperatur **flüssige Fette** als **Öle** (Olivenöl), **feste Fette** als **Fette** (Kokosfett, Palmkernfett, Kakaofett = Kakaobutter) bezeichnet.

Die **wichtigsten Pflanzenfette** und **-öle** sind: Maiskeimöl, Olivenöl, Rapsöl, Sojaöl, Kokosfett, Palmöl, Sonnenblumenöl, Erdnussöl, Palmkernfett und Baumwollsaatöl.

Speiseöle und -fette können durch folgende Verfahren aus fettreichen Pflanzenteilen gewonnen werden:

① Pressung

● **Kaltpressung:** Fettreiche Samen (Sojabohnen, …) oder Früchte (Oliven, …) werden gereinigt und eventuell zerkleinert. Anschließend werden sie z. B. in Schneckenpressen (Prinzip eines Fleischwolfs) unter Druck ausgepresst. Durch den Druck wird Wärme erzeugt, dadurch lassen sich die Öle und Fette leichter auspressen. Danach werden die Öle gewaschen oder mit Wasserdampf behandelt, aber nicht raffiniert.

Aus der ersten Kaltpressung stammende Öle, z. B. Olivenöl, enthalten alle Geschmacks- und Geruchsstoffe der fettreichen Pflanzenteile. Das Kaltpressverfahren setzt eine besonders sorgfältige Auswahl der Rohware voraus, da etwa vorhandene Schadstoffe (Pestizidrückstände, …) in das Öl übergehen.

Kaltgepresste Öle sollten nicht zum Braten verwendet werden, da die Begleitstoffe bei höheren Temperaturen den Geschmack beeinträchtigen.

● **Warmpressung:** Auspressung von Ölen und Fetten erfolgt unter Druck und durch Erwärmen.

② Extraktionsverfahren – Herauslösungsverfahren

Mit diesem Verfahren werden aus den vermahlenen Samen die Öle und Fette herausgelöst. Auch die im Presskuchen verbleibenden Öle lassen sich extrahieren. Extrahiert wird bei 70 bis 80 °C mit einem Fettlösungsmittel, z. B. Hexan oder Leichtbenzin. Danach wird in Verdampfern das Lösungsmittel wieder von den Fetten abgetrennt.

③ Raffination

Durch Pressung oder Extraktion gewonnene Rohöle können raffiniert, d. h. von Fruchtrückständen, Schleimstoffen usw. gereinigt werden.

Bei der Raffination werden Öle und Fette

● **entschleimt** (z. B. durch Erhitzen oder Zusatz von Säuren): Schleimstoffe, Kohlenhydrate und zum Teil fettähnliche Stoffe werden entfernt;

● **entsäuert** (z. B. durch Zusatz von Natriumcarbonat oder Glycerin): freie Fettsäuren werden entfernt;

● **gebleicht** und **desodoriert** (z. B. durch Bleicherden, Einleiten von Wasserdampf): Geschmacks- und Geruchsstoffe – auch Schadstoffe – werden entfernt. Auch der Gehalt an Vitamin A und E wird gemindert. Der Linolsäuregehalt wird nicht beeinträchtigt.

Durch die Raffination erhält man reine, neutral schmeckende und riechende Öle und Fette, die unmittelbar verwendet werden können oder als Grundstoffe für die Herstellung von Margarine, Bratfetten, … benutzt werden.

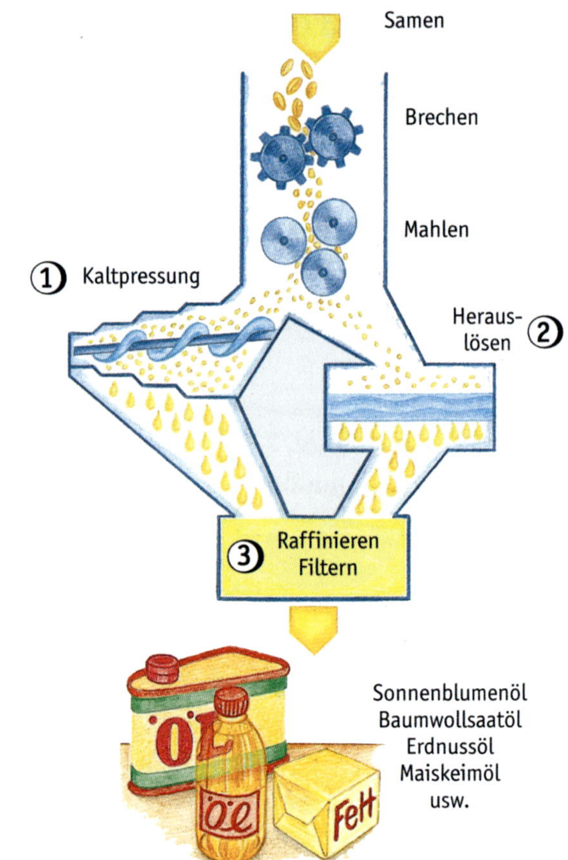

Schema – Gewinnung pflanzlicher Öle und Fette

Bewertung von Speiseölsorten

Zunächst sind der Verwendungszweck und der Genusswert, z. B. Geschmack, für die Auswahl eines Speiseöls entscheidend. Kaltgepresste, nicht raffinierte Speiseöle, z. B. Olivenöl, haben einen typischen Geschmack. Sie eignen sich z. B. für Salate.

Raffinierte Fette können stärker erhitzt werden, sie eignen sich also z. B. zum Braten und Frittieren.

Bei der Auswahl ist auch zu beachten:

● **Gehalt an essenziellen** – lebensnotwendigen – **Fettsäuren.** Die Pflanzen haben einen unterschiedlichen Gehalt an essenziellen Fettsäuren (Linolsäure, …).

● **Gehalt an Vitamin E.** Vitamin E verhindert das Ranzigwerden der Speisefette und -öle. Vitamin E hat auch wichtige Funktionen im menschlichen Körper zu erfüllen.

● **Phytosterine** sind in Ölen in Mengen von 140 bis über 2 000 mg pro 100 g Öl enthalten (siehe Seite 37).

Übersicht – Pflanzliche und tierische Fette und Öle

Gramm in 100 g Öl/Fett	gesättigte Fettsäuren					ungesättigte Fettsäuren				Vitamin E mg/100 g
						1fach	2fach	3fach		
Anzahl der C-Atome	4–10	12	14	16	18	18 : 1	18 : 2 (ω-6)	18 : 3 (ω-3)		
Ölsäure überwiegt										
Avocadoöl	–	–	–	9	1	78	9	1,0		15
Haselnussöl	–	–	–	5	2	78	15	0,2		–
Olivenöl	–	–	–	11	3	69	8	0,9	–	13
Erdnussöl	–	< 1	< 1	10	3	54	22	0,7	–	26
Sesamöl (Ölsäure : Linolsäure ~ 1 : 1)	–	–	–	8	4	40	43	1,0		28
Linolsäure überwiegt										
Distelöl (Saflöröl)	–	–	–	6	2	10	75	0,5		48
Kürbiskernöl	–	–	–	12	5	27	49	0,5		–
Maiskeimöl	–	–	–	11	2	26	55	0,9		31
Mohnöl	–	–	–	10	2	11	73	1,0		–
Sonnenblumenöl	–	–	–	6	4	20	63	0,5		63
Traubenkernöl	–	–	–	6	3	16	66	0,5	$\frac{\omega\text{-}6}{\omega\text{-}3}$ siehe S. 36	32
Linolensäure in nennenswerter Menge										
Hanföl	–	–	–	7	2	13	60	18	3 : 1	–
Leinöl	–	–	–	6	4	18	14	54	0,3 : 1	6
Rapsöl	–	–	–	5	2	53	22	9	2 : 1	30
Sojaöl	–	–	–	10	4	19	53	8	7 : 1	29
Weizenkeimöl	–	–	–	16	1	13	56	8	7 : 1	185
Walnussöl	–	–	–	7	2	18	55	13	4 : 1	8
Omega-3-Ölmischung[1])	–	–	–	6	3	51	30	10	3 : 1	–
Pflanzliche Fette										
Kokosfett	12	45	17	9	3	7	2	–	–	4
Palmkernfett	9	45	15	8	2	14	2	–	–	
Palmöl (Palmfett)			1	42	5	37	10	0,5	–	10
Sheabutter	< 1	1	1	4	36	45	7	0,3		–
									C20–C22[3]) ω-3	
Tierische Fette und Öle/Seetiere										
Fischfette und Öle (i. D.)		gesättigte FS ~ 30			30	1	7	30	–	
Lachsöl	–	–	6	15	3	42	3	3	27	–
Tierische Fette und Öle/Landtiere										
Butter[2])	11	3	11	27	10	24	2	0,5	–	2
Pflanzenmargarine	2	6	2	20	6	33	22	2	–	16
Schweineschmalz	2	< 1	1	24	13	41	9	1	–	2
Talg	–	< 1	3	25	18	37	3	0,5	–	1

[1]) Mischung aus Raps-, Sonnenblumen-, Sesam- und Leinöl

[2]) 5–6fach ungesättigt, $\frac{\omega\text{-}6}{\omega\text{-}3}$ ~ 0,2

[3]) enthält ca. 3,5 g/100 g trans-Fettsäuren aus der Pansenflora

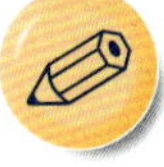

1. Ermitteln Sie mithilfe der Tabelle Speiseöle bzw. -fette, die besonders viel a) Linolsäure, b) Vitamin E enthalten.

2. Beurteilen Sie folgende Aussage der Vollwert-Ernährung: „Kaltgepresste Öle sollten bevorzugt werden."

Tierische Fette und Öle

▶ *Sie können verschiedene tierische Fette und Öle nennen und bewerten.*

▶ *Sie können allgemeine Aussagen über Fette interpretieren.*

Tierische Fette und Öle werden durch Ausschmelzen aus tierischem Fettgewebe gewonnen.

Schmalz ist bei Zimmertemperatur halbweich und streichbar. Talg ist bei Zimmertemperatur fest und spröde, Tran (Seetieröl) ist bei Zimmertemperatur flüssig.

Tierische Fette und Öle

Fettart/Ölart	Linolsäure g/100 g	Cholesterin mg/100 g	Schmelz-bereich	Verwendung
Schweineschmalz	9	86	36–42 °C	Speisefett
Gänseschmalz	9	100	25–37 °C	als Spezialität, z. B. Gänseleber in Gänseschmalz
Rindertalg	4	100	45–50 °C	als Speisefett in geringem Umfang; Herstellung von Margarine und Kunstspeisefetten; Herstellung technischer Produkte (Seifen, Kerzen, Schmiermittel u. a.)
Hammeltalg	3	100	44–55 °C	kaum als Speisefett, Herstellung technischer Produkte wie bei Rindertalg
Seetieröle = Trane Walöl	0,5	–	flüssig	Nach Härtung und Raffination: Herstellung von Margarine- und Speisefettmischungen. Herstellung technischer Produkte. Durch Rückgang der Fänge und Fangbeschränkungen stark rückläufig.
Fischöle, -fette	7[1]	–	flüssig	Für Futterzwecke, Herstellung technischer Produkte; nach Härtung und Raffination in geringem Umfang für Speisefett.
Fischleberöl = Lebertran	[1]	–	flüssig	Reich an Vitamin A und D. Wurde früher zur Vorbeugung vor Vitamin-D-Mangelkrankheiten verwendet; Gewinnung von Vitaminkonzentraten.

[1] bis zu 30 % langkettige mehrfach ungesättigte Fettsäuren (ω-3-Fettsäuren), siehe Seite 36; – = keine genauen Angaben verfügbar.

Butter

▶ *Sie können die Herstellung von Butter darstellen.*

▶ *Sie können verschiedene Buttersorten hinsichtlich ihrer Qualität unterscheiden und bewerten.*

Butterherstellung

Die Kuhmilch wird zunächst gefiltert und so von groben Verunreinigungen befreit.

Durch Zentrifugieren bei 40 °C mit etwa 6 000 Umdrehungen pro Minute wird der Rahm mit einem Fettgehalt von 45 bis 50 % von der Milch abgetrennt. Der Rahm wird dann bei 92 bis 94 °C pasteurisiert. Je nach dem weiteren Verfahren unterscheidet man

● **Sauerrahmbutter,**
● **Süßrahmbutter** oder
● **mild gesäuerte Butter.**

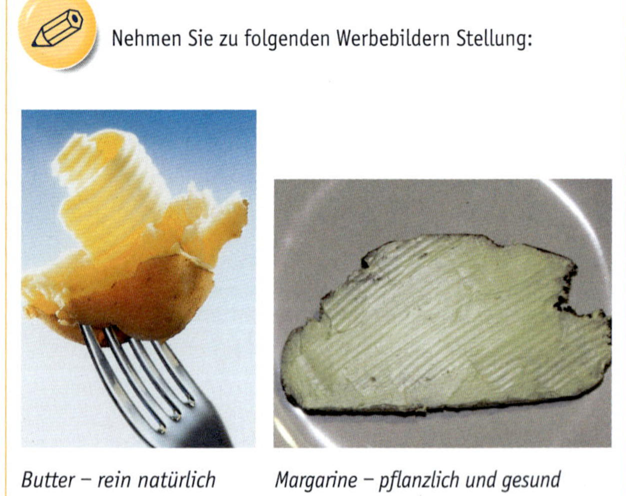

Butter – rein natürlich   Margarine – pflanzlich und gesund

Sauerrahmbutter

Der Rahm wird mit Milchsäurebakterien versetzt. Es folgt eine Säuerung (Reifung) unter ständigem Rühren bei 8 bis 19 °C über bis zu 24 Stunden.

Der Sauerrahm wird danach auf 8 bis 10 °C abgekühlt und in den Butterfertiger gegeben. Eiweißhüllen, die das Milchfett umgeben, werden hier durch mechanische Bearbeitung aufgebrochen. Butterkörner entstehen, Buttermilch trennt sich ab.

Die Rohbutter mit 82 % Fett wird gewaschen, geknetet, geformt und abgepackt.

Süßrahmbutter

Bei der Herstellung entfällt die Säuerung. Nicht gesäuerter Rahm wird bei 4 bis 6 °C mindestens 3 Stunden gelagert.

Die weitere Verarbeitung erfolgt im Butterfertiger und entspricht der Herstellung von Sauerrahmbutter.

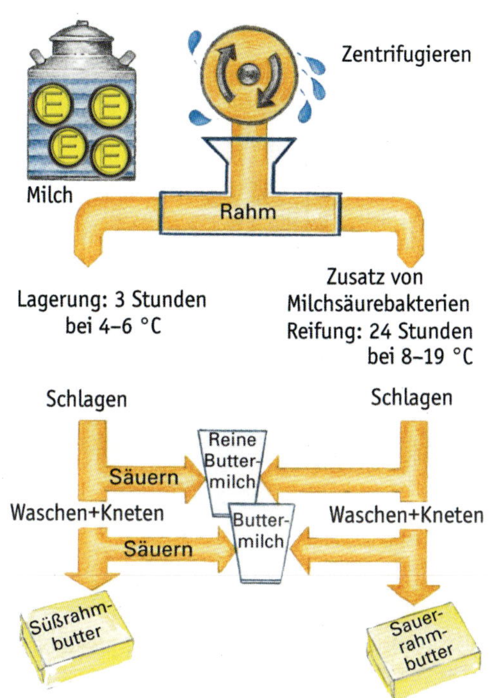

Schema – Butterherstellung

Güteklassen

Butter kommt in drei Güteklassen in den Handel:

- **Teebutter**
- **Tafelbutter**
- **Kochbutter**

Die Zuordnung zu den Güteklassen erfolgt nach Qualitätskriterien.

Bewertet werden **Geruch, Geschmack, Aussehen, Ausarbeitung** und **Gefüge.**

- **Österreichische Teebutter:** Teebutter aus Sauerrahm soll einen mild-säuerlichen, aromatischen Geschmack, Teebutter aus Süßrahm einen reinen feinen Obersgeschmack aufweisen. Butter wird einer ständigen amtlichen Kontrolle unterzogen. Auf der Packung ist die Haltbarkeit nach Tag und Monat angegeben, z. B. silberfarbene Packung, grün beschriftet. Packungen zu $^1/_8$ und $^1/_4$ kg, Rollenbutter, Hotelpackung.
  - **Gesalzene Teebutter, Teebutter mit Kräutern**
  - **Primina:** Teebutter aus gefrostetem Sommersauerrahm. Goldfarbener Becher mit roter oder goldfarbener Beschriftung.
  - **Sommerbutter:** Teebutter aus Sommerrahm. Der Schmelzpunkt liegt bei Butter aus Sommerrahm niedriger als bei Butter aus Winterrahm. Ursache: Der Anteil an einfach ungesättigten Fettsäuren ist im Sommerrahm höher als im Winterrahm.
- **Österreichische Tafelbutter:** Pergamentpapier oder silberfarbene Packung mit blauem Aufdruck. Kaum im Einzelhandel, überwiegend in Großküchen und Industriebetrieben in 25-kg-Blöcken.
- **Kochbutter:** In geringer Menge in Großverpackungen für Großverbraucher, u. a. zur Butterschmalzherstellung.

Weitere Erzeugnisse

- **Bergbauernbutter:** wird aus pasteurisiertem Rahm hergestellt. Sie ist mit biologischer Ursprungsgarantie erhältlich.
- **Mühlviertler Fasslbutter:** aus pasteurisiertem Sauerrahm, wird traditionell im Fassl gebuttert.
- **Landbutter:** entspricht mindestens der Güteklasse (Qualitätsstufe) Tafelbutter.
- **Butterzubereitungen:** sind verzehrsfertige Mischungen von Teebutter mit anderen Lebensmitteln, z. B. Sardellenbutter. Der Butteranteil beträgt mindestens 51 %. Zubereitungen mit weniger als 51 % werden als Aufstriche mit Butter, z. B. Eiaufstrich mit Butter, bezeichnet.
- **Butter mit reduziertem Fettgehalt:**
  a) Dreiviertelfettbutter enthält 60–62 % Milchfett,
  b) Halbfettbutter 39–41 %.
  Sie sind wegen des hohen Wassergehaltes nicht zum Braten geeignet.
- **Butterschmalz:** Für die Gewinnung von Butterschmalz wird die Butter erhitzt, sodass das Wasser verdunstet und das Eiweiß gerinnt. Das Eiweiß wird abgetrennt. Butterschmalz enthält höchstens 0,5 % Wasser und mindestens 99,3 % Fett. Da Butterschmalz nahezu wasser- und eiweißfrei ist, kann es stärker als Butter erhitzt werden, es spritzt nicht. Butterschmalz ist außerdem länger haltbar.

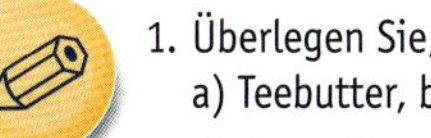

1. Überlegen Sie, für welche Zwecke Sie
   a) Teebutter, b) Kochbutter verwenden würden.

2. Stellen Sie einen Preisvergleich zwischen den verschiedenen Buttersorten an.

3. Beschreiben Sie das Herstellungsverfahren von Sauerrahmbutter.

Margarine, Streichfette, Speisefetterzeugnisse

▶ *Sie können verschiedene Margarinesorten hinsichtlich ihrer Qualität unterscheiden und bewerten.*

Margarine wurde in Frankreich erfunden

■ Kaiser Napoleon III. benötigte für seine Soldaten einen preiswerten Butterersatz, da durch die Landflucht und die Industrialisierung Butter und Schmalz knapp geworden waren. Napoleon veranstaltete also einen Wettbewerb.

1869 entwickelte so ein Chemiker aus Rindertalg und Magermilch ein neues Streichfett, das den Namen „Margarine" (griech.: Perle) erhielt.

In den folgenden Jahren versuchten die Hersteller, die Margarine der Butter in Geschmack und Aussehen möglichst anzugleichen. 1897 erließ Kaiser Wilhelm das erste Margarinegesetz. Damit man sie von der Butter unterscheiden konnte, musste sie in Würfelform oder in einem runden Becher mit einem roten Streifen abgepackt werden. Außerdem musste Margarine etwas Kartoffelstärke enthalten, so waren Butter und Margarine schnell mit ein paar Tropfen Iodkaliumiodid zu unterscheiden.

1902 entdeckte Normann, dass man flüssige Öle durch reinen Wasserstoff härten kann, nun konnte man auch reine Sonnenblumenmargarine herstellen.

Margarineherstellung

Margarine besteht zu 80 % aus Ölen und Fetten.

Für die Margarineherstellung werden hauptsächlich Soja-, Palm-, Sonnenblumen-, Baumwollsaatöl, Palmkern- und Kokosfett verwendet.

① Fetthärtung

Bei der Herstellung von Sonnenblumenmargarine wird ein Teil des Sonnenblumenöls gehärtet. Fetthärtung kann durch Wasserstoffanlagerung an die Doppelbindungen ungesättigter Fettsäuren erfolgen. Ölsäure schmilzt z. B. bei 13 °C. Durch Anlagerung von Wasserstoff entsteht Stearinsäure, die erst bei 70 °C schmilzt. Der gewünschte Schmelzbereich einer Margarine kann also durch entsprechenden Anteil an gehärteten Fettsäuren eingestellt werden. Sonnenblumenmargarine enthält einen größeren Anteil an gesättigten Fettsäuren als Sonnenblumenöl. Sonnenblumenmargarine ist so bei Zimmertemperatur streichfähig. Gehärtete Fette siehe Seite 38.

② Emulgierung

In einem Schnellkühler mit Rührwerk werden Fettphase und wässrige Phase gemischt.

Fettphase:
- Fett-Öl-Gemisch
- Vitamin A, D und E (Vitamin E verhindert das Ranzigwerden der Margarine)
- Lecithine als Emulgatoren
- Carotin zum Färben
- fettlösliche Aromastoffe

Wässrige Phase:
- Magermilch oder gesäuerte Milch oder eine Mischung aus Wasser und Milch
- Kochsalz, für gesalzene Margarine
- wasserlösliche Aromastoffe

Durch die mechanische Bearbeitung im Schnellkühler entsteht eine butterähnliche Wasser-Fett-Emulsion. Durch die folgenden Kühl- und Knetvorgänge wird die gewünschte Geschmeidigkeit erreicht.

③ Ausformung

Margarine wird abgepackt, viele Verpackungsformen sind heute möglich.

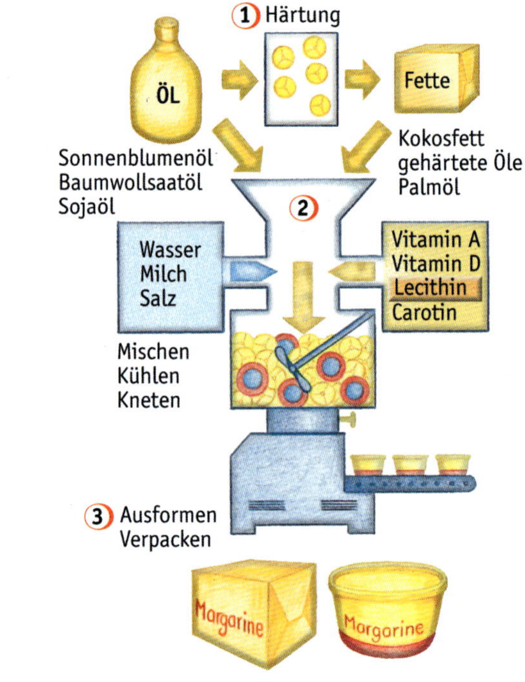

Schema – Margarineherstellung

Kennzeichnung auf der Packung

Verkehrsbezeichnung Margarine, Mindesthaltbarkeitsdatum, ein Zusatz von Vitaminen, Kochsalz und Konservierungsstoffen in der Zutatenliste.

Margarinesorten

- **Margarine zum Backen, Braten und Kochen** wird z. T. unter Mitverwendung tierischer Fette hergestellt. Daher enthalten diese Margarinen Cholesterin und wenig Linolsäure (unter 15 %).
- **Pflanzenmargarine** (hierher gehört auch Delikatessmargarine) wird ausschließlich aus pflanzlichen Fetten und zum Teil gehärteten Ölen hergestellt. Diese Margarinen enthalten sehr geringe Mengen Cholesterin und haben einen höheren Linolsäuregehalt (unter 25 %).

  Wird Pflanzenmargarine aus nur einer Ölsorte (auch z. T. gehärtet) hergestellt, kann die Margarine nach dieser Ölsorte bezeichnet werden, z. B. **Sonnenblumenmargarine.**

- **Margarinesorten mit besonders hohem Gehalt an Linolsäure.** Der Gehalt an Linolsäure beträgt mehr als 40–60 %, der Cholesteringehalt ist sehr niedrig (unter 2 mg/100 g), z. T. als „Diätmargarine" im Handel.

- Eine als **streng natriumarm bezeichnete Margarine** enthält weniger als 40 mg Natrium in 100 g.

- **Margarine mit reduziertem Fettgehalt** z. B. Minarine und Halvarine, Fettgehalt 40 %.

- **Margarine mit Phytosterinen**

Speisefettmischungen

Es sind dies Mischungen aus Speisefetten und Speiseölen, die für verschiedene küchentechnische Verwendungszwecke hergestellt werden: Bratfette, Backfette, Frittierfette. Diese Fette sind nicht emulgiert. Der Wassergehalt übersteigt 0,5 % nicht. Shortening ist ein in den USA gebräuchlicher Ausdruck für Backfette.

Margarineschmalz

Margarineschmalz ist eine dem Butterschmalz ähnliche Mischung aus Speisefetten und Speiseölen. Färbung und Aromatisierung sind zulässig. Margarineschmalz ist nicht emulgiert; der Wassergehalt übersteigt 0,5 % nicht.

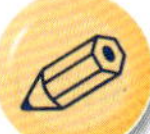

1. Beschreiben Sie die Margarineherstellung.

2. Stellen Sie einen Preis- und Qualitätsvergleich für verschiedene im Handel erhältliche Margarinesorten an.

3. Margarine selbst hergestellt: Schmelzen Sie in einer kleineren, feuerfesten Schüssel vorsichtig 60 g Kokosfett und mischen Sie dies mit 40 g Speiseöl. Geben Sie Eisstücke in eine große Schüssel, stellen Sie die kleinere Schüssel mit dem Fett-Öl-Gemisch hinein. Mischen Sie das Fett-Öl-Gemisch weiter mit einem Handrührgerät. Geben Sie unter Rühren 1 EL Milch hinzu. Rühren Sie so lange, bis die Margarine steif ist.

4. Nennen Sie Aufgaben der verschiedenen Zutaten bei der Margarineherstellung.

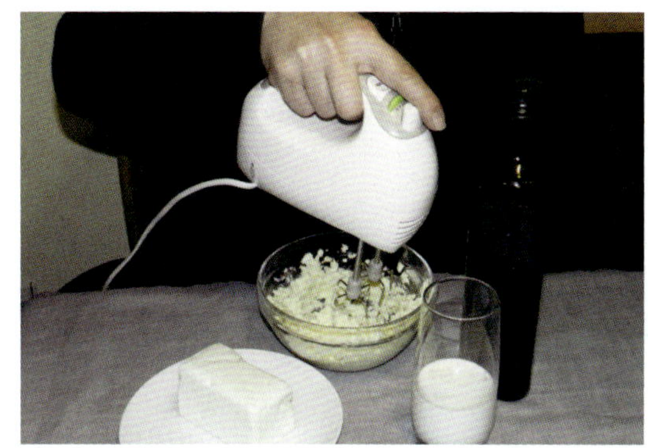

Nährstoff- und Wirkstoffgehalt von Speisefetten

 *Sie können Merkmale nennen, nach denen Fette bewertet werden.*

Energie- und Nährstoffgehalt von Fetten

	Eiweiß	Fett	Kohlen-hydrate	Gesättigte Fettsäuren	Linolsäure	Cholesterin	Energie	Vitamine				Mineralstoffe				
								A	Caro-tin	D	E	Na	K	Mg	P	Cl
							kJ									
	g	g	g	g	g	mg	(kcal)	mg	mg	µg	mg	mg	mg	mg	mg	mg
Butter	0,7	83	0,7	49–68	2–5	220–270	3090 (751)	0,5–0,7	0,3–0,5	0,3–2,5	1,8–2,6	3–8[1]	10–240	2–4	18–27	17–29
Margarine	0,2	80	0,3	30–60	10–>40	<2–1151	2970 (710)	0,5	0,7	2,5	10–67	[2]	7	–	10	[2]
Schweineschmalz	0,1	99,7	0	25–15	3–15	50–122	3700 (900)	0	0	0	1,8–2,2	1–2	1–2	0–1	0–3	4

---

[1] ungesalzene Butter
[2] unterschiedlicher Gehalt an Na und Cl, je nachdem ob ungesalzene oder gesalzene Ware vorliegt; Ca und Fe siehe Nährwerttabellen.

Aus der Tabelle ist weiter zu ersehen, dass

Butter und Margarine Vitamin A, das Provitamin Carotin und Vitamin D enthalten.

Butter hat in Abhängigkeit von der Fütterung der Tiere einen unterschiedlichen Vitamingehalt. Bei Grünfütterung im Sommer ist der Vitamingehalt höher: Sommerbutter.

Margarine wird Vitamin A, Carotin und Vitamin D zugesetzt. Im Allgemeinen wird der Vitamingehalt auf den der Butter eingestellt. Vitamin E wird als Mittel zum Schutz vor dem Ranzigwerden zugesetzt: Der Vitamin-E-Gehalt ist höher als der von Butter. Ein Vitaminzusatz wird deklariert.

Tägliche Vitaminbedarfsdeckung durch 20 g Butter oder Margarine:

	Vitamin A	Vitamin D	Vitamin E
Margarine	12 %	10 %	17–110 %
Butter	13 %	5 %	4 %

 **Als Streichfett sollten nicht mehr als 20 g Butter oder Margarine täglich verwendet werden.**

Nur Pflanzenmargarine ist arm an Cholesterin.

Ungesalzene Butter und ungesalzene Margarine haben einen niedrigen Natriumgehalt.

 Wiederholen Sie, wenn Sie sich nun die nachfolgende Tabelle ansehen, was die Schmelzpunkte mit der Verdauung zu tun haben und welche Eigenschaft der Fette in diesem Zusammenhang noch erwähnenswert wäre.

Schmelzpunkt

Speisefett	Schmelzpunkt
Butter und Margarine	~ 34 °C
Schweineschmalz	~ 38 °C
Rindertalg	~ 45 °C
Kokosfett	~ 28 °C
Palmkernfett	~ 32 °C

Butter und Margarine haben einen niedrigen Schmelzpunkt und sind emulgierte Fette: Sie sind leicht verdaulich.

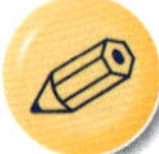 1. Vergleichen Sie den Energie-, Nährstoff- und Wirkstoffgehalt von Margarine und Schweineschmalz.

2. Warum können Sie zum Zubereiten einer Eierspeise Butter oder Margarine verwenden, zur Zubereitung eines Bratens jedoch nicht?

Küchentechnische Eigenschaften von Speisefetten und Speiseölen

▶ *Sie können Eigenschaften von Speisefetten und -ölen bei der Lebensmittelverarbeitung berücksichtigen.*

● **Lebensmittel zum Garen in heißes Fett geben.** Gartemperatur zunächst prüfen. Die Poren schließen sich schneller, es kann nur wenig Fett in das Gargut eindringen. Der Energiegehalt bleibt niedriger.

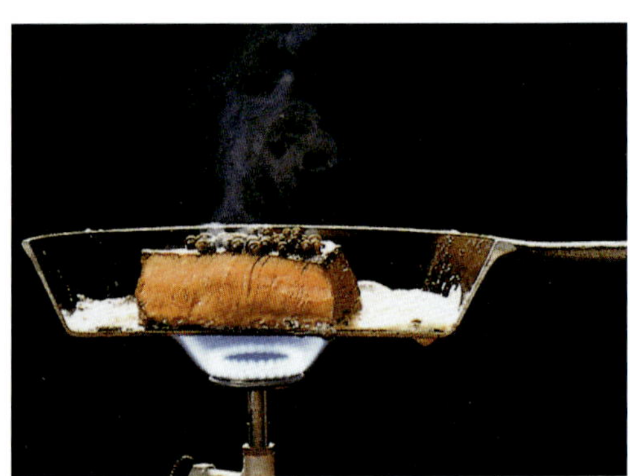

Gartemperatur beachten

● **Fett beim Garen sparsam verwenden.** Fettzusatz erhöht den Geschmackswert von Speisen. Gleichzeitig wird jedoch auch der Energiegehalt erhöht, dies kann zu Übergewicht führen.

● **Lebensmittel nur gut abgetrocknet in heißes Fett geben.** Das Wasser spritzt sonst.

● **Beim Garen bei höheren Temperaturen bilden sich Röststoffe (Aromastoffe), die Garzeit wird verkürzt.** Diese Geschmacksverbesserung bzw. die kurze Garzeit ist unabhängig vom Fettzusatz, sie kann auch durch andere Gartechniken, z. B. Grillen, oder andere Geräte, z. B. beschichtete Pfanne, erreicht werden.

● **Fetthaltige Speisen,** z. B. Suppen und Soßen, können **entfettet werden.** Fett ist leichter als Wasser, es kann von der Oberfläche abgeschöpft werden

● **Fette lassen sich unterschiedlich stark erhitzen:** Reine Speisefette und -öle zersetzen sich bei höheren Temperaturen, es entstehen stechend riechende, gesundheitsschädliche Dämpfe. Zersetzte Öle schäumen stark und sind dunkel. Butter und Margarine enthalten Wasser und Eiweiß. Sie schäumen beim Erhitzen und werden früher braun als eiweißfreie, reine Fette.

● **Linol- und Linolensäure werden bei höheren Temperaturen zerstört.**

● **Für Speisen mit kurzer Garzeit und niedriger Gartemperatur** können kaltgepresste Öle, Butter und Margarine verwendet werden.

● **Öle, die sich nicht so hoch erhitzen lassen,** können den Speisen **nach der Zubereitung zugesetzt** werden. (z. B. Kürbiskernöl in Kürbiscremesuppe).

Bei zu langem Erhitzen von Pflanzenfetten können sich trans-Fettsäuren bilden: Sie entstehen aber auch bei der Härtung von Pflanzenfetten oder durch natürliche Mikroorganismen im Wiederkäuermagen und gehen in die Milch über. Trans-Fettsäuren finden sich verstärkt in Fast Food, Snacks, Keksen, frittierten Produkten, Trockensuppen ... Die Deklaration in der Zutatenliste lautet: gehärtete Pflanzenfette. Gesundheitliche Bedeutung siehe Seite 218.

● **Für Speisen mit längerer Garzeit und höherer Gartemperatur** müssen reine Pflanzenfette oder -öle, Schmalz oder Bratfette verwendet werden. Talg wird aufgrund des hohen Schmelzbereiches nur für einige Speisen verwendet.

● **Je nach Fettart tritt die Zersetzung bei unterschiedlichen Temperaturen ein:**

Fettart	Temperatur
Butter/Margarine	150 °C
Reine Pflanzenöle	190 °C
Pflanzenfette	200 °C

● **Fette können sich selbst entzünden. Da Öl auf dem Wasser schwimmt, darf auf brennendes Fett kein Wasser gegossen werden!** Einen Deckel auf das Gefäß legen, damit die Flamme erstickt.

● **Kaltgepresste Öle** enthalten Begleitstoffe, die bei höheren Temperaturen den Geschmack beeinträchtigen.

● **Fett höchstens zwei- bis dreimal zum Frittieren verwenden.** Nach dem Gebrauch durch einen Papierfilter gießen und so reinigen. Speisefette und -öle werden nicht nur durch zu starkes, sondern auch durch mehrmaliges Erhitzen zersetzt. Vorsicht bei Verzehr an Imbissständen!

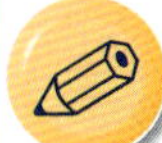

1. Führen Sie folgende Versuche durch:

a) **Feststellen der richtigen Gartemperatur**
Geben Sie ein kleines Kartoffel- oder Brotstück in a) kaltes Öl, b) heißes Öl. Beobachten Sie. Beschreiben Sie die Veränderungen.

b) **Garen bei verschiedenen Temperaturen**
Geben Sie jeweils 25 g (genau abwiegen!) Kartoffelstäbchen in a) kaltes Öl, b) heißes Öl. Garen Sie beide Proben in dem Öl. Vergleichen Sie anschließend Gewicht und Geschmack beider Proben.

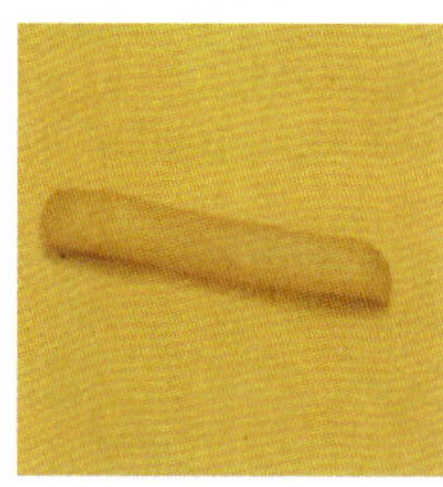 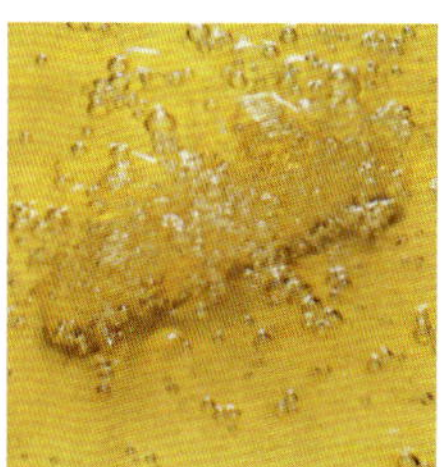

c) **Zersetzung von Fetten**
Geben Sie je 20 g a) Margarine, b) Butter, c) Pflanzenfett, d) pflanzliches Öl in ein Porzellanschälchen. Erhitzen Sie die Fettproben langsam. Kontrollieren Sie die Temperatur und beobachten Sie die Veränderungen.

d) **Verschiedene Gartechniken**
Garen Sie Fleisch gleicher Art durch
a) Kochen, b) Braten, c) Grillen. Vergleichen Sie die Garzeiten. Vergleichen Sie Geschmack und Aussehen. Berechnen und vergleichen Sie den Energiegehalt.

2. Begründen Sie die Versuchsergebnisse.

3. Machen Sie Vorschläge für die Eignung von Speiseölen und -fetten für verschiedene Gartechniken.

Fette und Öle: Eigenschaften – Verwendungsmöglichkeiten

	Pflanzenöle	Butter, Margarine	Reine Pflanzenfette, Talg, Schmalz
Schmelzbereiche	unter 5 °C	30 bis 35 °C	28 bis 50 °C
	flüssige Fette	weiche Fette	feste Fette
	Fette, die unter 37 °C schmelzen, sind leichter verdaulich		
Zusammensetzung	100 % Fett	wasserhaltiges Fett	100 % Fett
	reines Fett	geringe Eiweißspuren	reines Fett
		bei stärkerem Erhitzen: Wasser spritzt, Eiweiß verbrennt	
Erhitzbarkeit	190 °C	150 °C	200 °C
	Beim Überhitzen werden Fette zersetzt, es bilden sich gesundheitsschädliche Stoffe. Fette nicht überhitzen. Fette nur zwei- bis dreimal für ein Fettbad verwenden.		
Verwendungsmöglichkeiten	Marinade, Braten, Grillen, Schmoren, Frittieren, Dünsten	Dünsten, Kurzbraten, Backen, Streichfett	Kurzbraten, Braten, Schmoren, Frittieren, Backen

Fettverderb

▶ *Sie können Geschmacksveränderungen bei ranzigen Speisefetten begründen.*

▶ *Sie lernen Speiseöle und -fette angemessen aufzubewahren.*

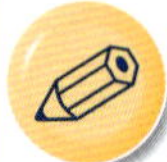

1. Führen Sie die folgenden Versuche durch.
2. Bestreichen Sie je einen Objektträger mit a) Butter, b) Margarine, c) Speiseöl.

Legen Sie die Objektträger an einen warmen, sonnenbeschienenen Platz. Prüfen Sie die Proben nach einigen Stunden mit feuchtem Indikatorpapier. Prüfen Sie außerdem den Geruch.
Prüfen Sie die Proben nach drei bis vier Tagen nochmals mit feuchtem Indikatorpapier.

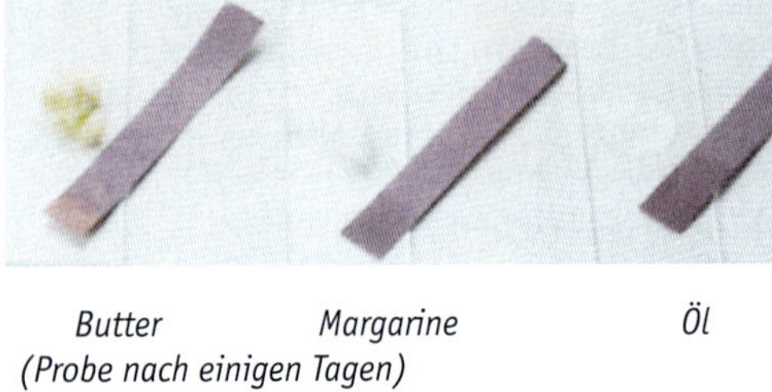

Butter   Margarine   Öl
(Probe nach einigen Tagen)

3. Begründen Sie die Versuchsergebnisse.
4. Warum wird Butterschmalz nicht so schnell ranzig wie Butter?
5. Machen Sie Vorschläge für die Aufbewahrung von Speisefetten und -ölen. Überlegen Sie, wie die schädigenden Faktoren Licht und Sauerstoff bei der Lagerung gemindert werden können.
6. Führen Sie eine Pro-und-Kontra-Diskussion: „Kaltgepresste Speiseöle oder raffinierte Speiseöle mit Vitamin-E-Zusatz?"

Fette und fettreiche Lebensmittel verderben verhältnismäßig schnell. Der Fettverderb wird durch Licht, Sauerstoff, Metall und Mikroorganismen begünstigt.

Sauerwerden von Fetten

Zunächst werden die Fettsäuren abgespalten. Freie Fettsäuren sind nun im Fett vorhanden. Der Fettverderb entspricht so weit dem Fettabbau im Verdauungstrakt. Der Geschmack „alter Butter" beruht auf dem Vorhandensein von freier Buttersäure, die mithilfe von Indikatorpapier nachgewiesen werden kann.

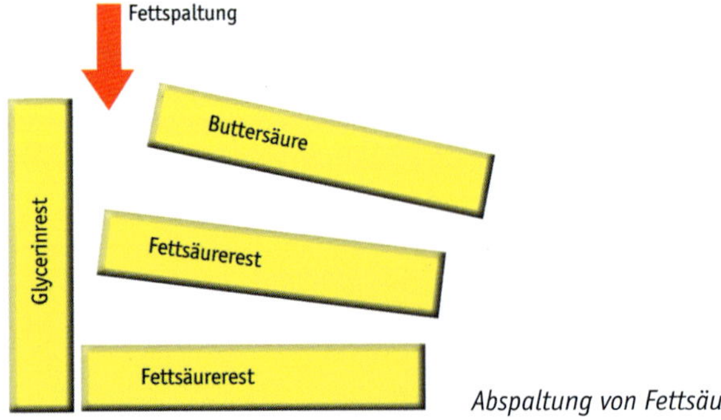

Abspaltung von Fettsäuren

Ranzigwerden von Fetten

Freie Fettsäuren werden durch das Einwirken von Luftsauerstoff und Mikroorganismen weiter zersetzt. Dabei entstehen übel riechende und schmeckende Stoffe.

Vitamin E wirkt dem Ranzigwerden entgegen. Ein hoher Vitamin-E-Gehalt verhindert zunächst das Ranzigwerden. Daher wird manchen Speisefetten und -ölen, z. B. Margarine, Vitamin E zugesetzt.

Beim Verderb ungesättigter Fettsäuren entstehen freie Radikale, die sehr energiereich sind und die die Grundbausteine der Zellen angreifen und schädigen können. Sie können zur Entstehung von Krebs führen.

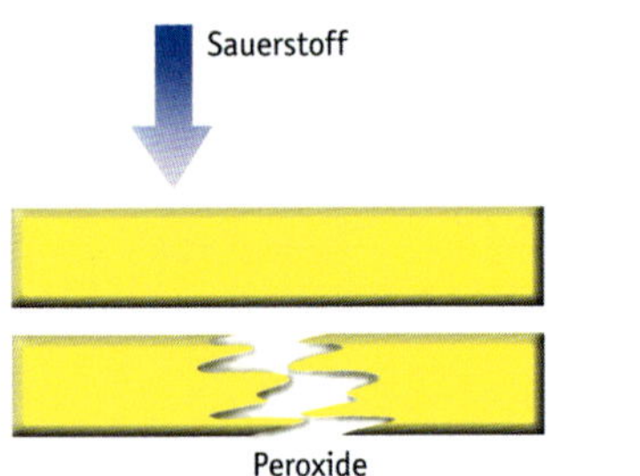

Fettzersetzung

Aufbewahrung von Speiseölen und Fetten

Speiseöle und Speisefette sollten kühl und lichtgeschützt aufbewahrt werden, hierdurch kann die Haltbarkeit deutlich erhöht werden. Aus diesem Grund werden Speiseöle zum Teil in dunklen Flaschen angeboten.

Speisefette und -öle: Volkswirtschaftliche Bedeutung

Die wichtigsten in Österreich angebauten Ölsaaten und Ölfrüchte sind Raps, Rübsen (Rüben), Sonnenblumen, Sojabohnen, Ölkürbis und Mohn. Sie werden einerseits zu Nahrungszwecken (Herstellung von Speiseölen, Direktkonsum von Sonnenblumen-, Kürbiskernen und Sojabohnen), andererseits als eiweißreiches Tierfutter, zur Herstellung von Farben, Lacken, Reinigungsmitteln, Kosmetika sowie in der Land- und Forstwirtschaft als Ersatz für Mineralöl verwendet.

Der Pro-Kopf-Verbrauch von Speiseölen hat seit 2001/02 bis 2011/12 von 11,5 kg auf 13,7 kg zugenommen. Der Direktkonsum von Ölsaaten und Ölfrüchten betrug 2011/12 5,2 kg pro Kopf. Bis 2006/07 lag der Selbstversorgungsgrad zwischen 39 % und 47 %, 2008/09 ist er auf 27 % zurückgegangen und betrug 2011/12 30 %.

Der Butterverbrauch ist nach dem 2. Weltkrieg bis 1994 kontinuierlich angestiegen, wurde dann rückläufig und liegt seit 1997 durchschnittlich bei 4,5 bis 5,0 kg pro Kopf pro Jahr. Im Jahr 2012 wurden in Österreich insgesamt 42 436 t Butter verbraucht. Der Selbstversorgungsgrad betrug 2008 80 %, 2011 75 %, 2012 77 %.

Was versteht man unter „Selbstversorgungsgrad"?

Der Selbstversorgungsgrad gibt an, in welchem Ausmaß die Inlandsproduktion imstande wäre, den Inlandsbedarf zu decken, ohne Ein- und Ausfuhren, wie sie fast für jede Sparte zutreffen, zu berücksichtigen. Ein Selbstversorgungsgrad von mehr als 100 % gibt an, um wieviel die Inlandsproduktion den Jahresbedarf übersteigt.

Eiweißreiche Lebensmittel

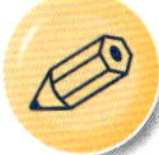

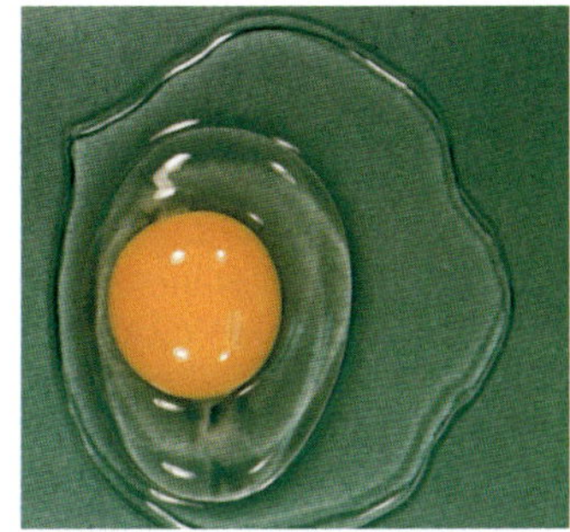

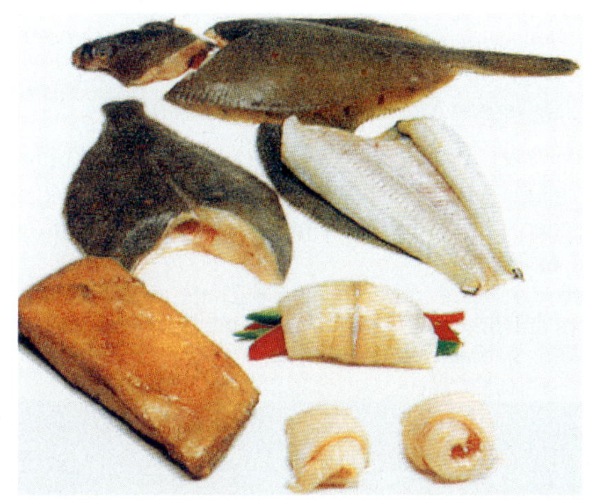

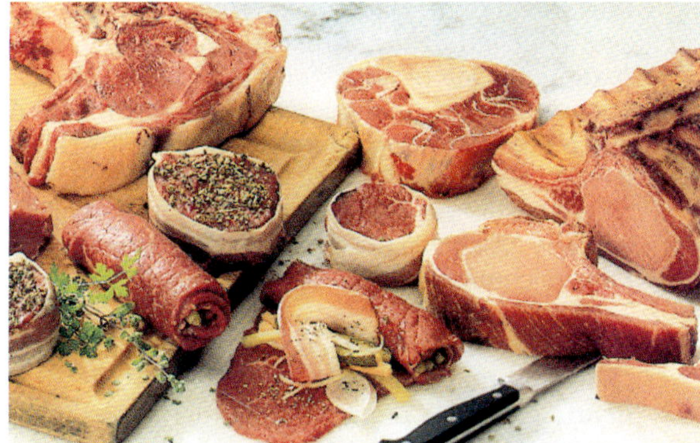

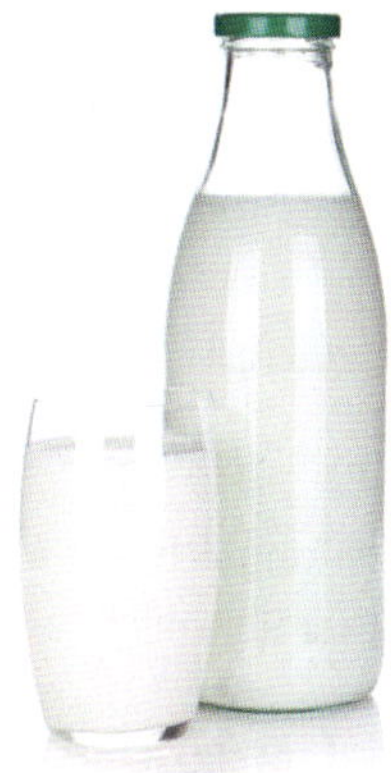

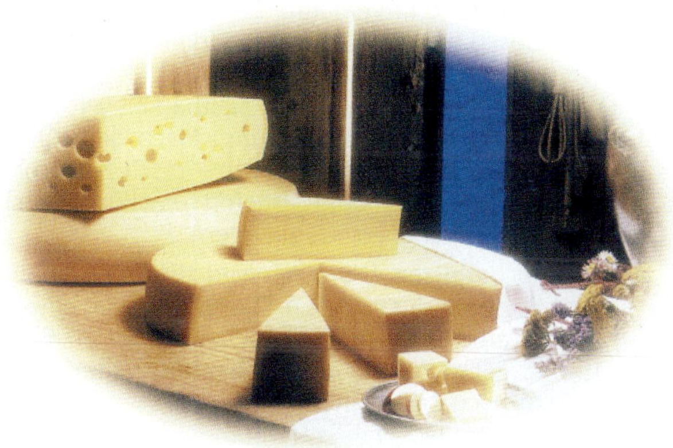

Sie haben bereits im Kapitel „Eiweißstoffe" (Proteine) einige eiweißreiche Lebensmittel kennen gelernt.

Betrachten Sie die Abbildungen und versuchen Sie diese nach
Gruppen zu ordnen.

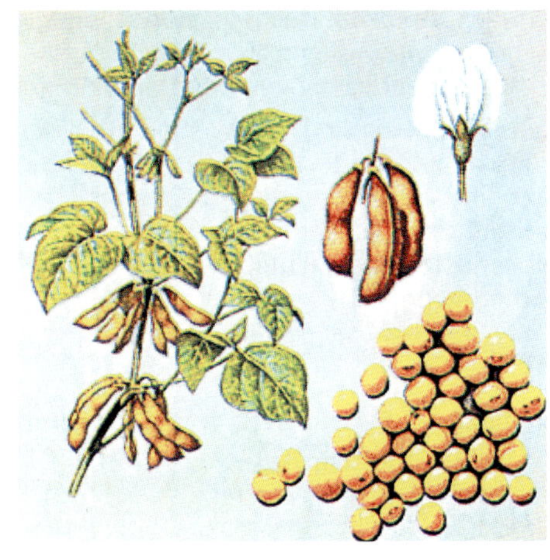

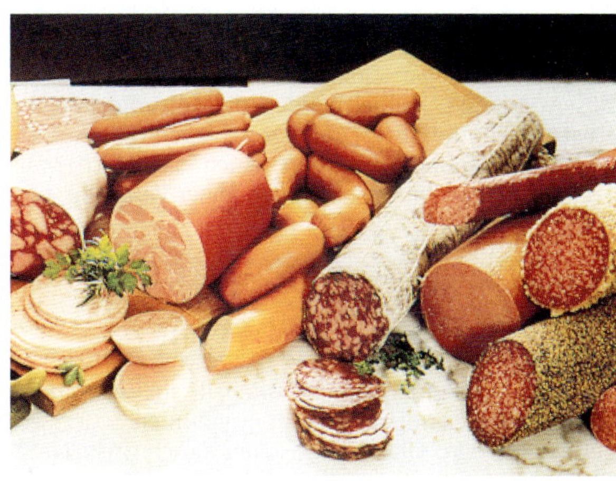

Milch

▶ *Sie können Veränderungen der Milch bei der Trinkmilchaufbereitung beurteilen.*

▶ *Sie können Vollmilch und teilentrahmte Milch vergleichend bewerten.*

▶ *Sie lernen Milcherzeugnisse anzuführen.*

Unter Milch als Handelsware versteht man nur **Kuhmilch.**

Die Bildung der Milch erfolgt im Euter der Kuh (Drüsenbläschen). Eine Kuh kann nur Milch geben, wenn sie ein Kalb geboren hat.

Auch die Milch anderer Tiere – Ziege, Schaf, Stute, … – kann entsprechend gekennzeichnet (z. B. Ziegenmilch) in Verkehr gebracht werden.

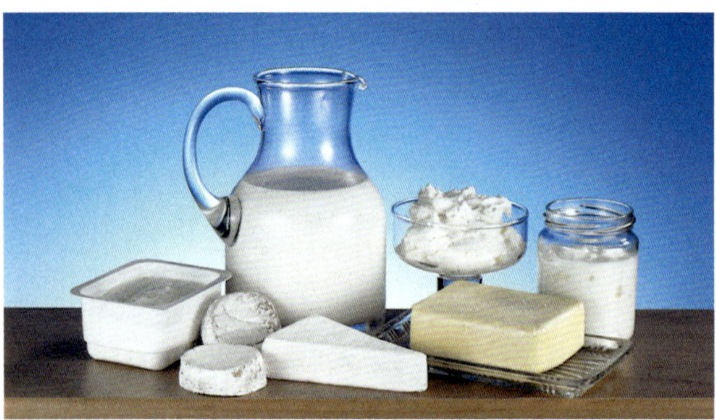

Trinkmilchverarbeitung

In der Molkerei wird die Rohmilch wie folgt bearbeitet:

① **Qualitätsprüfung:** Die Rohmilch wird auf Verunreinigungen geprüft.

② **Reinigung und Entrahmung:** Durch Zentrifugieren bei 40 °C wird der Rahm von der Magermilch abgetrennt.

③ **Einstellung des Fettgehaltes (Standardisieren):** Der entrahmten Milch wird wieder Rahm zugefügt, bis der gewünschte Fettgehalt erreicht ist: bei **Vollmilch** in Österreich **3,5 %.**

④ **Homogenisieren:** In der Rohmilch sind die relativ großen Fetttröpfchen von einer Phospholipid-(Lecithin-) und Eiweißhülle umgeben. Nach einiger Zeit rahmt die Milch auf. Um das zu verhindern, wird die Rohmilch bei einem Druck von 200 bar durch feinste Düsen gepresst, hierbei werden die Fetttröpfchen auf etwa ein Fünftel ihrer Größe zerschlagen. Ein Aufrahmen wird dadurch verhindert. Auch das Milcheiweiß liegt nach dem Homogenisieren in feiner Verteilung vor.

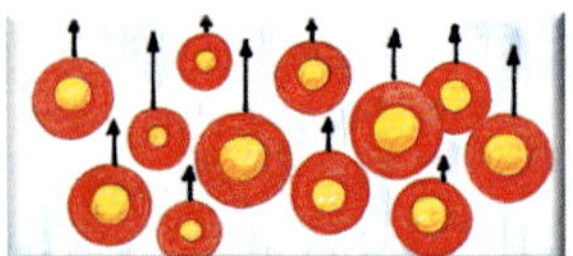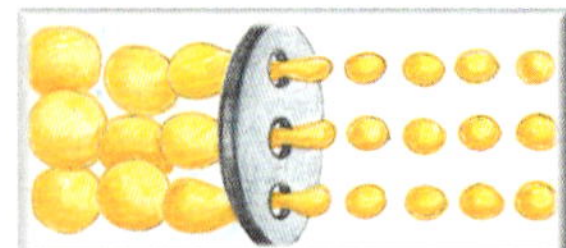

⑤ **Wärmebehandlung:** Der Keimgehalt soll vermindert und krankheitserregende Mikroorganismen sollen abgetötet werden. Gleichzeitig sollen Geschmack, Nährstoffgehalt und die Struktur der Eiweißkörper der Rohmilch weitgehend erhalten bleiben.

Man unterscheidet:

● **Pasteurisieren:**
Zwei unterschiedliche Verfahren werden hauptsächlich angewandt: *Kurzzeiterhitzung:* 15 Sekunden auf 72 °C; *Hoch-* oder *Momenterhitzung:* 4 Sekunden auf 85 °C.
Danach wird die Milch auf eine Temperatur von höchstens 6 °C heruntergekühlt.
Beurteilung: Bei der Pasteurisierung bleiben Aussehen, Geschmack und Nährstoffe der Milch nahezu unverändert. Durch die Wärmebehandlung wird das Milcheiweiß kaum verändert. Pasteurisierte Milch ist frei von krankheitserregenden Keimen.

● **„Frische" Milch mit verlängerter Haltbarkeit**
(ESL-Milch = Extended Shelf Life-Milch)
Die verlängerte Haltbarkeit wird entweder durch eine **Hocherhitzung** erreicht: Einblasen von gespanntem Dampf, Erhitzung auf 125–127 °C für höchstens eine Sekunde, rasches Abkühlen; oder durch eine **Filtration**: Durch eine „Feinst"-Filtration werden die in der Rohmilch vorhandenen Bakterien zu einem hohen Prozentsatz entfernt, anschließend wird die Milch wie bisher üblich pasteurisiert.
Kennzeichnung: z. B. „die länger frische", „Um Tage länger wie frisch", …
Das Verfahren wird angegeben: „Hocherhitzt" bzw. „Entkeimt durch Filtration".
Beurteilung: Die durch Filtration länger haltbar gemachte Milch weist gegenüber pasteurisierter Milch keine Veränderungen auf. Bei hocherhitzter Milch sind Geschmack und Eiweiß stärker verändert, der Vitaminverlust liegt etwa bei 10 %.
Wichtig ist: Die verlängerte Haltbarkeit gilt nur für Milch in ungeöffneter Packung. Nach dem Öffnen ist sie – wie pasteurisierte Milch – rasch zu verbrauchen. Auch die ungeöffneten Packungen sind gekühlt (bis etwa +6 °C) zu lagern.

● **Ultrahocherhitzen:** Die Milch wird zunächst auf 75 °C erhitzt, dann durch einen Dampfstoß für eine Sekunde auf eine Temperatur zwischen 135 und 150 °C gebracht und anschließend heruntergekühlt: Haltbarmilch oder H-Milch.
Beurteilung: Die Nährstoffveränderungen und Vitaminverluste beim Ultrahocherhitzen der Milch sind geringer als beim Kochen, jedoch deutlich größer als beim Pasteurisieren. Für Säuglinge und Kleinkinder wegen der Eiweißveränderungen ungeeignet.

● **Sterilisieren:** Es sind nur wenige sterilisierte Milchprodukte im Handel (z. B. Maresi). Mehrere Monate haltbar in geschlossener Verpackung.
Beurteilung: Die Nährstoffveränderungen und Vitaminverluste sind deutlich höher als beim Ultrahocherhitzen.

Übersicht

Ultrahocherhitzt H-Milch	Pasteurisiert Frischmilch	Länger haltbar gemachte Milch
acht Wochen haltbar in geschlossener Packung	drei bis vier Tage haltbar bei max. +6 °C	21 Tage und länger in ungeöffneter Packung bis max. +6 °C.

1. Bereiten Sie einen Geschmackstest vor. Schreiben Sie auf je einen Becher die Buchstaben A, B und C. Füllen Sie einen Becher mit Haltbar-Milch, einen anderen mit pasteurisierter Vollmilch und einen dritten mit fettreduzierter Milch. Stellen Sie fest, ob andere Personen die jeweilige Milchsorte herausschmecken können.

2. Erkunden Sie die Preise für verschiedene Milchsorten.

3. Nennen Sie Verwendungszwecke für verschiedene Milchsorten. Erläutern Sie die Unterschiede zwischen den in Molkereien bearbeiteten Milchsorten und Milch aus dem Ab-Hof-Verkauf vom Bauern.

4. Beurteilen Sie das gegenwärtige Milchangebot hinsichtlich des verwendeten Verpackungsmaterials.

5. Stellen Sie fest, in welchen Orten die einzelnen Milchprodukte verarbeitet wurden.

Nähr- und Wirkstoffgehalt der Milch

Milcheiweiß

$^1/_4$ l Vollmilch enthält 8,3 g (3,3 %) Eiweiß. Es handelt sich um unterschiedliche Eiweißstoffe:

Milcheiweiß	
Casein	80 %
Albumine, Globuline	20 %

Das **Casein** besteht aus Protein und Phosphat: Es ist ein zusammengesetzter Eiweißstoff. Es gerinnt entweder durch Säuerung, z. B. mittels Milchsäurebakterien, oder durch Zugabe von Lab, d. h. es fällt aus. Casein wird bei der Käseherstellung eingesetzt.

Für den Menschen ist Casein ein hochwertiger Eiweißstoff und außerdem ein guter Phosphatlieferant.

Albumine und Globuline sind einfache Proteine, welche die biologische Wertigkeit des Caseins noch ergänzen, sodass die gemeinsame biologische Wertigkeit des Milcheiweißes 86 % beträgt (biologische Wertigkeit = hoch).

Albumine und Globuline stellen Molkenproteine dar. Sie bleiben beim Gerinnen der Milch durch Säuerung in der Molke, beim Erhitzen bilden sie die „Haut".

Die Verdaulichkeit des Milcheiweißes hängt von der jeweiligen Gerinnung ab:

Gerinnung	Verdaulichkeit
grobflockig	schwerer verdaulich
feinflockig	leichter verdaulich

Milch mit Brot oder einem stärkehältigen Bindemittel zubereitet (Suppen, Breie, Aufläufe) bewirkt eine feinere Ausflockung.

Eine feinere Ausflockung des Milcheiweißes kann durch Kohlenhydrate bewirkt werden.

Milchzucker (Lactose)

$^1/_4$ l Vollmilch enthält 12,0 g (4,8 %) Kohlenhydrate. Der Milchzucker (Lactose) ist das überwiegende Kohlenhydrat der Milch.

Lactose besitzt eine geringere Süßkraft als Saccharose, daher schmeckt die Milch nur leicht süßlich.

Milchfett

$^1/_4$ l Vollmilch enthält 9,0 g (3,5 %) Fett.

Da das Fett emulgiert vorliegt, ist es gut verdaulich und die Lipasen der Verdauungssäfte können das Milchfett ohne vorheriges Einwirken der Gallensäuren aufspalten.

Milchfett ist leicht verdaulich:
- es ist emulgiert,
- hat einen hohen Anteil kurzkettiger Fettsäuren,
- einen niedrigen Schmelzpunkt,
- jedoch einen geringeren Gehalt an Linolsäure.

Der natürliche Fettanteil in der Milch schwankt zwischen 3 und 5 %. Bei der Verarbeitung der Milch wird der Fettgehalt auf den gewünschten Wert eingestellt.

Mineralstoffe

Der Mineralstoffgehalt beträgt 0,7 %. Milch ist der wichtigste **Calciumlieferant.**

Milchmenge	Deckung des Calciumbedarfs
$^1/_2$ l Milch	75 % (Erwachsener)
$^1/_2$ l Milch	71 % (Kind)

Vollmilch ist der wichtigste Calciumlieferant für den Menschen ($^1/_4$ l Milch enthält 600 mg Calcium).

Weiters sind reichlich enthalten: Phosphat, Magnesium und Kalium.

Vitamine

Je nach Fütterung (Weide- oder Stallfütterung) der Tiere weist Milch einen unterschiedlichen Vitamingehalt auf. Sommermilch enthält wesentlich mehr Vitamine als Wintermilch.

Vitamin A und D sind reichlich vorhanden. Auch Vitamin B_2 und Vitamin B_{12} sind enthalten.

Vitamin C ist nur in geringen Mengen vorhanden. Aus diesem Grund muss die Milchnahrung des Säuglings frühzeitig, jedoch nicht zu früh, durch Obst- und Gemüsesäfte oder Breie ergänzt werden.

Die Nährstoffe der Milch und Milchprodukte können zu 93 % aus dem Darm ins Blut aufgenommen werden. Die Ausnutzbarkeit der Milch ist also sehr gut.

Bedeutung in der Säuglingsernährung siehe Seite 193.

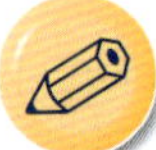

1. Magenkranken gibt man Milchsuppe mit Haferschleim. Begründen Sie diese Maßnahme.

2. Überlegen Sie, warum Milch durch den Zusatz von Orangensaft gerinnt. Wie könnte man diese Gerinnung einschränken?

3. Überlegen Sie, ob sich ein Mensch nur von Milch ernähren könnte. Begründen Sie, warum nicht.

4. In der Milch ist Lecithin enthalten. Überlegen Sie, wofür es hier benötigt wird.

5. Milch ist ein preiswertes Lebensmittel. Vergleichen Sie die Preiswürdigkeit von Milcheiweiß und Rindfleischeiweiß, setzen Sie die Preise ein.

1 l Milch enthält	35 g Eiweiß und kostet	....
1 kg Magertopfen enthält	170 g Eiweiß und kostet	....
1 kg Rindfleisch enthält	210 g Eiweiß und kostet im Durchschnitt	....
Für 100 g Milcheiweiß aus Milch bezahlt man		....
Für 100 g Milcheiweiß aus Magertopfen bezahlt man		....
Für 100 g Rindfleischeiweiß bezahlt man		....

Fettreduzierte Milch – Vollmilch im Vergleich

- Fettreduzierte Milch hat einen geringeren Energiegehalt als Vollmilch, Magermilch enthält Fett nur in Spuren.
- Durch den geringeren Fettgehalt sind die Gehalte der fettlöslichen Vitamine A, D und E verringert, in der Magermilch bis auf Spuren.
- Durch den geringeren Fettgehalt wird die Zufuhr von Laurin-, Myristin- und Palmitinsäure eingeschränkt: wichtig für Personen mit erhöhtem Blutfettspiegel.
- Fettreduzierte Milch enthält reichlich Vitamin B_2, Calcium und Phosphor; wie bei Vollmilch beträgt die Bedarfsdeckung 20 bis über 35 %.
- Der Gehalt an allen übrigen Nährstoffen ist etwa gleich hoch wie der der Vollmilch.
- Fettreduzierte Milch ist meist auch preiswerter als Vollmilch.

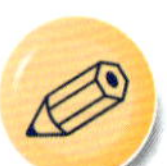

1. Nennen Sie je zehn Milchprodukte, die bei a) einer Abmagerungsdiät, b) Aufbaudiät bevorzugt werden sollten. Begründen Sie jeweils Ihre Auswahl.

2. Nehmen Sie Stellung zu der Aussage: Täglich einen halben Liter Milch!

3. Erkundigen Sie sich nach den Preisen für je einen Liter a) Vollmilch, b) Magermilch. Berechnen Sie jeweils den Preis von 50 g Milcheiweiß.

Sauermilcherzeugnisse

Sie werden aus pasteurisierter Milch durch Zusatz von Milchsäurebakterien – Starterkulturen, Säurewecker – hergestellt. Die Milchsäurebakterien vergären einen Teil des Milchzuckers zu Milchsäure, das Casein wird ausgefällt, die Milch dick gelegt. Hierbei

- nimmt der Kohlenhydratgehalt der Milch ab (4,7 % → 3,9 % z. B.),
- der Gehalt organischer Säuren zu (0,2 % → 1,2 % z. B.),
- der Energiegehalt bleibt ungefähr gleich.

Daher: Der Energiegehalt der Sauermilcherzeugnisse wird bestimmt durch

- den Fettgehalt – mager, 1 %, 2,5 %, 3,6 %, …
- geschmacksgebende Zusätze wie Früchte, Schokolade, Honig, …

Die Eigenschaften der Sauermilcherzeugnisse werden entscheidend durch die Art der beigesetzten Kulturen beeinflusst.

- **Sauermilchkulturen:** milder säuerlicher Geschmack, rechts- und linksdrehende Milchsäure.
- **Jogurtkulturen:** kräftiger, stärker saurer Geschmack, überwiegend linksdrehende Milchsäure.
  Die rechtsdrehende Milchsäure entsteht im Körper beim Abbau der Glucose. Mit der Nahrung aufgenommene rechtsdrehende Milchsäure wird daher vom Körper rasch aufgenommen und verwertet. Linksdrehende Milchsäure wird nur langsam verwertet.
- **Probiotische Kulturen:** Bakterienstämme, die ursprünglich aus dem Darm gesunder Menschen stammen, und im Stande sind den Magen (hohe Säurekonzentration) zu passieren. Bei Genuss von probiotischen Erzeugnissen über einen längeren Zeitraum siedeln sich die Bakterien im Darm an und bieten folgende Vorteile:
  - erhöhter Gehalt an rechtsdrehender Milchsäure
  - verkürzt Durchfallerkrankungen
  - vermindert Fäulnisvorgänge im Darm
  - positiver Einfluss auf die Abwehrkräfte (Immunsystem)

  Zum Einsatz kommen vorwiegend Lactobacillus (Lb.) casei, Lactobacillus (Lb.) acidophilus, Bifidobacterium.
- **Präbiotische Lebensmittelzusätze:** Es handelt sich um Stoffe, die von den körpereigenen Enzymen nicht abgebaut werden, den Dünndarm passieren und im Dickdarm die Bakterienflora günstig beeinflussen. U. a. Förderung säurebildender Mikroorganismen und Unterdrückung von Fäulnisvorgängen.
  Beispiele: Inulin (= eine Polyfructose), Lactulose (= eine Galactose-Fructoseverbindung), Pektine.

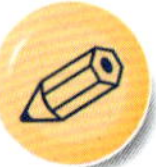

Besorgen Sie sich einige probiotische Sauermilcherzeugnisse. Informieren Sie sich über die verwendeten Bakterienkulturen. Beurteilen Sie die gesundheitsbezogenen Werbeaussagen.

Übersicht – Milch

Die Anforderungen an Milch und Milcherzeugnisse sind EU-weit durch Verordnung geregelt. Milch einschließlich Haltbarmilch, mit welchem Fettgehalt auch immer, wird als „Konsummilch" bezeichnet. In Österreich wird sämtliche Konsummilch sowie die Ausgangsmilch für Sauermilcherzeugnisse und für die Topfen- und Käseherstellung (ausgenommen Emmentaler, Parmesan) pasteurisiert.

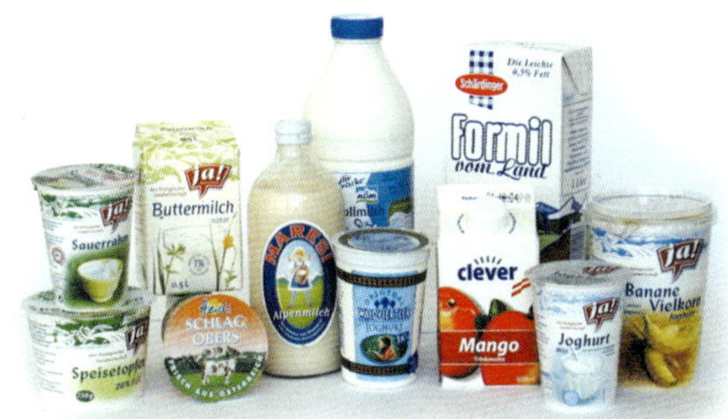

Produkte	Fettgehalt	Eigenschaften
Rohmilch	natürl. Fettgehalt $\varnothing$ 3,8 %	Nicht erhitzte und verarbeitete Milch; erhältlich ist sie nur direkt beim Hersteller („Ab-Hof-Verkauf").
Vollmilch a) standardisiert b) nicht standardisiert	 mind. 3,5 % ~ 3,8 %	Wärmebehandelte Milch. Fettgehalt wird eingestellt. Milch, deren Fettgehalt nach dem Melken nicht mehr verändert werden darf.
Kinderfrischmilch	mind. 3,6 %	Natürlicher Fettgehalt $\varnothing$ 3,8 %, Eiweiß 3,3 %, 280 kJ (67 kcal)/100 g Aus bäuerlichen Betrieben, die unter tierärztlicher und amtsärztlicher Kontrolle stehen, und unter strengen hygienischen Bedingungen gewonnen.
Teilentrahmte Milch, Leichtmilch (fettarme Milch)	1,5–2,0 %	Eiweiß 4,5 %, 205 kJ (48 kcal)/100 g. Angereichert mit Milcheiweiß; z. B. so genannte Halbfett-Milch.
Entrahmte Milch (Magermilch)	0,1–0,5 %	Eiweiß 4,5 %, 205 kJ (48 kcal)/100 g

Bei Lactoseunverträglichkeit gibt es Milch (1,8 % Fett) und Jogurt, bei der Lactose zu Glucose und Galactose abgebaut wurde.		

Milchmischerzeugnisse

Mischungen aus pasteurisierter Milch, pasteurisiertem Rahm mit anderen Lebensmitteln mit einem Mindestmilch-Anteil von 51 %.

Beispiele: Erzeugnisse aus Süßmilch: Vanillemilch, Kakaomilch, Fruchtmilch. Erzeugnisse aus fermentierter Milch: Fruchtjogurt, Fruchtsauermilch, Fruchtschokoladejogurt. Buttermilch mit Fruchtzusätzen.
Zu den Milchmischerzeugnissen im weiteren Sinne gehören Puddings, Milchreis, Mousse ...

Sauermilcherzeugnisse

Sauermilch	mager, 3,6 %	Die Säuerung bewirken Milchsäurekokken (Säurewecker), die aus einem Teil des Milchzuckers Milchsäure bilden: das Casein wird ausgefällt, Dicklegung der Milch. Wird auch mit Zusatz von Marmelade, Früchten oder anderen geschmacksgebenden Stoffen hergestellt.
Acidophilus-Milch	3,6 %	Sauermilch, hergestellt unter Zusatz des im menschlichen Verdauungstrakt vorkommenden Milchsäurebakteriums Acidophilus.
Buttermilch	mager, 1 %	Früher Nebenprodukt bei der Butterherstellung (heute noch im bäuerlichen Betrieb), molkereimäßig ein eigenständiges Produkt, auch mit Marmeladezusatz.
Jogurt	0,5–6 %	Die Säuerung erfolgt durch Jogurtbakterien: stäbchenförmiges Milchsäurebakterium „Bulgaricus" und spezielle Milchsäurekokken, in Aroma und Konsistenz von Sauermilch deutlich verschieden, stärker sauer. Wird auch mit geschmacksgebenden Zusätzen (z. B. Früchten ...) hergestellt.
Schafjogurt	4,5 %	Aus pasteurisierter Schafmilch

Sauermilcherzeugnisse		
Produkte	**Fettgehalt**	**Eigenschaften**
Kefir	3,6 %, 8 %	Säuerung durch Milchsäurebakterien (Kefirbacillen) und Hefen, welche CO_2 (leicht schäumend und prickelnd) und wenig Alkohol (unter 1 %) bilden.
Molke	+	Fällt bei der Käse- und Topfenerzeugung an, wird pasteurisiert und kommt ohne Zusätze oder mit Zusatz von Fruchtsäften (Mango, Maracuja, …) und Zucker in den Handel.

Pro- und präbiotische Sauermilchprodukte (siehe auch S. 130)
Milchmischerzeugnisse durch Zusatz von z. B. Bifidus- oder Lactobacillus-Kulturen (= probiotisch) und Ballaststoffen wie z. B. das Inulin (präbiotisch)

LC1	3,5%	Jogurt mit Lactobacillus (Lb.) LC1
Fidus Bioaktiv Jogurt	3,2 %	Jogurt mit Bifidus-Kulturen und Zusatz von Inulin (aus der Zichorienwurzel) als Ballaststoff = ein pro- und präbiotisches Jogurt, siehe auch Seite 130.
Actimel Drink und Jogurt	1,5 %	Einsatz von Lb. casei imunitas

Erzeugnisse aus Rahm

Rahmschotten	40–45 %	Besser bekannt als „Mascarino" oder „Tiramisu-Käse". Hoher Fettgehalt.
Schlagobers	36 %	Eiweiß 2 %, 1 495 kJ (357 kcal)/100 g
Crème fraîche	30–36 %	Aus pasteurisiertem Rahm, flockt in erhitzten Speisen nicht aus.
Kaffeeobers	15 %	Eiweiß 3 %, 690 kJ (165 kcal)/100 g
Sauerrahm	15 %	Eiweiß- und Energiegehalt wie Kaffeeobers

Milchdauererzeugnisse

Haltbar-Milch, Kaffeeobers, Kondensmilch, …	0,5 %, 2,5 %, 3,6 % 10 % 7,5–10 %	Durch **Ultrahocherhitzung** oder Sterilisieren haltbar gemacht: z. B. Formil Ultrahocherhitzte und sterilisierte Milch sind wegen Veränderungen im Eiweiß für die Ernährung von Kleinkindern ungeeignet.

Trockenmilcherzeugnisse

Milch wird pasteurisiert, eingedickt und in Sprühtürmen gegen einen heißen Luftstrom zerstäubt und hierbei getrocknet.
Die Haltbarkeitsfrist wird angegeben.
Vollmilchpulver 26 % Fett, Magermilchpulver 1,5 % Fett.

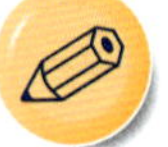

1. Nennen Sie verschiedene Methoden, mit deren Hilfe die Haltbarkeit der Milch verändert werden kann.
2. Bewerten Sie den Gehalt von Grundnährstoffen (Eiweiß, Fett, Kohlenhydrate) in den verschiedenen Milchsorten und Milcherzeugnissen. Nehmen Sie auch Bedacht auf den Genusswert. Benützen Sie die Nährwerttabellen.
3. Fügen Sie weitere im Handel erhältliche Milcherzeugnisse der Übersichtstabelle hinzu. Beurteilen Sie ihren Nährwert.

Milch: Volkswirtschaftliche Bedeutung

Österreich ist ein Alpenland, daher kommt auch der Viehzucht entsprechende Bedeutung zu. Trotz einer Verringerung der Milchkuhbestände kam es im Jahr 2001 zu einer Kuhmilchproduktion von 3,4 Mio. t, 2012 ebenfalls 3,4 Mio. t. In Molkereien und Milchindustrie wird 80 % der Rohmilch zur Produktion von Milchgetränken, Sauermilcherzeugnissen, Obers, Rahm, Butter, Milchpulver und Käse verwendet. Daneben kommt der Ab-Hof-Vermarktung zunehmend Bedeutung zu. Einen hohen Stellenwert besitzen Milch und Milchprodukte aus biologischer Landwirtschaft. Milch und Milchprodukte sind von hoher Qualität und haben im In- und Ausland einen guten Ruf. Sie unterliegen strengen hygienischen Bestimmungen und Kontrollen. Ein größerer Milchverbrauch (ein Österreicher trinkt pro Monat durchschnittlich 7 l Milch) wäre für die Gesundheit von großer Bedeutung und volkswirtschaftlich wünschenswert. Die Produktion von Schaf- und Ziegenmilch wurde für das Jahr 2012 auf 39 000 t geschätzt, wobei diese Milch hauptsächlich für die Käseherstellung genutzt wird. Der Selbstversorgungsgrad für Trinkmilch betrug 2012 **162 %**.

Topfen

 *Sie lernen die Nährstoffbedarfsdeckung verschiedener Topfensorten vergleichend zu bewerten.*

Gewinnung und Zusammensetzung

Topfen wird aus pasteurisierter Milch hergestellt, die durch Zugabe von Milchsäurebakterien und in der Regel einer geringen Menge Lab unter gelindem Erwärmen zum Gerinnen gebracht wird. Das ausgefallene Casein wird von der Molke getrennt, man erhält den Topfen. Um eine weitergehende Säuerung durch die Milchsäurebakterien zu verhindern, wird auf etwa 4 °C gekühlt. Topfen enthält 3–4 % Milchzucker (siehe nachstehende Tabelle).

Je nach Herstellungsart wird Topfen in unterschiedlicher Konsistenz angeboten: pastenartig, körnig (z. B. Altwiener Speisetopfen) oder schnittfest (gepresst).

Topfen wird als Magertopfen (Fettgehalt ca. 1 %) sowie mit 10 %, 20 %, 30 %, 40 % und 50 % Fett in der Trockenmasse erzeugt. Die Konsumenten greifen eher zu mageren Topfensorten.

Bei Topfen und Käse wird der Fettgehalt in Prozent der Trockenmasse angegeben: FiT. Die Trockenmasse besteht aus Fett, Eiweiß, Kohlenhydraten (Milchzucker) und Mineralstoffen. Ein zunehmender Fettgehalt in der Trockenmasse bewirkt einen abnehmenden Wassergehalt und eine deutliche Abnahme des Eiweißgehaltes. Für jede Fettgehaltsstufe ist ein Höchstwassergehalt vorgeschrieben, d. h. ein Mindestgehalt an Trockenmasse.

Im Topfen sind die Nährstoffe der Milch in konzentrierter Form enthalten; nur ein Teil der Albumine, Globuline sowie ein Teil der Mineralstoffe und des Milchzuckers verbleiben in der Molke. Infolge des Entzuges des Milchfettes enthält Magertopfen sehr wenig Vitamin A und sehr wenig Vitamin D.

Kennt man den Höchstwassergehalt, lässt sich die **Zusammensetzung des Topfens** berechnen:

Topfen mit	Höchst-wasser-gehalt	Trocken-masse	Fett mind.		Eiweiß mind.		Kohlen-hydrate mind.	
40 % FiT	75 %	25 %	11 %	10 g	11 %	9 g	3 %	3,2 g
20 % FiT	78 %	22 %	5 %	4,4 g	13 %	11 g	3 %	3,7 g
mager	78 %	22 %	0,3 %	0,2 g	16 %	12,5 g	4 %	4,1 g

Bei Topfen mit 40 % FiT ist der Fettgehalt gleich dem Eiweißgehalt, bei Topfen von 30 % FiT abwärts überwiegt der Eiweißgehalt.

Topfen mit 20 % FiT enthält nur rund 5 % Fett!

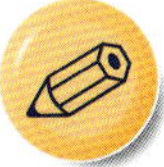
1. Versuchen Sie mithilfe der nachfolgenden Tabelle den Nährstoffgehalt von 100 g Magertopfen und 100 g 20%igem Topfen vergleichend zu bewerten.
2. Überlegen Sie, warum sich die Gehalte an Kohlenhydraten, Mineralstoffen und wasserlöslichen Vitaminen nur wenig ändern.

in 100 g	Magertopfen	20%igem Topfen
Eiweiß	13,5 g	12,5 g
Fett	0,3 g	5,1 g
Kohlenhydrate	3,2 g	2,7 g
Energie	300 kJ (72 kcal)	456 kJ (109 kcal)
Vitamin A	2 µg	44 µg
Vitamin B$_1$	0,04 mg	0,04 mg
Vitamin B$_2$	0,30 mg	0,27 mg
Calcium	92 mg	85 mg

100 g Magertopfen entsprechen im Eiweißgehalt etwa 100 g Schweinefleisch oder 3 Hühnereiern.

Mit 100 g Magertopfen kann $^1/_4$ des täglichen Eiweißbedarfes gedeckt werden.

40%iger Topfen enthält gleich viel Fett wie Eiweiß.

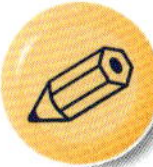
Nennen Sie Milcherzeugnisse, die bei der Zusammenstellung eines zeitgemäßen Kostplanes besonders berücksichtigt werden sollten. Begründen Sie Ihre Wahl.

Käse

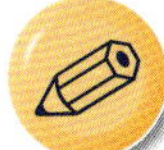 *Sie können verschiedene Käsesorten hinsichtlich des Herstellungsverfahrens und Fettgehaltes zuordnen.*

Sie können Käse als eiweißreiches Lebensmittel bewerten.

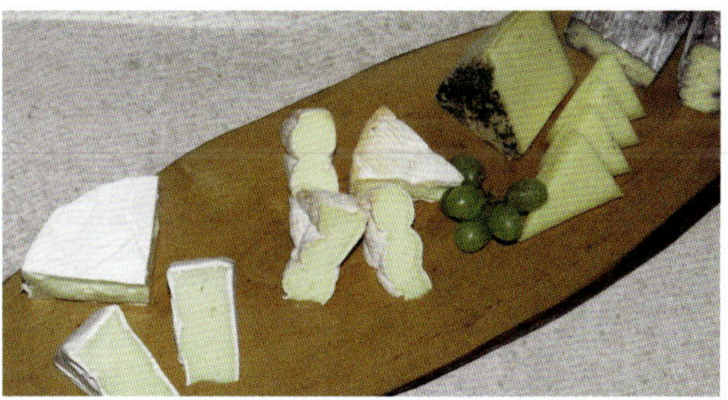

Während der Milchverbrauch in den letzten Jahren in Österreich etwa gleich geblieben ist, stieg der Verbrauch an Käse, liegt aber noch immer unter dem verschiedener Vergleichsländer. Der Konsum von Käse und Topfen hat in den letzten Jahren stark zugenommen: von 190 g auf 300 g. Beurteilen Sie diese Ernährungsgewohnheiten.

Käseherstellung

Ausgangsprodukte für die Käseherstellung sind verschiedene Milchsorten – Kuhmilch, Ziegenmilch, Schafsmilch, in Italien auch Büffelmilch (Mozzarella) – mit unterschiedlichem Fettgehalt.

Nach der Art des Herstellungsverfahrens unterscheidet man:

● **Labkäse**

Milch + Milchsäurebakterien + Labenzym

● **Sauermilchkäse**

Milch, meist Magermilch, + Milchsäurebakterien

● **Frischkäse**

werden durch Säuerung von Milch oder Rahm mit Milchsäurebakterien und dem Zusatz einer geringen Labmenge hergestellt.

Bei der Labgerinnung wird das Casein durch das Labenzym des Kälbermagens irreversibel in eine Calcium-Caseinatverbindung umgewandelt, die ausfällt und als Käsemasse bezeichnet wird. Der Calcium- und der Phosphatgehalt sind hoch. Labkäse sind wichtige Calcium- und Phosphatlieferanten für den menschlichen Organismus.

Bei der Säuregerinnung wird das Casein durch Säureeinwirkung ausgefällt. Das Calcium bleibt überwiegend in der Molke. Der Calciumgehalt des Sauermilchkäses ist daher gering, der Phosphatgehalt gleich hoch wie beim Labkäse.

Bei beiden Verfahren wird das Casein (Käsestoff) von der Molke abgetrennt. Labkäse und Sauermilchkäse werden danach einer Reifung unterzogen.

> ❗ Die meisten Käsesorten werden durch Labgerinnung gewonnen.

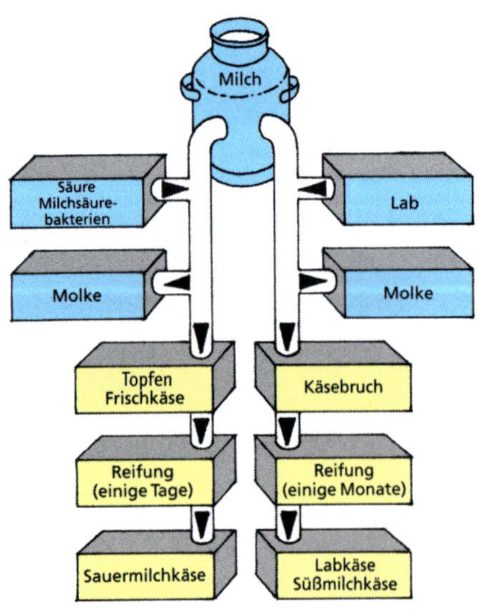

Übersicht – Käseherstellung

Beim Frischkäse wird der Käsemasse weniger Molke entzogen. Eine Reifung erfolgt nicht.

Nach ihrer Festigkeit, bestimmt durch den Wassergehalt, unterscheidet man bei Labkäse: **Hartkäse, Schnittkäse, Weichkäse.**

● **Herstellung von Hartkäse** – z. B. Emmentaler (= gereifter Labkäse)

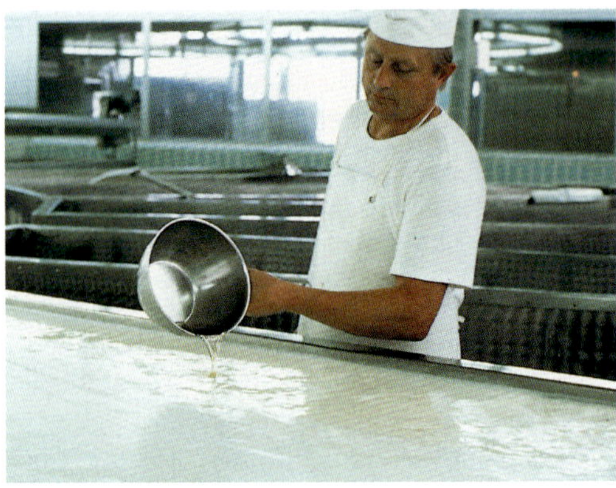

Frische Milch mit einem Fettgehalt von 3 % wird mittels Milchsäurebakterien leicht angesäuert und auf 30 bis 32 °C erwärmt.

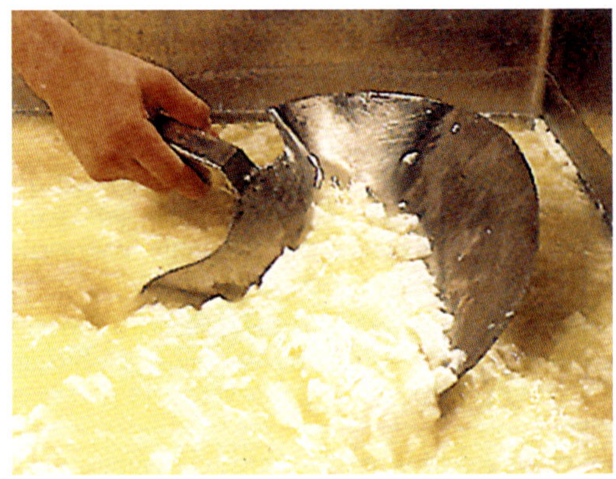

Danach wird Lab zugegeben, eine halbe Stunde später bildet sich ein fester Käsebruch. Molke wird abgegeben.

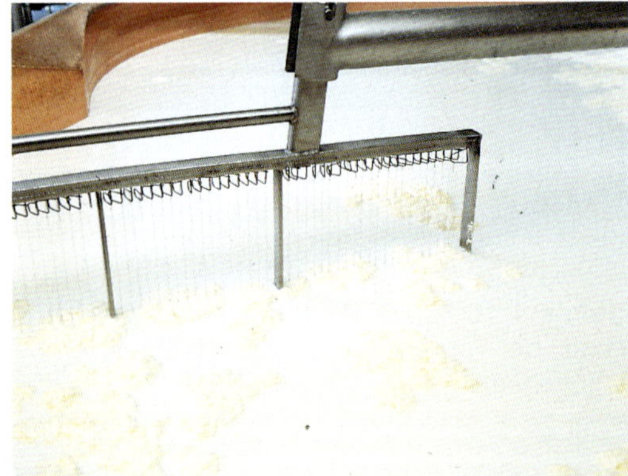

Der Käsebruch wird zerkleinert und auf 50 °C erwärmt (= Brennen des Bruches), dabei gibt er weitere Molke ab.

Intensive Bearbeitung des Bruches führt zu stärkerer Zerkleinerung und stärkerer Molkenabgabe. Brennen bei höherer Temperatur (53 °C) und starkes Pressen entziehen dem Bruch weiter Molke: **Hartkäse.**

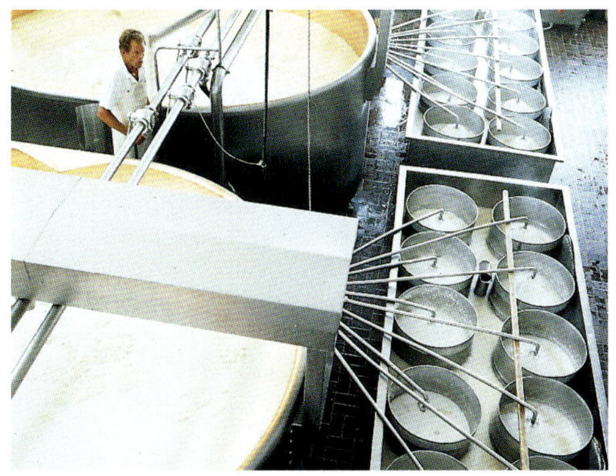

Der Käsebruch wird zum Pressen in Formen gegeben, dabei fließt Molke ab, ein Käselaib entsteht.

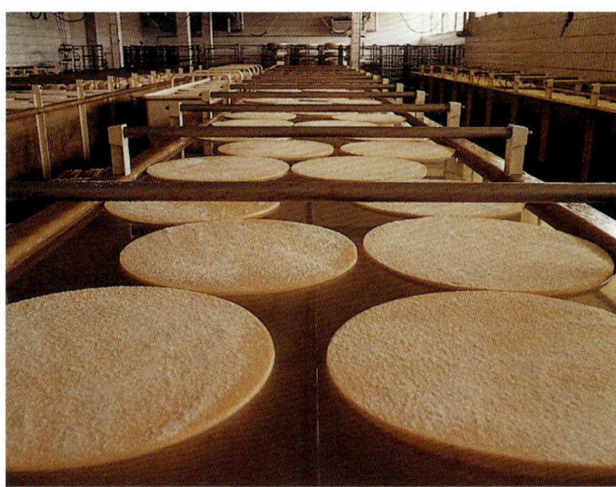

Der Käselaib kommt für einige Tage in ein Salzbad, dadurch wird die Rindenbildung gefördert und der Salzgehalt des Käses eingestellt.

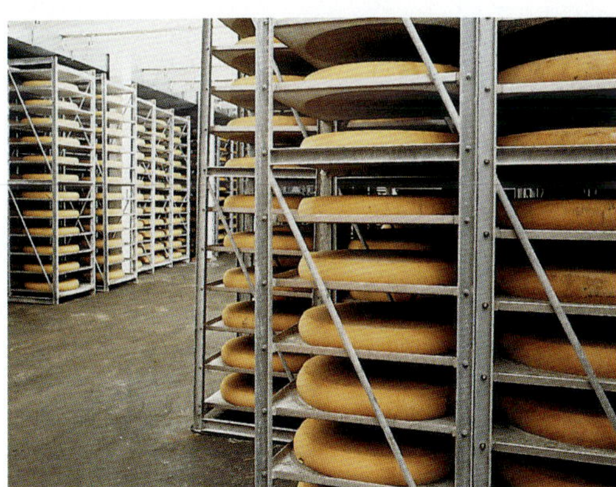

Zur weiteren Reifung kommt der Käse in große Lagerkeller. Hier muss er drei bis sechs Monate reifen. Das Casein wird teilweise abgebaut. Milchsäurebakterien bilden aus dem Milchzucker gleichzeitig Milchsäure, die Fäulnis verhindert.

Übersicht – Käsesorten

Frischkäse	Gervais, Hüttenkäse (Cottage Cheese)
Sauermilchkäse	Quargel, Kochkäse, Graukäse
Labkäse	
– Hartkäse	Emmentaler, Bergkäse, Parmesan
– Schnittkäse	Gouda, Edamer, Tilsiter, Bierkäse, Butterkäse, Geheimrats-Käse …
– Weichkäse	a) mit weißem Schimmel: Brie, Camembert b) mit blauem oder grünem Schimmel: Bon Bleu, Österzola … c) mit Rotschmiere: Schlosskäse, Romadur …
Schmelzkäse	„Eckerl-Käse", Toast-Scheiben …

● Herstellung von Schnittkäse

Bei Schnittkäsen und halbfesten Schnittkäsen wird bei niedriger Temperatur gebrannt (bei 35–40 °C), wenig oder nicht gepresst. Die Reifezeit ist im Allgemeinen kürzer: einige Wochen. Die Haltbarkeit ist geringer.

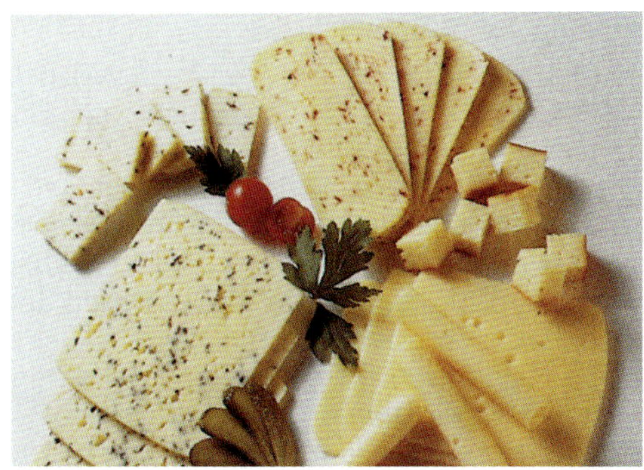

Schnittkäse

● Herstellung von Weichkäse

Bei **Weichkäsen** wird der Bruch wenig bearbeitet, die Molkenabgabe ist gering. Brennen und Pressen unterbleibt. Der Wassergehalt des fertigen Käses ist abermals höher, die Haltbarkeit abermals geringer.

Käse mit Rotschmiere: Manche Schnittkäse, halbfeste Schnittkäse und Weichkäse werden nach dem Salzbad mit Rotschmierebakterien wiederholt eingeschmiert und feucht gehalten. Auf der Käseoberfläche bildet sich eine gelblichbraune bis rötlichbraune Schmiere. Die Rotschmierebakterien sind stark eiweißabbauende Bakterien, der Eiweißabbau führt zu einem pikanten bis stark pikanten Geruch und Geschmack. Bei Schnitt- und halbfesten Schnittkäsen wird die Schmiere getrocknet, bei Weichkäsen bleibt sie mehr oder weniger feucht.

Käse mit Weißschimmel: Der Käsereimilch werden neben den Milchsäurebakterien Kulturen des weißen Schimmelpilzes Penicillium candidum zugesetzt. Bei der Reifung bildet sich an der Oberfläche ein weißer Schimmelrasen. Camembert ist der wichtigste Weißschimmelkäse.

Käse mit Blau- oder Grünschimmel: Der Käsereimilch werden neben den Milchsäurebakterien Schimmelpilzkulturen zugesetzt: Käse vom Typ Gorgonzola Blauschimmelkulturen, Käse vom Typ Roquefort Grünschimmelkulturen. Es handelt sich um Penicillium-Stämme. Die Käse müssen bei der Reifung angestochen (pikiert) werden. Die Luftzufuhr ins Innere bewirkt das Schimmelwachstum und dadurch die Ausbildung einer blauen oder grünlich blauen Äderung.

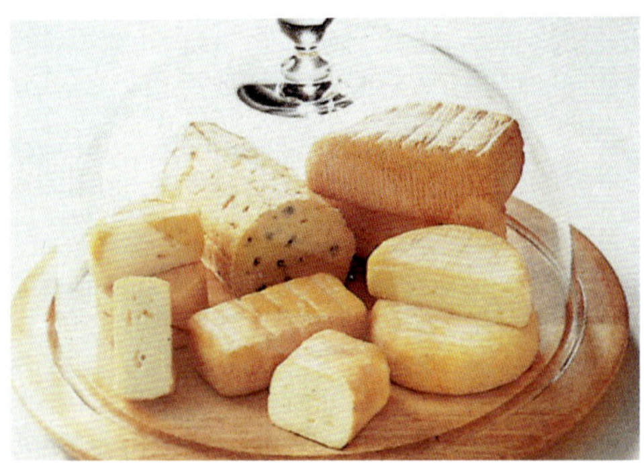

Weichkäse

● Herstellung von Sauermilchkäse

Verwendet wird Magermilch. Der nach Milchsäurefällung des Caseins erhaltene Bruch wird meist nachgewärmt und gepresst.
Reifung mit Rot- oder Gelbschmiere: Quargel, Vorarlberger Sauerkäse, in Deutschland: Handkäse, Spitzkäse, Korbkäse, Harzer Käse.
Reifung mit Oberflächenschimmel: Tiroler Graukäse (bläulich grauer Schimmelbelag).
Kochkäse (Gelundener Käse): Topfen wird reifen gelassen und unter Beigabe von Kümmel, frischem Topfen oder auch harten Eiern zum Schmelzen gebracht.

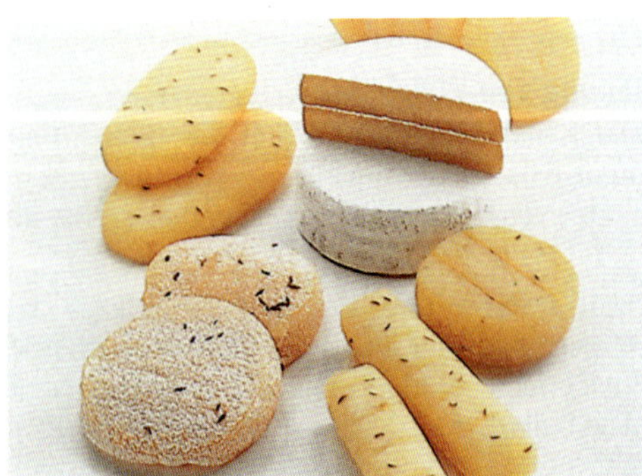

Sauermilchkäse

● Herstellung von Schmelzkäse

Schmelzkäse werden aus Hart-, Schnitt- oder Weichkäsen oder aus einer Mischung dieser hergestellt. Die Käse werden zerkleinert, homogenisiert und unter Zusatz so genannter Schmelzsalze (Richtsalze) bei etwa 80 °C zu einer homogenen Masse geschmolzen.

● Herstellung von Margarinestreichkäse

Margarinestreichkäse werden aus Topfen, Margarine, häufig unter Zusatz von Öl und verschiedenen Gewürzen hergestellt. Margarinestreichkäse muss ausdrücklich als solcher deklariert werden. Der Fettgehalt wird ebenfalls bezogen auf die Trockenmasse angegeben.

● Herstellung von Liptauer

Liptauer ist ein Gemisch aus Brimsen oder auch Topfen mit Butter und Gewürzen, besonders Paprika.

Einkauf von Käse

Beim Einkauf von Käse nützen Sie die Ihnen zur Verfügung stehenden Informationen:

● Auf verpacktem Käse finden Sie die Sortenbezeichnung sowie auch Hinweise auf die Herstellungsart und darüber, ob es sich um Hart-, Schnitt-, halbweichen Schnitt-, Weich- oder Frischkäse handelt.

● Stets ist der FiT-Gehalt angegeben; zu beachten ist, dass es sich um einen Mindestgehalt handelt.

● Viele Erzeuger geben auf den Käseverpackungen den Eiweiß-, Fett-, Kohlenhydrat- und Energiegehalt an.

● Durch das Österreichische Lebensmittelbuch sind für die einzelnen Käsesorten Höchstwassergehalte festgelegt. Sie sind nicht anzugeben, Sie können sie aus der folgenden Tabelle entnehmen.

Fettgehalts-stufe	FiT %	Käsegruppen: Höchstwassergehalte (%)				
		Hart-käse	Schnitt-käse	Schnitt-käse halbweich	Weich-käse	Frisch-käse
Doppelrahm	> 65	–	20	43	50	62
Rahm	> 55	36	45	47	56	62
Vollfett	> 45	38	46	52	60	70
3/4-fett	> 35	–	50	52	60	72
1/2-fett	> 25	–	53	–	63	76
1/4-fett	> 15	–	55	62	64	78
mager	–	–	57	–	65	81

Bei dazwischenliegenden FiT-Gehalten (20 %, 30 %, 40 %, ...) nehmen Sie jeweils den niedrigeren Wert. In manchen Käsegruppen gibt es für die einzelnen Sorten unterschiedliche Höchstwassergehalte. Hier ist jedoch der niedrigere Wert angegeben; dadurch wird vermieden, dass man den Fett- und Energiegehalt unterschätzt.

Berechnung des Nährstoffgehaltes von Käse

Berechnen Sie die ungefähre Zusammensetzung eines Käses:

100 – Höchstwassergehalt = Trockenmasse

Die Trockenmasse besteht aus Eiweiß, Fett, Kohlenhydraten bzw. organischen Säuren und Mineralstoffen. Setzen Sie für Kohlenhydrate und Mineralstoffe 5 % ein: davon 0,5 % Kohlenhydrate für Hartkäse, 3 % Kohlenhydrate für Frischkäse, der Rest sind Mineralstoffe.

Beispiel Emmentaler (100 g)

Höchstwassergehalt = 38 %, Trockenmasse = 62 g
FiT-Gehalt = 45 %
45 % von 62 g = (62 x 45) / 100 = 28 g Fett
28 g Fett + 5 g Mineralstoffe inkl. Kohlenhydrate = 33 g
62 – 33 = 29 g Eiweiß

Nun lässt sich der Energiegehalt berechnen:

29 g Eiweiß x 17 kJ	=	493 kJ	(118 kcal)
28 g Fett x 37 kJ	=	1 036 kJ	(248 kcal)
0,5 g Kohlenhydrate x 17 kJ	=	9 kJ	(2 kcal)
		1 538 kJ	(368 kcal)

Vergleichen Sie das Ergebnis für Emmentaler in der Nährwerttabelle! Beachten Sie, dass es eine Näherungsrechnung ist.

Fett-zu-Eiweiß-Verhältnis

Das Fett-zu-Eiweiß-Verhältnis (F : E) gibt Auskunft über die ernährungsphysiologische Bedeutung eines Käses.

Käse mit einem FiT-Gehalt von 50–55 % F : E = 1,2–1,7
Käse mit einem FiT-Gehalt von 40–45 % F : E = 0,9–1,1
Käse mit einem FiT-Gehalt von 30–35 % F : E = 0,5–0,8
Käse mit einem FiT-Gehalt von 20–25 % F : E = 0,3–0,4
Käse mit einem FiT-Gehalt von 15 % F : E = 0,1–0,2

Bei einer ausgewogenen Ernährung gelten folgende Richtlinien für die Energiezufuhr:

Energie aus 15 % Eiweiß (E), 30 % Fett (F), 55 % Kohlenhydrate (KH), das sind je 100 Gramm: 18 Gramm E, 16 Gramm F, 66 g KH; Verhältnis F : E = 0,9; Verhältnis KH : E = 3,7

Der ungefähre **Fettgehalt von Käse** berechnet nach einer Faustformel:

Frischkäse:	FiT-Angabe x 0,3
Weichkäse:	FiT-Angabe x 0,4
Schnittkäse:	FiT-Angabe x 0,5
Hartkäse:	FiT-Angabe x 0,6

Zählen Sie zum Ergebnis für Käse mit einem FiT-Gehalt von 45 % 2–3 % Fett hinzu, für 55 % FiT 4–5 % Fett hinzu.

Für Schmelzkäse und insbesondere Schmelzkäsezubereitungen mit Zusatz von Milchpulver, Molkepulver u. a. treffen die Berechnungen nur eingeschränkt zu.

Für die Oberflächenbehandlung von Käsen ist **Natamycin**, ein Makrolid-Antibiotikum, zugelassen. Es darf nicht weiter als 5 mm in den Käse eindringen. Schneiden Sie die Rinde von mit Natamycin behandeltem Käse großzügig weg!

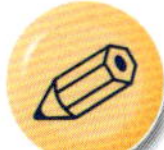
Stellen Sie sich eine Jause (2. Frühstück) zusammen, bei der Emmentaler durch Vollkornbrot, Obst und Gemüsesaft so ergänzt werden, das sich ungefähr obige Verhältniszahlen ergeben.

Trockenmasse und Wassergehalt verschiedener Käsesorten (schematische Darstellung)

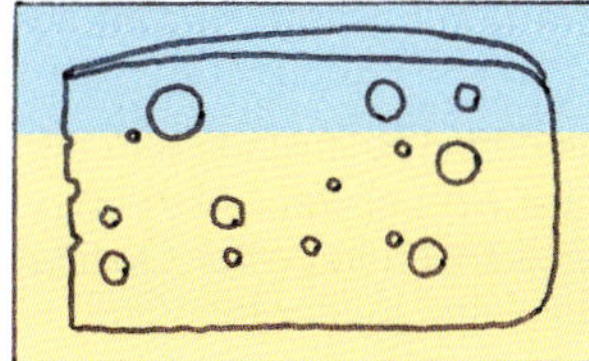

Hartkäse (ca. 30 % Wasser)

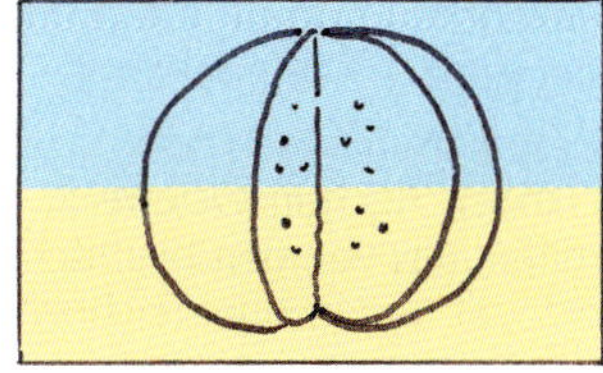

Schnittkäse (ca. 40 % Wasser)

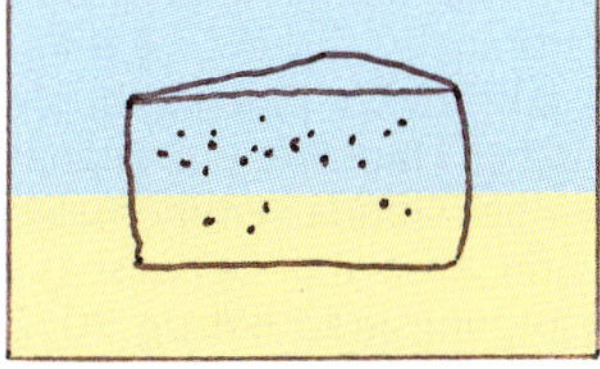

Weichkäse (ca. 50 % Wasser)

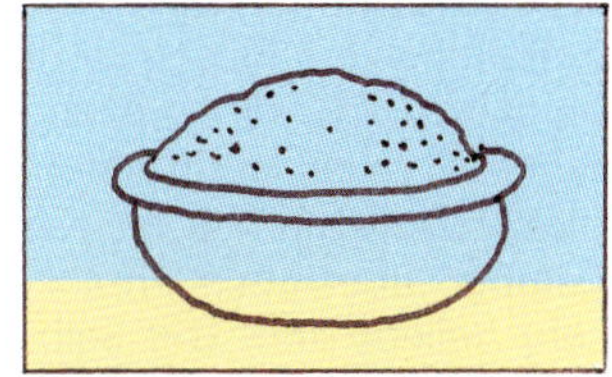

Frischkäse (ca. 60 % Wasser)

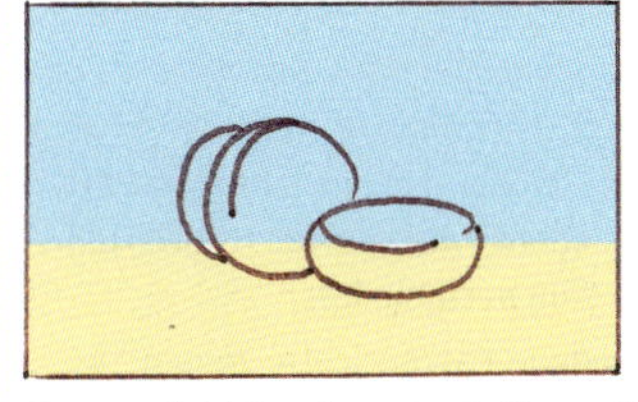

Sauermilchkäse (ca. 55 % Wasser)

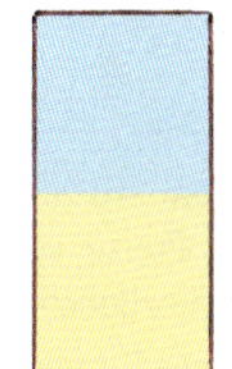

Nährstoff- und Wirkstoffgehalt verschiedener Käsesorten

- **Fettärmere Käsesorten bis einschließlich vollfetter Käse sind zu bevorzugen.**
  Vollfetter Käse hat ein Fett-zu-Eiweiß-Verhältnis von ungefähr 1. Bei einer ausgewogenen Nahrung sollte das Fett-zu-Eiweiß-Verhältnis etwa 0,9 betragen. In dieser Hinsicht ist auch vollfetter Käse günstig zu bewerten. Käse mit niedrigerem Fettgehalt in der Trockenmasse haben einen höheren Eiweiß- als Fettgehalt.
- **Fettreichere Käsesorten enthalten reichlich Vitamin A und D.**
- **Das Eiweiß des Käses ist biologisch hochwertig und leicht verdaulich.**
  Fettärmere Käsesorten, besonders milde Sorten, sind auch als Krankenkost gut geeignet.
- **Käseeiweiß ist preiswert.**

Haltbarkeit von Käsen

Käse ist gekühlt aufzubewahren. Die Haltbarkeit hängt vom Wassergehalt ab: Hartkäse ist länger haltbar als Weichkäse. Bei verpacktem Käse ist die Haltbarkeitsfrist auf den Packungen angegeben. Frischkäse sind etwa 14 Tage haltbar, Weichkäse 4 bis 5 Wochen, Schnittkäse und Hartkäse einige Monate, Schmelzkäse ungefähr 9 Monate. Die Haltbarkeit angeschnittener Käse oder von Käse in geöffneten Packungen ist deutlich verkürzt.

Käse incl. Topfen: Volkswirtschaftliche Bedeutung

Käse ist ein Milchprodukt, das sich in seiner Vielfalt großer Beliebtheit erfreut. Ca. 3 000 bis 4 000 Käsesorten sind auf der ganzen Welt bekannt.

Käse kommt frisch oder in verschiedenen Reifestadien in den Handel. Auch in Österreich ist Käse ein beliebtes Nahrungsmittel, das von den heimischen Molkereien in bester Qualität erzeugt und in einer reichhaltigen Palette angeboten wird.

Betrachtet man den Verbrauch unter den Milchprodukten, so hat sich dieser bei Käse in den letzten Jahren am deutlichsten verändert. Die Produktion und der Verbrauch stiegen stetig an. So betrug der Verbrauch 1950/51 3,8 kg, im Jahr 2008 18,3 kg und im Jahr 2012 19,4 kg/Kopf/Jahr. So verzehrt ein österreichischer Haushalt pro Monat durchschnittlich 1,8 kg Käse, wobei Gouda, Emmentaler, Edamer, aber auch Frischkäse und Käse auf Gervaisbasis sehr beliebt sind. Der Selbstversorgungsgrad betrug 2012 95 %. Der Wert zeigt, dass sich trotz des Importdruckes aus dem EU-Raum der österreichische Käsemarkt gut behauptet.

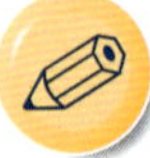

1. Orientieren Sie sich in einem Lebensmittelgeschäft über die Preise verschiedener Käsesorten. Bewerten Sie diese bezüglich des Nährwertgehaltes.

2. Sammeln Sie Rezepte für verschiedene Käsegerichte, zeigen Sie, dass dieses Nahrungsmittel vielseitig zu verwenden ist.

3. Was wissen Sie über die Haltbarkeit und die Aufbewahrung von Käse?

4. Wiederholen Sie, welche Käsesorten es gibt und deren Herstellung.

5. Berechnen Sie den Fettgehalt von 100 g Tilsiter mit 55 % FiT und 100 g Cottage Cheese mit 20 % FiT.

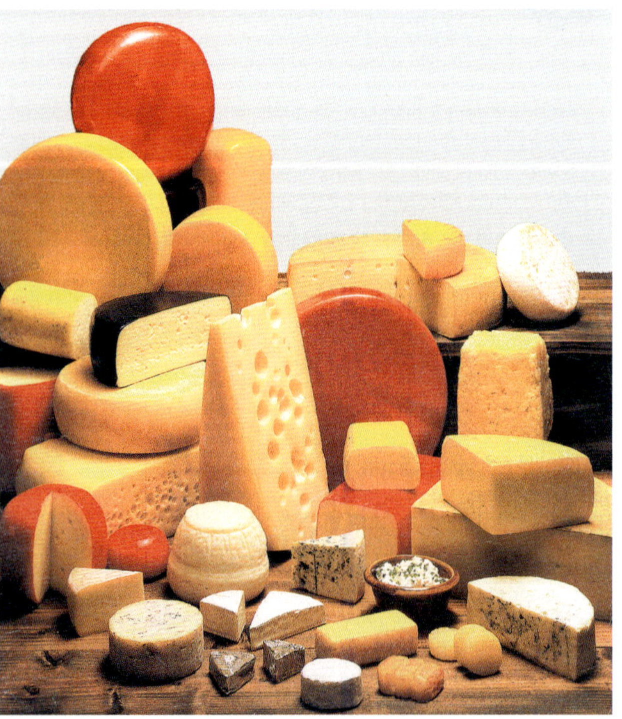

Hühnerei

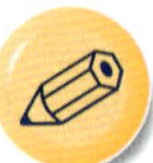

Sie können Hühnereier als eiweißreiches Lebensmittel bewerten.

Sie lernen lebensmittelrechtliche Bestimmungen beim Einkauf zu berücksichtigen.

Sie lernen Regeln für die Verwendung von Eiklar und Eigelb abzuleiten.

Aufbau eines Hühnereis

1. Schlagen Sie ein Hühnerei in ein Glasgefäß auf. Versuchen Sie die Bestandteile des Hühnereis zu benennen.

2. Stechen Sie mit einer Nadel in den Eidotter: Beschreiben Sie Ihre Beobachtung und begründen Sie diese.

3. Überlegen Sie auch, welche Bedeutung die verschiedenen Bestandteile des Hühnereis haben.

4. Vergleichen und bewerten Sie den Nährstoffgehalt von Eigelb und Eiklar (siehe nachfolgende Seite).

Die Dotterkugel ist von einer dünnen Haut umgeben, sie wird durch die Hagelschnüre in der Eimitte gehalten. Aus der Keimscheibe entwickelt sich das Kücken. Der Eidotter muss also alle Stoffe enthalten, die für die Entwicklung des Kückens notwendig sind.

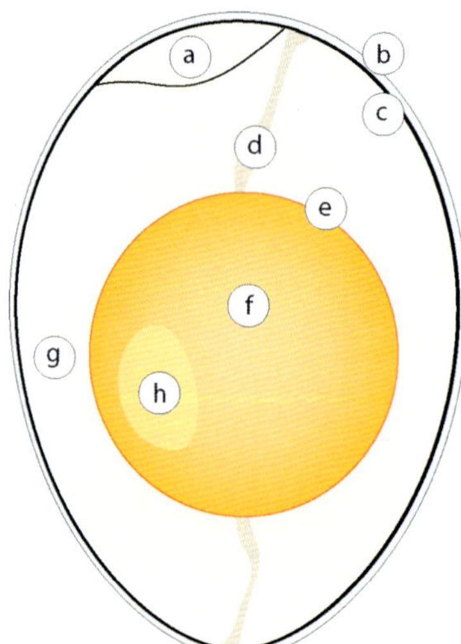

a Luftkammer, b Eischale, c Schalenhaut, d Hagelschnüre, e Dottermembran, f Dotter, g Eiklar, h Keimscheibe

Hauptbestandteile des Hühnereis

Eischale	10 % des Gesamtgewichtes
Eiklar	58 % des Gesamtgewichtes
Eidotter	32 % des Gesamtgewichtes

Nährstoff- und Wirkstoffgehalt von Hühnereiern

Eiklar

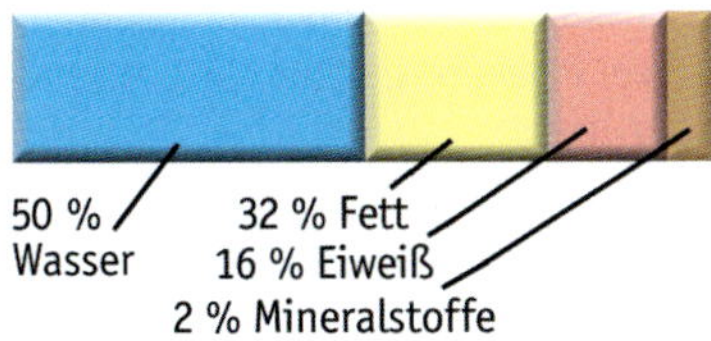

87 % Wasser   1 % Kohlenhydrate
11 % Eiweiß
1 % Mineralstoffe

Eigelb

50 % Wasser   32 % Fett
16 % Eiweiß
2 % Mineralstoffe

● **Eiweiß**

Biologische Wertigkeit (94 %)
– *Eiklar:* einfache Proteine (Albumine, Globuline)
– *Dotter:* zusammengesetzte Proteine (Phosphoproteine)

● **Fette**

– *Eiklar:* sehr wenig
– *Dotter:* sehr hoher Fett- und Cholesteringehalt

● **Mineralstoffe**

– *Eiklar:*   wenig
– *Dotter:*   Eisen
         Calcium
         Phosphor

● **Vitamine**

– *Eiklar:* Vitamin B_2
– *Dotter:* fettlösliche Vitamine, Vitamine der B-Gruppe

> **!** Wer gesund ist und sich abwechslungsreich ernährt, braucht nicht auf sein Frühstücksei zu verzichten. Hühnereier sind preiswerte und konzentrierte Energielieferanten. So kann man z. B. in der Säuglingsernährung und Krankenkost den Nährstoffgehalt durch ein „untergerührtes" Eigelb ergänzen.

Von Eierdiäten als „Schlankheitskur" ist aber auf jeden Fall abzuraten.

Bei zu hohen Blutfettwerten sollte man nicht mehr als ein bis zwei Eier pro Woche essen. Diese Menge ist meist bereits in Speisen, z. B. Backwaren, enthalten.

Eier sind weich gekocht leicht verdaulich, hart gekocht oder gebraten schwerer verdaulich. Beim Erhitzen gerinnt das Eiweiß, die Verdauungsenzyme können leichter eindringen. Bei hart gekochten Eiern ist die Struktur jedoch wieder so fest, dass dies nur noch schwer möglich ist.

Eier von Hühnern aus Freilandhaltung kosten meist nur wenig mehr als Eier von „Legebatterien", je nach den Umweltbedingungen haben sie jedoch eine höhere Qualität. Die Haltung von Hühnern in „Legebatterien" ist auf keinen Fall artgerecht.

Verarbeitung von Hühnereiern

● **Trennen von Eiklar und Eigelb**

Das Eigelb von einer Schalenhälfte in die andere gleiten lassen. Das Eiklar dabei in das darunter stehende Gefäß gleiten lassen. Eier jeweils über einem gesonderten Gefäß aufschlagen. Ein Ei könnte schlecht sein.

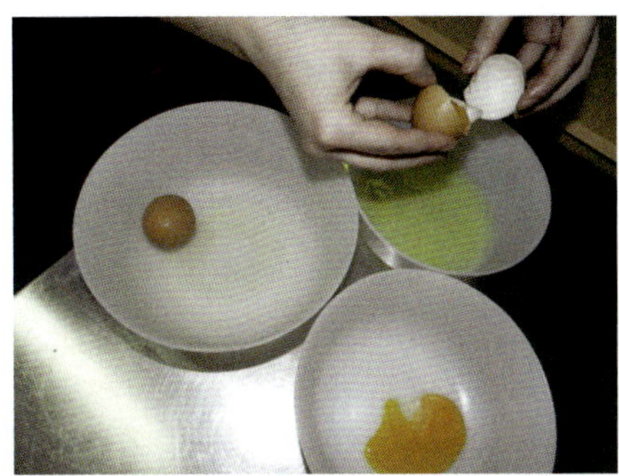

Eigelb und Eiklar trennen

● **Speisen mit Eischnee lockern, Eigelb sauber abtrennen**

Gefäß und Schneebesen müssen ganz sauber sein, sonst wird der Eischnee nicht steif. Eischnee steif schlagen, es müssen Spitzen stehen bleiben. Eischnee sofort weiterverwenden, er wird sonst wieder flüssig.

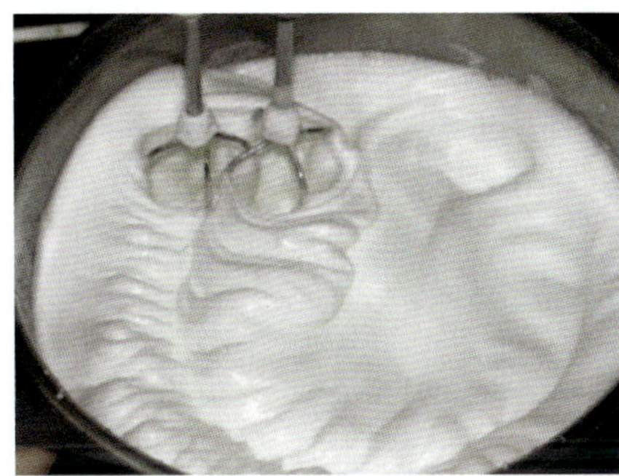

Eischnee schlagen

● **Unterheben von Eischnee**

Mehl z. B. vorsichtig auf den Eischnee sieben. Eischnee behutsam unterheben, nicht mehr rühren und sofort backen. Durch Rühren oder Erschütterung wird das Gerüst im Eischnee zerstört. Aufkochen von Speisen nach dem Unterheben von Eischnee vermeiden.

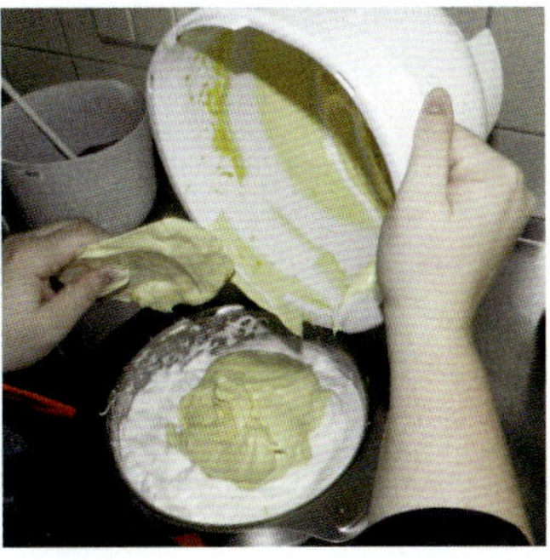

Unterheben von Eischnee

● **Legieren (Sämigmachen) mit Eigelb**
Zum Legieren von Soßen, Suppen das Eigelb zunächst mit etwas warmer Flüssigkeit verrühren, dann in die heiße Soße einrühren. Nicht mehr aufkochen, damit das Eigelb nicht ausflockt. Durch vorheriges Vermischen des Eigelbs mit Mehl oder Stärke kann ein grobflockiges Gerinnen der Eiweißstoffe verhindert werden.

● **Eigelb wirkt emulgierend**
Hierfür ist der Gehalt an Lecithin maßgebend.

● **Mürbteig- und Germgebäck vor dem Backen mit Eigelb oder Milch bestreichen**
Das Gebäck erhält so ein ansprechendes Aussehen.

● **Eine trübe Knochenbrühe kann durch Aufkochen mit Eiklar geklärt werden**
Eiklar umschließt die schwebenden Teilchen und setzt sich dann als Schaum an der Oberfläche ab.

● **Bei der Herstellung von Biskuit oder Creme auch das Eigelb schaumig schlagen**
Eigelb nimmt beim Schlagen ebenfalls Luft auf.

● **Zur Herstellung von Eierspeise pro Ei die gleiche Menge Milch oder Wasser zusetzen.**

● **Knödeln und Fleischteig kann Ei als Bindemittel zugesetzt werden.**
Ei bindet beim Erhitzen die entsprechende Wassermenge.

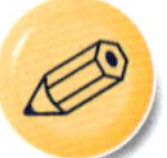

1. Spargelsuppe wurde mit Ei legiert. Was muss man beim Aufwärmen beachten?

2. Lockerungswirkung von Eigelb: Mischen Sie ein Eigelb mit 1 EL heißem Wasser. Verschlagen Sie die Eimasse mit etwas Zucker. Beschreiben Sie die Veränderung.

3. Eine Brühe soll mit Eiklar geklärt werden. Bewerten Sie die Veränderungen des Nährstoffgehaltes.

Einkauf von Hühnereiern

Für den Verkauf von Hühnereiern sind in Österreich der EU angepasste Normen und die Verordnung über die Hygiene-Anforderungen an das Behandeln und das Inverkehrbringen von Hühnereiern maßgebend (Minimierung der Salmonellengefahr).

Kennzeichnung der Verpackung

Auf der Verpackung müssen folgende Angaben vermerkt sein:

– Name und Anschrift des Erzeuger- oder Verpackungsbetriebes
– Kennnummer des Erzeugers oder Verpackungsbetriebes
– Qualitätsklasse (Güteklasse) und Gewichtsklasse
– Anzahl der verpackten Eier, Verpackungsdatum und Datum, bis zu dem die Eier zu verkaufen sind
– Mindesthaltbarkeitsdatum und empfohlene Lagerbedingungen
– Kennzeichnung der Haltungsform.

Qualitätsklassen (Güteklassen)

Man unterscheidet aufgrund des Frischezustandes die **Klasse A Extra, A und B.** Eier der Klasse B werden an die lebensmittelverarbeitende Industrie abgegeben.

● **Klasse A Extra:** besonders frische Eier, die unter dieser Bezeichnung nur bis zum 9. Tag nach dem Legedatum verkauft werden dürfen.

● **Klasse A:**
– Schale sauber, unverletzt
– Höhe der Luftkammer höchstens 6 mm
– Eiklar fest, deutliche zwei Phasen, Dotter rund, kugelig, keine Fremdeinlagerungen
– kein Fremdgeruch

Gewichtsklassen

Klasse		Gewicht
XL	(sehr groß)	73 g und darüber
L	(groß)	63 g bis 73 g
M	(mittel)	53 g bis 63 g
S	(klein)	unter 53 g

Einzeleikennzeichnung durch Stempelaufdruck auf dem Ei

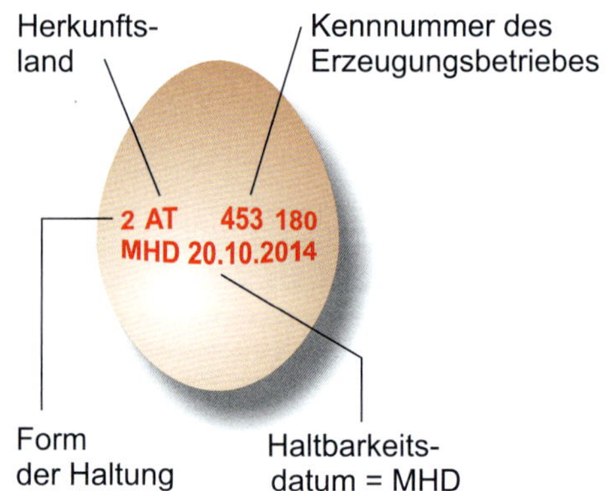

Die Haltungsform ist codiert:
0 = Ökologische Haltung oder bio oder biologisch
1 = Freilandhaltung
2 = Bodenhaltung

Die Herkunft ist durch einen Buchstabencode gekennzeichnet. Z. B. steht „AT" für Österreich, „NL" für Niederlande.

Haltungsform

Zulässig sind nur noch folgende Haltungsformen:

● **Freilandhaltung:** Freilandhühner haben neben ihrem Stall mit Sitzstangen, Nestern und Einstreu tagsüber Auslauf (mindestens 4 m² Fläche/Huhn).

● **Bodenhaltung:** Die Hühner werden im Stall gehalten und können sich dort frei bewegen. Mindestens ein

Drittel des Stalls ist eingestreut. Der übrige Bodenbereich ist mit Latten und Gittern ausgestattet. Die Nester sind auf mehreren Etagen angelegt.

- **Käfighaltung:** Seit 1. 1. 2009 Abgabe nur mehr an eiverarbeitende Betriebe.
- **Eier aus ökologischer Erzeugung:** Freilandhaltung, im Stall höchstens 6 Legehennen pro m² und Futter aus ökologischem Anbau.

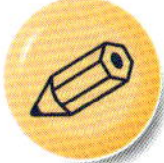

1. Warum soll man beim Einkauf von Hühnereiern auf die Angaben auf der Packung achten?

2. Beachten Sie beim Einkauf von Hühnereiern, in welchen Geschäften die Hühnereier gekühlt gelagert werden. Beachten Sie dies auch beim Einkauf auf Märkten.

Frischezustand von Hühnereiern

Frische Eier
- **Dotter:** kugelrund; Dotterhaut ist straff
- **Eiklar:** fest; zwei Phasen erkennbar

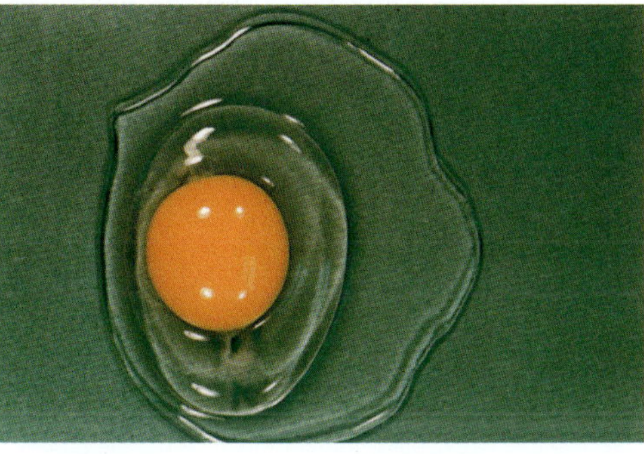

Ältere Eier
- **Dotter:** flach; Dotterhaut platzt leicht auf
- **Eiklar:** läuft weit auseinander; zwei Phasen undeutlich erkennbar

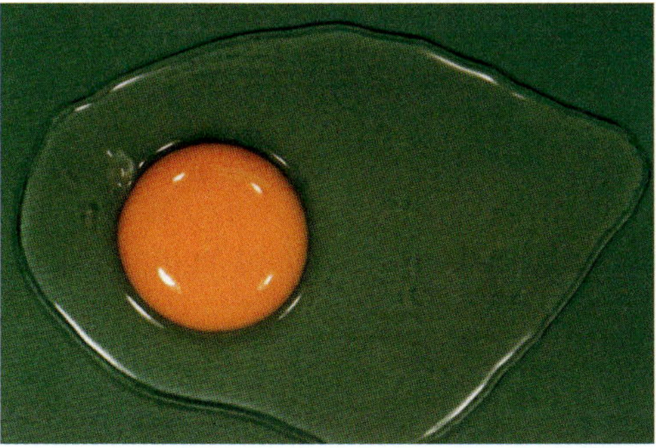

Der Frischezustand von Hühnereiern ist wichtig für deren Eigenschaften. Aus frischen Eiern kann beständigerer Eischnee hergestellt werden und die Backfähigkeit ist besser.

Sind braune Eier besser?

Diese häufig anzutreffende Verbrauchermeinung ist falsch. Die Farbe der Schale ist abhängig von der Hühnerrasse. Allerdings ist die weiße Schale meist dünner und platzt beim Kochen leichter. Auch die Farbe sagt wenig über die Qualität eines Hühnereies aus. Früher war der Eidotter im Sommer, wenn die Hühner Grünfutter pickten, orangegelb und im Winter blassgelb. Heute kann der Hersteller die Dotterfarbe bestimmen, ganzjährig wird dem Futter ein natürlicher Farbstoff, Carotin, zugesetzt.

Aufbewahrung von Hühnereiern

Hühnereier sollen vom Zeitpunkt der Verpackung bis zum Verkauf **in einer geschlossenen Kühlkette aufbewahrt** und **befördert werden,** die Temperatur soll 5 °C bis 8 °C nicht überschreiten.

Im Haushalt sind Hühnereier bei Kühlschranktemperatur aufzubewahren.
Speisen, die rohes Ei enthalten, sollten entweder innerhalb von zwei Stunden verzehrt werden oder, bei Aufbewahrung im Kühlschrank, innerhalb von 24 Stunden.

Eiprodukte

werden hauptsächlich in der Lebensmittelindustrie verwendet, z. B. Teigwarenerzeugung.

- **Trockeneiprodukte:** Ca. 80 Hühnereier ergeben 1 kg Trockenvollei, 125 Eidotter 1 kg Trockeneigelb, 150 Eiklar 1 kg Trockeneiklar (Kristallalbumin).
- **Pasteurisiertes Ei:** Es sind Pasteurisierungsverfahren bekannt, mittels derer Salmonellen mit Sicherheit abgetötet werden, ohne dass die Eimasse gerinnt. Die Zusammensetzung entspricht der von Frischei. Bei solcher Ware ist die Art der Lagerung und die Haltbarkeit angegeben.

Hühnerei: Volkswirtschaftliche Bedeutung

Aufgrund der Veränderung in der Hühnerhaltung kam es zu einem kontinuierlichen Rückgang bei der Hühnereierproduktion: 5,2 Mio. Hennen legten in Österreich 2001 1,4 Mrd. Eier, von denen 57,8 Mio. für Brutzwecke verwendet wurden, 2008 waren es 1,6 Mrd. Eier, davon 71 Mio. Bruteier, 2011 1,7 Mrd., davon 95 Mio. Bruteier.

Auch bei den Verzehrsgewohnheiten kam es zu Veränderungen: Verzehrte ein Österreicher 1993/94 noch 240 Eier, so waren es 2001 nur mehr 221 Eier, 2008 236 Eier, 2011 232 Eier, 2012 234 Eier.

83 % des Ei-Aufkommens stammen 2012 aus dem Inland.

Gänse- und Enteneier haben für den Handel nur geringe Bedeutung, sind jedoch wichtig für Menschen mit Allergien gegen Hühnereiweiß.

Fleisch

▶ *Sie können Fleisch als eiweißreiches Lebensmittel bewerten.*

▶ *Sie lernen den Verwendungszweck und die Zubereitung verschiedener Fleischteile zu erläutern.*

Im „Häuslichen Glück" heißt es:

Erbsen, Bohnen und Linsen haben noch mehr Nahrungsgehalt als Fleisch, sie sind ebenso gesund und geben dieselbe Kraft zur Arbeit wie das Fleisch.

Will und kann die Hausfrau für den Sonntag ein Stück frisches Fleisch kaufen, dann gehe sie nur in einen der zuverlässigsten Fleischläden und fordere dort Rindfleisch von der besten Sorte und ohne Knochen. Wünscht sie Knochen zu haben, um die Suppe kräftig zu machen, dann kaufe sie dies extra per Pfund, andernfalls hat sie großen Schaden. (1892)

Energieverlust bei der Fleischerzeugung

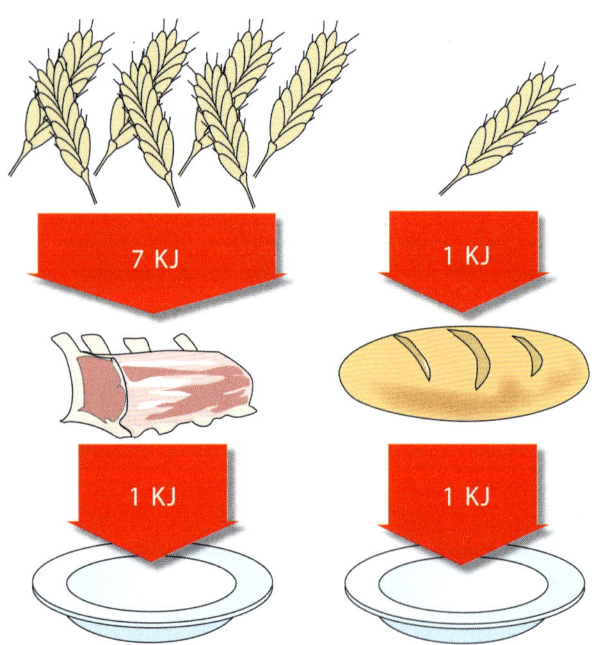

Für die Fleischerzeugung wird durchschnittlich die siebenfache Energiemenge benötigt, d. h., nur ein Siebtel der aufgenommenen Energie wandelt das Tier in vom Menschen essbares Fleisch um.

Massentierhaltung

Massenhaltung von Rindern, Schweinen und Geflügel ist in den nördlichen EU-Ländern sehr verbreitet; man findet sie aber auch in Österreich. Eine wesentliche nachteilige Auswirkung ist ein stark gestiegener Futtermittelbedarf, der aus dem umliegenden Land in traditioneller Weise nicht

gedeckt werden kann. Es besteht ein Bedarf an billigen Futtermitteln, die häufig in den Entwicklungsländern eingekauft werden. Es ist auch versucht worden, vermehrt aus Schlachtabfällen, kranken oder verendeten Tieren usw. hergestelltes Tiermehl in der Rindermast einzusetzen. Eine verheerende Folge hatte die Verfütterung von Tiermehl aus an Scrapie erkrankten Schafen: Es führte dies in England zum Auftreten des Rinderwahnsinns (siehe Seite 257) mit weitreichenden wirtschaftlichen Verlusten.

Der umfangreiche Einsatz von Futtermitteln aus den Entwicklungsländern bedeutet, dass die Fleischproduktion sozusagen auf den Flächen der Dritten Welt erfolgt. Eine Einschränkung der Fleischproduktion könnte zu einer Verbesserung der Versorgung der Weltbevölkerung mit pflanzlichen Lebensmitteln führen.

Fleisch aus biologischer Landwirtschaft, aus artgerechter Tierhaltung mit artgerechtem Futter ist sicherlich ein Schritt auf dem richtigen Weg. Es bedeutet Fleisch mit weniger oder ohne Rückständen aus Pflanzenschutzmitteln, Tierarzneimitteln, Rückständen von Schadstoffen wie Blei, Cadmium usw.

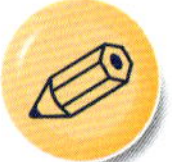

1. Welche Argumente gegen die Massentierhaltung fallen Ihnen ein?

2. Diskutieren Sie über dieses Thema auch mit Ihren Mitschülern und Mitschülerinnen.

3. Erkundigen Sie sich bei einem Biobauern, was artgerechte Tierhaltung ist.

Fleisch – ein Stück Lebenskraft?
(Nährstoff- und Wirkstoffgehalt allgemein)

Fleisch enthält viel hochwertiges Eiweiß. Es kann aber durch eine günstige Zusammenstellung von pflanzlichen Lebensmitteln ebenfalls Eiweiß von hoher biologischer Wertigkeit erreicht werden. Der Eiweißbedarf kann auch ohne Fleisch gedeckt werden.

Der Sättigungswert von Fleisch ist aufgrund des Bindegewebs-, Eiweiß- und Fettanteils gut.

Fleisch enthält wichtige Vitamine und Mineralstoffe. Die B-Vitamine sind reichlich in Fleisch enthalten. Schweinefleisch ist neben Vollkornprodukten der wichtigste Thiaminlieferant. Auch Eisen ist im Fleisch reichlich vorhanden, es kann aus Fleisch besser als aus pflanzlichen Lebensmitteln ausgenutzt werden. Bei einer Verringerung des Fleischkonsums muss also besonders auf Lebensmittel mit einem hohen Thiamin- und Eisengehalt geachtet werden, z. B. Vollkornbrot.

Fleisch in geringen Mengen kann ein wertvoller Nährstofflieferant sein. Fleisch kann demzufolge ein Stück Lebenskraft sein, aber:

Fleisch und Fleischwaren enthalten Fett, Cholesterin und Purine. Der Fettgehalt, besonders von Fleischwaren, ist eine Ursache für den hohen Fettverzehr in Österreich.

Übergewicht kann die Folge sein; dies ist ein Risikofaktor für ernährungsbedingte Erkrankungen.

Der hohe Cholesteringehalt führt bei entsprechender Veranlagung zur Erhöhung der Blutfettwerte und somit zu Arterienverkalkung.

Ein Überangebot an Purinen – Bestandteile der Zellkerne – kann bei entsprechender Veranlagung zu Gicht führen.

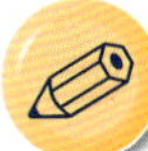

1. Versuchen Sie mit Hilfe der untenstehenden Tabellen den unterschiedlichen Energie- und Nährstoffgehalt verschiedener Fleischsorten und die unterschiedliche tägliche Bedarfsdeckung zu beurteilen. Stellen Sie Gemeinsamkeiten und Unterschiede fest.

2. In der Fleischwerbung heißt es: „Im Fleisch ist alles enthalten, was der Mensch braucht." Beurteilen Sie diese Aussage.

3. Überlegen Sie, durch welche anderen Nahrungsmittel der Nährstoffgehalt des Fleisches ergänzt werden kann.

4. Erkundigen Sie sich nach den Preisen für Rind-, Schweine-, Kalbfleisch und Geflügel. Berechnen Sie jeweils den Preis für 50 g Eiweiß (enthalten in magerem Fleisch).

5. Überlegen Sie: Wie viel Eiweiß nehmen Sie zu sich? Wie viel benötigen Sie tatsächlich? Wie können Sie tierisches durch pflanzliches Eiweiß ersetzen?

Energie- und Nährstoffgehalt von jeweils einer Portion Fleisch (100 g essbarer Anteil)

| Fleischsorten | Nährstoffe | | | Energie | | Mineralstoffe | | | Vitamine | | | |
| | Eiweiß | Fett | Kohlenhydrate | | | Na | Ca | Fe | A | B_1 | B_2 | C |
	g	g	g	kJ	(kcal)	mg	mg	mg	∝g	mg	mg	mg
Rinderfilet	22	2	+	455	(108)	57	4	1,9	20	0,20	0,30	1
Rinderbrust	19	14	+	834	(202)	60	2	1,9	22	0,06	0,18	–
Schweinsschnitzel	22	2	+	447	(106)	72	9	1,7	–	0,75	0,20	–
Schweinebauch	17	21	+	1083	(261)	59	1	–	–	–	–	–
Brathuhn	20	10	+	694	(166)	83	12	1,8	10	0,07	0,20	3
Rinderleber	20	3	5	515	(123)	116	7	6,5	15300	0,30	2,90	30
Schweineleber	21	5	1	549	(130)	350	10	15,8	39100	0,30	3,20	23

Mit 100 g fettem Schweinefleisch sind bereits
- $1/2$ des täglichen Fettbedarfs,
- $1/5$ des täglichen Energiebedarfs,
- aber nur $1/7$ des täglichen Eiweißbedarfs
gedeckt.

Mit 100 g magerem Schweinefleisch sind dagegen
- nur $1/9$ des täglichen Fettbedarfs,
- nur $1/13$ des täglichen Energiebedarfs,
- aber nur $1/7$ des täglichen Eiweißbedarfs
gedeckt.

Mageres Fleisch enthält etwa 18–22 % Eiweiß und 2–8 % Fett.

Fettes Fleisch enthält etwa 10–16 % Eiweiß und 20–40 % Fett.

Mageres Fleisch enthält mehr Eiweiß, Mineralstoffe und wasserlösliche Vitamine, es enthält aber weniger Energie.

Tierärztliche Fleischuntersuchung

Da vom Fleisch kranker Tiere schwere Krankheiten, ja sogar verheerende Seuchen auf den Menschen übertragen werden können, gibt es seit dem Altertum Vorschriften über eine Untersuchung des Fleisches durch fachkundige Personen. Es existieren heute noch Verbote, das Fleisch bestimmter Tiere zu essen. Am bekanntesten ist das Verbot des Genusses von Schweinefleisch bei Juden und Muslimen. Dieses Verbot diente ursprünglich dem Schutz vor der gefährlichen Trichinose.

Durch das Fleisch kranker Tiere können die Erreger zahlreicher Tierkrankheiten auf den Menschen übertragen werden: z. B. Rotz, Bangsche Krankheit, Salmonellen, Milzbrand, Tuberkulose, Maul- und Klauenseuche. Ebenso erfolgt die Infektion des Menschen mit Trichinen und Bandwürmern durch den Fleischgenuss. Mit Krankheitserregern und Parasiten behaftetes Fleisch ist gesundheitsschädlich. Gesundheitsschädlich ist auch tiefgreifend zersetztes, d. h. in Fäulnis übergegangenes Fleisch.

Um die Inverkehrsetzung von gesundheitsschädlichem oder nicht voll genusstauglichem Fleisch zu verhindern, ist in Österreich eine Schlachttier- und Fleischuntersuchung gesetzlich vorgeschrieben.

Der Fleischuntersuchung unterliegen alle schlachtbaren Haustiere. In bäuerlichen Betrieben sind Schweine, Kälber, Schafe und Ziegen für den eigenen Bedarf von der Fleischuntersuchung ausgenommen.

Die Schlachttier- und Fleischuntersuchung wird durch Tierärzte vorgenommen.

Je nach dem Ergebnis der Fleischuntersuchung wird das Fleisch als **„tauglich"**, **„tauglich nach Brauchbarmachung"** oder **„untauglich"** beurteilt.

Schweine müssen auf das Vorhandensein von Trichinen untersucht werden. Hierfür werden Fleischproben von jenen Stellen des Tierkörpers entnommen (z. B. Zungen oder Zwerchfellmuskulatur), die am häufigsten von Trichinen befallen werden, und mikroskopisch auf Trichinen untersucht.

Die Zerteilung der Schlachttiere

Die Schlachttierzerteilung erfolgt nach dem Handwerksbrauch, wobei regionale Unterschiede, auch in der Bezeichnung, existieren. Von der Beschaffenheit eines Fleischstückes hängt seine Verwendungsmöglichkeit ab: Nach dem Verwendungszweck unterscheidet man:

- Fleisch zum Braten oder Grillen (saftiges, zartes, sehnenarmes Fleisch)
- Fleisch zum Dünsten (ebenfalls noch zartes Fleisch, einige Stücke etwas sehnenreicher)
- Fleisch zum Kochen (sehnenarmes bis sehnenreicheres Fleisch)
- Suppen- und Gulaschfleisch (sehnenreiches, z. T. auch fettreiches Fleisch).

Fleischteile des Rindes

Sie können für die Fleischteile vom Rind mögliche Verwendungszwecke nennen.

Nach dem Gehalt an Sehnen werden die Fleischteile des Rindes in drei Sorten eingeteilt:

Sorte (Qualität) I: sehnenarmes Fleisch
Sorte (Qualität) II: Fleisch mit einem mäßigen Gehalt an Sehnen
Sorte (Qualität) III: sehnenreiches Fleisch

In der folgenden Übersicht über die Fleischteile des Rindes ist die Fleischsorte in Klammer angegeben.

1 Lungenbraten oder Filet (I)
2 Beiried (I)
3 Rostbraten (I)
4 Hüferscherzel mit Hüferschwanzel (I)
5 Tafelspitz (I)
6 Zapfen (Nuss) (I)
7 Tafelstück
8 Weißes Scherzel (I)
9 Schale (Beinscherzel oder Schwarzes Scherzel) (I)
10 Dicke Schulter (I) mit Schulterscherzel (II)
11 Fettes Meisel (III), danebenliegend Mageres Meisel (nicht eingezeichnet)
12 Kruspelspitz (III) und Hinteres Ausgelöstes (II)
13 Tristl (Vorderes Ausgelöstes) (II)
14 Brustkern (III)
15, 16 Kügerl (III)
17 Rieddeckel, darunter Spitz (III)
18 Zwerchried (III)
19 Riedhüfel (III)
20 Bauch (III)
21 Hinterer Wadschinken (III)
22 Vorderer Wadschinken (III)
23 Stichfleisch (kommt meist nicht zum Verkauf in der Fleischbank, evt. Gulaschfleisch oder für Bruckfleisch)

Die Fleischteile 1 bis 3 werden als „Englischer Braten" oder „Der Englische" bezeichnet, die Fleischteile 4 bis 9 als Knöpfel.

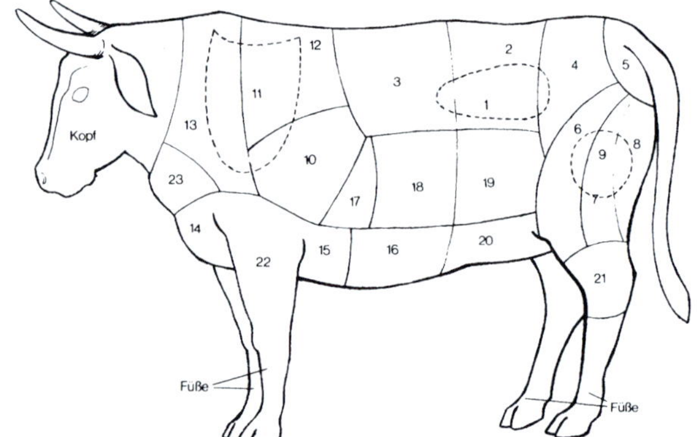

Verwendungszweck

- Zum **Braten:** Lungenbraten, Beiried, Rostbraten, Hüferscherzel und Schulterscherzel.
- Zum **Dünsten:** alle Teile des Knöpfels, Dicke Schulter, Mageres Meisel, Hinteres Ausgelöstes.
- **Spezialstücke zum Kochen:** Tafelspitz, Hüferschwanzel, Mageres Meisel.
- **Suppenfleisch:** alle sehnen- und z. T. auch fettreichen Fleischteile wie Fettes Meisel, Kruspelspitz, Brustkern, Riedhüfel.
- **Gulaschfleisch:** Hintere und Vordere Wadschinken.
- **Englisch Braten:** Beim „Englisch Braten" wird das Fleisch nicht völlig durchgebraten, sodass im Inneren gerade noch die rote Fleischfarbe erhalten bleibt. Um eine Vermehrung von krankheitserregenden Bakterien zu verhindern, soll eine Kerntemperatur von 57–58 °C erreicht werden. Dickere, englisch gebratene Fleischschnitten vom Lungenbraten werden als Beefsteak, vom Beiried als Rumpsteak bezeichnet. Roastbeef ist das (die) als größeres Stück oder als Ganzes englisch gebratene Beiried.
- **Grillen:** Alle zum Braten geeigneten Fleischstücke können auch gegrillt werden.

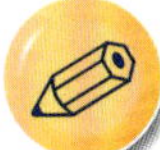 Suchen Sie die abgebildeten Fleischteile des Rindes in der Abbildung auf Seite 144.

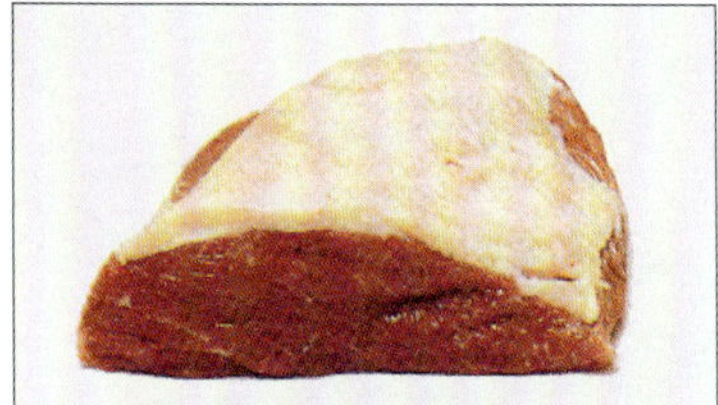

Tafelspitz

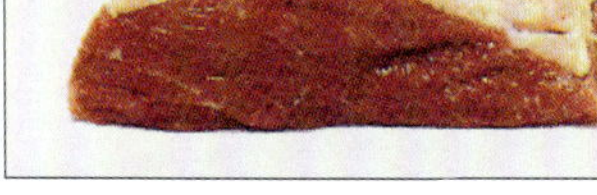

Beiried

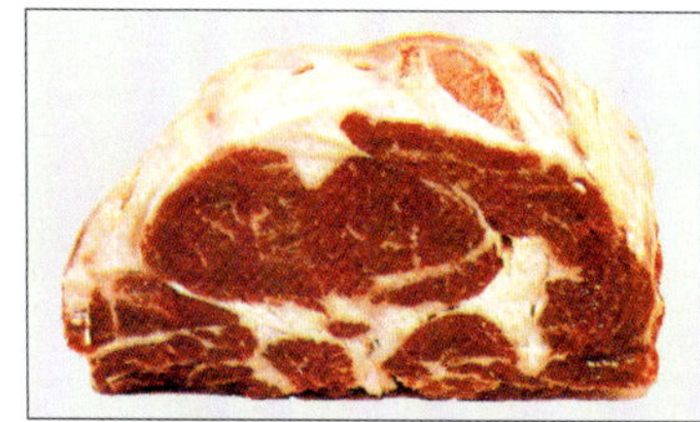

Rostbraten vom Mastochsen

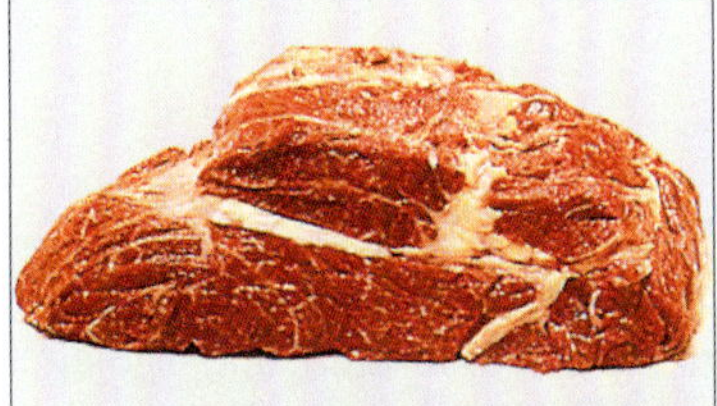

Hinteres Ausgelöstes

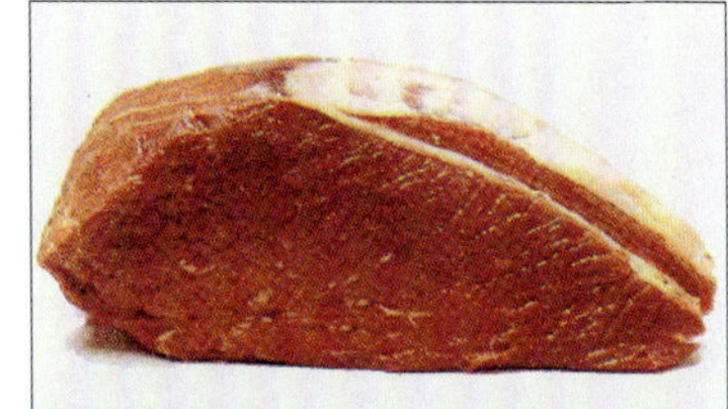

Schwarzes Scherzel

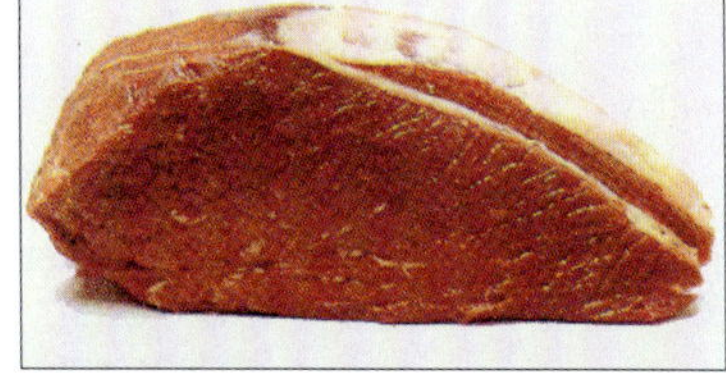

Weißes Scherzel

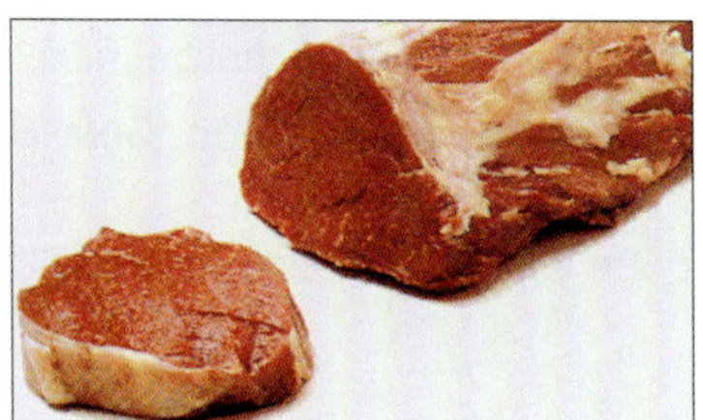

Lungenbraten

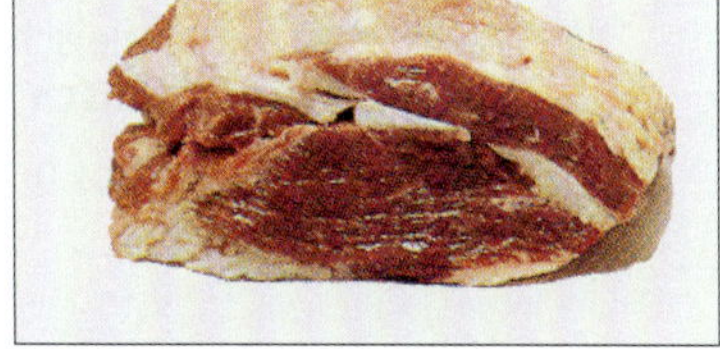

Kruspelspitz

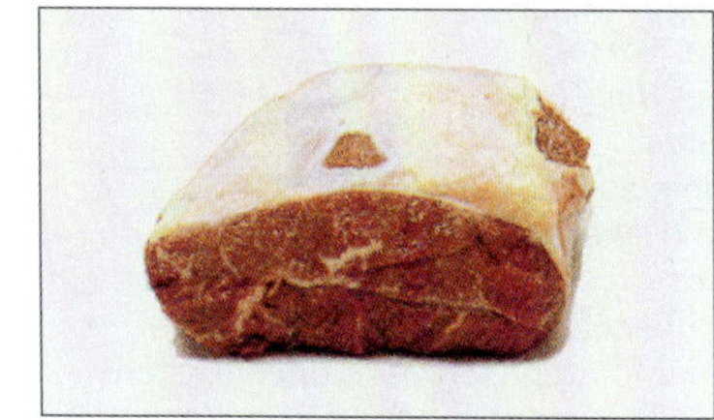

Schulterscherzel

Fleischteile des Kalbes

Sie können für die Fleischteile vom Kalb mögliche Verwendungszwecke nennen.

1 Kopf
2 Hals
3 Koteletts
4 Nierenbraten
5 Schulter
6 Stelzen
7 Füße (Haxen)
8 Brust
9 Bauchfleisch
10 Schlussbraten
11 Nuss
12 Schale (Kaiserteil)
13 Frikandeau
14 Stelzen
15 Füße (Haxen)

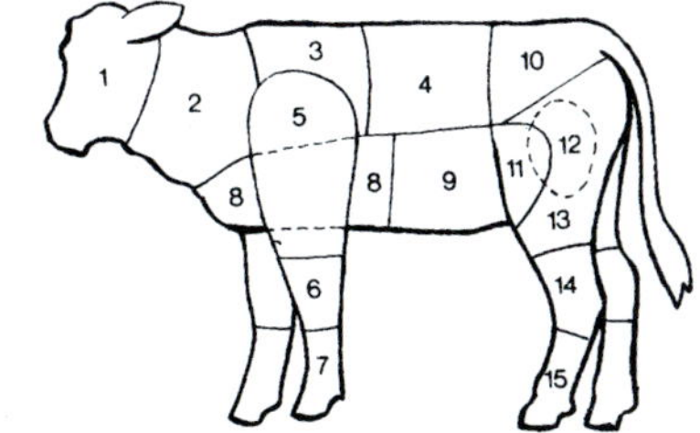

Der Kalbsschlegel besteht aus Nuss, Schale und Frikandeau.
Der Schlussbraten verbleibt häufig beim Nierenbraten.

Verwendungszweck

- Zum **Braten:** Koteletts, Nierenbraten, Schulter, Schlussbraten, der Kalbsschlegel sowie Stelzen und Brust.

- **Schnitzelfleisch** stammt bevorzugt vom Schlegel. Kalbsschnitzel, paniert und in Fett gebacken, werden als Wiener Schnitzel bezeichnet.

- **Kalbsbrust** wird häufig gefüllt und gebraten.

- Für **eingemachtes Kalbfleisch** verwendet man Hals, Brust und Bauchfleisch, für **Kalbsvögerl** die Stelzen.

- Hals und Bauchfleisch können zu **Gulasch** verarbeitet werden.

- **Kopf** und **Füße** werden entweder nur zum Kochen verwendet oder nach dem Kochen ausgelöst, paniert und in Fett gebacken.

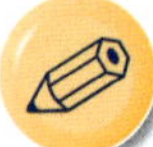

Suchen Sie die abgebildeten Fleischteile des Kalbes in der Abbildung auf Seite 145.

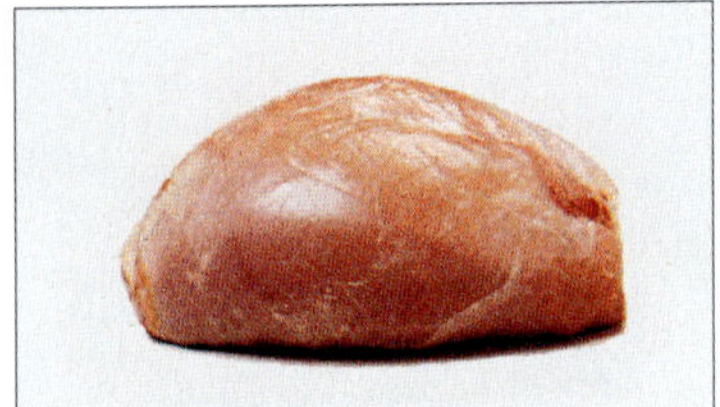

Nuss

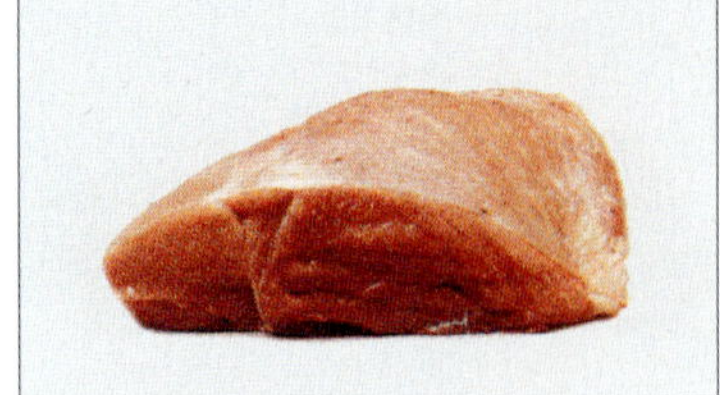

Schnitzelfleisch (Frikandeau)

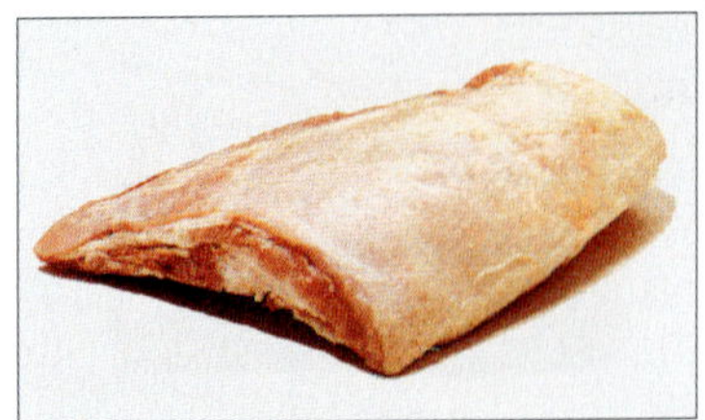

Brust

Fleischteile des Schweines

Sie können für die Fleischteile vom Schwein mögliche Verwendungszwecke nennen.

1 Kopf
2 Schopfbraten
3 langes Karree
4 kurzes Karree
5 Schulter
6 vordere Stelzen
7 Füße (Haxerl)
8 Brust
9 Bauchfleisch
10 Jungfernbraten (Schweinslungenbraten)
11 Schlussbraten (wird häufig beim Karree belassen)
12 Schlegel
13 hintere Stelzen
14 Füße (Haxerl)
15 Griff (zur Wursterzeugung)

Verwendungszweck

- Zum **Braten:** Schopfbraten, lange und kurze Karree (Koteletts), Schulter, Schlussbraten und Schlegel sowie Stelzen und Brust.

- **Schnitzelfleisch** stammt vom Schlegel oder von der Schulter. Panierte und in Fett gebackene Schweinsschnitzel werden nicht als Wiener Schnitzel bezeichnet.

- Bauchfleisch wird zur Herstellung von **Gulasch oder Krenfleisch** verwendet.

- Aus Kopf und Füßen wird Sülze **(Sulz)** hergestellt.

Suchen Sie die abgebildeten Fleischteile des Schweines in der obigen Abbildung.

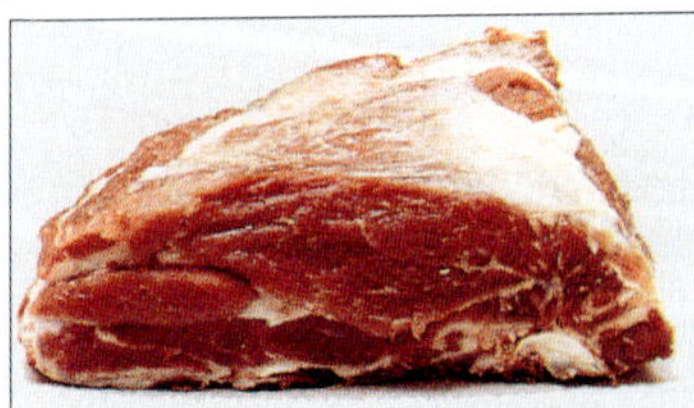

Schopfbraten

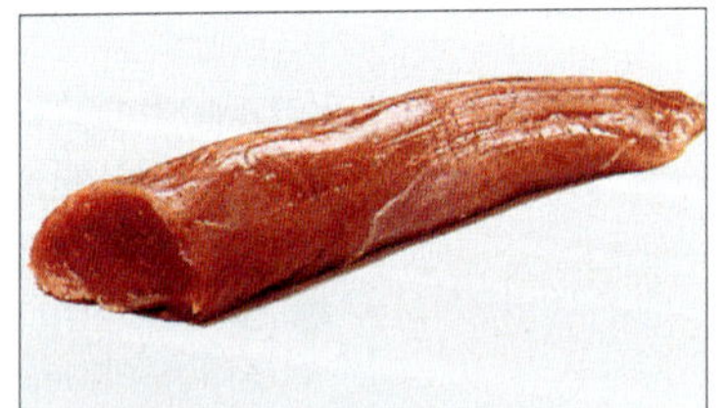

Lungenbraten

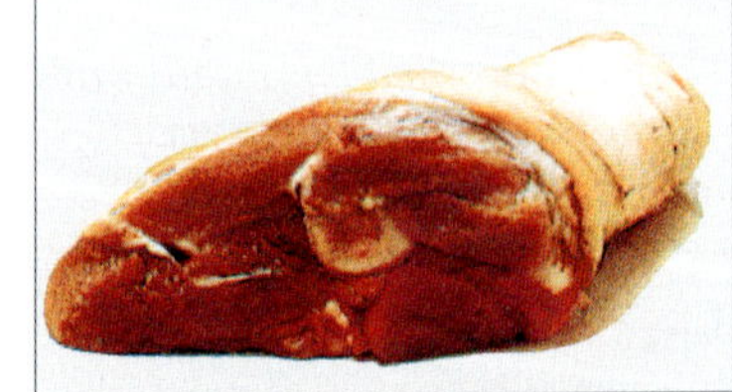

Vordere Stelze

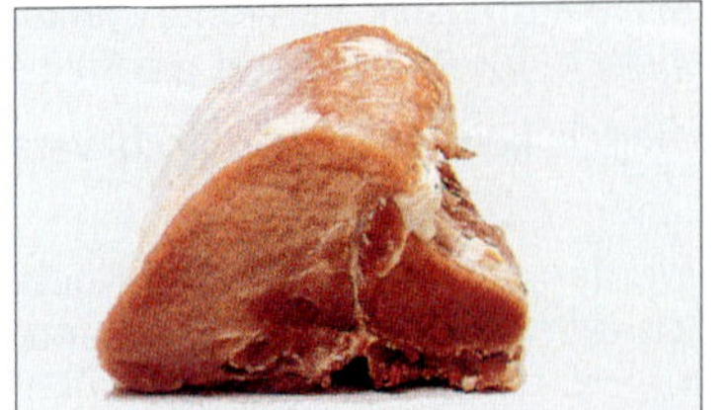

Kurzes Karree

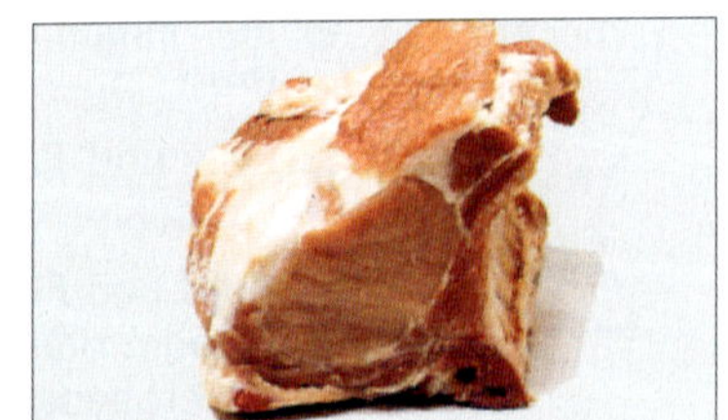

Langes Karree

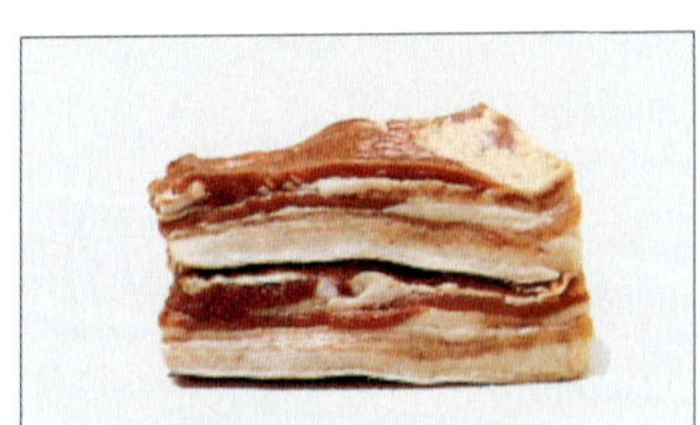

Bauchfleisch

Fleischteile des Pferdes

Das Pferd wird ähnlich wie das Rind zerteilt und die Fleischteile auch in ähnlicher Weise verwendet.

Fleischteile des Schafes

Das Schaf wird ähnlich wie das Kalb zerteilt und die Fleischteile in ähnlicher Weise verwendet.

Das Fleisch junger Tiere (bis ca. $^3/_4$ Jahr) wird als Lammfleisch bezeichnet, das ausgewachsener, verschnittener männlicher Tiere als Schöpsenfleisch.

Schöpsenfleisch soll vor der Zubereitung vom Fettgewebe möglichst befreit werden: hoher Schmelzpunkt des Fettes. Unter Lammhase versteht man den Rücken mit dem Schlussbraten.

Faschiertes

wird aus Fleisch mittlerer Qualität hergestellt. Meist wird eine Mischung aus Rind- und Schweinefleisch verwendet. Es darf nicht zu fett sein (Fettgehalt höchstens 20 %). Rohe Fleischabschnitte und Fleischreste dürfen wegen des hohen Bakteriengehaltes nicht zu Faschiertem verarbeitet werden: Das Faschierte würde rasch verderben, außerdem besteht die Gefahr einer Gesundheitsschädigung. Verwendung: zu Fleischspeisen mit Soßen oder für Suppen.

Reste von Gebratenem werden ebenfalls für Faschiertes nicht verwendet.

 **Faschiertes verdirbt sehr rasch,** weil es den Bakterien eine große Angriffsfläche bietet, d. h. durch das Faschieren wird die Oberfläche vergrößert. Faschiertes darf nur am Tage der Herstellung zum Verkauf angeboten werden.

Innereien

Die Innereien von Kalb und Schwein sind in der Regel höherwertig und für feinere Speisen geeignet als die Innereien des Rindes.

Die meisten Innereien (z. B. Hirn, Herz, Leber und Milz) enthalten hochwertiges Eiweiß, besitzen einen niedrigen Fettgehalt und enthalten mehr Mineralstoffe und Vitamine als das Fleisch. Eingeschränkte Verwendung von Innereien des Rindes infolge BSE, siehe Seite 257.

- **Leber** ist reich an Eisen, den Vitaminen A, B_1, B_2, B_6, B_{12} und Vitamin C. Leber ist wichtig für die Versorgung mit Vitamin B_{12}.
- **Niere** ist ernährungsphysiologisch eine hochwertige Innerei. Zusammensetzung siehe Nährwerttabellen.

  Aus der Umwelt aufgenommenes Cadmium reichert sich in der Leber, vor allem aber in der Niere an. Der Cadmiumgehalt nimmt mit dem Lebensalter des Tieres zu. Kalbsleber und Kalbsnieren sind unbedenklich, ebenso Leber und Niere jung geschlachteter Schweine. Nieren älterer Tiere sollten nur sehr selten gegessen werden. Allgemeine Vorsichtsmaßnahme: Leber und Niere sollen nicht ständig, sondern nur selten gegessen werden.
- **Herz** ist in seiner Zusammensetzung dem Muskelfleisch etwa gleichwertig.

- **Hirn** ist extrem reich an Cholesterin – der Genuss sollte von Personen mit einem erhöhten Blutcholeringehalt vermieden werden.
- **Milz** ist im Nähr- und Wirkstoffgehalt der Leber ähnlich.
- **Zunge**
- **Bries** ist die Thymusdrüse des Kalbes und ist beim erwachsenen Tier rückgebildet. Das Eiweiß ist hochwertig. Es hat jedoch einen hohen Gehalt an Purinbasen und ist nicht geeignet für an Gicht leidende Personen. Der Choleringehalt von 250 mg/100 g entspricht ungefähr dem 3,5fachen des Fleisches.
- **Schweinsnetz** wird als Umhüllung für Netzbraten und Schweinsmeisen verwendet. Das Schweinsnetz ist aderartig oft von reichlich Fettgewebe durchzogen.
- **Bruckfleisch** ist ein Gericht aus kleingeschnittenen Innereien, wie Bries, Herz, Leber, Milz, Bauchspeicheldrüse (weiße Leber), und geringerwertigem Fleisch, wie Stichfleisch, Kronfleisch (Zwerchfell).

Sonstiges

- **Blut** enthält vollwertiges Eiweiß. Verwendung: Blutwürste.
- **Aspik** wird durch Kochen aus Kalbsfüßen, Schweinsfüßen und Schwarten unter Beigabe von Wurzeln und Essig hergestellt und mit Eiklar geklärt. Es ist eine aus verleimtem Kollagen bestehende und Fleischextrakt enthaltende gallertig-feste Masse.
- Aus Gelatine hergestellte Gelees dürfen nicht als Aspik bezeichnet werden.
- **Därme:** Die von der Schleimhaut befreiten Därme der Schlachttiere können als Wursthüllen verwendet werden.

Einkauf und Verarbeitung von Fleisch

- **Fleisch entsprechend Verwendungszweck und Garverfahren einkaufen.** Zum Kurzbraten, Braten und Grillen eignet sich bindegewebsarmes und gut gereiftes Fleisch, z. B. Filet, Roastbeef, Kotelett.

  Für Schmoren und Kochen eignet sich bindegewebsreiches und auch nicht so lange gereiftes Fleisch, z. B. Ochsenschwanz. Dieses Fleisch muss länger gegart werden, damit das Kollagen abgebaut wird.
- **Fleisch unzerkleinert, kurz unter fließendem Wasser waschen.** Wasser löst Nährstoffe aus dem Fleisch.
- **Flache Fleischstücke vor dem Garen plattieren (klopfen).** Das Bindegewebe wird dadurch zerrissen, das Zellgefüge wird zerrissen, das Fleisch erscheint „zarter".

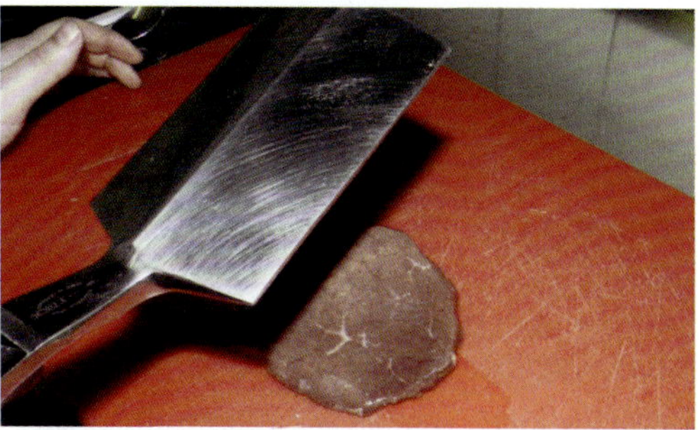

Plattieren von Fleisch

- **Fleisch vor dem Braten oder Grillen abtupfen.** Das Fett spritzt sonst.

- **Fleischstücke beim Braten zunächst von allen Seiten anbraten.** Durch die Hitze gerinnt das Eiweiß, die Randschichten schließen sich, es kann kein Fleischsaft austreten, das Fleisch bleibt saftiger. Es bräunt schneller.

- **Unpaniertes Fleisch erst nach dem Anbraten würzen.** Salz entzieht dem Fleisch Flüssigkeit, das Fleisch wird zäh.

- **Fleischstücke nach dem Panieren sofort braten.** Bleibt das Fleisch liegen, so feuchtet die Panade durch.

- **Fleisch zum Kochen in kochendes Wasser geben.** Die Randschichten schließen sich schneller.

- **Zur Herstellung einer kräftigen Suppe Fleisch in kaltes Wasser geben, langsam erhitzen.** Die Geschmacks- und Nährstoffe werden aus dem Fleisch herausgelöst.

- **Größere tiefgekühlte Fleischstücke,** z. B. Geflügel, **erst langsam vollständig auftauen lassen, dann sofort garen.** Die Auftauflüssigkeit auffangen und weggießen. Ist das Fleisch nicht vollständig aufgetaut, so wird es eventuell nicht ausreichend durchgegart. Es kann zu Lebensmittelvergiftungen kommen. Die Auftauflüssigkeit kann ebenfalls Salmonellen enthalten.

- **Kleine tiefgekühlte Fleischstücke sofort unaufgetaut garen.** Beim Auftauen geht Fleischsaft mit wichtigen Nährstoffen verloren.

- **Fleisch ist gar, wenn es bei der Druckprobe nicht mehr nachgibt.** Nicht in das Fleisch stechen, Fleischsaft mit Nährstoffen tritt aus.

- Fleisch quer zur Faser aufschneiden. Das Bindegewebe wird dabei zerschnitten, das Fleisch erscheint zarter.

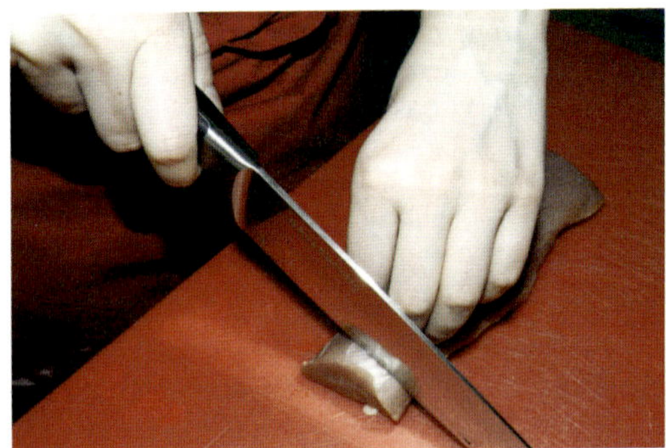

Aufschneiden von Fleisch

- **Faschiertes und Leber am Tag des Einkaufs weiterverwenden.** Sie verderben sehr leicht.

Fleischreife

Je nach Tierart tritt einige Stunden bzw. einen Tag nach dem Schlachten die Totenstarre ein. Diese Veränderung wird durch folgende Stoffwechselvorgänge bewirkt:

- Muskelglykogen wird zu Milchsäure abgebaut,
- energiereiche Verbindungen werden abgebaut.

Hierdurch sinkt der pH-Wert des Fleisches von ~ 6,5 auf weniger als 5,8, es wird „gesäuert", die Eiweißstoffe quellen auf, das Fleisch wird zäh und hart. **Nach einigen Stunden bzw. Tagen kommt es durch ein Ansteigen des pH-Wertes zum Lösen der Totenstarre.**

Das Fleisch wird durch diese Reifungsvorgänge mürbe.

 Schweinefleisch muss mindestens zwei Tage reifen, Rindfleisch dagegen acht bis vierzehn Tage.

Beim Reifen verliert das Fleisch jedoch gleichzeitig Wasser, d. h., es entsteht ein Gewichtsverlust für den Schlachter.

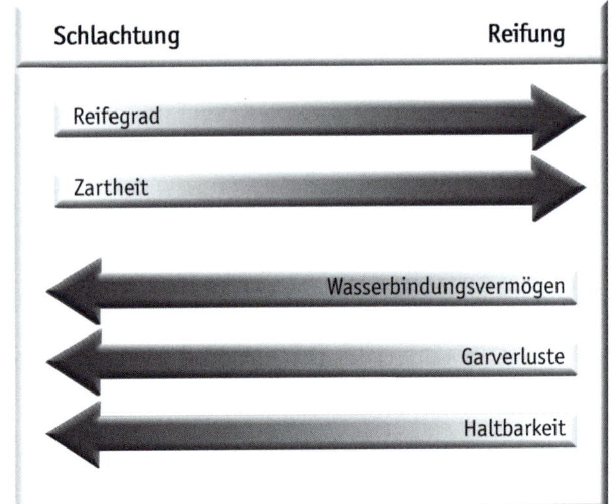

Fleischfehler

PSE-Fleisch

Pale (blass) **S**oft (weich) **E**xudative (wässrig)

PSE-Fleisch tritt bei überzüchteten Schweinen mit möglichst groß entwickelten Muskeln auf. Die übergroßen Muskeln sind schlecht durchblutet, daher kann sich Milchsäure im Muskel anreichern; die Muskeln sind übersäuert.

Folgen nach der Schlachtung

- Zelleiweiß flockt teilweise aus → blass.
- Die Zellmembranen werden zerstört → weich.
- Zellflüssigkeit tritt aus → wässrig.

Bei der Zubereitung: Starker Fleischsaftverlust, das Fleisch schrumpft, wird zäh, trocken und schmeckt fade.

Das PSE-Fleisch ist nicht zu verwechseln mit BSE-Fleisch bei Rindern, siehe Seite 257.

DFD-Fleisch

Dark (dunkel) **F**irm (fest) **D**ry (trocken)

DFD-Fleisch kann bei Rindern und Schweinen auftreten, und zwar bei vor der Schlachtung abgehetzten oder stark beunruhigten Tieren. In den Muskeln solcher Tiere sind die Gykogenreserven verbraucht, bei der Fleischreifung bleibt daher eine Säuerung aus.

Folgen nach der Schlachtung

- Zellsaft bleibt in den Zellen fixiert → festes, trockenes und sehr dunkles Fleisch.
- Das Ausbleiben einer Säuerung vermindert die Haltbarkeit.

Nach der Zubereitung: Das Fleisch ist trocken, grobfaserig und schmeckt fad.

PSE-Fleisch beruht auf einem Züchtungsfehler, DFD-Fleisch auf einer Misshandlung der Tiere.

Veränderungen des Fleisches beim Garen

Die während der Fleischreifung begonnenen Veränderungen werden während des Garens noch verstärkt.

Zunächst werden die Muskeleiweißstoffe verändert. Das Fleisch wird dabei fester und zäher, es gibt Flüssigkeit ab. Beim weiteren Garen wird das Bindegewebe gelockert. Das Fleisch nimmt nun Flüssigkeit auf, es wird zart.

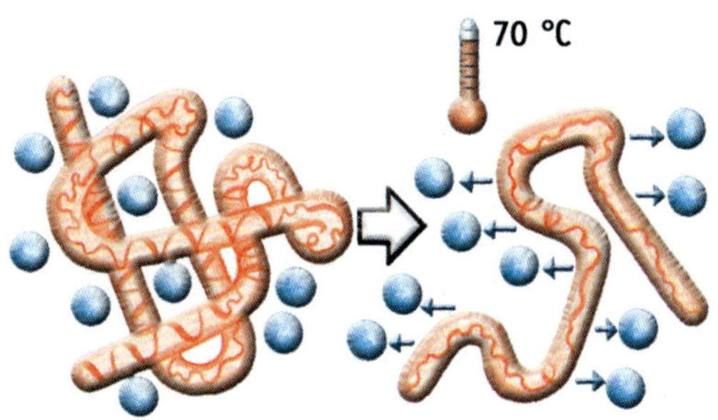

Muskeleiweißstoffe

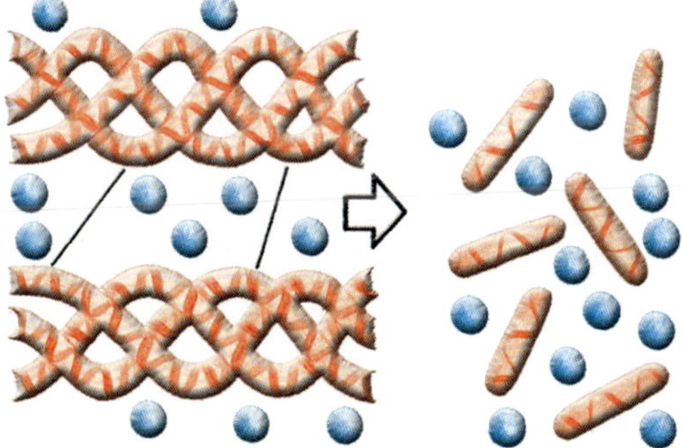

Bindegewebe – Kollagene

Tiefkühlfleisch

Ein weit verbreitetes Verfahren zur Haltbarmachung von Fleisch ist heute das Tiefkühlen. Das Fleisch wird bei ca. −45 °C rasch eingefroren (schockgefrostet) und anschließend bei Temperaturen unter −18 °C gelagert. Die Lagertemperatur soll möglichst konstant gehalten werden. Die Haltbarkeit des Tiefkühlfleisches wird vor allem durch das Ranzigwerden des Fettes begrenzt: fettes Fleisch – kürzere Haltbarkeit. Tiefkühlfleisch wird überwiegend für die Herstellung von Fleischwaren verwendet.

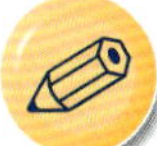

1. Bestimmen Sie an einer frischen Schnittstelle mit Indikatorpapier den pH-Wert eines Fleischstückes.

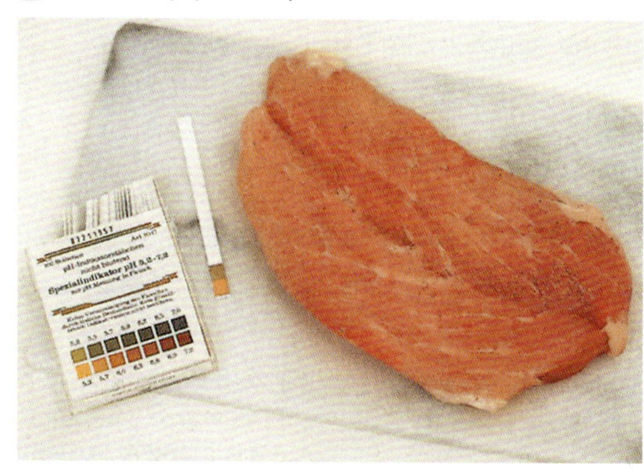

Bestimmung des pH-Wertes

Bewahren Sie das Fleischstück abgedeckt im Kühlschrank auf und wiederholen Sie die pH-Wert-Bestimmung täglich an einer frischen Schnittstelle. Stellen Sie die pH-Wert-Veränderung grafisch dar.

2. Braten Sie 100 g Schweinsschnitzel unpaniert und ungesalzen. Ermitteln Sie nach dem Braten den Gewichtsverlust. Hat das Schnitzel einen starken Gewichtsverlust, so ist es eindeutig PSE-Fleisch.

Fleischwaren

▶ *Sie können den Begriff „Pökelfleisch" definieren.*

▶ *Sie lernen den Unterschied zwischen Roh- und Brühwürsten, Fleisch- und Kochwürsten zu erläutern.*

▶ *Sie können den Nährwert von Fleisch beurteilen.*

Pökeln

Bei der Herstellung von Fleischwaren ist das Pökeln ein wichtiger Vorgang zur Verlängerung der Haltbarkeit und zur Erzielung eines ansprechenden Aussehens.

Pökelstoffe

Nitrit (Natriumnitrit) mit Kochsalz gemischt = Nitritpökelsalz; Nitrat (Kaliumnitrat) = Salpeter, der in Verbindung mit Kochsalz eingesetzt wird.

Wirkung: Nitrit und Nitrat reagieren (über Zwischenstufen) mit dem roten Muskelfarbstoff (Myoglobin) und stabilisieren ihn. Beim Trocknen (Rohfleischwaren) oder beim Erhitzen (Brüh- und Kochfleischwaren) bleibt die rote Fleischfarbe erhalten.

Das Pökeln bewirkt eine Aromabildung, die Haltbarkeit wird verlängert.

Trockenpökelung

Das Fleisch wird mit Salz und Salpeter eingerieben und luftig oder in Bottichen gelagert: Dem Fleisch wird Wasser entzogen. Anschließend Lufttrocknung, Kalträucherung.

Rohpökelwaren: zum Rohgenuss geeignete haltbare Fleischwaren mit hohem Nährstoffgehalt und ausgeprägtem Aroma, z. B. Westfäler Schinken, Parma Schinken, Lachsschinken, Schinkenspeck, Karreespeck, Hamburgerspeck, Osso Collo, Bündner Fleisch (gepökeltes, luftgetrocknetes Rindfleisch).

Spritzpökelung, Nasspökelung

Pökelsalzlake wird mit Hohlnadeln in das Fleisch eingespritzt und das Fleisch anschließend in Behältern in Pökelsalzlake fertig gepökelt. Anschließend: Kochen (Brühen), Kochen und Räuchern, im Rauch durchbraten.

Kochpökelwaren werden durcherhitzt in Verkehr gebracht oder sind vor dem Verzehr zu kochen. Geringerer Wasserverlust, kürzere Haltbarkeit, z. B. Pressschinken, Presskarree, Rollkarree, Selchroller, Beinschinken, Prager Schinken, Teilsames (zum Kochen bestimmtes Selchfleisch), Selchspeck, Kaiserfleisch.

Würste und wurstähnliche Erzeugnisse

Wurstart	Herstellung	Beispiele (Eiweiß / Fett in %)
Rohwürste	zerkleinertes Fleisch und Speck, Salpeter, Salz, Gewürze, kalt geräuchert, luftgetrocknet, lange Haltbarkeit: ausgenommen Tee- und Mettwurst.	Ungarische Salami (26 % / 40 %) Haussalami (23 % / 41 %) Kantwurst (24 % / 42 %), Landjäger (25 % / 42 %) Mett- und Teewurst (streichfähig) (15 % / 34 %)
Brätwürste	fein zerkleinertes Fleisch, Pökelsalz, Gewürze und Wasser = Brät; fein zerkleinerter Speck. Brätwürste werden gebrüht bei 70–80 °C und geräuchert.	Frankfurter (12 % / 23 %) Feine Extrawurst (11 % / 21 %) Extrawurst leicht (12 % / 13 %) runde Extrawurst, Knacker, Schübling (11 % / 23 %) Leberkäse (11 % / 24 %) runde Braunschweiger, runde Dürre (16 % / 30 %) Burenwurst (15 % / 28 %)
Fleischwürste	fein zerkleinertes Fleisch, Pökelsalz, Gewürze und Wasser = Brät; stückige, gepökelte Fleisch- und Speckeinlage. Fleischwürste werden gebrüht und geräuchert oder im Heißrauch durchgebraten.	Schinkenwurst, Krakauer (19 % / 6 %) Wiener (18 % / 23 %) Lyoner (14 % / 14 %) Mortadella (15 % / 29 %) Polnische (20 % / 22 %) Bratwurst (15 % / 23 %) Waldviertler, Stangenbraunschweiger (17 % / 28 %)
Kochwürste	je nach Wurstart vorgekochte Innereien, Fleisch, Speck, Kopffleisch, Schweinsfüße, Schwarten, Blut, teilweise Semmeln, Cerealien. Kochwürste werden nach dem Abfüllen in Wursthüllen nochmals gebrüht oder gekocht, teilweise auch geräuchert.	Leberstreichwurst (14 % / 30 %) Blutwurst (15 % / 25 %) Presswurst (15 % / 13 %) Sulz (13 % / 11 %)
Pasteten	sehnenarmes Fleisch Schweins-, Kalbs- und Gänseleber	Leberpastete (14 % / 21 %) Gänseleberpastete (17 % / 26 %) Wildpastete (18 % / 21 %)
Fleischkonserven	Fleischwaren, Fleischgerichte und Gerichte mit Fleisch werden durch Hitze (Hitzesterilisation) in luftdicht verschlossenen, formbeständigen Behältnissen (Weißblech-, Aluminiumdosen, Gläser, Kunststoffbehälter) haltbar gemacht.	Corned Beef (26 % / 11 %) Rindfleisch im eigenen Saft (20 % / 8–10 %) Leberbrotaufstrich (13 % / 31 %) Pökelfleisch- und Zungenaufstrich (15 % / 27 %) Schmalzfleisch (9 % / 56 %)

● **Rouladen:** helles Grundbrät, meist ornamentartig gestaltet, mit dunklen Brätstücken, Fleisch-, Zungenstücken, Champignons, Pistazien u. a.

● **Galantinen:** entbeintes Geflügel, Kalbsbrüste oder Spanferkel gefüllt mit Farce (= feinst zerkleinertes Fleisch verschiedener Tierarten, Speck, eventuell auch Leber), Schweine-, Kalb-, Wild-, Geflügelfleisch-, Zungen-, Gänseleberstücken. In Umhüllungen in Wasser gekocht.

Nährstoff- und Wirkstoffgehalt von Fleischwaren

Die Zusammensetzung von Fleisch- und Wurstwaren ist im Österreichischen Lebensmittelbuch geregelt.

Es sind vorgeschrieben:
● Höchstwerte für den Wassergehalt

Für Wurstwaren und Fleischkonserven ferner:
● Höchstwerte für den Fettgehalt,
● Höchstwerte für den Anteil an Bindegewebe (Flechsen),
● Mindestwerte für den Anteil an wertbestimmendem Muskeleiweiß.

Einige Wurstsorten enthalten Kartoffelstärke: Brätwürste (ausgenommen Extrawurst leicht), Schinkenwurst, Krakauer, Debreziner, manche Kochwürste.

Würste sind fettreiche Nahrungsmittel. Der Fettgehalt beträgt das Zwei- bis Dreifache des Eiweißgehaltes. Ausnahmen: Schinkenwurst, Krakauer, Extrawurst leicht. Brätwürste enthalten **„verstecktes Fett",** ebenso Aufstriche (in einem hohen Prozentsatz).

Bei Brätwürsten ist durch die feine Verteilung das Fett leichter verdaulich.

Manche Brätwürste werden ohne Pökelsalz hergestellt: Weißwurst, Augsburger, Münchner Weißwurst. Diese Würste haben einen weißen Anschnitt. Der Fettgehalt und die Verdaulichkeit unterscheiden sich von den übrigen Brätwürsten nicht.

Die Verwendung von Ascorbinsäure (Vitamin C) als Umrötehilfsmittel verhindert die Bildung von Nitrosaminen.

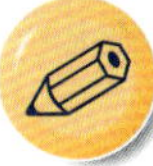
1. Fassen Sie die vorstehenden Fleischwaren in Gruppen mit folgenden Fettgehalten zusammen:
   bis 15 % Fett, 15–30 % Fett, über 30 % Fett.
2. Bewerten Sie den Eiweißgehalt von Fleischwaren.
3. Was wissen Sie über Fleischkonserven?
4. Welches neuzeitliche Verfahren zur Haltbarmachung von Fleisch kennen Sie?

Wild und Wildgeflügel

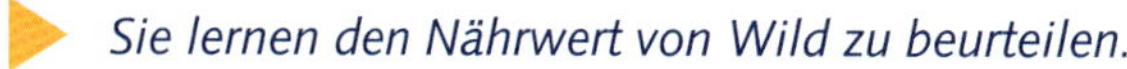

▶ *Sie können einzelne Wildarten nennen.*

▶ *Sie lernen den Nährwert von Wild zu beurteilen.*

Unter Wild versteht man das essbare Fleisch von jagdbaren und jagdmäßig erlegten Tieren:

Reh, Hirsch, Gämse, Hase, Wildschwein, Fasan, Wachtel, Rebhuhn, Wildente, …

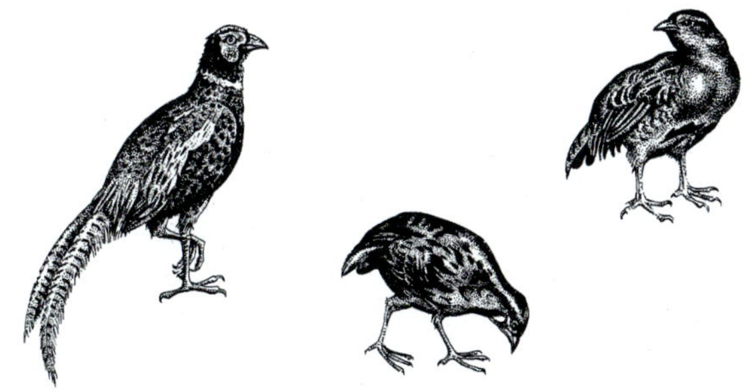

Kennzeichen guten Wildfleisches

Wildfleisch muss gut abgelegen sein, bevor es zubereitet werden kann (8–14 Tage).

Es macht während dieser Zeit durch fleischeigene Enzyme eine Reifung durch, bei der sich der typische Wildgeschmack bildet. Wild wird in der Decke bzw. im Federkleid reifen gelassen.

Das Fleisch sollte eine kräftig rote Farbe aufweisen und nicht zu stark durchschossen sein (besonders bei Fasan und Hase zu beachten). Bei jungem Federwild: biegsames Brustbein und scharfe Krallen.

Grüne Verfärbungen der Haut, besonders der Bauchdecke, sowie das Ausfallen von Haaren bzw. Federn weisen auf Verderbnis hin. Das Fell von Hasen darf keine kahlen Stellen aufweisen: kranke Tiere.

● **Fleischstücke 1. Qualität** sind:
   beim Haarwild (Rotwild, Feldhase, Wildkaninchen) der Rücken (Ziemer), der Schlegel oder die Keule (Hinterläufe);
   beim Federwild (Fasan, Wildente, …) die Brust.
● **Zum Dünsten und Braten:** eignen sich gut Hirsch- und Rehschulter.
● **Ragout:** kann man aus den Vorderläufen, aus Bauch- und Beinfleisch herstellen.
● **Sülze:** dafür eignet sich der Wildschweinkopf.

Wildfleisch ist fester im Gefüge als das Fleisch der Schlachttiere. Es enthält entsprechend der Lebensweise der Tiere weniger Fett. Ernährungsphysiologisch ist es dem mageren Rindfleisch ähnlich. Das feinste Fleisch haben jüngere Tiere.

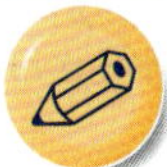
1. Woran erkennen Sie beim Einkauf gutes Wildfleisch?
2. Welche Qualität wählen Sie zum Braten?
3. Suchen Sie geeignete Rezepte zur Wildzubereitung.

Geflügel

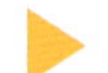 *Sie können die einzelnen Geflügelarten nennen.*

Sie lernen den Nährwert zu beurteilen.

Unter Geflügel versteht man die zum Zweck der Eier- und Fleischgewinnung gezüchteten Vogelarten (Unterschied: Wildgeflügel).

Besondere Bedeutung besitzen Huhn, Ente, Gans, Truthahn (Puter).

Von geringerer Bedeutung sind Perlhühner und Haustauben.

Huhn

- **Grill- und Backhühner:** Junghühner bis zu einem Gewicht von ca. 1 kg.
- **Brathuhn (Poulet):** Junghühner mit einem Gewicht von ca. 1–1 $^1/_2$ kg.
- **Masthahn (Kapaun):** junger, verschnittener, gemästeter Hahn mit einem Gewicht bis ca. 3 kg.
- **Poularde:** junge, gemästete Henne mit einem Gewicht von ca. 1 $^1/_2$ kg.
- **Suppenhühner:** altes Geflügel (Zuchttiere, Legehennen).

Nährstoffgehalt siehe Nährwerttabellen.

Im Handel werden auch Hühnerbrüste, Hühnerbügerl (Keulen) und Hühnerjunges (Hals, Flügerl sowie Magen, Herz und Leber) angeboten.

Zubereitung

Kleine Hühner können gebraten oder gegrillt oder nach Zerteilung in Viertel paniert und in Fett gebacken werden. Größere Hühner eignen sich zum Braten oder Dünsten, ältere nur zum Dünsten oder Kochen. Paprikahuhn und Rahmhuhn werden aus gedünsteten oder angebratenen Hühnerteilen hergestellt. Geflügeljunges wird als Suppeneinlage oder zur Herstellung von Risotto verwendet.

- **Gans:** fettestes Geflügel: 16 % Eiweiß, bis zu 30 % Fett.
- **Ente:** zarter und fettärmer als die Gans: 18 % Eiweiß, bis zu 17 % Fett.
- **Truthahn** (Puter oder Indian): zum Braten am besten mit einem Jahr. Ältere Tiere verwendet man zum Dünsten. Truthühner sind das größte Geflügel, sie können ein Gewicht bis zu 20 kg erreichen. Das Fleisch ist fettarm: 20–23 % Eiweiß, 1–7 % Fett. Nur bei ausgewachsenen Tieren steigt der Fettgehalt auf bis zu 15 %.

Bewertung von Geflügelfleisch

Geflügelfleisch ist **wohlschmeckend, zart** und **feinfaserig.** Das Fleisch von **Gänsen** ist **fettreicher.** Hühner, Perlhühner und Truthühner haben ein „weißes", Gänse und Enten ein dunkles Brustfleisch.

Besonders Junghühner sind leicht verdaulich und eignen sich bei entsprechender Zubereitung für die **Diätkost.**

Einkauf

Geflügel kommt gerupft und ausgenommen in den Handel. Es wird entweder ganz oder in Teilen in gekühltem Zustand frisch verkauft (Haltbarkeit ca. 5 Tage), in größerem Umfang auch tiefgefroren; **Haltbarkeit:** fettes Geflügel 4–6 Monate, fettarmes Geflügel 9–12 Monate. Auf verpacktem Geflügel oder Geflügelteilen müssen die Lagerbedingungen und die Haltbarkeitsfrist angegeben werden.

Kennzeichen guten Geflügels

sind biegsames Brustbein, spitze Krallen, einreißbare Schwimmhäute (bei Enten und Gänsen). Lebendes Geflügel muss fresslustig sein, sauberes Gefieder und glänzende Augen haben.

Geschlachtetes Geflügel muss gut ausgeblutet und sorgfältig gerupft sein, eine reine, unverletzte Haut haben und ausgenommen sein.

Die Qualität hängt von Haltung und Fütterung der Tiere ab. Manche österreichische Geflügelrassen sind sehr geschätzt und weit über Österreichs Grenzen bekannt (z. B. steirisches Mastgeflügel).

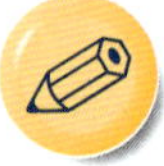

1. Stellen Sie mithilfe der Nährwerttabellen einen Nährwertvergleich zwischen Geflügel und Kalbfleisch an und überlegen Sie auch die Preiswertigkeit der beiden Fleischarten.
2. Wie würden Sie Geflügel in der Diätküche zubereiten?

Fleisch und Geflügel: Volkswirtschaftliche Bedeutung

Der Konsum von Fleisch und Geflügel, der in der Vorkriegszeit bei 45 kg/Kopf/Jahr lag, hat bis zum Jahr 1990 zugenommen und stagnierte dann bis 2011. 2012 hat der Konsum – entgegen den Ernährungsempfehlungen – zugenommen.

Tierart	Pro-Kopf-Verbrauch		
	2002	2004	2012
Schwein	40,3 kg	40,3 kg	55,1 kg
Kalb und Rind	12,6 kg	11,8 kg	17,9 kg
Schaf, Ziege	0,8 kg	0,8 kg	1,2 kg
Pferd	0,1 kg	0,1 kg	0,1 kg
Innereien	0,7 kg	0,8 kg	1,8 kg
Geflügel	10,6 kg	11,5 kg	21,1 kg
Sonstiges	0,5 kg	0,7 kg	1,3 kg
Gesamt	65,6 kg	66,0 kg	98,5 kg

Der Selbstversorgungsgrad für Fleisch lag in den Jahren 2002 bis 2012 zwischen 100 und 112 %, bei Rind- und Kalbfleisch bei bis zu 150 %, bei Schaf und Ziege zwischen 74 und 85 %. Der Selbstversorgungsgrad für Geflügel lag bei 70 %, bei Enten betrug er 4 %, bei Gänsen 14 %, bei Truthühnern 49 % und bei Hühnern 87 %.

Fische, Krusten- und Schalentiere

▶ *Sie können Fisch hinsichtlich des Nährstoffgehaltes bewerten.*

▶ *Sie lernen Regeln für Einkauf und Verarbeitung von Fisch zu begründen.*

▶ *Sie können die Ursachen für die Anreicherung von Schadstoffen in Fisch nennen.*

Fischsorten

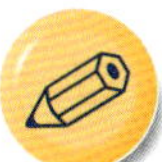
Etwa 40 verschiedene Fischsorten werden bei uns im Handel angeboten. Sehr bekannt sind die abgebildeten Fischsorten.

Nennen Sie Fischgerichte, für die diese Fischsorten verwendet werden können.

Nährstoff- und Wirkstoffgehalt von Fisch

● **Der** Fettgehalt **der verschiedenen Fischarten liegt jeweils etwas niedriger als der entsprechende Fettgehalt bei mageren bzw. fetten Fleischstücken:** Magerfisch 1–5 % Fett; Fettfisch 12–20 % Fett. Durch ölhaltige Ma-

rinaden oder Soßen oder durch Einlegen in Öl sind Fischkonserven oft fettreicher. Sardinen in Öl enthalten z. B. 14 g Fett in 100 g gegenüber 4,5 g der unbehandelten Sardine. Magerfisch enthält aufgrund des geringen Fettgehaltes auch weniger Energie als Fettfisch.

● **Eiweiß** ist durchschnittlich zu 15–20 % enthalten. **Die biologische Wertigkeit liegt bei 80 %,** also höher als die des Fleischeiweißes von Schlachttieren.

Durch eine Fischportion von 150 g kann etwa ein Drittel des Tageseiweißbedarfs gedeckt werden.

● **Kohlenhydrate** sind im Fisch – ebenso wie im Fleisch der Schlachttiere – **praktisch nicht enthalten.**

● Fisch enthält reichlich **Mineralstoffe und Vitamine.** Seefisch ist besonders **iodreich.** Außerdem enthält Fisch reichlich **Kupfer, Phosphat, Magnesium und Calcium.**

● Die **Vitamine des B-Komplexes** sind ebenfalls reichlich im Fisch enthalten, Fettfisch enthält außerdem in größeren Mengen **Vitamin A und Vitamin D.**

● **Fischfleisch ist leicht verdaulich,** da es wenig Bindegewebe enthält. Fischfleisch zerfällt daher leicht beim Garen, es ist locker und enthält außerdem relativ viel Wasser.

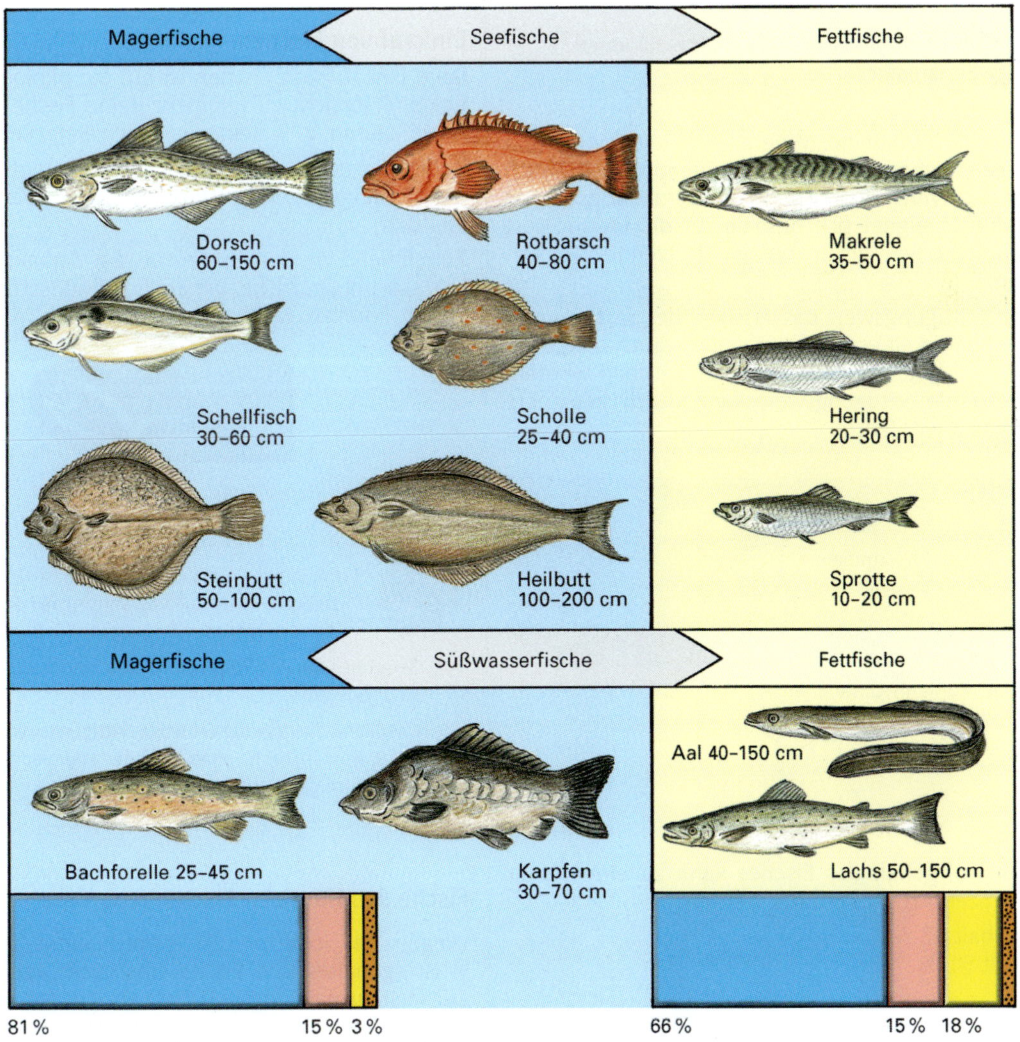

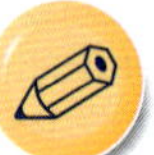 Vergleichen Sie den Fett- und ω-3-Gehalt der einzelnen See- und Süßwasserfische.

Fettgehalt von Fischen und Gehalt an Omega-3-Fettsäuren in g/100 g

Fischarten	Fettgehalt	ω-3-Fett-säuren	Fischarten	Fettgehalt	ω-3-Fett-säuren
Seefische			**Süßwasserfische**		
Tunfisch	15,5	3,4	Lachs	13,6	2,6
Hering, Ostsee	9,2	1,9	Brasse	5,5	1,3
Hering, Atlantik	17,8	2,7	Aal	24,5	0,8
Dornhai	14,5	1,9	Forelle	2,7	0,6
Makrele	11,9	1,7	Wels (Waller)	11,3	0,6
Sprotte	16,6	1,6	Karpfen	4,8	0,3
Sardine	4,5	1,4	Renke	3,2	0,3
Seehecht	2,5	0,7	Saibling*	9,4	3,2
Sardelle	2,3	0,5			
Rotbarsch	3,6	0,4			
Scholle	1,9	0,4			

! Magerfisch ist ein geeignetes Lebensmittel für unsere heutige Ernährungssituation.

Er enthält reichlich Vitamine, Mineralstoffe und Eiweiß und hat dabei einen geringen Fettgehalt/Energiegehalt. Fisch belastet als leichtverdauliche Speise die Verdauungsorgane nicht so stark. Er eignet sich deshalb für die leichte Kost und auch für Personen, die überwiegend sitzende Tätigkeiten ausüben.

Der geringe Sättigungswert des Fisches, der sich aus der leichten Verdaulichkeit ergibt, kann jedoch durch die Zugabe von Rohkostsalaten und Gemüse ausgeglichen werden, d. h. der fehlende Sättigungswert kann durch geeignete Beilagen ergänzt werden.

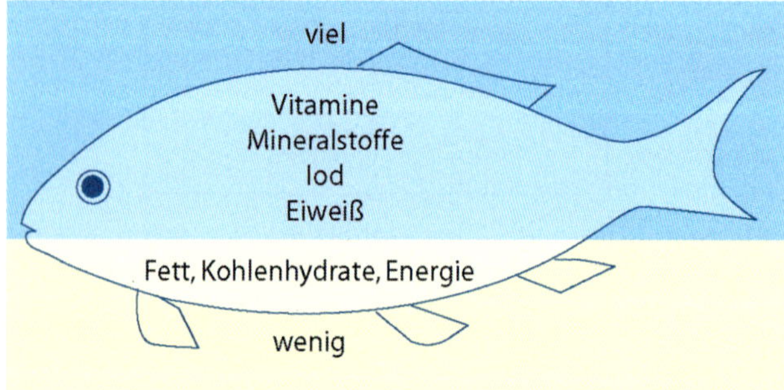

Magerfisch

● **Der Nährstoffgehalt des Fisches kann zu einem sehr hohen Prozentsatz ausgenutzt werden:**

Eiweißgehalt 97 %,
Fettgehalt 91 %.

---

* die Werte beziehen sich auf in Österreich erhältliche Saiblinge

Einkauf von Fischen

Beim Einkauf von Fischen ist auf die ökologische Nachhaltigkeit Rücksicht zu nehmen. Keine Fische von bedrohten Arten kaufen, z. B. keine Haie (Schillerlocken u. a.).

Keine Tiefseefische kaufen, denn sie benötigen Jahrzehnte bis zur Fangreife, z. B. Rotbarsch, Neuseeländischer St. Petersfisch.

Zunehmend werden Fische aus sog. Aquakulturen angeboten, sowohl Seefische wie auch Süßwasserfische, z. B. Pangasius, Forellen, Saiblinge.

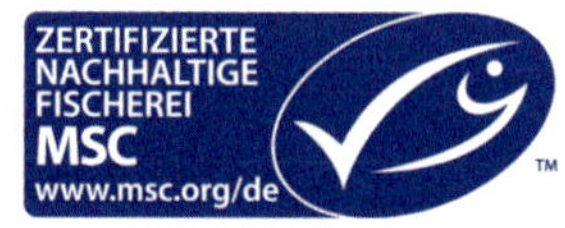

Fisch aus nachhaltigem Fang

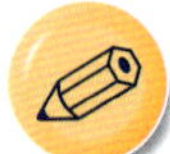 1. Erkundigen Sie sich in einem Geschäft nach dem derzeitigen Fischangebot. Vergleichen Sie die Preise für die verschiedenen Fischarten.

2. Berechnen Sie den Preis von je 50 g Rindfleischeiweiß und 50 g Kabeljaueiweiß.

3. Überlegen Sie, wie der fehlende Sättigungswert des Fisches ergänzt werden kann, ohne dass der Energiegehalt der Speisen stark gesteigert wird.

Fische des Handels, Fischerzeugnisse

Wegen der lockeren Skelettmuskulatur und des hohen Wassergehaltes sind Fische eine leicht verderbliche Ware. Zur Haltbarmachung von Fischen wurden schon frühzeitig verschiedene Konservierungsmethoden entwickelt.

- **Gekühlte Frischfische:** Bereits auf den Fangschiffen werden die Fische in Eis gepackt (eingeeist). In isolierten Waggons oder in Kühlwaggons, wieder unter Zugabe von Eis, können sie weit ins Binnenland, so auch bis Österreich, transportiert werden. Kleinere Fischarten, wie Schollen, Makrelen, kommen ausgenommen als ganze Fische in den Handel, größere Fischarten, wie Kabeljau, Seelachs, Rotbarsch, Seehecht, filetiert oder als Fischteile. Als Frischfisch gehandelte Ware darf nicht eingefroren und wieder aufgetaut worden sein.

- **Tiefgefrierfisch:** Die Fische werden im Ganzen oder filetiert bei Temperaturen zwischen –25 und –45 °C schockgefrostet und bei Temperaturen unter –18 °C gelagert. Sie sind je nach Lagertemperatur 9 bis 12 Monate (Scholle, Seehecht, Kabeljau, Seelachs), fettere Fische, wie der Wels, 4 bis 6 Monate haltbar.

- **Salzfische:** Zu Salzfischen werden verarbeitet: Heringe, Sardellen, Sardinen, Seelachs, Kabeljau (Laberdan), Lachs. Es sind meist zur Weiterverarbeitung bestimmte Zwischenprodukte für die Herstellung von z. B. folgenden Präserven: Sardellenringe, Sardinenringe, Sardellenfilets, Sardellenpaste (ca. 12 Monate haltbar), geräucherter Lachs in Öl, chemisch konserviert (ca. 6 Monate haltbar), geräucherter und gefärbter Seelachs in Öl = Lachsersatz, chemisch konserviert (ca. 6 Monate haltbar).

- **Getrocknete Fische:** Stockfisch: ohne Salzen getrocknete Magerfische wie Kabeljau, Schellfisch oder Seelachs. Klippfisch: gesalzene, getrocknete Magerfische. Guter Stock- und Klippfisch sind wohlschmeckend. Sie werden vor dem Verzehr gewässert, sind in Österreich von geringer Bedeutung.

- **Räucherfische:** Räucherhering = Bückling, Räuchersprotten, Räuchermakrelen, Räucheraal. Schillerlocken sind die geräucherten Bauchlappen des Dornhais. Größere Fische werden in Stücken geräuchert. Geräucherter Lachs in Scheiben kommt vakuumverpackt in den Handel. Räucherfische gekühlt bei möglichst tiefer Temperatur (+ 2 °C bis + 4 °C) lagern, das Haltbarkeitsdatum beachten.

- **Marinaden:** Bismarckheringe, Russen, Rollmöpse. Das Fischfleisch wird durch hohe Salz- und Essigkonzentrationen gegart und in Aufgüssen oder Tunken in den Handel gebracht: Präserven, die meist chemisch konserviert werden und je nach Art der Herstellung bis zu 4 Wochen oder bis zu $1/2$ Jahr haltbar sind.

- **Anchosen:** Kräutersprotten, Appetitsild, Kräuterheringe, Heringshappen, Matjesfilets. Mit Salz, Zucker und Gewürzen gereifte Fische mit aromareichem, süß-saurem Geschmack. Präserven, die meist chemisch konserviert werden und bis zu 3 Monate haltbar sind.

- **Vollkonserven** werden durch Sterilisation bei 115 bis 121 °C in luftdicht verschlossenen, formbeständigen Behältnissen hergestellt. Behältnisse: Weißblechdosen, zum Schutz vor Korrosionen (Auflösung der metallischen Innenwand mit Auftreten eines Blechgeschmackes) innen meist mit einer Lackschicht überzogen (verniert), Aluminiumdosen, Gläser. Vollkonserven sind ein bis mehrere Jahre haltbar. Das Erzeugungsjahr oder das Jahr, bis zu dem die Konserve haltbar ist, wird angegeben.

- Zum Unterschied von den Fischvollkonserven werden die begrenzt haltbaren, nicht sterilisierten Fischerzeugnisse als **Fischpräserven** bezeichnet: Sardellenringe, Marinaden, Anchosen u. a. Bei den meisten Präserven ist eine gekühlte Lagerung notwendig. Auf die Haltbarkeitsfrist achten.

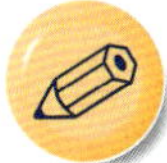

1. Welche Möglichkeiten der Haltbarmachung von Fisch kennen Sie?

2. Erkundigen Sie sich in einer Fischhandlung, welche Fischerzeugnisse angeboten werden.

Schadstoffe im Fisch

Quecksilber in Fischen: Quecksilber reichert sich nur in sehr wenigen Fischarten an. Es sind dies sehr langlebige Raubfische: Tunfisch, Haifisch, schwarzer Heilbutt, Schwertfisch. Von den genannten Fischarten sind nur große, ausgewachsene Fische durch Quecksilber belastet. Junge Fische können ohne Bedenken gegessen werden. Der Quecksilber-Höchstgehalt ist in Österreich durch Verordnung geregelt.

Einkauf von Fisch

Frischfisch kühl aufbewahren. Am Einkaufstag verarbeiten. Fisch verdirbt leicht.

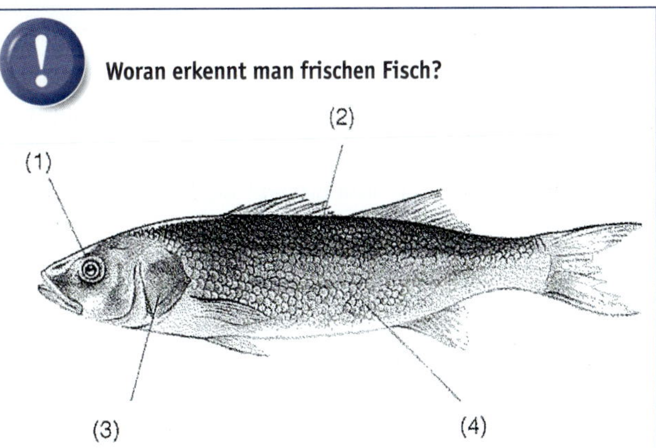

① **Die Augen sind klar und glänzend,** sie stehen leicht nach außen gewölbt hervor.

② **Die Schuppen sind fest anliegend und glatt.**

③ **Die Kiemen sind glänzend und von hellroter oder dunkelroter Farbe.** Die einzelnen Kiemenblättchen sind klar zu erkennen.

④ **Frisches Fischfleisch ist fest und elastisch,** ein Fingerdruck hinterlässt im Fischkörper keine „Delle".

Verarbeitung von Fisch

Bei der küchentechnischen Verarbeitung ist die **„Drei-S-Regel"** – **S**äubern, **S**äuern, **S**alzen – zu beachten:

- **Säubern:** Fisch säubern – nur kurz unter fließendem Wasser waschen, Wasser löst sonst wertvolle Nährstoffe, z. B. Iod, heraus.

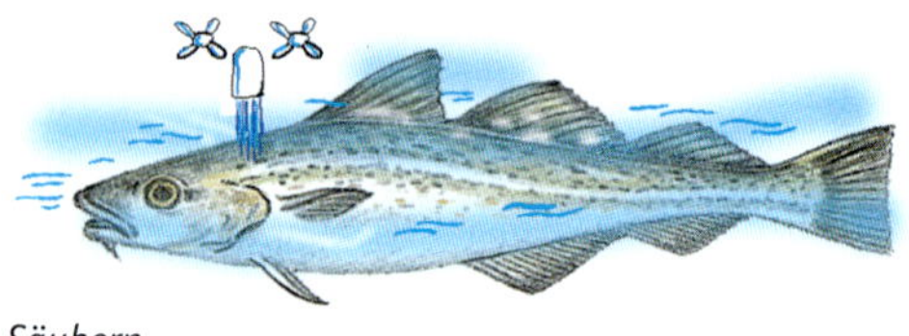

Säubern

- **Säuern:** Fisch mit Zitronensaft oder Essig säuern. 10 Minuten stehen lassen. Das Fischfleisch wird weißer und fester.

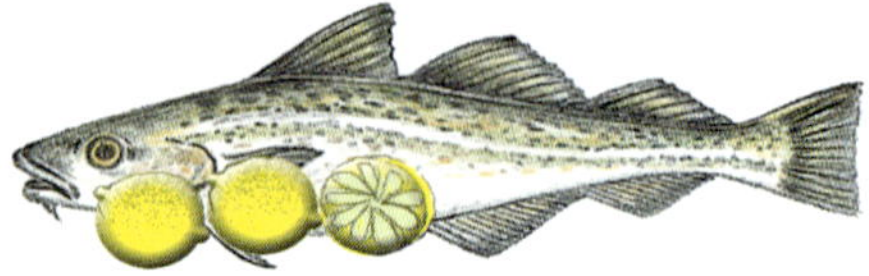

Säuern

- **Salzen:** Fisch erst unmittelbar vor dem Garen salzen. Salz entzieht dem Fisch Flüssigkeit mit wertvollen Nährstoffen.

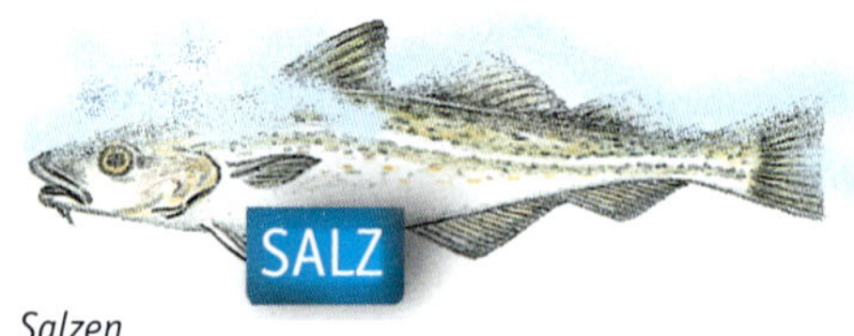

Salzen

- **Besonders geeignete Gartechniken sind Dünsten, Braten und Grillen.**
- Fisch nicht kochen, sondern gar ziehen lassen. Er zerfällt sonst.
- **Garflüssigkeit für Soßen oder Suppen verwenden.**
- **Fisch gut würzen** oder mit würzigen Beilagen servieren. Fisch hat wenig Eigengeschmack.
- **Fisch vor dem Panieren gut abtupfen,** die Panade weicht sonst durch.
- **Tiefgekühlte Fischstücke, z. B. Fischstäbchen, unaufgetaut braten.** Die Form bleibt so besser erhalten.
- Fisch, im Ganzen zubereitet, ist gar, wenn sich die Rückenflosse leicht herauslösen lässt.

Volkswirtschaftliche Bedeutung

Der Pro-Kopfverbrauch von Fischen ist seit 1999 leicht gestiegen, von 6,0 kg auf 7,7 kg im Jahr 2012.

Fische stammen zu 95 % aus Einfuhren.

Krustentiere

Von den Krustentieren haben nur Krebse, Hummer, Langusten, Garnelen und Krabben wirtschaftliche Bedeutung. Sie haben ein feinfaseriges, wohlschmeckendes Fleisch und gelten als Delikatesse.

- **Krebse:** Vom früher weit verbreiteten Flusskrebs gibt es heute nur noch Restbestände. Sie sind eine seltene und entsprechend teure Delikatesse. Wegen der leichten Verderblichkeit werden sie nur lebend, tiefgefroren, eventuell auch zu Konserven verarbeitet, gehandelt.

- **Hummer** kommen in den Küstengewässern der Nordsee und des Atlantiks vor. Sie lieben felsigen Grund. Hummer zählen zu den besten und größten Krustentieren. Es sind bis zu 1 m große und bis 10 kg schwere Tiere. Gegessen wird das Fleisch aus den Scheren und dem Schwanz, das gelblich ist und eine intensiv rote Oberfläche besitzt. Hummer kommen lebend, als Vollkonserve oder tiefgefroren in den Handel.

- **Langusten** sind dem Hummer ähnliche Krustentiere, denen die großen Scheren am ersten Beinpaar fehlen. Charakteristisch sind die zweiten, außerordentlich langen Fühler. Langusten können bis zu 40 cm lang und bis zu 6 kg schwer werden. Gegessen wird das Fleisch aus dem Schwanz, das bei uns fast nur zu Vollkonserven verarbeitet im Handel ist. Das Fleisch der Langusten ist zum Unterschied vom Hummerfleisch an der Oberfläche gelblich, höchstens rötlich gelb.

- **Garnelen und Krabben:** Garnelen – bestimmte Arten werden als Scampi, Krevetten, Kaisergranat bezeichnet – sind langschwänzige, weniger als 10 cm große Kleinkrebse. Krabben sind kurzschwänzige Krebse. Garnelen und Krabben gelangen frisch geschält oder ungeschält, tiefgefroren oder zu Konserven verarbeitet in den Handel. Vielfach werden Garnelen fälschlich als Krabben bezeichnet. Es gilt eine solche Bezeichnung wegen der Gleichwertigkeit der Tiere jedoch nicht als irreführend.

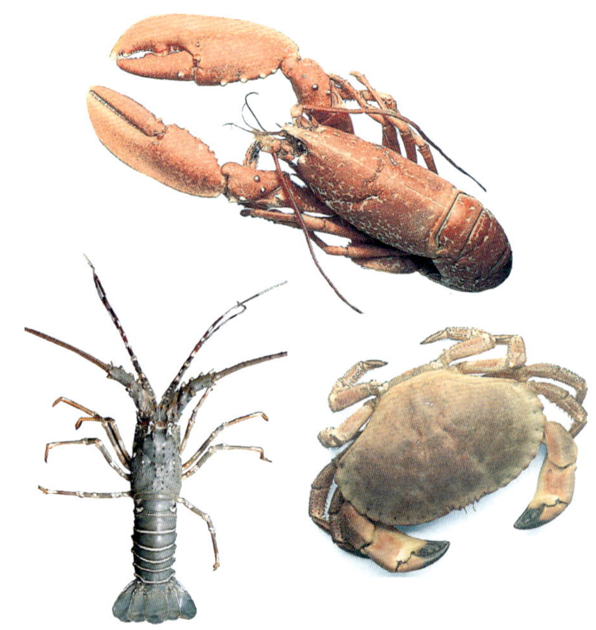

Schalentiere, Weichtiere

● **Muscheln** sind von zwei miteinander verbundenen Schalenhälften umschlossene Weichtiere. Die Schalenhälften können durch einen Schließmuskel geöffnet und geschlossen werden. Aus dem Wasser genommene Muscheln verschließen die Schalen fest. Muscheln mit klaffenden Schalen sind bereits abgestorben, genussuntauglich und meist auch gesundheitsgefährlich.

  – **Austern** sind die bekannteste Muschelart. Sie kommen auf den so genannten Austernbänken vor. Austern werden vielfach roh gegessen, aber auch zu Vollkonserven verarbeitet.

  – **Miesmuscheln** kommen lebend, gekocht, gebraten, mariniert oder geräuchert in den Handel.

● **Schnecken** (z. B. Weinbergschnecken): Schneckenfleisch ist besonders leicht verderblich. Weinbergschnecken werden daher nur lebend oder zu Vollkonserven verarbeitet gehandelt. Bei Konserven werden die gereinigten Gehäuse in Säckchen beigepackt. Das zubereitete Schneckenfleisch wird in den Gehäusen serviert.

● **Kopffüßler** (Tintenfische): Es sind sowohl Vertreter der zehnarmigen Tintenfische (gemeiner Tintenfisch, Zwergtintenfisch, Kalamare) wie auch die größeren achtarmigen Oktopus-Arten (Kraken) zum Genuss geeignet. Haut, Saugnäpfe und Innereien werden entfernt und das Fleisch in Streifen oder Ringe geschnitten zubereitet. Tintenfische kommen frisch, tiefgefroren, eingesalzen, in Österreich jedoch meist zu Konserven verarbeitet, in den Handel. Für die Bewohner von Küstengebiete sind Tintenfische eine beliebte, billige, eiweißreiche Nahrung.

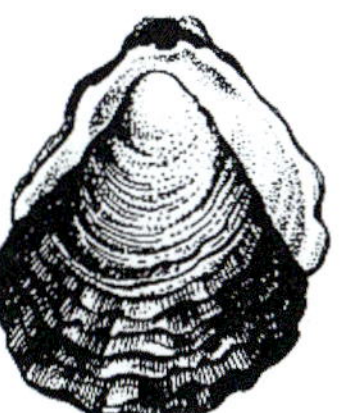 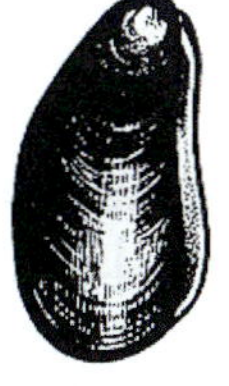 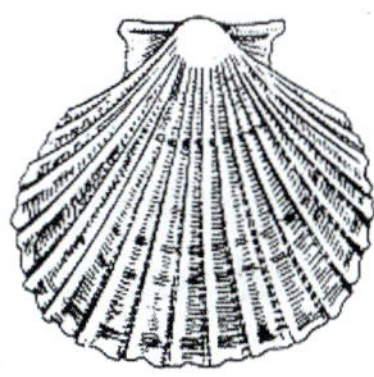

Auster   *Pfahl- und Miesmuschel*   *Jakobsmuschel*

Hülsenfrüchte

▶ *Sie können Hülsenfrüchte als eiweißreiche, pflanzliche Lebensmittel bewerten.*

▶ *Sie lernen Sojaprodukte zu bewerten.*

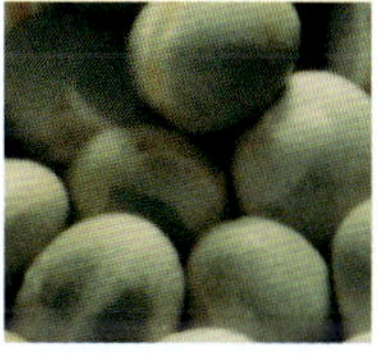 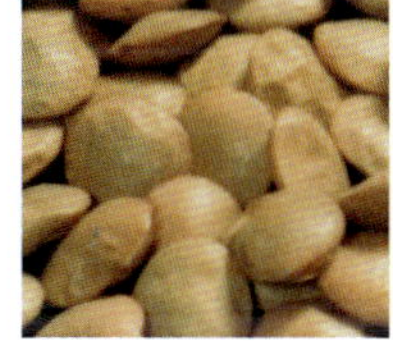 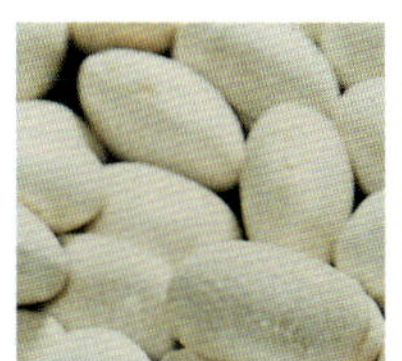

Erbsen   *Linsen*   *Bohnen*

Zu den Hülsenfrüchten zählen die reifen, an der Luft getrockneten Samen der Pflanzen mit zweischaligen **Fruchthülsen**: Bohnen, Erbsen, Linsen, Kichererbsen, Sojabohnen und Erdnüsse. Für die Fruchthülsen der Bohnen hat sich regional die Bezeichnung „Schote" eingebürgert. Die Samen werden wegen einer besseren Verdaulichkeit auch geschält angeboten.

Bohnen und Erbsen, in asiatischen Ländern auch Linsen, werden **in unreifem Zustand als Gemüse** gegessen, Bohnen und Linsen mit den Hülsen. Zuckererbsen sind die einzigen Erbsen, von denen auch die Hülsen genießbar sind.

In der Ernährung werden Erdnüsse den Nüssen zugeordnet oder gemeinsam mit den Sojabohnen zu den Ölfrüchten. Hülsenfrüchte, vor allen Dingen Bohnen, gehören zu den ältesten Kulturpflanzen der Menschheit. In Mitteleuropa werden Linsen kaum mehr angebaut.

In vielen Ländern sind Hülsenfrüchte wegen ihres Eiweißreichtums ein Grundnahrungsmittel: Linsen-, Erbsen- und Sojagerichte mit Reis, Kichererbsen mit Brot im Mittleren Osten. Die Rote Kidneybohne ist Bestandteil des mexikanischen Nationalgerichtes „Chili con carne".

Hülsenfrüchte waren bei uns eine Zeit lang „aus der Mode". Man meinte, sie seien schwer verdaulich und die Zubereitung sei zu zeitraubend. Mittlerweile werden selbst in teuren Restaurants Feinschmeckergerichte auf Linsensalat oder mit rotem Bohnenpüree serviert. Auch die herzhaften Eintöpfe liegen wieder im Trend.

Linsen werden im Mittelmeergebiet, in Mittelasien und Lateinamerika, Sojabohnen werden weltweit, so auch in Österreich, angebaut. Erdnüsse stammen aus Südamerika und werden weltweit in den Tropen und Subtropen angebaut.

Nähr- und Wirkstoffgehalt von Hülsenfrüchten

● **Hülsenfrüchte sind die eiweißreichsten pflanzlichen Lebensmittel.** Die biologische Wertigkeit des Eiweißes beträgt 45 %, die der Sojabohne 76 %. Die begrenzende Aminosäure ist – auch bei der Sojabohne – Methionin. Die biologische Wertigkeit kann daher durch Eiweißstoffe, die Methionin im Überschuss enthalten, verbessert werden: mäßig durch Getreideeiweiß, bedeutend durch Milch-, Ei- und Fleischeiweiß. In vielen Ländern ersetzen Hülsenfrüchte mit Getreide zumindest für einen Teil der Bevölkerung das Fleischeiweiß.

● **Stärke und Ballaststoffe** sind reichlich enthalten, Fette nur in Spuren – ausgenommen Sojabohnen und Erdnüsse. Der Ballaststoffgehalt der Hülsenfrüchte kann zu Blähungen führen: Empfindliche Personen sollten geschälte Hülsenfrüchte verwenden. Linsen werden meist besser vertragen als andere Hülsenfrüchte.

● **Vitamine und Mineralstoffe** sind reichlich vorhanden, siehe Tabelle.

 **Hülsenfrüchte mit Getreideprodukten wären eine gesunde Alternative, die unseren Ernährungsgewohnheiten entsprechen würde. Vermehrt sollten gekeimte Hülsenfrüchte gegessen werden.**

	Bohnen	Erbsen	Linsen	Sojabohnen	Erdnüsse
Energie in 100 g kJ (kcal)	961 (238)	1134 (271)	1130 (270)	1715 (410)	2360 (564)
Eiweiß	durchschnittlich 21–24 %; biologische Wertigkeit 45 %; ergänzt werden kann die Wertigkeit des Eiweißes durch Ei-, Fleisch-, Milch-, Getreideeiweiß. Wertigkeit 65 % und mehr			37 %; biologische Wertigkeit 76 %, hochwertig	26 %
Fett	durchschnittlich 1–2 %, fettarm			18 %, fettreich	49 %, sehr fettreich
Kohlenhydrate	durchschnittlich 48–57 %, kohlenhydratreich; Stärke und Cellulose sind enthalten			6 %	9 %
Mineralstoffe	reich an Kalium, Calcium, Phosphat, Magnesium, Eisen, Fluorid				
Vitamine	Vitamin B_1, Folsäure, Pantothensäure, Biotin, Vitamin B_6				
Verdaulichkeit	aufgrund des hohen Celluloseanteils schwer verdaulich, Blähungen; nach dem Entfernen der Celluloseschale leichter verdaulich				

Nährstoffgehalt 100 g essfertig zubereitete Hülsenfrüchte

	Bohnen	Erbsen	Linsen	Sojabohnen	Erdnüsse
Energie kJ (kcal)	414 (99)	301 (73)	343 (82)	628 (150)	–
Eiweiß	7,3	4,4	6,5	12,3	–
Fett	0,7	0,6	0,3	6,3	–
Kohlenhydrate	16,1	12,3	13,2	11,0	–
Ballaststoffe	4,8	4,3	5,2	4,0	–

Tägliche Bedarfsdeckung durch jeweils 50 g Hülsenfrüchte (Portion)
Weibliche Erwachsene – Gesamtenergiebedarf 8 400 kJ (2 000 kcal) – Angaben in %

Lebensmittel	Nährstoffe			Ballaststoffe	Energie	Mineralstoffe		Vitamine			
	Eiweiß	Fett	Kohlenhydrate			Ca	Fe	A[1]	B_1	B_2	C
Bohnen, weiß	14	2	9	17	8	7	17	3	18	6	2
Erbsen, trocken	16	1	10	13	9	3	14	1	25	6	1
Linsen	16	1	9	15	8	5	19	1	13	8	+
Sojamehl, vollfett	25	16	1	9	9	12	34	1	29	8	0
Erdnüsse, geröstet	18	38	2	12	15	4	6	6	11	3	0

[1] Retinol-Äquivalente

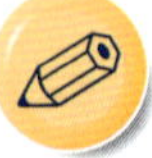

1. Sammeln Sie Rezepte von Hülsenfruchtprodukten. Prüfen Sie, ob hier die Ergänzungswirkung der Eiweißstoffe berücksichtigt wurde. Machen Sie eventuelle Verbesserungsvorschläge.

2. Machen Sie Vorschläge für geeignete Nachspeisen bei einer Hülsenfruchthauptmahlzeit.

Küchentechnische Verarbeitung von Hülsenfrüchten

- **Hülsenfrüchte verlesen und waschen,** um Schmutz, Steine und ungenießbare Samen zu entfernen.

- **Ungeschälte Hülsenfrüchte vor dem Garen – am besten über Nacht – in der dreifachen Wassermenge einweichen.** Durch abgekochtes weiches Wasser wird die Garzeit verkürzt. Das nährstoffreiche Einweichwasser zum Garen der Hülsenfrüchte verwenden.

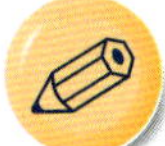

Weichen Sie in je einem Becherglas mit Leitungswasser a) 50 g geschälte Erbsen, b) 50 g ungeschälte Erbsen ein. Vergleichen Sie nach einer Stunde Volumen, Aussehen und Festigkeit der Erbsen. Begründen Sie die Veränderungen.

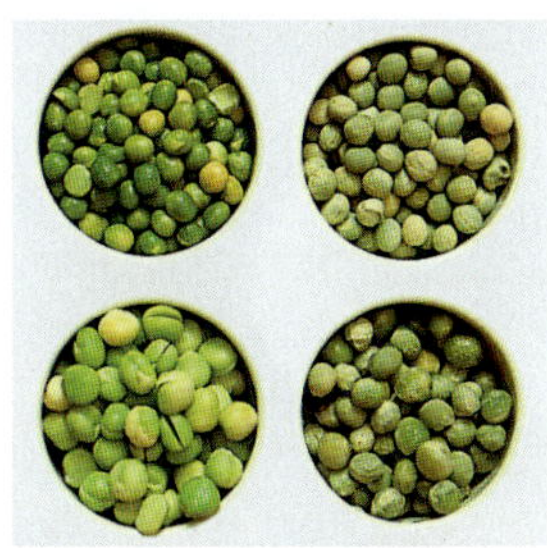

- **Geschälte Hülsenfrüchte werden nicht eingeweicht,** sie benötigen eine kürzere Garzeit. Sie sind leichter verdaulich, Blähungen werden vermieden. Sie enthalten aber weniger Ballaststoffe, Mineralstoffe und Vitamine.

- Obstessig oder Zitronensaft wird z. B. Linsengerichten zugesetzt. **Durch Essig quellen die Eiweißstoffe auf und werden leichter verdaulich.** Essig nach dem Garen zugeben.

- **Erst nach dem Garen salzen.** Das Weichwerden der Hülsenfrüchte wird durch Salz erschwert.

- **Soja-, Mungbohnen-** und **Linsensprossen** sind wertvolle Gemüse. Soja- und Mungbohnensprossen enthalten Stoffe, welche Eiweiß abbauende Enzyme blockieren (Protease-Inhibitoren): **Sojasprossen daher vor dem Verzehr blanchieren.** Linsensprossen haben einen hohen Vitamingehalt. Während des Keimens wird der Gehalt an blähend wirkenden Kohlenhydraten vermindert.

Hülsenfrüchte: Volkswirtschaftliche Bedeutung
(ohne Soja)

Erzeugung	2005/06	107 480 Tonnen
	2011/12	65 682 Tonnen
Verwendung als Futtermittel	2005/06	86 884 Tonnen
	2011/12	57 339 Tonnen
Nahrungsverbrauch	2005/06	2 075 Tonnen
	2011/12	3 977 Tonnen
Pro-Kopf-Verbrauch	2005/06 0,3 kg	2011/12 0,5 kg

Die Zahlen sprechen für sich. Angesichts des außerordentlichen Nährwertes für ein Gemüseprodukt ist der Pro-Kopf-Verbrauch eher als kläglich zu beurteilen und weist auf einen Luxuskonsum hin, obwohl ein Anstieg zu verzeichnen ist.

Der Selbstversorgungsgrad betrug 2010/11 96 %, wie auch ungefähr in den letzten drei Jahren.

Sojabohnen

China ist das Ursprungsland der Sojabohnen. Seit Jahrtausenden ist die Sojabohne ein wichtiges Lebensmittel in Asien. Der Eiweißbedarf kann durch Soja gedeckt werden. Die Sojabohne wird daher auch das „Fleisch des Feldes" genannt. Wie bei uns aus Getreide Mehl und Brot erzeugt werden, stellt man in Asien aus Soja zahlreiche **Sojaprodukte** her.

Besonders bei Sojabohnen spielt der Anbau gentechnisch veränderter Pflanzen eine Rolle. (Gentechnik in Österreich siehe Seite 235.)

- **Soja(milch)drink:** Sojabohnen werden mit der zehnfachen Wassermenge versetzt. Danach lässt man die Sojabohnen aufquellen, anschließend wird das Gemisch gemahlen und gefiltert.

- **Tofu:** Aus Sojamilch wird Sojatopfen ausgefällt und ausgepresst. Entsprechend kann auch Sojajogurt hergestellt werden.

- **Sojasoße** ist als Würzmittel bekannt.

- **Sojasprossen** sind ein weiteres Produkt.

- **Soja als Milchersatz bei Allergien:** Bei Milchallergien können Sojamilch – angereichert mit Calcium und Vitaminen – und Tofu für Säuglinge und Kinder als Milchersatz verwendet werden. Kuhmilchallergie ist die häufigste Allergie im Säuglingsalter.

- **Soja zur Ölgewinnung:** Aus Sojabohnen wird Öl gewonnen. Die eiweißreichen Rückstände werden als Viehfutter genutzt.

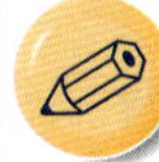

1. Gehen Sie im Supermarkt auf Spurensuche. Suchen Sie in den Zutatenlisten von Produkten nach der Zutat „Soja".

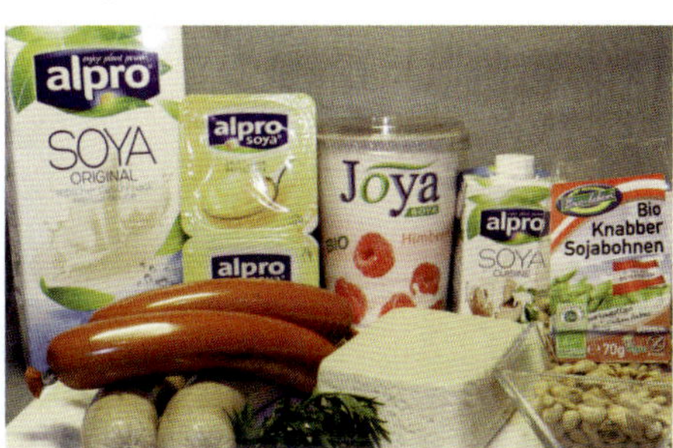

Informieren Sie sich in einem Reformhaus über das Angebot an Sojaprodukten. Beurteilen Sie die Aussage: „Alternativ essen – die gesunde Sojaküche".

Soja als Eiweißquelle in unserer Ernährung

Sojaerzeugnisse werden als Ersatz für Fleisch und Fleischprodukte, Milch und Milchprodukte in großer Vielfalt angeboten.

Zielgruppe sind neben Allergikern Personen, die sich lactovegetabil bzw. ovolactovegetabil ernähren: Es gibt u. a. Sojadrinks, Sojajogurt, Sojawürste, -pasteten und -pasten. Die Mehrzahl der Produkte enthält keine tierischen Fette, sie sind daher cholesterinfrei. Einige Produkte tragen den Hinweis „frei von genmanipuliertem Soja".

Die Zahl der Lebensmittel in unseren Supermärkten, in denen Soja „versteckt" angeboten wird, ist sehr groß: Es findet sich z. B. in Backwaren, Kindernahrung, Schokolade, Streichwürsten, Fertigsuppen.

Soja ist eine gute Eiweißquelle. Bei der Kultivierung kommt es nicht zu den Veredelungsverlusten wie bei der Fleischherstellung. Es wird jedoch viel Energie für die Erzeugung und den Transport von Sojaprodukten benötigt.

Vitamin- und mineralstoffreiche Lebensmittel (Auswahl)

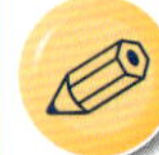

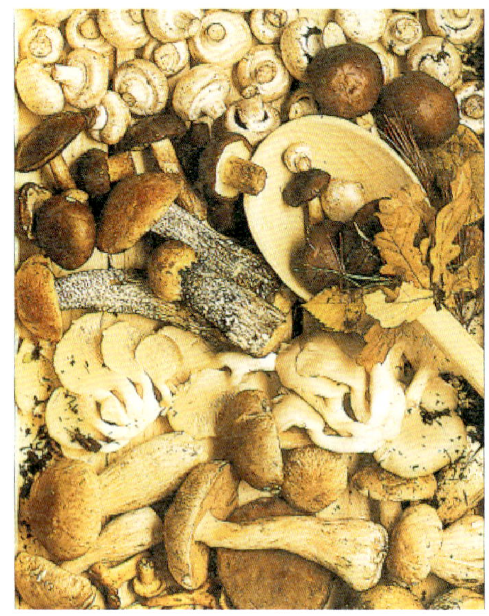

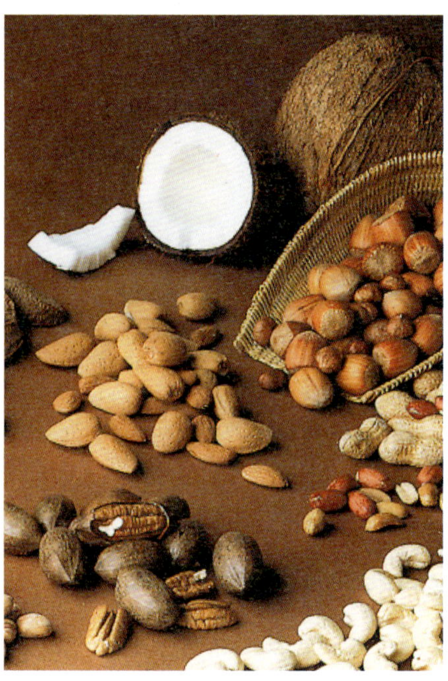

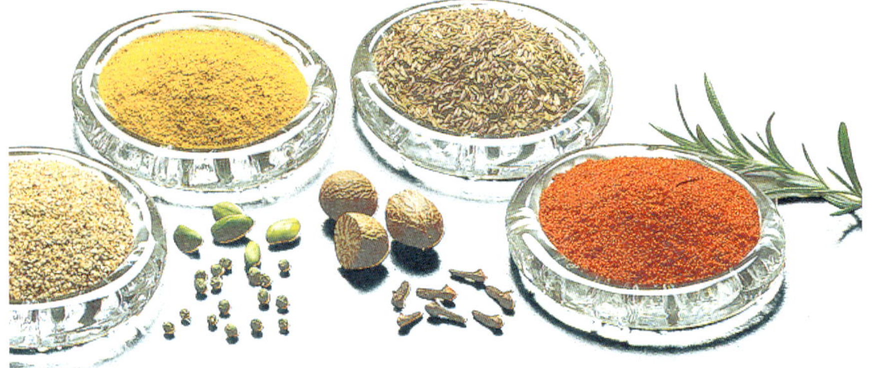

Sie haben bereits in den Kapiteln „Vitamine" und „Mineralstoffe" einige vitamin- und mineralstoffreiche Lebensmittel kennen gelernt.

Betrachten Sie die Abbildungen und versuchen Sie diese nach Gruppen zu ordnen.

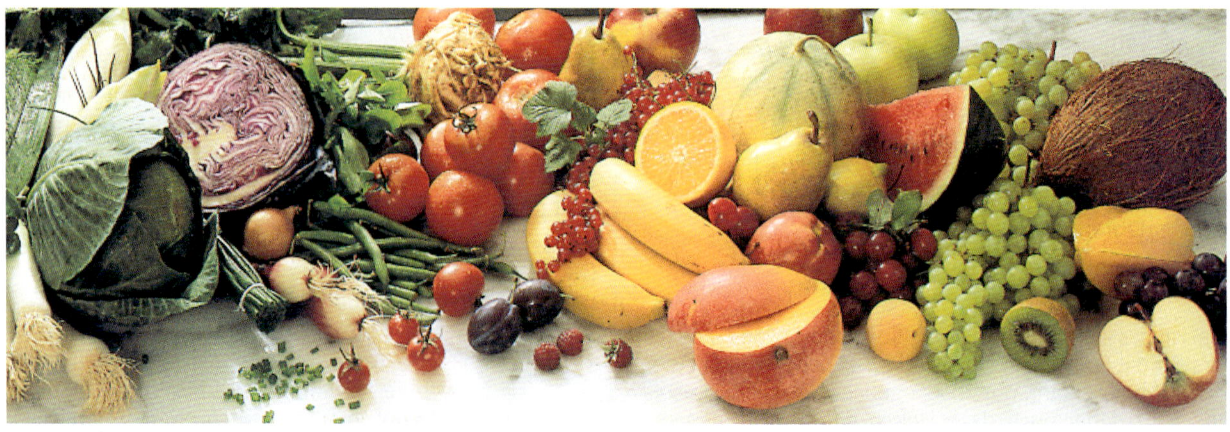

Obst

▶ *Sie können den Begriff „Obst" definieren.*

▶ *Sie lernen Obst als energiearmes, vitaminreiches Nahrungsmittel zu bewerten.*

Als Obst bezeichnet man die wohlschmeckenden Früchte und Samen von Bäumen und Sträuchern, die in Gärten, Obstplantagen oder auch wild wachsen (Wildfrüchte).

Nach dem Aufbau der Früchte oder Samen oder der Herkunft unterscheidet man:

● **Kernobst:** Äpfel, Birnen, Quitten
● **Steinobst:** Kirschen, Pfirsiche, Pflaumen, Marillen, Zwetschken, Nektarinen, Ringlotten
● **Beerenobst:** Erdbeeren, Himbeeren, Brombeeren, Preiselbeeren, Ribisel, Stachelbeeren, Weintrauben
● **Südfrüchte:** Orangen, Zitronen, Bananen, Grapefruits, Mandarinen, Feigen, Datteln
● **Schalenobst:** Haselnüsse, Mandeln, Walnüsse, Pistazien, Pekannüsse, Paranüsse, Cashewnüsse

Qualitätsklassenverordnungen

Der Handel mit Obst und Gemüse unterliegt den Qualitätsklassenverordnungen der EU. Sie gelten EU-weit und haben die österreichischen Qualitätsklassenverordnungen ersetzt: Es gab jedoch keine tiefgreifenden Veränderungen. Der Verkauf von Obst und Gemüse ab Hof sowie von den Produzenten auf Bauernmärkten unterliegt nicht den Qualitätsklassenverordnungen. Wohl aber gelten die Verordnungen für Bioobst und Biogemüse, soweit sie nicht direkt vom Produzenten verkauft werden.

Die Qualitätsnormen enthalten **Vorschriften bezüglich Beschaffenheit** (z. B. Erdbeeren der Klasse I dürfen nur eine kleine weiße Stelle und einen leichten Formfehler aufweisen), **Größe** (z. B. Erdbeeren der Klasse Extra müssen eine Mindestgröße von 25 mm aufweisen), **Verpackung** und **Kennzeichnung der einzelnen Obst- und Gemüsesorten.**

Obst wird in **Qualitätsklassen** in den Handel gebracht:

● **Klasse Extra:** Ware dieser Klasse ist von höchster Qualität.
● **Klasse I:** Ware dieser Klasse ist von guter Qualität.
● **Klasse II:** Noch immer gute Ware, die den von der EU definierten Mindesteigenschaften zu entsprechen hat.

Die Qualitätsklassen geben auch Auskunft über Größe, Aussehen, Form, äußere Beschaffenheit und Gewicht. Sie geben keine Auskunft über den Gesundheitswert: Nährstoffgehalt, allfällige Rückstände von Pflanzenschutzmitteln, Schadstoffen, Behandlungsmitteln.
Die „schönen" Riesen der Klasse Extra sehen gut aus, sind saftig und knackig, enthalten oft aber mehr Rückstände als kleinere, weniger makellose Früchte.
Obst der Klasse II sieht zwar nicht so gut aus, besitzt den gleichen Nährstoffgehalt, enthält häufig weniger Rückstände und ist meistens preiswerter. Allerdings wird solches Obst weniger gern gekauft und daher seltener angeboten.

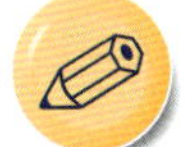

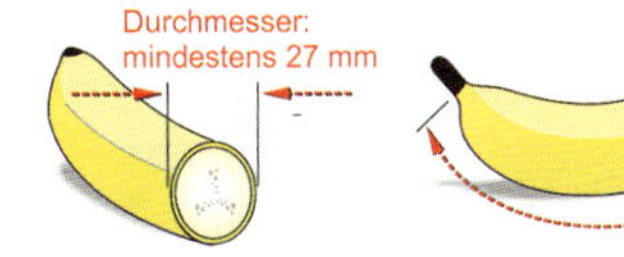
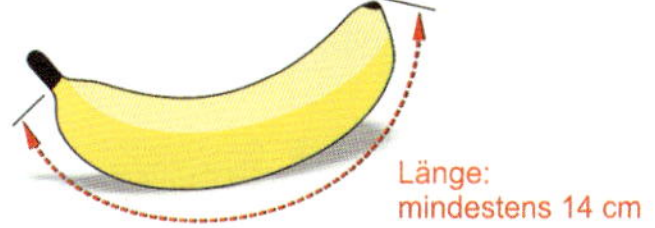

Kernobst

Obstart	Beschreibung	Sorten
Kernobst	Die Früchte haben im Fruchtfleisch ein Kerngehäuse	Äpfel, Birnen, Quitten, Mispeln, Vogelbeeren (Eberesche), Hagebutten

Äpfel und Birnen

Äpfel sind das ganze Jahr über erhältlich. Birnen sind im Allgemeinen weniger haltbar. Winteräpfel und -birnen reifen am Baum nicht voll aus und erlangen ihre Reife und Genießbarkeit erst nach einer mehr oder weniger langen Lagerzeit. Äpfel und Birnen unterliegen der **Qualitätsklassenverordnung.**

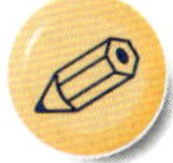

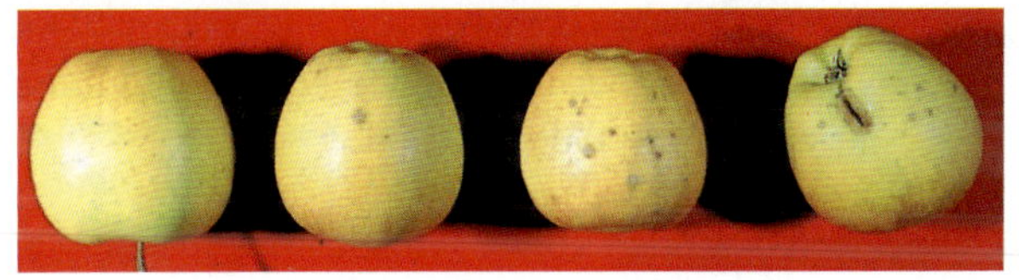

Apfelsorten

McIntosh, Granny Smith, Bellefleur, Golden Delicious, Gravensteiner, Lavanttaler Bananenapfel, James Grieve, London Pepping, weißer Klarapfel sowie die kleinfrüchtigen Sorten Jonathan, Cox-Orangen-Renette, Goldrenette, Kronprinz Rudolf u. a.

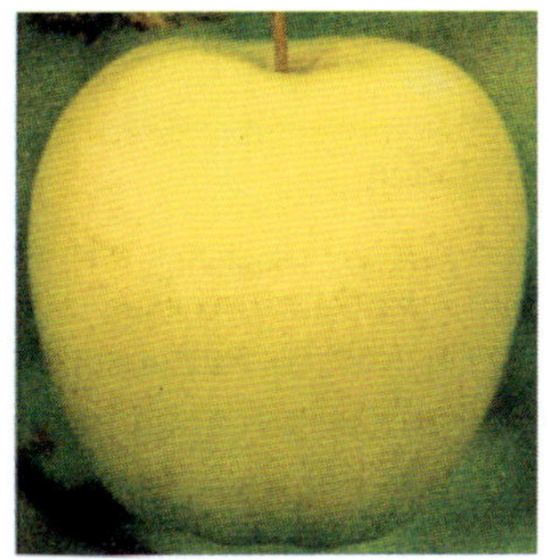
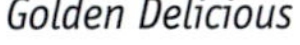

Golden Delicious

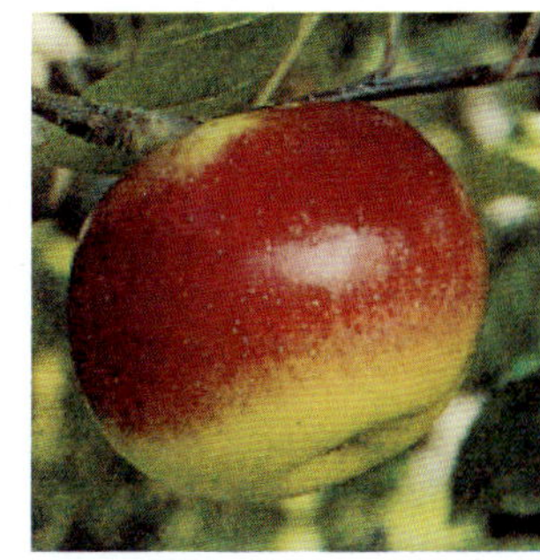

Kronprinz Rudolf

Birnensorten

Bosc's Flaschenbirne, Williams Christbirne, Butterbirne, Kaiserbirne sowie die kleinfrüchtigen Sorten Gute Luise und Frühe aus Trevoux, Nagowitzer, Salzburgerbirnen.

Birnen enthalten Sorbit und können bei empfindlichen Personen Verdauungsstörungen verursachen.

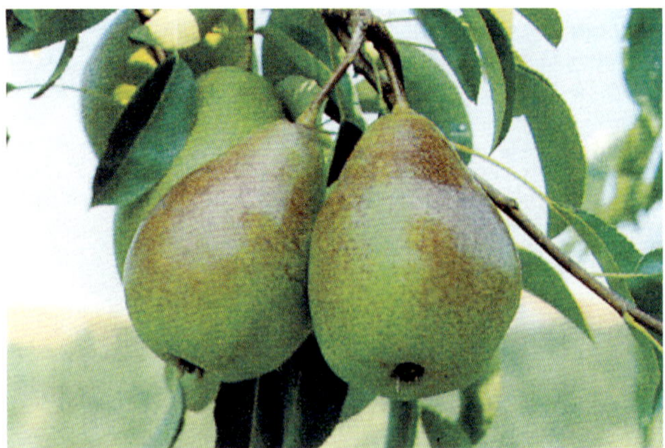

Bosc's Flaschenbirne

Mostobst wird in Verarbeitungsbetrieben zur Herstellung von Süßmost (Apfel- oder Birnensaft), Obstwein (in Österreich schlechthin als Most bezeichnet), für die Herstellung von Branntwein und zur Pektingewinnung verwendet. Süßmost ist alkoholfrei.

- **Quitten:** Man unterscheidet im Handel Quittenäpfel und Quittenbirnen. Sie sind im vollreifen Zustand hart und zum Rohgenuss ungeeignet. Eignen sich zum Einkochen für Marmelade, Gelee und Quittenkäse.

- **Mispeln:** Dunkelbraune, etwa walnussgroße Früchte, deren Fruchtfleisch nach den ersten Frösten die für den Verzehr geschätzte weichteigige Beschaffenheit annimmt.

- **Vogelbeeren** werden vorwiegend zur Branntwein- und Likörerzeugung verwendet. Sie enthalten bis zu 12 % Sorbit und schmecken stark bitter und adstringierend. Bei veredelten Sorten ist der Bittergeschmack kaum noch vorhanden.

Steinobst

Obstart	Beschreibung	Sorten
Steinobst	Die Früchte haben einen sehr harten Steinkern, der den Samen enthält	Kirschen, Pfirsiche, Nektarinen, Marillen, Zwetschken, Pflaumen, Ringlotten, …

Pfirsiche und Nektarinen unterliegen der **Qualitätsklassenverordnung.**

- **Kirschen, Weichseln** (Sauerkirschen) sind zum Rohgenuss, zur Erzeugung von Marmeladen, Fruchtsäften, Kompotten, feinen Obstbränden und Likören geeignet.

- **Pfirsiche** gehören zum feinsten Steinobst und kommen in mehreren, sich in Größe, Farbe und Beschaffenheit des Fruchtfleisches unterscheidenden Sorten in den Handel. Es gibt Sorten mit saftigem, weichem, sich vom Kern lösendem Fleisch, „Kerngeher", sowie Sorten mit härterem, am Kern haftendem Fleisch, „Härtlinge". Die Farbe des Fruchtfleisches ist weiß, grünlich oder gelb bis rötlich. Gelbe Sorten sind carotinreich.

- **Nektarinen** besitzen eine glatte Schale und ein sich vom Kern lösendes Fruchtfleisch.

- **Marillen** (Aprikosen) sind zum Rohgenuss, aber auch für die Herstellung von Marmeladen, Kompotten, Mehlspeisen, Marillenbranntwein und Likören geeignet.

- **Zwetschken** eignen sich zum Rohgenuss, für die Erzeugung von Kompotten, Zwetschkenröster, Powidl und für Mehlspeisen. Slibowitz ist Zwetschkenbranntwein. Zwetschken werden in größerem Umfang auch getrocknet und kommen als Dörrobst in den Handel.

- **Pflaumen** sind die Früchte verschiedener Varietäten des Pflaumenbaumes: blaue Pflaumen, Reineclauden (Ringlotten), Mirabellen, Kriecherl. Zahlreiche Sorten sowie Kreuzungen zwischen den Sorten sind bekannt. Die Verwendung ist ähnlich wie bei Zwetschken.

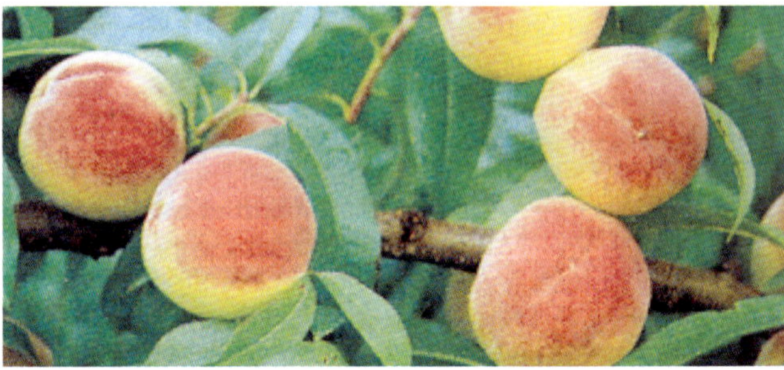

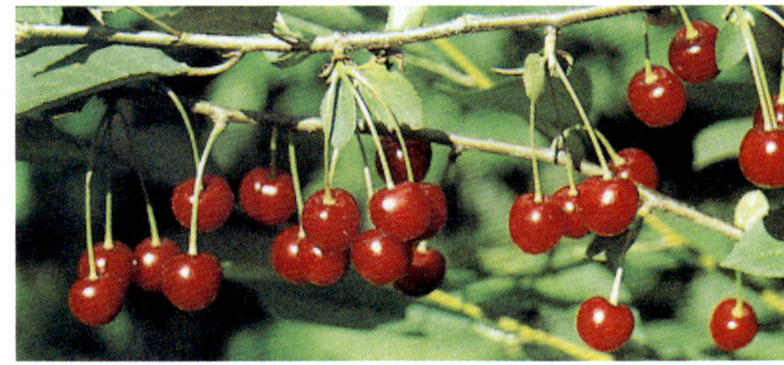

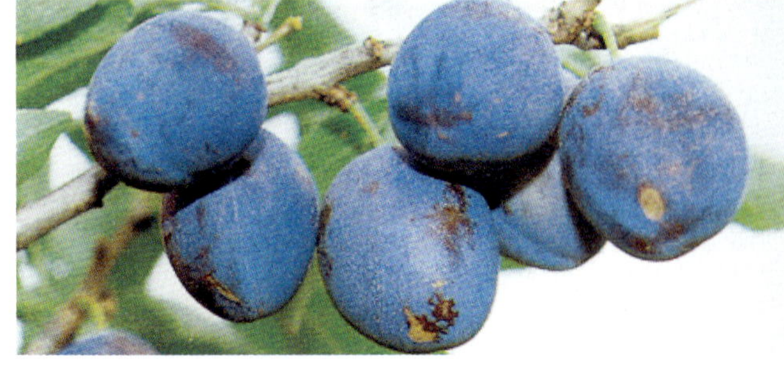

Beerenobst

Obstart	Beschreibung	Sorten
Beerenobst	Die Früchte haben im Fruchtfleisch viele kleine Kerne	Erdbeeren, Himbeeren, Brombeeren, Preiselbeeren, Ribisel, Stachelbeeren, Weintrauben

- **Weintrauben:** Der Handel mit Weintrauben unterliegt der Qualitätsklassenverordnung. Getrocknete Weintrauben kommen als Rosinen, Sultaninen (kernlose Beeren), Zibeben (längliche Beeren), Korinthen (kleine, schwarze kernlose Beeren aus Griechenland) sowie als Malagatrauben (große Beeren aus Spanien) in den Handel.

- **Ribiseln, Himbeeren, Brombeeren, Stachelbeeren** und **Heidelbeeren** werden roh gegessen, für die Erzeugung von Fruchtsäften, Marmeladen, zum Teil auch für Kompotte sowie zur Erzeugung von Branntwein verwendet. Sie sind zum Tieffrosten vorzüglich geeignet.

- **Preiselbeeren** werden meist zu Kompott, **Hagebutten** zu Marmelade, **Holunderbeeren** zu Kompott und Marmelade sowie zu Branntwein verarbeitet. **Berberitzen** (Sauerdornbeeren) werden für Zuckerwaren sowie für die Herstellung von Fruchtsaft und Obstessig verwendet.

- **Moosbeeren** und die nordamerikanischen **Cranberries** sind den Preiselbeeren verwandte Früchte. Sie sind größer, prall, platzen beim Kochen und sind weniger geschmackvoll als Preiselbeeren. Sie ergeben jedoch gute Kompotte. Die fallweise anzutreffende Bezeichnung Preiselbeeren für Moosbeeren ist unzulässig.

Zum Beerenobst im weiteren Sinne zählen die **Melonen** (melonenartiges Obst). Zuckermelone (Heimat: Indien) und Wassermelone (Heimat: Afrika) stammen von zwei verschiedenen Gattungen der Kürbisgewächse. Die Zuckermelone wird in mehreren Sorten, z. B. Netzmelone, Honigmelone, angeboten.

Trockenobst wird insbesondere aus Marillen, Zwetschken und Weintrauben hergestellt. Es darf geschwefelt werden. Viele Menschen sind gegenüber Schwefeldioxid empfindlich. Die Behandlung mit Schwefeldioxid oder Sulfiten ist zu deklarieren. Die Angabe der E-Nummern genügt nicht.

Bei Trockenobst und Gemüse dient die Behandlung mit Schwefel lediglich der Schönung: Erzielung bzw. Erhaltung einer hellen Farbe, Erhöhung des Verkaufswertes bei Verminderung des Vitamin-B_1-Gehaltes und dem Inkaufnehmen allfälliger Unverträglichkeiten.

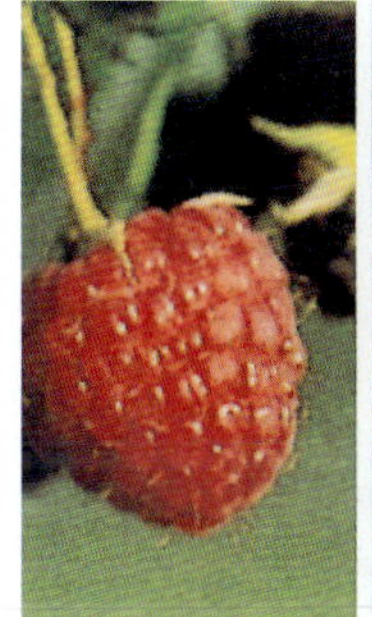

Himbeere

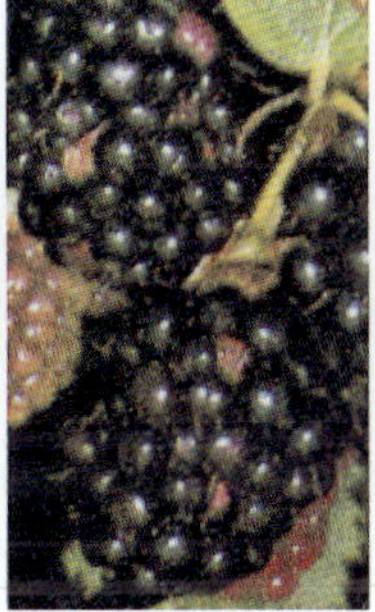

Brombeere

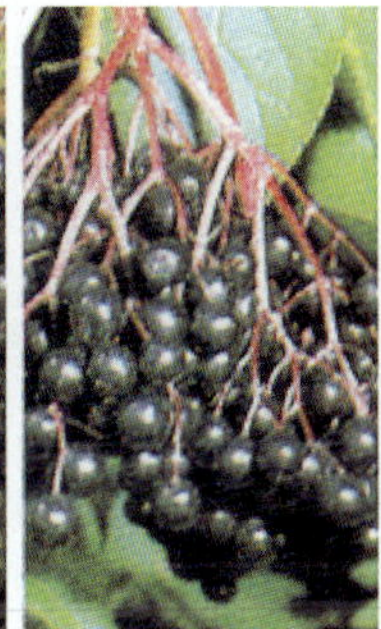

Holunder

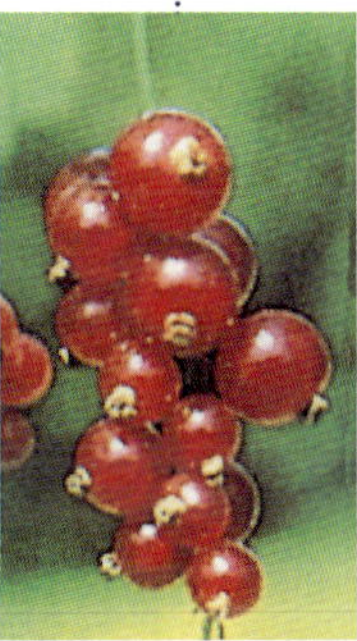

Rote Johannisbeere

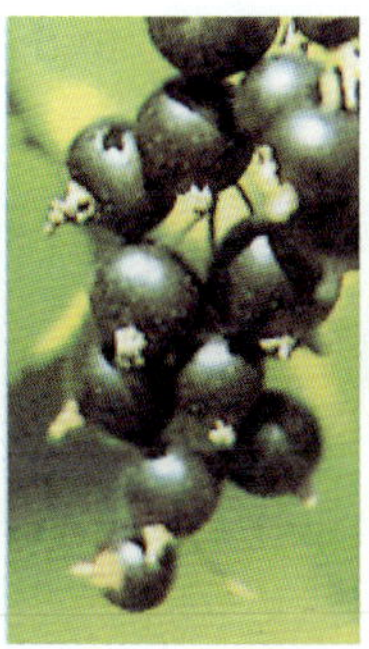

Schw. Johannisbeere

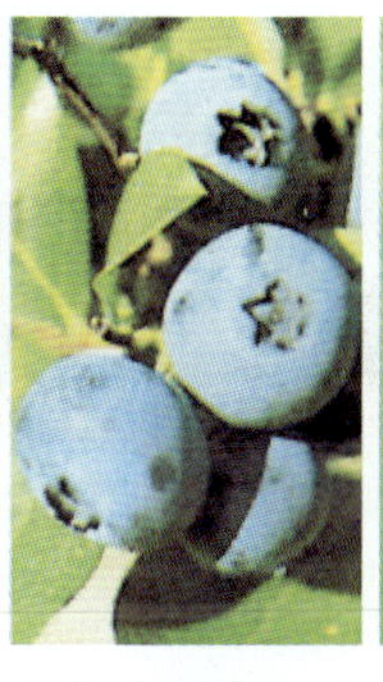

Kulturheidelbeeren

Stachelbeere

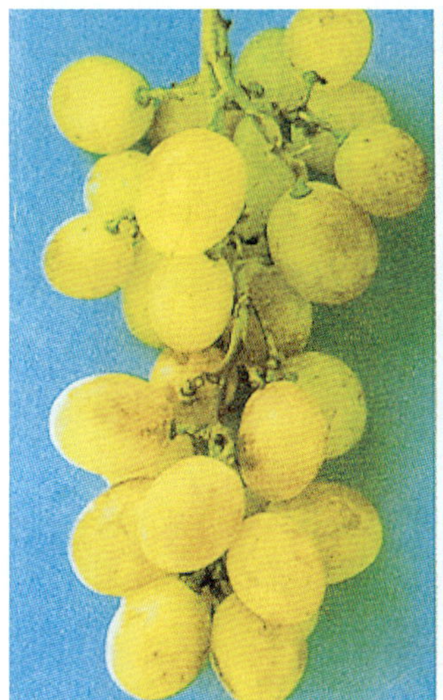

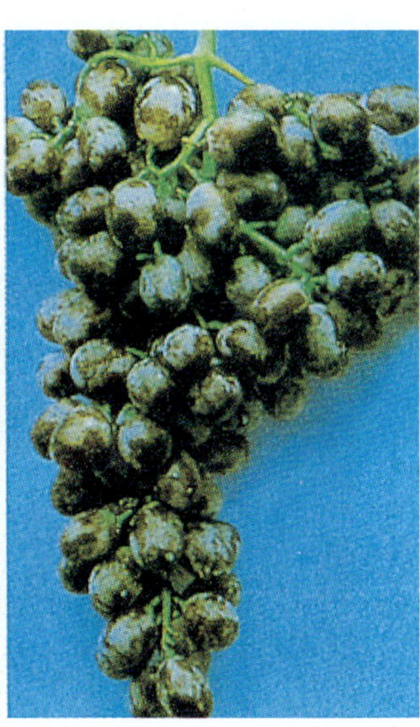

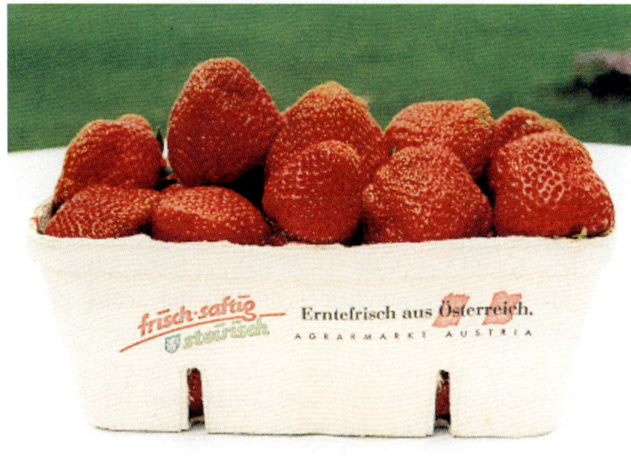

Südfrüchte

Obstart	Beschreibung	Sorten
Süd-früchte	Obstarten aus den Mittelmeer-ländern und aus subtropischen und tropischen Ländern	Mandarinen, Grapefruits, Feigen, Datteln, Bananen, Ananas, Kiwis, Granat-äpfel, Kakis, Passionsfrüchte (Maracuja), Litschis, Mangos, Papayas, Kumquats

● **Zitrusfrüchte** werden im Handel auch als Agrumen be-zeichnet.
Orangen, Zitronen und Mandarinen unterliegen der **Qualitätsklassenverordnung**.

Weniger bekannte Zitrusfrüchte

– **Pomeranze:** Bitterorange, aus der Schale wird Oran-geat hergestellt.

– **Pomelo** (Riesenorange): sehr große, bis zu 3 kg schwere Frucht mit dicker Fruchtschale.
Beachte: Insbesondere in Deutschland wird die Gra-pefruit als Pomelo oder Pampelmuse bezeichnet.

– **Limette:** zitronenähnlich, mit sehr dünner Schale und starkem Aroma.

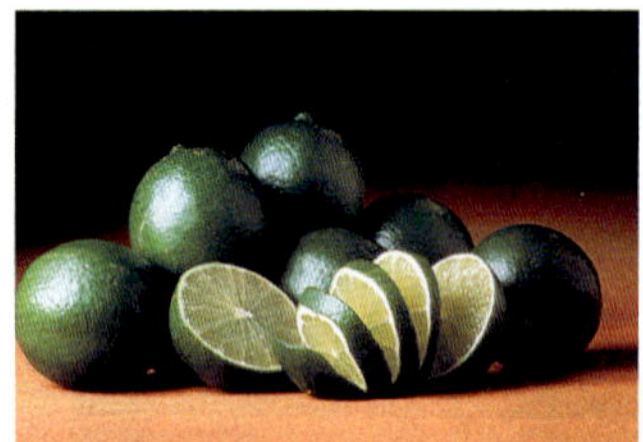

– **Kumquat:** Zwergorange oder Zwergzitrone, mit dün-ner, essbarer Schale. Limequats sind eine Kreuzung mit der Limette.

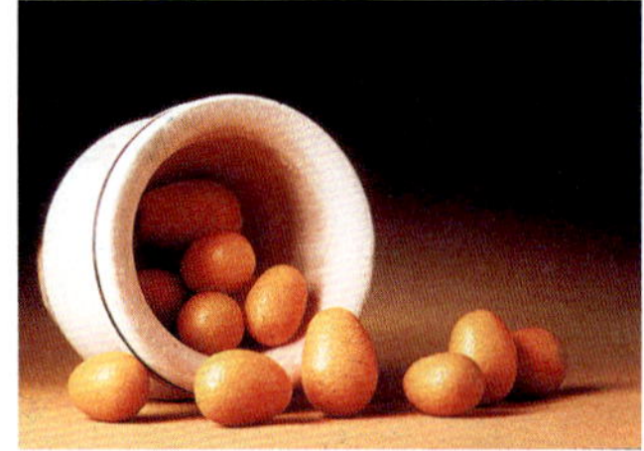

– **Zedratzitrone:** große, bis zu 1,5 kg schwere Frucht. Die besonders dicke Schale beträgt bis zu 70 % der Frucht. Durch Kandieren wird aus der Schale Zitro-nat hergestellt.

Aus Zitrusfrüchten werden in großem Umfang Fruchtsäf-te, Fruchtsaftkonzentrate und Schalenöle für die Ge-schmacksgebung gewonnen. Die Schalenrückstände die-nen der Gewinnung von Pektin. Bergamotteöl stammt von einer Varietät der Pomeranze (Bitterorange) und wird in der Parfumindustrie verwendet.

● **Bananen** sind die Früchte der Bananenstaude. Sie werden noch unreif geerntet und reifen beim Transport. Sie sind ein wertvolles Nahrungsmittel, das ca. 18 % Zucker (Glu-cose, Fructose, Saccharose) und etwas Stärke enthält.

● **Ananas** ist eine sehr saftreiche, erfrischende Frucht mit feinem Aroma. Sie wird roh gegessen, aber vielfach auch zu Kompotten oder Saft verarbeitet. Sie enthält ca. 0,6 % Fruchtsäuren und bis zu 13 % Zucker.

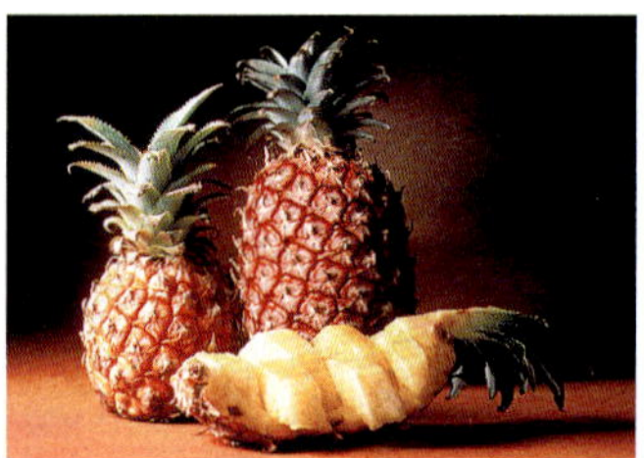

● **Datteln** sind die Früchte der Dattelpalme. Sie kommen überwiegend getrocknet, in Schachteln oder Kistchen verpackt, in den Handel. Gute Ware soll glatt, glänzend und saftig sein.

● **Feigen:** Die besten Feigen kommen aus dem Orient und aus Italien. Es sind birnenförmige, grünliche bis dunkelviolette Scheinfrüchte des Feigenbaumes. Das Fruchtfleisch ist gelblich bis rötlich. Sie kommen meist getrocknet in den Handel.

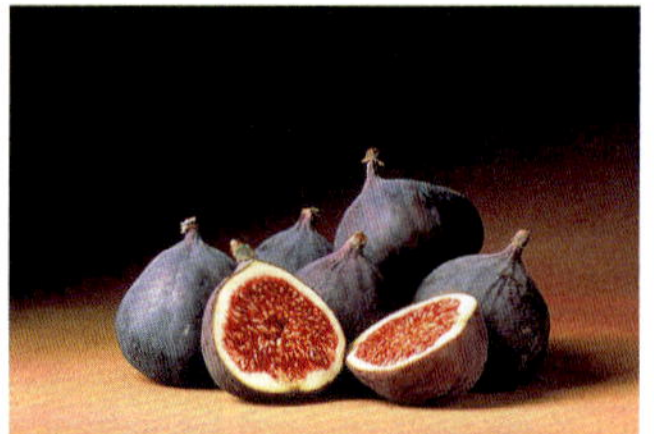

Oberflächenbehandlung

Bei Zitrusfrüchten und Bananen ist es erlaubt – zum Schutz vor Fäulnis und zur Verlängerung der Haltbarkeit –, die **Kon-servierungsstoffe** Diphenyl (E 230), Orthophenylphenol (E 231/E 232) und Thiabendazol (E 233) auf die Schalen-oberfläche aufzubringen. Auch das Wachsen der Zitrus-fruchtschalen ist erlaubt. Eine Kennzeichnungspflicht be-steht.

Die Schalen behandelter Zitrusfrüchte sind zur Herstellung z. B. von Marmelade nicht geeignet. Nur unbehandelte und als solche gekennzeichnete Ware verwenden.

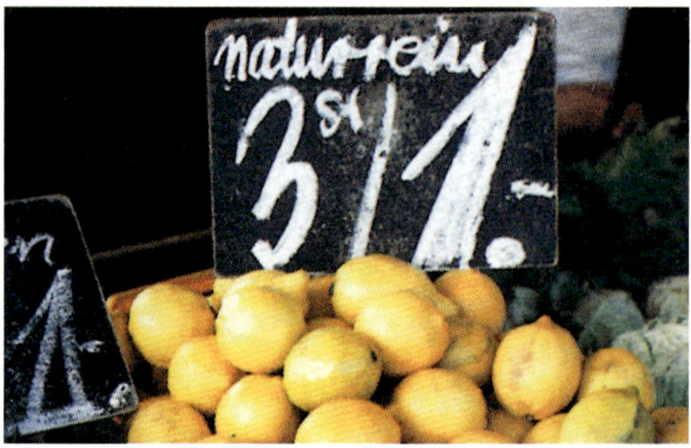

Schalenobst (einschließlich nussartiger Früchte)

Obstart	Beschreibung	Sorten
Schalen-obst	fettreiche oder stärkereiche Samen, die meist von einer harten Schale umgeben sind	einheimische: Walnüsse, Haselnüsse, Edelkastanie nussartige Südfrüchte: Cashewnüsse, Erdnüsse, Kokosnüsse, Kolanüsse, Paranüsse, Pekannüsse, Pistazien

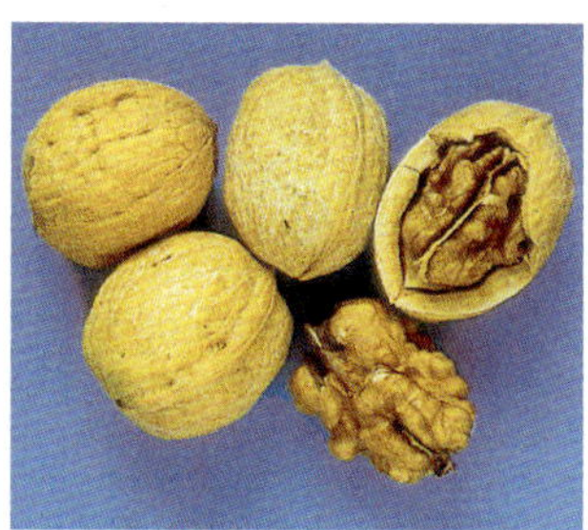

Walnüsse

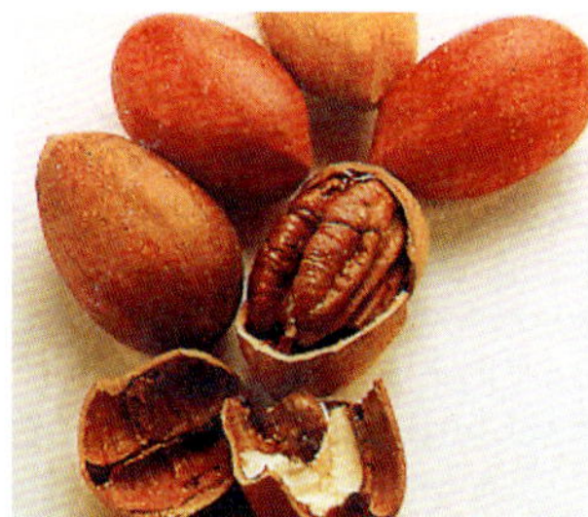

Pekannüsse

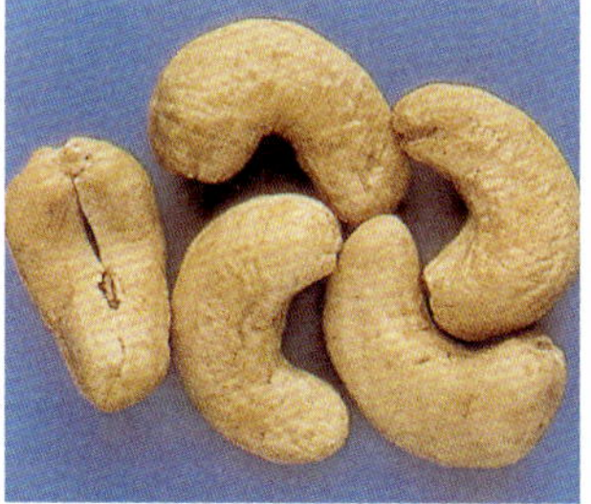

Cashewnüsse

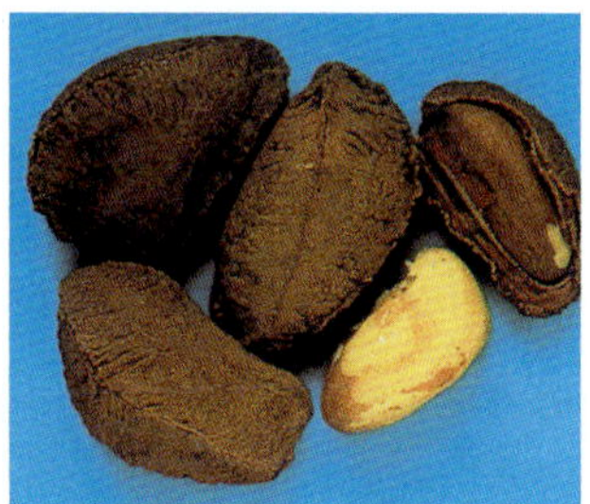

Paranüsse

Ernährungsphysiologische Bedeutung von Schalenobst

Nüsse und Edelkastanien besitzen einen geringen Natrium- und einen hohen Kaliumgehalt. Bei Nüssen entspricht der Eisengehalt und der Gehalt an Ballaststoffen dem von hochausgemahlenen Getreideprodukten, der Gehalt an Vitamin B$_1$ ist höher.

Auch der relativ hohe Eiweißgehalt (13–26 %) wäre ernährungsphysiologisch günstig zu beurteilen. Dem steht der hohe Fettgehalt (48–67 %) gegenüber und damit auch der hohe Energiegehalt. Das Walnussöl ist reich an Linol-säure (34 %) und Linolensäure (13 %).

Der durchschnittliche Pro-Kopf-und-Tag-Verbrauch an Nüs-sen liegt bei 12 g.

Der Beitrag von Nüssen zur Ernährung ist also unbedeutend. Will man gezielt mehr Nüsse essen, ist der Verbrauch an Speisefetten, Speiseölen und Lebensmitteln mit verstecktem Fettgehalt entsprechend zu reduzieren, damit die Energie-zufuhr nicht überhöht ist.

Bei Edelkastanien bestimmt der Stärke- und Zuckergehalt den Energiegehalt.

Das Fett der Nüsse, insbesondere das der Walnuss, ist reich an mehrfach ungesättigten Fettsäuren.

Einkauf und Lagerung von Obst

Beim Einkauf von Obst muss man auf gute Qualität und Reife achten. Stein- und Beerenobst nicht in zu großen Mengen kaufen, es unterliegt rasch dem Verderb. Zur La-gerung eignen sich vorwiegend Äpfel und Birnen. Nur ein-wandfreies, unverletztes Obst, das frei von Schädlingsbe-fall ist, lagern. Der Lagerraum soll kühl, nicht zu hell und gut zu lüften sein. Äpfel und Birnen legt man am besten auf Stellagen auf, um sie immer wieder durchsuchen zu können. Weintrauben kann man an Schnüren aufhängen. Sie trocknen und halten sich einige Wochen.

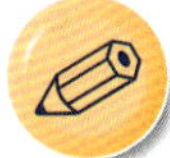

Was ist wichtig für die Erhaltung der Vitamine und Mine-ralstoffe bei der Verwendung von Obst?

Konservierung von Obst

- **Pasteurisieren:** Dabei wird der Vitamin-C-Gehalt ge-genüber dem frischen Obst herabgemindert. Kompotte sowie Fruchtsäfte kommen pasteurisiert in den Handel.
- **Trocknen:** Im Haushalt bei schwacher Hitze im Backrohr (Zwetschken, Birnen). Getrocknete Birnen werden als Kletzen bezeichnet.
- **Tieffrosten:** Durch das sofortige Einfrieren von Obst unmittelbar nach der Ernte, also ohne längere Lagerzeit oder Verzögerungen durch den Transport, ist der Vita-mingehalt hier sogar höher als bei frischer Ware. Zum Tieffrosten ungeeignet sind u. a. Äpfel und Birnen.
- **Marmeladen, Konfitüren, Jams** und **Gelees** werden durch Verkochen von Obst und Zucker hergestellt. Un-ter Jam werden im Handel die in stückiger Form ver-kochten Früchte, unter Marmelade die in breiiger Form verkochten Früchte verstanden. Gelees werden aus Obstsaft durch Einkochen mit Zucker hergestellt.

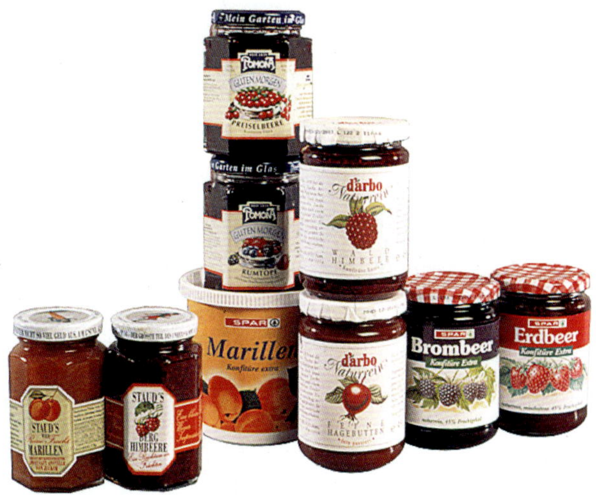

Gemüse

▶ *Sie können den Begriff „Gemüse" erläutern.*

Die Gemüse stammen von teils kultivierten, teils wild wachsenden, meist krautigen Pflanzen, von denen verschiedene Teile unserer Ernährung dienen.

Nach den Pflanzenteilen unterscheidet man:

- **Salat/Blattgemüse:** Kopfsalat, Eisbergsalat, Winterendivien, Feldsalat, Spinat, Mangold, Chicoree, Petersilie, Gartenkresse

- **Kohlgemüse:** Chinakohl, Kohlrabi, Kohlsprossen, Rotkraut, Weißkraut, Karfiol, Brokkoli, Kohl

- **Blütenstandgemüse:** Karfiol (Blumenkohl), Brokkoli, Romanesco, Artischocken

- **Fruchtgemüse:** grüne Bohnen (Fisolen), Erbsen, Tomaten, Paprika, Gurken, Kürbis, Melonen, Auberginen (Melanzani), Zucchini, Zuckermais

- **Wurzelgemüse:** Rote Rüben, Karotten, Radieschen, Kohlrabi, Kohlrüben, Rettich, Sellerie, Schwarzwurzeln, Kren

- **Zwiebelgemüse:** Speisezwiebel, Schalotten, Porree/Lauch, Knoblauch, Schnittlauch, Gemüsefenchel

- **Stängelgemüse:** Spargel, Rhabarber, Stangensellerie, Fenchel

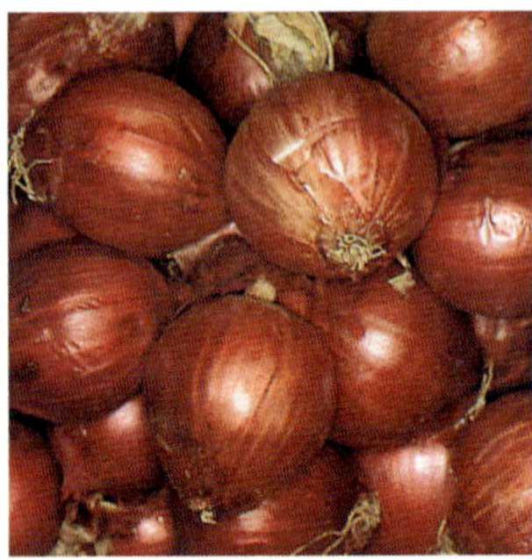

Rote Zwiebeln

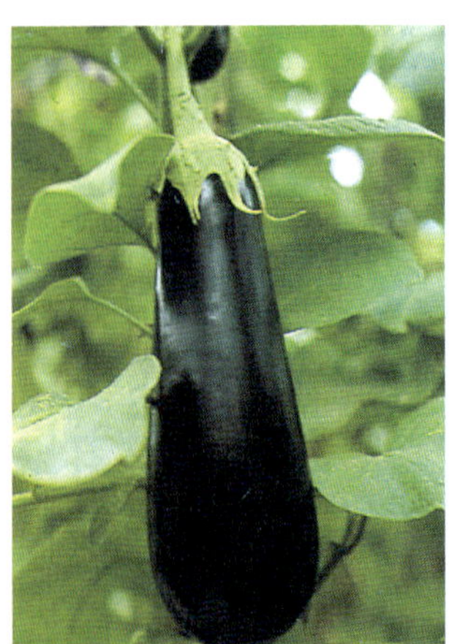

Aubergine

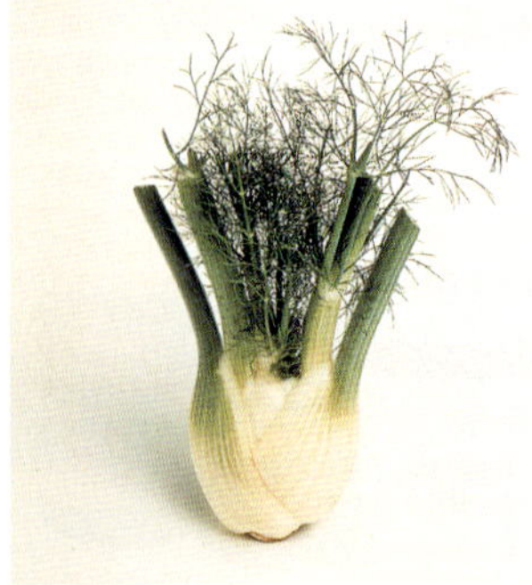

Fenchel

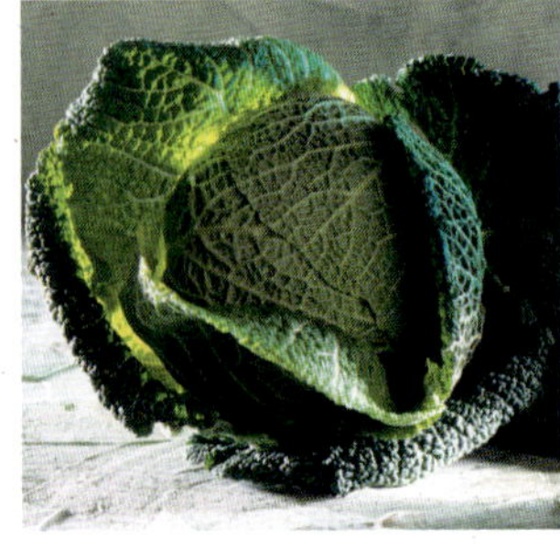

Kohl

Einkauf und Lagerung von Gemüse

▶ *Sie können für verschiedene Verwendungszwecke geeignetes Gemüse auswählen.*

Stets frisches Gemüse von guter Qualität kaufen; es ist häufig preiswerter als billig angebotenes Gemüse von geringerer Qualität (höherer Nährwert, weniger Abfall, zeitsparender in der Zubereitung und besser lagerfähig).
So bereits im Kapitel Obst erwähnt hat die EU Qualitätsnormen auch für Gemüsesorten festgesetzt. Es wird ebenso zwischen **Qualitätsklassen** unterschieden, wobei nicht alle Gemüsesorten in drei Klassen eingeteilt werden (z. B. Lauch/Porree nur Klasse I und II).

Um Gemüse für einige Zeit aufbewahren zu können, muss es trocken, kühl und vor Licht geschützt gelagert werden. Die **Lagerfähigkeit** ist sehr verschieden: Wurzelgemüse kann, von Blättern sorgfältig befreit, im Keller in Sand eingeschlagen einige Monate frischgehalten werden. Kraut und Kohl kann man auch im Freien überwintern (in so genannten Erdmieten). Fruchtgemüse ist bei kühler Lagerung 1–2 Wochen haltbar. Blattgemüse soll nur kurz gelagert werden. Länger lagerfähig ist Endiviensalat. Zwiebeln und Knoblauch werden, zu Zöpfen geflochten, hängend aufbewahrt. Sie sind über den Winter haltbar.

Konservierung von Gemüse

▶ *Sie können verschiedene Methoden der Haltbarmachung einzelner Gemüsearten nennen.*

- **Tiefgefrieren:** schonendstes Verfahren, für Spinat, Kürbis, grüne Erbsen, Fisolen, Karotten u. a. geeignet.

- **Trocknen:** Nähr- und Wirkstoffe werden nur wenig verändert, wenn die Gemüse rasch und nicht an der Sonne getrocknet werden. Trockengemüse (Dörrgemüse) besitzt heute nur mehr geringe Bedeutung. Ausgenommen hiervon sind getrocknete Würzkräuter (Küchenkräuter), grüne Erbsen und Karotten.

- **Einsäuern** beruht auf der milchsauren Gärung und wird für Kraut und weiße Rüben angewendet.

- **Sterilisieren:** für junge Gemüse, wie Erbsen, Fisolen, Spargel, Karfiol, Schwarzwurzeln geeignet.
  Das Gemüse wird in gereinigtem Zustand in Dosen oder Gläser gefüllt, dicht verschlossen und in Autoklaven unter Überdruck sterilisiert. Auf diese Weise ist es ein bis mehrere Jahre lagerfähig. Die Haltbarkeit wird in erster Linie durch das Dosenmaterial und den Verschluss begrenzt, auch durch langsam verlaufende chemische Umsetzungen, die zur Ungenießbarkeit der Ware führen.

- Bei Berücksichtigung der verschiedenen Handelsklassen kann man Gemüse je nach Verwendungszweck häufig preiswerter einkaufen.

- Tiefgekühltes Gemüse enthält einen höheren Vitamingehalt als frisches Gemüse, welches bereits länger gelagert wurde.

- Konservengemüse hat einen geringeren Vitamingehalt als frisches.

Hauptangebotszeiten bzw. Haupterntezeiten von Obst und Gemüse

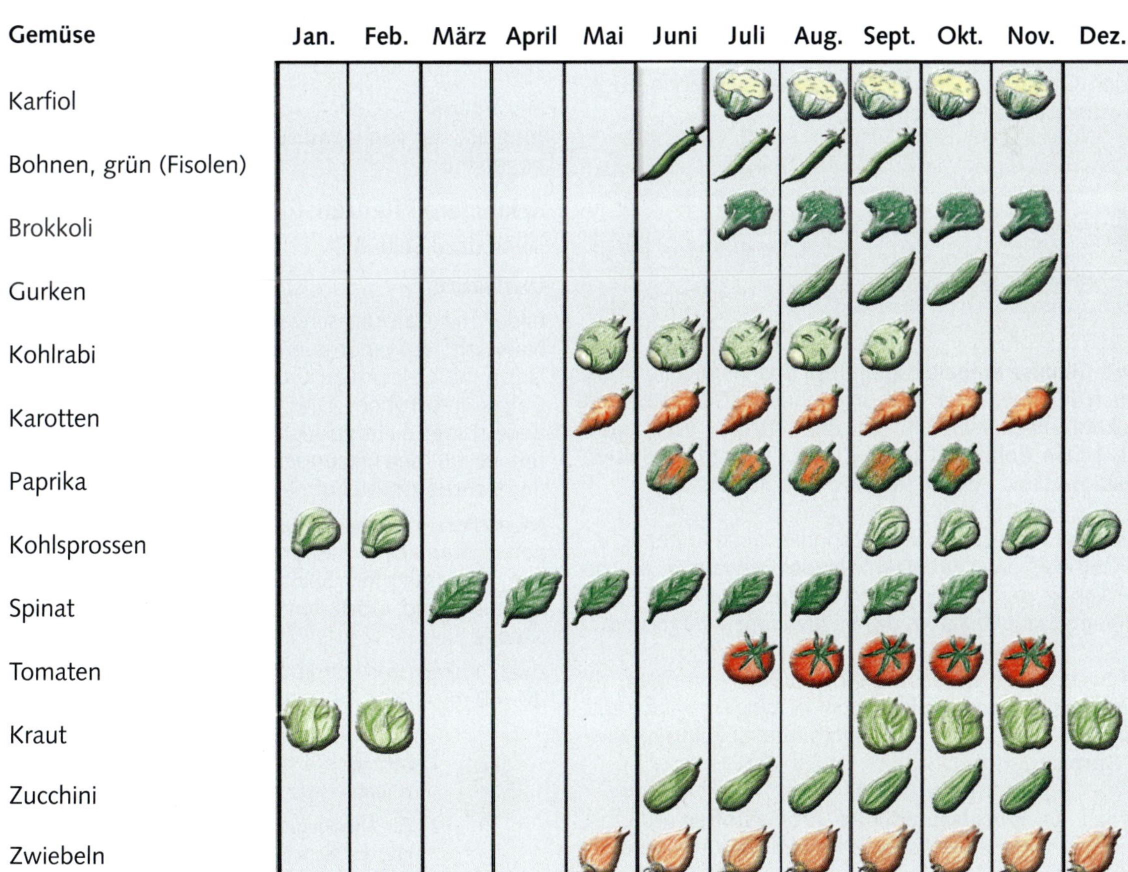

Obst	Jan.	Feb.	März	April	Mai	Juni	Juli	Aug.	Sept.	Okt.	Nov.	Dez.
Äpfel	●	●	●					●	●	●	●	●
Birnen								●	●	●		
Erdbeeren					●	●	●					
Himbeeren							●	●				
Kirschen						●	●	●				
Pfirsiche						●	●	●				
Pflaumen/Zwetschken								●	●	●		
Weintrauben								●	●	●	●	
Orangen	●	●	●	●	●	●					●	●
Bananen	●	●	●	●	●	●	●	●	●	●	●	●
Zitronen	●	●	●	●	●	●	●	●	●	●	●	●

Gemüse	Jan.	Feb.	März	April	Mai	Juni	Juli	Aug.	Sept.	Okt.	Nov.	Dez.
Karfiol							●	●	●	●	●	
Bohnen, grün (Fisolen)						●	●	●	●			
Brokkoli							●	●	●	●	●	
Gurken								●	●	●	●	
Kohlrabi					●	●	●	●	●			
Karotten						●	●	●	●	●	●	
Paprika							●	●	●	●	●	
Kohlsprossen	●	●							●	●	●	●
Spinat			●	●	●	●	●	●	●	●		
Tomaten							●	●	●	●	●	
Kraut	●	●							●	●	●	●
Zucchini						●	●	●	●	●	●	
Zwiebeln					●	●	●	●	●	●	●	●

Nährstoff- und Wirkstoffgehalt von Obst und Gemüse (Obst ohne Schalenobst)

Durch den üblichen Obst- und Gemüsekonsum wird folgender Bedarf gedeckt:

Tägliche Vitaminbedarfsdeckung

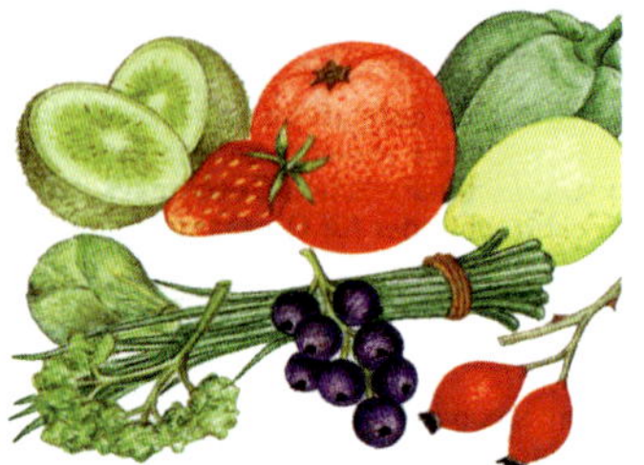

100 % des Vitamin-C-Bedarfs

50 % und mehr des Vitamin-A-Bedarfs

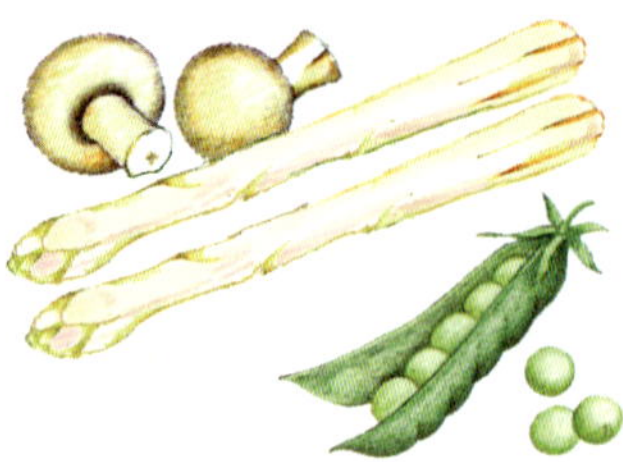

10 % des Vitamin-B$_1$- und -B$_2$-Bedarfs

Tägliche Mineralstoffbedarfsdeckung

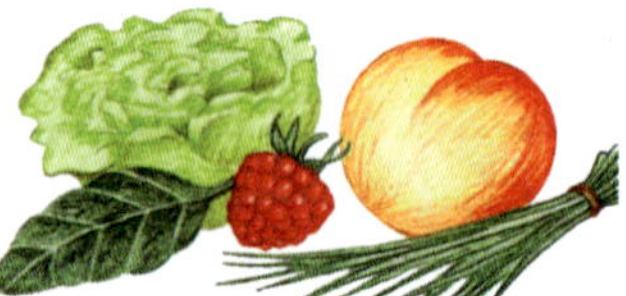

25 % des Eisenbedarfs

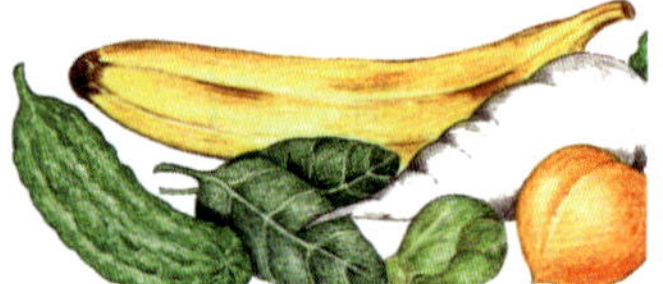

50 % des Kaliumbedarfs

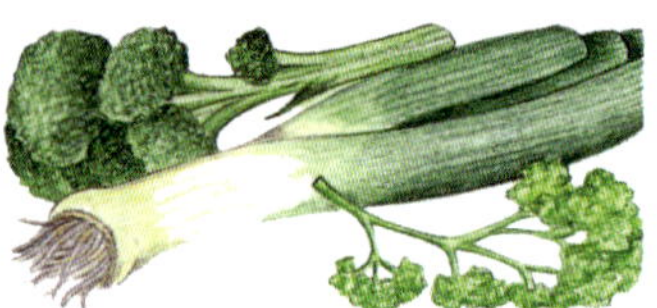

20 % des Calcium- und Phosphatbedarfs

Obst und Gemüse enthalten viel Wasser und einen geringen Grundnährstoffgehalt. Der Energiegehalt ist daher bei den meisten Obst- und Gemüsesorten niedrig. Der besondere Wert von Obst und Gemüse liegt in den hohen Gehalten an Mineralstoffen, Vitaminen und Ballaststoffen.

Durch den Obst- und Gemüsekonsum werden etwa 40 % des Ballaststoffbedarfs gedeckt.

Eine Erhöhung des Obst- und Gemüsekonsums ist zu empfehlen:
Täglich etwa 400 g Frischobst und täglich etwa 300 g Frischgemüse essen.

Obst und Gemüse enthalten Cellulose und Hemicellulosen, Obst auch Pektine. Aber auch in mehreren Gemüsesorten sind Pektine nachgewiesen: Karotte, Karfiol, Weißkraut, Zwiebel, grüne Bohnen, Gurke, Kürbis, Tomate. Cellulose, Hemicellulosen und Pektine sind wichtige Ballaststoffe.

Cellulose und **Hemicellulosen** (besonders auch in der Schale des Getreidekorns enthalten) binden etwa die 4fache Menge Wasser, der Darminhalt wird aufgelockert, die Peristaltik angeregt und verstärkt, das Stuhlvolumen vergrößert.

Pektine besitzen ein besonders großes Quellvermögen, sie sind imstande, toxische Substanzen zu binden; man sagt, sie „reinigen" den Darm und verhindern „Fäulnisvorgänge" im Darm.

Der Gehalt an **Fruchtsäuren** und **Aromastoffen** in Obst und Gemüse wirkt appetitanregend und dadurch verdauungsfördernd.

Obst und Gemüse sind im Allgemeinen
• **vitamin- und mineralstoffreich**
• **reich an Ballaststoffen**
• **energiearm**
• **geeignet als Zwischenmahlzeit**

Der Vitamin-C-Gehalt von Obst nimmt während der Reifung ab, der von Gemüsefrüchten (Paprika, Tomaten) hingegen zu.

Sekundäre Pflanzenstoffe

Siehe dazu Seite 85.

Oxalsäure

bildet mit Calcium schwerlösliches Calciumoxalat. Mit der Nahrung aufgenommene Oxalsäure verbindet sich im Darm mit Calcium zu Calciumoxalat und beeinträchtigt die Calciumresorption: Dies ist in der Säuglingsnahrung von Bedeutung, nicht zu viel oxalsäurereichen Spinat! Ansonsten ist für den gesunden Menschen der Oxalsäuregehalt der Nahrungsmittel ohne Bedeutung.

Menschen, die zur Bildung von Nieren(Oxalat)steinen neigen, sollten aber oxalsäurereiches Gemüse meiden: Rote Rüben, Sauerampfer, Spinat, Rhabarber, Mangold. Manche Gemüse- und Obstarten enthalten Oxalsäure in geringerer Menge.

Auch Kakao und somit Schokolade enthält Oxalsäure (ca. 20–60 mg/100g).

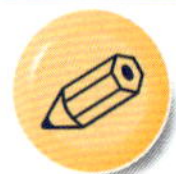

1. Ermitteln Sie mithilfe der Nährwerttabellen je fünf besonders energiearme Obst- und Gemüsesorten.
2. Für Abmagerungsdiäten werden Obsttage vorgeschlagen. Ist diese Maßnahme sinnvoll?

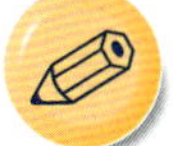

1. Warum kann man sich nicht längere Zeit ausschließlich von Obst und Gemüse ernähren?
2. Welche Obst- und Gemüsesäfte können Säuglingen zur Vitamin-C-Bedarfsdeckung und zur Eisenbedarfsdeckung gegeben werden?

Obst und Gemüse: Volkswirtschaftliche Bedeutung

Frisches Obst und Gemüse stehen der österreichischen Bevölkerung ganzjährig zur Verfügung. Dafür sorgen verbesserte Frischhaltemöglichkeiten, neue Produktionsformen und Importe. Die Versorgung mit Obst wird zu 56 %, mit Gemüse zu 68 % aus heimischer Erzeugung gedeckt.

Der Pro-Kopf-Verbrauch von Obst ist so wie bei vielen anderen Lebensmittel in dem Zeitraum nach dem Zweiten Weltkrieg bis 2008/09 gestiegen, nämlich von 20 kg/Kopf/Jahr auf 96,6 kg und ging 2011/12 auf 76,5 kg zurück. Dies entspricht einem monatlichen Verzehr von ungefähr 7,5 kg. Am liebsten isst der Österreicher Apfel (18,6 kg), gefolgt von Banane (11,5 kg), Orangen (5,2 kg), Birnen (4,5 kg) und Zwetschken und Pflaumen (3,5 kg).

Auch beim Gemüse zeigen sich – allerdings geringere – Zuwächse in dem oben genannten Zeitraum. So betrug der Gemüseverzehr 2008/09 108,3 kg pro Kopf und Jahr, 2011/12 111,2 kg.

Der erwerbsmäßige Gemüseanbau hat in den vergangenen Jahren einen starken Wandel erfahren: Zum Freilandbau ist der Anbau unter Folie, im Folientunnel, unter Vliesabdeckung, unter Glas gekommen.

An erster Stelle der Verbrauchsskala standen Paradeiser mit 25,3 kg (2008/09) bzw. 27,7 kg (2011/12), gefolgt von Kraut und Kohl mit 10,9 kg (2008/09) bzw. 10,8 kg (2011/12), Blattsalaten mit 9,7 kg (2008/09) bzw. 8,1 kg (2011/12) und Karotten mit 7,5 kg (2008/09) bzw. 9,0 kg (2011/12).

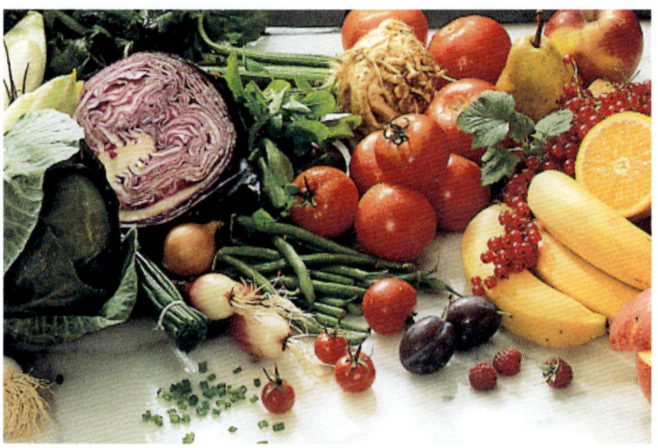

Alkoholfreie Getränke

Fruchtsäfte

- **Fruchtsäfte** bestehen aus naturreinen Säften ohne Zusätze, d. h. zu 100 % aus Fruchtsaft. Sie werden durch Pasteurisierung haltbar gemacht oder frisch gepresst angeboten.

- **Fruchtsäfte aus Konzentrat:** Der Fruchtsaft wird durch Wasserentzug eingedickt und für die Herstellung des Fertigproduktes rückverdünnt.

Fruchtsaftgetränke oder **Fruchtgetränke** enthalten mindestens 60 % Fruchtsaft (Ausnahme: Trauben 50 %). Sie werden mit Wasser verdünnt, Zucker kann zugesetzt werden.

Fruchtnektare haben einen Fruchtanteil von 25 bis 50 %, je nach Sorte. Sie sind Homogenisate des gesamten genießbaren Anteils reifer, gesunder Früchte. Wasser, Fruchtsäuren und Zucker können zugesetzt werden.

Fruchtsaftlimonaden enthalten je nach Fruchtart 10 bis 30 % Fruchtsaft. Zuckerung und Säuerung sind gestattet. Limonaden werden mit und ohne Kohlensäure hergestellt.

Gemüsesäfte bestehen zu 100 % aus dem Presssaft verschiedener Gemüse. Gemüsesäfte können auch durch Rückverdünnen aus Gemüsesaftkonzentrat hergestellt werden. Bekannt sind Karottensaft, Tomatensaft, Rote-Rüben-Saft, Selleriesaft. Durch Sterilisieren haltbar gemachte Gemüsesäfte haben einen geringeren Vitamin-C-Gehalt als das Frischgemüse und einen geringeren Gehalt an hitzeempfindlichen sekundären Pflanzenstoffen.

Limonaden

- mit **natürlichen Essenzen:** z. B. Kräuterlimonaden.

- mit **Coffein- oder Chinin-Zusatz** werden unter der Bezeichnung wie „… Cola" (mit Coffein), „Bitter …" oder „Tonic …" (mit Chinin) angeboten. Daneben enthalten diese Limonaden Zucker.

- **Kunstlimonaden** enthalten künstliche Essenzen oder Geschmacksstoffe, Wasser, Kohlensäure und Zucker. Sie dürfen gefärbt sein.

Diätetische Getränke wie z. B. „Light"-Getränke. Hier wird Zucker durch künstliche Süßstoffe, für Diabetiker auch durch Zuckeraustauschstoffe, ersetzt.

Molkengetränke haben in der Regel einen Fruchtanteil von 35 % wie Fruchtsaftlimonaden, es wird jedoch das Wasser zum Großteil durch Molke (siehe Käseherstellung) ersetzt.

Fruchtsirupe sind dickflüssige Zubereitungen. Sie werden meist im Verhältnis 1 : 7 mit Wasser verdünnt und bestehen aus $^1/_3$ Fruchtsaft und $^2/_3$ Zucker.

Isotonische Getränke: Der Körper verliert durch Schwitzen Mineralstoffe (Natrium, Kalium, Chlorid u. a.). Isotonische Getränke sollen nun die fehlenden Mineralstoffe dem Körper wieder zuführen. Isotonische Getränke enthalten Mineralstoffe und Kohlenhydrate in einem ausgewogenen Verhältnis.

Pilze

 *Sie können Beachtenswertes bei der Zubereitung von Pilzgerichten nennen.*

Die essbaren Pilze, auch „Schwämme" genannt, sind niedrige Pflanzenorganismen. Sie enthalten kein Chlorophyll, können nicht assimilieren und sind daher auf die Aufnahme von Nährstoffen angewiesen. Pilze leben auf vermoderndem Pflanzenmaterial, totem Holz, als Parasiten auf Pflanzen oder in Lebensgemeinschaft mit höheren Pflanzen, bei denen sie zum Nährstoffaustausch mit dem Wurzelsystem in enge Verbindung treten.

Pilze bilden im Boden, auf Pflanzen oder Pflanzenteilen ein weit verzweigtes Pilzmycel (Pilzgeflecht), das die oberirdischen Fruchtkörper ausbildet, die als Nahrungsmittel verwendet werden. Lediglich die Fruchtkörper der Trüffeln werden unterirdisch gebildet.

Es sind mehrere hundert Arten essbarer Pilze bekannt, neben denen es in noch größerer Zahl **giftige** oder **ungenießbare** Pilzarten gibt. Giftige Pilze können Speisepilzen oft täuschend ähnlich sehen: **Verwechslungsgefahr.**

Kultivierung von Pilzen

Wichtige, kultivierbare Pilze: **Champignons, Austernseitlinge** in Europa, **Shiitakepilz** in Japan (bei uns in der Regel getrocknet im Handel).

Herrenpilze oder Eierschwammerl sind bisher nicht kultivierbar.

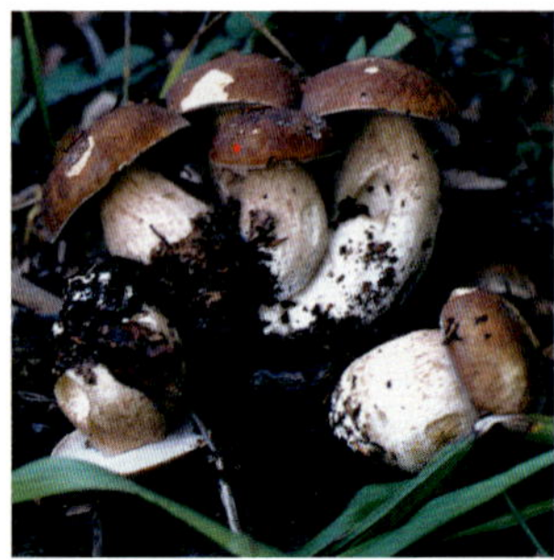

Herrenpilze

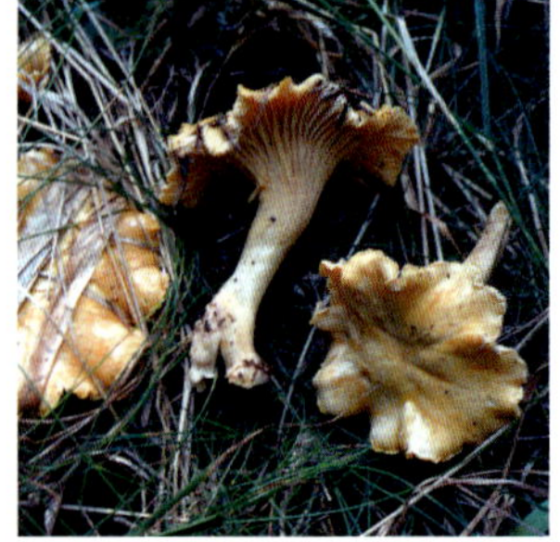

Eierschwammerl

Sammeln von Pilzen

Voraussetzung ist eine genaue Kenntnis der botanischen Merkmale der Pilzarten. Ein Sammeln nach Abbildungen ist nicht ratsam. Je nach dem Standort und dem Alter der Pilze kann das Erscheinungsbild sehr variieren. Bei jungen Pilzen besteht eine erhöhte Verwechslungsgefahr.

 In Zweifelsfällen geben die Lebensmittelaufsichtsorgane (Lebensmittelinspektionsdienste der Landesregierungen und Marktämter) Auskunft. Ihnen obliegt auch die Überwachung des Handels mit Pilzen. Man kann selbst gesammelte Pilze bei den zuständigen Dienststellen kostenlos überprüfen lassen.

Auf Märkten und im Lebensmittelhandel werden die feilgebotenen Pilze von der Lebensmittelaufsicht ständig kontrolliert. Im Laufe ihrer Ausbildung werden die Aufsichtsorgane eingehend im Erkennen von Pilzen geschult

Nährstoffgehalt von Pilzen

- 90 % **Wasser** (i. D.)
- 1,5–2,8 % **Eiweiß**
- 0,2–0,8 % **Fett**
- weniger als 1 % verwertbare **Kohlenhydrate,** Pilze enthalten etwa 1 % Mannit
- **Energiegehalt** etwa 40–100 kJ (10–20 kcal)/100 g
- etwa 2 % **Ballaststoffe**
- Vitamine: Vitamin D, B_1 und B_2 und C in geringer Menge

Wegen möglicher Schadstoffbelastungen (Cadmium, Quecksilber) sollen nicht mehr als 200 g Wildpilze pro Woche verzehrt werden. Kinder sollten entsprechend weniger essen.

Küchentechnische Eigenschaften von Pilzen

- Pilze müssen möglichst frisch verarbeitet und verzehrt werden. Pilze höchstens einen Tag aufbewahren, luftig und trocken auflegen.
- Günstige Zubereitung ist das Dünsten – langes Garen macht sie zäh.

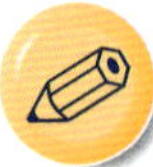 **Anzeichen einer Pilzvergiftung**
Kopfschmerzen, Übelkeit, Brechreiz, Krämpfe, Ohnmacht.
Raschest den Arzt verständigen oder den Erkrankten in ein Krankenhaus bringen lassen.
Vergiftungsinformationszentrale: Tel. 01/406 43 43-0

- Geruch und Geschmack eines Pilzes sowie dessen Fleischfarbe geben noch keinen Hinweis auf einen möglichen Giftgehalt. Giftige Pilze können schon in ganz geringen Mengen tödlich wirken (Knollenblätterpilz!). Nur genaue Kenntnis der Arten schützt vor Vergiftungen!
- **Pilze nicht roh essen!** Viele essbare Pilze erzeugen bei Rohgenuss Übelkeit.

1. Wodurch können Pilzgerichte mit Nährstoffen angereichert werden?
2. Nennen Sie einige Pilzgerichte.

Gewürze und Gewürzkräuter

▶ *Sie können die Bedeutung der Gewürze und Gewürzkräuter für den menschlichen Organismus nennen.*

▶ *Sie lernen Verwendungsmöglichkeiten für Gewürze und Gewürzkräuter zu nennen.*

Führen Sie zunächst folgende Versuche durch:

1. Zerdrücken Sie einige Gewürznelken auf einem Stück Filterpapier. Betrachten Sie das Aussehen des Papiers. Lassen Sie das Papier dann einige Zeit an einem warmen Ort liegen. Vergleichen Sie anschließend erneut das Aussehen.

2. Ritzen Sie eine Gewürznelke an. Beobachten Sie die Veränderung. Überlegen Sie außerdem, welche Wirkung der Gewürze und Gewürzkräuter Sie aus folgender Tatsache ableiten können: Bei dem Duft der Weihnachtsbäckerei „läuft einem das Wasser im Mund zusammen".

Gewürze

Gewürze sind getrocknete oder frische Pflanzenteile, die ätherische (flüchtige) Öle oder andere Inhaltsstoffe, die Geruch und Geschmack der Speisen beeinflussen, enthalten. Sie wirken appetitanregend, haben jedoch keinen Nährwert.

> **Gewürze sind die Pflanzenteile, die wegen ihres Gehaltes an Geschmacks- und Geruchsstoffen als würzende oder geschmackgebende Zutaten verwendet werden.**

Gewürze werden **eingeteilt nach den Pflanzenorganen,** aus denen sie gewonnen wurden:

- **Wurzeln** oder **Wurzelstöcke:** Kren, Liebstöckelwurzel, Ingwer, Kurkuma (Gelbwurzel), Galgant
- **Zwiebeln:** Zwiebel, Schalotte, Perlzwiebel, Knoblauch (Gewürzgemüse)
- **Rinde:** Zimt
- **Blüten** und **Blütenteile:** Gewürznelken, Kapern, Safran
- **Früchte** und Samen: a) Fruchtgewürze: Anis, Fenchel, Koriander, Kümmel, Cayennepfeffer, Paprika, Pfeffer, Piment (Neugewürz), Vanille, Wacholderbeeren; b) Samengewürze: Kardamom, Macis (Muskatblüte), Muskatnuss, Senfsamen
- **Blätter:** Lorbeerblätter, Rosmarin

Neben den einzelnen Gewürzen benutzt man auch **Gewürzmischungen:**

Currypulver besteht aus 12–20 verschiedenen Gewürzen (Kurkuma, Pfeffer, Pigment, Ingwer, Kümmel, Paprika, Nelken, Muskat, Kardamom u. a.). Die gelbe Farbe wird durch Kurkuma bewirkt.

Lebkuchengewürz: Dazu gehören Zimt, Nelken, Muskat, Kardamom, Muskatblüte u. a.

Weitere Gewürzmischungen werden **nach dem Verwendungszweck** benannt, z. B. Gulaschgewürz, Bratengewürz, Beuschelgewürz, Essiggurkengewürz.

Gewürzkräuter

> **Kräuter sind die oberirdischen Pflanzenteile, die im frischen, getrockneten oder tiefgefrorenen Zustand zur Geschmacksverfeinerung verwendet werden.**

- **Schnittlauch** hat lange, saftig grüne Röhrchen mit mild lauchartigem Geruch und Geschmack; enthält viel Vitamin C und Eisen.
  Verwendung: Suppen, Soßen, …

- **Bohnenkraut** (Pfefferkraut) gibt einen pfeffrig nachhaltigen Geschmack ab und wirkt appetitanregend.
  Verwendung: Suppen und Eintöpfe aus Bohnen und Linsen, eingelegte Gurken und Pilze, Sauerkraut, …

- **Dille** hat einen kräftig ausgeprägten, süßlich-würzhaften Geschmack und Geruch.
  Verwendung: Dillsoße, Fisolengemüse, Dillerdäpfel, …
  Erst kurz vor dem Servieren zu den Speisen geben, weil Dill während des Kochens stark an Würzkraft verliert.

- **Estragon** verleiht den Speisen einen aromatischen, leicht bitteren Geschmack.
  Verwendung: Senfherstellung.

- **Kerbel** ist zart im Geschmack und wird wie Petersilie verwendet.
  Verwendung: Fischgerichte, Kräutersoßen, Kräutersuppen, Kräuterbutter, Topfenspeisen.

- **Liebstöckel** („Maggikraut"): Der Geschmack erinnert an flüssige Suppenwürze, daher auch der Name.
  Verwendung: als Suppenkraut zum Mitkochen.

- **Majoran:** Die Blätter schmecken stark würzig und aromatisch.
  Verwendung: meist getrocknet zum Mitkochen für Faschiertes, Leberknödel, Geflügelbraten, Fischgerichte, Würste.

- **Petersilie:** meistverwendetes Blattgewürz.
  Verwendung: Suppen, Salate, Gemüse (sollte nicht mitgekocht werden), Garnierung.

- **Rosmarin:** riecht leicht kampferartig und schmeckt etwas scharf-würzig und leicht bitter.
  Verwendung: vor allem in der italienischen Küche: Minestrone, Braten (Geflügel, Kalb, Schwein, Lamm) und Soßen.

- **Salbei:** im Geschmack sehr intensiv und leicht bitter. Daher sparsam verwenden.
  Verwendung: in der Küche der Mittelmeerländer: Lebergerichte, Fisch, Steaks, „Saltimbocca" (ital. Kalbsschnitzel), …

- **Thymian:** intensiver Geruch, im Geschmack stark herb mit einer milden pfeffrigen Schärfe.
  Verwendung: meist gerebelt oder fein vermahlen für Fleischgerichte, Geflügel, Hülsenfrüchtegerichte, …

- **Basilikum:** Blätter schmecken aromatisch-würzig.
  Verwendung: Tomatensoße, Fleischgerichte (Hammel- und Schweinefleisch), Likörherstellung, …

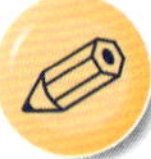 Wie heißen die abgebildeten Gewürze?

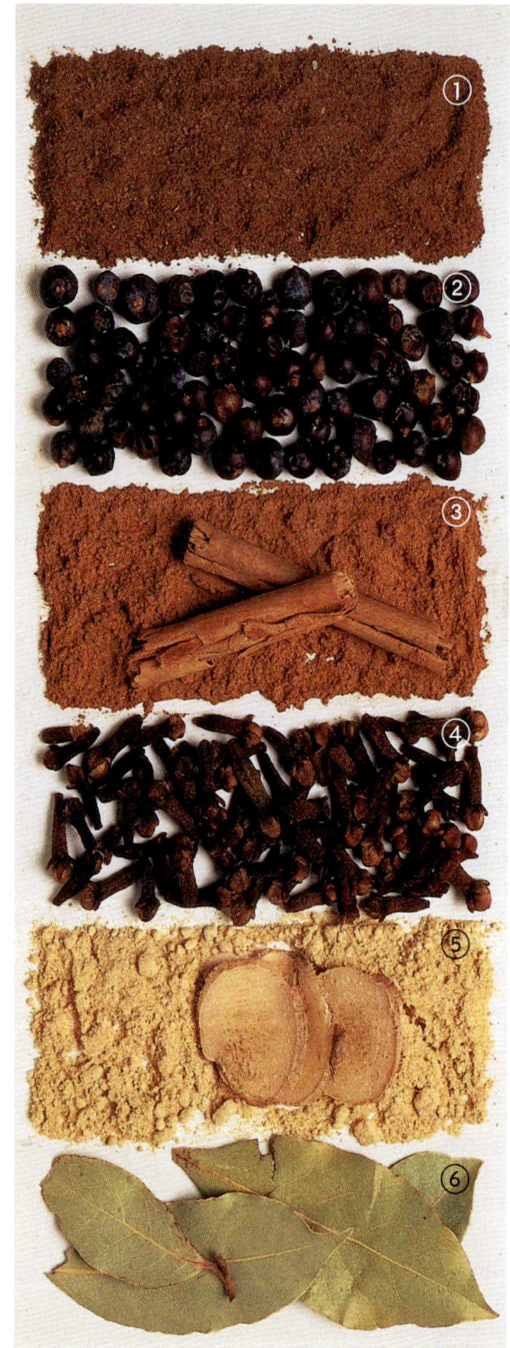

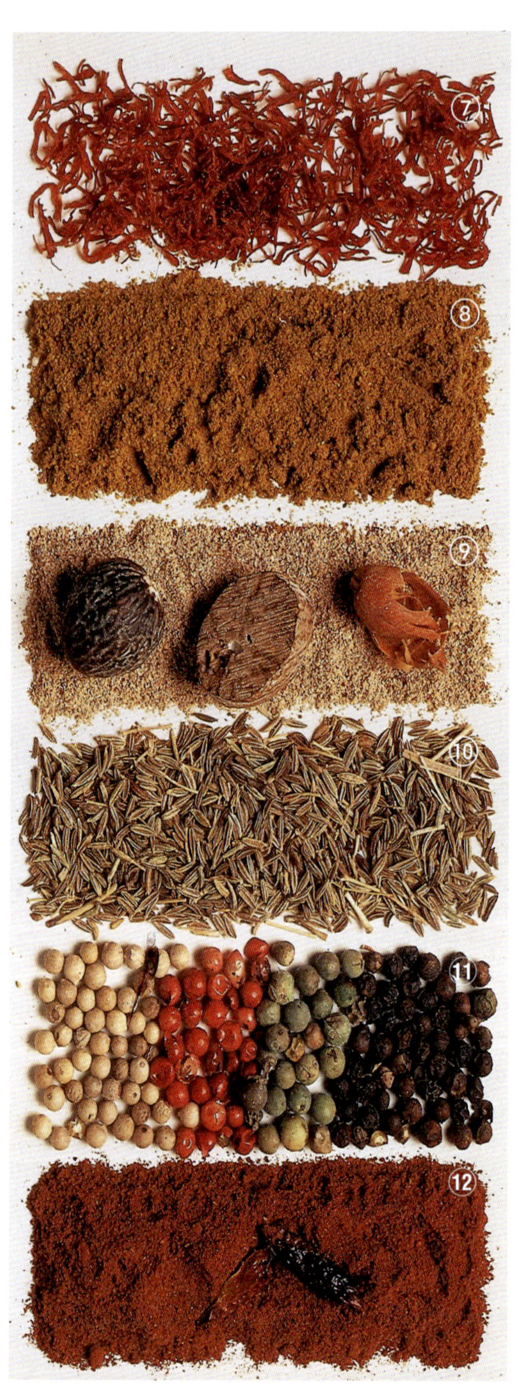

① Paprika, ② Wacholderbeeren, ③ Zimt, ④ Nelken, ⑤ Ingwer, ⑥ Lorbeer, ⑦ Safran, ⑧ Curry, ⑨ Muskat, ⑩ Kümmel, ⑪ Pfeffer, ⑫ Cayennepfeffer

Verwendung von Gewürzen

Gewürze	Pflanzenteile	Verwendungszwecke	Bemerkungen
Anis	*Früchte*	Gebäck, Süßspeisen, Liköre	verdauungsfördernde Wirkung
Kardamom		Gebäck, Liköre	bereits seit dem 12. Jahrhundert bekannt, in Indien Volksheilmittel
Kümmel		Gemüse, Spirituosen	verdauungsfördernde Wirkung
Paprika		Suppen, Soßen, Fleisch, Fisch	*Delikatess-Paprika:* mild, feurig rot *Edelsüß-Paprika:* mild, würzig, dunkelrot *Rosenpaprika:* scharf, tief dunkelrot
Vanille		Gebäck, Süßwaren, Eis	*Bourbon-Vanille:* beste Sorte – braunschwarze, weiche, biegsame Schoten; nach der Entdeckung des Vanillins (chemisch) ging der Vanilleanbau zurück
Wacholder		Fleisch, Fisch, Sauerkraut, Spirituosen	alte Heil- und Zauberpflanze; galt als Spender für Leben und Gesundheit
Pfeffer		Suppen, Soßen, Gemüse, Fleisch, Fleischspeisen	*schwarzer Pfeffer:* grüne, unreife, ungeschälte Früchte – schärfer; *weißer Pfeffer:* rote, reife, geschälte Früchte – milder; *grüner Pfeffer:* unreif geerntete, eingelegte Früchte, wenig scharf, sehr aromatisch
Muskatnuss	*Samen*	Suppen, Soßen, Gemüse	echte Banda-Nuss; beste Sorte
Piment		Fleisch, Fisch, Gebäck	auch Nelkenpfeffer genannt, milder als Pfeffer; ganz und gemahlen im Handel
Senf		Fisch, Gemüse, Wurst	Tafelsenf
Nelken	*Blüten*	Gebäck, Süßspeisen, Kompotte, Gemüse, Wild	*Frischprobe:* Nelken müssen beim Anritzen ölig sein bzw. im Wasser senkrecht schwimmen
Kapern		Salat, Soßen, Eigerichte	*echte Kapern:* fünf Kelch- und Blütenblätter, sonst Knospen von Kapuzinerkresse, Sumpfdotterblume oder Besenginster
Safran		Reisgerichte, Teigwaren, Süßspeisen	französischer Safran: beste Qualität
Zimt	*Rinde*	Gebäck, Süßspeisen, Liköre, Glühwein	Ceylonzimt: beiderseits eingerollt, beste Qualität; Zimtpulver: Mischung verschiedener Sorten
Ingwer	*Wurzeln*	Gebäck, Süßspeisen, Süßwaren	*schwarzer Ingwer:* ungeschält, würziger; *weißer Ingwer:* geschält, milder
Knoblauch	*Zwiebeln*	Fleisch, Gemüse, Salat	Knoblauch reizt die Schleimhäute, Verdauungssäfte werden verstärkt ausgeschüttet, fördert die Durchblutung; größere Mengen bei Kindern: Erbrechen, Durchfälle
Zwiebeln		Fleisch, Fisch, Gemüse	erst nach dem Anschneiden werden scharfe, reizwirkende Stoffe gebildet

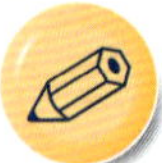 Wie heißen die abgebildeten Gewürzkräuter?

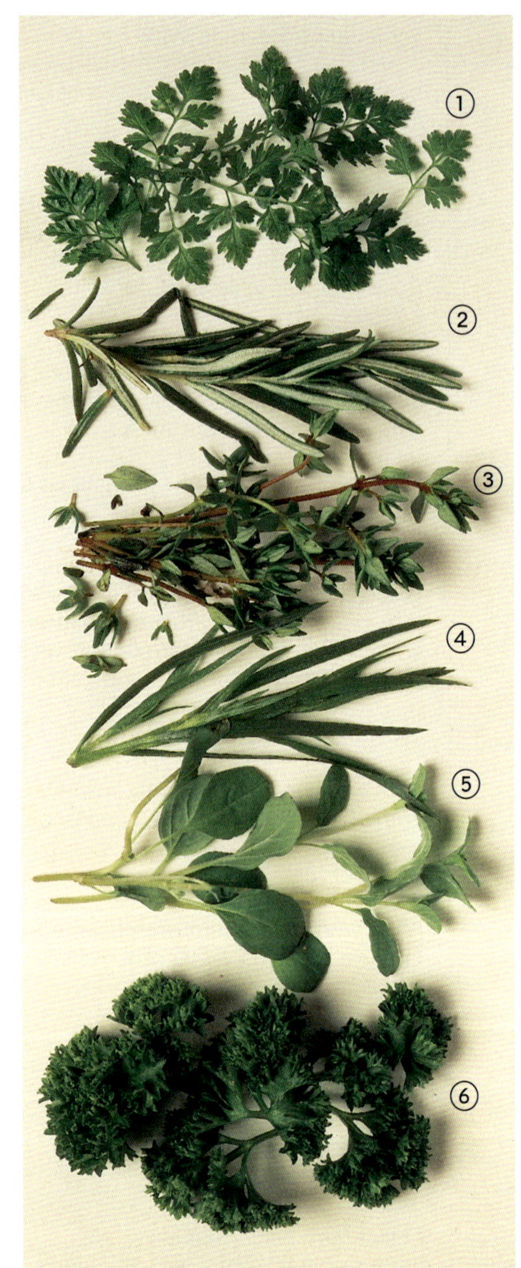

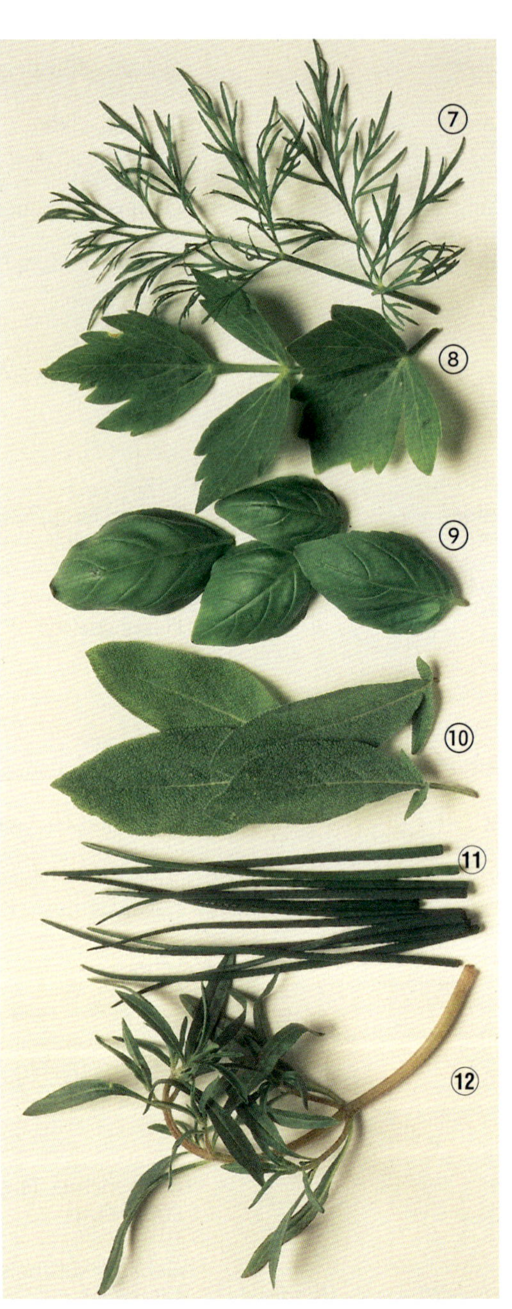

① Kerbel, ② Rosmarin, ③ Thymian, ④ Estragon, ⑤ Majoran, ⑥ Petersilie, ⑦ Dille, ⑧ Liebstöckel, ⑨ Basilikum, ⑩ Salbei, ⑪ Schnittlauch, ⑫ Bohnenkraut

Gewürzsoßen, Glutamat, Suppen- und Speisewürzen, Senf

● **Tomatenketchup** ist eine aus England stammende, aus Tomatenmark, Zwiebel, Knoblauch, Essig, Zucker, Salz und verschiedenen Gewürzen bestehende Würzsoße, die bevorzugt zu gegrillten Fleischspeisen gegessen wird.

● **Chutneys** werden heute noch weit verbreitet in englischen Haushalten hergestellt. Es sind Würzpasten von marmeladeähnlicher Konsistenz, deren Grundlage mit Zucker eingekochte Tomaten oder verschiedene einheimische Früchte (Äpfel, Marillen, Stachelbeeren) oder Mangos – **Mangochutney** – sind.

Weitere Zutaten: Zwiebel, Knoblauch, Essig, Senfmehl, Pfeffer, Cayennepfeffer, Ingwer und andere Gewürze. Chutneys werden zu Fleisch- und Fischspeisen gegessen. Gute Chutneys enthalten gestückte Früchte.

● **Worcestersoße** (aus England stammende, scharfe Gewürzsoße) und andere im Handel erhältliche Würzsoßen dienen zum Würzen von Pasteten, Fleisch, Geflügel, Fisch, Suppen oder Gemüsen. Sie enthalten Pfeffer, Ingwer, Nelken, Sojawürze, Senf, Paprika, Knoblauch, Salz, Zucker, Essig und andere würzende Zutaten.

● **Glutamat** ist das Natriumsalz einer Aminosäure, das selbst nahezu geschmacklos ist, jedoch – in geringen Mengen Fleischspeisen zugesetzt – den Fleischgeschmack intensiviert. Es wirkt als Geschmacksverstärker.

● **Suppen-** und **Speisewürzen** werden durch Behandeln mit Säuren aus eiweißreichen tierischen oder pflanzlichen Stoffen (Casein, Keratin, Hefe, Soja u. a.) hergestellt und werden flüssig, gekörnt, als Instant-Pulver (instant = sofort, gemeint ist sofort löslich), Würfel oder Paste angeboten. Sie sind **appetitanregend** und dienen zum **Würzen** von Speisen und zum **Verbessern** und **Strecken** von Suppen und Soßen. Da sie Salz enthalten, müssen sie **sparsam** verwendet werden. Die kochfertigen Suppen und Soßen enthalten Gewürzextrakte.

● **Senf** (Mostrich) wird aus weißen (gelben) oder aus schwarzen Senfsamen hergestellt. Es handelt sich um Samen zweier verschiedener Pflanzengattungen. Je nach Senfsorte werden verschiedene Arten von nicht entölten Senfsamen gemischt, geschrotet und unter Zugabe von Essig, Speisesalz und geschmacksgebenden Zutaten wie Zucker, Kren, Zwiebeln, Gewürzkräutern, Speisewürzen eingemaischt und vermahlen.

– **Estragonsenf** (überwiegend aus weißen Senfsamen): würzig, aromatisch, mäßig scharf

– **Kremsersenf** (aus grob vermahlenen Senfsamen mit Weinessig): süßlich mild und würzig

– **Senfarten mit geschmacksgebenden Zutaten**

Essig

▶ *Sie können den Unterschied zwischen Gärungsessig und Säuerungsessig erklären.*

▶ *Sie lernen verschiedene Essigarten zu nennen.*

Man unterscheidet zwischen Gärungsessig, Säureessig und Essigessenz.

● **Gärungsessig** erhält man durch doppelte Fermentation von zuckerhältigen Ausgangsmaterialien, wobei der Zucker zuerst durch Hefen zu Alkohol vergoren wird. Anschließend wird der Alkohol durch Essigsäurebakterien (Azetobacter, Essigmutter) zu Essigsäure vergoren. Gärungsessige werden wegen ihrer charakteristischen Geruchs- und Geschmackseigenschaften geschätzt.

Ausgangsmaterialien für Gärungsessig, Bezeichnung von Gärungsessig

– Traubenwein → Weinessig

– Obstwein → z. B. Apfelessig oder Apfelweinessig

– Trester (Pressrückstände bei der Gewinnung von Wein oder Obstwein), Bier, vergorene Malzwürze, vergorener Honig, vergorene Molke → z. B. Tresteressig, Molkenessig

– zu Genusszwecken geeigneter Alkohol (Weingeist) für die Vergärung zu Essig mit Wasser verdünnt → Weingeistessig

● **Säureessig, Essigessenz**

Die Essigsäure wird nicht durch Vergärung gewonnen, sondern synthetisch oder durch trockene Destillation von Cellulose, z. B. Holz. Man erhält hochprozentige Essigsäure.

– **Säureessig** wird durch Verdünnung mit Trinkwasser auf einen Essigsäuregehalt von weniger als 15,5 % hergestellt.

– **Essigessenz** enthält mehr als 15,5 % Essigsäure. Essigessenz darf nur unter bestimmten, durch Verordnung festgelegten Vorsichtsmaßnahmen in Verkehr gebracht werden: bruchsichere Gefäße, Aufschrift „Vorsicht ätzend, unverdünnt genossen lebensgefährlich". Das Ausmaß der Verdünnung mit Wasser zur Erzielung der Genussfähigkeit ist anzugeben.

Balsamicoessig gibt es in verschiedenen Aufmachungen und Preislagen. Der traditionelle Balsamicoessig stammt aus der Provinz Modena. Er wird aus spät gelesenen, süßen Trauben hergestellt. Der Traubenmost reift in Holzfässern 12 Jahre hindurch und kommt in Kleingebinden unter der Bezeichnung Aceto Balsamico Traditionale di Modena in den Handel.

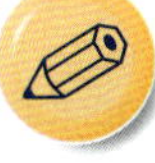

1. Überlegen Sie nochmals die Entstehung von Gärungsessig. Wiederholen Sie bei dieser Gelegenheit den Vorgang der alkoholischen Gärung.

2. Überlegen Sie, wozu Essig verwendet wird.

3. Wozu würden Sie Gärungsessig und wozu Säureessig verwenden?

Speisesalz

▶ *Sie können Kochsalzarten und ihre Gewinnung nennen.*

▶ *Sie lernen die ernährungsphysiologische Bedeutung von Kochsalz zu interpretieren.*

Speisesalz ist das durch bergmännischen Abbau (Steinsalz), in Salinen (Siedesalz) oder aus Meerwasser (Meersalz) gewonnene, für die menschliche Ernährung bestimmte Kochsalz.

Speisesalz besteht aus Natriumchlorid (NaCl). Es enthält daneben noch Calcium, Magnesium, Kalium, Sulfat und natürlich vorkommendes Iod. Zur Erhaltung der Rieselfähigkeit können dem Speisesalz Kaliumhexacyanoferrat oder Calciumcarbonat zugesetzt werden.

Speisesalz wird als Konservierungsmittel verwendet,

Vorkommen und Gewinnung

In den österreichischen Salzlagerstätten (Altaussee, Hallstatt, Bad Ischl, Hallein) kommt Kochsalz mit Ton, Mergel, Gips und anderen Mineralien vermischt vor. Von diesen Beimengen muss es durch bestimmte Verfahren befreit werden. Es wird das Sud- oder Siedesalz hergestellt. Das salzhältige Gestein wird mit Wasser ausgelaugt, man erhält die Salzsole. Die Sole wird in Sudhäusern eingedampft (Versieden), wobei das Kochsalz auskristallisiert.

Das auskristallisierte Salz wird von der Sole durch Zentrifugieren abgetrennt und anschließend in Trockenkammern oder Heiztrommeln nachgetrocknet.

Siedesalz ist rein weiß, leicht löslich. Es kommt fein-, mittel- oder grobkörnig in den Handel.

Kochsalzarten

● **Vollsalz:** Zur Vorbeugung gegen Kropferkrankungen muss in Österreich dem Salz Iod in Form von Iodid (10 mg Kaliumiodid/kg Speisesalz) zugesetzt werden. Mit Iod versetztes Kochsalz wird als Vollsalz bezeichnet. Nur über ausdrückliches Verlangen des Käufers darf nicht iodiertes Salz abgegeben werden. Dies ist für iodüberempfindliche Personen vorgesehen.

● **Quellsalz:** Salz kann auch durch unterirdische Wasserläufe gelöst werden, die dann als Solequellen zutage treten. Solequellen gibt es z. B. in Bad Aussee. Für die Salzgewinnung sind Solequellen von geringer Bedeutung.

● **Spezialsalze, Gewürzsalze** sind mit Kalium, Calcium, Magnesium, Eisen oder anderen Verbindungen versetztes Speisesalz oder Speisesalz mit einem Zusatz von Gewürzen, Gewürzkräutern oder Aromen. Selleriesalz enthält z. B. etwa 8 % Selleriesamen.

● **Speisesalz mit Fluor** enthält 20–25 mg Fluor in 100 g. Fluor vermindert die Kariesanfälligkeit der Zähne. Der Warnhinweis auf der Verpackung ist zu beachten: „Speisesalz mit Fluor oder Präparate, die Fluorid enthalten, nur über ärztliche Empfehlung einnehmen" – wie sich dies für Kinder überhaupt empfiehlt.

● **Diät-Salz:** Durch Zusatz von Kalium- und Magnesiumverbindungen ist der Gehalt an Natrium um etwa 36 % reduziert, wobei die Würzkraft etwa der von normalem Speisesalz entspricht. Bei „kochsalzfreiem" Salz werden Kalium-, Calcium- oder Magnesiumchlorid eingesetzt.

● **Meersalz:** Meerwasser enthält 2–3 % Kochsalz neben anderen Salzen, die bei der Kochsalzgewinnung abgetrennt werden müssen. Die Kochsalzgewinnung erfolgt meist in weiten, flachen Becken („Salzgärten"), in denen durch die Sonnenwärme das Meerwasser zum Verdunsten gebracht wird. Meersalz kann jedoch Verunreinigungen aufweisen, die es für den menschlichen Genuss ungeeignet machen. Meersalz wird in geringen Mengen eingeführt. Als „Herba mare" wird Meersalz, versetzt mit Kräutern, angeboten.

Für alle angeführten Produkte gelten die Vorschriften für Vollsalz.

Ernährungsphysiologische Bedeutung

Speisesalz liefert dem Organismus Natrium- und Chloridionen. Der tägliche Bedarf an Natrium beträgt 1,5–3 g, die in 5–7 g Speisesalz enthalten sind. Für die Deckung des Bedarfs an Natrium und Chlorid ist zu berücksichtigen, dass zahlreiche Lebensmittel an sich Natrium und Chlorid enthalten, z. B. Eier, besonders das Eiklar, Milch und Milchprodukte, Trockenobst, Kumquats, Hagebutten, Spinat, rote Rüben.

Allgemein empfiehlt sich, einen übermäßigen Salzgenuss zu vermeiden. Speisen sollten nur mäßig gesalzen werden, stark gesalzene Speisen sollten nur in mäßigem Umfang genossen werden. Bei mäßigem Salzen kann der Geschmack z. B. durch Gewürzkräuter und durch entsprechende Geschmackszutaten verbessert werden.

Bei Meersalz, Himalayasalz … stets darauf achten, ob Iod zugesetzt wurde.
Im Iodmangelgebiet Österreich nur Salz mit Iodzusatz verwenden.

Aufbewahrung

Salz ist hygroskopisch und muss daher vor Feuchtigkeit geschützt aufbewahrt werden. Da Salz Metalle angreift, sind Metallgefäße für die Aufbewahrung von Salz ungeeignet. Glas-, Porzellan-, Holz- oder Kunststoffbehälter sind für die Aufbewahrung von Salz geeignet.

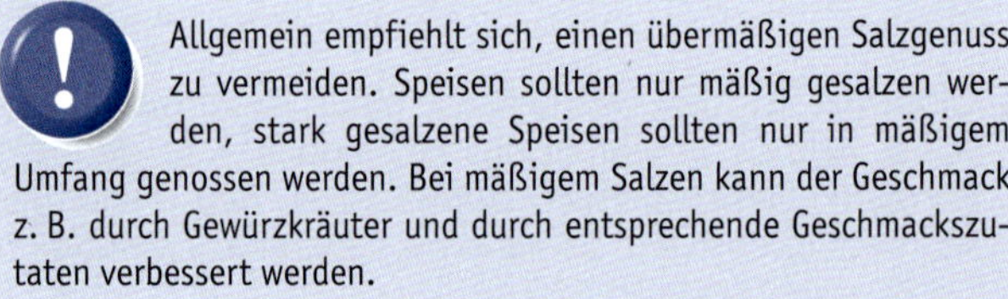

1. Überlegen Sie die Möglichkeiten, bei der Normalkost Kochsalz einzusparen.

2. Erklären Sie den Begriff „Vollsalz".

3. Wann dürfen Sie iodiertes Salz nicht verwenden?

4. Welche Möglichkeiten des Würzens bestehen bei natriumarmer Diät?

5. Nennen Sie für folgende Speisen Gewürze bzw. Gewürzkräuter, die anstelle von Kochsalz verwendet werden können:
   a) grüner Salat, b) Fisch, c) Karfiol, d) Faschierte Laibchen, e) Gurkensalat.

Genussmittel

Sie können den Begriff „Genussmittel" erklären.

Genussmittel sind Stoffe, die eine anregende Wirkung auf den Körper ausüben und entweder keinen oder nur einen geringen Nährwert haben oder deren Genusswert gegenüber dem Nährwert im Vordergrund steht: Kaffee, Tee, Kakao.

Alkohol wird ebenfalls zu den Genussmitteln gezählt, obwohl er einen recht hohen Energiewert hat.

Die anregende Wirkung der Genussmittel

- **Wirkung auf Geruchsnerven und Geschmacksnerven**
  Es werden verstärkt Verdauungssäfte ausgeschüttet; dadurch wird die Verdauungstätigkeit gesteigert.

- **Wirkung auf das Zentralnervensystem**
  Durch die anregende Wirkung wird z. B. die Herztätigkeit gesteigert.

> **!** In geringen Mengen können Genussmittel eine Leistungssteigerung hervorrufen.
> **In größeren Mengen bewirken sie jedoch schwerwiegende Schädigungen im Organismus.**

Kaffee

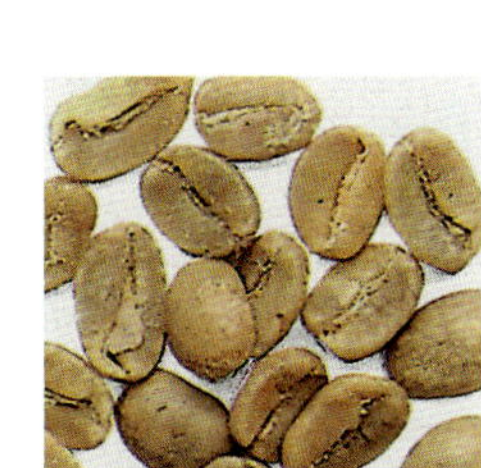
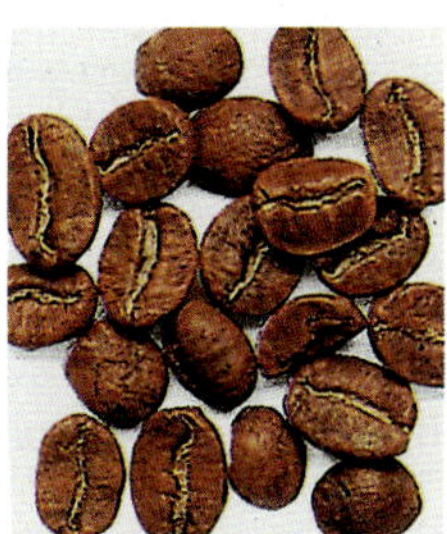

Kaffeestrauch mit Früchten

Ungeröstete und geröstete Kaffeebohnen

Sie können die Wirkung des Coffeins auf den menschlichen Körper beurteilen.

 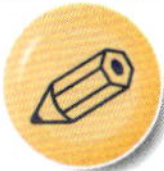

Nehmen Sie zunächst zu folgenden Ernährungsgewohnheiten in Österreich Stellung:

Der Kaffeekonsum ist in den letzten 10 Jahren nur geringfügig angestiegen.

Es wird bei uns bedeutend mehr Kaffee als Tee getrunken. Durchschnittlich werden täglich etwa drei Tassen Kaffee getrunken.

In Europa begann die Verbreitung von Kaffee durch die Türken im 17. Jahrhundert.

Kaffee wird vor allem in großen Plantagen in Mittel- und Südamerika, in Eritrea, Kenia, Elfenbeinküste, in Indien und Indonesien angebaut. Der Kaffeestrauch braucht Wärme und Feuchtigkeit zum Gedeihen.

Erzeugung von Kaffee

Neun Monate nach der Blüte sind die Früchte des Kaffeebaumes, die roten Kaffeekirschen, reif. Sie werden gepflückt und zwei bis drei Wochen in der Sonne getrocknet. Jede Frucht enthält zwei Samen, die grünen Kaffeebohnen. Nach dem Entfernen des Fruchtfleisches gelangen die grünen, geruchlosen Kaffeebohnen als Rohkaffee in den Handel. Beim Rösten entwickelt sich das typische Aroma. Gemahlener Kaffee verliert schnell sein Aroma.

Der **Nährstoffgehalt** des Kaffees ist zwar hoch, jedoch ist nur ein Teil des Kaffees, daher auch nur ein Teil der Nährstoffe, in Wasser löslich. Der Anteil an wasserlöslichen Substanzen muss mindestens 25 % betragen. Er enthält rund 13 % Eiweiß, 13 % Fett und 47 % Kohlenhydrate. Der wichtigste Inhaltsstoff des Kaffees ist ein Alkaloid, das Coffein. Der Coffeingehalt schwankt zwischen 0,8 und 2 %, selten 2,5 %. Eine Tasse Kaffee enthält etwa 50–250 mg Coffein.

Wirkung des Coffeins

- allgemeine Anregung des Zentralnervensystems
- Steigerung der Herztätigkeit
- Kaffeegenuss in Maßen ist ohne Einfluss auf den Blutdruck
- kurzfristige Steigerung der geistigen und körperlichen Leistungsfähigkeit
- Salzsäureproduktion des Magens wird angeregt

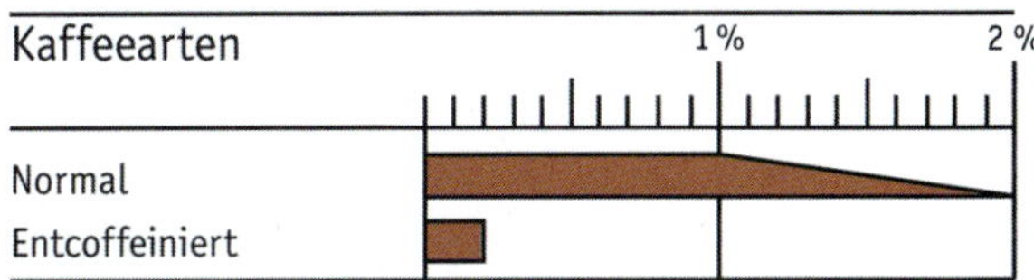

Kaffeesorten

Kaffee stammt von drei verschiedenen Arten des Kaffeebaumes, die als Arabiakaffee (ca. 70 % der Weltproduktion), Robustakaffee (ca. 25 %) und als Liberiakaffee (ca. 5 %) bezeichnet werden. Er gelangt in vielen, nach den Anbaugebieten benannten Sorten in den Handel, z. B. Brasilien, Santos, Rio, Columbia, Peru; Guatemala, Honduras; Jamaika, Puertorico; Java, Pandang, Menado. Ferner werden auch arabische, abessinische, ost- und westafrikanische Kaffeesorten angeboten. Der im Handel erhältliche Röstkaffee besteht meist aus Mischungen verschiedener Sorten. Diese können Fantasiebezeichnungen erhalten, müssen aber ausschließlich aus Bohnenkaffee bestehen. Fallweise wird auf die Verwendung von Hochlandsorten hingewiesen, da von hoch gelegenen Anbaugebieten, vor allem in Mittelamerika, besonders aromareiche Sorten stammen. Selten werden sehr gute Kaffeesorten unvermischt unter der Sortenbezeichnung verkauft.

- **Entcoffeinierter Kaffee:** Während Bohnenkaffee etwa 1–2 g Coffein in 100 g enthält, darf entcoffeinierter Kaffee nur 0,08 g bis 0,2 g Coffein enthalten. Entcoffeinierter Kaffee hat den normalen Geschmack, er übt jedoch kaum eine anregende Wirkung auf den Körper aus.

- **Getrocknete Kaffee-Extrakte** (löslicher Kaffee): Lösliche Kaffeepulver werden durch Hitzetrocknung oder Gefriertrocknung aus einem konzentrierten Kaffeeaufguss gewonnen. Die Qualität des löslichen Kaffeepulvers ist je nach dem Herstellungsverfahren und den verwendeten Sorten unterschiedlich. Entcoffeinierter Kaffee-Extrakt enthält 0,36 % bis 0,9 % Coffein.

- **Reizstoffarmer Kaffee:** Der Gerbsäure- und Röststoffgehalt ist im reizstoffarmen Kaffee gesenkt. Dadurch wird die Magensalzsäureproduktion nicht so stark angeregt und der Kaffee ist besser verträglich.

- **Instant-Kaffeespezialitäten** sind Produktkompositionen aus löslichem Bohnenkaffee und Milchpulver.

Das in Kaffeehäusern, Gasthäusern usw. verkaufte, als Mokka, Espresso, Schwarzer, Brauner u. a. bezeichnete Getränk besteht aus reinem Bohnenkaffee.

Aufbewahrung von Kaffee

soll bei gleichbleibender Temperatur in gut verschließbaren Dosen, dunkel und trocken erfolgen. Gemahlener Kaffee verliert sehr rasch an Aroma und wird daher vakuumverpackt.

Kaffee-Ersatzmittel, Kaffeezusatzmittel

Durch Rösten von gedämpften Gersten-, Roggen- oder Weizenkörnern erhält man den **Gersten-, Roggen-** bzw. **Weizenkaffee.** Lässt man die Getreidekörner vor dem Rösten auskeimen und unterzieht man sie der so genannten Mälzung, erhält man den **Malzkaffee.** Malzkaffee wird oft auch nach der Getreidesorte bezeichnet. Derzeit besitzt nur noch der Gerstenmalzkaffee Bedeutung.

Aus Feigen, Zichorienwurzeln werden durch Zerkleinern und Rösten Kaffeezusatzmittel hergestellt. Am bekanntesten sind der **Feigenkaffee** und der **Zichorienkaffee.** Im Handel sind Mischungen verschiedener Kaffee-Ersatzmittel mit Kaffeezusatzmitteln erhältlich, wobei die Bestandteile auf den Packungen angegeben werden. Auch Mischungen mit Bohnenkaffee sind zulässig, der Anteil an Bohnenkaffee wird deklariert.

1. Überlegen Sie, warum Menschen mit niedrigem Blutdruck Kaffee trinken dürfen.
2. Begründen Sie die Tatsache: Kaffee regt die Verdauung an.

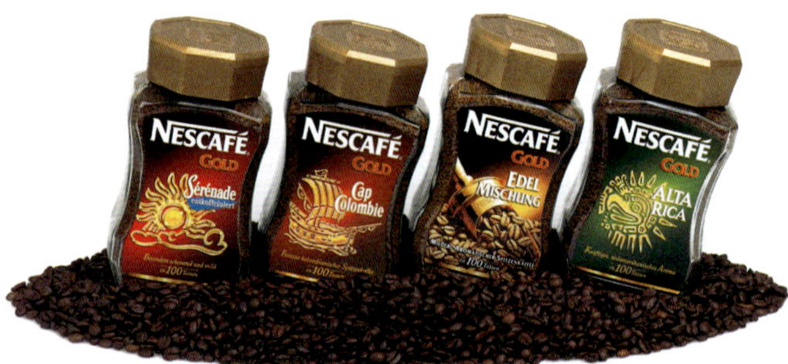
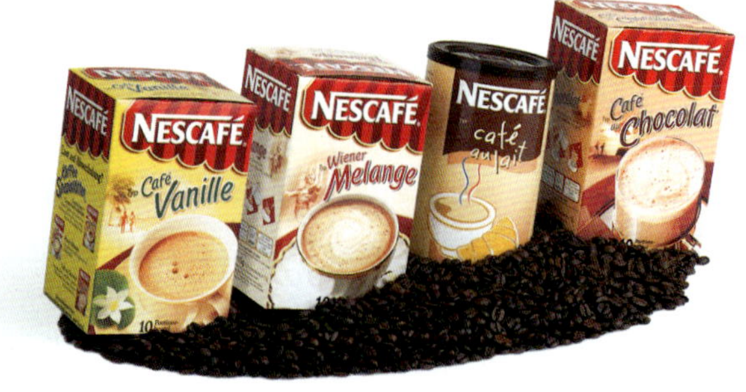
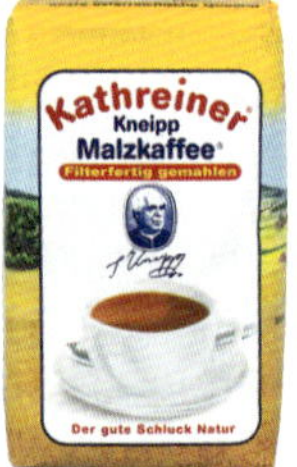
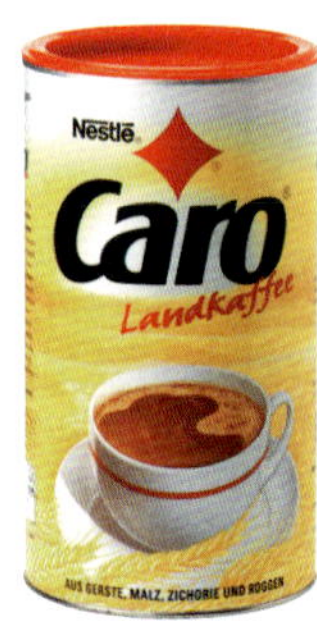
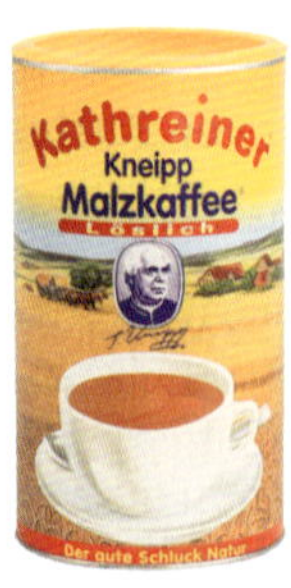

Tee

▶ *Sie können die Inhaltstoffe von Tee nennen.*

▶ *Sie lernen die Gewinnung des Tees zu beschreiben und zwischen grünem, weißem und schwarzen Tee zu unterscheiden.*

Als „echten Tee" oder als Tee schlechthin bezeichnet man die getrockneten Blättchen und Blattknospen der Teepflanze. Wild wachsend handelt es sich um einen Baum, der mehrere Meter hoch wird. In den Plantagen wird die Pflanze auf 1–1 1/2 Meter hohe Sträucher zurückgeschnitten.

Die Anbaugebiete sind China und Japan, Indien (Darjeeling, Assam), Ceylon (Sri Lanka) und Indonesien (Sumatra, Java). In China und Japan wird Tee von Mai bis September, in den übrigen Anbaugebieten das ganze Jahr über geerntet.

Tee enthält als wichtigste Bestandteile Coffein (früher Thein genannt) und daneben auch einen größeren Anteil Gerbsäure. Die Wirkung des Coffeins des Tees ist jedoch schwächer als die Wirkung des Coffeins aus Kaffee. Im Tee liegt Coffein an Gerbsäure gebunden vor, hierdurch wird die Wirkung abgeschwächt. Außerdem ist der Coffeingehalt des Teegetränkes geringer als der des Kaffees. Eine Tasse Tee enthält etwa 50–100 mg Coffein.

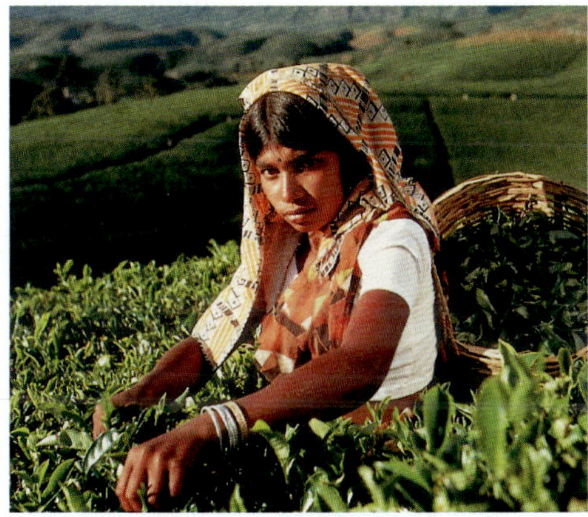

Frauen pflücken bis zu 30 kg Teeblätter pro Tag. Aus 4 kg Blättern wird 1 kg Tee.

Teegewinnung

● **Schwarzer Tee:** Man lässt die frisch gepflückten, spröden Blätter locker aufgeschüttet etwa 24 Stunden lang welken, wodurch sie schlaff und elastisch werden. Anschließend werden sie maschinell oder händisch gerollt, zu Ballen gepresst und bei höheren Temperaturen einer Fermentation unterzogen. Die Fermentation dauert einige Stunden, die Blätter nehmen eine goldgelbe bis kupferrote Farbe an. Nach der Fermentierung werden die Blätter in Heißluft getrocknet, die Farbe wird schwarzbraun bis schwarz. Der Gehalt an Gerbsäure und Coffein nimmt bei der Fermentation ab. Außerdem kommt es zur Ausbildung des typischen Aromas.

● **Grüner Tee** wird nicht fermentiert. Die Blätter werden nach dem Welken gerollt und sogleich getrocknet. Die Blätter bleiben grün, ihr Gehalt an Gerbsäure ist höher, der Geschmack des Aufgusses herber und weniger aromatisch.

● **Weißer Tee:** Zu weißem Tee werden die noch ungeöffneten oder gerade erst geöffneten Blattknospen verwendet. Die Knospen tragen noch einen zarten weißen Haarflaum (daher der Name), der sie vor zu intensiver Sonneneinstrahlung und Austrocknung schützt. Für 1 kg weißen Tee werden ca. 30 000 Knospen benötigt.

In China und Japan wird neben schwarzem Tee grüner Tee in größerem Umfang produziert, in Indien und den übrigen Anbaugebieten nahezu ausschließlich schwarzer Tee.

Tee enthält 1–4,5 % Coffein. An Gerbsäure enthält schwarzer Tee 7 % und mehr, grüner Tee 10 %. Ferner sind noch ätherische Öle (Teeöl) enthalten.

Teesorten werden **nach dem Anbaugebiet** und nach den **verwendeten Blättern bezeichnet.**

So findet man z. B. folgende Bezeichnungen: Assam, Darjeeling, Java, Ceylon sowie die Namen zahlreicher chinesischer Anbaugebiete.

Die in Österreich gebräuchliche Bezeichnung „russischer Tee" für echten Tee ist dadurch entstanden, dass früher schwarzer Tee aus China über Russland nach Europa gebracht wurde.

Nach den **verwendeten Blättern** bzw. der **Blattart** sind folgende Bezeichnungen gebräuchlich:

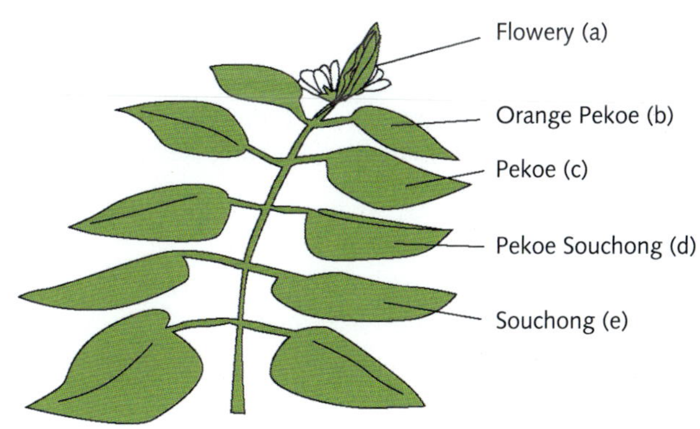

a) Nicht entrollter Spitzentrieb, aromatisch, nicht sehr kräftig
b) Langes, dünnes, noch gerolltes Blatt, feines Aroma
c) Die am Trieb sitzenden zweiten Blätter, farbkräftig
d) Die groben, körnigen dritten Blätter, wenig ergiebig
e) Die groben, körnigen vierten Blätter, dünner Aufguss

Qualität und Aroma eines Tees sind umso besser, je jünger die Blätter sind, aus denen er hergestellt wurde.

Aufbereitungsart der Blätter

- **Broken:** grob gebrochenes Blatt, es sind keine Blattrippen oder Stängelteile enthalten
- **Fannings:** fein zerbrochene Blätter, Teebruch, vorwiegend für die Teebeutelherstellung
- **Dust:** allerfeinste Blattteilchen (Staub)

Zeit der Ernte

- **First Flush:** erste Triebe, Blätter der ersten Ernte.
- **Second Flush:** zweite Ernte usw. Vier und mehr Pflückungen pro Jahr sind möglich.

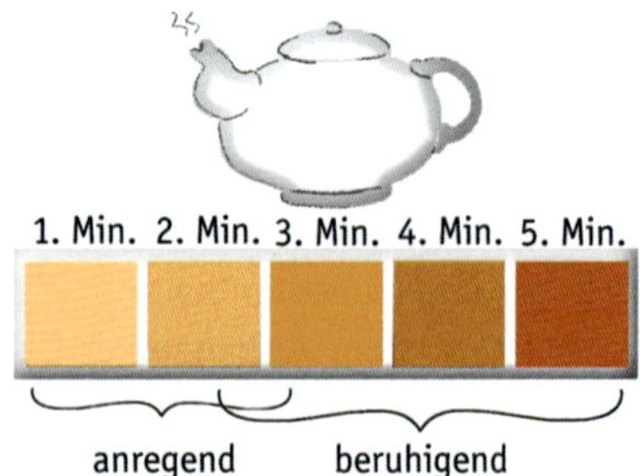

Mate besteht aus getrockneten Blättern und anderen Pflanzenteilen des in Südamerika vorkommenden Matestrauches. Mate enthält ca. 1 % Coffein. Der Aufguss ergibt ein teeähnliches Getränk. In Südamerika ist Mate ein Nationalgetränk.

Früchtetees und Kräutertees: In den freien Handel kommen Früchtetees und Kräutertees ohne arzneiliche Wirkung. Der Verkauf von Heilkräutertee ist Apotheken oder Drogerien vorbehalten.

Als Früchtetees sind im Handel anzutreffen: Mischungen z. B. aus Hagebutten, Apfel-, Orangen- und Zitronenschalen, Ribiseln, Heidelbeeren, Hibiscusblüten.

Als Kräutertees sind im Handel anzutreffen: Pfefferminztee, Mischungen aus Kräutern, z. T. mit geringem Anteil an Heilkräutern, die aber in der Mischung keine arzneiliche Wirkung erwarten lassen.

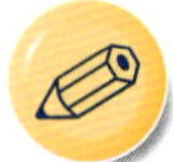

1. Vergleichen Sie Tee und Kaffee in ihren Wirkungen auf den menschlichen Organismus.
2. Nennen Sie die Unterschiede zwischen echtem Tee und Kräutertee.
3. Beurteilen Sie dieses Teeangebot.

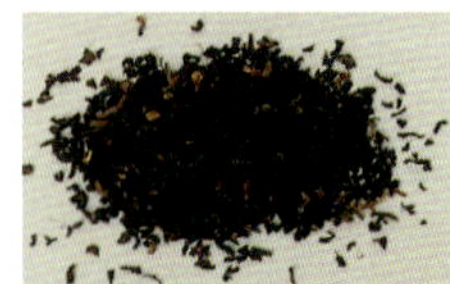

Assam
Orange Pekoe
Broken, 100 g

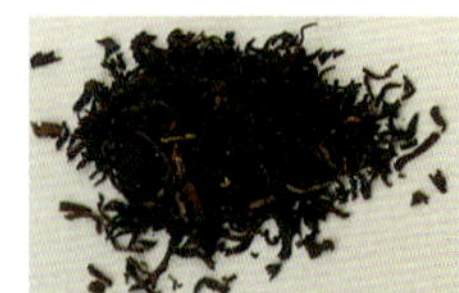

Darjeeling
Flowery Orange Pekoe
Blatt, 100 g

Kakao und Kakaoerzeugnisse

> *Sie haben Kenntnisse über die Herstellung von Kakao und Schokolade.*

Kakao wird aus den Samen des immergrünen Kakaobaumes hergestellt. Er besitzt kleine weiße und rote Blüten, die unmittelbar am Stamm oder an starken Ästen sitzen. Aus den Blüten entwickeln sich bis zu 25 cm lange, gurkenähnliche Früchte, die im Inneren bis zu 60 Samenkerne, die Kakaobohnen, enthalten. Die Kakaobohnen werden aus dem Fruchtfleisch gelöst, fermentiert, gewaschen und getrocknet, in Säcke gefüllt und versandt.

Vor der weiteren Verarbeitung werden die Bohnen von Sand, Steinen, Staub und anderen Verunreinigungen befreit. Sie werden schwach geröstet, gebrochen, die Schalen, Samenhäutchen und Keime werden entfernt. Die gebrochenen **Kakaokerne** werden vermahlen und ergeben, da sie sehr fettreich sind, eine breiige Masse, die **Kakaomasse**. Kakaomasse enthält ca. 55 % Fett, das als **Kakaobutter** bezeichnet wird, ferner Eiweiß, Stärke, Cellulose, Mineralstoffe sowie 1–2 % **Theobromin**, Coffein in geringer Menge (0,2 %) und Gerbstoffe (5–6 %). Das im Kakao enthaltene Theobromin ist ein dem Coffein ähnliches Alkaloid, dessen anregende Wirkung und dessen Wirkung auf den Kreislauf jedoch wesentlich geringer ist. Kakao kann deshalb auch von Kindern getrunken werden. (Zum Oxalsäuregehalt siehe Seite 168.) Bei der weiteren Verarbeitung der Kakaomasse wird ein Teil der Kakaobutter unter hohem Druck abgepresst; man erhält den Kakaopresskuchen.

Aufbewahrung: Wegen des hohen Fettgehaltes muss Kakao kühl und vor Licht geschützt gelagert werden.

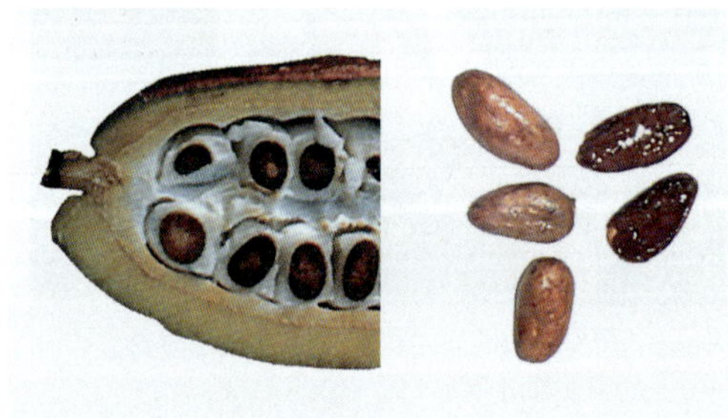

Aufgeschnittene Kakaofrucht – Samen

- **Kakaopulver** wird durch Vermahlen aus dem Kakaopresskuchen hergestellt. Es wird im Handel meist als Kakao schlechthin bezeichnet und enthält mindestens 20 % Fett in der Trockenmasse.

- **Magerkakao** ist weitgehend entfettet, enthält jedoch noch mehr als 8 % Fett in der Trockenmasse.

- **Trinkkakaomischungen** sind schnell lösliche, pulverförmige, körnige oder agglomerierte Produkte. Sie werden aus Kakaopulver, Kakaomasse, Zucker und Aromastoffen hergestellt. Der Gehalt an Kakaobestandteilen beträgt mindestens 25 % in der Trockenmasse. Einigen dieser Produkte wird auch Trockenmilch zugesetzt. Kalt oder warm aufgegossen erhält man ein sofort genussfertiges Getränk. Trinkkakaomischungen werden vielfach aus Magerkakao hergestellt.

● **Kakaohaltige Fettglasurmassen** enthalten mindestens 14 % fettfreie Kakaotrockensubstanz und werden mit Speisefetten hergestellt. Die verwendete Fettart ist anzugeben. Ein Hinweis auf Schokolade ist nicht zulässig, auch dürfen mit Fettglasurmasse hergestellte Backerzeugnisse z. B. nicht als „getunkt" bezeichnet werden. Der Kakaoanteil ist nicht zu Schokolade verarbeitet worden.

Schokolade

Schokolade wird aus Kakaobestandteilen und Zucker hergestellt. Als Kakaobestandteile werden Kakaomasse, Kakaopresskuchen, Kakaobutter, Kakaopulver oder Magerkakao in einem der Schokoladesorte entsprechenden Mischungsverhältnis verwendet. Kakaobestandteile und Zucker werden in Mischmaschinen vermischt und anschließend in speziellen Maschinen bei höherer Temperatur längere Zeit verrieben (konchiert), bis die Masse die gewünschte Feinheit erhält und das Aroma zur vollen Entfaltung gebracht wird.

Koch- und Haushaltsschokolade sind weniger fein verrieben und daher grobkörnig. Speiseschokolade ist feinst verrieben. Der Schokolademasse werden meist Vanille oder Vanillin und andere Gewürzstoffe, z. B. Zimt, zugesetzt.

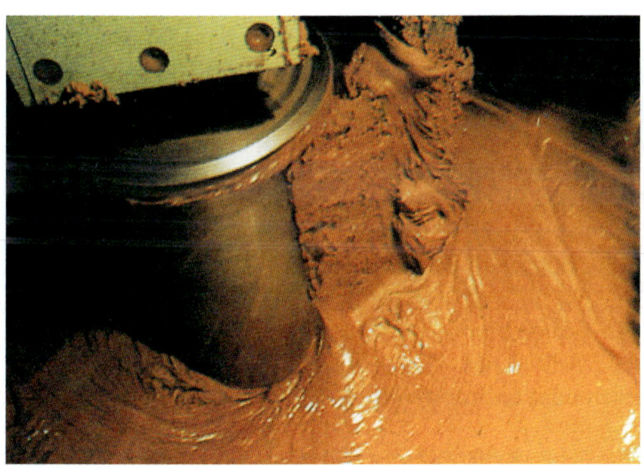

● **Speiseschokolade** enthält mindestens 35 % Kakaobestandteile, davon mindestens 18 % Kakaobutter, und höchstens 65 % Zucker. Auch Koch- und Haushaltsschokoladen entsprechen in ihrer Zusammensetzung der Speiseschokolade. Der Unterschied liegt in der Verarbeitung. Bei Bitterschokolade ist der Anteil an Kakaobestandteilen höher, er beträgt mindestens 55 %.

● **Milchschokolade** besteht zu mindestens 25 % aus Kakaobestandteilen, zu mindestens 14 % aus Milchtrockenmasse (Milchfett, Milcheiweiß, Milchzucker und Mineralstoffe der Milch in einem ungefähr der Vollmilch entsprechenden Verhältnis) und höchstens zu 55 % aus Zucker.

● **Weiße Schokolade** enthält mindestens 20 % Kakaobutter und keine anderen Kakaobestandteile. Der Gehalt an Milchtrockenmasse und Zucker entspricht der Milchschokolade.

Durch die Einarbeitung von Mandeln, Nüssen, Haselnüssen, Rosinen, Kaffee und Honig in Speiseschokolade, Milchschokolade oder auch in weiße Schokolade erhält man nach diesen Zusätzen benannte Schokoladsorten. Bei gefüllten Schokoladen und Schokoladenbonbons bestehen die Umhüllungen aus Speise- oder Milchschokolade, seltener auch aus Bitterschokolade.

● **Tunkmasse** (Glasurschokolade oder Kuvertüre) ist durch einen besonders hohen Gehalt an Kakaobutter ausgezeichnet, der mindestens 35 % beträgt. Tunkmasse wird daher bereits bei gelindem Erwärmen flüssig. Sie wird für Tortenübergüsse und als Überzugsmasse für kleines Gebäck verwendet.

● **Schokoladepulver** und **Trinkschokolade** sind Erzeugnisse aus Schokolade. Sie sind qualitativ höherstehend als Trinkkakaomischungen und dürfen nicht mit diesen verwechselt werden.

Aufbewahrung

Kakao, Kakaoerzeugnisse und Schokolade sind empfindlich gegen Licht, Feuchtigkeit und Wärme. Auch Fremdgerüche werden schnell angenommen. Deshalb ist entsprechende Vorsorge bei der Aufbewahrung zu treffen. Besonders pulverförmige Erzeugnisse sollen in gut verschließbaren Dosen, Gläsern oder Plastikbehältern aufbewahrt werden.

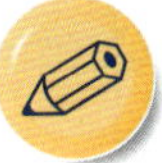

1. Suchen Sie nach Rezepten, in denen Kakao oder Schokolade Verwendung findet.

2. Erläutern Sie den Unterschied zwischen Kakao und Schokolade. Warum darf ein mit Kakao hergestelltes Speiseeis nicht als Schokoladeeis bezeichnet werden?

3. Vergleichen Sie die in Tee, Kaffee und Kakao enthaltenen Alkaloide.

Kakao: Volkswirtschaftliche Bedeutung

Kakao wird hauptsächlich für die Süßwarenproduktion benötigt. Parallel zum Anstieg des Zuckerverbrauchs stieg auch der Kakaoverbrauch rapide. So wurde ein Pro-Kopf-Verbrauch an Kakaobohnen von 0,3 kg 1948/49 und nunmehr ein Pro-Kopf-Verbrauch von 2,7 kg verzeichnet.

Kakao wird weltweit in tropischen Regionen angebaut. Anbauländer in Afrika: Elfenbeinküste, Nigeria, Madagaskar; in Asien: Sri Lanka, Java, Neu-Guinea; in Zentralamerika: Mexiko, Costa Rica, Jamaika; in Südamerika: Brasilien, Ecuador, Kolumbien, Venezuela.

Die Erzeugung von Kakaobohnen ist in der Hand weniger Großorganisationen. Um Kleinbauern und Kleinbetriebe zu unterstützen, sollte von dem reichen Angebot im Fair-Trade-Handel Gebrauch gemacht werden.

Alkohol

> *Sie können die Wirkung des Alkohols auf den menschlichen Körper erklären und beurteilen.*

Alkohol entsteht durch Gärung aus zuckerhaltigen Lösungen. Die Gärung wird stets durch Hefen bewirkt, die mit Hilfe ihres Enzymsystems Zymase Einfachzucker in Ethylalkohol und CO_2 spalten. Ethylalkohol wird schlechthin als Alkohol bezeichnet.

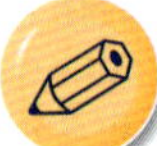

Nehmen Sie zunächst zu folgenden Aussagen Stellung:
Der Alkoholkonsum ist in den letzten Jahren in Österreich etwa gleich geblieben.
Der Österreicher trinkt jährlich durchschnittlich: 104 l Bier, 30 l Wein, 2,8 l Spirituosen (2006–2011).

Überblick Einteilung Alkohol und Energiegehalt

Durch **alkoholische Gärung** (siehe Seite 107) werden aus dem Saft zuckerhältiger Früchte hergestellt:

	Alkoholgehalt[1]	Portion	g Alkohol	Energie (kcal)	Energie (kJ)
Wein (aus Trauben)	> 12 Vol.-%	250 ml	> 24 g	168 kcal	703 kJ
Obstweine (z. B. Ribiselwein)	6 Vol.-%	250 ml	12 g	84 kcal	351 kJ
Birnenmost	7 Vol.-%	250 ml	14 g	98 kcal	410 kJ
Cidre (franz. Apfelschaumwein)	5 Vol.-%	250 ml	10 g	70 kcal	293 kJ

Durch **Destillation** erhält man folgende Spirituosen (u. a. mit zahlreichen geschützten Herkunftsbezeichnungen):

	Alkoholgehalt[1]	Portion	g Alkohol	Energie (kcal)	Energie (kJ)
Weinbrand	> 38 Vol.-%	20 ml	> 64 g	> 45 kcal	> 188 kJ
Cognac	> 40 Vol.-%	20 ml	> 64 g	> 43 kcal	> 180 kJ
Calvados aus Cidre	> 40 Vol.-%	20 ml	> 64 g	> 45 kcal	> 188 kJ
Obstbrände (z. B. aus Marillen)	> 37,5 Vol.-%	20 ml	> 60 g	> 43 kcal	> 180 kJ

Durch **Vergärung** und **Destillation** aus stärkehaltigen Pflanzenteilen oder aus zuckerhältigen Pflanzensäften:

	Alkoholgehalt[1]	Portion	g Alkohol	Energie (kcal)	Energie (kJ)
Whisky aus Gerste, Roggen, Mais	> 40 Vol.-%	20 ml	> 64 g	> 43 kcal	> 180 kJ
Kornbrand aus Roggen, Weizen	> 32 Vol.-%	20 ml	> 51 g	> 36 kcal	> 151 kJ
Rum aus Zuckerrohrmelasse	> 40 Vol.-%	20 ml	> 61 g	> 43 kcal	> 180 kJ
Wodka aus Roggen, Kartoffeln	> 37,5 Vol.-%	20 ml	> 60 g	> 42 kcal	> 176 kJ

Aus **Getreidemalz**:

	Alkoholgehalt[1]	Portion	g Alkohol	Energie (kcal)	Energie (kJ)
Bier	5,5 Vol.-%	250 ml	11 g	78 kcal	326 kJ

[1] Der Alkoholgehalt wird in Volumsprozent angegeben: 10 Vol.-% = 8 g Alkohol

Energiegehalt des Alkohols

Alkohol ist ein Energielieferant: Er wird in der Leber unter Energiegewinnung zu Kohlenstoffdioxid und Wasser abgebaut.

1 g Alkohol liefert 29 kJ (7 kcal).

Aus größeren Alkoholmengen werden Fette gebildet. Sogleich nach der Aufnahme eines alkoholischen Getränks beginnt über die Mund-, Magen- und Darmschleimhaut der Übertritt in die Blutbahn. Etwa 5–10 % werden unverändert über Lunge, Niere und Haut ausgeschieden. Unmittelbar nach der Aufnahme über die Blutbahn setzt auch der Abbau in der Leber ein.

Die höchste **Alkoholkonzentration** im Blut wird abhängig von der Magenfüllung in 1–2 Stunden erreicht. Warme (z. B. Punsch) oder kohlensäurehältige Getränke (Sekt) beschleunigen die Alkoholaufnahme.

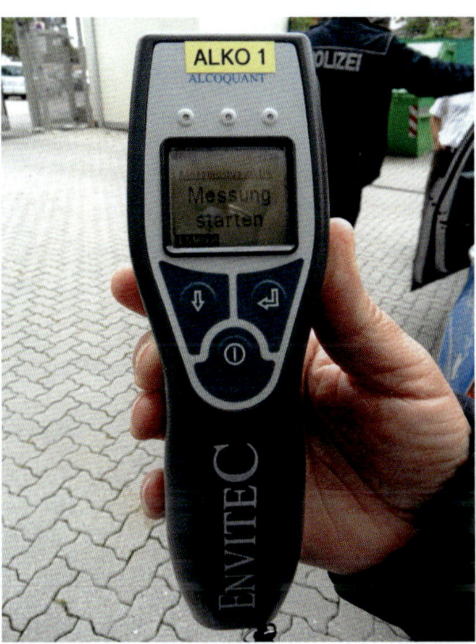

Alkoholgehalt im Blut

Der Alkoholgehalt des Blutes wird in Promille angegeben: 1 ‰ → 1 g Alkohol/1 l Blut.

Bei gleich aufgenommener Alkoholmenge zeigt der Promillegehalt beträchtliche individuell bedingte Schwankungen. Er ist abhängig vom Körpergewicht, der Körpergröße, dem Alter, insbesondere aber von der Menge der Körperflüssigkeit.

Wichtig: Nach einer lange in die Nacht dauernden Feier besteht die **Fahruntauglichkeit noch lange am nächsten Tag**.

Wirkungen des Alkohols

Geringe Alkoholmengen wirken anregend, können eine Kreislaufschwäche mildern, regen den Appetit an, fördern die Verdauungstätigkeit.

Übersicht Alkoholgehalt im Blut und Wirkungen

0,3 ‰	Konzentrationsschwäche, Schwierigkeiten bei der Entfernungseinschätzung
0,5 ‰	Schwips mit Enthemmung und Selbstüberschätzung, vermindertes Reaktionsvermögen, verminderte Sehleistung
	FAHRVERBOT! **In Sonderfällen bereits bei 0,1 ‰ oder 0,0 ‰**
1,0 ‰	Sprachstörungen, Gleichgewichtsstörungen, stark erhöhte Risikobereitschaft
2,0 ‰	Torkeln, Erbrechen, Lallen, Doppelsehen, Pupillenerweiterung
Ab 3 ‰	Bewusstlosigkeit, Atemlähmung möglich, ab 5 ‰ fast immer tödlich

Größere Alkoholmengen reichern sich in den Nervenzellen des Gehirns und des Rückenmarkes an und führen zu Störungen.

Chronischer Alkoholgenuss

Regelmäßiger Alkoholgenuss kann zu körperlicher und geistiger Abhängigkeit führen! Es entsteht eine Sucht, die zu stets weiterer Alkoholzufuhr führt. Alkohol sollte nur zu besonderen Anlässen und keineswegs täglich getrunken werden.

Chronischer Alkoholgenuss bewirkt **schwere Schädigungen des Körpers** und ist häufig von einer Mangelernährung begleitet.

Bleibende Folgeschäden:

1. **Schädigung der Leber:** Es entsteht eine Fettleber und schließlich kommt es zu einer Leberschrumpfung (Leberzirrhose).

2. Die ständige Reizung der Magenschleimhaut führt zu **Gastritis** und **Magengeschwüren**.

3. Es kann zu einer **Entzündung der Bauchspeicheldrüse** kommen. Bauchspeicheldrüsenkrebs ist eine häufige Folgeerscheinung.

4. Die **Nierenfunktionen** werden **beeinträchtigt**, eine **Herzmuskelschwäche** kann auftreten.

5. **Gehirn und Nerven werden geschädigt:** Die Schäden reichen von einem Zittern der Hände bis zum geistigen Verfall.

6. **Alkohol während der Schwangerschaft:** Über die Blutbahn gelangt Alkohol in den kindlichen Körper. Alkohol im Embryonalstadium führt in Abhängigkeit von der Alkoholmenge zu verzögerter körperlicher und geistiger Entwicklung. Missbildungen, bleibende Hirnschädigungen bis hin zu völliger Behinderung können auftreten.

Biererzeugung

Mälzen

Getreide (vorzugsweise Gerste) wird befeuchtet und zum Keimen gebracht. Die vom Keimling gebildeten Enzyme bauen die Stärke zu Malzzucker ab, man erhält das **Grünmalz**. Das Grünmalz wird getrocknet (d. h. **gedarrt**), je nach der Temperatur beim Darren **erhält man helles Malz** oder **dunkles Malz** für helle oder dunkle Biere.

Maischen

Das Malz wird zerkleinert von den Keimlingen befreit, geschrotet, mit Wasser versetzt, erhitzt und filtriert. Man erhält die **Stammwürze**.

Die Stammwürze wird mit **Hopfen** versetzt und gekocht. Hopfen dient der Aromagebung und der Haltbarmachung. Nach der Abkühlung wird das Gemisch mit Hefe zur Gärung gebracht: Die Hauptgärung dauert etwa 10 Tage. Der Gärung schließt sich in Lagertanks eine Nachgärphase an und eine von der Biersorte abhängige Lagerzeit.

Weinerzeugung

Wein wird in Österreich seit über 2000 Jahren angebaut. Heute zählen die österreichischen Weine international zur Spitzenqualität. Bekannte Anbaugebiete sind die Wachau, die Thermenregion südlich von Wien, die Südsteiermark und das Burgenland.

Für Weißweine werden u. a. folgende Qualitätsrebsorten angebaut: Grüner Veltliner, Riesling, Chardonnay; für Rotweine: Blaufränkisch, Blauer Burgunder, Zweigelt.

Von der Traube zum fertigen Wein

Die **Erntezeit (Weinlese)** liegt zwischen September und November und richtet sich nach dem Zuckergehalt der reifenden Trauben.

Der Zuckergehalt wird traditionell in „**Grad-Klosterneuburger-Mostwaage**" angegeben und wird als **Mostgewicht** bezeichnet.

1 ° KMW = 1 Gramm vergärbarer Zucker in 100 g Most

Der **Zuckergehalt** kann mittels Refraktometer an Ort und Stelle im Weingarten festgestellt werden. Für die einzelnen Qualitätsstufen sind Mindestzuckergehalte festgelegt.

Beim **Rebeln** werden die geernteten Trauben von den Kämmen befreit und zur Maische zerkleinert.
Die **Maische wird bei Weißwein** sogleich abgepresst und der Traubensaft zur Gärung gebracht.
Bei **Rotweinen** wird die Maische vergoren, aus den Traubenhäuten der rote Farbstoff herausgelöst und aus Häuten und Kernen Gerbstoffe (Bitterstoffe) gelöst.
Bei Roséweinen wird die Maische kurz vergoren, abgepresst und die Gärung fortgesetzt.

Nach dem **Ende der Gärung** wird der Wein von den Trübstoffen (Geläger) abgezogen, man erhält den Jungwein.

Restzuckergehalt: Am Ende der Gärung bleibt ein Restzuckergehalt übrig. Es handelt sich um Fructose, da Gluco-

se bevorzugt vergoren wird. Der Restzuckergehalt ist vom Mostgewicht abhängig und steuerbar innerhalb bestimmter Grenzen: Ein Abbrechen der Gärung ergibt einen höheren Restzuckergehalt.

Der Restzuckergehalt wird wie folgt angegeben:

- **trocken:** max. 9 g/l
- **halbtrocken:** max. 18 g/l
- **lieblich:** meist 18 g/l bis 45 g/l
- **süß:** über 45 g/l

Weinbezeichnungen

Weine ohne bestimmte Herkunft (früher Tafelwein)

- Weine aus mehreren Anbaugebieten ohne Sorten- und Jahrgangsangaben
- Mostgew. > 11 ° KMW.

Landweine

- Weine aus nur einem Anbaugebiet
- Mostgew. > 14 ° KMW.

Qualitätsweine

- Weine aus nur einem Anbaugebiet von nur einem Winzer aus Qualitätsrebsorten
- besonders kontrolliert mit staatlicher Prüfnummer auf dem Etikett
- Mostgew. > 15 ° KMW.

Prädikatsweine oder Qualitätsweine besonderer Reife und Leseart:

Spätlese

- Die Trauben werden nach der allgemeinen Erntezeit geerntet
- Mostgew. > 19 ° KMW.

Auslese

- Weine aus sorgfältig ausgelesenen Beeren, frei von fehlerhaften Beeren
- Mostgew. > 21 ° KMW.

Beerenauslese, Eiswein, Ausbruch, Trockenbeerenauslese

- Weine aus überreifen bis edelfaulen Trauben
- Mostgew. > 25 ° KMW.

Cuveé-Weine

Weine verschiedener Rebsorten werden gemischt, um einen Wein von typischem Geschmack und Bukett zu erzielen.

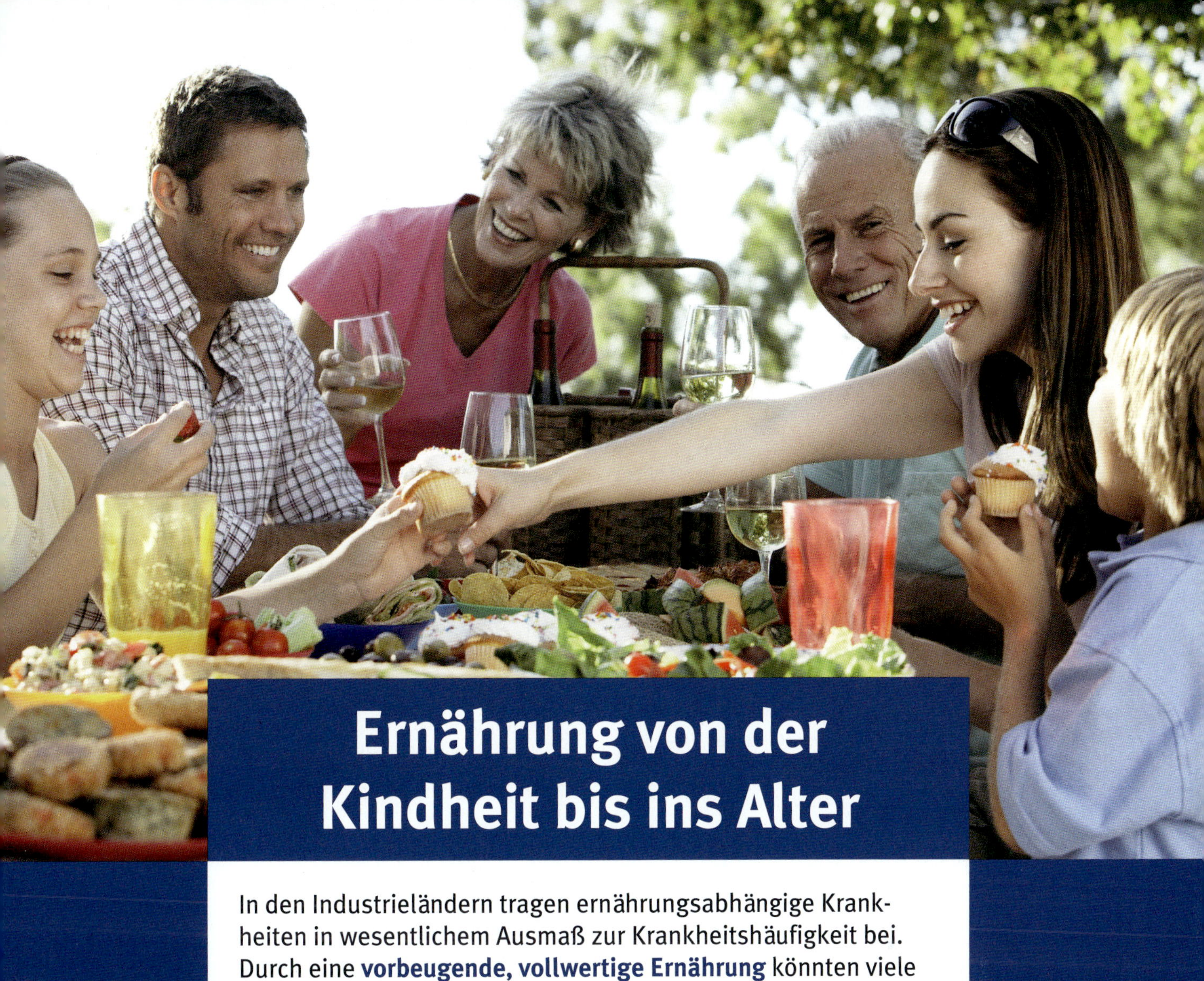

Ernährung von der Kindheit bis ins Alter

In den Industrieländern tragen ernährungsabhängige Krankheiten in wesentlichem Ausmaß zur Krankheitshäufigkeit bei. Durch eine **vorbeugende, vollwertige Ernährung** könnten viele der betroffenen Menschen deutlich länger und vor allem länger in Gesundheit leben.

Dadurch ließe sich viel körperliches und seelisches Leid vermeiden und gleichzeitig eine Erhaltung oder Steigerung der **Lebensqualität** erreichen.

Das Essverhalten wird in der frühen Kindheit geprägt – möglicherweise bereits vor der Geburt. Deshalb sollten schon Kinder **gesundes Genießen** als etwas Selbstverständliches erleben, das auch Spaß machen kann.

Ernährung Jugendlicher und Erwachsener

▶ *Sie lernen Energie- und Nährstoffbedarf eines Jugendlichen und eines gesunden Erwachsenen zu bewerten.*

▶ *Sie können Nährstoffempfehlungen für Jugendliche begründen.*

▶ *Sie lernen Empfehlungen für die Mahlzeitengestaltung zu erläutern.*

▶ *Sie lernen Tageskostpläne zu erstellen.*

Eine vollwertige Ernährung (nicht zu verwechseln mit „Vollwert-Ernährung") setzt eine richtige Auswahl von Lebensmitteln voraus.

Von der täglich aufgenommenen Energiemenge sollen gedeckt werden durch:

● 10–15 % Eiweiß, davon
 – $1/3$ tierisches Eiweiß
 – $2/3$ pflanzliches Eiweiß

● 25–30 % Fett, davon
 – mehrfach ungesättigte Fettsäuren (Linolsäure …): 8–10 %
 – einfach ungesättigte Fettsäuren (Ölsäure): 10–15 %
 – gesättigte Fettsäuren: max. 10 %

● mehr als 50 % Kohlenhydrate, davon
 – 40 % durch in den Lebensmitteln enthaltene Kohlenhydrate (Einfach-, Doppel- und Vielfachzucker)
 – höchstens 10 % durch den Lebensmitteln zugesetzte Zucker
 – **Regel: nicht mehr als 50 g Weißzucker pro Tag**

● nicht mehr als **6 g Kochsalz** = 2,4 g Natrium pro Tag

● 30 g Ballaststoffe

● ausreichend Vitamine und Mineralstoffe

● einen dem Alter und der Tätigkeit entsprechenden Energiegehalt

Gegenüber dem D-A-CH-Ernährungskreis und der daraus abgeleiteten Pyramide, die einen Eindruck über die notwendigen Lebensmittelmengen (%-Anteile) vermitteln, geht die österreichische Lebensmittelpyramide, für die die auf Seite 6 angegebenen Werte uneingeschränkt gelten, einen Schritt weiter. Es werden konkrete Mengenangaben (= Portionsgrößen) und Anzahl der pro Tag aufzunehmenden Portionen für insgesamt in 25 Bausteinen angeordnete Lebensmittel gemacht.

Die österreichische Ernährungspyramide (Bundesministerium für Gesundheit, 2011)

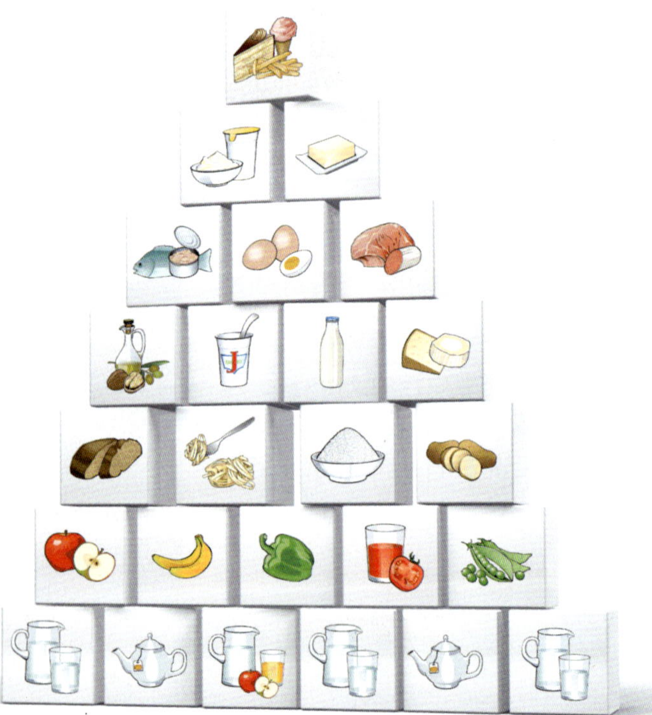

Lebensmittel-gruppen	Portionen pro Tag	1 Portion =
Fettes, Süßes Gesalzenes	selten[1]	wenig
Rahm, Sauerrahm Obers	sparsam[1]	möglichst geringe Mengen
Streichfett	1	– 10 g Streichfett
Fleisch, Fisch, Ei (alternierend in einer Woche[2])	1	– 100–150 g mageres Fleisch – 150 g Fisch – 1 Ei
Öle, Fette, Nüsse, Samen	1	– 10 g Öl, Back-, Bratfett – 2 Esslöffel Nüsse/Samen
Milch, Milchprodukte	3	– 200 ml Milch oder Jogurt – 200 g z. B. Topfen – 50–60 g z. B. Schnittkäse
Getreide-erzeugnisse, Kartoffeln	4[3]	– 50–70 g Brot, Weckerl – 50–60 g Getreideflocken – 65–80 g Teigwaren, roh – 50–60 g Reis, Getreide, roh – 200–250 g Kartoffeln
Obst	2	– 125–150 g Obst – 200 ml Fruchtsaft
Gemüse	3	– 100–200 g Gemüse, Salat, grüne Bohnen/Erbsen – 70–100 g Hülsenfrüchte, roh – 200 ml Gemüsesaft
Getränke	6, > 6	– 250 ml Trinkwasser

[1] ernährungsphysiologisch entbehrlich; nicht täglich.
[2] nicht mehr als 3 x Fleisch, 3 x Ei, 1–2 x Fisch, zumindest 1 x fetter Fisch (s. S. 154). Das zweite Mal Fisch geht auf Kosten von 1 x Fleisch oder 1 x Ei.
[3] Empfehlung: für Kinder und sportlich Aktive eine Portion mehr.

Ernährungspyramide **ohne Waage** siehe Seite 268.

Regeln für eine vollwertige Ernährung

1. **Trinken (mindestens 1500 ml/Tag)**
   Steht Ihnen sauberes Trinkwasser zur Verfügung, bevorzugen Sie dieses. Oder Mineralwasser mit einem geringen Gehalt an Mineralsalzen und Nitrat, Gemüse- und Fruchtsäfte (1 : 3 verdünnt), **ungezuckerte** Früchte- oder Kräutertees, Schwarztee und Kaffee (3–4 Tassen). Limonaden sind wegen des hohen Zuckergehaltes nicht geeignet.

2. **Gemüse und Obst**
   Gemüse und Obst bilden neben Getreide die Basis der Ernährung. Essen Sie fünf Portionen Obst und Gemüse pro Tag zu den Hauptmahlzeiten und als Zwischenmahlzeiten, sehr oft roh oder schonend gegart, auch in Form von Säften. Damit wird zu einem bedeutenden Teil der Bedarf an Vitaminen, Mineral- und Ballaststoffen gedeckt und eine reichliche Versorgung mit den unterschiedlichsten sekundären Pflanzenstoffen sichergestellt. Wichtig für die Prävention zahlreicher Erkrankungen. Die Menge ist entscheidend, nicht die Anzahl der Portionen. Sie kann auch auf 3 Mahlzeiten verteilt werden.

3. **Lebensmittel aus Getreide, Kartoffeln, Anmerkungen zu Hülsenfrüchten**
   Essen Sie Kartoffeln zweimal in der Woche und bevorzugen Sie Vollkornprodukte (jene aus feingemahlenen Mehlen sind bekömmlicher).
   Vollkornprodukte sind für eine ausreichende Ballaststoffversorgung wichtig. In dieser Hinsicht besteht in Österreich ein Defizit: 14 g/Tag anstelle von 30 g/Tag. Weder Getreideerzeugnisse noch Kartoffeln sind Dickmacher, sie wirken aber sättigend.
   Der Pro-Kopf-Verbrauch von Hülsenfrüchten mit 0,3 kg (2005/06) oder 0,5 kg (2011/12) ist als sehr niedrig zu beurteilen! Sie könnten wesentlich zur Versorgung mit pflanzlichem Eiweiß (der Eiweißgehalt ist höher als der des Getreides) und mit Ballaststoffen beitragen. Auch Gemüseerbsen sind in dieser Hinsicht wertvoll.

4. **Zucker**
   Zucker wird vielen Lebensmitteln zugesetzt: überwiegend Weißzucker (Saccharose), aber auch Fruchtzucker (Fructose), seltener Traubenzucker (Glucose), Malzzucker (Maltose).
   Jeder Zusatz von Mono- oder Disacchariden zählt als Zuckerzusatz: z. B. in Milchprodukten mit Früchten, fallweise in Obstsäften (v. a. verdünnten Obstsäften) und in allen Limonaden (ausgenommen sind „zuckerfrei" deklarierte). Mineralwässern mit Geschmackskomponenten wird ebenfalls Zucker zugesetzt.

5. **Milch, Milchprodukte**
   Enthalten verstecktes Fett; viele Produkte wie z. B. Doppelrahmkäse, Rahm und Obers, in hohem Maße. Bevorzugen Sie fettreduzierte Milchprodukte: z. B. Jogurt mit 1 % Fett, Topfen mit 20 % FiT oder Magertopfen, Käse der Fettgehaltsstufen halbfett bis mager (s. S. 136).
   Milch und Milchprodukte sind ein wichtiger Bestandteil der täglichen Nahrung, sie sind u. a. der wichtigste Calciumlieferant, tragen zur Versorgung mit den Vitaminen A, D, B_2 und B_{12} bei. Milcheiweiß ist ein hochwertiges Eiweiß und wertet das Eiweiß von Getreide und Hülsenfrüchten auf!
   Warnung: siehe Punkt 6.

6. **Fleisch, Fisch, Ei**
   Sind wichtig für die Versorgung mit den Vitaminen B_1, B_6 und vor allem B_{12} und Eisen. Bevorzugen Sie fettarmes Fleisch und fettarme Wurstsorten. Ein- bis zweimal Fisch in der Woche ist wichtig für die Versorgung mit ω-3-Fettsäuren und Spurenelementen.
   Bei Fleisch entfernen Sie das sichtbare Fettgewebe weitgehend. Mageres Schweinefleisch enthält nicht mehr Fett als mageres Rind oder Kalbfleisch. Es gibt wenige fettarme Wurstsorten: Schinkenwurst, Krakauer (Übersicht siehe S. 150). Wählen Sie magere Waren aus, benutzen Sie Ihre Kenntnisse über die Zusammensetzung der Lebensmittel.
   Warnung: Fettreiche Lebensmittel, besonders die mit versteckten Fetten, sind die wahren Dickmacher!
   Nach dem Österreichischen Ernährungsbericht 2012 liegt der Fleisch- und Wurstwarenkonsum bei Frauen um 70 %, bei **Männern um über 200 %** über den Empfehlungen.

7. **Salz**
   Warnung: Nicht mehr als 6 g Kochsalz (NaCl) täglich.
   Diese Forderung ist berechtigt und würde vielen im späteren Leben auftretenden gefährlichen Bluthochdruckerkrankungen vorbeugen. Außerdem begünstigt ein hoher Salzkonsum den im höheren Alter, besonders bei Frauen, auftretenden Knochenabbau (Osteoporose).

Salzkonsum in der Steinzeit[1]	Kochsalzbedarf D-A-CH[2]	Salzkonsum (westliche Welt)[1]	Salzkonsum (in Ö 2012)[3]	
			Frauen	Männer
1,75 g/Tag	1,4 g/Tag	8,4 g/Tag	7,3 g/Tag	8,5 g/Tag

[1] Ernährungsmedizin 2010
[2] berechnet aus dem Natriumbedarf
[3] Österreichischer Ernährungsbericht 2012

Der hohe Salzkonsum ist allein geschmacksbedingt. Man soll schrittweise den Salzkonsum senken und Salz durch Zugabe von Kräutern oder Gewürzen ersetzen.

8. **Fette, Öle – Streichfett**
   Fette, Öle und Streichfett sind gegeneinander austauschbar. Verzichtet man auf Streichfett (Butter, Margarine), kann man mehr Öl für Salate und zum Kochen verwenden und umgekehrt.
   Nach dem Ernährungsbericht liegt der Verbrauch von Öl, Margarine und Butter sogar unter den Empfehlungen. **Dickmacher sind die versteckten Fette!**

9. **Ernährung und körperliche Aktivität**
   Im modernen Leben ist eine körperliche Aktivität von PAL = 1,4 weit verbreitet. Für ein Leben mit ausreichender Bewegung, ohne Übergewicht, für ein Erhalten der Leistungsfähigkeit und Beweglichkeit bis ins hohe Alter wäre eine zusätzliche Aktivität von zumindest 0,2 PAL erforderlich. Der zusätzliche Energiebedarf zur Deckung des erhöhten Leistungsumsatzes für Männer läge je nach Alter bei 300–400 kcal, für Frauen je nach Alter bei 200–300 kcal. 200 kcal Energie bedeuten un-

gefähr ½ Stunde Nordic Walking, 20 min Laufen, 1 Stunde schnelles Gehen (siehe Seite 272).

Vereinfacht wird allen erwachsenen Personen empfohlen, sich täglich mindestens 30 Minuten körperlich aktiv zu betätigen. Damit würde eine deutliche Senkung des Risikos für Auftreten von Herzinfarkt, Schlaganfall und Krebs erzielt werden. Eine weitere Steigerung auf einen PAL-Wert von 1,75 wäre wünschenswert.

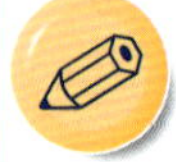

Wenn Sie die Regeln gelesen haben, versuchen Sie, sich z. B. für eine Woche nach den Richtlinien der Pyramide zu ernähren und – falls Sie zu den Betroffenen gehören – Ihre körperliche Aktivität zu steigern. Interessieren Sie sich für den „Nationalen Aktionsplan Richtige Ernährung 2011" des Bundesministeriums für Gesundheit.

Die Ernährungssitation in Österreich

Leider beginnt das Übergewicht schon bei Schulkindern (siehe Tabelle) – eine Umstellung der Ernährungsgewohnheiten, verknüpft mit einem deutlichen Mehr an körperlicher Aktivität, erscheint dringend notwendig.

Ernährungsbericht 2012	übergewichtig	adipös
Männer (18–64 Jahre)	52 %	15 %
Frauen (18–64 Jahre)	28 %	10 %
Schulkinder (7–14 Jahre)	24 %	7 %
Männer und Frauen	40 %	12 %
Männer und Frauen (Ernährungsbericht 2008)	31 %	11 %

Mahlzeitengestaltung

Sie können die Energie- und Nährstoffzufuhr durch die verschiedenen Mahlzeiten erläutern.

Kinder, Jugendliche und Erwachsene sollen mehrere kleine Mahlzeiten über den Tag verteilt essen, damit das Leistungsvermögen erhöht und der Blutzuckerspiegel nicht all zu großen Schwankungen ausgesetzt wird.

Kleine Portionen über den Tag verteilt, belasten den Verdauungstrakt weniger und Leistungstiefs stellen sich nicht so schnell ein, die Versorgung des Gehirns ist besser.

Das erste Frühstück ist das Sprungbrett in den Tag.

Ein gutes Frühstück ermöglicht die Leistungsfähigkeit am Vormittag.

Folgende Grundsätze sollten bei der Einnahme und der Zusammenstellung des Frühstücks beachtet werden:

- Rechtzeitig aufstehen, nicht in Eile frühstücken.
- Das Frühstück nicht einsparen, um länger schlafen zu können oder um schlank zu bleiben.
- Nicht immer das gleiche Frühstück anbieten. Es gibt viele Abwechslungsmöglichkeiten. Verschiedene Brotsorten und unterschiedlichen Brotbelag, Obst je nach Saison, Fruchtsäfte, Müsli ohne Zuckerzusatz, Cornflakes, Haferflocken, Jogurt und andere Milchprodukte.

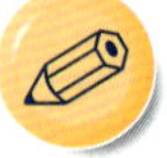

1. Viele Schüler kommen „ohne Frühstück" in die Schule. Beurteilen Sie diese Angewohnheit, indem Sie Gründe pro und contra sammeln.
2. Stellen Sie unterschiedliche Frühstücksvorschläge zusammen.

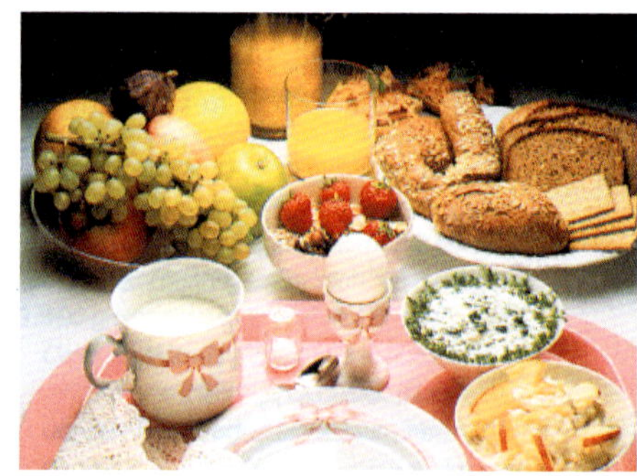

Das zweite Frühstück (Jause) sollte vitaminreich und mineralstoffreich sein.

- Das zweite Frühstück soll das erste Frühstück in Bezug auf die Nährstoffzufuhr ergänzen.
- Obst, Gemüse, Milch und Milchprodukte sind besonders geeignet.

Tagesleistungskurve

Beschreiben Sie den Verlauf der Tagesleistungskurve mit und ohne Zwischenmahlzeiten. Machen Sie aufgrund des Verlaufs Vorschläge für die Mahlzeitengestaltung, indem Sie auch die Pyramide in Ihre Überlegungen mit einbeziehen.

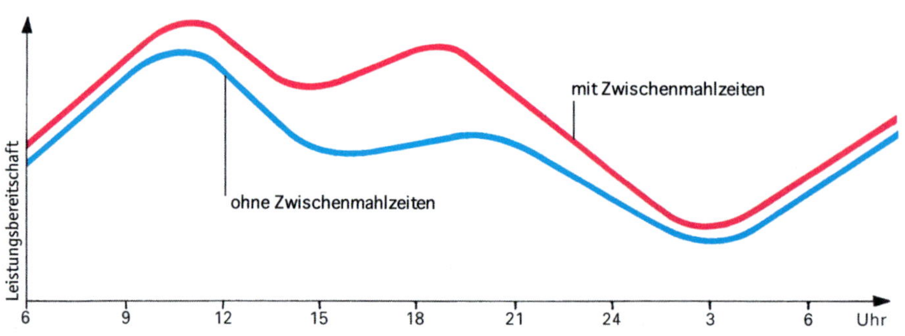

Das Mittagessen soll eine nicht zu umfangreiche Hauptmahlzeit sein.

- Höchstens ein Drittel (30 %) der täglichen Gesamtenergie soll aufgenommen werden.
- Die Mahlzeit soll langsam eingenommen werden, da sich das Sättigungsgefühl erst nach 15 Minuten einstellt.
- Es muss nicht immer Fleisch sein. Milch, Milchprodukte, Fisch, Hülsenfrüchte und Getreidegerichte sind eine Alternative.
- Fett ist in Lebensmitteln oft zu reichlich enthalten. Fettreiche Lebensmittel sollten durch fettarme Lebensmittel ersetzt werden.

Nachmittagsmahlzeit (Jause)

- Die Nachmittagsmahlzeit sollte, wie das zweite Frühstück, vitaminreich und mineralstoffreich sein.

Das Abendessen

- Nährstoffe, die bei den anderen Mahlzeiten zu wenig aufgenommen wurden, sollten berücksichtigt werden. War das Mittagessen z. B. vitaminarm, könnte es zum Abendessen einen Rohkostsalat geben.
- Ist die Familie erwerbstätig, kann abends gemeinsam ein warmes Abendessen eingenommen werden. Ein warmes Abendessen führt nicht zur Gewichtssteigerung.
- Das Abendessen sollte leicht verdaulich sein und nicht direkt vor dem Schlafengehen eingenommen werden.

1. Das erste Frühstück sollte eine Hauptmahlzeit sein.
2. Das zweite Frühstück sollte vitamin- und mineralstoffreich sein.
3. 30 % der Gesamtenergiemenge sollten im Mittagessen enthalten sein.
4. Die Nachmittagsmahlzeit sollte wiederum vitamin- und mineralstoffreich sein.
5. Das Abendessen sollte leicht verdaulich sein und etwa zwei Stunden vor dem Schlafengehen eingenommen werden.

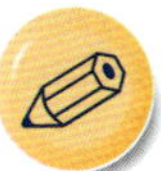

Beurteilen Sie die Ernährungssituation – durchschnittliche Ist-Zufuhr – der Jugendlichen anhand der nebenstehenden Tabelle:

a) Welche Nährstoffe werden zu reichlich aufgenommen?
c) Welche ernährungsabhängigen Krankheiten können bei Jugendlichen auftreten?
d) Machen Sie Verbesserungsvorschläge für die Ernährung Jugendlicher.
e) Nicht jede Mahlzeit kann ein ausgewogenes Nährstoffverhältnis aufweisen. Als Mittagessen gibt es in der Mensa Gemüse, Kartoffeln und Frankfurter Würstel. Machen Sie einen Vorschlag für das nährstoffergänzende Abendessen.
f) Als Frühstück gibt es: Kaffee, 2 Semmeln, Butter, Marmelade und Honig. Machen Sie einen Vorschlag für ein ergänzendes zweites Frühstück.
g) Beurteilen Sie den Tageskostplan von Michael, einem 16-jährigen Jugendlichen (S. 19).
f) Von welcher Lebensmittelgruppe nimmt er zu viel, von welcher zu wenig zu sich?

Empfohlene Nährstoffzufuhr pro Tag

	Jugendliche 15 bis 18 Jahre		Erwachsene 19 bis 25 Jahre	
	weiblich	männlich	weiblich	männlich
Energie kJ (kcal)	10 500 (2 500)	13 000 (3 100)	10 000 (2 400)	12 500 (3 000)
Eiweiß g	46	60	48	59
Essenzielle Fettsäuren g	8	10	8	10
Ballaststoffe g	30	30	30	30
Mineralstoffe				
Kalium g	2	2	2	2
Calcium g	1,2	1,2	1	1
Phosphor g	1,25	1,25	0,7	0,7
Magnesium mg	350	400	310	350
Eisen mg	15	12	15	10
Iod µg	200	200	200	200
Zink mg	7	10	7	10
Vitamine				
Vitamin A mg	0,9	1,1	0,8	1,0
Vitamin D µg	5	5	5	5
Vitamin E mg	15	15	15	15
Vitamin B_1 mg	1,0	1,3	1,0	1,3
Vitamin B_2 mg	1,2	1,5	1,2	1,5
Niacin mg	13	17	13	17
Folsäure µg	400	400	400	400
Vitamin B_{12} µg	3	3	3	3
Vitamin C mg	100	100	100	100

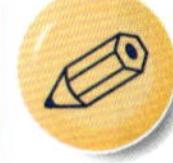

Wiederholen Sie in den Tabellen auf Seite 18 die Nährstoffverteilung auf die einzelnen Mahlzeiten.

Jugendliche, 15 bis 18 Jahre, durchschnittliche Ist-Zufuhr

	Jugendliche	
	weiblich	männlich
Energie MJ (kcal)	10,4 (2 500)	13 (3 100)
Eiweiß g	71	87
Fett g	107	126
Linolsäure g	13	14
Kohlenhydrate insgesamt	250	313
Vielfachzucker g	132	170
Doppel- und Einfachzucker g	118	143
Ballaststoffe g	25	24
Alkohol g	17	27
Mineralstoffe		
Calcium mg	670	825
Eisen mg	10,9	13,4
Vitamine		
Vitamin A mg	1,3	1,6
Vitamin B_1 mg	1,2	1,4
Folsäure ∝g	300	375
Vitamin C mg	82	84

Regeln für die Nahrungsaufnahme von Jugendlichen

● **Die Kost muss verhältnismäßig energiereich sein.**
Bis zum 18. Lebensjahr steigt der Energiebedarf, danach sinkt er wiederum.

● **Die Kost sollte eiweißreich sein.**
Für das Wachstum – Neuaufbau von Körpereiweiß – wird zusätzlich Eiweiß benötigt.
Nur $1/3$ des Eiweißes sollte tierischer Herkunft sein.

● **Die Kost sollte mineralstoffreich und vitaminreich sein.**
Aufgrund der heutigen verfeinerten Kost ist die Mineralstoff- und Vitaminversorgung oft nicht gesichert.

● **Folgende Lebensmittel sollten im Tageskostplan berücksichtigt werden:**
– ausreichend Obst und Gemüse,
– täglich $1/2$ l Milch zur Eiweiß- und Calciumbedarfsdeckung,
– Vollkornprodukte zur Vitamin-B_1-Bedarfsdeckung.

● **Die Kost sollte nicht zu viele leichtverdauliche Kohlenhydrate und zu viel Fett enthalten.**

● **Ausreichend trinken.**

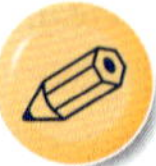

Beurteilen Sie nachstehende Tabelle. Welcher der beiden Menüvorschläge ist Ihrer Meinung nach empfehlenswerter und warum?

MENÜ	MENÜ
Frühstück: Früchtetee, Müsli mit Früchten und Jogurt	**Frühstück:** Kaffee
Jause: Vollkornbrot mit Topfenaufstrich und Schinken, Banane	**Jause:** Extrawurstsemmel mit Gurkerl, Cola, Popcorn
Mittagessen: Naturschnitzel mit Reis, gemischter Salat, Pudding, Apfelsaft gespritzt	**Mittagessen:** Nudelsuppe, Wiener Schnitzel mit Pommes
Jause: Fruchtsalat, Orangensaft gespritzt	**Jause:** Schokolade
Abendessen: Gemüsesuppe und Vollkornbrot	**Abendessen:** Frankfurter mit Senf, Semmel, 1 Glas Bier

Ernährung von Sportlern und Sportlerinnen

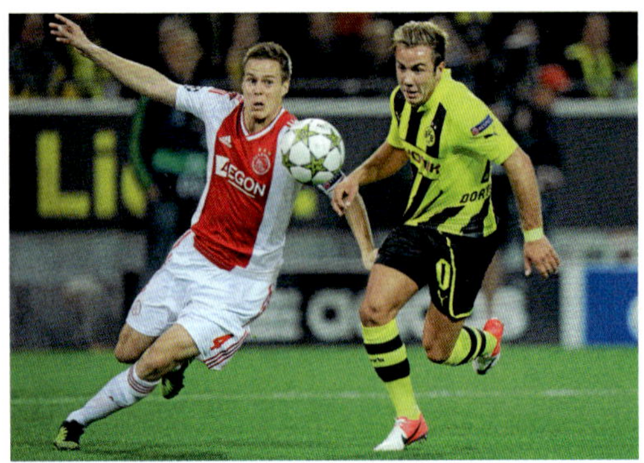

Erläutern Sie den Leistungsabfall der Spieler der Gruppe B.

Bei 6 Fußballspielern wurde der Glykogengehalt der Muskeln vor, während und nach dem Spiel gemessen. Bei 3 Spielern der Gruppe B lagen die Anfangsglykogenwerte deutlich niedriger, sie hatten zwar trainiert, aber am Abend vor dem Spiel keine Mahlzeit zu sich genommen. Ihre Glykogenvorräte waren nach der Hälfte der Spielzeit nahezu aufgebraucht, während die übrigen Spieler der Gruppe A noch über Glykogenvorräte verfügten. In der 2. Spielhälfte konnte ein deutliches Leistungsgefälle zwischen beiden Gruppen beobachtet werden, die Spieler mit niedrigen Glykogendepots liefen weniger und langsamer.

(Nach Elmadfa, I., Leitzmann, C., Eugen Ullmer, Stuttgart 2004)

● Der **Energiebedarf** ist abhängig von der durchgeführten Sportart, er liegt generell über 15 MJ (3 600 kcal) pro Tag. Während Training und Wettkampf steigt der Energieverbrauch teilweise auf etwa 30 MJ (7 200 kcal) pro Tag an. Die Nahrungs-Energieaufnahme kann jedoch aufgrund der Aufnahmekapazität des Magen-Darm-Traktes nur begrenzt gesteigert werden. So muss das Körpergewicht zwischen Training und Wettkampf normalisiert werden.

Energiebedarf von Sportlern

Sportart	Energiebedarf in kJ (kcal) pro kg Körpergewicht/ Stunde	Energiebedarf bei 70 kg Körpergewicht/Tag
Gymnastik, Fechten, Reiten, Sprinten	8,4 bis 10 (2,0 bis 2,4)	14 800 bis 17 000 (3 500 bis 4 000)
Geräteturnen, Rudern, Hockey, Fußball, Schwimmen (Sprint)	10 bis 11,3 (2,4 bis 2,7)	16 700 bis 18 600 (4 000 bis 4 500)
Radfahren (Straße), Schwimmen (Langstrecke), Ringen, Skilanglauf, Eishockey	11,3 bis 12,5 (2,7 bis 3,0)	18 800 bis 21 000 (4 000 bis 5 000)

Fünf Mahlzeiten sollten also gleichmäßig über den Tag verteilt aufgenommen werden, damit der Verdauungstrakt nicht übermäßig belastet wird. Drei Stunden vor Training oder Wettkampf sollte die letzte nicht zu große Mahlzeit eingenommen werden.

Der Energiebedarf von Sportlerinnen liegt im Allgemeinen 5 bis 10 % niedriger als der von Sportlern.

● **Kohlenhydrate** haben eine besondere Bedeutung in der Ernährung von Sportlern, da die Leistungsfähigkeit von den Glykogenreserven abhängig ist. Der Kohlenhydratbedarf sollte durch Polysaccharide und nicht durch Traubenzucker gedeckt werden. Traubenzucker wird schnell resorbiert und bewirkt eine verstärkte Insulinausschüttung, der Blutzuckerspiegel kann zu stark absinken. Traubenzucker entzieht dem Gewebe außerdem Flüssigkeit. Schwindel, Schweißausbrüche usw. können Folgeerscheinungen sein. Polysaccharide bewirken dagegen keine erhöhte Insulinausschüttung und stellen keine Belastung für den Wasserhaushalt dar.

Der Kohlenhydratspeicher (Glykogen, Glucose) beträgt:
Muskulatur   200 g = 3,3 MJ (800 kcal)
Leber   150 g = 2,5 MJ (600 kcal)
Blut und Gewebe   35 g = 0,6 MJ (140 kcal)

Der Kohlenhydratspeicher ist 12–18 Stunden nach der letzten Nahrungsaufnahme erschöpft.

- Eine **fettreiche Nahrung** beeinträchtigt die Leistungsfähigkeit eines Sportlers, da für den Fettabbau mehr Sauerstoff benötigt wird. Auf der anderen Seite muss die Nahrung etwa 30 % Fett enthalten, damit der erhöhte Energiebedarf gedeckt werden kann.

- Ein **erhöhtes Eiweißangebot** führt zur Leistungssteigerung. Während des Trainings soll eine Muskelausbildung stattfinden, Muskeleiweißstoffe sollen aufgebaut werden. Während der Trainingsphase sollten 2 g Eiweiß pro kg Körpergewicht aufgenommen werden. Eine übertriebene Eiweißaufnahme sollte vermieden werden. Es sollte darauf geachtet werden, dass mit Fleisch und Fleischwaren nicht gleichzeitig zu viel Fett aufgenommen wird („verstecktes" Fett).

- Der **Wasser-** und **Mineralstoffbedarf** eines Sportlers ist abhängig vom Schweißverlust. 60 % der umgesetzten Energie wird in Form von Wärme frei. Um diese Wärmemengen auszugleichen, muss der Körper große Schweißmengen bilden. Ein Sportler kann in einer Stunde bis zu 3 l Schweiß verlieren, der Gewichtsverlust beträgt also 3 kg. Bereits ein Gewichtsverlust von 2 % des Körpergewichtes bedeutet eine Leistungsminderung.

  Dieser Flüssigkeits- und Mineralstoffverlust muss ausgeglichen werden, da es sonst z. B. zu Wadenkrämpfen kommen kann. Leitungswasser, Tee, Limonade usw. sind zur Flüssigkeitsbedarfsdeckung ungeeignet, da sie zu wenig Mineralstoffe enthalten. Während des Wettkampfes und Trainings erhält der Sportler so alle 15 Minuten 100 bis 200 ml Flüssigkeit, die ausgewogen Mineralstoffe und Kohlenhydrate (Oligosaccharide) enthält.

- Der **Vitaminbedarf** ist generell erhöht, insbesondere an B-Vitaminen aufgrund des erhöhten Energiebedarfs.

Durchschnittliche Gewichtsverluste beim Sport

Sportart	Gewichtsverlust (kg)
100-m-Lauf	0,15
10 000-m-Lauf	1,5
Marathonlauf	4,0
Skilauf 10 km; Fechten	1,0
Rudern 2 000 m	0,8
Fußball	3,0
Eishockey	1,8

Ernährung während der Schwangerschaft

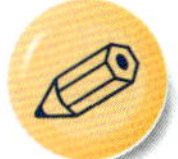

Sie können Regeln für die Ernährung während der Schwangerschaft interpretieren.

Nehmen Sie zunächst Stellung zu folgenden Aussagen:
„Du musst jetzt für zwei essen!",
„Jedes Kind kostet die Mutter einen Zahn!"

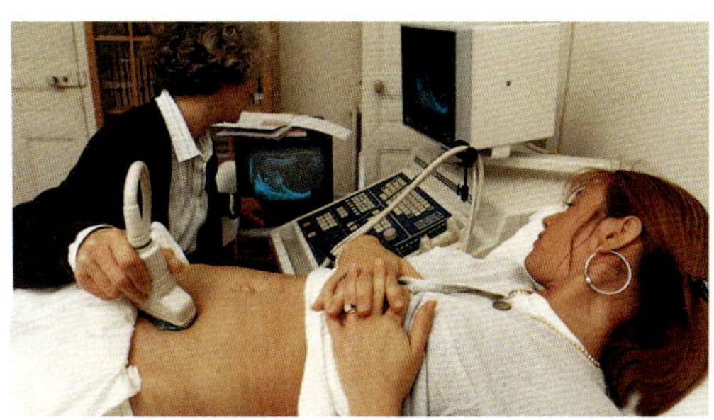

- Der **Energiebedarf** ist während der Schwangerschaft erhöht aufgrund:
  - des erhöhten Grundumsatzes,
  - der Neubildung des „Kindes".
- Energieaufnahme während der Schwangerschaft: plus 255 kcal pro Tag.
- Gewichtszunahme von 9–18 kg bis zur Geburt gilt als normal.

Schwangerschaftsdrittel	Gewichtszunahme pro Woche
erstes	keine
zweites	250 g
drittes	500 g

- Die **Eiweißzufuhr** sollte ab dem 4. Schwangerschaftsmonat täglich um 10 g erhöht werden. Insgesamt nimmt der Körpereiweißbestand während der Schwangerschaft um ca. 1 kg zu, da Plazenta und kindlicher Organismus aufgebaut werden. Eine ausreichende Eiweißzufuhr ist wesentlich für die gesunde Entwicklung des Kindes.
  Geeignete Lebensmittel: fettarme Fleisch- und Fischsorten, fettarme Milch und Milchprodukte. Sie sind wichtige Calciumlieferanten (gemäß der österr. Ernährungspyramide für Schwangere eine Portion Milch oder Milchprodukte mehr).
- Die **Fettzufuhr** sollte kaum gesteigert werden (Regeln der vollwertigen Ernährung).
- **Kohlenhydratzufuhr:** täglich eine Portion aus der Gruppe Getreide mehr.
- **Vitamine und Mineralstoffe:** Lebensmittel mit hoher Nährstoffdichte auswählen (Folsäure s. Seite 80).
- Eine Portion Obst oder Gemüse mehr!

Die Versorgung mit folgenden Vitaminen und Mineralstoffen wird während der Schwangerschaft als kritisch betrachtet:

Mineralstoffe	Vitamine
Eisen, Calcium, Magnesium, Phospor und Zink; Jodbedarf meist durch jodiertes Speisesalz gedeckt	A, C, B_1, B_2, B_{12}, E, Niacin und Folsäure

● **Getränke und Kochsalz:**
Schwangere neigen zur Ödembildung – Ansammlung von Wasser im Körper. Täglich mindestens 2 Liter Flüssigkeit in Form von Trinkwasser, verdünnten Frucht- oder Obstsäften, ungesalzenen Gemüsesäften, ungezuckerten Kräuter- oder Früchtetees. Speisen wenig salzen, Kräuter und Gewürze verwenden. Kochsalzreiche Lebensmittel meiden (nicht mehr als 6 g).

● maximal drei kleinere Tassen Kaffee oder Tee.

● kein Alkohol, kein Nikotin.

Gefährdung durch Krankheitserreger

Toxoplasmose

Toxoplasmose ist eine weit verbreitete Infektionskrankheit, die für Schwangere und Säuglinge eine besondere Gefahr darstellt. Der Erreger der Toxoplasmose ist ein Einzeller.

Die Übertragung der Krankheit erfolgt durch

● **Schmierinfektionen mit akut kranken Haustieren,** vor allem durch Katzen.

● **den Genuss von infiziertem rohem Fleisch,** z. B. Tatar oder ungenügend gegartem Schweinefleisch.

● **verunreinigte Lebensmittel oder verschmutztes Wasser,** z. B. durch Katzenkot.

Bei Erwachsenen verläuft die Infektion meist unterschwellig ohne Beschwerden. Nur sehr selten können Entzündungen des Gehirns oder der Hirnhäute auftreten. **Gefährlich verläuft dagegen die frühkindliche Toxoplasmose.** Nach einer Erstinfektion der Mutter in der zweiten Schwangerschaftshälfte kann der Erreger über die Plazenta auf das werdende Kind übertragen werden. Die erkrankten Kinder weisen folgende Fehlbildungen auf: Entzündungen an Ader- und Netzhaut der Augen, Wasserkopf, Verkalkungen im Gehirn.

So können eine Toxoplasmose und andere Infektionen während der Schwangerschaft vermieden werden:

• Kein rohes Fleisch essen: Rohwürste (Salami, Mettwurst), Beef tartare, Roastbeef, Carpaccio, …
• Fleisch stets gut durchbraten oder durchkochen.
• Engen Kontakt mit Katzen meiden.
• Katzenkot sorgfältig mit Gummihandschuhen beseitigen.

Listeriose

Listerien sind Bakterien, die bei Schwangeren zu Frühgeburten oder Totgeburten führen können. Übertragen werden sie durch Käse, Räucherlachs, ungenügend erhitzte Milch … Schwangere Frauen sollten daher

● keinen Weichkäse essen, bei Schnitt- und Hartkäse die Rinde sorgfältig entfernen.

● ausschließlich pasteurisierte oder abgekochte Milch zu sich nehmen, keine aus Rohmilch hergestellte Milchprodukte.

● nur durchgekochte oder durchgebratene Eier essen.

● kein rohes Fleisch, rohen Fisch, … essen.

Ernährung während der Stillzeit

Es gelten ähnliche Ernährungsempfehlungen wie für Schwangere. Der zusätzliche Energie- und Nährstoffbedarf ist von der jeweiligen Milchmenge abhängig.

Es wird empfohlen:
bei vollem Stillen zusätzlich 2 700 kJ (635 kcal)
zusätzlich 15 g Eiweiß

Die Versorgung mit folgenden Vitaminen und Mineralstoffen wird während der Stillzeit als kritisch betrachtet:

Mineralstoffe	Vitamine
Eisen, Calcium, Magnesium und Zink	A, C, B_1, B_2, Niacin und Folsäure

Hülsenfrüchte, Kohl, Sauerkraut und Zwiebeln in der Ernährung einer Stillenden können beim Säugling Blähungen hervorrufen.

Ernährung des Säuglings

Sie können Regeln für die Ernährung des Säuglings aufstellen und begründen.

Vor der Geburt erhält das Kind alle benötigten Nährstoffe auf dem Blutweg über die Plazenta von der Mutter.

Nach der Geburt ist die beste Nahrung die Muttermilch.

Muttermilch

Sie besitzt arteigene Bestandteile in leicht verwertbarer Form und in optimaler Zusammensetzung. Vor allem besitzt die Muttermilch Immunstoffe, die den Säugling vor Krankheiten schützen.

In den ersten Tagen nach der Geburt enthält die Muttermilch mehr Eiweiß und weniger Fett und Kohlenhydrate als die reife Milch (Vormilch oder Kolostrum). Etwa ab dem 10. Tag nach der Geburt ist die Zusammensetzung der reifen Muttermilch erreicht.

Beim Neugeborenen entwickeln sich die Funktionen des Verdauungstraktes, der Leber und der Niere erst allmählich zur vollen Reife. Es ist

● die Produktion von Magensalzsäure sehr gering: kein bakterienabtötender Effekt im Magen; Erhöhung des Infektionsrisikos und des Risikos bakterieller Vergiftungen.

● Stoffwechselendprodukte werden von der Niere nur stark verdünnt ausgeschieden: Der Flüssigkeitsbedarf ist hoch.

● die Darmwand ist für Proteine leichter passierbar als beim Erwachsenen: Die Aufnahme von Abwehrstoffen (Immunglobulinen) aus der Muttermilch ist möglich, andererseits kann es zu Abwehrreaktionen gegen artfremdes Eiweiß – Kuhmilcheiweiß – kommen.

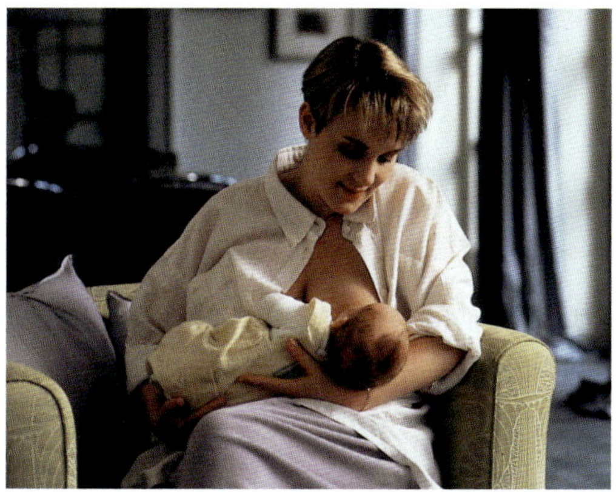

Kuhmilchallergie ist die häufigste Allergie im Säuglingsalter. Aufgrund der höheren Durchlässigkeit der Darmschleimhaut bei Säuglingen kann Kuhmilcheiweiß zu einer Allergie führen.

Die Ernährung des Säuglings mit Muttermilch bietet einen Schutz gegen allergische Reaktionen. Die arteigenen Eiweißstoffe in der Muttermilch können keine allergischen Reaktionen auslösen.

Eine Allergie z. B. gegen Kuhmilch kann zu Nesselfieber, Asthma, Migräne, Übelkeit, Erbrechen usw. führen.

Lebensmittelallergien sind Abwehrreaktionen des Körpers gegen bestimmte Lebensmittelbestandteile, fast immer Eiweißstoffe.

Der Körper bildet Antikörper, die bei einem erneuten Kontakt das Allergen binden und so die allergische Reaktion auslösen.

Vorteile der Muttermilchernährung

- Muttermilch enthält arteigenes Eiweiß; es werden keine Abwehrreaktionen ausgelöst.

- Das Eiweiß der Muttermilch (Eiweißgehalt: 1,1 % im Durchschnitt) enthält Immunglobuline: Sie bedeuten Schutz vor Infektionen, vor allem des Verdauungstraktes.

- Bei Ernährung mit Muttermilch entsteht eine Darmflora aus Milchsäurebakterien (Bifidusbakterien); auch diese ist ein Schutz vor Infektionen des Darmtraktes.

- Muttermilch besitzt einen hohen Gehalt an essenziellen Fettsäuren: Linol- und Linolensäure.

- Die Konzentration an Mineralstoffen ist geringer als die der Kuhmilch: Entlastung der Niere.

- In der Regel ist Muttermilch bakterienfrei: Vorbeugung vor Infektionen.

- Bei Brusternährung besteht ein enger Hautkontakt, der Mutter-Kind-Kontakt wird gefördert.

Weder Muttermilch noch Kuhmilch enthalten Eisen in nennenswerter Menge; das Neugeborene verfügt über einen Eisenvorrat für etwa die ersten 3 Monate.

Regeln für die Nahrungsaufnahme bei Muttermilchernährung

Wenn genügend Milch vorhanden ist, trinkt der Säugling solange, bis er genug hat: **ad libitum.** Die durchschnittliche Milchmenge beträgt pro Tag ungefähr $1/6$ des Körpergewichtes in Gramm. Ein 3 600 g schwerer Säugling trinkt daher rund 600 g pro 24 Stunden am Beginn der 2. Lebenswoche.

Der Säugling sollte so lange wie möglich gestillt werden. Dadurch wird auch das Risiko für das Entstehen von Allergien vermindert.

Wenn die Mutter nicht genug Milch produziert, sollte sie wenigstens die geringe Menge ihrem Kinde zugute kommen lassen. Die übrige Menge muss beigefüttert werden.

Ernährung mit Kuhmilch oder Säuglingsmilchnahrung?

- **Kuhmilch** kann für Neugeborene und Säuglinge in den ersten Lebensmonaten nicht unverändert als Nahrung gegeben werden. Sie muss der Muttermilch möglichst angepasst werden (adaptiert).

  Aus dem **Vergleich der Zusammensetzung** von **Muttermilch und Kuhmilch** (siehe unten) ergibt sich:
  - die Gehalte an Eiweiß und Mineralstoffen der Kuhmilch sind deutlich höher: Sie müssen durch Verdünnen herabgesetzt werden.
  - der Gehalt an Milchzucker der Kuhmilch ist deutlich niedriger und wird durch das Verdünnen weiter herabgesetzt: Kohlenhydrate, z. B. in Form von Milchzucker, sind zuzusetzen.

- **Adaptierte Säuglingsmilch:** Die industriell hergestellte Säuglingsmilchnahrung ist in der Zusammensetzung der Muttermilch weitgehend angepasst. Zusätzlich zur Verminderung des Eiweiß- und Mineralstoffgehaltes wird
  - der Fettgehalt in der Relation zum Eiweiß erhöht,
  - durch Zusatz pflanzlicher Öle der Gehalt an essenziellen Fettsäuren erhöht,
  - der Mineralstoff- und Vitamingehalt optimiert.

Wichtige Hinweise und Dosierungsvorschriften auf den Packungen sind einzuhalten.

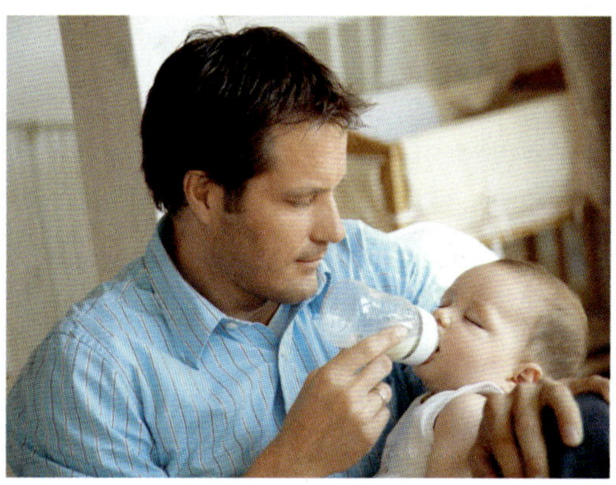

Zusammensetzung von Muttermilch und Kuhmilch (100 ml)

	Energie kJ	E g	F g	KH g	Calcium mg	Eisen mg	A µg	B$_1$ µg	B$_2$ µg
Muttermilch	270	1,1	4,0	7,0	31	0,03	31	15	38
Kuhmilch	290	3,3	3,5	4,7	120	0,1	31	40	180

Regeln für die Ernährung im ersten Lebensjahr

● **Ab der Geburt**

Bald nach der Geburt stellt sich ein Fütterungsrhythmus ein – beim Stillen wie bei der „künstlichen" Ernährung: 5 bis 6 Mahlzeiten alle vier Stunden mit Nachtpause oder ohne Nachtpause, z. B. 6, 10, 14, 18, 22 Uhr, … (2 Uhr). Die Versorgung mit Vitamin D stellt der Arzt sicher.

● **Ab Beginn des 5. Lebensmonats bis zum 12. Monat**

Der Eisenvorrat des Säuglings ist erschöpft. Die Milchnahrung ist durch Beigabe von fein püriertem Gemüse, Obst, Fleisch zu ergänzen. Sie ersetzen eine Milchmahlzeit.

● **Ab dem 6. Lebensmonat**

hat der Säugling sein Geburtsgewicht etwa verdoppelt. Allmählich wird eine zweite Milchmahlzeit durch eine Breimahlzeit ersetzt. Man kann ihm nun einmal Obst- und einmal Gemüsebrei geben. Dem Gemüsebrei kann zugesetzt werden: Eidotter (Brei mit Eidotter aufkochen), Fleisch oder Geflügel fein püriert. Es ist individuell verschieden, wann man auf vier Mahlzeiten zurückgeht. Der Säugling soll allmählich an das Füttern mit dem Löffel gewöhnt werden.

● **Für die Beikost ungeeignete Lebensmittel:**

Speisen, die rohe Eier, rohes Fleisch oder rohen Fisch enthalten; Salz und salzhaltige Lebensmittel; Fleischwaren wie Wurst, Schinken; Zucker und Süßigkeiten; Honig (kann krankmachende Sporen enthalten), scharfe Gewürze wie Pfeffer und Chilli.

● **Bis zum 7. Lebensmonat**

soll die Säuglingsnahrung kein Eiweiß von Weizen, Roggen, Gerste oder Hafer enthalten: Gefahr des Auftretens von Zöliakie. Es werden daher z. B. Grießbrei oder Müsli erst ab dem 7. Lebensmonat gegeben.

● **Ab dem 8. Monat**

wird Gemüse, Obst und Fleisch nicht mehr so fein püriert, die Nahrung wird stückiger verabreicht. Das Kind soll zum Beißen und Kauen angeregt und langsam auf die Kleinkindernahrung eingestellt werden

● **Nach dem 1. Lebensjahr**

soll keine Flaschenmahlzeit mehr gegeben werden! Am Ende des 1. Lebensjahres hat der Säugling sein Geburtsgewicht verdreifacht. Er wiegt ca. 10 kg.

1. Erläutern Sie den Unterschied der Zusammensetzung von Muttermilch und Kuhmilch.
2. Welche Bedeutung kommt dem Stillen zu?
3. Wie kann man im Säuglingsalter einen Eisenmangel vermeiden?
4. Was ist adaptierte Säuglingsmilch?
5. Was wissen Sie über die Ernährung des Säuglings in den ersten sechs Lebensmonaten?

Ernährung im Kindesalter

1. Beurteilen Sie die Lebensmittelauswahl für Tageskostpläne für einjährige und dreijährige Kinder.
2. Machen Sie Vorschläge für die Verteilung auf die verschiedenen Mahlzeiten.
3. In welchem Alter haben
   a) Mädchen,
   b) Jungen den höchsten Energiebedarf?
4. Mit wie viel Liter Apfelsaft wird der Energiebedarf eines dreijährigen Kindes gedeckt?

● **Den Energiebedarf nicht zu hoch einschätzen.**

Das Essen sollte liebevoll angerichtet werden und die Portionen sollten nicht zu groß sein. Kinder essen nicht täglich die gleiche Menge, ein gesundes Kind isst, was es benötigt. Es soll nicht gezwungen werden, den Teller leer zu essen, da es sonst sein natürliches Sättigungsgefühl verliert.

● **Der Eiweißbedarf ist aufgrund der notwendigen Gewebserneuerung bei Kindern höher als bei Erwachsenen.**

Da die Wachstumsrate bei jüngeren Kindern größer ist, muss auch die Eiweißzufuhr pro kg Körpergewicht zunächst höher sein (1–4 Jahre: 1,0 g/kg, 4–15 Jahre: 0,9 g/kg). Bei der Eiweißbedarfsdeckung sollten besonders Milch und Milchprodukte mit natürlichem Fettgehalt berücksichtigt werden.

● **Für die Fett- und Kohlenhydratbedarfsdeckung gelten folgende Grundsätze:**

Bedarfsdeckung durch Fett in Prozent der Energie
– 1–4 Jahre: 30 – 40 %
– 5–15 Jahre: 30 – 35 %

● **Der Flüssigkeitsbedarf ist verhältnismäßig hoch.**

Bei der Getränkeauswahl sollte darauf geachtet werden, dass nicht zu viel Zucker aufgenommen wird. Verdünnte Obstsäfte sind geeignet.

● **Vitamin- und mineralstoffreiche Zwischenmahlzeiten sind auch für Kinder wichtig, sie steigern die Leistungsfähigkeit.**

Ein Stück Obst, ein Milchmixgetränk oder ein belegtes Stück Vollkornbrot sind besonders geeignet.

● **Die Kost muss altersgemäß sein.**

Bei kleineren Kindern sollte darauf geachtet werden, dass die Kaufähigkeit noch nicht voll ausgebildet ist.

Fleisch wird von ihnen häufig abgelehnt, da ihnen das Kauen noch Schwierigkeiten bereitet. Die Speisen sollten abwechslungsreich mit Kräutern und milden Gewürzen abgeschmeckt werden.

Körpergröße – Gewicht – Energiebedarf
Referenzmaße für Kinder und Jugendliche

Alter	Körpergröße cm		Körpergewicht kg		MJ/Tag (kcal)	
	m	w	m	w	m	w
Säuglinge[1]						
0– 4 Monate	57,9	56,5	5,1	4,7	2,0 (500)	1,9 (450)
4–12 Monate	70,8	68,9	8,7	8,1	3,0 (700)	2,9 (700)
Kinder						
1– 4 Jahre	90,9	90,5	13,5	13,0	4,7 (1075)	4,4 (1000)
4– 7 Jahre	113,0	111,5	19,7	18,6	6,4 (1550)	5,8 (1400)
7–10 Jahre	129,6	129,3	26,7	26,7	7,9 (1700)	7,1 (1700)
10–13 Jahre	146,5	148,2	37,5	39,2	9,4 (2300)	8,0 (2000)
13–15 Jahre	163,1	160,4	50,8	50,3	11,2 (2700)	9,4 (2200)
Jugendliche 15–19 Jahre	174,0	166,0	67,0	58,0	13,0 (3100)	10,5 (2500)

[1] Referenzwerte D-A-CH 2013

Der richtige BMI für den Säugling, das Kind und den Jugendlichen

Alter	m			w		
Perzentile	50	90	97	50	90	97
Säuglinge						
0 Monate	12,7	14,3	15,0	12,6	14,1	14,8
6 Monate	16,7	18,7	19,7	16,2	18,0	18,9
12 Monate	16,8	18,7	19,8	16,4	18,3	19,2
Kinder						
2 Jahre	16,1	18,0	19,1	15,9	17,9	19,0
3 Jahre	15,6	17,6	18,8	15,5	17,6	18,8
6 Jahre	15,5	17,9	19,4	15,4	18,0	19,7
10 Jahre	17,0	20,6	23,4	16,9	20,8	23,5
12 Jahre	18,0	22,3	25,4	18,2	22,5	25,5
14 Jahre	19,3	23,7	27,0	19,6	24,1	27,0
Jugendliche						
15 Jahre	19,9	24,4	27,5	20,2	24,6	27,5
16 Jahre	20,5	24,9	28,0	20,6	24,9	27,7
17 Jahre	21,0	25,4	28,4	21,0	24,4	27,7
18 Jahre	21,6	25,9	28,8	21,3	25,3	27,8

Die 90- und 97-Perzentile markiert den Grenzbereich vom Normal- zum Übergewicht bzw. zum extremen Übergewicht (Adipositas). Übergewicht im Kindes- und Jugendalter ist ein sehr ernstzunehmendes Problem. Es ist zu empfehlen, bei Überschreiten der Grenze zum Normalgewicht – oder bereits bei Annäherung – ärztlichen Rat einzuholen oder eine Adipositas-Beratungsstelle aufzusuchen.

Ernährungsfehlverhalten

Die späteren Essgewohnheiten werden oft schon im Kindesalter anerzogen. Beispiele: maßloses Essen, Vorliebe für Süßes. Das Kind gewöhnt sich z. B. an zu große, falsch zusammengestellte Mahlzeiten.

● **Naschen nicht verbieten, aber einschränken.**

Süßigkeiten sollten nicht als Erziehungsmittel – Belohnen oder Bestrafen – eingesetzt werden, es gibt andere Möglichkeiten, z. B. gemeinsamer Spiel- oder Bastelnachmittag. Eine vorher festgelegte Wochenration an Süßigkeiten kann sich das Kind selbst einteilen. Nach dem Essen von Süßigkeiten Mund ausspülen.

Ein Ernährungsfehlverhalten kann sich in einer

● **Überbewertung des Essens,** z. B. Essgier, Heißhunger, Naschhaftigkeit zeigen.

Eine Überbewertung des Essens tritt z. B. bei Kindern auf, die sich vernachlässigt fühlen. Erfahren sie nicht die Liebe der Eltern, so suchen sie Ersatz im „Essen".

● **Abwendung von der Nahrung,** z. B. Kauen nach Vorschrift, Verweigerung oder Erbrechen der Nahrung zeigen.

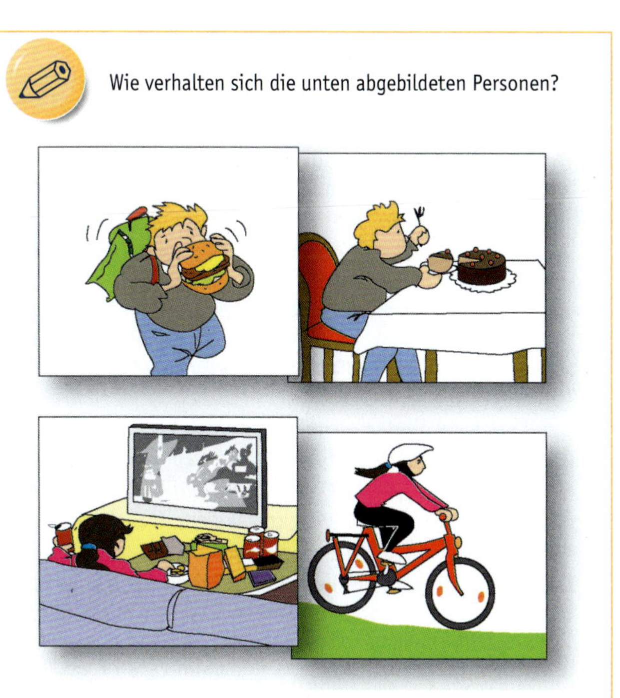

Ernährung im Alter

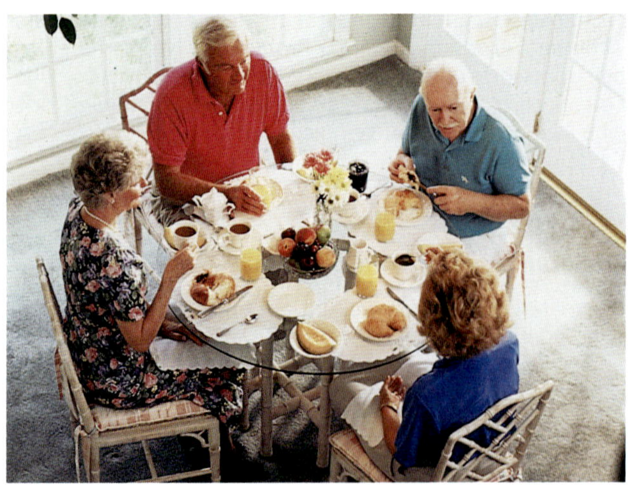

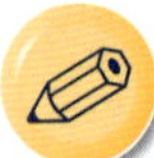

1. Vergleichen Sie die Empfehlungen für die Energie- und Nährstoffzufuhr:

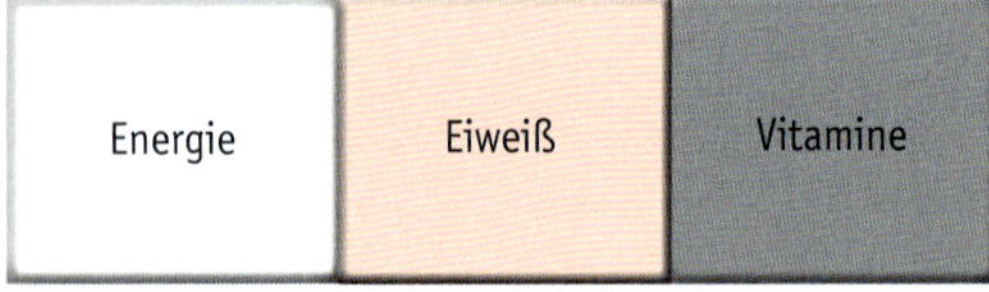

2. Wie muss sich die Ernährung eines älteren Menschen von der eines jüngeren unterscheiden?

Eine gut zusammengestellte Kost und angemessene Ernährungsweise können lebensverlängernd wirken. Daher sollten bei der Ernährung eines alternden Menschen folgende Punkte beachtet werden:

● Im Alter reduziert sich der Anteil der Muskulatur und des Wassers am Körpergewicht. Es verringert sich der Grundumsatz und es **sinkt der Energiebedarf**. Bei Männern um rund 700–800 kcal, um rund 500–700 kcal bei Frauen. Dies ist zu beachten, um das Entstehen von Übergewicht zu vermeiden.

● Das **Durstempfinden** kann sich verringern. Auf eine ausreichende Flüssigkeitszufuhr ist daher zu achten. Eventuell kommen ungezuckerte Früchte- und Kräutertees gut an.

● Die Speisen keinesfalls stärker salzen. Das Salzempfinden kann zurückgehen.

● **Der Fettbedarf und der Kohlenhydratbedarf sind gesenkt**. Übergewicht senkt die Lebenserwartung: Daher auf versteckte Fette achten! Der Konsum von den Lebensmitteln zugesetztem Zucker soll keinesfalls mehr als 10 % des verringerten Energiebedarfs betragen.

● **Vitaminbedarf und Mineralstoffbedarf** sind nicht vermindert. Beachten Sie aber, dass ältere Menschen sich weniger oft der Sonneneinstrahlung aussetzen.

Die Versorgung ist aber mit folgenden Mineralstoffen und Vitaminen als kritisch zu betrachten, da ältere Menschen Lebensmittel mit zu geringer Nährstoffdichte zu sich nehmen:

Mineralstoffe	Vitamine
Kalium, Magnesium, Calcium Eisen und Zink	A, C, E, D, Folsäure, B_6 und B_{12}

● **Verdaulichkeit – Ballaststoffe**
Schwer verdauliche Lebensmittel belasten den Körper unnötig, sie werden besonders von älteren Menschen häufig schlecht vertragen. Die Kost muss jedoch ausreichend Ballaststoffe enthalten, da ältere Menschen oft unter Verstopfung leiden. Ballaststoffe können auch in Form von Weizenkleie und Jogurt oder im Müsli aufgenommen werden.

● **Kleinere Mahlzeiten** belasten die Verdauungsorgane weniger.

● **Ausreichende Flüssigkeitszufuhr.**

● **Einschränkung der Kochsalzzufuhr** bei Hypertonie.

● **Besondere Maßnahmen bei Appetitlosigkeit, Kau- und Schluckstörungen und Krankheiten sind notwendig:** Ärztlichen Rat einholen.

Bei der **Zubereitung der Nahrung** sollte auf Folgendes geachtet werden:

● Gartechniken auswählen, für die wenig Fett benötigt wird.

● Vorbereitungstechniken und Gartechniken auswählen, durch die möglichst geringe Vitamin- und Mineralstoffverluste eintreten.

● Nahrung abwechslungsreich zusammenstellen und appetitanregend servieren.

Wegen der relativen Zunahme des Fettanteils ist der **Body-Mass-Index** nur eingeschränkt anzuwenden. Er ist durch zusätzliche Daten zu ergänzen. Solche Untersuchungen wird in der Regel der Arzt veranlassen.

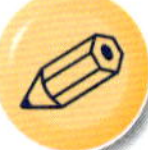

1. Nennen Sie zehn Lebensmittel, die von älteren Menschen möglichst wenig gegessen werden sollten.

2. Im Alter sinkt der Gesamtenergiebedarf, der Eiweiß-, Vitamin- und Mineralstoffbedarf bleiben jedoch gleich. Welche Nahrungsmittel müssen also beim Aufstellen eines Speiseplanes berücksichtigt werden?

3. In Altersheimen wird das Essen oft nur wenig gewürzt. Ist das sinnvoll?

Alternative Ernährungsformen

Ernährungsformen	Prinzipien	Beurteilung
Bircher-Benner-Kost (Wegbereiter der Vollwert-Ernährung)	Ovo-lacto-vegetarische Kost, mindestens 50 % Rohkost, Müsli, aus ökologischem Anbau	Bei sorgfältiger Lebensmittelauswahl als Dauerkost geeignet
Vollwertkost nach Otto Bruker u. a.	Vorwiegend ovo-lacto-vegetarische Kost, Bevorzugung „vitalstoffreicher" Lebensmittel, z. B. Obst, und Meiden von „toter Nahrung", z. B. pasteurisierte Milch, täglich 3 EL Frischkornbrei	Falsche Aussagen, z. B. „Fett macht nicht fett, Eier eher roh als gekocht verzehren, keine Zwischenmahlzeiten, H-Milch ist gesundheitsschädlich" Die Empfehlung von „Frischkornbrei für Säuglinge" ist strikt abzulehnen
Vollwert-Ernährung (Weiterentwicklung der Vollwertkost unter Berücksichtigung ernährungswissenschaftlicher Erkenntnisse)	Überwiegend lacto-vegetarische Kost; geringer Verarbeitungsgrad der Lebensmittel aus ökologischem Anbau, lebensmittel-, nicht nährstofforientiert	Als Dauerkost geeignet; Erhitzung bzw. Verarbeitung der Lebensmittel bedeutet nur teilweise eine Qualitätsminderung
Vegetarismus	Verzicht auf Produkte von toten Tieren, teils auch von lebenden	Streng vegetarische Ernährung als Dauerkost nicht zu empfehlen; (ovo)-lacto-vegetarische Ernährung als Dauerkost geeignet
Schnitzer-Kost	Intensivkost: reine Rohkost (Getreide, Obst, Nüsse, Keimlinge) Normalkost: ovo-lacto-vegetarische Kost; aus ökologischem Anbau	Intensivkost: als Dauerkost ungeeignet Normalkost: als Dauerkost eingeschränkt geeignet; falsche Aussagen, z. B. Vorbeugung und Heilung von Diabetes
Hay'sche Trennkost	Eiweiß und Kohlenhydrate werden getrennt aufgenommen, zwischen basen- und säureüberschüssigen Lebensmitteln wird unterschieden; Bevorzugung von Getreideprodukten, geringer Verzehr von Fleisch	Trotz falscher Aussagen in den modernen Modifikationen bei nötiger Vorsicht geeignet (vermehrter Verzehr von Getreideprodukten); Trennung der Nährstoffe schwierig. Erfolge als Kostform für eine Gewichtsreduktion (reduzierte Energieaufnahme); als Dauerkost geeignet
Makrobiotik	Einteilung der Nahrung nach „YIN" und „YANG" Ursprung im ZEN-Buddhismus, Einteilung der Nahrung in zehn Koststufen aus ökologischem Anbau	Zahlreiche Aussagen zumindest in älteren Übersetzungen sind falsch, z. B. Heilung von sämtlichen Krankheiten einschließlich Krebs; ab Stufe 3 Gefahr einer einseitigen Ernährung, der Getreideanteil ist zu hoch, es fehlen Obst und Milch, als Dauerkost ungeeignet
„Fit for Life" nach Harvey und Marilyn Diamond	Positiv: Hoher Verzehr von Obst und Gemüse, Einschränkung des Fleischverzehrs. Negativ: Einschränkung des Verzehrs von Milch, Milchprodukten und Getreideprodukten, Empfehlung destilliertes Wasser zu trinken	Zahlreiche irreführende, ernährungswissenschaftlich unbegründete Aussagen führen bei strikter Befolgung zu einer Fehlernährung mit Mangelzuständen. Bei Weglassen der unter negativ beurteilten Empfehlungen als Dauerkost geeignet

Alternative Ernährungsformen unterscheiden sich von den Reduktionsdiäten, wie Atkins-Diät, Brigitte-Diät … oder Ernährungskuren, wie Mayrkur, dahingehend, dass sie meist länger praktizierbar sein sollen. Sie haben aber mit den oben genannten Diäten und Kuren gemeinsam, dass sie eine von der üblichen Ernährung abweichende Kostform darstellen.

Im Folgenden werden einige alternative Ernährungsformen beschrieben.

Vegetarische Kost – Pflanzliche Kost

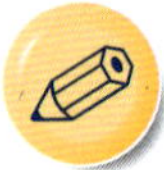

Sie lernen Formen des Vegetarismus kennen und können diese beurteilen.

Warum alternative Ernährung? Ein geringer Teil der Bevölkerung in Österreich ernährt sich vegetarisch. In der ganzen Welt ernähren sich etwa eine Milliarde Menschen vegetarisch, die meisten allerdings unfreiwillig aus wirtschaftlichen oder klimatischen Gründen.

1. Beurteilen Sie folgende Argumente von Vegetariern.
   a) Ethische und religiöse Gründe:
      „Wer tötet, gleich ob Mensch oder Tier, bricht ein Urgebot."
   b) Ökologische und politische Gründe:
      „Die Fleischproduktion ist ein Luxus, den wir uns nicht mehr leisten sollten. Während viele Menschen auf der Welt hungern, leben wir im Überfluss. Weltweit sterben jedes Jahr 15 Mio. Kinder an Hunger. Allein mit Futtermitteln, die in Europa verbraucht werden, könnten viele Mio. Menschen ernährt werden."
   c) Gesundheitliche Gründe:
      „Der Mensch ist entwicklungsgeschichtlich ein reiner Pflanzenfresser. Der Fleischkonsum führt zur Ablagerung von giftigen Stoffen im Körper; Schwäche und Krankheiten sind die Folgen. Herkömmlich erzeugte Lebensmittel enthalten zu viele Schadstoffe."

2. Nennen Sie Unterschiede zur herkömmlichen Ernährung.

Formen des Vegetarismus

① **Ovo-Lacto-Vegetarier** essen neben pflanzlichen Lebensmitteln Produkte von lebenden Tieren wie Milch, Milcherzeugnisse und Eier.

② **Lacto-Vegetarier** verzichten zusätzlich auf Eier.

③ **Veganer** verzehren keine Lebensmittel, die von Tieren stammen, auch nicht Milch, Milchprodukte und Honig.

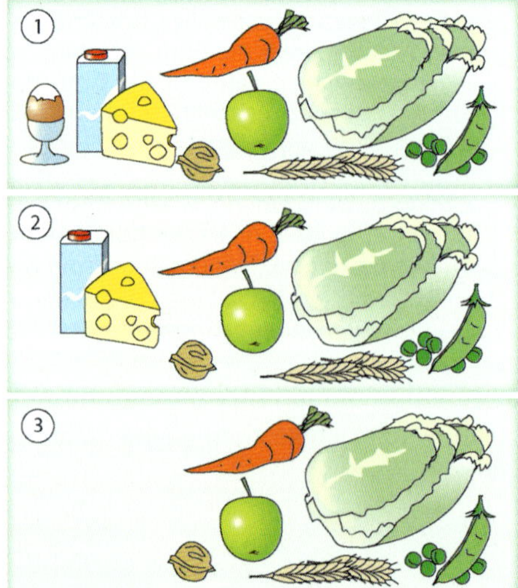

Formen des Vegetarismus

Bewertung der Kostformen

● **Ovo-Lacto-Vegetarier und Lacto-Vegetarier**
ernähren sich bei richtiger Lebensmittelauswahl vollwertig. Auf Fleisch und Fisch kann in der Ernährung verzichtet werden, solange Milch und Milchprodukte und eventuell auch Eier die Ernährung ergänzen. Getreide, Hülsenfrüchte, Nüsse, Obst und Gemüse bilden die Grundlage dieser gesunden Ernährung. Diese Kost enthält ausreichend Energie, Eiweiß, Kohlenhydrate, Ballaststoffe, Vitamine und Mineralstoffe.

Vegetarier sind meist gesünder als Nichtvegetarier, sie haben häufig
– ein geringeres Körpergewicht,
– einen niedrigeren Blutdruck,
– einen niedrigeren Blutfettspiegel.

Herz- und Kreislauferkrankungen treten bei dieser Personengruppe aufgrund der Ernährung und der sonstigen gesunden Lebensführung seltener auf. Vegetarier lehnen meist den Genuss von Alkohol und Nikotin ab und empfehlen körperliche Bewegung.

● **Veganer,**
die nur pflanzliche Lebensmittel essen, müssen ihre Kost sehr sorgfältig zusammenstellen. Bei dieser Kostform kann es durch falsche bzw. einseitige Lebensmittelauswahl zu einer Eiweiß-, Vitamin- und Mineralstoffunterversorgung kommen.

Vitamin B_{12} muss zusätzlich ergänzt werden, da dieses Vitamin ausschließlich in tierischen Lebensmitteln enthalten ist. Säuglingen, Kleinkindern, Schwangeren und Stillenden ist aufgrund des höheren Eiweiß-, Vitamin- und Mineralstoffbedarfs von einer rein pflanzlichen Ernährung abzuraten. Auch für ältere Menschen ist diese Ernährungsform nicht empfehlenswert.

Für die Zusammenstellung einer veganischen Kost wird ein umfangreiches Ernährungswissen benötigt, damit es zu keiner Mangelernährung kommt.

Vollwert-Ernährung

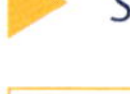

Sie lernen Ziele der Vollwert-Ernährung zu diskutieren.

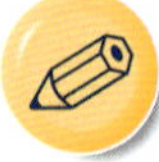

1. Sammeln Sie Argumente, die für die Vollwert-Ernährung sprechen.

2. Führen Sie eine Pro-und-Kontra-Diskussion „Vollwert-Ernährung, eine Alternative für Mensch und Umwelt?".

Definition der Vollwert-Ernährung
(Koerber, Leitzmann)

Vollwert-Ernährung ist eine überwiegend lacto-vegetarische Ernährungsform, in der Lebensmittel bevorzugt werden, die möglichst wenig verarbeitet sind. Hauptsächlich besteht sie aus Vollkornprodukten, Gemüse und Obst, Kartoffeln, Hülsenfrüchten sowie Milch und Milchprodukten.

Daneben können auch geringe Mengen an Fisch, Fleisch und Eiern enthalten sein. Es wird empfohlen, die Kost schmackhaft und schonend zuzubereiten und etwa die Hälfte der Nahrungsmenge als unerhitzte Frischkost – Rohkost – zu verzehren. Lebensmittelzusatzstoffe sollen vermieden werden.

Zusätzlich zu den gesundheitlichen Aspekten werden auch die Umwelt- und Sozialverträglichkeit des gesamten Ernährungssystems in die Überlegungen einbezogen. Das bedeutet:

- Insbesondere Erzeugnisse aus kontrolliert ökologischer (biologischer) Landwirtschaft sind zu bevorzugen,
- der Einsatz umweltverträglicher Technologien ist zu fördern,
- der Futtermitteltransport aus Entwicklungsländern soll gemindert werden,
- eine weltweite gerechte Ernährungs- und Agrarpolitik ist anzustreben.

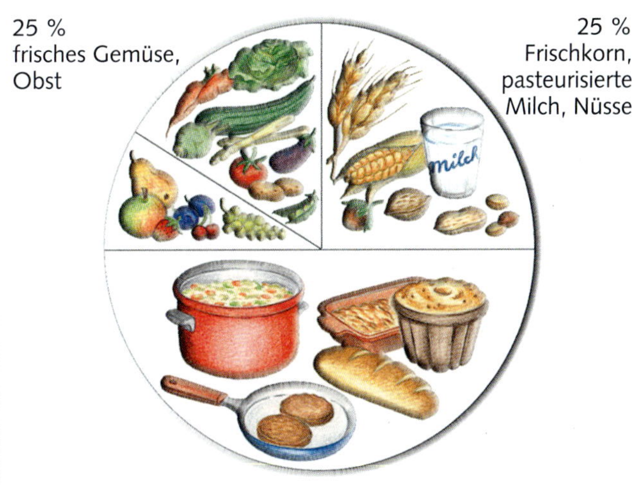

Zusammensetzung der Vollwert-Ernährung

Als Beispiel ein Tageskostplan für eine Person

1. und 2. Frühstück

Frischkornmüsli

3 EL	Weizen, grob geschrotet, in
2 EL	Wasser eingeweicht
4 EL	Sauermilch
1	Apfel
1 TL	Honig
1 EL	gehackte Nüsse

Früchtetee

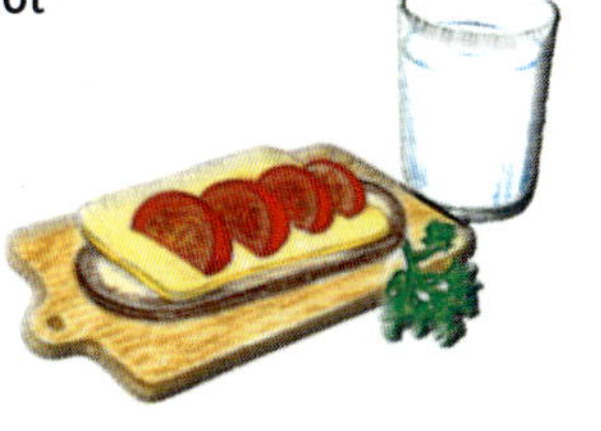

1 Scheibe Vollkornbrot

1 TL	Butter
1	Scheibe Käse
1	Tomate

Milch

Mittagessen und Nachmittagsmahlzeit

Linseneintopf

75 g	Linsen in
350 g	Gemüsebrühe über Nacht quellen lassen
100 g	Kartoffeln
75 g	Tomaten
	Majoran, Thymian
3 EL	Obers
1 EL	Zitronensaft
1 EL	Petersilie

Mineralwasser

Obstsalat

1/2	Birne
1/2	Apfel
75 g	Honigmelone
75 g	blaue Weintrauben
1 TL	Pinienkerne

Frisches Obst oder Gemüse

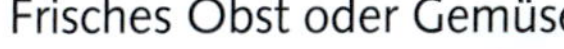
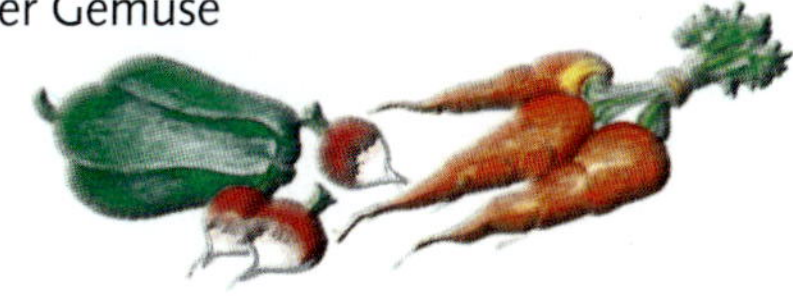

Abendessen

Bunter Salat

75 g	Salatgurke
75 g	Tomate
1	gelbe Paprikaschote
50 g	Rettich
1 EL	kalt gepresstes Olivenöl
1 EL	Apfelessig
	Kräutersalz
40 g	Schafkäse

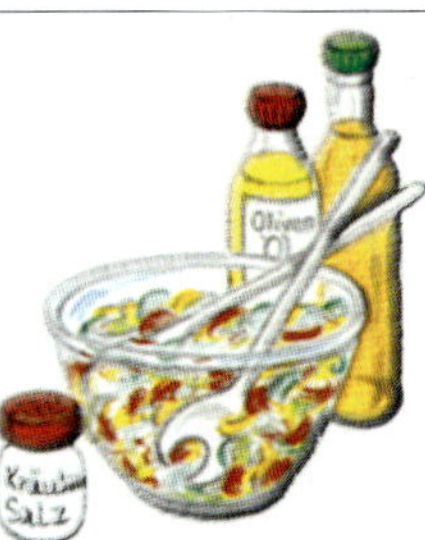

Apfelkuchen

1 TL	Butter, zerlassen
55 g	Dinkel, gemahlen
1/8 l	Milch
1	Eigelb
1	Eischnee
1 EL	Schnittlauch
1 EL	Butter zum Backen
1/2	Apfel

Obstsaft

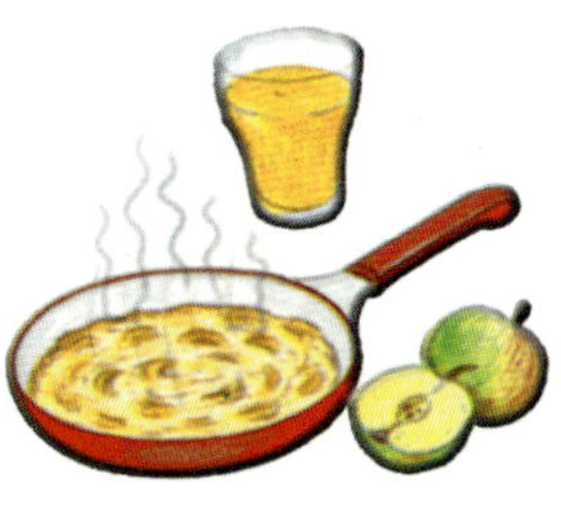

Ziele der Vollwert-Ernährung

- Optimale Versorgung des Körpers mit allen essenziellen Nährstoffen
- Gesunderhaltung durch optimale Ausbildung der Abwehrkräfte gegenüber Krankheiten
- Verminderung der Kosten im Gesundheitswesen
- Optimale körperliche und geistige Entwicklung und Leistungsfähigkeit
- Ökologische Lebensweise durch Meiden von Veredlungsverlusten, Energieeinsparung und Schonung der Umwelt
- Vorbild für Menschen in Industrie- und Entwicklungsländern

Generell gilt für die Lebensmittelauswahl

+ Zu bevorzugen sind
- Getreide und Vollkornprodukte,
- Gemüse, Obst, Kartoffeln, Hülsenfrüchte,
- pasteurisierte Vollmilch(-produkte) ohne Zusatzstoffe,
- naturbelassene Fette und Öle,
- Kräuter-, Früchtetee,
- Kräuter und Gewürze.

− Zu meiden sind
- Auszugsmehle, polierter Reis,
- **Nahrungsmittel mit Zusatzstoffen**
- Fleisch, Wurst, Fisch, Eier,
- ultrahocherhitzte Milch,
- extrahierte, raffinierte Öle,
- Kaffee, Alkohol, schwarzer Tee,
- Kochsalz.

Die Vollwert-Ernährung kennt keine Verbote, sondern nur Empfehlungen, „minderwertige Produkte" zu meiden.

Für die Vollwert-Ernährung werden Lebensmittel
- **mit geringem Verarbeitungsgrad**
- **aus ökologischem Anbau bevorzugt.**

Es werden gesundheitliche, ökonomische, ökologische, politische, psychologische und soziale Aspekte berücksichtigt.

Angestrebt wird eine Verminderung von Veredlungsverlusten und Anreicherung von Schadstoffen/Zusatzstoffen bei Erzeugung und Verarbeitung, Futtermittel- und Lebensmittelimporte aus Entwicklungsländern.

Fassen Sie nochmals die wichtigsten Punkte bei der Vollwert-Ernährung zusammen.

Hay'sche Trennkost

Sie können die Hay'sche Trennkost beurteilen.

Ende des 19. Jahrhunderts entwickelte der amerikanische Arzt Dr. Howard Hay die nach ihm benannte Trennkost.

Hay ordnet die Lebensmittel in drei Gruppen:
1. konzentriert eiweißreiche Lebensmittel, 2. neutrale Lebensmittel, 3. konzentriert kohlenhydratreiche Lebensmittel.

Hay unterscheidet ferner zwischen
- säureüberschüssigen Lebensmitteln, u. a. Getreide und alle aus Getreide hergestellten Produkte, und
- basenüberschüssigen Lebensmitteln, u. a. Gemüse, Milch.

Er nimmt an, dass im Körper Eiweiß und Kohlenhydrate nicht gleichzeitig verdaut werden können. Eiweiß benötige saure, Kohlenhydrate basische Verdauungssäfte. Eine Mischung von Eiweiß und Kohlenhydraten könne nicht hinreichend verdaut werden, die Stärke passiere den Magen und führe im Darm zur Gärung.

Die ursprüngliche Zuordnung der Lebensmittel, die Unterscheidung säureüberschüssiger − basenüberschüssiger Lebensmittel sowie die Aussagen über die Verdauung stimmen mit den heutigen Kenntnissen nicht überein. Daher sind zahlreiche Modifikationen entstanden.

Die heute gängige Zuordnung ist etwa folgende:
- konzentriert eiweißreiche Lebensmittel: Fleisch, Fisch, Eier, Milch;
- konzentriert „kohlenhydratreiche" Lebensmittel: Vollkorngetreideprodukte, Kartoffeln, Honig;
- neutrale Lebensmittel: Fette, viele Gemüsesorten;
- Obst sollte bevorzugt mit eiweißreichen Lebensmitteln gegessen werden.

Die Zuordnung von Getreideprodukten zu den säureüberschüssigen Lebensmitteln wurde so weit geändert, dass nunmehr Getreideprodukte gegessen werden können, womit eine ausreichende Versorgung mit Ballaststoffen und Vitamin B_1 erreicht wird.

Nach Hay sowie nach den modifizierten Trennkostformen darf man bei einer Mahlzeit nur Lebensmittel zu sich nehmen,
- die einer Gruppe oder
- der eiweißreichen und der neutralen Gruppe oder
- der neutralen und der kohlenhydratreichen Gruppe angehören.

Nach Hay sollen Rohkost, Vollkornprodukte, Naturreis bevorzugt, Fette und Öle sparsam verwendet werden. Positiv an der Trennkost ist eine Reduzierung des Fleisch- und Fettkonsums, eine Erhöhung des Gemüsekonsums. In den modifizierten Formen ist die Trennkost als Dauerkost wie als Reduktionskost geeignet. Sie erleichtert, die Energiezufuhr einzuschränken.

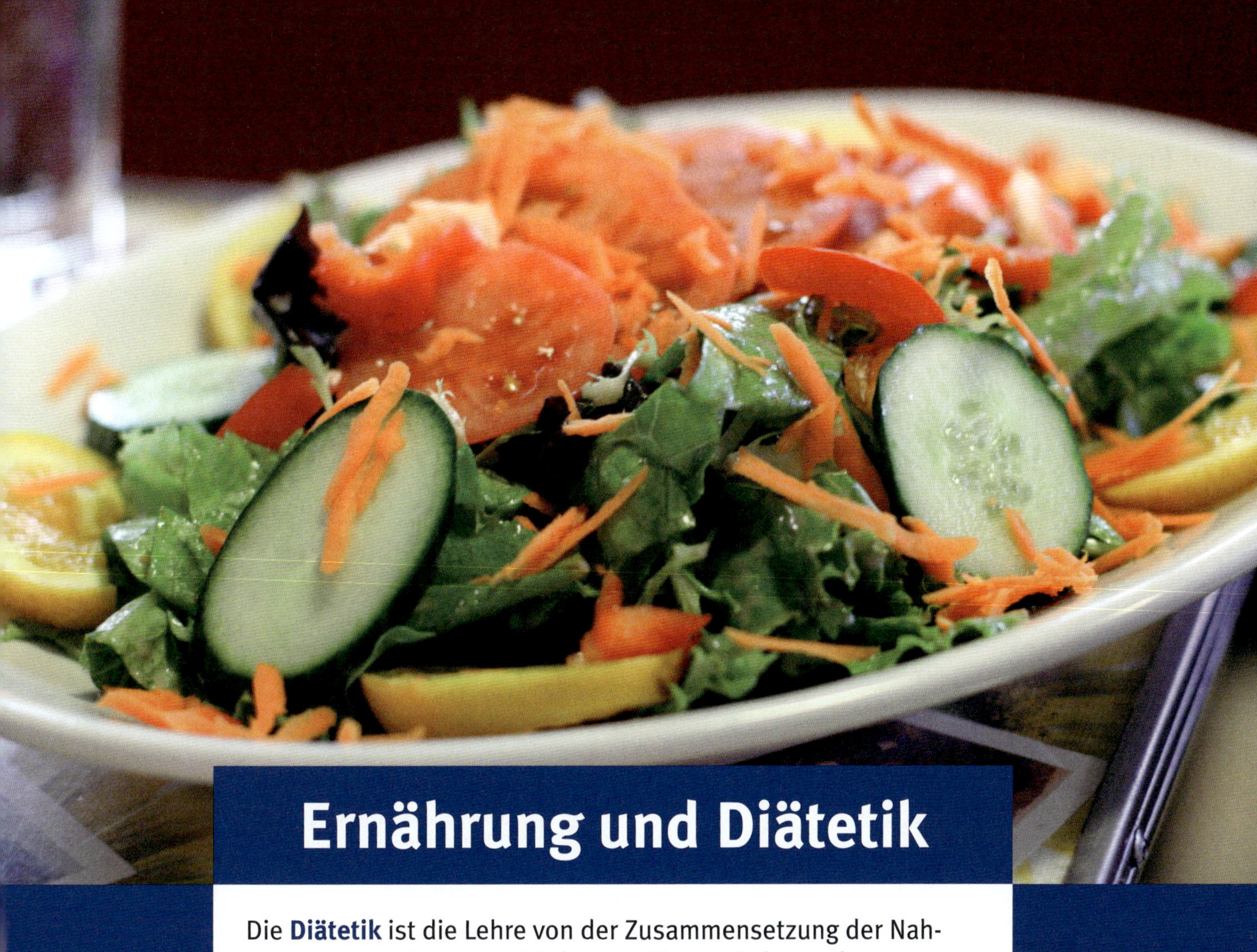

Ernährung und Diätetik

Die **Diätetik** ist die Lehre von der Zusammensetzung der Nahrung und von der menschlichen Ernährung in besonderen Lebenssituationen, wie beispielsweise bei Krankheiten oder in der Schwangerschaft.

Zudem hat die Diätetik einen Bezug zu verschiedenen wissenschaftlichen Disziplinen wie Ernährungsmedizin, Pädagogik, Psychologie oder Soziologie. In Österreich wird die Diätetik als **Diätologie** bezeichnet.

Diätologen bzw. Diätologinnen befassen sich mit der Auswahl, Berechnung und Zubereitung von Diätkost zur Ernährung kranker Personen. Sie berechnen den Gehalt an Kohlenhydraten, Eiweißen, Fetten, Vitaminen und Mineralstoffen von Lebensmitteln und Getränken. Zudem beraten sie Patientinnen und Patienten sowie deren Angehörige über die praktische Anwendung und Umsetzung von Diäten.

Ernährung und Diätetik

Entstehung von Krankheiten

Sie können äußere und innere Ursachen für das Entstehen von Krankheiten nennen.

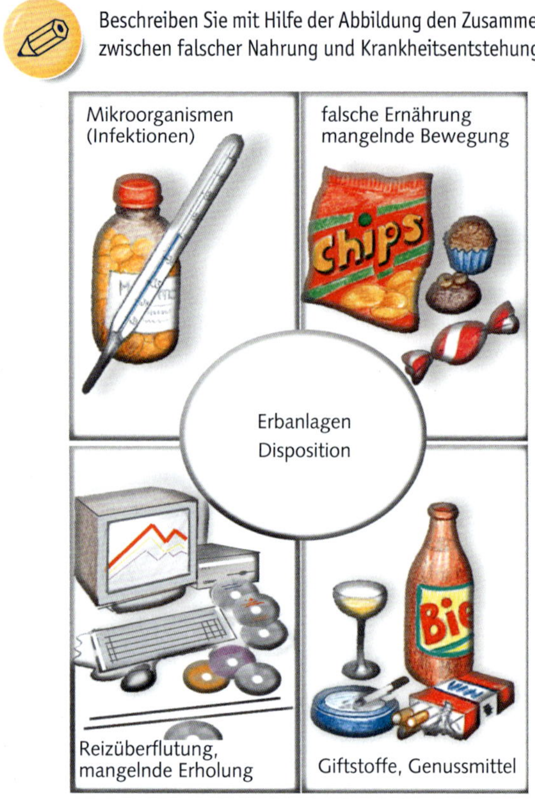

Vor 100 Jahren waren aufgrund mangelnder Hygiene, schlechter Lebensbedingungen und fehlender Medikamente Infektionskrankheiten wie Tuberkulose, Typhus, Kinderlähmung usw. häufigste Krankheiten und Todesursachen.

Heute sind die Lebenserwartungen aufgrund der medizinischen Erfolge und der verbesserten Hygiene gestiegen.

Krankheiten können durch äußere und innere Faktoren entstehen.

Liegen mehrere äußere Faktoren gleichzeitig vor, so wird das Gesundheitsrisiko verstärkt, z. B. überreichliche Ernährung und Rauchen.

Umweltbedingte – äußere – Gesundheitsgefahren können zu Krankheiten führen

- **falsche Ernährung,** z. B. zu viel Fett, zu wenig Ballaststoffe
- **mangelnde Bewegung,** z. B. sitzende Tätigkeiten, Fernsehen
- **Reizüberflutung, Stress,** z. B. Lärm
- **mangelnde Erholung**
- **Giftstoffe,** z. B. Alkohol, Nikotin, Schadstoffe

Der Einzelne bestimmt also durch seine Ernährung und seine Lebensweise sein persönliches Gesundheitsrisiko.

Innere Faktoren können zu Krankheiten führen

- **Erbfaktoren:**
  genetische Defekte, Anlagen
- **Disposition:**
  Krankheitsbereitschaft, erhöhte Anfälligkeit

Die erbliche Veranlagung spielt z. B. bei Diabetes mellitus, Gicht und anderen Stoffwechselerkrankungen eine erhebliche Rolle. Die Krankheitsbereitschaft ist auch von Alter und Geschlecht abhängig. Außerdem können bestehende Krankheiten die Krankheitsbereitschaft für weitere Erkrankungen heraufsetzen.

Vorbeugen ist besser als Heilen

Gesunde Ernährung, Vermeidung von Suchtmitteln, z. B. Nikotin, und Schadstoffen und ausreichende Erholung tragen zur Gesundheit bei. Gesund zu leben bedeutet nicht, auf vieles verzichten zu müssen.

> **Diäten zur Behandlung von Krankheiten**
> Diätetik meint die geeignete Lebensweise und Ernährung für den Einzelnen. Je nach Art der Krankheit muss eine spezielle Ernährungsform – Lebensweise – eingehalten werden.

Essstörungen

Sie kennen gesundheitliche und soziale Folgen von Magersucht, Ess-Brech-Sucht und Esssucht.

In den westlichen Industrienationen diktiert das „Schlankheitsideal" in erheblichem Maße die Essgewohnheiten. Das Erreichen einer „Modelfigur" verspricht Glück und Erfolg, so vermitteln es zumindest Modemagazine und Journale. In diesen Zeitschriften findet man auch Anleitungen in Form von Fitnessprogrammen und Diäten, wie diese „Traumfiguren" erreicht werden können. Es ist daher nicht verwunderlich, das bereits 43 % der 9- bis 13-jährigen Jungen und Mädchen mit ihrem Gewicht unzufrieden sind und 33 % der Befragten bereits Diäten durchgeführt haben.

Dieses Verhalten kann zum Entstehen einer Essstörung führen, indem man versucht mangelndes Selbstwertgefühl durch übertriebenen Schlankheitswahn zu kompensieren. Von Essstörungen sind nach wie vor hauptsächlich junge Mädchen und Frauen im Alter zwischen 12 und 25 Jahren betroffen.

Vom medizinischen Verständnis her sind Essstörungen seelische Krankheiten. Wissenschafter gehen bei der Erkrankung von einem mehrdimensionalen Entstehungsmodell aus, das biologische, individuelle, familiäre und soziokulturelle Faktoren beinhaltet.

Bei den Essstörungen werden verschiedene Formen unterschieden, wobei Mischtypen möglich sind:

- **Magersucht** (Anorexia nervosa)
- **Ess-Brech-Sucht** (Bulimia nervosa oder Bulimie)
- **Esssucht** (Binge-Eating-Störung)
- **Orthorexia nervosa**

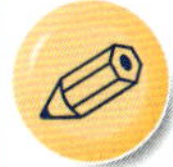

1. Lesen Sie den Bericht. Nennen Sie mögliche Ursachen für das gestörte Essverhalten von Katja.

2. Nennen und begründen Sie a) soziale Folgen, b) gesundheitliche Folgen des gestörten Essverhaltens.

Nach einem Umzug versuchte Katja das Interesse ihrer Mitschüler durch besondere Kleidung zu erregen. Katja war immer gehorsam, die Eltern hatten mit ihr im Gegensatz zu ihren Geschwistern wenig Schwierigkeiten.
Katja bezeichnet ihre Mutter als kühl, bestimmend und teilweise egoistisch, ihren Vater dagegen als warmherzig. Katja wiegt 62 kg bei einer Größe von 178 cm, sie meint, sie wäre zu dick. Durch eine Diät gelang ihr eine Gewichtsabnahme von 5 kg, dies reichte ihr noch nicht, sie hungerte weiter. Zwischendurch kam es immer wieder zu Heißhungeranfällen. Danach fühlte sie sich jeweils schuldig und versuchte, diese Anfälle durch Erbrechen zu beenden. Hungerphasen und Heißhungeranfälle wechselten sich in der Folgezeit ab.
Katja berichtet weiter, eine Freundschaft sei in die Brüche gegangen. Der Freund sei ihr so wenig entgegengekommen und sie hätte immer daran denken müssen, ob er sie wirklich liebe.

3. Stellen Sie a) Unterschiede, b) Gemeinsamkeiten bei Magersucht und Ess-Brech-Sucht fest.

4. Vervollständigen Sie den Kreislauf des Suchtverhaltens bei einem gestörten Essverhalten, indem Sie die einzelnen Phasen beschreiben.

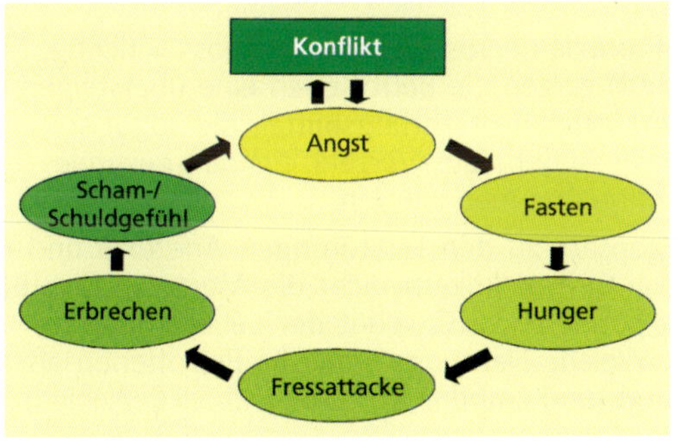

Magersucht (Anorexia nervosa)

Die Bezeichnung Anorexie stammt vermutlich vom englischen Arzt Sir William Gull, der im Jahr 1873 eine wissenschaftliche Abhandlung über diese Krankheit veröffentlicht hat. Sie ist aber irreführend, da die Übersetzung „das Hungergefühl sei erloschen" nur bedingt richtig ist, denn Magersüchtige haben sehr wohl ein Hungergefühl, das sie durch Kaugummikauen, große Mengen an Mineralwasser oder Kaffee zu vertreiben versuchen.

Die akute Magersucht tritt bei Mädchen während der Pubertät und dem frühen Erwachsenenalter (bis 25 Jahre) auf. 0,5–1 % der Mädchen und jungen Frauen leiden unter akuter Magersucht im Alter zwischen 12 und 25 Jahren. Bei 30 % der Betroffenen geht diese dann in eine chronische Magersucht über. Sie kann ein Leben lang bestehen. Auch Jungen können daran erkranken (etwa 6 % der Magersüchtigen).

Kennzeichen der Magersucht

Diagnosekriterien der Amerikanischen Psychiatrischen Gesellschaft:

- **Gewichtsverlust** mindestens 25 % des ursprünglichen Körpergewichtes innerhalb von 3–4 Monaten (z. B. 12 kg bei ursprünglich 60 kg und einer Größe von 1,70 m)
- **Große Angst vor einer Gewichtszunahme**
- **Übertriebener Einfluss des Gewichts auf die Selbstbewertung**
- **Krankheit und Beschwerden**, die mit dieser Krankheit einhergehen, **werden verleugnet**
- **Aussetzen der Monatsblutung** (Amenorrhö): Ist der häufigste Grund, warum die Betroffenen einen Arzt aufsuchen; Ursache: vielleicht weil Mütter besonders in diesem Punkt wachsam sind und das Ausbleiben der Menstruation viel eher wahrnehmen als das anorektische Verhalten ihrer Tochter.

Körperliche Symptome

- **Verminderter Puls** (60–30/Minute) und **Blutdruck** (unter 80 mmHg)
- **Untertemperatur**
- **Hautveränderungen** (trockene und gelbliche Haut)
- **Haarausfall**
- **Hormonstörungen:** Schilddrüsenunterfunktion, Osteoporose, verzögertes und unvollständiges Knochenwachstum, wenn Magersucht bereits vor der Pubertät besteht. Geringe Konzentration des Hormons Leptin, welches bei der Steuerung der Nahrungsaufnahme eine Rolle spielt.
- **Kohlenhydrat- und Fettstoffwechsel sind gestört:** Glukosegehalt im Blut ist zu gering, Cholesterin- und Triglyceridkonzentration sind zu hoch.
- **Mineralstoffwechsel ist gestört.**

Ess-Brech-Sucht (Bulimia nervosa oder Bulimie)

Bulimie wurde sehr lange im Zusammenhang mit Anorexie diskutiert und erst seit dem Jahr 1979 als eigenständiges Krankheitsbild definiert. Bei dieser Erkrankung werden in kurzer Zeit große Mengen hochenergetischer Nahrung zu sich genommen (Bulimie bedeutet übersetzt „Stierhunger") und anschließend werden Maßnahmen wie selbst herbeigeführtes Erbrechen ergriffen, um das Körpergewicht in einem „normalen" Rahmen zu halten.
Bulimische Menschen wirken auf Außenstehende unauffällig, meistens schlank, zumindest normalgewichtig. Nach außen funktionieren sie überhaupt perfekt. Die „typische" Ess-Brech-Süchtige ist zwischen 20 und 30 Jahre alt und verzweifelt über ihren Mangel an Selbstkontrolle. Essanfälle enden oft mit einem Weinkrampf und ihre Depressionen werden manchmal noch mit Alkohol und /oder Schlaf- und Beruhigungsmittel betäubt. Viele sind Selbstmord gefährdet.

Kennzeichen der Ess-Brech-Sucht

Diagnosekriterien der Amerikanischen Psychiatrischen Gesellschaft:

- **Heißhungerattacken**

- **Kompensatorische Maßnahmen,** wie selbst herbeigeführtes Erbrechen, Abführmittel, übertriebene sportliche Aktivität, Einnahme von Appetitzüglern, zur Vermeidung einer Gewichtszunahme

- **Frequenz der Heißhungerattacken und der kompensatorischen Maßnahmen** treten **mindestens zweimal pro Woche über drei Monate** hinweg auf

- **Ausgeprägte Abhängigkeit des Selbstwertgefühls von Körpergewicht und Figur**

Körperliche Symptome

- **Gesicht:** Verletzungen durch selbstinduziertes Erbrechen

- **Mundhöhle:** Schwellungen der Speicheldrüsen aufgrund von oftmaligem Erbrechen

- **Zähne:** Entstehung von Karies; Beschädigung des Zahnschmelzes und Überempfindlichkeit der Zähne durch den beim Erbrechen in die Mundhöhle gelangten Magensaft

- **Speiseröhre:** Schädigungen der Schleimhaut und Entzündungen durch häufiges Erbrechen

- **Magen:** Magenerweiterung und Schmerzen durch Verzehr großer Mengen an Nahrungsmitteln

- **Reizung der Bauchspeicheldrüse**

- **Verminderter Mineralstoffgehalt,** insbesonders Kalium. Kann zu Nieren- oder Herzversagen führen

- **Menstruationsstörungen**

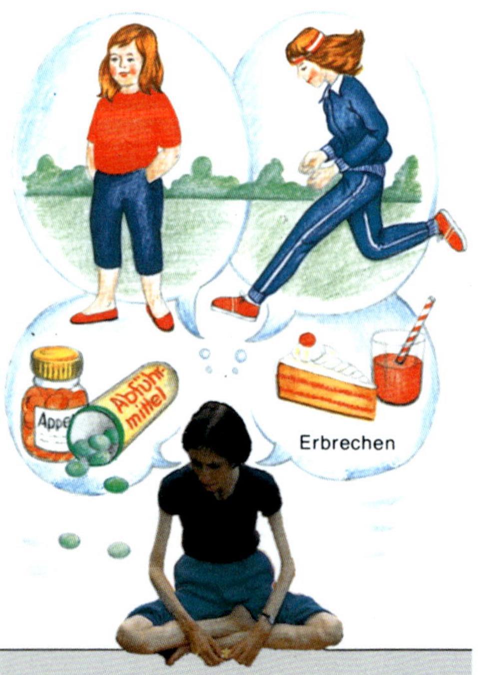

Esssucht (Binge-Eating-Störung – BED)

Diese Unterform der Essstörung ist in der Regel eng mit der Fettsucht (Adipositas) verknüpft. Man geht davon aus, dass 2 bis 5 % der Bevölkerung und etwa 30 % der Adipösen von der Esssucht betroffen sind.

Kennzeichen der Esssucht

Diagnosekriterien der Amerikanischen Psychiatrischen Gesellschaft:

- **Regelmäßige Essanfälle** (Heißhungerattacken) treten **gemeinsam mit mindestens drei der folgenden Symptome** auf:
  - Wesentlich schnelleres Essen als normal
  - Essen bis zu einem unangenehmen Völlegefühl
  - Essen großer Nahrungsmengen ohne Hunger
  - Alleine Essen aus Verlegenheit über die Menge des Gegessenen
  - Ekelgefühle, Deprimiertheit oder große Schuldgefühle bezüglich des Essens

- **Heißhungerattacken** treten an **mindestens zwei Tagen in der Woche über sechs Monate** hinweg auf

- Dem Essen wird **nicht mit Abführmitteln oder Erbrechen** entgegengewirkt

Aufgrund der hochenergetischen Nahrung, die zugeführt wird, steigt das Risiko, Übergewicht zu entwickeln. Die BED ist häufig mit weiteren psychischen Störungen wie Depressionen, Angstzuständen oder Persönlichkeitsstörungen verbunden.

Orthorexia nervosa
(Zwang, sich „gesund" zu ernähren)

Bei Orthorexia nervosa (griech. „orthos" = richtig, „orexis" = Appetit) zeigen die Betroffenen eine übersteigerte Fixierung auf gesunde Nahrungsmittel, die sogar soweit geht, dass beim Außer-Haus-Verzehr eigene „gesunde" Lebensmittel mitgenommen werden.

Im Gegensatz zu den Essstörungen Anorexie und Bulimie steht bei Orthorektikern nicht die Menge (Quantität) des Essens, sondern die Qualität der Lebensmittel im Vordergrund. Welche Nahrungsmittel die Betroffenen als gesund oder ungesund empfinden, ist individuell verschieden.

> **(!)** **Bei allen Formen der Essstörungen ist eine psychotherapeutische Behandlung erforderlich.**
>
> Die Therapie ist ein langfristiger Prozess, der sich über mehrere Jahre erstreckt. Nur eine intensive Zusammenarbeit zwischen Internisten, Psychotherapeuten und ernährungsmedizinischem Fachpersonal bringt zusammen mit den Patienten und deren Eltern einen Therapieerfolg.
>
> Die Therapieerfolge sind bei der Anorexie deutlich geringer als bei der Bulimie: Nur 25 % der „Essgestörten" sind 20 Jahre nach Beginn der Krankheit geheilt.
>
> Bei bulimischen Personen sind nach 5 bis 20 Jahre etwa 50 % beschwerdefrei, bei weiteren 30 % treten beschwerdefreie Intervalle gefolgt von Rückfällen auf.

Übergewicht

▶ *Sie kennen Ursachen für die Entstehung von Übergewicht.*

▶ *Sie können gesundheitliche Gefährdungen durch Übergewicht beschreiben.*

Was ist Übergewicht?

Übergewicht und Adipositas (extremes Übergewicht) sind definiert als eine Vermehrung des Körpergewichts durch eine über das Normalmaß hinausreichende Vermehrung des Körperfettanteils, welcher sich unterschiedlich verteilt:

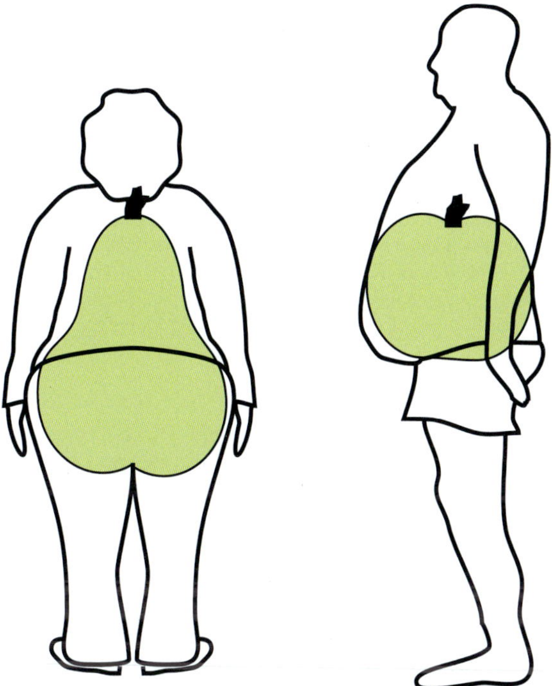

Körperfettverteilung – Birnentyp oder Apfeltyp?

Methoden zur Bestimmung des Körperfettanteils:

Visuelle Beurteilung, BMI, Hautfaltendickemessung, Ultraschall, Impedanzanalyse oder Computertomographie.

Entstehung von Übergewicht

Übergewicht entwickelt sich meist langsam und stetig durch falsche Ernährungsgewohnheiten und auch durch falsche Lebensweisen. Gleichzeitig haben wir viele Entschuldigungen bereit, um das Übergewicht zu begründen.

Nehmen wir an, wir müssten eine Tasche mit einem Gewicht von 20 kg in unsere Wohnung im 5. Stock schleppen. Wir sind froh, wenn wir sie endlich dort abstellen können.

Übergewicht kann man nicht abstellen, man schleppt es oft jahrelang mit sich herum und schädigt bzw. gefährdet den eigenen Körper.

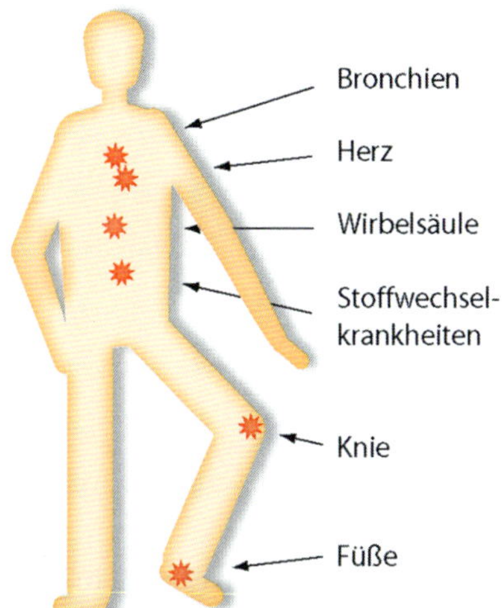

Gesundheitliche Gefährdungen durch Übergwicht

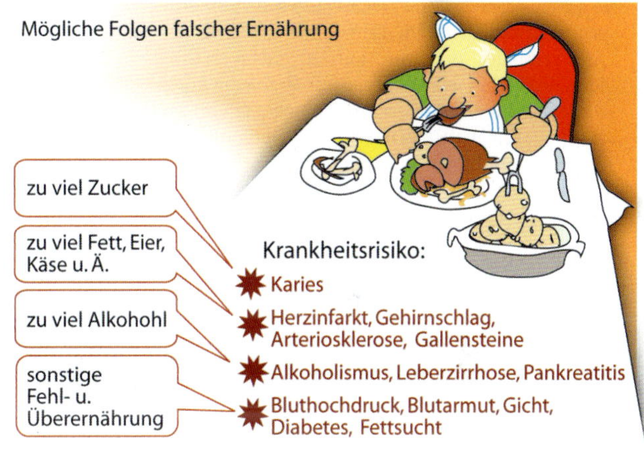

Folgen von Übergewicht

● **Knochen und Gelenke** werden durch Übergewicht überbeansprucht. Es kann zu Veränderungen an Wirbelsäule, Knien und Füßen kommen.

● **Bronchien** werden anfälliger für Erkrankungen. Die freie Atmung ist beeinträchtigt, es kann leichter eine Bronchitis entstehen, aber auch übermäßiges Schnarchen kann die Folge sein. Diese Beeinträchtigungen stören vor allem die Nachtruhe und man ist unausgeschlafen.

● **Herz und Kreislauf** werden überbelastet. Herz- und Kreislauferkrankungen, Bluthochdruck können entstehen.

● **Stoffwechselerkrankungen** wie Zuckerkrankheit, Fettstoffwechselstörungen und Gicht können durch Übergewicht bzw. Überernährung zum Ausbruch kommen. 77 % aller Übergewichtigen haben eine Stoffwechselerkrankung bzw. Bluthochdruck.

- **Unfälle** bei der Arbeit und auf der Straße treten bei Übergewichtigen leichter auf, da sie meist langsamer als Normalgewichtige sind.

- **Seelische Störungen** sind häufig eine Folge des Übergewichts, z. B. Komplexe – Minderwertigkeitsgefühle.

Etwa 35–40 % der Erwachsenen und 10–15 % der Kinder und Jugendlichen sind in Österreich übergewichtig. Tendenz steigend.

Die WHO bezeichnet Adipositas bei Kindern und Jugendlichen sogar als eine Besorgnis erregende Epidemie.

Univ.-Prof. Dr. Widhalm vom Wiener AKH ist derselben Meinung und sagt: „Wir [im Spital] haben noch nie so viele übergewichtige Kinder und Jugendliche wie heute gesehen und 13-Jährige mit über 100 kg sind keine Seltenheit mehr."

- Essgewohnheiten, die sich im Kindesalter manifestieren konnten, beeinflussen das Ernährungsverhalten für den Rest des Lebens. D. h. das Risiko für ein Bestehen von Adipositas bis ins Erwachsenenalter ist höher, je älter das betroffene Kind ist, und hängt auch vom Gewichtsstatus der Eltern ab.

- Auch geringes Übergewicht ist ein Risiko für Herz- und Kreislauferkrankungen.

- Gleichzeitig überschätzen jedoch auch viele ihr Gewicht, sie meinen, sie seien nicht übergewichtig.

- Die häufigste Todesursache sind Krankheiten, die infolge von Fehlernährung auftreten. Die WHO errechnete, dass bereits im Jahr 2020 weltweit für 3/4 aller Todesfälle Übergewicht, eine unausgewogene Ernährung und Bewegungsmangel die Ursache sein wird. So auch in Österreich. Häufigste Todesursachen sind Herz- und Kreislauferkrankungen und Krebs. Insgesamt sterben in Österreich pro Jahr 40 000 Frauen und Männer an Herz-Kreislauf-Erkrankungen infolge von zu hohen Blutfettwerten.

- In Österreich entstehen durch ernährungsbedingte Erkrankungen pro Jahr enorm hohe Kosten.

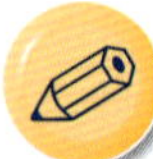

Lesen Sie den Zeitungsartikel durch und überlegen Sie, ob das der richtige Weg ist, um Übergewicht loszuwerden?

Fettaufnahme in den Körper wird durch Orlistat behindert

Orlistat ist weltweit das erste Medikament, das die Fettaufnahme in den Körper um etwa ein Drittel reduziert. Und das tut das Mittel, ohne selbst in den Organismus zu gelangen. Orlistat bleibt im Darm und verbindet sich dort mit dem Enzym Pankreaslipase. Dieses ist für die Aufspaltung der Fette in Fettsäuren und Glycerin zuständig. Wird ein Teil der Pankreaslipase durch Orlistat aus dem Verkehr gezogen, so kann weniger Fett aufgespalten werden. Die Fettaufnahme in den Körper wiederum funktioniert nur nach vorheriger Spaltung der Fette. Etwa ein Drittel der aufgenommenen Fettmenge landet also unverdaut im Stuhl.

Probleme könnte das Medikament allerdings bei der Aufnahme fettlöslicher Vitamine machen. Wie gravierend diese sind, werden erst jahrelange Erfahrungen zeigen.

aus: Kurier

Ernährung bei Übergewicht

▶ *Sie können verschiedene Reduktionsdiäten hinsichtlich ihrer Langzeitwirkung beurteilen.*

▶ *Sie können eine Lebensmittelauswahl und das Ernährungsverhalten bei einer energiereduzierten Mischkost begründen.*

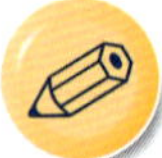

1. Übergewichtige essen häufig das Falsche. Nennen Sie Lebensmittel, die anstelle der abgebildeten energiereichen Lebensmittel gegessen werden könnten. Anstelle von Weintrauben kann man Wassermelone essen, anstelle von Gulaschsuppe …?

2. Sammeln und bewerten Sie Werbeaussagen für energiereduzierte Produkte.

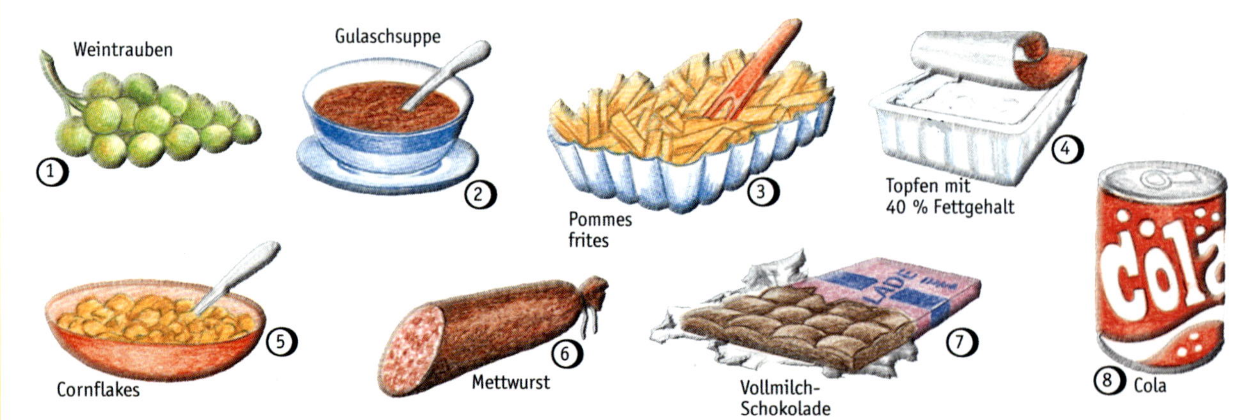

Reduktionskost (energiereduzierte Mischkost)

Bei einer energiereduzierten Mischkost soll eine möglichst normale Mahlzeitengestaltung vorgenommen werden. Durch die Auswahl von energiearmen Lebensmitteln und durch ein bewusstes Essverhalten soll es zu einer verminderten Energiezufuhr kommen.

Das Angebot an Reduktionsdiäten ist groß. Als Reduktionsdiäten werden auch einige alternative Ernährungsformen, wie Hay'sche Trennkost, Schnitzer-Kost und makrobiotische Ernährungsweise, eingesetzt. Das Prinzip einer jeden Reduktionsdiät besteht darin, die Nahrungszufuhr zu senken, damit Fettreserven zur Energiegewinnung herangezogen werden. Die Umsetzung stellt sich in der Praxis jedoch schwierig dar, denn für einen langfristigen Erfolg ist die Änderung des Lebensstils notwendig.

Eine Abmagerungsdiät soll zu einer Umstellung der Lebensmittelauswahl und zu einer Umstellung des Essverhaltens führen, denn **Übergewichtige merken meist nicht, was und wie viel sie essen.**

In der Regel sollten Reduktionsdiäten eine Energieversorgung nicht unter den Werten des Grundumsatzes aufweisen.

Im Esslabor der Universität Göttingen wurden zu Versuchszwecken Personen zum Essen von Suppe eingeladen. Die Forscher servierten ihnen einen Teller, der – ohne dass dies die Versuchspersonen wussten – trickreich verändert war. Durch eine Schlauchöffnung im Boden floss ständig neue Suppe nach, wenn die Versuchspersonen die Suppe verspeisten. Ahnen Sie bereits, was jetzt passiert?

Gerade Personen mit Gewichtsproblemen merkten lange Zeit nicht, was für ein merkwürdiger Trickteller vor ihnen stand. Sie aßen und löffelten weiter, ohne zunächst ein richtiges Sättigungsgefühl zu verspüren. Sie hatten sich offensichtlich angewöhnt, ihren Teller leer zu essen – und dann satt zu sein. (Pudel)

Eine Reduktionskost von 4 200 kJ (1 000 kcal) sollte nur unter ständiger fachlicher Betreuung eingehalten werden (Mangelerscheinungen).

Versuchen Sie die veränderte prozentuale Nährstoffzufuhr zu begründen.

Normalkost
8 500 kJ (2 000 kcal)

F: 69 g; E: 75 g; KH: 275 g

Energiereduzierte Mischkost
4 200 kJ (1 000 kcal)

F: 24 g; E: 74 g; KH: 124 g

Regeln	Begründungen
Die **Energiezufuhr** muss bei einer Abmagerungsdiät unter dem tatsächlichen Energiebedarf liegen. Sie soll langsam eingeschränkt werden. Tatsächlicher Bedarf 8 500 kJ (2 000 kcal) Abmagerungsdiäten 1. Stufe 6 200 kJ (1 500 kcal) 2. Stufe 4 200 kJ (1 000 kcal)	Liegt die Energiezufuhr unter dem Energiebedarf, so müssen körpereigene Fette (Depotfett) zur Energiegewinnung abgebaut werden. Die Verdauungsorgane müssen sich zunächst an die kleineren Nahrungsmengen gewöhnen. Wird die Zufuhr sofort stark eingeschränkt, so treten Hungergefühle auf, man isst zwischendurch. Der Einzelne muss also die Energiemenge herausfinden, bei der er **abnimmt** und sich zugleich noch **wohlfühlt**, nur so wird er seine **Ernährungsgewohnheiten** wirklich **langfristig umstellen**.
Der **Kohlenhydratbedarf** soll hauptsächlich durch **Vielfachzucker** gedeckt werden. Es sollten ausreichend **Ballaststoffe** enthalten sein. Vollkornprodukte, Obst und Gemüse möglichst in roher Form auswählen. Zuckerhaltige und stark verfeinerte Speisen und Getränke meiden.	Ballaststoffreiche, energiearme Lebensmittel wie – Vollkornprodukte, – Obst, – Gemüse haben einen höheren Sättigungswert und gleichzeitig einen geringeren Energiegehalt.
Die **Fettzufuhr** einschränken. Besonders auf versteckte Fette achten. Fette und Öle verwenden, die reich an essenziellen Fettsäuren sind. Fettarme Gartechniken auswählen.	Bei einer Abmagerungsdiät sollen körpereigene Fette zur Energiegewinnung abgebaut werden. Nahrungsfette verzögern diesen Vorgang. Jedoch ausreichend essenzielle Fettsäuren aufnehmen. Durch den Zusatz von Fett beim Garen wird der Energiegehalt von Speisen unnötig erhöht.
Der **Eiweißbedarf** soll hauptsächlich durch biologisch hochwertige Eiweißstoffe gedeckt werden. **Eiweißreiche, fettarme Lebensmittel** aussuchen: fettarme Milch und Milchprodukte, fettarmes Fleisch, fettarmer Fisch.	Bei einer Abmagerungsdiät werden körpereigene Eiweißstoffe zur Energiegewinnung abgebaut. Bei einer niedrigeren Energiezufuhr muss also relativ mehr und biologisch hochwertigeres Eiweiß aufgenommen werden, damit diese Abbauvorgänge möglichst gering sind.

Bewertung aktueller Schlankheitsdiäten (Beispiele)

Diäten	Prinzipien	Beurteilung
Low-Carb-Diäten ("Zuckerarm") (Low carbonates – "wenig Kohlenhydrate")	Man unterscheidet zwei Varianten: **Variante 1:** Keine oder fast gar keine Kohlenhydrate sollen zu sich genommen werden, was eine fett- und eiweißreiche Ernährungsweise zur Folge hat. Beispiele: South Beach-Diät, Low Carb, Die neue Atkins-Diät … **Variante 2:** Es sollen nur Kohlenhydrate mit niedrigem glykämischem Index (kurz Glyx oder GI), d. h. Vollkornprodukte, zu sich genommen werden. Beispiele: Der neue Zucker-Knacker, Die Diät von U. Strunz, Die Vollweib-Diät, Die Montignac-Methode, Die Glyx-Diät …	Einseitige Diäten, mit zu hoher Fett- oder Eiweißzufuhr; auf lange Sicht Gesundheitsschädigung (Belastung für Nieren, Arteriosklerose, Vitamin- und Mineralstoffunterversorgung). Die Bewertung der Nahrungsmittel allein nach dem glykämischen Index ist nicht praxisgerecht und die Nährstoffzusammensetzung der Diäten entspricht nicht den geltenden Ernährungsrichtlinien.
Low-Fat-Diäten ("Fettarm")	Nicht mehr als 30 % der aufgenommenen Kalorienmenge stammen aus Nahrungsfett. Beispiele: Low Fat 30 …	Empfehlenswert, sofern auf die aufgenommene Fettart geachtet wird und genügend Obst und Gemüse zu sich genommen werden.
Fatburner-Diäten	Man nimmt verstärkt Fatburner zu sich, die in exotischen Früchten enthalten sind und die den Fettabbau kräftig ankurbeln, so dass man automatisch abnimmt, wenn man genug davon isst. Es gibt angeblich auch körpereigene Fatburner, z. B. das Hormon Glucagon. Des weiteren sollen Lebensmittel mit niedrigem glykämischem Index gegessen werden.	Übergewicht ist nicht auf einen Mangel an "Fatburnern" zurückzuführen, sondern auf die Aufnahme von mehr Energie als durch Muskeltätigkeit verbraucht wird.
Mischkost-Diäten	Halten sich an die Richtlinien der Ernährungsgesellschaften. Ist eine energiereduzierte Mischkost in Kombination mit Sportprogrammen. Beispiele: Weight Watchers, Brigitte-Diät, Fit for fun-Diät …	Eignen sich um langsam abzunehmen und die Sportkomponente wird auch berücksichtigt.
Blutgruppendiäten	Gehen auf Dr. Peter J.D'Adamo zurück. Zugrunde liegt ihnen die vermutete Ernährung unserer Vorfahren und deren vermutete Blutgruppen. So soll z. B. der steinzeitliche Cromagnon-Mensch die Blutgruppe 0 besessen haben und sich (vor der Entstehung von Ackerbau und Viehzucht) als Jäger und Sammler von der Jagd, Kräutern, Wurzeln und Obst erernährt haben. Die Nahrung von Menschen mit der Blutgruppe 0 soll daher reich an tierischem Eiweiß, Gemüse und Obst sein und arm an Getreide und Milchprodukten usw.	Den Diäten fehlt die wissenschaftschaftliche Grundlage. Unter den heutigen Gegebenheiten ergeben sich einseitige Ernährungsformen, die bei längerer Anwendung zu Gesundheitsschäden führen können.
Eiweißreiche Diäten	Dabei werden hauptsächlich eiweißhältige Lebensmittel zu sich genommen. Bei manchen dieser Diäten sind Nahrungsergänzungsmittel fester Bestandteil des Programms. Beispiele: Die 3Diät von Karl Lagerfeld und Jean-Claude Houdret, Die Scarsdale-Diät, Die Humplik-Kur …	Gewichtsreduktion ist zwar gegeben, die Nahrungszusammenstellung ist unausgewogen, gesundheitliche Schädigungen (Nierenerkrankungen, erhöhter Harnsäurespiegel) können bei längerer Anwendung auftreten.
Trennkostdiäten	Siehe Buch Seite 200.	
Internetdiäten	Diese orientieren sich an den Richtlinien diverser Ernährungsorganisationen. Beispiele: www.novafeel.de, www.surfmed.at, www.lean-and-healthy-programm.de, www.abnehmen-mit-genuss.de …	Eignen sich, um langsam abzunehmen, die Sportkomponente wird ebenfalls berücksichtigt.
Mediterrane Diät ("Mittelmeer-Diät")	Die ursprüngliche mediterrane Ernährungsform besteht aus sehr viel Getreideprodukten, Gemüse, Obst, Hülsenfrüchten dazu Käse, reichlich Fisch, wenig Geflügel und Eier, sehr wenig Fleisch von Rind, Schwein, Schaf, Ziege. Für die Zubereitung wird fast ausschließlich Olivenöl verwendet. Kaum Süßigkeiten. Daraus resultiert ein hoher Konsum von Ballaststoffen, Vitaminen, Mineralstoffen, sekundären Pflanzenstoffen, von reichlich Ölsäure, relativ reichlich ω-3-Fettsäuren aus Fischen.	Die mediterrane Diät führt zu weniger Arteriosklerose, weniger Zuckerkrankheit und weniger Bluthochdruck, somit zu einer höheren Lebenserwartung.
Steinzeitdiät	Siehe oben die vermutete Ernährung des Cromagnon-Menschen.	

Bewusstes Essverhalten

1. Begründen und ergänzen Sie die folgenden Regeln für ein bewusstes Essverhalten.
2. Finden Sie Regeln heraus, die auch für Normalgewicht Gültigkeit haben.

● **Feststellen, was man eigentlich isst.**
Aufschreiben, was man täglich isst, dadurch können …?
Eine Liste mit energiearmen Lebensmitteln zusammenstellen, so …?
Eine Einkaufsliste erstellen, möglichst schmackhafte energiearme Lebensmittel besorgen.
Bei verpackten Lebensmitteln die Nährwertkennzeichnung beachten.

● **Ernährungsgewohnheiten langsam umstellen.**
Z. B. nur noch kleinere Portionen der Lieblingsspeisen essen, bei der Zubereitung Fett einsparen.
Den Teller nur einmal und nie ganz voll füllen, so …?

● **Eine Zeitlang Lebensmittel abwiegen.** Man bekommt ein Gefühl, wie viel ein Apfel, eine Tomate … wiegt und welche Energiemenge man damit zu sich nimmt.

● **Die Mahlzeiten genießen.**
Für einen schön gedeckten Tisch, appetitlich angerichtete Speisen und eine freundliche Stimmung sorgen, so …?
Langsam essen, gründlich kauen, auf Geschmack und Sättigung achten. Die Mahlzeiten sollten etwa 30 Minuten dauern.

● **Nicht unkonzentriert essen.**
Regelmäßig – zu festgelegten Zeiten – kleine Mahlzeiten einnehmen. Nicht zwischendurch essen.
Immer am gleichen Platz essen. Während des Essens weder Zeitung lesen noch fernsehen.
Nicht aus Langeweile essen, sondern …?
Nicht mit Lebensmitteln trösten, beruhigen oder loben, sondern …?

● **Ernährungstraining**
Sich eventuell einer Gruppe anschließen, Erfahrungsaustausch und Gemeinschaft in der Gruppe kann den Erfolg erhöhen.

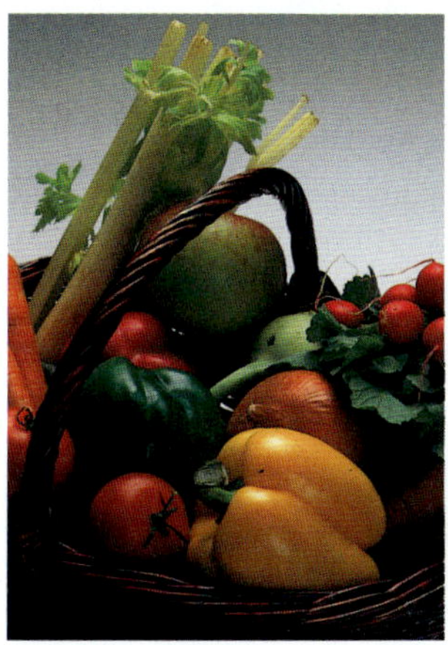
Viel Obst und Gemüse

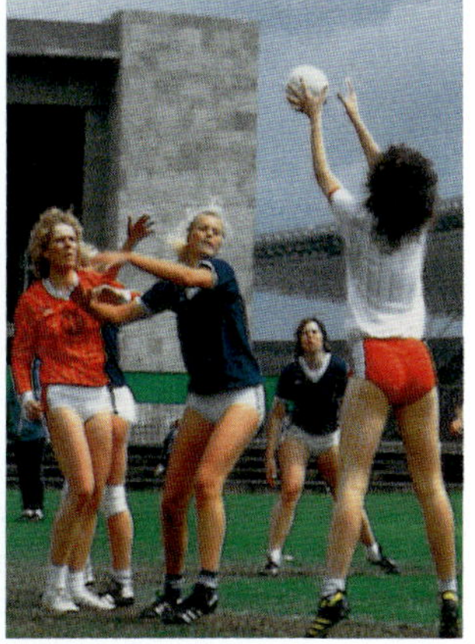
Viel Bewegung

● **Verlockungen widerstehen.**
Keine Knabbereien und Süßigkeiten in der Wohnung herumstehen haben, sondern Radieschen, Gurken, Obst für den Heißhunger vorrätig haben.
Keinen Alkohol zu den Mahlzeiten trinken, da …?

● **Viel Bewegung:** Wandern, laufen, schwimmen …
Patentrezept: Iss die Hälfte, lauf das Doppelte.

Gewichtsabnahme

 **Die Gewichtsabnahme bei einer Reduktionsdiät sollte nur etwa 500 g pro Woche betragen.**

Durch die langsame Gewichtsabnahme wird der Grundumsatz nicht so stark gesenkt, die Gefahr einer schnellen Gewichtszunahme nach Beendigung der Diät wird dadurch herabgesetzt. Eine zu rasche Abnahme versetzt den Körper in einen „Sparzustand", die zugeführte Energie wird besonders intensiv genutzt, es kommt leichter zu einer Gewichtssteigerung nach Beendigung der Diät. Bei der Erwartung einer höheren Gewichtsabnahme kann es also eher zu Enttäuschungen kommen.

Das Karussell der Diätkuren kann zu einem Teufelskreis werden (Entsagung – Esslust usw.). Der Körper ist einem ständigen Ab und Auf unterworfen, dies ist nur ein Problem der immer neuen – viel versprechenden – Diäten.

Regelmäßig sollten Gewichtskontrollen durchgeführt werden. Nach Erreichung eines bestimmten, selbst gewählten Ziels kann man sich selbst z. B. durch ein neues Kleidungsstück belohnen.

Nulldiät

 **Nulldiät (Fasten) – nur bei extremem Übergewicht**

Bei einer Nulldiät werden täglich zwei bis drei Liter Flüssigkeit in Form von Mineralwasser, Kaffee oder Tee aufgenommen. Bei längerer Dauer der Diät werden außerdem Mineralstoffe und Vitamine gegeben.

Bei dieser Diät kommt es schnell zu einer Gewichtsabnahme. Eiweiß wird zur Traubenzuckerneubildung abgebaut und Fett zur Deckung des sonstigen Energiebedarfs.

Gewichtsabnahme beträgt pro Tag:

1. bis 8. Tag .... 800 g
danach nur noch .... 350 g

Bei Reduktionsdiäten wird der Grundumsatz und später auch der Eiweißabbau eingeschränkt, die Gewichtsabnahme findet nicht mehr so schnell statt.

Eine Nulldiät sollte nur bei extremem Übergewicht unter ärztlicher Aufsicht erfolgen. Das Herz-Kreislauf-System kann dadurch überbeansprucht werden. Außerdem kann es zu Gichtanfällen und Nierenkoliken kommen.

Hunger, Appetit und Sättigung

Das Gehirn meldet Sättigung und Hunger, unterschiedliche Körpersignale sind hierfür entscheidend.

Art und Menge der Magenfüllung bestimmen die Meldung „Hunger" bzw. „Sättigung". Ballaststoffreiche Lebensmittel müssen länger gekaut werden als ballaststoffarme. Durch die stärkere Kautätigkeit wird der Appetit gedämpft und die Sättigung tritt früher ein. Die Ballaststoffe quellen im Magen auf, dieser ist so schneller gefüllt. Ballaststoffreiche Nahrung hat eine längere Verweildauer im Magen, d. h., das Sättigungsgefühl hält nach einer ballaststoffreichen Mahlzeit länger an. Bei einer energiereichen – zuckerreichen – Nahrung tritt das Sättigungsgefühl dagegen häufig zu spät ein und hält nicht lange an.

Langfristig wird die Nahrungsaufnahme durch die **Körperfettmenge** reguliert. Diese Set-Point-Theorie besagt, dass jeder von uns ein vorprogrammiertes Gewicht hat, das er langfristig behält.

Nicht alle Menschen können sich auf das körpereigene Hunger- und Sättigungsgefühl verlassen, oft sind die Signale durch ein falsches Ernährungsverhalten gestört. Der Appetit kommt beim Essen. Wir essen aus Gewohnheit. Stress schlägt auf den Magen. Mögliche Folgen sind Übergewicht und Magersucht.

Übersicht – Hungerstoffwechsel

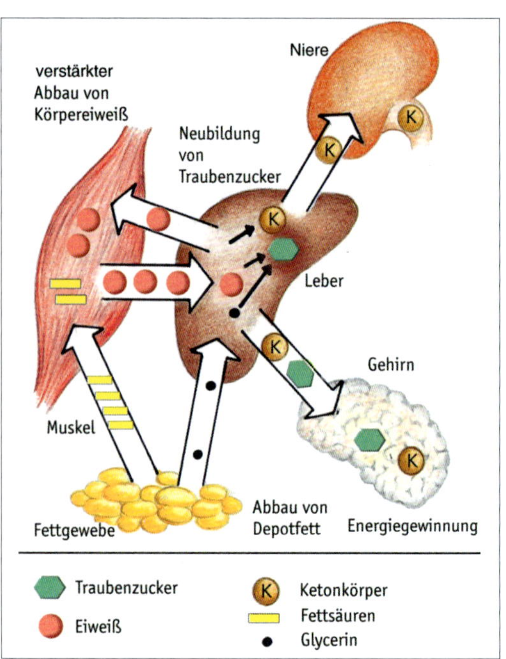

Leichte Vollkost (Schonkost)

Sie können Grundsätze der leichten Vollkost begründen.

Eine leichte Vollkost – früher auch Schonkost genannt – soll einzelne Verdauungsorgane oder das gesamte Stoffwechselsystem entlasten.

Die leichte Vollkost unterscheidet sich von der Vollkost durch Auswahl und Zubereitung der Speisen.

Bei der leichten Vollkost gilt: Alles was vertragen wird, ist erlaubt. Im Übrigen soll die leichte Vollkost eine vollwertige Ernährung sein, d. h., alle notwendigen Nährstoffe müssen in ausreichenden Mengen vorhanden sein. In Bezug auf die Energiezufuhr und die Nährstoffaufnahme gelten die gleichen Grundsätze wie bei einer Vollkost.

Zur Entlastung des Stoffwechselgeschehens sollte außerdem Folgendes beachtet werden:

- Täglich fünf bis sechs kleine Mahlzeiten aufnehmen.

- Die Speisen sollten weder zu heiß noch zu kalt gegessen werden.

Bei akuten Krankheiten ist Trinken noch wichtiger als Essen. Getränke, z. B. schwarzer Tee, Fenchel- oder Kamillentee, mit Salz und Traubenzucker, sind hier für den Energiestoffwechsel und den Blutkreislauf ein wichtiges „Medikament".

Umgekehrt gilt: Alles was aufgrund eigener Erfahrung schlecht vertragen wird, meiden.

Häufigkeit von Lebensmittelunverträglichkeiten

Unverträglichkeiten	%	Unverträglichkeiten	%
Hülsenfrüchte	30,1	Mayonnaise	11,8
Gurkensalat	28,6	Kartoffelsalat	11,4
frittierte Speisen	22,4	Geräuchertes	10,7
Kraut	20,2	Stelzen	9,0
kohlensäurehaltige Getränke	20,1	zu stark gewürzte Speisen	7,7
Blattkohl	18,1	zu heiße und zu kalte Speisen	7,6
fette Speisen	17,2	Süßigkeiten	7,6
Paprikagemüse	16,8	Weißwein	7,6
Sauerkraut	15,8	rohes Stein- und Kernobst	7,3
Rotkraut	15,8	Nüsse	7,1
süße und fette Backwaren	15,8	Obers	6,8
Zwiebeln	15,8	paniert Gebratenes	6,8
Kohl	15,6	Pilze	6,1
Pommes frites	15,3	Rotwein	6,1
hart gekochte Eier	14,7	Lauch	5,9
frisches Brot	13,6	Spirituosen	5,8
Bohnenkaffee	12,5	Birnen	5,6
Chinakohlsalat	12,1		

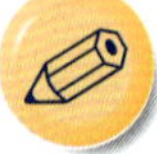

1. Versuchen Sie den Begriff „Schonkost" zu erklären.

2. Beantworten Sie die Frage, durch welche Nährstoffe, Nahrungsmittel, Zubereitungstechniken die Verdauungsarbeit erschwert wird.

Lebensmittelauswahl bei leichter Vollkost

Lebensmittelgruppen	Empfehlenswerte Lebensmittel	Nicht empfehlenswerte Lebensmittel
Brot	abgelagertes Brot	frisches, noch warmes Brot
Backwaren	fettarme Sorten, z. B. Kekse, Zwieback	fettreiche Sorten, z. B. Buttercremetorte, Blätterteig, Fettgebäck, frischer Germteig
Kartoffeln, Reis, Teigwaren	fettarme Zubereitung	fettreiche Zubereitung; Bratkartoffeln, Pommes frites
Gemüse und Salate	junge, zarte Gemüsesorten, z. B. Karotten, Kopfsalat, abgeschälte Tomaten; Gemüse ohne Einbrenn zubereiten, oft als fein zerkleinerte Rohkost	schwer verdauliche, blähende Gemüsesorten, z. B. Gurken, Weiß- und Rotkraut, Pilze (außer Champignons), Zwiebeln, Hülsenfrüchte
Obst	rohes, feines Obst: Bananen, weiche Pfirsiche, Himbeeren … oder Kompotte bzw. Obstsaft. Bei Obstkonserven den Zuckergehalt beachten	unreifes, saures Obst, Steinobst, Rosinen, Datteln, Feigen, getrocknete Pflaumen, Nüsse, in Zuckersirup konservierte Früchte
Fleisch	mageres, zartes Fleisch; gekocht oder gegrillt	fettreiche und sehnenreiche Sorten; gebratenes oder stark gewürztes Fleisch
Fleischwaren	magere Sorten, z. B. Kalbszunge, Geflügelwurst, gekochter Schinken ohne Fettrand	stark geräucherte und gewürzte fettreiche Sorten, Rohfleischwaren
Fisch	Magerfisch, z. B. Rotbarsch, Kabeljau, Seelachs, Heilbutt, Hecht, Scholle, Forelle; gekocht, gedünstet oder gegrillt	Fettfisch, z. B. Aal, Makrele, Räucherfisch, Fisch in pikanter Marinade
Eier	Eier im Glas, zum Legieren, pochierte Eier	hart gekochte, gebratene Eier, stark gezuckerte und fettreiche Eispeisen
Milch und Milchprodukte	fettarme Sorten: Magermilch, Buttermilch, Jogurt, Kefir, Magertopfen, milde und fettarme Käsesorten	stark gezuckerte Milchprodukte, Schlagobers, fettreiche und stark gewürzte Käsesorten
Gewürze	die Verträglichkeit von Gewürzen ist individuell verschieden	Chili, Curry, Paprika, Senf, Essig, Pfeffer, Zwiebelpulver, Salz
Kräuter	frische, tiefgefrorene oder getrocknete Kräuter	
Getränke	Gemüse- und Obstsäfte, Kräutertee, fettarme Milch, Mineralwasser	alkohol- und coffeinhaltige Getränke

Im Einzelfall muss die individuelle Verträglichkeit von Lebensmitteln beachtet werden.

Obstipation (Verstopfung) – Diät

▶ *Sie lernen die Bedeutung der Ballaststoffe für die Verdauungstätigkeit zu erläutern.*

▶ *Sie lernen geeignete Lebensmittel zur Verhinderung von Obstipation kennen.*

Besonders das Fehlen von Ballaststoffen wird als Ursache für Obstipation (Verstopfung) angesehen. Bei einer Umstellung von einer ballaststoffarmen zu einer ballaststoffreichen Kost wird meist schnell ein Verschwinden der Obstipation beobachtet.

Geeignete Lebensmittel

➕ Weizenkleie (mit ausreichender Flüssigkeit), Weizenkeime

➕ Leinsamen, Vollkornbrot, Obst, Gemüse, Rohkost, Trockenobst, Sauermilchprodukte usw.

➕ Reichliche Flüssigkeitszufuhr 1,5 bis 2 Liter pro Tag.

Ungeeignete Lebensmittel

➖ Bananen, Teigwaren, Kuchen, Reis, Zucker usw.

➖ außerdem: Kakao, Schokolade, Rotwein, schwarzer Tee, eiweißreiche Kost

Maßnahmen bei Verstopfung

● Morgens nüchtern ein Glas Wasser, Sauerkrautsaft oder Fruchtsaft trinken.

● Eingeweichte Dörrzwetschken, Buttermilch oder Sauermilchprodukte zum Frühstück essen bzw. trinken.

● Je nach Verträglichkeit über den Tag verteilt 1 bis 2 EL Weizenkleie, Flohsamen oder Leinsamen **mit reichlich Flüssigkeit (je Portion 250 ml)** aufnehmen, die Ballaststoffe quellen im Verdauungstrakt auf.

● Auf eine ausreichende Flüssigkeitszufuhr achten.

● Auf ausreichende Bewegung achten.

● Der Darm sollte regelmäßig entleert werden. Abführmittel vermeiden.

Unsere Nahrung ist heute zu stark verfeinert. Wir essen zu wenig Ballaststoffe. Die tägliche Ist-Zufuhr liegt etwa bei 18 g Ballaststoffen. Die tägliche Soll-Zufuhr liegt wahrscheinlich bei 30 g Ballaststoffen.
Bei akut auftretenden Bauchschmerzen mit Verstopfung ist sofort der Arzt aufzusuchen!

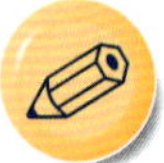

1. Vergleichen Sie den Nährstoffgehalt von drei Äpfeln (450 g) und 150 g Apfelsaft. Drei Äpfel liefern bei der Verarbeitung 150 g Apfelsaft.

2. Vergleichen Sie den Nährstoffgehalt und Energiegehalt von 100 g Zucker und 500 g Kartoffeln.

Weitere spezielle Erkrankungen der Verdauungsorgane und diätetische Maßnahmen

Krankheit/Störung	Ursachen	Anforderungen an die Diät
Magengeschwür, Zwölffingerdarmgeschwür	Entzündungen der Magenschleimhaut bzw. der Schleimhaut des Zwölffingerdarms	Die Schleimhäute dürfen nicht mechanisch gereizt werden, eine verstärke Ausschüttung von Verdauungssäften soll vermieden werden. Leichte Vollkost, eventuell verstärkt Milch und Milchprodukte
Sodbrennen	Eine Übersäuerung des Magens, da zu viel Magensalzsäure ausgeschüttet wird	Reizarme, leicht Vollkost: Eine verstärkte Ausschüttung von Verdauungssäften soll vermieden werden. Gebratene, geröstete, zuckerreiche, stark gewürzte Lebensmittel vermeiden. Kaffee vermeiden. Fett ist erlaubt, da es die Ausschüttung von Magensalzsäure hemmt.
Mangel an Magensalzsäure	Zu wenig Magensalzsäure wird ausgeschüttet	Leichte Reizkost: gut gewürzte Speisen; Lebensmittel sollen ballaststoffreich sein. Häufig kleine Mahlzeiten (gut kauen!)
Durchfall	Bakterielle Infektion muss abklingen	Eventuell zunächst lediglich schwarzen Tee, dann roh geriebene Äpfel, dann Übergang zur leichten Vollkost. Ausreichende Flüssigkeitszufuhr!
Lebererkrankungen	Die Funktion der Leber und somit auch der Galle ist gestört aufgrund einer Infektion oder falschen Ernährung	Kein Alkohol, leicht verdauliche, bereits emulgierte Fette, biologisch hochwertiges Eiweiß, ausreichend Vitamine und Mineralstoffe
Gallensteine	Behinderung des Gallenabflusses durch Steine oder Entzündungen	Neben den Regeln für die allgemeine Schonkost gelten folgende Maßnahmen: starke Einschränkung der Fettzufuhr, keine eiskalten Speisen oder Getränke, kein Kaffee

Zuckerkrankheit – Diabetes-Diät

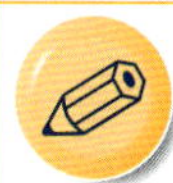

▶ *Sie können Stoffwechselstörungen bei Diabetes mellitus allgemein erklären.*

▶ *Sie lernen Grundsätze einer Diabetes-Diät kennen.*

> 1. Sammeln Sie Informationen zum Thema „Zuckerkrankheit – Diabetes mellitus".
> 2. Erstellen Sie ein Informationsblatt zum Thema „Diabetes mellitus".

Diabetes mellitus bedeutet „honigsüßes Hindurchfließen" oder sinngemäß übersetzt „Durchlauf zuckersüßen Urins". Die Anzeichen der Krankheit sind seit Jahrtausenden bekannt, eine Behandlung gelang jedoch erst im Jahr 1922. Weltweit leiden etwa 150 Millionen Menschen an Diabetes. Die Anzahl wird sich gemäß WHO bis 2025 verdoppeln.

Bei Diabetes mellitus wird zu wenig Insulin – ein Hormon – gebildet bzw. ans Blut abgegeben. Hierdurch kommt es zu Stoffwechselveränderungen. Insulin wird in den B-Zellen der Langerhans'schen Inseln der Bauchspeicheldrüse gebildet. Diese Zellgruppen sehen unter dem Mikroskop wie „Inseln" im Gewebe der Bauchspeicheldrüse aus.

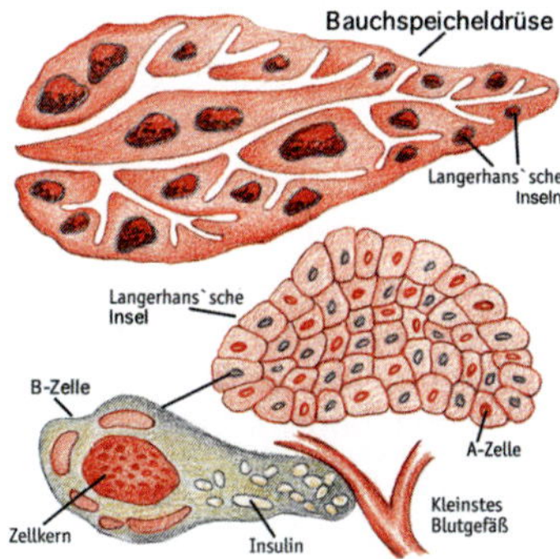

Insulinbildung in den B-Zellen der Langerhans'schen Inseln

Der Blutzuckerspiegel wird im gesunden Körper ständig konstant gehalten. Er liegt zwischen 70 und 110 mg Glucose/100 ml Blut. Im gesunden Körper zirkuliert also nur etwa 1 g Traubenzucker pro Liter im Blut.

Insulin senkt den Blutzuckerspiegel nach den Mahlzeiten

Insulin befördert die Zuckermoleküle der Nahrung nach den Mahlzeiten in die Zellen. Aus Blutzucker wird nun in Leber und Muskeln Glykogen – Speicherform des Zuckers –, im Fettgewebe wird Fett aufgebaut. Insulin hemmt gleichzeitig den Fettabbau.

Die fein abgestimmte Wechselwirkung zwischen Nahrungsaufnahme und Insulinbildung einerseits sowie Bereitstellung von Nährstoffen aus den Körperreserven – Glykogenabbau und Fettabbau – in den „Hungerphasen" und in der Nacht andererseits garantieren die Versorgung des Gehirns und der anderen Gewebe/Organe. Vor allem das Zentralnervensystem ist auf Traubenzucker/Glykogenreserven als Energiespender angewiesen.

Bei zuckerreichen Mahlzeiten muss viel Insulin ausgeschüttet werden.

Der Kohlenhydratgehalt der Nahrung bestimmt den Insulinbedarf

Nicht nur die Menge, sondern auch die Kohlenhydratarten der Nahrung haben einen Einfluss auf die Höhe des Blutzuckerspiegels – und somit auf die notwendige Insulinmenge.

Besonders stark erhöht sich der Blutzuckerspiegel nach zuckerreichen Mahlzeiten.

Stärke wird dagegen erst im Verdauungstrakt zu Traubenzucker abgebaut und gelangt dann langsam ins Blut.

Ballaststoffe verzögern die Aufnahme der Kohlenhydrate noch zusätzlich, da die verwertbaren Kohlenhydrate hier nur langsam aus den pflanzlichen Zellen freigesetzt werden.

Auch bei überreichlicher Ernährung werden immer größere Insulinmengen für den Fettaufbau benötigt.

> **Ein hoher Zuckerkonsum und Überernährung – Übergewicht – können also bei einer erblich bedingten Veranlagung zu einem Insulinmangel – zum Ausbruch von Diabetes mellitus – führen.**

Stoffwechselstörung bei Insulinmangel bzw. -resistenz

Kohlenhydratstoffwechsel

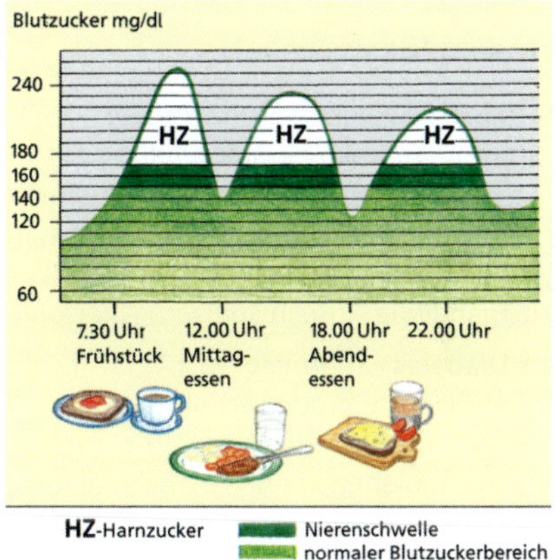

Ausscheidung von Traubenzucker

Beim Diabetiker, der unter Insulinmangel leidet, werden die Kohlenhydrate der Nahrung zwar normal verdaut und ins Blut aufgenommen. Traubenzucker gelangt aber gar nicht oder nur viel zu langsam in die Zellen. Es kann kein oder nur wenig Glykogen für die Zeiten zwischen den Mahlzeiten aufgebaut werden.

Bei unbehandelten Diabetikern steigt wegen des Insulinmangels, oder wenn sich eine Insulinresistenz entwickelt hat, der Blutzucker.

Insulinresistenz: Insulin wird durch auf der Zelle befindliche Rezeptoren aus dem Blut in das Zellinnere transportiert. Bei übergewichtigen Diabetikern reichlich vorhandene freie Fettsäuren im Blut blockieren die Rezeptoren. Im Blut steigt der Blutzuckerspiegel und die Insulinkonzentration, die Zellen aber bleiben ohne Traubenzucker. Die Insulinresistenz ist in solchen Fällen reversibel. Eine Gewichtsabnahme verbunden mit reichlich Bewegung kann zu einer Normalisierung des Stoffwechsels führen.

Wenn der Blutzuckerspiegel nach den Mahlzeiten auf 160 bis 180 mg% ansteigt, wird die Nierenschwelle überschritten: Es wird Zucker mit sehr viel Urin ausgeschüttet, der Flüssigkeitsbedarf – der Durst – steigt.

Fruktose ist kein für den Diabetiker geeignetes Kohlenhydrat. Sie hat einen negativen Einfluss auf den Lipidstoffwechsel.

Fettstoffwechsel

Da die Körperzellen trotz des hohen Blutzuckers nicht ausreichend mit „Zucker" versorgt werden, wird Fettgewebe abgebaut, um die Muskulatur mit Energie zu versorgen.

Fettsäuren werden außerdem nicht mehr vollständig abgebaut, es werden Ketonkörper gebildet. Der Atem eines Diabetikers kann nach Aceton (Ketonkörper) riechen. Bei starker Ketonkörperbildung kann es zu einer Übersäuerung des Körpers, zum diabetischen Koma – tiefe Bewusstlosigkeit – kommen.

Eiweißstoffwechsel

Da die Körperzellen trotz des hohen Blutzuckerspiegels unzureichend mit Traubenzucker versorgt werden, wird Körpereiweiß abgebaut. Die Aminosäuren gelangen in die Leber und werden zu Traubenzucker umgebaut, der Blutzuckerspiegel steigt weiter.

Durch den Eiweiß- und Fettabbau kann es zu starken Gewichtsverlusten kommen. Man fühlt sich müde und schlapp.

Übersicht – Stoffwechsel bei Zuckerkrankheit

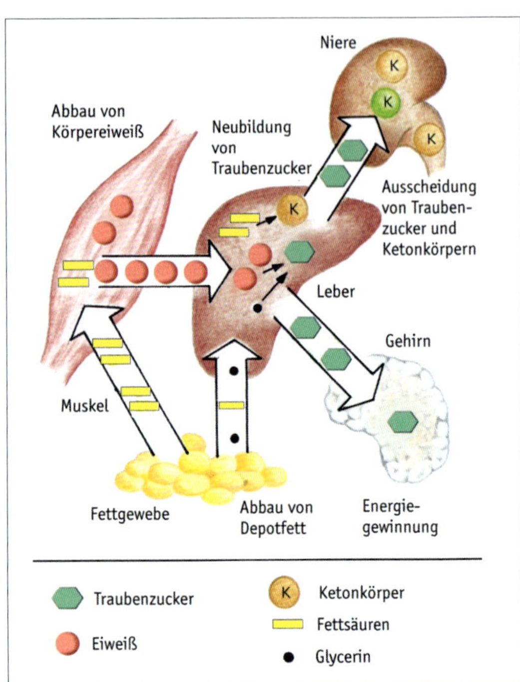

Stichworte zum Thema Diabetes

- **Typ-I-Diabetes:** Akutes Auftreten der Krankheit infolge einer Störung im Immunsystem, häufig besteht gleichzeitig eine Infektion. Die Erkrankung beginnt mit starkem Durst, vermehrtem Wasserlassen und auffälliger Gewichtsabnahme. Es liegt ein absoluter Insulinmangel vor. Insulinbehandlung (Insulin spritzen) ist erforderlich.

- **Typ-II a-Diabetes** (normalgewichtiger Diabetiker): Die Bauchspeicheldrüse produziert nicht mehr ausreichend Insulin: Bei genetischer Veranlagung tritt der Diabetes altersbedingt auf. Tabletten können manchmal für kurze Zeit die Insulinproduktion noch anregen, jedoch greift der Arzt meist auf eine Insulinbehandlung zurück.

- **Typ-II b-Diabetes** (übergewichtiger Diabetiker): Das Übergewicht kann eine Insulinresistenz bewirken. Meist besteht ein metabolisches Syndrom: Kombination von Übergewicht, erhöhtem Blutdruck, erhöhtem Harnsäurespiegel, erhöhten Bluttfettwerten. Maßnahmen dagegen sind zunächst eine Umstellung der Ernährungsgewohnheiten und reichlich Bewegung: Das Körpergewicht soll normalisiert werden. Es kann sich, wenn die Maßnahmen nicht greifen, ein absoluter Insulinmangel entwickeln: Insulinbehandlung ist erforderlich.

- **HbA₁-Wert:** Der rote Blutfarbstoff Hämoglobin weist abhängig vom jeweiligen Blutzuckerspiegel einen entsprechenden Zuckergehalt auf. Der Zuckerhämoglobingehalt (HbA_1) im Blut gibt Auskunft über die Wirksamkeit bzw. Einhaltung der Diät. Bei Gesunden liegt der HbA_1-Wert bei 7 bis 8 %, bei schlecht eingestellten Diabetikern kann der Wert bei 15 % oder höher liegen.

- **Diabetisches Koma:** Zu hohe Blutzuckergehalte führen zu einer Übersäuerung des Körpers. Anzeichen: Übelkeit, Erbrechen, Bauchschmerzen, Aceton in der Atemluft, tiefe Bewusstlosigkeit.

- **Hypoglykämischer Schock:** Eine Unterzuckerung infolge zu geringer Kohlenhydratzufuhr bzw. zu hoher Insulinzufuhr führt zu Herzklopfen, Zittern, Unruhe, Kopfschmerzen, Ohnmacht …

- **Spätschäden:** Jede Stoffwechselentgleisung – Diätfehler – führt zu Schädigungen der Blutgefäße. Es kommt im schlimmsten Fall zu Nierenversagen, Erblindung, Herzinfarkt und diabetischem Brand an den Füßen.

- **Ursachen von Diabetes:** Erbliche Vorbelastung; bequemer, zu guter Lebensstil (Übergewicht, Bewegungsmangel); traumatisches Erlebnis (Schock, Unfall)

Diabetes-Diät

1. Nennen Sie Lebensmittelgruppen, die bei einer gesunden Ernährung
   a) bevorzugt, b) selten gegessen werden sollten.
2. Überprüfen Sie Diabetikerprodukte hinsichtlich
   a) der Zutatenliste – Nährstoffe, b) des Preises.

- **Richtlinien für Typ-II-Diabetiker:** Es gibt keine „Diabetes-Diät". Die Ernährungsrichtlinien bei Diabetikern entsprechen einer ausgewogenen vollwertigen Mischkost, die auch für Menschen ohne Diabetes zu empfehlen ist. Ziel ist es, eine Normalisierung des Gewichtes und eine Verbesserung des Stoffwechselgeschehens zu erreichen.

- Beim **Typ-I-Diabetiker** müssen Kohlenhydrat- und Insulinzufuhr genau aufeinander abgestimmt werden.

Für jugendliche Diabetiker wird heute eine „freie Kost" mit angepasster Insulinzufuhr empfohlen.

Bei insulinbehandelten Diabetikern müssen Insulininjektion und Kohlenhydratzufuhr aufeinander abgestimmt werden, damit eine Unterzuckerung bzw. ein zu hoher Blutzucker vermieden wird. Diese Diabetiker benötigen besondere Kenntnisse über den Nährstoffgehalt der verschiedenen Lebensmittel, nur so können Stoffwechselentgleisungen vermieden werden.

Diabetes-Diät für Typ-II-Diabetiker

● **Energieaufnahme und Körpergewicht**

Übergewichtige Diabetiker sollten ermuntert werden, ihre Energieaufnahme zu senken und ihren Energieverbrauch durch körperliche Bewegung zu steigern. Für normalgewichtige Diabetiker gibt es keine besonderen Empfehlungen für die Energiezufuhr.

Mahlzeiten: Die Nahrungsaufnahme sollte täglich auf sechs bis sieben kleinere Mahlzeiten verteilt werden. Die Kohlenhydrate werden gleichmäßiger aufgenommen, Insulin- und Kohlenhydratzufuhr können so besser aufeinander abgestimmt werden.

● **Nährstoffzusammensetzung**

Die Nährstoffrelationen entsprechen jenen der vollwertigen Ernährung.

– **Kohlenhydrate – 55 %:** Ballaststoffreiche Lebensmittel sind besonders zu empfehlen: Getreideprodukte, Obst, Gemüse und Hülsenfrüchte. Diese Lebensmittel enthalten gleichzeitig Mineralstoffe und Vitamine. Eine mäßige Zuckeraufnahme (unter 10 % der Gesamtenergie) ist erlaubt. Zucker sollte vorzugsweise in Mahlzeiten „verpackt" verzehrt werden.

Alle Lebensmittel, die Traubenzucker, Saccharose oder Malzzucker in reiner Form enthalten, sind ungeeignet, da hierdurch der Blutzuckerspiegel zu stark erhöht würde: Zucker, Honig, Schokolade, Bonbons, Kuchen, Kekse, Speiseeis, Maroni, Cashewnüsse, überreifes Obst, Marmelade, Liköre, Limonaden, Fruchtnektare. Obstsorten mit einem hohen Zuckeranteil, z. B. Weintrauben, sind für den Diabetiker ebenfalls weniger geeignet.

Vor dem Zubettgehen sollten ballaststoffreiche zuckerarme Lebensmittel in ausreichender Menge aufgenommen werden, um das Risiko einer nächtlichen Unterzuckerung zu vermindern.

Die **B**roteinheit, kurz **BE** genannt, ist ein Hilfsmittel für die Einschätzung des Gehaltes an verdaulichen Kohlenhydraten in einem Lebensmittel.

Lebensmittelportionen mit gleicher Anzahl von BE können gegeneinander ausgetauscht werden, z. B. 1 BE entsprechen entweder 1/2 Semmel oder 2 EL gekochtem Reis oder 1 Kartoffel (Hühnerei-groß) oder 1/8 l Cola oder Fanta.

1 BE entspricht der Lebensmittelmenge, die 10–12 g verfügbare Kohlenhydrate enthält.

Diabetiker sollten solche Lebensmittel zu sich nehmen, die den Blutzuckerspiegel langsam ansteigen lassen. Ein Wegweiser dazu ist ein glykämischer Index.

– **Fett – 30 %:** Die tägliche Fettaufnahme sollte unter 30 % der Gesamtenergiemenge liegen. Fettreiche Lebensmittel sollten gemieden werden, da sie das Risiko für Herzerkrankungen erhöhen. Falls die Cholesterinwerte erhöht sind, sollte die tägliche Cholesterinaufnahme nicht über 300 mg liegen. Ein erhöhter Fischverzehr ist empfehlenswert, da Studien vermuten lassen, dass ein regelmäßiger Fischverzehr das Risiko einer Herzerkrankung zu senken vermag.

– **Eiweiß – 15 %:** Die tägliche Aufnahme kann zwischen 10 und 20 % der Gesamtenergie liegen. Eiweißreiche fettreiche Lebensmittel, wie Fleischwaren, sollten nur gelegentlich verzehrt werden. Milch und Milchprodukte sind wichtig für die Calciumbedarfsdeckung.

– **Natrium/Vitamine:** Ebenso wie bei Stoffwechselgesunden sollte die tägliche Kochsalzzufuhr unter 6 g pro Tag liegen.

Die Kost sollte vitamin- und mineralstoffreich sein, hierdurch wird das Stoffwechselgeschehen entlastet.

Im Übrigen gelten für Diabetiker die gleichen Ernährungsempfehlungen wie für die Allgemeinbevölkerung.

Das genaue Einhalten der Diätvorschriften kann die Lebenserwartung eines Diabetikers erhöhen. Es ist also wichtig, dass Diabetiker von den Menschen, mit denen sie zusammenleben, bei der Einhaltung der Diät unterstützt werden und dass sie Hilfe von professioneller Seite annehmen.

Diabetiker- oder Diätprodukte

Alkoholfreie Erfrischungsgetränke, die mit Süßstoffen gesüßt sind, können von Diabetikern verwendet werden.

Der Verzehr von Fructose und anderen Zuckeraustauschstoffen soll weitestgehend vermieden werden.

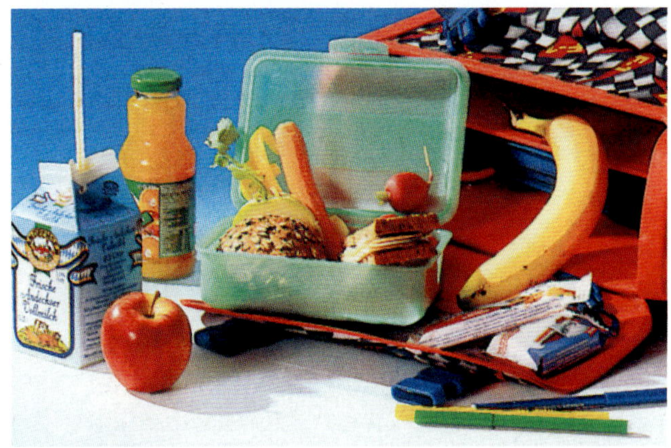

Pausensnack und Extra-BE: Hier eine Auswahl geeigneter Lebensmittel und Getränke für die Schule

Kohlenhydrathaltige Lebensmittel werden für die Diabetes-Diät in vier Gruppen unterteilt:

- **Täglich sollte eine BE in Form von fettarmer Milch oder Milchprodukten aufgenommen werden,** hierdurch wird die Calciumversorgung gesichert.
  1 BE entspricht einem Viertel Liter Buttermilch, Jogurt, Kefir usw.

- **Täglich sollten 2 bis 3 BE in Form von Obst aufgenommen werden,** hierdurch wird die Ballaststoff-, Vitamin- und Mineralstoffzufuhr gesichert.
  1 BE entspricht im Durchschnitt 125 g Obst oder 80 g Banane.
  Weintrauben, Obstkonserven mit Zuckerzusatz und Trockenobst, z. B. Sultaninen, Feigen und Datteln, sind aufgrund des hohen Zuckergehaltes verboten.

- **Gemüse wird ebenfalls zur Ballaststoff-, Vitamin- und Mineralstoffbedarfsdeckung benötigt.**
  Ohne Anrechnung können folgende kohlenhydratarme Gemüsesorten in beliebiger Menge gegessen werden: Brokkoli, Karfiol, Chicorée, Chinakohl, Eisbergsalat, Endiviensalat, Feldsalat, Gurken, Kohlrabi, Kopfsalat, Mangold, Rettich, Radieschen, Spargel, Spinat, Tomaten, Weißkraut, Kohl, Zucchini.
  Ohne Anrechnung können täglich einmal 200 g von folgenden Gemüsesorten gegessen werden: Auberginen, Fisolen, Karotten, Kürbis, Paprikaschoten, Porree, Kohlsprossen, Rotkraut, rote Rüben, Zwiebeln.
  Die restlichen Gemüsesorten, z. B. Erbsen und Mais, werden angerechnet.
  Hülsenfrüchte werden aufgrund ihres hohen Kohlenhydratgehaltes im Allgemeinen auf die Broteinheiten angerechnet.
  1 BE = 20 g Hülsenfrüchte

- **Kartoffeln, Getreideprodukte und Brot sind aufgrund des hohen Kohlenhydratgehaltes nur begrenzt im Rahmen der festgesetzten Kohlenhydratmenge erlaubt.** Vollkornprodukte sind zu bevorzugen.

- **Kräuter und Gewürze sind im Allgemeinen erlaubt.** Verboten sind nur solche mit Zuckerzusatz, z. B. Tomatenketchup und Senf.

- **Mit einer Diätwaage und einem Messbecher sollen zunächst die Lebensmittelmengen genau abgewogen werden.** Auch die eigene Fähigkeit, Lebensmittelmengen abschätzen zu können, kann hierdurch kontrolliert werden.

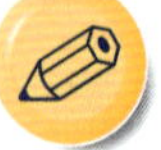

1. Erklären Sie, warum die Erreichung des Normal- bzw. Idealgewichtes beim Diabetiker notwendig ist.
2. Stellen Sie für einen übergewichtigen Diabetiker eine Abmagerungsdiät zusammen. Gesamtenergiezufuhr 5 000 kJ (1 200 kcal), Kohlenhydrate 130 g, Eiweiß 60 g, Fett 45 g.
3. Warum dürfen künstliche Süßstoffe ohne Anrechnung auf die BE in der Diabetes-Diät verwendet werden?

Diät bei Fettstoffwechselstörungen

> *Sie kennen Ursachen für einen erhöhten Blutfettspiegel.*
> *Sie lernen Grundsätze der Diät kennen.*

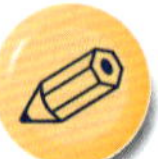

1. Nehmen Sie Stellung zu folgenden Aussagen.

Fettstoffwechselstörungen erhöhen das Risiko für Herz-Kreislauf-Erkrankungen und Schlaganfälle.

Fettstoffwechselstörungen liegen vor bei erhöhtem Blut-Triglyceridspiegel oder erhöhtem Blut-Cholesterinspiegel

Fettstoffwechselstörungen werden bedingt

- bei 70 % der Betroffenen durch falsche Lebensweise
  – Übergewicht
  – Bewegungsmangel
  – chronischer Alkoholkonsum
- bei 30 % durch Erbanlagen

2. Nennen Sie falsche Ernährungs- und Lebensgewohnheiten, die ein Entstehen dieser Erkrankungen begünstigen.

Die Grundsteine für Fettstoffwechselstörungen werden bereits in der Jugend gelegt. Die Folgen, Herz-Kreislauf-Erkrankungen, Herzinfarkt, Schlaganfall, treten überwiegend in der zweiten Lebenshälfte auf.

Hat z. B. ein adipöser Jugendlicher bereits erhöhte Blutfettwerte, so ist ohne Änderung seiner Lebensweise mit einer Verschlechterung zu rechnen, die im Erwachsenenalter zu diesen schweren Erkrankungen führt.

Stoffwechsel-Grundlagen

Im Blut liegen folgende Lipide vor:

- **Fette** = Triglyceride,
- **fettähnliche Stoffe,**
- **Phosphatide,**

und insbesondere:

- **Cholesterin** gebunden an Eiweiß als **Lipoproteine,**
- **freie Fettsäuren** gebunden an Albumine.

Man unterscheidet im Wesentlichen vier Typen von Lipoproteinen:

- **Chylomikronen**
- **VLD-Lipoproteine** = Prä-β-Lipoproteine (Abbkürzung: **VLDL:** very low density Lipoproteine = sehr geringe Dichte)
- **LD-Lipoproteine** (Abkürzung: **LDL:** low density Lipoproteine = geringe Dichte)
- **HD-Lipoproteine** (Abkürzung: **HDL:** high density Lipoproteine = hohe Dichte)

Zusammensetzung der Lipoproteine

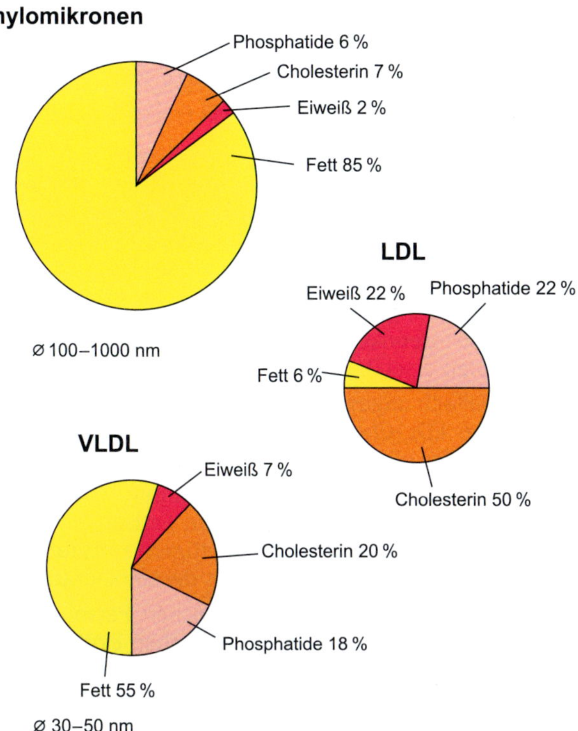

| | Zusammensetzung in Prozent | | | |
	Fett	Cholesterin	Phosphatide	Eiweiß	Ø
LDL	6	50	22	22	20 nm
HDL	4	20	30	46	10 nm

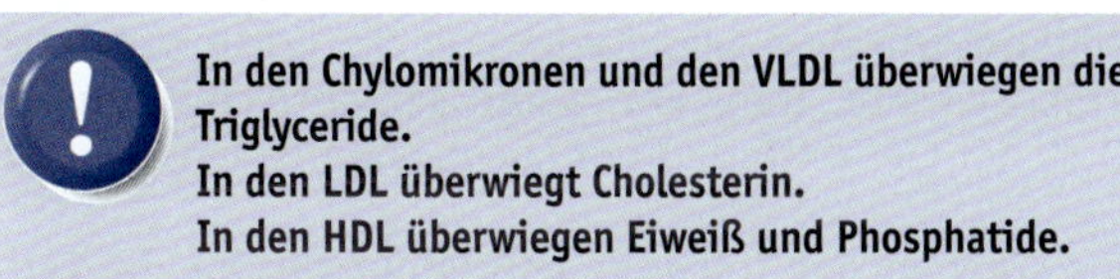

Entstehung und Aufgaben der Lipoproteine

- **Chylomikronen** werden in der Darmwand gebildet und transportieren die dort aufgebauten Triglyceride und das resorbierte Cholesterin über die Lymphe in das Blut zu den Geweben, insbesondere zum Fettgewebe.

- **VLDL** werden in der Leber gebildet und transportieren die in der Leber aufgebauten Triglyceride und das Cholesterin über das Blut zu den Geweben.

  Die Triglyceride der Chylomikronen und der VLDL werden in den Geweben in freie Fettsäuren und Glycerin enzymatisch gespalten:

  Aus den **Fettsäuren** werden im Fettgewebe wieder **Triglyceride** aufgebaut (Depotfett), in den anderen Geweben werden Fettsäuren zum Energiegewinn verwendet.

  Glycerin wird über das Blut zur Leber transportiert.

  Cholesterin wird nicht abgegeben.

- **LDL** entstehen aus Chylomikronen und VLDL durch die Verminderung des Triglyceridgehaltes. Daher steigt der prozentuelle Cholesterin- und Eiweißgehalt.

  Die LDL versorgen die Gewebe mit Cholesterin und lagern Cholesterin an den Gefäßwänden ab.

- **HDL** transportieren überschüssiges Cholesterin von den Geweben zur Leber, das über die Galle, die aus Cholesterin und den aus Cholesterin gebildeten Gallensäuren besteht, ausgeschieden wird:

  Ausscheidung von Cholesterin, außerdem Reinigen der Gefäßwände

Erhöhter Blutlipidspiegel (Hyperlipoproteinämie)

Bei der heute routinemäßigen Untersuchung werden erfasst:

- **Triglyceride** (Chylomikronen und VLDL)
- **Gesamtcholesterin**
- **LDL**
- **HDL**

Die folgenden Richtwerte wurden von der Österreichischen Lipidgesellschaft im Cholesterinkonsensus 2010 für Erwachsene (über 20 Jahre) und Jugendliche festgelegt; in mg/dl.

	E	R	SR
Gesamtcholesterin	< 200	< 175	< 160
LDL-Cholesterin	< 160	< 130	< 70
Triglyceride	< 200	< 100	< 150

E = Erwachsene; R = bei bestehendem zusätzlichem Risiko; SR = sehr hohes Risiko

Es empfiehlt sich das Lipoprotein zu bestimmen. Ein Wert über 30 mg/dl bedeutet einen zusätzlichen Risikofaktor.

Eine Überschreitung eines oder mehrerer Richtwerte bedeutet:

- **Erhöhter Gehalt an Triglyceriden:** Arterioskleroserisiko

- **Erhöhter Gehalt an LDL:** hohes Arterioskleroserisiko. Der Gesamtcholesteringehalt liegt in der Regel ebenfalls über dem Richtwert, der Triglyceridspiegel kann unter dem Richtwert liegen.

- **HDL werden als Schutzfaktoren angesehen,** wirken dem Entstehen von Arteriosklerose entgegen.

  Daher: zu niedriger HDL-Gehalt bedeutet einen Risikofaktor.

- **Quotient Gesamtcholesterin zu HDL:** Liegt bei niedrigem HDL-Wert der Quotient unter dem Richtwert, bedeutet dies eine Verminderung des Risikos.

Ursachen erhöhter Blutlipidspiegel

- Überernährung (insbesondere fettreich und ballststoff-arm)
- übermäßiger Alkoholkonsum
- schlecht eingestellter Diabetes mellitus
- gestörter Gallenabfluss
- erbliche Anlage
- geringe körperliche Betätigung

Folgen erhöhter Blulipidspiegel

- **Verhärtung von Arterien,** besonders der Herzgefäße, aber auch im Gehirn und in den Beinen.
  - Arteriosklerose
  - Herzinfarkt
  - Schlaganfall
  - „Raucherbein"

- Im Extremfall:
  - **Fettleber**
  - **Entzündung der Bauchspeicheldrüse**

 Das Risiko wird erhöht durch folgende Faktoren (Risiko-faktoren):

- bestehende Herzgefäßerkrankungen,
- Diabetes mellitus,
- Übergewicht von mehr als 30 %,
- Bluthochdruck

Erhöhte Blutlipidspiegel bedürfen der ärztlichen Überwachung. Die Behandlung soll so früh wie möglich einsetzen. Der Arzt entscheidet über die Anwendung cholesterinspiegelsenkender Medikamente.

Die Diät ist Grundpfeiler jeder Behandlung eines erhöhten Cholesterinspiegels (Cholesterinkonsensus 2003).

Diätetische Maßnahmen bei erhöhtem Blulipidspiegel

Folgende Grundsätze sind zu beachten:

- Die Kost sollte energiearm sein, das Idealgewicht sollte erreicht werden.
- Die Energiezufuhr sollte allgemein knapp sein.
- Alkoholabstinenz
- Bevorzugung energiearmer, ballaststoffreicher Lebensmittel
- Einschränkung des Konsums rasch resorbierbarer Zucker
- Das Rauchen einstellen
- **Reichlich Bewegung**

Für die Fettaufnahme ist Folgendes zu beachten:

Bedarf an essenziellen Fettsäuren:

- 7–8 g Linolsäure
- 1–2 g ω-3-Fettsäuren (Linolensäure u. a.)

Nach dem heutigen Kenntnisstand gilt Folgendes:

- Die gesättigten Fettsäuren Laurinsäure (C12:0), Myristinsäure (C14:0) und Palmitinsäure (C16:0) erhöhen die Gesamtcholesterinkonzentration im Plasma, insbesondere aber die des LDL-Cholesterins.
- Stearinsäure (C18:0) verändert das LDL-Cholesterin nicht.
- Die einfach ungesättigte Ölsäure (C18:1, ω-9) senkt die LDL-Cholesterinkonzentration, soferne sie gesättigte Fettsäuren ersetzt.
- Die zweifach ungesättigte Linolsäure (C18:2, ω-6) senkt aktiv die LDL-Cholesterinkonzentration, zugleich aber auch die des günstigen HDL-Cholesterins.
- Letzterem wirken die ω-3-Fettsäuren (Linolensäure C18:3, ω-3 und die längerkettigen Fettsäuren in Fischfetten) entgegen. Die längerkettigen Fettsäuren sind etwa 2- bis 10-mal wirksamer als die Linolensäure.
- Nahrungscholesterin hat bei manchen Personen einen geringen, bei manchen einen deutlichen Einfluss auf die Höhe des Blutcholesterinspiegels:

  Daher auf jeden Fall Beschränkung der Cholesterinaufnahme.
- Phytosterine senken den Cholesterinspiegel, s. S. 37.
- trans-Fettsäuren (S. 38) vermindern die Wirkung der essenziellen Fettsäuren. Sie werden in die Zellmembranen eingebaut und verursachen Fehlreaktionen der Zellen. In großem Umfang werden sie in rote Blutkörperchen eingebaut. Es besteht die Vermutung, dass sie die Entstehung bestimmter Krebsformen und von Diabetes begünstigen. trans-Fettsäuren erhöhen das LDL-Cholesterin und senken das HDL-Cholesterin, erhöhen die Triglyceridkonzentration und fördern so die Entstehung von Arteriosklerose. trans-Fettsäuren sollten nicht mehr als 10 % der Gesamtfettzufuhr ausmachen.

Hieraus ergeben sich folgende **Empfehlungen für die Fettbedarfsdeckung;** sie gilt für Kinder ab dem 3. Lebensjahr, für Jugendliche und Erwachsene:

 **25 % bis maximal 30 % des Energiebedarfs durch Fette decken.**

Nur bei intensiver körperlicher Betätigung dürfen die 30 % überschritten werden.

Die Nahrungsfette sollen bestehen aus

- **höchstens 1/3 gesättigten Fettsäuren,**
- **mindestens 1/3 einfach ungesättigten Fettsäuren,**
- **höchstens 1/3 mehrfach ungesättigten Fettsäuren.**
- Das **Verhältnis Linolsäure : Linolensäure** einschließlich längerkettiger ω-3-Fettsäuren soll **kleiner als 5 : 1** sein, z. B. 4 : 1.

Hieraus leiten sich **folgende Empfehlungen** ab:

- Mit Milchfett sparsam umgehen (reich an Laurin-, Myristin- und Palmitinsäuren).

- Zur Deckung des Bedarfs an ω-3-Fettsäuren ein bis drei Fischmahlzeiten pro Woche, eine davon sollte aus einer Fettfischart (Lachs, Makrele, …) bestehen. Siehe auch Seite 154. Ohne Fischmahlzeiten lässt sich die Forderung, dass das ω-6 : ω-3-Verhältnis kleiner als 5 : 1 sein soll, nur schwer erfüllen.

- Öle mit einem hohen Gehalt an Linolensäure bevorzugen, das sind Leinöl (Vorsicht, häufig oxidiert), Raps-, Soja-, Hanf-, Walnuss-, Weizenkeimöl.

- Olivenöl verwenden: Es ist reich an Ölsäure und enthält relativ wenig Linolsäure.

- Vermeiden Sie Lebensmittel, die trans-Fettsäuren enthalten (gehärtete Pflanzenfette). Bei verpackten Lebensmitteln weist die Angabe „gehärtetes Fett" auf das Vorhandensein von trans-Fettsäuren hin. Bei schonenden Zubereitungsverfahren und einmaliger Verwendung von Bratfetten bilden sich kaum trans-Fettsäuren, es treten praktisch keine Verluste an essenziellen Fettsäuren auf.

- Die Cholesterinaufnahme sollte weniger als 300 mg pro Tag betragen.

- Ausreichende Zufuhr von Vitaminen, insbesondere von Folsäure, und Spurenelementen.

- Die Eiweißaufnahme sollte etwa 15 %, die Kohlenhydrataufnahme etwa 55–60 %, die Fettaufnahme höchstens 30 % der Gesamtenergiemenge betragen.

- Die Kost sollte ballaststoffreich sein. Mindestens 35 g, besser 40–50 g Ballaststoffe/Tag.
  1 bis 2 Esslöffel Haferkleie, eingenommen mit viel Wasser, senkt den Cholesterinspiegel.

- **Reichlich Bewegung.**

Den diätetischen Empfehlungen liegen folgende Erkenntnisse zugrunde:

Die Einschränkung der Energieaufnahme bei Übergewicht ist in der Regel von einem Absinken des Lipidspiegels begleitet. Die Einschränkung der Cholesterinaufnahme führt zu einer Abnahme des Cholesterinspiegels, obwohl der Körper selbst Cholesterin aufbaut. Ballaststoffe, besonders Pektine und Lignin, binden Gallensäuren und Cholesterin: Die Rückresorption von Gallensäuren und Cholesterin im Dünndarm wird vermindert, die Ausscheidung dadurch erhöht. Dies bewirken auch Phytosterine.

Die Empfehlungen für die Fettaufnahme sind nicht nur für die Behandlung bereits bestehender überhöhter Fettwerte wichtig, sie sollten vorbeugend bereits in der Jugend beachtet werden.

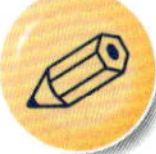

1. Betrachten Sie im Folgenden (Tabelle) den Fettverzehr eines Tages. Entspricht das Ergebnis den Empfehlungen?

2. Ersetzen Sie nun unter Verwendung der Nährwerttabellen und der Tabelle „Fettsäurenzusammensetzung" (Seite 119)

   a) 150 g Lachs durch 150 g Schweinsschnitzel.

   b) 10 g Rapsöl durch 10 g Sonnenblumenöl.

   Verbessert oder verschlechtert sich jeweils das Ergebnis?

Lebensmittel	Fettmenge in g	C4–C16	C18	C18:1	C18:2 ω 3	C18:3 ω 3	C20:22 ω 3	ω 6: ω 3
250 ml Vollmilch	8,75	4,6	0,9	2,1	0,2	< 0,1	–	
20 g Butter	16,0	8,3	1,6	3,8	0,3	0,1	–	
10 g Rapsöl für Salat	10,0	0,4	0,2	5,3	2,2	0,9	–	
10 g Olivenöl als Kochfett	10,0	1,1	0,3	6,9	0,8	0,1	--	
150 g Lachs	20,4	5,1	0,6	8,4	0,8	0,8	4,7	
50 g Emmentaler	15,0	7,8	1,5	3,6	0,3	0,1	–	
Summe	**80,15**	**27,3**	**5,1**	**30,1**	**4,6**	**2,1**	**4,7**	**0,7:1**
− 150 g Lachs	−20,4	−5,1	−0,6	− 8,4	−0,8	−0,8	−4,7	
+ 150 g Schweinsschnitzel	+ 3,0	+0,8	+0,4	+ 1,2	+0,3	+0,03	–	
Summe	**62,75**	**23,0**	**4,9**	**22,9**	**4,1**	**1,33**	**–**	**3:1**
− 10 g Rapsöl	−10,0	−0,4	−0,2	−5,3	−2,2	−0,9		
+ 10 g Sonnenblumenöl	+10,0	+0,6	+0,4	+2,0	+6,3	+0,05	–	
Summe	**62,75**	**23,2**	**5,1**	**19,6**	**8,2**	**0,48**	**–**	**17:1**

Lebensmittelauswahl bei Fettstoffwechselstörungen

	geeignete Lebensmittel	ungeeignete Lebensmittel
Fleisch	mageres Fleisch: alles Fleisch ohne anhaftendes Fettgewebe, Steak, Schweinschnitzel, Tatar, Huhn, Truthahn ohne Haut, Wild, alle Arten Fisch	fette Sorten, z. B. Speck, Stelze, Gans, Ente, Innereien
Fleischwaren	Wurstsorten bis 15 % Fett: Schinkenwurst, Extrawurst leicht, Sulz; magerer Schinken	Wurstsorten über 15 % Fett, z. B. Leber-, Mett-, Cervelatwurst, Bratwurst, Schweinemettwurst
Eier	Eiklar	Eigelb, nicht mehr als drei pro Woche
Milch **Milchprodukte**	Buttermilch, Magermilchprodukte, Magertopfen, Käsesorten bis 25 (ev. 35) % FiT	Vollmilch, Schlagobers, Kondensmilch Vollmilchprodukte, Sauerrahm, Käsesorten über 25 % FiT
Fette, Öle	Olivenöl, linolsäurereiche Öle **und** Öle aus der Gruppe linolensäurereiche Öle	Schmalz, Talg, Kokosfett, einfache Margarine, ein Zuviel an linolsäurereichen Ölen
Kartoffeln	fettarm zubereitet	Bratkartoffeln, Pommes frites, Pommes chips
Brot **Backwaren**	Vollkornbrot, fettarmes Gebäck, z. B. Obsttorte, Hefeteig	fettreiches Gebäck, z. B. Oberstorte, Blätterteig, Fettgebäck
Nüsse	alle Arten	Kokosnüsse

Geeignet sind alle Arten von Gemüse und Obst. Auf Süßwaren verzichten bis zur Gewichtsnormalisierung, fettreiche Süßwaren meiden. Alkohol und zuckerreiche Getränke meiden. **Ein bis drei Fischmahlzeiten pro Woche, davon einmal eine Fettfischart.**

Bluthochdruck – Hypertonie

Im Bereich des Oberarmes, neuerdings auch vor dem Handgelenk, wird beim gesunden Menschen ein systolischer Blutdruck – Zusammenziehen des Herzens – von 100 bis 140 mm Hg und ein diastolischer Blutdruck von 60 bis 80 mm Hg gemessen. Von einem erhöhten Blutdruck spricht man bei Werten über 135/85 mm Hg.

 Länger bestehender, unbehandelter Bluthochdruck kann u. a. zu Herz- und Nierenschädigungen führen.

Bei Bluthochdruck (Hypertonie) unterscheidet man:

- **Essenzieller Bluthochdruck:** Es liegt keine krankhafte Veränderung der Organe vor. Ursache kann z. B. Veranlagung sein, die durch Stress, mangelnde Bewegung, Überernährung verstärkt wird. 80 % aller Blutdruckkranken gehören dieser Gruppe an.

  Symptome sind: Kopfschmerzen, Müdigkeit, Leistungsminderung.

- **Symptomatischer Bluthochdruck:** Hier liegen organische Erkrankungen, z. B. der Niere, vor.

Diätetische Maßnahmen

Übergewichtige Personen erreichen durch eine Normalisierung des Gewichts eine Senkung des Blutdrucks.

 Es gelten die gleichen Grundsätze wie bei einer vollwertigen Ernährung: **bedarfsgerechte Energiezufuhr, wenig leicht verdauliche Kohlenhydrate, ausreichend Ballaststoffe, nicht mehr als 30 % Fett. Reichlich Bewegung.**

Der Blutdruck kann meist durch eine Senkung der Natriumzufuhr und eine Erhöhung der Kaliumzufuhr positiv beeinflusst werden. Das Anstreben des Normalgewichtes ist die wichtigste diätetische Maßnahme bei Bluthochdruck. Darüber hinaus sollte die Natriumaufnahme eingeschränkt werden.

Natrium wird insbesondere mit Kochsalz aufgenommen: Daher kochsalzarme Diät ~ natriumarme Diät.

Man unterscheidet:

kochsalzeingeschränkte Diät	kochsalzarme Diät	streng kochsalzarme Diät
Nicht mehr als 6 g Kochsalz = 2,4 g Na/Tag	3 g Kochsalz = 1,2 g Na/Tag	1 g Kochsalz = 0,4 g Na/Tag

Die kochsalzeingeschränkte Diät (WHO-Empfehlung) gilt als vorbeugend gegen Bluthochdruck.

Natriumgehalt von Lebensmitteln

Die Lebensmittel sind natürlicherweise natriumarm. Der Gehalt an Kalium ist bedeutend höher. Bei wenigen Lebensmitteln liegt der Natriumgehalt zwischen 50–100 mg/100 g (relativ natriumarm). Sehr wenige Lebensmittel haben einen Natriumgehalt von mehr als 100 mg/100 g.

- **Natriumarm** sind
  Hülsenfrüchte, Kartoffeln, Getreide, Obst (mit Ausnahmen), Gemüse (mit Ausnahmen) sowie daraus hergestellte ungesalzene Erzeugnisse.

- **Relativ natriumarm** sind
  Milch, Milcherzeugnisse (ca. 50 mg/100 g), Fleisch (ca. 50–100 mg/100 g), Fische (ca. 100 mg/100 g)

- **Erhöhten Natriumgehalt** besitzen
  Hühnerei (ca. 150 mg/100 g), Eidotter (ca. 50 mg/100 g), Eiklar (170 mg/100 g)
  Innereien: Lunge, Niere, Hirn (ca. 150–250 mg/100 g)
  Muscheln und Krustentiere (ca. 150–500 mg/100 g).

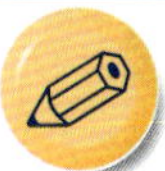

1. Nennen Sie Vorschläge, wie bei dem kochsalzreichen Kostplan Kochsalz eingespart werden kann.

2. Nennen Sie für folgende Speisen Gewürze / Kräuter, die man anstelle von Kochsalz verwenden kann:
   a) Pizza, b) Huhn, c) Tomaten-Gurken-Salat und d) Kartoffelsalat.

Regeln für eine natriumarme Diät

- Verzichtet man auf Kochsalz zum Würzen der Speisen, schränkt den Konsum von gesalzenem Brot auf 150 bis 200 g und von Milch und Milcherzeugnissen auf 250 bis 300 ml pro Tag ein, vermeidet man Lebensmittel mit erhöhtem Natriumgehalt, ausgenommen maximal 2 bis 3 Eier pro Woche, erreicht man eine natriumarme Diät.

- Durch Verwendung von Gewürzkräutern, durch geschicktes Würzen, schmackhafte Zubereitungsarten wie Grillen, Rösten kann man die fehlende Würzung durch Kochsalz ausgleichen: Die Höhe des Kochsalzverbrauches steht im umgekehrten Verhältnis zur Kochkunst.

- Beim Einkauf gesalzene Lebensmittel vermeiden (ausgenommen Brot).

- Beim Kauf diätetischer Lebensmittel auf die Kennzeichnung achten:
  – natriumarme Lebensmittel:
    weniger als 120 mg Na/100 g
  – streng natriumarme Lebensmittel:
    weniger als 40 mg Na/100 g.

- Natriumarme Getränke sollen weniger als 2 mg Na/100 ml enthalten.

- Vorsicht bei Mineralwässern: Manche enthalten Natrium in größerer Menge.

Für eine kochsalzarme Diät geeignete bzw. ungeeignete Lebensmittel

Lebensmittelgruppe	geeignete Lebensmittel	ungeeignete Lebensmittel
Brot und Gebäck	bevorzugt natriumarmes Brot	Weiß- und Schwarzbrot in mäßiger Menge
Kartoffeln	erlaubt	Kartoffelerzeugnisse
Gemüse und Salate, Obst	allgemein erlaubt	Gewürzgurken, Sauerkraut, Gemüsekonserven mit Kochsalzzusatz; gesalzene Gemüsesäfte
Fleisch und Fleischwaren	täglich 100 g	geräuchertes, gesalzenes und konserviertes Fleisch, Wurst
Fisch und Fischwaren	täglich 100 g	geräucherter, gesalzener und konservierter Fisch und Fischwaren
Eier	2 bis 3 wöchentlich	–
Milch und Milchprodukte	kleine Mengen, ungesalzene Käsesorten, Milch, Schlagobers, Sauerrahm	Milchpulver, alle gesalzenen Käsesorten
Getränke	1,5 l Flüssigkeit täglich	natriumreiche, kaliumarme Mineralwässer
Gewürze	Kräuter, Anis, Curry, Ingwer, Kümmel, Muskatnuss, Paprika, Pfeffer, Zimt	Würzmischungen, Fleischextrakt (Suppenwürze), Tomatenketchup, …

Gicht – Hyperurikämie

▶ *Sie lernen das Krankheitsbild bei Gicht kennen.*

▶ *Sie erfahren Grundzüge der Diät.*

1. Ermitteln Sie aufgrund des Berichtes von D. E. Boch aus dem Jahre 1878 Ursachen für Gicht.

Gewöhnlich kommt Gicht bei übermäßigem Genuss von Fleisch und dergleichen, bei sitzender Tätigkeit und reichlichem Genuss starker spirituöser Getränke vor, deshalb in der Regel bei wohlhabenderen Gutessern. Im Blut findet sich bei Gicht eine widernatürliche Menge von Harnsäure. Vorzüglich gern des Nachts erscheinen Anfälle von heftigen Schmerzen in Begleitung von Röte, Geschwulst und Hitze. Der Sitz ist in der Regel vorzugsweise in der großen Zehe.

2. Ermitteln Sie mithilfe der Tabelle (Seite 223) Lebensmittel mit a) hohem Puringehalt, b) niedrigem Puringehalt.

Stoffwechselphysiologische Grundlagen

Die Krankheit Gicht kann infolge eines erhöhten Serumharnsäurespiegels (Hyperurikämie) auftreten.

Im Körper eines gesunden Erwachsenen ist weniger als 1 g Harnsäure vorhanden, ca. 6,5 mg/100 mL. Harnsäure ist das Endprodukt des Purinstoffwechsels im menschlichen Organismus und wird über die Niere ausgeschieden.

Purine (= Purinbasen) sind in den Nucleinsäuren (RNA, DNA) von Nucleoproteinen, d. h. in den Zellkernen enthalten.

Purinbasen können im menschlichen Organismus gebildet werden und durch die Nahrung zugeführt werden.

Bei der Zufuhr von zellkernreichen Nahrungsmitteln (hoher Puringehalt), wie Germ, Leber, … fallen im menschlichen Organismus größere Mengen an Harnsäure an als bei der Zufuhr von zellkernarmen Nahrungsmitteln (niedriger Puringehalt), wie Milch, Eier, …

Für gesunde Menschen ist der Puringehalt der Nahrungsmittel ohne Bedeutung.

Formen der Gicht

● **Primäre Gicht** ist eine angeborene Stoffwechselstörung, deren Ausbruch durch Über- und Fehlernährung begünstigt wird. Personen mit Übergewicht, Diabetes mellitus oder Fettstoffwechselstörungen haben teilweise auch einen erhöhten Harnsäurespiegel. Meist ist die Harnsäureausscheidung gestört. An Gicht erkranken besonders Männer im mittleren und höheren Lebensalter.

● **Sekundäre Gicht** wird durch andere Erkrankungen, z. B. der Niere, hervorgerufen.

Stadien bei Gicht

1. Stadium

Es liegen erhöhte Blutharnsäurewerte vor, Krankheitsanzeichen treten noch nicht auf.

2. Stadium

Bei einem Anstieg der Harnsäurekonzentration in den Körperflüssigkeiten bzw. bei Verschiebung des pH-Wertes in den sauren Bereich kommt es zur Ausfällung von Harnsäurekristallen, die zu Reizung und Entzündung der Gewebe führen. Ein Gichtanfall tritt meist nach üppigen Mahlzeiten, reichlichem Alkoholgenuss, totalem Fasten oder nach größerer körperlicher Belastung auf. Dabei entstehen unter heftigen Schmerzen Rötung und Schwellung an den betroffenen Gelenken. Da die ersten Beschwerden meist im Grundgelenk des großen Zehs auftreten, hat Gicht auch den Namen „Zipperlein" erhalten. Die Entzündungen dauern ein bis zwei Wochen.

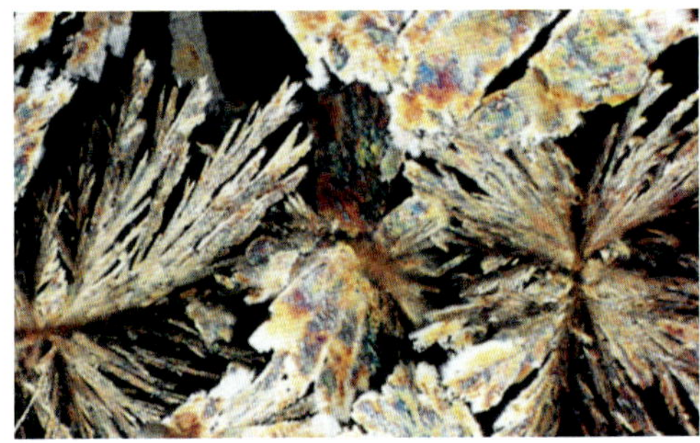

Harnsäurekristalle

3. Stadium

Chronische Entzündungen führen zur Ausbildung von Gichtknoten im Ohrknorpel und in den Gelenken. Es kommt zu Gelenksdeformationen und im fortgeschrittenen Stadium zur Gichtniere, diese ist bei 25 % der Erkrankten die Todesursache.

Diätetische Maßnahmen

Neben einer Behandlung mit Medikamenten kann durch eine Diät die Harnsäurekonzentration im Blut verringert werden.

● Der **Puringehalt** der Nahrung sollte bei 300 mg pro Tag liegen, hierdurch kann die verringerte Harnsäureausscheidung ausgeglichen werden.

● **Alkohol** darf nur in kleinen Mengen getrunken werden, da er die Harnsäureausscheidung hemmt.

● Die **tägliche Flüssigkeitsaufnahme** sollte 1,5 bis 2 Liter betragen, dadurch soll eine Verdünnung der Harnsäure im Blut und so eine bessere Ausscheidung erreicht werden.

● Das **Körpergewicht** sollte – falls notwendig – langsam durch eine energiereduzierte Mischkost normalisiert werden, hierdurch wird eine Senkung des Harnsäurespiegels erreicht. Eine Nulldiät darf nicht durchgeführt werden, da durch den verstärkten Abbau von „Körperzellen" der Blutharnsäurespiegel gefährlich ansteigen kann.

● Bei einem Gichtanfall sollte die Nahrungsaufnahme kurzfristig ganz eingestellt werden. Ausreichend Flüssigkeit sollte jedoch getrunken werden.

Kaffee, Tee und Kakao enthalten reichlich Purine in gebundener Form, die nicht zu Harnsäure abgebaut werden. Kaffee, Tee und Kakao brauchen daher nicht vermieden zu werden.

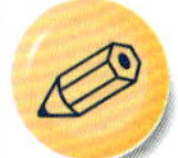

1. Gicht trat in den Kriegsjahren kaum auf. Begründen Sie diese Tatsache.
2. Beurteilen Sie nebenstehenden Kostplan.

Kostplan

1. Frühstück	Mischbrot, Butter, Honig, 1 Ei, Kaffee
2. Frühstück	Milchmixgetränk
Mittagessen	100 g Schweinsfilet, Paprikagemüse, Reis, Kompott
Jause	Gebäck, Tee
Abendessen	Mischbrot, Butter, verschiedene Käsesorten, Tomatensalat, Tee

Puringehalte verschiedener Nahrungsmittel je 100 g

Sehr hoher Puringehalt (über 200 mg)	Hoher Puringehalt (100–200 mg)	Mäßiger Puringehalt (50–100 mg)	Niedriger Puringehalt (unter 50 mg)	Purine in Spuren
Bries, Herz, Leber, Milz, Niere; Hering, Lachs, Makrele, Sardelle, Sardine, Sprotten sowie Erzeugnisse aus diesen Fischen; Garnelen; Hefe; Fleischextrakt	Fleisch aller Säugetierarten, Hirn, Geflügel, Fische, ausgenommen die unter sehr hoch genannten, Erzeugnisse aus diesen Fischen; Muscheln; Hülsenfrüchte genussfertig; Suppenwürfel	Speck, Zander, Hummer; Kohlsprossen, Spinat, Erbsen grün, Champignons, Brote, Teigwaren gekocht	Obst, fast alle Gemüsearten, Schalenobst, Kartoffeln, Fruchtsäfte, Gemüsesäfte	Milch, Milcherzeugnisse; Käse, Topfen, Eier, Mayonnaise

Zöliakie

Sie lernen Grundzüge der Diät bei Zöliakie kennen.

Die Zöliakie des Säuglings, des Kindes und die einheimische Sprue des Erwachsenen haben die gleichen Ursachen und das gleiche Krankheitsbild.

Die Anlage für Zöliakie wird meist vererbt. Besonders gefährdet sind Säuglinge und Kleinkinder. Säuglinge sollten daher bis zum 7. Lebensmonat glutenfrei ernährt werden.

Die Krankheitserscheinungen werden durch Gluten von Weizen, Roggen, Gerste und Hafer ausgelöst. Die restlichen Getreidearten, Mais, Reis, Hirse enthalten kein Gluten.

Durch das Gluten werden die Darmzotten geschädigt, im fortgeschrittenen Stadium gänzlich zerstört.

Krankheitsbild

Schwere Verdauungsstörungen, breiige bis wässrige, übel riechende, oft schaumige, fettige Stühle, aufgetriebener Bauch; Abmagerung und verminderte Aufnahme der Nährstoffe, Vitamin- und Mineralstoffmangelerscheinungen. Kinder bleiben in der Entwicklung zurück und zeigen Wesensveränderungen.

Bei einer glutenfreien Ernährung von Erkrankten kommt es meist innerhalb von zwei bis drei Wochen zu einem Verschwinden der Krankheitserscheinung und zu einer Erneuerung der Darmzotten.

Diätetische Maßnahmen

● **Stärke enthält kein Eiweiß,** also auch kein Gluten. Weizenmehl usw. müssen also in der Diät durch Stärke, Maismehl, Reismehl, Hirsemehl usw. ersetzt werden.

● **Zu meiden sind:**

Alle Getreideprodukte aus Weizen, Dinkel, Roggen, Gerste, Hafer wie Grieß, Flocken, Graupen, Grütze, Schrot, Kleie, Brot, Backwaren, Paniermehl, Teigwaren, Süßspeisen, Müsli, Vollkornbreie, Suppen, Soßen, Speisegewürze, die Mehl bzw. Gluten enthalten.

Brät- und einige Fleischwürste (Krakauer, Debreziner, Braunschweiger) enthalten Kartoffelmehl, das sehr selten durch Weizenmehl ersetzt wird: Den Erzeuger fragen, die Zutatenliste beachten. Leberkäse enthält stets Weizenmehl.

 **Bei Fleischwaren, Fertigprodukten usw. muss auf die Zutatenliste geachtet oder der Erzeuger gefragt werden.**

Eine Gefahr sind Fertigprodukte, da sie auch Gluten – als Zutat einer Zutat – enthalten können, ohne dass dies aus der Zutatenliste zu ersehen ist.

Säuglingsmilchnahrung ist glutenfrei.

Auf eine **ausreichende Ballaststoff-, Vitamin- und Mineralstoffzufuhr** ist bei der begrenzten Lebensmittelauswahl zu achten.

 Machen Sie Kostvorschläge für Personen, die an Zöliakie erkrankt sind: a) Säuglinge, b) Kleinkinder, c) Jugendliche.

Es sind **glutenfreie Lebensmittel** im Handel erhältlich, z. B. Mehl, Brot, Backwaren und Teigwaren aus glutenfreien Ausgangsmaterialien: Mais, Reis, Hirse, Buchweizen, Amaranth, Quinoa.

Bei der Österreichischen Zöliakiegesellschaft kann eine Lebensmittelliste angefordert werden.

Beispiel für eine Kennzeichnung glutenfreier Lebensmittel

Phenylketonurie

▶ *Sie lernen Grundzüge der Diät kennen.*

Die essenzielle Aminosäure Phenylalanin (Aufbau von Körpereiweiß) wird durch einen angeborenen Enzymmangel nicht in das normale Stoffwechselgeschehen eingeschleust. Der Gehalt des Blutes an Phenylalanin ist erhöht, es kommt zur Bildung giftiger Ketone, die mit dem Harn ausgeschieden werden.

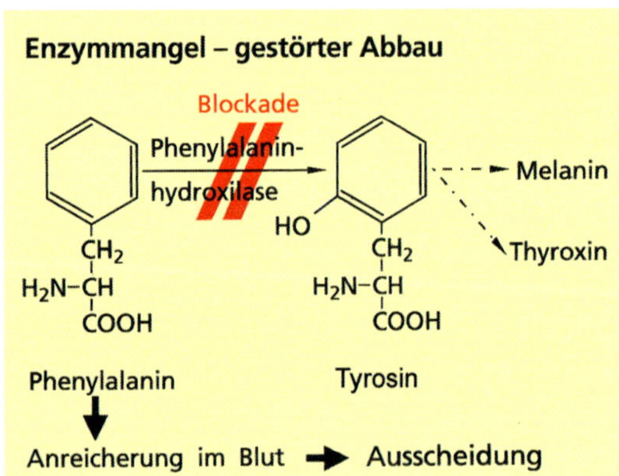

Krankheitsbild

Die Krankheit verläuft beim Säugling zunächst ohne merkbare Erscheinungen. Erst ein Stillstand in der geistigen und körperlichen Entwicklung etwa im 6. Lebensmonat gibt erste Hinweise auf das Vorliegen der Störung. In der weiteren Folge kommt es zu Schwachsinn, häufig verbunden mit Krampfanfällen.

Etwa 1 % der Patienten in psychiatrischen Anstalten leidet an Phenylketonurie. Die Hälfte stirbt bereits vor dem 20. Lebensjahr. Die biochemischen Vorgänge, die zu der geistigen Behinderung führen, sind bis heute ein Rätsel. Heute gibt es für Phenylketonurie sowie für einige andere angeborene Stoffwechselstörungen Suchtests, die eine Früherkennung in den ersten Lebenstagen ermöglichen.

Diätetische Maßnahmen

Eine phenylalaninreduzierte Diät, mit der so früh wie möglich begonnen werden sollte, führt zu einer normalen Entwicklung des Säuglings.

Die Diät muss auf die individuell sehr unterschiedliche Phenylalaninintoleranz und den Phenylalaninbedarf abgestimmt werden. Kontrollen des Phenylalaninspiegels im Blut sind daher notwendig.

Im Säuglingsalter werden 30 bis 50 mg, im Kindesalter 20 bis 30 mg und im späteren Lebensalter zwischen 10 und 20 mg Phenylalanin pro kg Körpergewicht benötigt. Der Bedarf ist also abhängig vom Gesamteiweißbedarf.

Da Phenylalanin in allen Lebensmitteln vorkommt, bereiten die diätetischen Maßnahmen Schwierigkeiten. In der Diät werden phenylalaninfreie Eiweißpräparate eingesetzt.

Fleisch, Wurst, Käse, Fisch, Eier, milchhaltige Süßigkeiten sind verboten. Lockerungen der Diät sind unter ärztlicher Kontrolle ab dem 14. Lebensjahr möglich.

In der Schwangerschaft ist die Diät jedoch wieder streng einzuhalten, da es sonst zu einer Schädigung des Ungeborenen kommen kann. Selbst bei Einhalten der Diät kann es zu Missbildungen kommen.

Der Süßstoff Aspartam ist verboten, er enthält eine Phenylalaninquelle. Zutatenliste z. B. bei Limonaden beachten.

Phenylalaningehalt in 100 g Lebensmittel

Frauenmilch	54 mg
Kuhmilch	180 mg
Fleisch, Geflügel, Fisch	600 bis 900 mg
Eier	1300 mg
Hülsenfrüchte	600 bis 1300 mg
Gemüse	20 bis 100 mg
Butter	36 mg

Weitere Stoffwechselstörungen

Galaktoseunverträglichkeit

- **Ursachen und Verlauf:** Durch einen angeborenen Enzymmangel wird im Stoffwechsel Galaktose nicht in Glucose umgewandelt und auf diesem Weg abgebaut.
  Galaktose reichert sich im Blut (Galaktosämie), in den Augenlinsen, im Gehirn und in der Leber an.
- **Symptome:** Durchfälle und Erbrechen nach Milchgenuss, in der Folge Trübungen der Augenlinse, Intelligenzdefekte, Leberschäden mit Gelbsucht.
- **Diätetische Maßnahmen:** Galaktose und daher auch milchzuckerhältige Nahrungsmittel meiden. Für Säuglinge ist galaktosefreie Ersatzmilch im Handel erhältlich. Bei Einhaltung der Diät verläuft die Entwicklung normal. Die Häufigkeit des Auftretens von Galaktoseunverträglichkeit beträgt etwa 1 : 50 000.

Fructoseunverträglichkeit

- **Ursachen und Verlauf:** Durch einen angeborenen Enzymmangel wird im Stoffwechsel Fructose nicht abgebaut. Fructose häuft sich in der Leber, den Nieren und der Dünndarmschleimhaut an.
- **Symptome:** Erbrechen, Schwitzen, Krämpfe, in Folge Leber- und Nierenschädigungen.
  Beim Säugling treten Krankheitserscheinungen mit Zufütterung von Obst- und Gemüsesäften auf.
- **Diätetische Maßnahmen:** Eher schwierig durchzuführen. Alle Saccharose, Fructose und Sorbit enthaltenden Nahrungsmittel sind zu meiden: Obst, die meisten Gemüse, Zucker, Honig, mit Zucker oder Honig hergestellte Produkte. Bei Normalkost beträgt der Fructoseanteil etwa 30 % des Kohlenhydratverzehrs.
  Bei Einhaltung der Diät verläuft die Entwicklung normal.

Lactoseintoleranz

- **Ursachen und Verlauf:** Durch einen angeborenen Enzymmangel wird im Darm Lactose nicht abgebaut Es fehlt das Enzym Lactase. Der Milchzucker wird daher nicht gespalten und nicht resorbiert. Er entzieht der Dünndarmschleimhaut Flüssigkeit, im Dickdarm wird er durch Milchsäurebakterien vergoren.
- **Symptome:** Es kommt daher zu flüssigen, schäumenden, stark sauer riechenden Durchfällen, sobald Milch verabreicht wird.
- **Diätetische Maßnahmen:** Bei Verabreichung milchzuckerfreier Ersatzmilch und Vermeidung jeglicher milchzuckerhältiger Lebensmittel, z. B. Milchschokolade, gehen die Krankheitserscheinungen zurück, die Entwicklung verläuft normal.

Cystische Fibrose (Mukoviszidose)

Diese Erkrankung gehört zu den häufigsten angeborenen Stoffwechselerkrankungen (Gendefekt). Bereits nach der Geburt wird auf ein eventuelles Vorhandensein dieser Krankheit geprüft. Eine ärztliche Behandlung ist unerlässlich.

Ernährung und Krebs

Krebs ist die zweithäufigste Todesursache in den westlichen Industrieländern. 40 bis 60 % aller Krebsfälle haben nach Meinung einiger Wissenschaftler ernährungsbedingte Ursachen.

In jeder menschlichen Zelle liegen Gene vor, deren Veränderungen, z. B. durch äußere Einflüsse, für die Entstehung von Krebszellen verantwortlich sind. Krebs auslösende Stoffe schädigen die Genstruktur und fördern die Krebsentstehung. In der letzten Phase kommt es zu ungehemmtem Zellwachstum und zur Ausdehnung auf umliegende Zellen und Gewebe.

Die **Entstehung von Krebs** ist von **inneren** und **äußeren Faktoren** abhängig.

90 % aller Krebserkrankungen entstehen an Stellen, die in direktem Kontakt mit der Umwelt stehen – Atemwege, Haut, Verdauungstrakt, Harnwege, Geschlechtsorgane.

Der Zeitfaktor verstärkt die Wirkung der äußeren Faktoren, die Häufigkeit bösartiger Tumore nimmt also mit steigendem Lebensalter zu.

Krebs erregende Stoffe in der Nahrung sind z. B. Benzpyrene, Aflatoxine und Nitrat/Nitrosamine.

Überernährung fördert die Krebsentstehung, dabei scheint der Fettgehalt der Nahrung eine Rolle zu spielen. Auf der anderen Seite hat ein hoher Ballaststoffgehalt eine positive Wirkung, da er den Darmkontakt mit Krebs erregenden Stoffen verringert. Es wird angenommen, dass durch eine ausreichende Vitamin-A-, Vitamin-C- und Vitamin-E-Zufuhr das Krebsrisiko gemindert werden kann.

Durch diätetische Maßnahmen kann Krebs nicht geheilt werden. Sämtliche Berichte über Heilerfolge beruhen derzeit auf Spekulationen. Wichtig ist jedoch die Erhaltung bzw. Wiederherstellung eines möglichst guten Ernährungszustandes bei Krebskranken. Dies ist besonders wichtig, da es bei Krebs, z. B. aufgrund der Appetitlosigkeit, zu einer Mangelernährung und so zu einer Verschlechterung des Allgemeinzustandes kommen kann.

Der Nährstoffbedarf des Krebskranken wird durch den Ernährungszustand und die Art der Erkrankung bestimmt. Auf eine ausreichende Vitamin-, Mineralstoff- und Eiweißzufuhr ist zu achten.
Kohlenhydratreiche Mahlzeiten und Fleisch werden häufig schlecht vertragen. Die Nahrung muss ausreichend Flüssigkeit enthalten, da die Speichelbildung verringert ist.

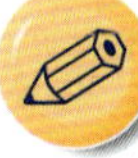

1. Informieren Sie sich über die Bildung von Krebs erregenden Stoffen: a) Aflatoxin und b) Nitrosaminen.
2. Informieren Sie sich über den Zusammenhang zwischen Vitaminversorgung und Krebsrisiko.

Welternährung

▶ *Sie können die Weltbevölkerungsentwicklung beschreiben.*

▶ *Sie kennen Ursachen für den Nahrungsmangel in den Entwicklungsländern und wissen Lebensmittelhilfen zu bewerten.*

Derzeit leben rund 7,2 Mrd. Menschen auf der Erde, ein jährlicher Zuwachs von ca. 80 Millionen ist zu erwarten. Gibt es genug Nahrung für alle?
Die Weltproduktion würde ausreichen, alle Menschen mit genügend Nahrung zu versorgen und das auch für lange Zeit in der Zukunft.

Die Welternährung hat zwei Gesichter – sie ist durch zwei Formen der Fehlernährung gekennzeichnet:

● **Überernährung in den Industrieländern**

● **Nahrungsmangel in den Entwicklungsländern**

Weltweit leiden zur Zeit fast 900 Mio. Menschen an Unterernährung, darunter fast 200 Mio. Kinder. Laut der UN-Menschenrechtskommission stirbt alle 5 Sekunden ein Kind unter fünf Jahren an Unterernährung, Fehlernährung, Infektionskrankheiten und frühkindlichen Krankheiten, das sind 6,3 Mio. im Jahr. Würde man den Anteil der untergewichtigen Kinder um 5 % verringern, würde die Sterblichkeit um 30 % zurückgehen. Der prozentuelle Anteil unterernährter Menschen ist zwar zurückgegangen, doch ist ihre absolute Zahl ungefähr gleich geblieben, da die Bevölkerung aufgrund gestiegener Lebenserwartung zugenommen hat.

> **Unterernährung und Hunger sind letztlich ein Verteilungsproblem:**
> Einerseits zwischen Industrie- und Entwicklungsländern und andererseits auch in den Entwicklungsländern selbst.

Zwischen Hunger, Armut und ungenügender Schulbildung besteht ein enger Zusammenhang (siehe Grafik).

Betroffen sind folgende Regionen:

● **Lateinamerika** (El Salvador, Bolivien …)

● **Afrika südlich der Sahara** (Mali, Niger, Tschad …)

● **Süd-, Südost- und Ostasien** (Indien, Philippinen …)

Am Anfang von Armut und Hunger stehen eine mangelhafte Schulbildung insbesondere der Frauen, deren ungenügende medizinische Versorgung und der Umstand, dass sie in sozialer Hinsicht nicht gleichberechtigt sind. Unterernährung und schlechte Gesundheit der Mütter führen zu untergewichtigen Babys, in weiterer Folge zu Mängeln bei deren Entwicklung und schließlich zu geringer befähigten Erwachsenen.

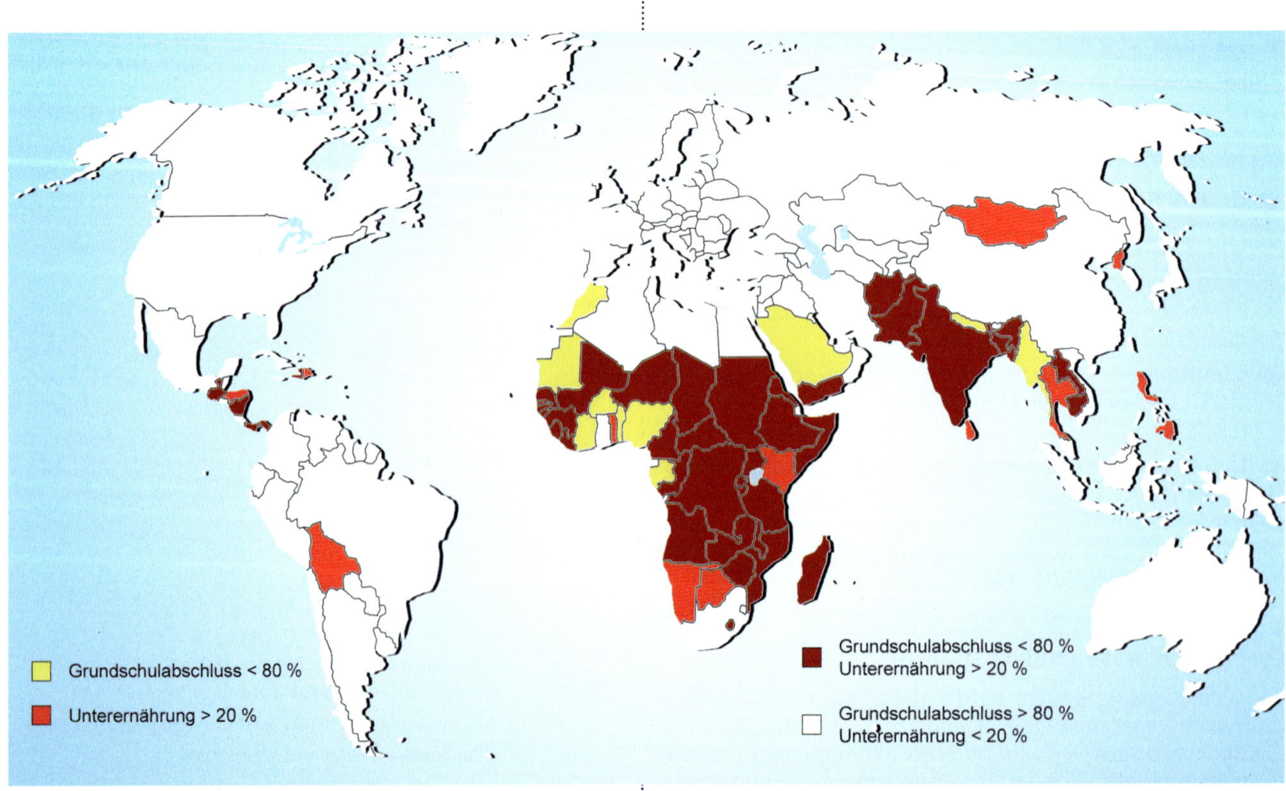

Einige Faktoren für den Nahrungsmangel:

– Veraltete, falsche Anbaumethoden oder zu intensive Bewirtschaftung, die zu Bodenerosionen führen.

– Anbau von „Cash crops" (Kaffee, Tee, Erdnüsse, Kakao, Zuckerrohr u. a.) für den Export zur Devisenbeschaffung anstelle von dringend benötigten Nahrungsmitteln für die hungernde Bevölkerung

Verschärft kann die Situation werden durch Naturkatastrophen, Bürgerkriege und Kriege.

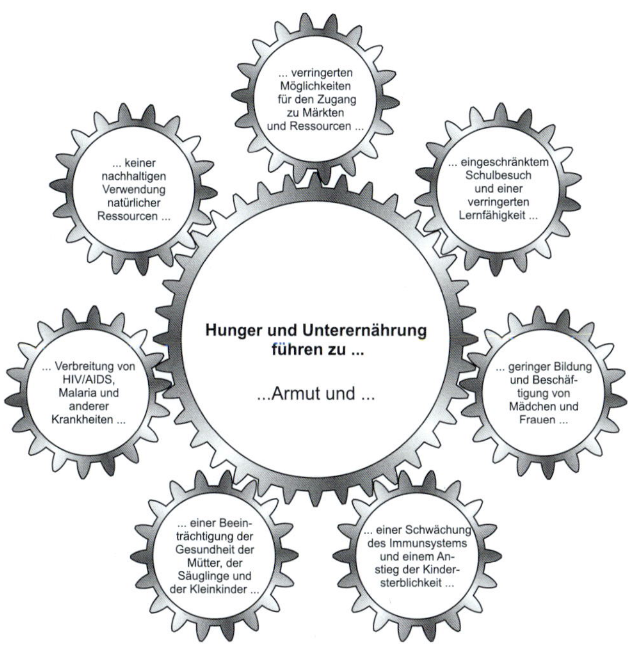

Wichtige Indikatoren für die Unterentwicklung eines Landes

- **Armut:** Anteil der Menschen, die weniger als einen US-Dollar pro Tag zur Verfügung haben.
- **Hunger:** Anteil der Unterernährten in der Bevölkerung.
- **Trinkwasser:** Bevölkerungsanteil ohne dauerhaften Zugang zu sauberem Trinkwasser.
- **Grundbildung:** Anteil der Kinder ohne regelmäßigen Grundschulbesuch.

Hunger- und Armutsbekämpfung

Die FAO hat sich schon beim Welternährungsgipfel 1996 und wieder im Jahre 2005 das Ziel gesetzt, die Zahl der Hungernden bis zum Jahr 2015 zu halbieren. Es wurden acht Ziele für Entwicklung und Armutsbekämpfung erarbeitet. Diese Ziele werden als Millenniumsziele, kurz **MDG** (**M**illennium **D**evelopment **G**oals), bezeichnet.

1. **Extreme Armut und Hunger beseitigen**
   Die Zahl der Menschen, die von weniger als einem US-Dollar pro Tag leben, und der Anteil der Menschen, die unter Hunger leiden, soll um die Hälfte gesenkt werden.

2. **Alle Mädchen und Jungen sollen eine vollständige Grundschulausbildung erhalten**

3. **Gleichstellung und größeren Einfluss der Frauen fördern**

4. **Die Kindersterblichkeit senken**

5. **Die Müttersterblichkeit soll um drei Viertel gesenkt werden**

6. **HIV/Aids, Malaria und andere schwere Krankheiten bekämpfen**

7. **Eine nachhaltige Umwelt gewährleisten**
   Die Grundsätze der nachhaltigen Entwicklung sollen in die nationale Politik übernommen werden; dem Verlust von Umweltressourcen soll Einhalt geboten werden.
   Die Zahl der Menschen, die über keinen dauerhaften Zugang zu gesundem Trinkwasser verfügen, soll um die Hälfte gesenkt werden.

8. **Eine globale Partnerschaft im Dienst der Entwicklung schaffen**
   Ein offenes Handels- und Finanzsystem, das auf festen Regeln beruht, vorhersehbar ist und nicht diskriminierend wirkt, soll weiter ausgebaut werden.
   Auf die besonderen Bedürfnisse der am wenigsten entwickelten Länder muss entsprechend eingegangen werden. Dazu gehören u. a. der zoll- und quotenfreie Marktzugang für die Exporte dieser Länder und eine großzügige Entwicklungshilfe für Länder mit guter Staatsführung, die wirkliche Anstrengungen zur Senkung der Armut unternehmen und den Hungernden Zugang zu Nahrungsmitteln im eigenen Land sichern.
   Die Versorgung mit lebenswichtigen Medikamenten zu erschwinglichen Preisen muss sicher gestellt werden.

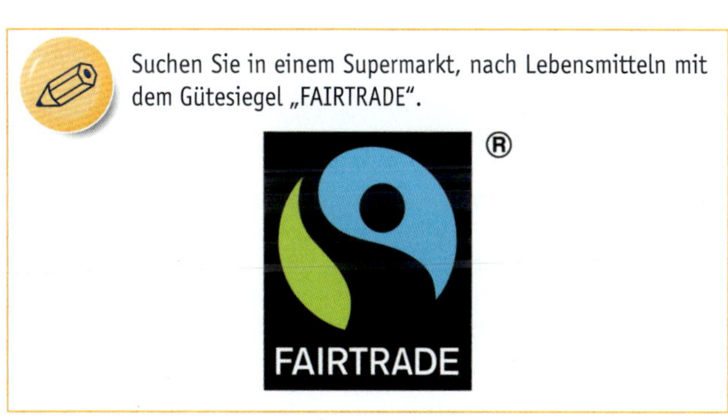

Fairtrade – TransFair

Fairtrade ist ein Gütesiegel für Waren aus den Entwicklungsländern und steht für Produkte, die unter ethischen, sozialen und ökologischen Bedingungen herstellt werden, u. a.:

– Verbot von ausbeuterischer Zwangs- und Kinderarbeit

– Faire Preise für Rohstoffe wie z. B. Kakao, Kaffee oder Reis, um von der Arbeit nachhaltig leben zu können

– Fairtrade-Prämie für Investitionen in die soziale und wirtschaftliche Entwicklung

– Umweltschonende Anbaumethoden und Förderung des Bioanbaus, wie z. B. Wahrung der Biodiversität, Integrierten Pflanzenschutz (IPM), Abfallwirtschaft oder Verbot von gentechnisch modifiziertem Saatgut

Durch den Kauf von Fairtradeprodukten unterstützt man direkt Produzentenorganisationen in den Ländern des globalen Südens.

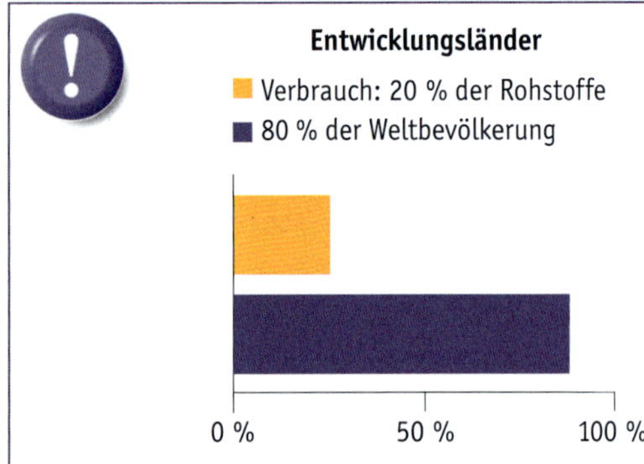

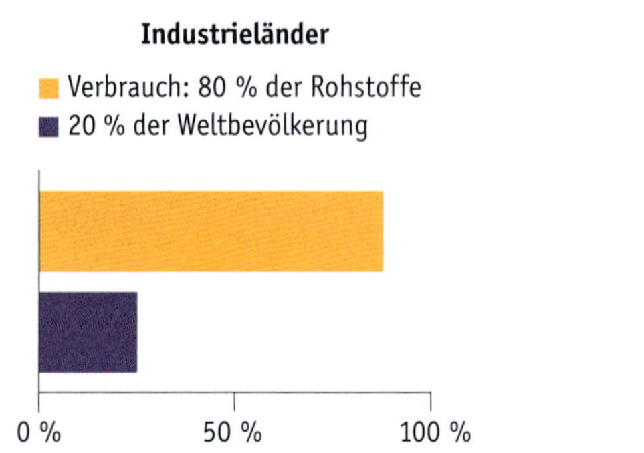

80 % der Weltbevölkerung leben in den von Nahrungsmittelknappheit betroffenen Gebieten.

$^2/_3$ der täglich mit der Nahrung aufgenommenen Energie stammt aus Getreide und stärkehaltigen Knollen (Kartoffeln, Maniok und Yam). $^1/_3$ der Energie stammt aus Obst, Gemüse, Hülsenfrüchten, tierischen Lebensmitteln (Fleisch, Milch, Eier), Zucker, Fetten und Ölen.

20 % der Weltbevölkerung leben also im „Schlaraffenland". Nur $^1/_3$ (Westeuropa) bzw. $^1/_4$ (USA) der Energie stammt aus Getreide und Kartoffeln. $^1/_4$ (Westeuropa) bzw. $^1/_3$ (USA) der Energie stammt allein aus tierischen Lebensmitteln. Mehr als $^1/_4$ der Energie stammt aus Fetten, Ölen sowie Zucker. Die verbleibende Energiemenge liefern Hülsenfrüchte, Gemüse und Obst.

Gesundheitliche Auswirkungen der Mangelernährung

▶ *Sie lernen Krankheiten, die bei Eiweiß- und Energiemangelernährung auftreten, zu nennen und zu beschreiben.*

Allgemeiner Energie- und Eiweißmangel führen zu folgenden Krankheiten:

Kwashiorkor

● **Ursachen:** Die Ernährung ist zwar energiereich (dünner Getreideschleim, Maniok oder Kochbananen), jedoch eiweißarm. Die Kinder leiden infolge der Mangelernährung an Appetitlosigkeit und neigen zu Durchfällen. Aufgrund der Durchfälle kommt es zu Wasseransammlungen im Gewebe (Ödeme).

● **Kennzeichen:** Appetitlosigkeit, Ödeme, Wachtumsverzögerung, geringe Leistungsfähigkeit, mangelnde geistige Entwicklung, Anfälligkeit für Infektionserkrankungen, Verfärbungen der Haut (Pigmentstörungen), Haarausfall, Vitamin-A-Mangel (jährlich erblinden dadurch 250 000 Kinder), vergrößerte Leber und aufgetriebener Bauch.

Marasmus

● **Ursachen:** Mangelernährung: Kurze Stilldauer, mangelnde hygienische Qualität des Trinkwassers zur Bereitung der Säuglingsnahrung, die oft sehr verdünnt zubereitet wird, begünstigen die Entstehung von Marasmus. Marasmus bedeutet verwelken.

● **Kennzeichen:** starke Abmagerung: Depotfett völlig und Muskeln stark abgebaut, aufgetriebener Bauch, Kräfteschwund, geschwächte Immunabwehr und infolge infektiöser Durchfälle bleibende Organschäden.

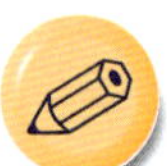

1. Wiederholen Sie die gesundheitlichen Auswirkungen der Mangelernährung.

2. Informieren Sie sich über Hilfsaktionen für Entwicklungsländer.

3. Äußern Sie sich zu folgenden Karikaturen:

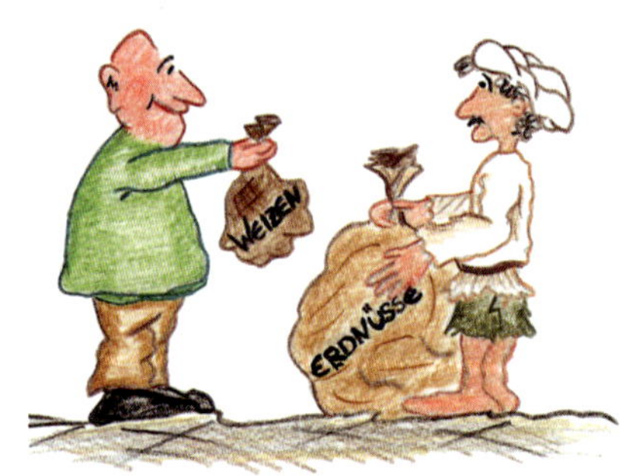

Lebensmittel für wen?

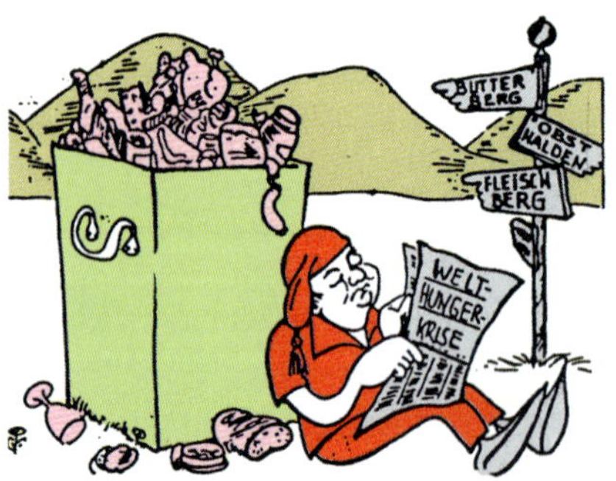

Die wissen nicht, woher nehmen, wir nicht, wohin tun – so hat jeder sein Problem.

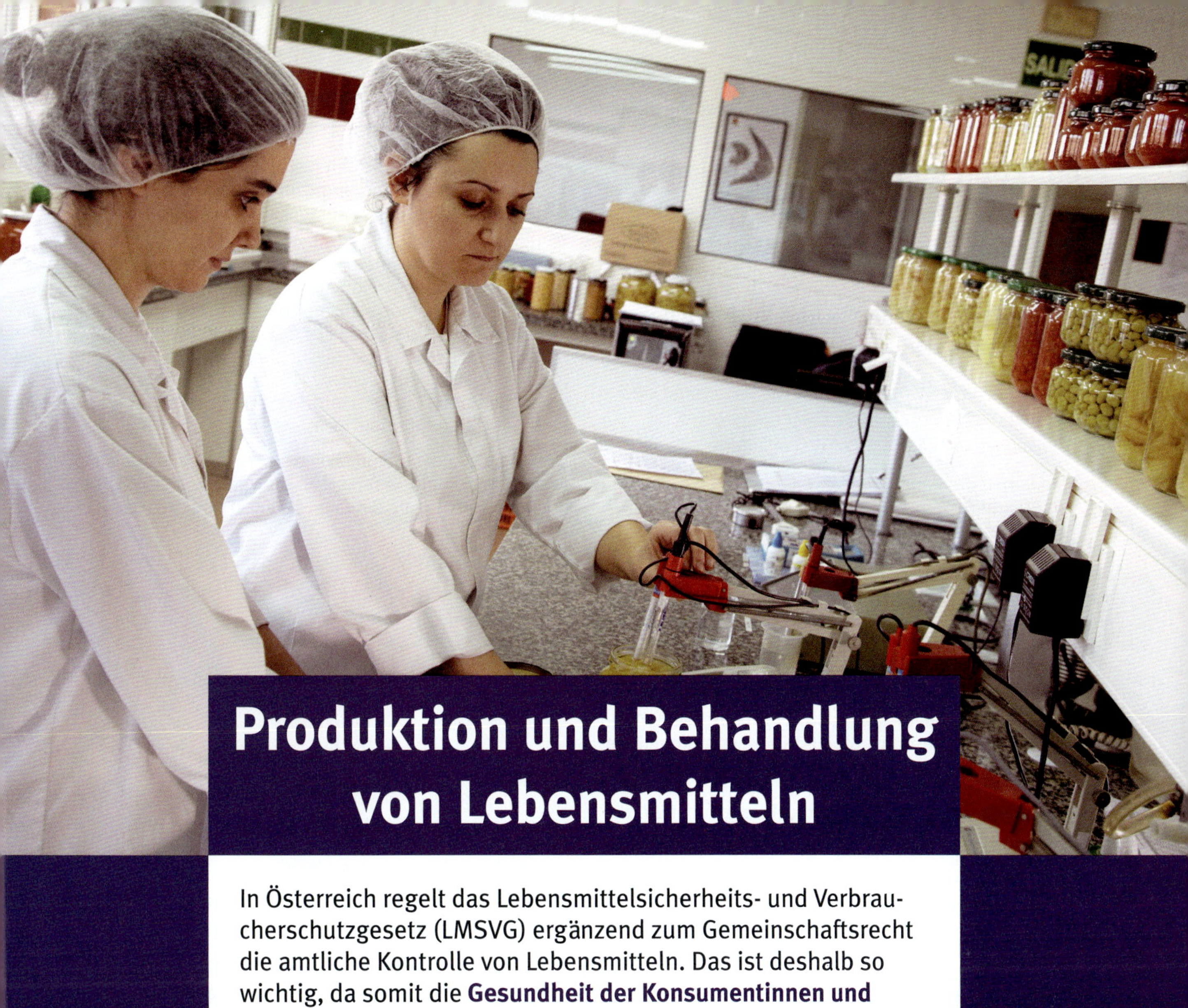

Produktion und Behandlung von Lebensmitteln

In Österreich regelt das Lebensmittelsicherheits- und Verbraucherschutzgesetz (LMSVG) ergänzend zum Gemeinschaftsrecht die amtliche Kontrolle von Lebensmitteln. Das ist deshalb so wichtig, da somit die **Gesundheit der Konsumentinnen und Konsumenten** sichergestellt wird.

Mit Beginn der industriellen Revolution vor etwa 200 Jahren ist ein völlig neues **Ernährungszeitalter** eingetreten. Gesellschaftliche und wirtschaftliche Umwälzungen, sowie technische und wissenschaftliche Erkenntnisse haben die **Ernährungsversorgung** drastisch verändert.

Schlagworte wie Convenience-Produkte, Zusatzstoffe, Farbstoffe, Gentechnik und chemische Konservierungsmittel sind heute keine Fremdworte mehr. **Mündige Konsumentinnen und Konsumenten** sind gefragt, die beim Kauf die Vor- oder eventuell Nachteile der Verarbeitung kritisch beurteilen können.

Produktion und Behandlung von Lebensmitteln – Gesetzliche Grundlagen

Lebensmittelsicherheits- und Verbraucherschutzgesetz (LMSVG)

▶ *Sie können die Waren, die vom LMSVG erfasst sind, nennen.*

▶ *Sie können die Ziele des LMSVG erläutern.*

▶ *Sie lernen die Bedeutung der Lebensmittelkontrolle zu erläutern.*

In Österreich gibt es seit 1896 ein Lebensmittelgesetz. Bis zum Inkrafttreten dieses Gesetzes war es nur schwer möglich den zum Teil schlimmen Missständen bei Lebensmitteln wirksam entgegenzutreten. Beklagt wurden damals Unternährung durch das Inverkehrbringen im Nährwert geminderter Lebensmittel (z. B. gewässerte Milch), Massenvergiftungen durch mutterkornhältiges Getreide etc.

Dieses erste Lebensmittelgesetz wurde immer wieder den neuen Gegebenheiten am Lebensmittelsektor angepasst, zuletzt wurde 1975 ein völlig neues LMG in Kraft gesetzt, das den **modernen Anforderungen** an die Lebensmittelgesetzgebung **zum Schutze des Verbrauchers** gerecht wurde. Zu regeln waren folgende wichtige Sachgebiete: Zusatzstoffe, Pestizidrückstände, Rückstände von Tierarzneimitteln, Schadstoffrückstände, Bestrahlung von Lebensmitteln, gentechnisch veränderte Lebensmittel.
Ferner musste damals vom Missbrauchsprinzip zum **Verbotsprinzip** übergegangen werden. Dies bedeutet, dass z. B. der bis dahin verhältnismäßig freien Verwendung von Zusatzstoffen durch den Lebensmittelhersteller Einhalt geboten wurde. Von da an durften nur mehr ausdrücklich zugelassene Zusatzstoffe, auf bestimmte Lebensmittel eingeschränkt, verwendet werden. **Neue Zusatzstoffe können erst nach eingehender Prüfung der Unbedenklichkeit und der Notwendigkeit durch die Behörde zugelassen werden.** Bedenklichen Stoffen wird damit von vornherein der Zugang zum Verbraucher verwehrt.

Die EU hat in einer für alle Mitgliedsstaaten geltenden Verordnung (Verordnung EG Nr. 178/2002) „die Grundsätze und Anforderungen des Lebensmittelrechts" und „Verfahren zur Lebensmittelsicherheit" festgelegt, um EU-weit ein besonders hohes Schutzniveau zu erzielen. Neu eingeführt wurden u. a.

● die ausdrücklich angeführte Verantwortlichkeit der Lebensmittelunternehmer,

● die gänzliche Einbeziehung der Primärproduktion:
Die Einbeziehung der Primärproduktion bedeutet, dass alle Lebensmittel vom Feld und vom Stall weg bis zum Verbraucher lückenlos den rechtlichen Vorschriften, der Verantwortlichkeit der Lebensmittelunternehmer und der Kontrolle durch die Behörde unterliegen.

● die Risikoanalyse und das Vorsorgeprinzip:
Eine europäische Behörde für Lebensmittelsicherheit (European Food Safety Authority/EFSA) – und in der Folge nationale Behörden – werden eingerichtet, welche Risiken in der Lebensmittelversorgung aufzudecken und gemäß dem **Vorsorgeprinzip zugunsten des Schutzes der Gesundheit der Verbraucher abzustellen haben**.

● die Rückverfolgbarkeit und das Schnellwarnsystem:
Die Lebensmittelunternehmer haben auf jeder Ebene des Inverkehrbringens von Lebensmitteln deren Rückverfolgbarkeit sicherzustellen, um gesundheitsschädliche Lebensmittel zur Gänze aus dem Verkehr ziehen und um die Ursachen für die Gesundheitsschädlichkeit aufdecken zu können. Über das Schnellwarnsystem werden die Behörden EU-weit informiert und, sofern es geboten ist, auch die Öffentlichkeit.

Die Vorgaben der EU wurden in das österreichische **Lebensmittelsicherheits- und Verbraucherschutzgesetz (LMSVG)** übernommen, welches am 21. Jänner **2006** in Kraft getreten ist.

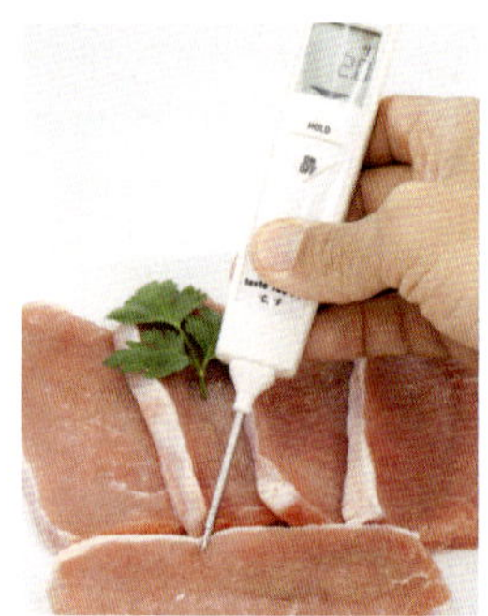

Temperaturkontrolle

Anwendungsbereich des LMSVG

● **Lebensmittel** sind alle Stoffe oder Erzeugnisse, die dazu bestimmt sind, in unverarbeitetem oder verarbeitetem Zustand von Menschen aufgenommen zu werden. Hierzu gehören auch die diätetischen Lebensmittel. Die bisher gesondert angeführten *Genussmittel* werden in den Lebensmittelbegriff einbezogen.

● **Nahrungsergänzungsmittel** *(früher Verzehrprodukte)* sind Lebensmittel, welche die normale Ernährung ergänzen sollen. Sie werden in dosierter Form in Verkehr gebracht, z. B. in Form von Kapseln, Tabletten, Pillen ..., und enthalten Nährstoffe wie Vitamine, Mineralstoffe, essenzielle Fettsäuren, sekundäre Pflanzenstoffe (Ginsengextrakt, Knoblauchöl, ...) in konzentrierter Form.

● **Zusatzstoffe:** Konservierungsmittel, Farbstoffe, Süßungsmittel, Verdickungsmittel ...

● **Kosmetische Mittel.**

● **Gebrauchsgegenstände:** Geschirre, Geräte, Verpackungsmaterialien, die bei Lebensmitteln verwendet werden, Wasch- und Desinfektionsmittel, **Spielwaren** ...

Ziele der lebensmittelrechtlichen Bestimmungen

Das LMSVG, die EU-Verordnung und weitere Vorschriften verfolgen folgende Hauptziele:

● Den Verbraucher vor **Gesundheitsschäden** zu schützen. Der Gesundheitsschutz gilt für sämtliche dem Gesetz unterliegenden Waren.

● Den Verbraucher vor **verdorbenen** Lebensmitteln, Zusatzstoffen und kosmetischen Mitteln zu schützen.

- Den Verbraucher vor Irreführung und Täuschung zu schützen, d. h. vor **verfälschten** oder **falsch bezeichneten** Lebensmitteln.
- Den Verbraucher vor gesundheitsgefährdenden Rückständen an **Pflanzenschutz- und Tierarzneimitteln** zu schützen.
- Die Produktion einwandfreier Lebensmittel, die gefahrlos verzehrt werden können, sicherzustellen **(Hygienebestimmungen)**.

Österreichisches Lebensmittelbuch (Codex alimentarius austriacus) – 3. Auflage

Die Anforderungen an die Beschaffenheit der einzelnen Lebensmittel sind im Österreichischen Lebensmittelbuch niedergelegt.

Auch legt das Lebensmittelbuch **Sachbezeichnungen** fest. Unklare, irreführende Fantasienamen werden dadurch zum Nutzen des Verbrauchers und der Wirtschaft verhindert.

Das Österreichische Lebensmittelbuch ist das Vorbild für die Schaffung eines weltweit gültigen Lebensmittelbuches (Weltcodex), das von internationalen Kommissionen ausgearbeitet wird.

Lebensmittelkontrolle

Die Kontrolle des Verkehrs mit Lebensmitteln und den anderen dem Lebensmittelgesetz unterliegenden Waren wird durchgeführt von den Lebensmittelaufsichtsorganen.

Es sind dies
- die Lebensmittelaufsicht mit Sitz an der Landesregierung jedes Bundeslandes,
- die Marktämter in den meisten Landeshauptstädten und in anderen größeren Städten in Österreich,
- Amtstierärzte für die Fleischuntersuchung und die Hygienekontrollen.

Nach einem jährlich zu erstellenden Revisions- und Probenplan werden routinemäßig die Erzeugungsbetriebe, Importeure, der Lebensmittelhandel, Gasthäuser, Großküchen u. a. kontrolliert.

Die Lebensmittelaufsichtsorgane sind verpflichtet, Waren zu beschlagnahmen, bei denen der Verdacht besteht, dass sie gesundheitsschädlich sind.

Die Behörde hat die Bevölkerung öffentlich vor gesundheitsschädlichen Waren zu warnen, wenn z. B. die gesundheitsschädliche Ware sich bereits im Handel und in den Haushalten befindet.

Österreichische Agentur für Gesundheit und Ernährungssicherheit (AGES – www.ages.at)

Ziel der AGES ist der Schutz der Gesundheit von Menschen, Tieren und Pflanzen.

Die AGES ist zuständig für die gesetzliche Kontrolle aller Lebens- und Arzneimittel und Medizinprodukte in Österreich.

In der Agentur für Gesundheit und Ernährungssicherheit sind neben den Instituten für Lebensmitteluntersuchung die medizinisch-bakteriologischen, die veterinärmedizinischen und landwirtschaftliche Untersuchungsanstalten zusammengefasst, um durch synergistische Effekte eine Verbesserung des Gesundheitsschutzes zu erreichen.

Das Etikett – Lebensmittelkennzeichnung

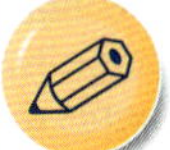

1. Überlegen Sie zunächst, ob die Warenkennzeichnung eine Informationsmöglichkeit für den Verbraucher ist.
2. Erkunden Sie in Geschäften die Lebensmittelkennzeichnung für verschiedene Produktgruppen.

Die Lebensmittelkennzeichnung soll Verbraucher
- **vor gesundheitlichen Schäden,**
- **vor Täuschung schützen.**

Die Lebensmittelkennzeichnung ermöglicht einen Qualitätsvergleich. Bei verpackten Lebensmitteln ist der Verbraucher allein auf diese Angaben angewiesen.

Anzugeben sind:

Mengenkennzeichnung, Sachbezeichnung, Zutatenverzeichnis, Mindesthaltbarkeitsdatum, Herstellername und Anschrift, Zusatzstoffe (bei Zusatzstoffen genügen mit Ausnahmen neben dem Klassennamen die Angabe der E-Nummern).

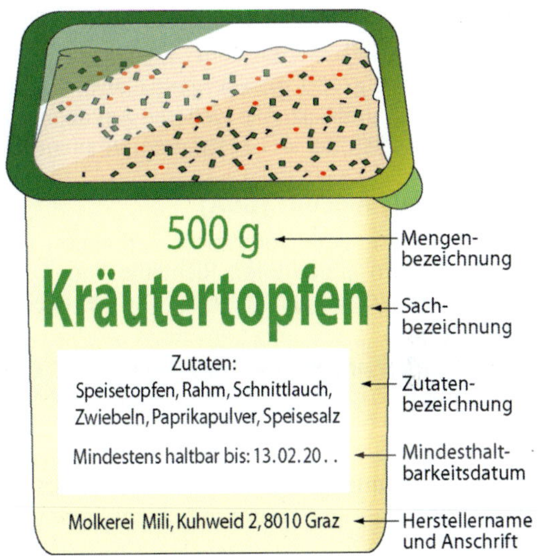

Angegeben werden können:
- Rezepte und Verwendungsvorschläge,
- genaue Energie- und Nährstoffangaben: **Nährwertkennzeichnung**.

Kennzeichnung allergener Lebensmittel und Zusatzstoffe

Manche Menschen reagieren allergisch auf Lebensmittel oder auf darin enthaltene Zusatzstoffe.

Eine Allergie ist eine Überempfindlichkeitsreaktion des Körpers auf bestimmte Stoffe, Allergene, durch die Antikörper im Blut gebildet werden. Allergische Symptome sind z. B. Nesselfieber, Asthma, Schnupfen oder gar ein Kreislaufzusammenbruch.

Seit November 2005 sind einige Lebensmittel und Schwefeldioxid, die entweder bei vielen Menschen allergische Reaktionen auslösen können oder gegenüber denen eine Nahrungsunverträglichkeit bestehen kann, auf der Zutatenliste anzugeben. Die Angaben haben auch zu erfolgen, wenn nur kleine Mengen enthalten sind.

Dies sind u.a.
– Glutenhaltiges Getreide und Erzeugnisse daraus
– Eier und Eiererzeugnisse
– Soja und Sojaerzeugnisse
– Sesamsamen und Sesamsamenerzeugnisse
– Erdnüsse und Erdnusserzeugnisse
– Milch, Milcherzeugnisse und Milchzucker (Unverträglichkeit von Milcheiweiß und Milchzucker)
– Schalenfrüchte (Mandeln, ...)
– Sellerie und Sellerieerzeugnisse
– Senf und Senferzeugnisse
– **Schwefeldioxid und Sulfite,** dies gilt auch für die Behandlung von Wein mit Schwefelverbindungen.

EU-weite Lebensmittelinformationsverordnung (LMIV)

Die Nährwertkennzeichnung erfolgt derzeit vielfach freiwillig, wird aber Ende 2014 und in einigen Fällen Ende 2016 verpflichtend. Derzeit verpflichtend ist sie, wenn das Lebensmittel mit einer nährwertbezogenen Angabe beworben wird: z. B. fettreduziert, energiearm, …

Anzugeben sind (in g/100 g): Energie-, Eiweiß-, Fett- und Kohlenhydratgehalt und Salz. Alle weiteren Angaben erfolgen freiwillig: z. B. Ballaststoffe, ω-3-Fettsäuren, Vitamine, …

Guideline of Daily Amount (GDA)

Angaben nach dieser von Verbraucherverbänden und Lebensmittelherstellern erarbeiteten Richtlinie finden sich bei ca. 80 % der verpackten Lebensmittel. Die Kennzeichnung ist aber freiwillig.

Angegeben werden **pro Portion** (in Kalorien bzw. Gramm): Brennwert, Eiweiß, Zucker, Fett, gesättigte Fettsäuren, Salz … und der Prozentsatz (= daily amounts), zu welchem der tägliche Bedarf gedeckt wird, bei **Salz,** zu welchem Prozentsatz die empfohlene **Höchstmenge** erreicht wird. Die Werte beziehen sich auf eine Nahrungszufuhr mit einem Brennwert von **2000 kcal**.

Beispiel Fruchtmilch: Portion 250 ml

Energie	Zucker	Fett	Salz
178 kcal	30 g	2,3 g	0,3 g
8,9 %	33,3 %	3,20 %	4,20 %

Laut Zutatenliste wurde Zucker zugesetzt.

Stichworte zur Lebensmittelkennzeichnung

Das Lebensmittelrecht schreibt vor, dass folgende Angaben auf Fertigpackungen in deutlich sichtbarer und leicht lesbarer Schrift angegeben werden müssen.

• **Sachbezeichnung:** Durch die Bezeichnung bzw. Beschreibung soll eine Unterscheidung von ähnlichen Erzeugnissen ermöglicht werden, z. B. Erdbeertopfen und nicht Sommernachtstraum.

• **Zutatenliste:** Die Zutaten des Lebensmittels müssen in absteigender Reihenfolge ihrer Gewichtsanteile zum Zeitpunkt der Herstellung genannt werden. Die Zutat mit dem größten Gewichtsanteil steht an erster Stelle, die Zutat mit dem geringsten Anteil an letzter Stelle. Zu den Zutaten gehören auch die Zusatzstoffe, z. B. Konservierungsstoffe wie E 200, Farbstoffe wie E 123 usw.

• **Name des Herstellers oder Abfüllers, Ort der gewerblichen Niederlassung:** Diese Angaben ermöglichen es, den Weg des Lebensmittels bis zum Erzeuger zurückzuverfolgen.

• **Mengenangabe:** Füllmenge (Abtropfgewicht) oder sonstige Mengenangaben müssen in Liter bzw. Kilogramm angegeben werden. Abtropfgewicht z. B. Würstchen im Glas: Würstchen ohne Flüssigkeit.

• **Mindesthaltbarkeitsdatum**

Zusatzstoffe

▶ *Sie lernen die Lebensmittelkennzeichnung beim Einkauf zu beachten und zu interpretieren.*

▶ *Sie können aufgrund der Zutatenliste Lebensmittel mit und ohne Zusatzstoffe unterscheiden.*

▶ *Sie erfahren gesundheitliche Gefahren einzelner Zusatzstoffe.*

Bei der Lebensmittelverarbeitung gelangen unzählige Zusatzstoffe in die Nahrung. Zu den Zusatzstoffen zählt man Farbstoffe, Konservierungsmittel, Emulgatoren usw.
Für Zusatzstoffe gilt EU-weit das Verbotsprinzip: Nur die in einer **Positivliste** angeführten Stoffe dürfen verwendet werden und nur bei den in der Liste genannten Lebensmitteln in für jedes Lebensmittel oder Gruppen von Lebensmitteln festgelegten Höchstmengen. Außerdem gilt ein **Kennzeichnungsgebot:** In der Zutatenliste sind alle verwendeten Zusatzstoffe anzuführen, mit wenigen Ausnahmen genügt die Angabe des Klassennamens und der E-Nummer.

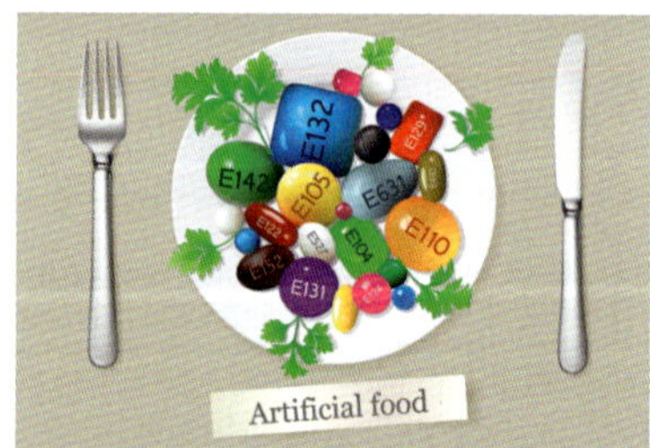

Beurteilung des Gesundheitsrisikos

Bei der Zulassung von Zusatzstoffen ist es notwendig, für jeden einzelnen Stoff das Risiko einer möglichen Gesundheitsgefährdung abzuschätzen und den Einsatz so zu beschränken, dass eine Gesundheitsgefährdung auszuschließen ist.
Wichtig ist eine Kenntnis der Wirkungsweise des Stoffes im tierischen und menschlichen Organismus sowie die Prüfung der Verträglichkeit in Langzeitfütterungsversuchen. Ermittelt wird die Höchstmenge des Stoffes bezogen auf das Körpergewicht des Tieres, die bei lebenslanger Verabreichung keine Gesundheitsschäden hervorruft:

No Effect Level = NOEL.

Zur Sicherheit wird dieser durch 100 oder bei nicht genauer Kenntnis der Wirkungsweise durch einen höheren Wert dividiert: **ADI**-Wert (= **A**cceptable **D**aily **I**ntake).

ADI-Wert: (**A**cceptable **D**aily **I**ntake)
Das ist die Menge eines Stoffes in mg pro kg Körpergewicht, die ein Mensch täglich zu sich nehmen kann, ohne dabei ein gesundheitliches Risiko einzugehen.

$$ADI = \frac{NOEL}{100}$$

Für die Festlegung der Menge eines Zusatzstoffes für ein bestimmtes Lebensmittel ist die Kenntnis der Verzehrsmengen notwendig. Ferner ist zu berücksichtigen, ob das Lebensmittel auch von Kindern in größeren Mengen konsumiert wird: Aufgrund des geringeren Körpergewichtes kann auch bei geringerer Verzehrsmenge der ADI-Wert sehr leicht überschritten werden.
Dieselben Grundsätze gelten auch für die Festlegung von Grenzwerten von Schadstoffen, Pestizid- und Arzneimittelrückständen.

Beispiel:
Der NOEL wurde für einen Zusatzstoff mit 1,5 mg ermittelt. Division durch den Sicherheitsfaktor 100 ergibt einen ADI-Wert von 0,015 mg. Eine 60 kg schwere Frau nimmt täglich 300 g von einem mit diesem Stoff versetzten Lebensmittel zu sich. Wie viel mg des Stoffes darf das Lebensmittel (LM) enthalten, ohne den ADI-Wert zu überschreiten?

$$\frac{0{,}015 \cdot 60}{300} = 0{,}003 \text{ mg/1 g LM} = 3 \text{ mg/1 kg LM}$$

Monitoring der Zusatzstoffaufnahme

Es besteht die Notwendigkeit laufend zu kontrollieren, ob
– die Grenzwerte eingehalten werden,
– ob die Grenzwerte für alle Bevölkerungsgruppen richtig festgelegt wurden.

Für diese Kontrollen schreibt die EU die Durchführung von Monitoringprogrammen vor, die durch nationale Programme ergänzt werden. Die hierfür notwendigen Probenziehungen sind durch das LMSVG geregelt.

Nach den Ergebnissen des Monitoringprogrammes liegen bei Kindern für einzelne Zusatzstoffe die Aufnahmemengen im Grenzbereich, teilweise auch etwas über den ADI-Werten. Es sind dies einige Farbstoffe (E 110, E 120, E 142, E 151), einige Konservierungsstoffe (E 200–203 Sorbinsäure und Verbindungen, E 210–213 Benzoesäure und Verbindungen) sowie die seit kurzem namentlich zu deklarierenden Sulfite und Schwefeldioxid. Bei letzteren wird der ADI-Wert deutlich überschritten. Ferner gibt es Überschreitungen bei BHT (Butylhydroxytoluol E 321), vor allem in Kaugummi enthalten (Elmadfa 2005).

Es ist daher geboten, die Zutatenlisten von von Kindern besonders bevorzugten Lebensmitteln sorgfältig zu beachten, um den Konsum dieser Lebensmittel einzuschränken. **Der Verbraucher sollte die Kennzeichnung zu seinem Schutz benützen.** Zu diesen Lebensmitteln gehören Dessertspeisen, Zuckerwaren, Marmeladen, Obst- und Gemüsesäfte, Trockenfrüchte, Fischmarinaden, Gabelbissen, Kartoffelsnacks, div. natürliche Mineralwässer mit geschmackgebenden Zusätzen und **Konservierungsstoffen.**

Farbstoffe

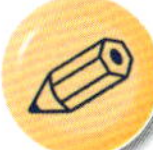

1. Stellen Sie mithilfe der Zutatenlisten auf Lebensmittelpackungen fest, welche Lebensmittelgruppen Farbstoffe, besonders die Azofarbstoffe E 102, 110, 122, 123, 124, 128, 129, 151, 154, 155 und 180, enthalten.
2. Lesen Sie die Fallbeispiele.
   a) Welche Personen sind besonders betroffen?
   b) Welche Symptome treten auf?
   c) Warum spricht man von einer pseudoallergischen Reaktion?
3. Ermitteln Sie für weitere Zusatzstoffe
   a) die technologische Bedeutung bei der Lebensmittelverarbeitung,
   b) eventuell gesundheitliche Auswirkungen.

Der Fall

Susanne reagiert auf bestimmte Stoffe allergisch mit Nesselfieber. Vor einigen Wochen bekam sie, direkt nachdem sie sich mit ihrem Bruder eine Tüte Weingummi geteilt hatte, am ganzen Körper auf der Haut stark juckende Quaddeln, die jedoch nach einiger Zeit wieder verschwanden. Einige Tage später aß Susanne einen roten Pudding. Bereits Minuten danach bekam sie erneut den beschriebenen Hautausschlag. Bei entsprechenden Hauttests und Blutuntersuchungen konnten jedoch keine Antikörper nachgewiesen werden.

Peter bekommt Asthmaanfälle, wenn er sich aufregt. Vor einigen Tagen machte er sich eine Limonade aus rotem Brausepulver. Bereits Minuten nachdem er sie getrunken hatte, bekam er plötzlich Atemnot und musste nach Luft ringen. Sein Zustand besserte sich nach kurzer Zeit. Ein ähnlicher Anfall trat einige Wochen später nach dem Genuss von Süßigkeiten auf. Auch bei Peter ergab ein Allergietest kein positives Ergebnis.

● **Natürliche Farbstoffe** sind überwiegend gesundheitlich unbedenklich, z. B. Betanin – roter Farbstoff der roten Rüben, Carotine (z. B. in Marillen, Karotten), Lactoflavin, Chlorophyll usw.

● **Synthetische Farbstoffe** sind einfacher und billiger herzustellen. Lebensmittel können damit gleichmäßiger und kräftiger gefärbt werden. Die Farbstoffe sind stabiler.

Einige synthetische Farbstoffe und Konservierungsstoffe rufen pseudoallergische Reaktionen hervor. Bei pseudoallergischen Reaktionen kommt es zu den gleichen Symptomen wie bei Allergien. Anschließend können jedoch keine Antikörper im Blut festgestellt werden; deshalb spricht man von pseudoallergischen Reaktionen.

Azorubin (E 122), rot, ist der synthetische Farbstoff, der am häufigsten pseudoallergische Reaktionen auslöst.

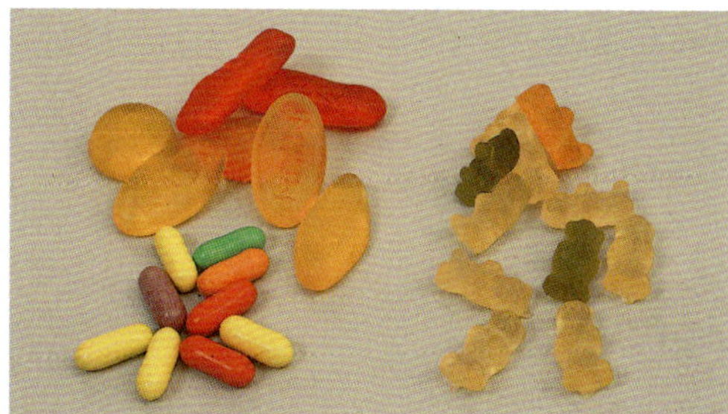

Gefärbte Zuckerwaren

Chemische Konservierungsmittel

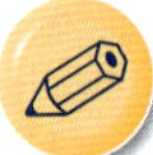

Petra will Erdbeergelee herstellen, hierfür benötigt sie Geliermittel. In einem Geschäft findet sie Folgendes:

- Gelierhilfe für 1 kg Früchte + 1 kg Zucker
- Gelierhilfe Zucker sparend, für 1 kg Früchte + 1/2 kg Zucker
- Gelierpulver für Marmeladen ohne Zucker, mit Konservierungsmittel.

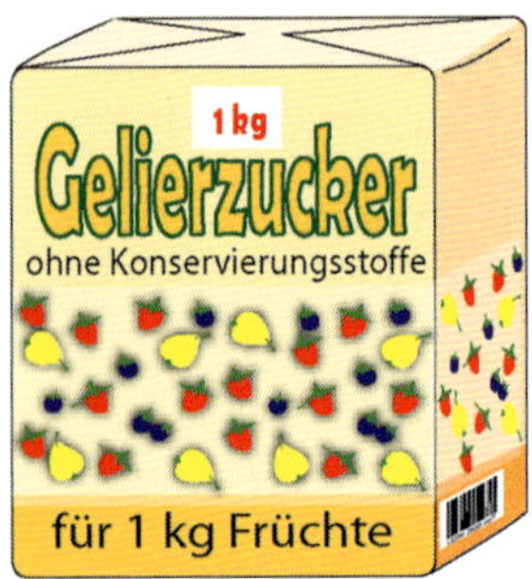

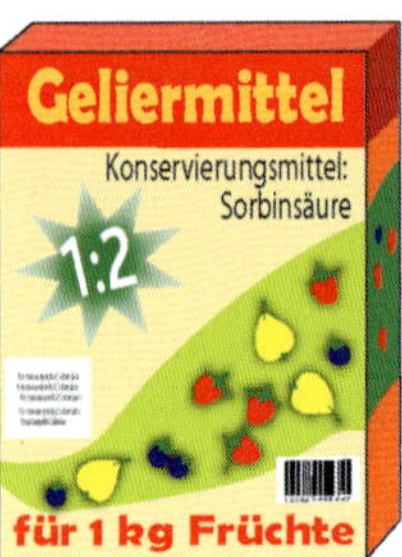

1. Welches Geliermittel soll Petra kaufen?
2. Muss dem Zucker sparenden Geliermittel tatsächlich Sorbinsäure zugesetzt werden?
3. Ermitteln Sie in einem Supermarkt weitere Lebensmittel, denen chemische Konservierungsstoffe zugesetzt wurden.

Nach dem Lebensmittelgesetz ist der Zusatz bestimmter Konservierungsmittel **eingeschränkt** auf bestimmte Lebensmittel erlaubt. Die Verwendung von Konservierungsmitteln ist zu deklarieren: Anzugeben ist entweder der Name des Konservierungsmittels oder dessen E-Nummer. Häufig wird beides angegeben.

Beispiel:

„Gelierpulver mit Konservierungsmittel E 202" oder „Konserviert mit Sorbinsäure".

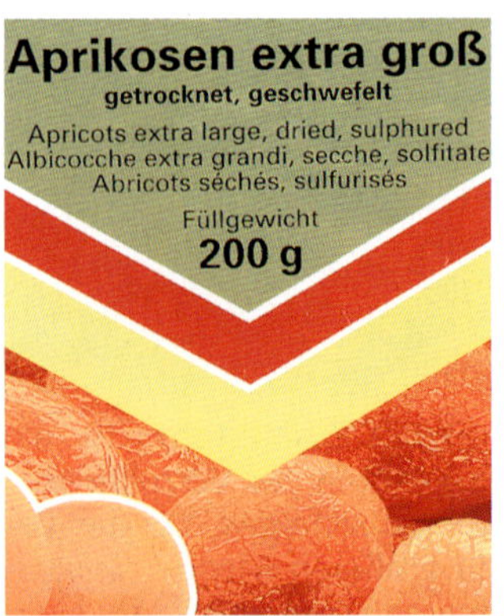

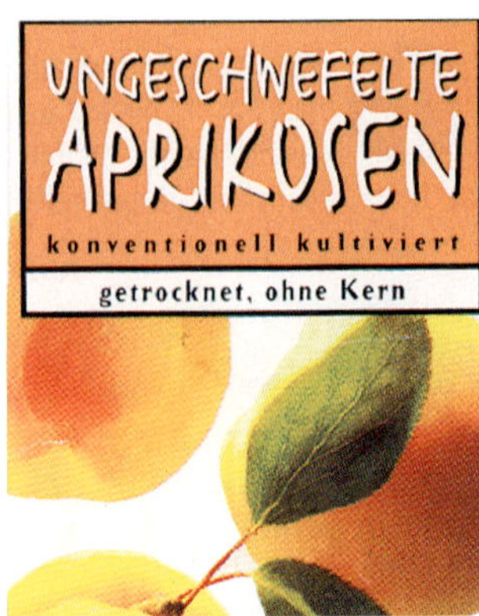

Andererseits ist es zulässig, bei Lebensmitteln gleicher Art, die ohne Konservierungsmittel hergestellt wurden, entsprechend darauf hinzuweisen: z. B. ohne Konservierung.

Bei eingehender Prüfung – Lesen der Zutatenliste – ist der Verbraucher in der Lage, Lebensmittel mit Konservierungsstoffen zu erkennen. Für die Zulassung von Konservierungsmitteln wie für den Verbraucher gilt: Konservierungsmittel möglichst sparsam verwenden bzw. zu sich nehmen.

Völlig unbedenklich sind Konservierungsmittel nicht! Gemäß dem Grundsatz „so wenig wie möglich" ist es z. B. nicht zulässig, Milch und Milchprodukte, Fleisch und Fleischwaren sowie Waren, die durch Pasteurisieren, Sterilisieren oder Tiefgefrieren haltbar gemacht wurden, Konservierungsmittel zuzusetzen. Für die Herstellung von Marmelade im Haushalt gilt Folgendes: Marmelade mit geringem oder ohne Zuckerzusatz sind für die Gärung oder Schimmelbildung anfälliger. Bei peinlichster Sauberkeit sind auch diese ohne Konservierungsmittel herstellbar. Bequemer geht es allerdings mit Konservierungsmitteln.

Chemische Konservierungsmittel
- sollten möglichst wenig und sparsam verwendet werden.
- sind bei Anwendung anderer Konservierungsverfahren nicht nötig.
- Erfrischungsgetränke werden in letzter Zeit zunehmend Konservierungsmittel zugesetzt, insbesondere für Kinder die nichtkonservierten bevorzugen.

Chemische Konservierungsmittel

	E-Nummer	Lebensmittel	gesundheitliche Bewertung
Sorbinsäure	E 200–203	Fischmarinaden, Gabelbissen, Sauergemüse	lösen bei manchen Menschen allergische Reaktionen aus
Benzoesäure	E 210–213	Gewürzsoßen, Senf	lösen bei manchen Menschen allergische Reaktionen aus
PHB-Ester	E 214–219	Fischmarinaden, Kaugummi	lösen bei manchen Menschen allergische Reaktionen aus
Schwefeldioxid und Sulfite *(namentliche Kennzeichnung unter Hervorhebung)*	E 220–228	Trockenfrüchte, Trockengemüse, Perlzwiebeln, Wein	führen bei vielen Menschen zu Kopfschmerzen, Übelkeit, Asthma, Reizung des Magen-Darm-Traktes

Nahrungsmittel aus biologischem Anbau

 *Sie lernen die Anforderungen an den biologischen Landbau kennen.*

Die Grundlage für die Anforderungen an den biologischen (ökologischen) Landbau bildet eine EU-weit geltende Verordnung.

Die wichtigsten Bestimmungen:

- Anbauflächen werden unter Bedachtnahme auf möglichst geringe schädliche Umwelteinflüsse ausgewählt.
- Der Schadstoffgehalt in Böden wurde limitiert: Grenzwerte für den Gehalt an Blei, Cadmium, Quecksilber u. a. Schwermetalle wurden festgelegt.
- Chemisch-synthetischer Stickstoffdünger, Kalidünger, Klärschlamm werden nicht verwendet.
- Mit organischen Chlorverbindungen gebeiztes Saatgut wird nicht verwendet.
- Chemisch-synthetische Pflanzenschutz-, Unkrautvertilgungs-, Welkmittel werden nicht verwendet.
- Eine Intensivtierhaltung wie Käfig- oder Batteriehaltung wird nicht durchgeführt.
- Jede Art der Überdüngung wird vermieden.
- Die Umstellungszeit auf biologischen Landbau beträgt zwei bis drei Jahre, d. h. die Ernte aus dem dritten Jahr nach der Umstellung kann erst mit „aus biologischem Anbau" bezeichnet werden: Rückstände von Schädlingsbekämpfungsmitteln usw. sinken in diesem Zeitraum deutlich ab.

Erreicht werden soll: Minimierung der Rückstandsgehalte, der Schadstoffgehalte, des Nitratgehaltes.

Die biologische Landwirtschaft gewinnt immer mehr an Bedeutung. Produkte aus biologischem Landbau sind Obst, Obstsäfte, Gemüse, Gemüsesäfte, Milch, Milchprodukte (wie Jogurt, Topfen, Schaf- und Ziegenkäse), Getreidearten (wie Roggen, Weizen, Mais, Hafer, Dinkel), Brot und Gebäck, Eier.

Bio-Gemüse, Bio-Obst und Eier unterliegen den Qualitätsklassenverordnungen. Ausgenommen ist die Abgabe direkt vom Produzenten ab Hof oder am Bauernmarkt.

Um echte Bioprodukte von anderen zu unterscheiden, gibt es das **Bio-Kontrollzeichen.**

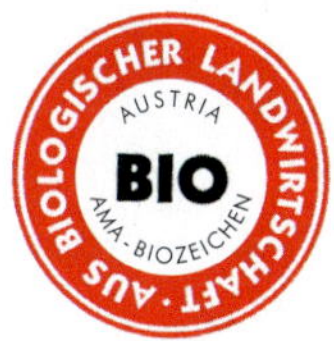
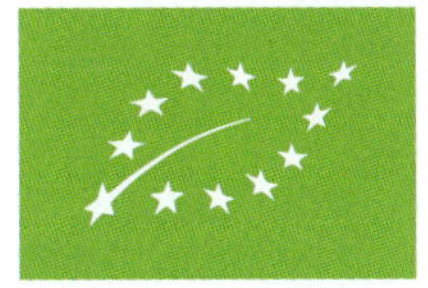

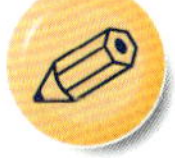

1. Nennen Sie die Ziele des biologischen Anbaues.
2. Kennen Sie österreichische Verbandszeichen oder Handelsmarken, die Lebensmittel aus biologischem Anbau kennzeichnen?

Gentechnik

Prinzip: Genetische Informationen werden von einem Organismus auf einen anderen, artfremden übertragen. Das Erbmaterial ist in den Nukleinsäuren des Zellkernes (DNA = deoxyribonucleic acid) als Gene enthalten. Es werden Gene des einen Organismus auf einen artfremden übertragen.

Die Wirkungsweise der Gene vieler Organismen ist bekannt. Ein Gen mit erwünschten Eigenschaften wird in den Zellkern eines Empfängerorganismus eingeschleust: durch Bakterien oder Viren oder durch direktes Einspritzen in den Zellkern.

Das Gen im Empfängerorganismus bewirkt eine Änderung von dessen Eigenschaften. Bei Pflanzen z. B.: geringere Anfälligkeit gegenüber Krankheiten, verlängerte Haltbarkeit, Resistenz gegenüber Schädlingsbekämpfungsmitteln.

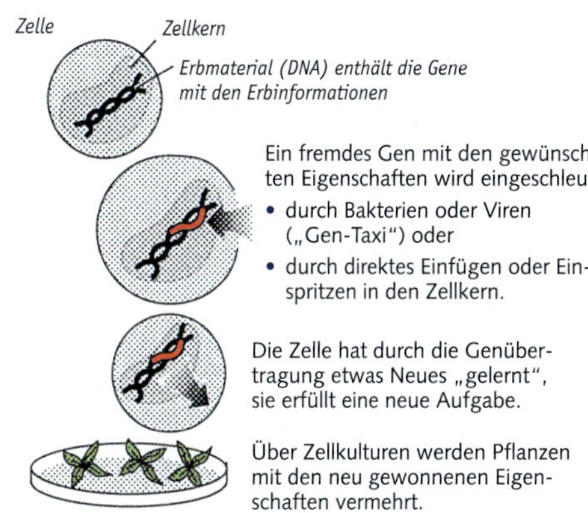

Gentechnisch veränderte Mikroorganismen produzieren wichtige, für Medizin und Nahrungsmittelindustrie vorteilhafte Substanzen: z. B. Vitamine, Farbstoffe, Glutamat, Insulin, Chymosin als Ersatz für das Kälberlab, Aspartam, Zitronensäure. Der Einsatz dieser Substanzen ist nicht kennzeichnungspflichtig.

Ein gentechnisch veränderter Organismus (GVO) ist ein Organismus, dessen genetisches Material so verändert worden ist, wie dies unter natürlichen Bedingungen durch Kreuzung oder andere herkömmliche Züchtungstechniken nicht vorkommt (Gentechnikgesetz).

EU-weit müssen alle Lebensmittel, die GVO enthalten oder daraus bestehen, gekennzeichnet werden.

In Österreich gibt es wegen eines überaus erfolgreichen Volksbegehrens aus dem Jahre 1997 derzeit keinen Erwerbsanbau gentechnisch veränderter Pflanzen.

Weltweit werden gentechnisch veränderte Pflanzen in großem Umfang angebaut. Hauptanbauländer sind die USA, Kanada, Brasilien, Argentinien, Indien. Die hauptsächlich angebauten gentechnisch veränderten Pflanzen sind Soja, Raps, Mais, Baumwolle, Kartoffeln, Zuckerrüben.

EU-weit sind zwar Lebensmittel mit GVO zugelassen, wegen der sehr geringen Akzeptanz jedoch kaum im Handel.

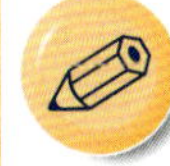

Suchen Sie im Internet nach Argumenten pro und contra Gentechnik.

Gefährdung durch Lebensmittel

Toxische Schwermetalle – Schadstoffe

▶ *Sie können giftige Schwermetalle nennen.*

▶ *Sie lernen Maßnahmen zur Vermeidung der Aufnahme giftiger Schwermetalle kennen.*

Schwermetalle sind Elemente mit einer Dichte größer als 5.
Kobalt, Kupfer, Mangan, Molybdän, Chrom, Selen sind für den Menschen essenzielle Schwermetalle; in größerer Menge sind sie jedoch toxisch.

Toxische Schwermetalle im engeren Sinn sind Blei, Cadmium, Quecksilber, Arsen.

Vergiftungen durch diese Elemente und deren Verbindungen sind als Berufskrankheiten seit langem bekannt, z. B. Arbeiter in Bleibergwerken und Bleihütten, im Zinnoberabbau (Quecksilber), in Zinkhütten (Cadmium ist ein Begleitelement des Zinks), der „Winzerkrebs" bei Weinbauern durch arsenhältige Pflanzenschutzmittel.

Die Belastung der Umwelt durch toxische Schwermetalle ist eine historische Gegebenheit. Die Belastung hat in unserem Jahrhundert zunächst stark zugenommen und größere, früher unbelastete Gebiete erfasst.

Schwermetallvergiftungen als Umweltkatastrophen sind aus Japan bekannt geworden. Zunehmende Kenntnis und Erfahrung über die Giftigkeit der Schwermetalle hat zu rigorosen Gegenmaßnahmen geführt, z. B. bleifreies Benzin, Grenzwerte für Quecksilber in Fischen. Die Belastungen sind nunmehr rückläufig.

Wie gelangen Schadstoffe in die Nahrung?

▶ *Sie können Ursachen für die Anreicherung von Schadstoffen in Lebensmitteln nennen.*

Bei der Lebensmittelerzeugung und -verarbeitung gelangen Schadstoffe in die Nahrung.

● **Durch Industrie und Verkehr:** toxische Schwermetalle (Blei, Cadmium und Quecksilber) usw.

● **Durch die Landwirtschaft:** Pestizide (Pflanzenschutzmittel), Düngemittel, Tierarzneimittel usw.

● **Bei der Lebensmittelverarbeitung und -lagerung** können weitere Schadstoffe gebildet werden, z. B. beim Grillen.

Als Schadstoffe werden in der Umwelt vorkommende Stoffe bezeichnet, die den Menschen, andere Lebewesen oder die Umwelt schädigen können.

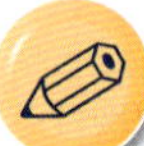

Beschreiben Sie die Veränderung der Lebensmittelqualität in den abgebildeten Situationen.

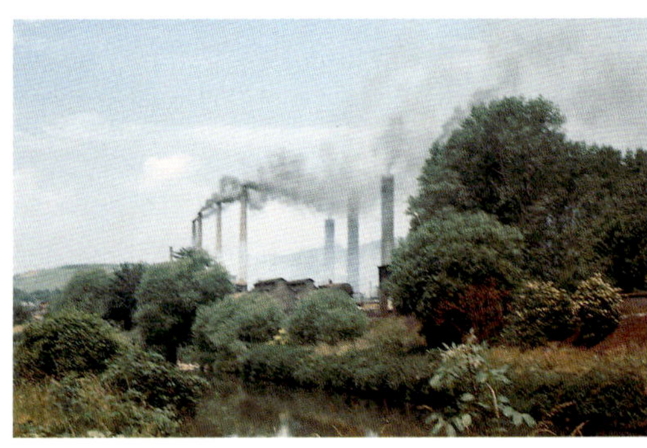

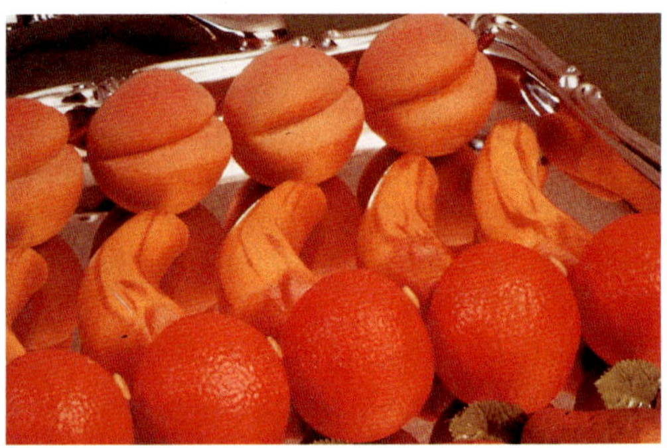

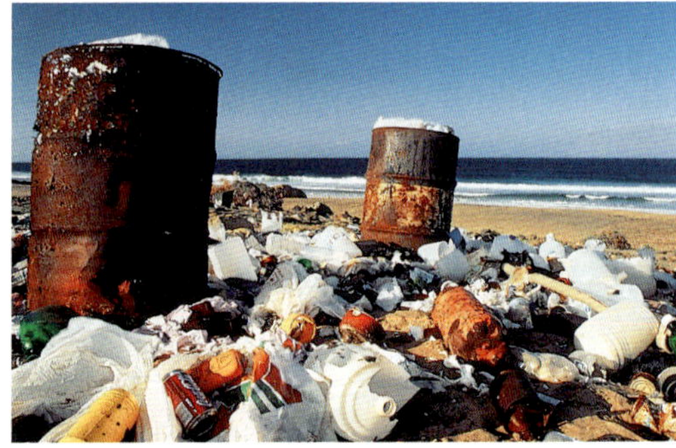

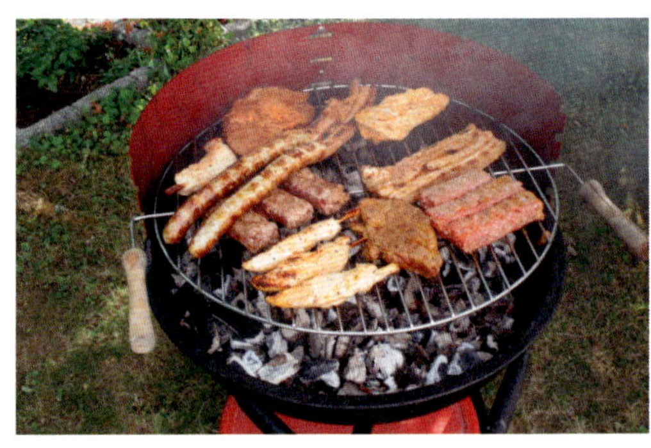

Cadmium

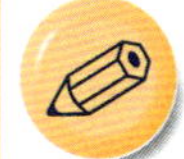

1. Lesen und diskutieren Sie den folgenden Text.

In der Zeit von 1940 bis 1958 starben 130 Menschen an einer unbekannten Krankheit, die den Namen Itai-Itai-Krankheit (Aua-Aua-Krankheit) erhielt. Die Knochen der erkrankten Personen wurden druckempfindlich und brachen. Besonders gefährdet waren ältere Menschen, die jahrelang Reis von Feldern gegessen hatten, die mit Flusswasser bewässert worden waren. An dem Fluss lag eine Zinkhütte, deren Abwässer dort eingeleitet wurden.

2. Beschreiben Sie die Anreicherung von toxischen Schadstoffen in der Nahrungskette.

Cadmium gelangt über Abwässer von Zinkhütten, über Müllverbrennungsanlagen usw. in die Nahrungskette.

Cadmium wird von Pflanzen und Fischen direkt aufgenommen. Die anderen Tiere und die Menschen nehmen Cadmium indirekt über Pflanzen und Fische auf.

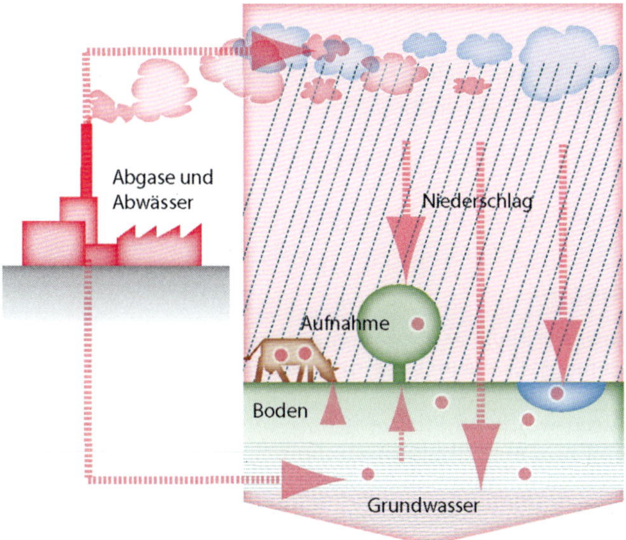

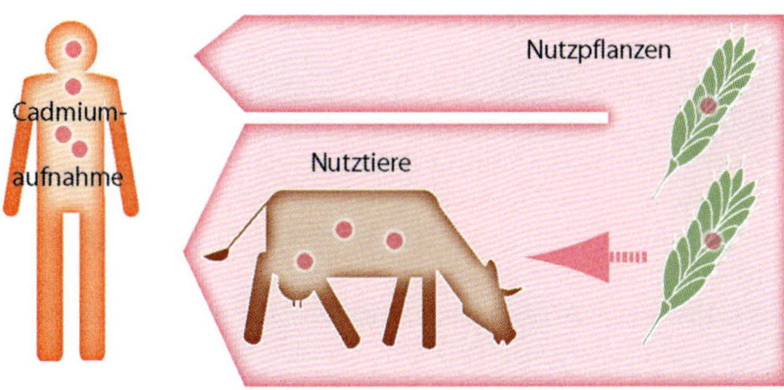

Cadmiumaufnahme und Anreicherung über die Nahrungsketten

Drei Viertel der aufgenommenen Cadmiummenge werden in Leber und Niere gespeichert. Man schätzt, dass ein Erwachsener 20 bis 30 mg Cadmium im Körper gespeichert hat. Cadmium hat eine biologische Halbwertszeit (vgl. Seite 240) von 13 bis 37 Jahren.

Anzeichen einer Cadmiumvergiftung: Knochenerweichung – Zahnausfall, Rippenschmerzen, Schmerzen an der Wirbelsäule und in der Hüftgegend, Schrumpfungen des Skeletts um bis zu 30 cm, daneben treten Nierenfunktionsstörungen auf, die zum Tode führen können.

Besonders hohe Cadmiumwerte wurden nachgewiesen in

- Wildpilzen, bis zu 15 mg pro Kilogramm. Pro Woche sollte ein Erwachsener höchstens 200–250 g Wildpilze essen. Pilze haben die Eigenschaft, Schwermetalle und radioaktive Elemente anzureichern. Zuchtpilze sind nicht belastet.
- Leber und Niere von Schweinen und Rindern. Leber und Niere nur selten verzehren.
- Tintenfische, Muscheln und Krabben sollen nicht mehr als 0,5 mg Cadmium pro Kilogramm enthalten.

Der Cadmiumgehalt der Nahrung kann bei der Verarbeitung nicht gesenkt werden. Cadmium wird ins Pflanzeninnere aufgenommen.

Die WHO hat festgelegt, dass höchstens 0,4 bis 0,5 mg Cadmium pro Woche aufgenommen werden sollten.

Blei

Blei gelangt über Industrieanlagen und früher über die Auspuffgase der Autos in die Luft und lagert sich auf Pflanzen ab.

Bleistoffwechsel: Der Mensch nimmt den Bleigehalt der Luft über die Lunge zu 30 bis 50 % auf. Über den Magen-Darm-Trakt werden beim Erwachsenen nur 10 % des Bleigehaltes der Nahrung aufgenommen. Bei Kindern ist die Belastung sehr viel höher.

Das aufgenommene Blei wird zu 90 % in den Knochen gespeichert, einen höheren Bleigehalt weist auch die Leber auf. Die biologische Halbwertszeit für Blei in den Knochen beträgt 28 Jahre.

Eine ständige Bleiaufnahme in geringen Mengen kann zu einer chronischen Bleivergiftung führen.

Anzeichen einer chronischen Bleivergiftung: Müdigkeit, Appetitlosigkeit, Kopfschmerzen und Blässe.

Ein zu hoher Bleigehalt im menschlichen Körper wirkt sich schädigend auf die Hämoglobinbildung aus, der Sauerstofftransport wird beeinträchtigt. Außerdem kommt es besonders bei Kindern zu schweren Schädigungen des Gehirns.

Die Einführung bleifreier Kraftstoffe hat die Belastung durch Blei wesentlich gesenkt. Trotzdem sind folgende Vorkehrungen zu beachten: Blei wird überwiegend an der Pflanzenoberfläche abgelagert. Durch Waschen, Schälen, Entfernen z. B. der äußeren Salatblätter kann der Bleigehalt deutlich vermindert werden. Dies gilt auch für an der Oberfläche haftende Pflanzenschutzmittelrückstände.

Die WHO hat festgelegt, dass höchstens 3 mg Blei pro Woche aufgenommen werden sollten.

Quecksilber

1. Lesen und diskutieren Sie den folgenden Text.

Opfer fordern Entschädigung

Über vier Jahrzehnte dauerten die gerichtlichen Auseinandersetzungen über die Folgen einer Umweltkatastrophe in Japan. Es handelt sich um das Minamata-Unglück. Minamata ist ein Fischerort, dort leitete ein Chemie-Unternehmen ungeklärte Abwässer in die Bucht, an der Minamata liegt. Die Abwässer enthielten große Mengen an Quecksilber. Die ersten Anzeichen einer bevorstehenden Katastrophe wurden bei Tieren sichtbar: Vögel und Katzen verloren die Kontrolle über ihre Bewegungen und gingen ein, dann erkrankten und starben auch Menschen. Missgestaltete Kinder kamen zur Welt, manche ohne Gehirn. Man schätzt, dass etwa 15 000 Menschen durch quecksilberverseuchte Fische geschädigt wurden.

2. Beschreiben Sie die Anreicherung von
   a) Cadmium, b) Quecksilber, c) Blei in der Nahrungskette.

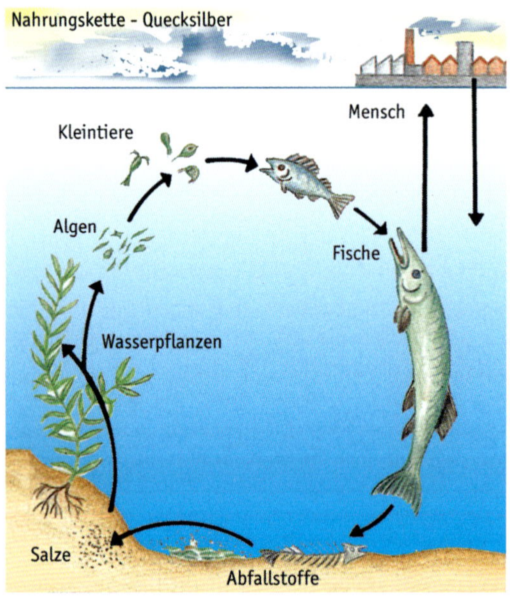

3. Nennen Sie Maßnahmen, durch die der toxische – giftige – Schwermetallgehalt der Nahrung bei der Lebensmittelverarbeitung gesenkt werden kann.

Quecksilber wird für die Herstellung von Papier, Schädlingsbekämpfungsmitteln und Schutzfarben benötigt. Es gelangt durch ungeklärte Abwässer in die Umwelt, wird von Wasserpflanzen – Algen – aufgenommen, gelangt über Kleintiere in Fische und schließlich in den menschlichen Körper, wo es über Jahre gespeichert wird.

Anzeichen einer Quecksilbervergiftung: Absterben von Händen und Füßen, Schädigungen der Nieren, des Gehör- und Sehzentrums (Einschränkung des Sehwinkels), des Kleinhirns, vermindertes Wachstum.

Pflanzliche Lebensmittel weisen nur selten einen Quecksilbergehalt über 0,02 mg pro kg auf. Quecksilber wird hauptsächlich mit tierischen Lebensmitteln, insbesondere mit Fischen und Meerestieren, aufgenommen.

Besonders hohe Quecksilberwerte wurden nachgewiesen

- in Fischen, die aus den Mündungsgebieten von Elbe, Jade, Weser und bestimmten Süßwasserbereichen stammen.
- in langlebigen Fischarten, die am Ende der Nahrungskette stehen, diese haben eventuell einen hohen Schadstoffgehalt: Tunfisch, Hai (Schillerlocke), Heilbutt, Hecht, Blauleng. Belastet sind ältere Fische; der Quecksilbergehalt nimmt mit dem zunehmenden Alter zu.
- in Muscheln aus belasteten Meeresgebieten.

In Fischwaren und Fischkonserven sind durchschnittlich 0,2 mg Quecksilber pro kg enthalten. Ca. 40 % des mit der Nahrung aufgenommenen Quecksilbers stammt aus Fischen.

Der Quecksilbergehalt kann bei der Verarbeitung nicht gesenkt werden. Nur durch eine entsprechende Lebensmittelauswahl kann der Gehalt an Quecksilber in der Nahrung beeinflusst werden.

Höchstmengen-Verordnung für toxische Schwermetalle

In Österreich gibt es eine Höchstmengen-Verordnung für Quecksilber in Meerestieren. Sie dürfen nicht mehr als 0,5 bis 1 mg Quecksilber pro kg enthalten.

Die WHO hat festgelegt, dass höchstens 0,3 mg Quecksilber pro Woche aufgenommen werden sollten.

Arsen

Arsen ist ein über die gesamte Umwelt verbreitetes Spurenelement. Es gelangt auf natürlichem Weg in Luft und Gewässer. Starke Arsenbelastungen können lokal vorkommen. Arsen wurde im Pflanzenschutz verwendet (Winzerkrebs!) und wird in der Halbleitertechnik eingesetzt. Als Arzneimittel wird es wegen seiner krebsverursachenden Eigenschaft nicht mehr verwendet. Die Belastung durch Arsen ist gering.

Die Schwermetallbelastung hat nicht nur zugenommen; durch Umweltmaßnahmen (Klärung von Abwässern, Festlegung von Schwermetallhöchstwerten für Klärschlamm, bleifreies Benzin) ist ein Sinken der Belastung feststellbar.

Trotzdem sind die Maßnahmen zur Senkung des Blei- und Cadmiumgehaltes bei Obst und Gemüse einzuhalten:

- Entfernen der äußeren Blätter oder Schälen,
- gründliches Waschen, besonders von Obst und Gemüse aus der Nähe verkehrsreicher Straßen,
- Inhalt von Konservendosen sofort nach dem Öffnen umfüllen, die Lötnaht kann Blei abgeben, sofern sie nicht zur Gänze lackiert ist.

Von so genannten wilden Deponien, wo z. B. blei-, cadmium- oder quecksilberhältige Batterien gelagert werden, kann eine Gefahr für das Grundwasser drohen.

Nitrat, Nitrit – kann der Gehalt gemindert werden?

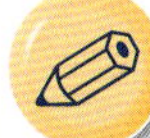

Nitrat-/Nitritnachweis

1. Halten Sie Nitratteststäbchen auf a) die Schnittfläche eines Radieschens, b) tiefgekühlten Spinat, c) ins Trinkwasser. Überprüfen Sie jeweils nach einer Minute die Farbänderung. Bewerten Sie die Farbänderung nach der Farbskala in der Gebrauchsanweisung.

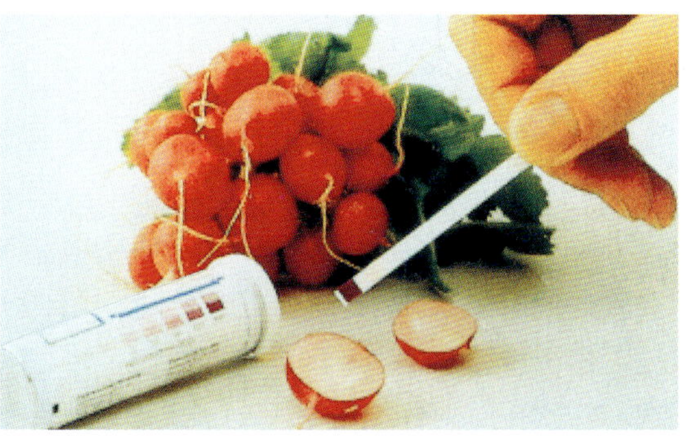

Die Nitratbelastung von Trinkwasser und Gemüse steigt durch die Stickstoffdüngung. Nitrat wird zu 70 % über Gemüse, 20 % über Trinkwasser und 10 % über tierische Lebensmittel aufgenommen.

Im Körper kann Nitrat in Nitrit umgewandelt werden, das den Sauerstofftransport beeinträchtigt. Aus Nitrit und Eiweiß können außerdem Krebs erregende Nitrosamine gebildet werden.

Der Nitratgehalt ist in den Lebensmitteln nicht gleichmäßig verteilt. Durch einen umweltbewussten Anbau, Einkauf und die richtige Zubereitung bzw. Lagerung kann die gesundheitliche Gefährdung gemindert werden.

- **Gemüse der Saison bevorzugen:** Ausgereiftes Freilandgemüse aus der Region enthält weniger Nitrat als stark gedüngte Treibhauserzeugnisse. Die Sonneneinstrahlung usw. senken den Nitratgehalt.
- Folgende Gemüsesorten reichern besonders Nitrat an: grüne Bohnen, Chinakohl, Kopfsalat, rote Rüben, Rettich, Radieschen, Spinat.
- Bei Blattgemüse Stiele und große Blattrippen und bei Kopfsalat, Chinakohl die äußeren Blätter entfernen, sie sind besonders nitratreich.
- Reste von zubereitetem nitratreichem Gemüse nicht aufbewahren und wieder erhitzen. Roten-Rüben-Saft nach dem Öffnen austrinken (Nitritbildung).
- Säuglingen bis zum 5. Lebensmonat keinen Spinat geben.

Treibhausgemüse sollte auch aufgrund des hohen Energieaufwandes abgelehnt werden. Für die Erzeugung von 1 kg Gurken werden z. B. 5 l Heizöl verbraucht.

Besonders gefährlich ist Nitrat für Säuglinge. Bei ihnen können aus Nitrat größere Nitritmengen gebildet werden. Es kann zur „Blausucht" und damit zum Ersticken kommen.

Acrylamid

Acrylamid ist ein potenziell Krebs erregender und Erbgut schädigender Stoff. Das Gefahrenmoment ist dosisabhängig. Die tägliche Aufnahme soll weniger als 1 µg/kg Körpergewicht betragen. Im Durchschnitt ist dies für Österreich der Fall, wird jedoch von bestimmten Personengruppen deutlich überschritten.

Acrylamid entsteht beim Erhitzen von Stärke und Eiweißbausteine (Asparagin) enthaltenden Lebensmitteln auf Temperaturen über 100 °C, d. h. beim Frittieren, Rösten, Backen, Braten, Toasten, nicht jedoch beim Kochen, Dünsten, Dämpfen.

Die Menge des gebildeten Acrylamids nimmt mit steigender Temperatur und abnehmenden Wassergehalt zu. Acrylamid tritt bei häuslicher und industrieller Lebensmittelzubereitung auf.

Lebensmittel mit hohen Acrylamidgehalten

Kartoffelchips	bis zu 100 µg/100 g
Lebkuchen	bis zu 100 µg/100 g
Knäckebrot	bis zu 60 µg/100 g
Pommes frites	bis zu 50 µg/100 g
Brot und Gebäck	i. D. < 10 µg/100 g
Kaffee zubereitet	ca. 2 µg/100 ml

Für die Lebensmittelzubereitung gilt:

Beim Frittieren, Toasten ... den Lebensmitteln nur einen hellen Farbton verleihen, starkes Bräunen vermeiden. Die Temperatur beim Frittieren soll 175 °C nicht überschreiten, im Backrohr bei Umluft nicht mehr als 200 °C. Bratkartoffeln besser aus gekochten Kartoffeln herstellen.

Kinder und Jugendliche sollten den Konsum von Kartoffelchips, Pommes frites und anderen Snacks einschränken. Diese Empfehlung steht im Einklang mit der Empfehlung, den Konsum energiereicher Nahrungsmittel einzuschränken.

Radioaktive Elemente

Sie lernen die wichtigsten radioaktiven Elemente kennen.

Die Menschheit ist seit eh und je natürlich vorkommender Radioaktivität ausgesetzt: durch die Höhenstrahlung, durch den Zerfall natürlich vorkommender radioaktiver Elemente. Die auf den Menschen einwirkende Strahlendosis ist regional unterschiedlich.

Radioaktive Elemente zerfallen spontan ohne äußeren Einfluss unter Abgabe energiereicher Strahlung und Bildung anderer Elemente: radioaktive Zerfallsreihen. In der Natur vorkommende bekannte radioaktive Elemente sind Uran, Radium, Radon (z. B. in den Stollen von Bad Gastein) und das Kaliumisotop Kalium^{40}. Kalium^{40} ist eine der Hauptquellen für die natürliche Radioaktivität.

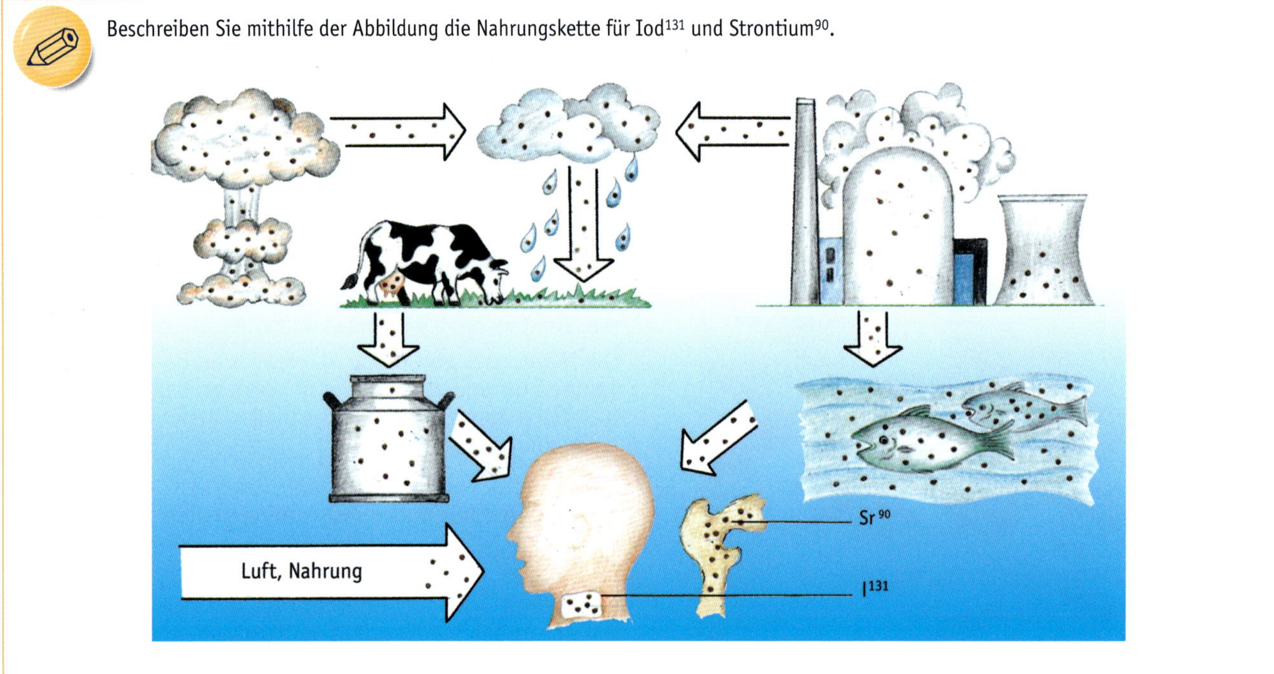

Einwirkung von Radioaktivität und Folgen für den Organismus:

Je nach Dosis Hautrötung, Haarausfall, Schädigung tiefer liegender Gewebe, Übelkeit, Müdigkeit, Tumore und Leukämie.

Am 26. April 1986 ereignete sich der Reaktorunfall in Tschernobyl. Dem zerstörten Reaktorblock entwich eine radioaktive Wolke, die in der Folge auch Österreich erreichte. Sie enthielt die radioaktiven Elemente Iod^{131}, Caesium^{137} sowie Strontium^{90} und Plutonium^{239} in sehr geringen Mengen.

Begriffserläuterungen

Radioaktivität heißt, Atomkerne zerfallen unter Abgabe von Energie in andere Atomkerne. Man unterscheidet drei Strahlenarten.

- **Alpha-Strahlen** sind beim radioaktiven Zerfall ausgesandte Massenteilchen, die dem Kern eines Heliumatoms entsprechen. Sie werden schon durch ein Blatt Papier abgehalten.

- **Beta-Strahlen** sind beim radioaktiven Zerfall ausgesandte Elektronen. Ihre Reichweite beträgt mehrere Meter. Sie werden z. B. durch eine 1 cm dicke Aluminiumschicht abgehalten.

- **Gamma-Strahlen** sind energiereiche, kurzwellige elektromagnetische Strahlen. Sie werden vom Atomkern ausgestrahlt. Generell ist radioaktiver Zerfall immer von Gamma-Strahlung begleitet. Gamma-Strahlen sind sehr durchdringend, sie werden nur durch Materialien mit sehr hoher Dichte, z. B. Blei, abgeschwächt.

- **Becquerel (Bq)*** ist die Einheit für die Radioaktivität eines Stoffes. 1 Bq/kg Lebensmittel oder 1 Bq/m³ Boden = 1 Atomkernzerfall pro Sekunde. Z. B. 370 Bq/l Milch: Pro Sekunde zerfallen 370 Atomkerne in einem Liter Milch. Mit Becquerel werden Aussagen über die Menge eines radioaktiven Stoffes gemacht, aber keine über dessen Gefährlichkeit, z. B. Strahlenart, Halbwertszeit.

- **Sievert** (Sv), seit 1985 Einheit für rem (1 Sv = 100 rem), wird als Einheit für die Schädlichkeit einer Strahlendosis verwendet. Strahlendosen ab 0,5 Sv werden als gesundheitsschädlich, Krebs erregend, angesehen. Durch die Strahlen werden Schäden bzw. Fehlfunktionen im Zellaufbau ausgelöst.

- **Physikalische Halbwertszeit** ist die Zeit, nach der die Hälfte der Atomkerne zerfallen ist.

- **Biologische Halbwertszeit** ist die Zeit, nach der die Hälfte der Stoffe aus dem menschlichen Körper ausgeschieden ist.

- **Effektive Halbwertszeit** ist die Zeit, nach der sich aufgrund von Zerfall und Ausscheidung nur noch die Hälfte des Stoffes im menschlichen Körper befindet.

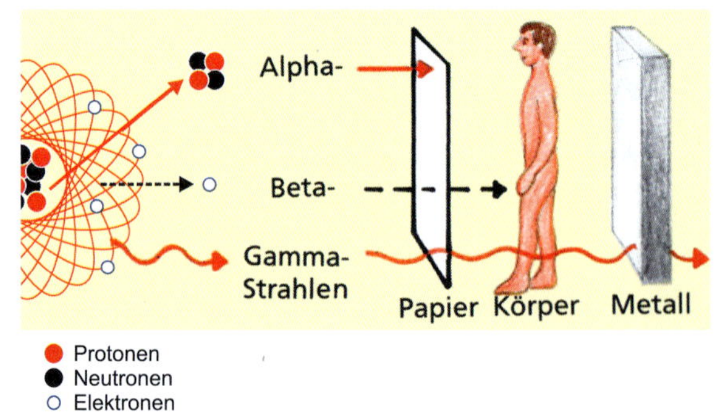

---

* alte Einheit: Curie (Ci) = 37 · 10^9 Becquerel (Bq),

1 Nanocurie (1 nCi) = 37 Bq

Lebensmittelverderb

▶ *Sie kennen physikalische, biochemische und mikrobielle Veränderungen, die die Lebensmittelqualität
beeinträchtigen.*

▶ *Sie können Möglichkeiten der Verhinderung einer
Lebensmittelqualitätsveränderung nennen.*

Lebensmittel können durch physikalische, biochemische,
chemische und mikrobielle Veränderungen und durch Vorratsschädlinge verderben. Hierdurch werden Geruch, Geschmack, Farbe und Beschaffenheit der Lebensmittel verändert. Sie werden ungenießbar (verdorben) und können
auch die Gesundheit gefährden (gesundheitsschädlich).

Physikalische Veränderungen

Ursachen und Folgen

- **zu geringe Luftfeuchtigkeit:** Austrocknen, z. B. von Brot.
- **zu hohe Luftfeuchtigkeit:** Feuchtwerden, z. B. von Kek-
  sen, Verklumpen von Salz, Zucker.
- **Frost:** Zerstörung der Zellwände, z. B. von Obst.
- **Licht:** Geschmacksveränderungen, Farbveränderungen,
  Beschleunigung von chemischen Veränderungen, z. B.
  bei Milch, Butter, Fleischwaren, Fetten, Ölen. Licht be-
  schleunigt z. B. das Ranzigwerden.
- **Wärme:** Beschleunigung chemischer und mikrobieller
  Veränderungen.

Verhinderung von physikalischen Veränderungen: Je nach
Art des Lebensmittels gekühlt, vor Licht und Frost geschützt
lagern, bei einer Luftfeuchtigkeit lagern, die dem Lebensmittel entspricht.

Biochemische und chemische Veränderungen

Ursachen und Folgen

Enzyme in Lebensmitteln (Beispiele)

- **unerwünschte Veränderungen:** Verderb von tiefge-
  frorenem Fleisch oder Gemüse, Ranzigwerden von
  Fetten und nicht raffinierten Ölen, Zerstörung von
  Vitaminen;
- **erwünschte Veränderungen:** Nachreifen von Obst,
  Mürbewerden des Fleisches.

Sauerstoff

- Ranzigwerden von Fetten = Fettoxidation;
- Zerstörung von Vitaminen;
- Aromaverlust, z. B. von Kaffee;
- Farbveränderungen, z. B. Verfärbungen von angeschnit-
  tenen Äpfeln oder Kartoffeln.

Chemische Umsetzungen (Beispiele)

- **Unerwünschte Veränderungen:** Altbackenwerden von
  Brot; Verderb von Konserven durch Reaktion des Inhal-
  tes mit der Dosenwand (Zinn, Eisen).
- **Erwünschte Veränderungen:** Bräunung, z. B. von Fleisch
  beim Braten, von Brot beim Backen.

**Verhinderung von chemischen und biochemischen Verän-
derungen:** Blanchieren von Gemüse bei etwa 70 °C vor dem
Einfrieren: Die Enzyme werden zerstört. Verpackung unter
Vakuum oder Stickstoff oder Kohlenstoffdioxid. Erniedri-
gung der Temperatur bei der Tiefkühllagerung: die enzymatischen und oxidativen Veränderungen verlangsamen sich
mit sinkender Temperatur.

Veränderungen durch Mikroorganismen

▶ *Sie lernen Lebensmittelveränderungen durch Mikroorganismen kennen.*

▶ *Sie lernen Faktoren, die das Wachstum von Mikroorganismen (den Lebensmittelverderb) beeinflussen,
kennen und können Konservierungsmethoden ableiten.*

Voraussetzung für den Verderb oder eine Veränderung
durch Mikroorganismen (Kleinstlebewesen) ist ihre Vermehrung in oder auf dem Lebensmittel.

Das Lebensmittel ist das Nährsubstrat für die Mikroorganismen. Die Enzyme der Mikroorganismen bauen die im Lebensmittel vorhandenen Nährstoffe ab, bevorzugt Kohlenhydrate und Eiweiß, seltener Fette. Die Stoffwechselendprodukte der Mikroorganismen führen zu Veränderungen
des Geruches und Geschmackes der Lebensmittel: Gärung,
Säuerung, Fäulnis. Die Farbe und Konsistenz der Lebensmittel werden verändert.

Mikroorganismen können auch erwünschte Veränderungen
bewirken.

Übersicht – Mikrobielle, biochemische Veränderungen

Mikroorganismen	Lebensmittelveränderungen
Enzyme	
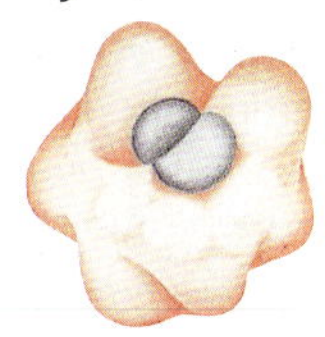	**erwünscht:** z. B. Nachreifen von Obst, Fleisch **Verderb:** z. B. Ranzigwerden von Fetten, Vitaminzerstörung
Schimmelpilze	
	**erwünscht:** z. B. Käseherstellung **Verderb:** z. B. Schimmelbildung bei Nüssen, Obst, Gemüse
Hefen	
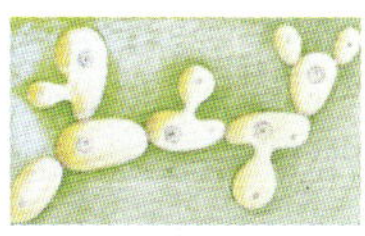	**erwünscht:** z. B. Brotherstellung, alkoholische Gärung, z. B. Bier **Verderb:** z. B. Kompott, Fruchtsäfte
Bakterien	
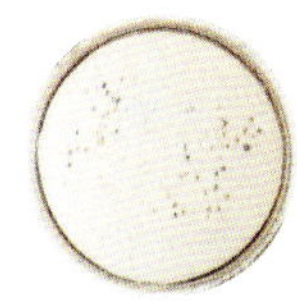	**erwünscht:** z. B. Sauermilch, Sauerkraut **Verderb:** Fäulnis

Lebensmittel verderben umso schneller, je feiner zerkleinert sie sind und je mehr Flüssigkeit sie enthalten. Faschiertes verdirbt z. B. schneller als ein Stück Fleisch.

Bakterien wachsen bei Luftzutritt, viele Arten auch bei Luftabschluss. Einige können Giftstoffe (Toxine) bilden, die zu „Lebensmittelvergiftungen" führen (siehe Seite 255).

Hefen befinden sich vor allem auf Obst. Sie wachsen auch unter Luftabschluss, sie vergären dann z. B. Obstsaft.

Einige Schimmelpilze, die für ihren Stoffwechsel Sauerstoff benötigen, bilden ebenfalls Giftstoffe, die Krebs erregend wirken (Mykotoxine, s. u.).

Auch die in Lebensmitteln enthaltenen Enzyme können Verderb hervorrufen.

Haltbarmachen zielt darauf ab, Lebensmittel in einen Zustand zu bringen, in dem mögliche Ursachen für einen Verderb ausgeschlossen bzw. extrem verlangsamt werden.

- Lebensmittelveränderungen durch Mikroorganismen (Hefen, Schimmelpilze, Bakterien) und Enzyme werden genutzt
  - zur Herstellung von Lebensmitteln, z. B. Brot, Käse, Wein,
  - zur Bildung von Geschmacksstoffen, z. B. Sauermilch,
  - für Konservierungsverfahren, z. B. Sauerkraut.
- Lebensmittelverderb durch Mikroorganismen und Enzyme ist unerwünscht.

Aflatoxine

1960 wurden die Aflatoxine entdeckt. Etwa 100 000 Truthühner starben damals nach der Verfütterung von verschimmeltem Erdnussmehl. Aflatoxine gehören zu den stärksten bekannten Giften und rufen bei Tieren Leberkrebs hervor. Aflatoxine werden von Schimmelpilzen im Fadengeflecht gebildet. Aflatoxine sind wasserlöslich und können so leicht das ganze Lebensmittel durchdringen. Das Fadengeflecht (Mycel) durchdringt z. B. das ganze Brot, ohne dass man es sieht. Man sieht nur den Schimmel an der Oberfläche und in einiger Tiefe.

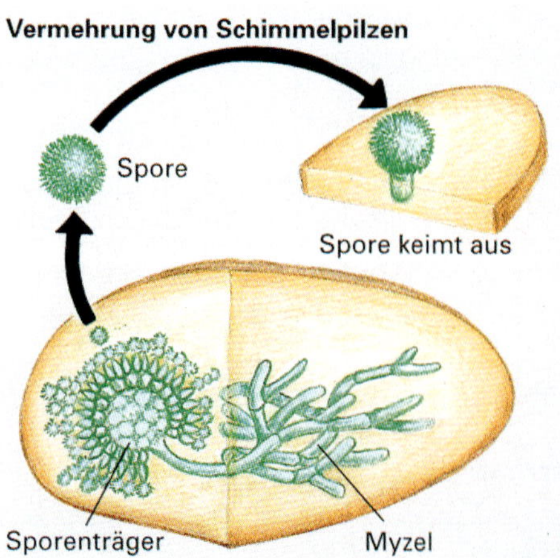

Vermehrung von Schimmelpilzen

Folgende Lebensmittel sind besonders häufig kontaminiert: Erdnüsse, Haselnüsse, Walnüsse, Paranüsse, Mandeln, Pistazien, Kokosraspeln, Mohn, Sesam und Getreide (Brot); durch verschimmeltes Tierfutter gelangen die Toxine in die Milch. Eine Höchstmengen-Verordnung für den Aflatoxingehalt besonders gefährdeter Lebensmittel wurde erlassen, z. B. für Säuglingsnahrung.

Maßnahmen zur Verhinderung von Schimmelbildung

- Gefährdete Lebensmittel kühl und trocken lagern
- Gefährdete Lebensmittel nur in kleinen Mengen einkaufen
- Beim Einkauf auf Schimmelbildung achten und ggf. Lebensmittel sofort umtauschen. Aflatoxine sind giftig.

Verderb durch Vorratsschädlinge

Als Vorratsschädlinge treten Milben sowie eine große Anzahl verschiedener Insekten oder deren Larven (Raupen, Maden u. a.) auf: Käfer, Motten, Fliegen. Bei feuchter Lagerung können Milben auf Getreide, Mehl und anderen Lebensmitteln einen staubartigen Überzug bilden. Von Milben befallene Lebensmittel sind gesundheitsschädlich.

Lästige Schädlinge, die zahlreiche Lebensmittel befallen, immer wieder in Wohnungen auftreten und nur schwer bekämpfbar sind, sind Ameisen, insbesondere die Pharaoameise.

Vorratsschädlinge sind auch manche Nagetiere. Oftmals sind sie Überträger von Krankheitserregern, z. B. können Salmonellen durch Mäuse übertragen werden.

Der wichtigste Schutz vor Vorratsschädlingen ist der baulich einwandfreie Zustand von Küchen, Kühl- und Vorratsräumen.

Vorratsschädlinge können sich durch Rohr- und Lichtleitungen ausbreiten sowie durch Entlüftungsschächte.

Beim Auftreten von Vorratsschädlingen die befallenen Lebensmittel vernichten, die Eintrittspforten aufspüren und versuchen, sie zu verschließen. Allenfalls sind Insektenbekämpfungsmittel anzuwenden: Hierbei ist zu beachten, dass diese nicht auf Lebensmittel gelangen.

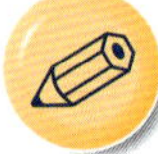

1. Nennen Sie verschiedene Arten der Veränderung von Lebensmitteln.
2. Warum müssen manche Lebensmittel vor dem Gefrieren blanchiert werden?
3. Sammeln Sie weitere Beispiele für das Verderben von Lebensmitteln. Überlegen Sie, ob es sich hiebei um physikalische, chemische oder mikrobielle Veränderungen handelt.
4. Sie kaufen eine Packung Schnittbrot. Zu Hause stellen Sie fest, dass eine Scheibe verschimmelt ist. Wie verhalten Sie sich?

Lebensmittelkonservierung

▶ *Sie können Faktoren, die den Lebensmittelverderb beeinflussen, nennen.*

Um einen Verderb von Lebensmitteln zu verzögern, werden Lebensmittel durch Veränderung folgender Bedingungen konserviert: Sauerstoffentzug, Senkung des pH-Wertes (Milieuänderung), Senkung des Wassergehaltes, der Temperatur, Abtöten der Mikroorganismen.

Konservierung durch Sauerstoffentzug (Vakuumverpackung)

Die meisten Mikroorganismen benötigen Sauerstoff. Es gibt jedoch auch Arten, die ohne bzw. mit oder ohne Sauerstoff auskommen.

Besonders durch Vakuumverpackungen kann eine längere Haltbarkeit der Lebensmittel erreicht werden, da der Verderb durch Schimmelpilze, die Bildung von Giftstoffen durch Eitererreger gehemmt und das Ranzigwerden von Fetten verzögert wird.

Sauerstoff benötigen	Keinen Sauerstoff benötigen	Ohne oder mit Sauerstoff leben
Schimmelpilze	Botulinum-Bazillen	Eitererreger, Hefen, Milchsäurebakterien, Fäulniserreger

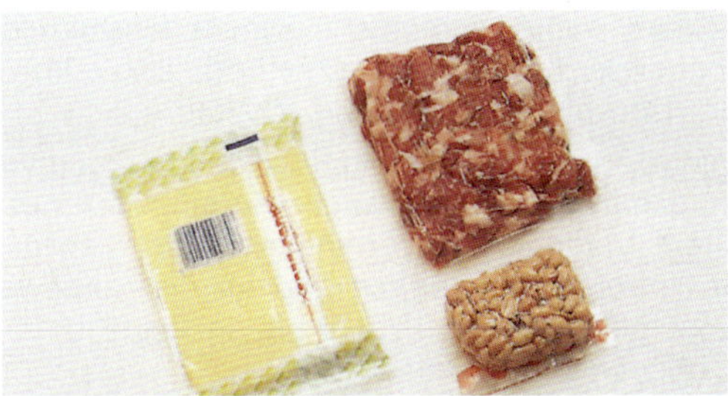

Vakuumverpackungen

Konservierung durch Veränderung des pH-Wertes

Die Wasserstoffionenkonzentration (pH-Wert) beeinflusst das Wachstum der Mikroorganismen.

Durch eine Veränderung des pH-Wertes in den sauren Bereich (z. B. Sülzen pH < 4,5; bei Salaten pH < 4,0) kann das Wachstum von krank machenden Mikroorganismen verhindert werden.

Es gibt zwei Möglichkeiten des Säuerns:

● **Zusatz von Genusssäuren** (meist Essigsäure)
Erzeugnisse: Sauergemüse, Mixed Pickles, Zwiebeln, Fischmarinaden (Rollmops) usw.

● **Enzymatische Säuerung** (meist durch Milchsäurebakterien)
Erzeugnisse: Sauerkraut usw.

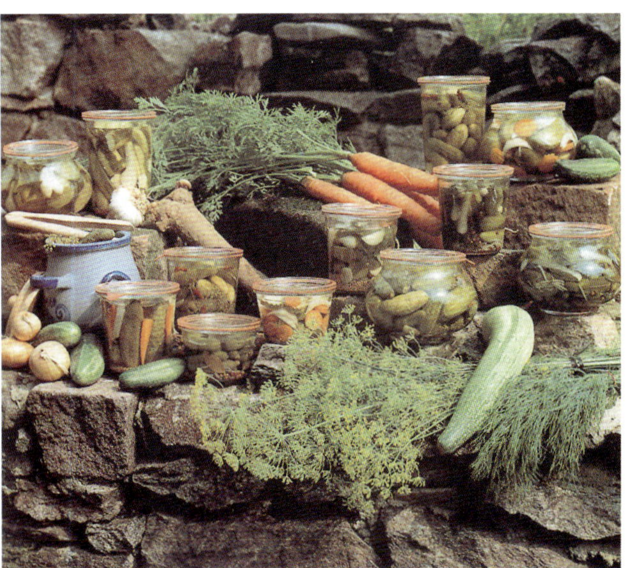

pH-Bereiche – Wachstum einzelner Mikroorganismen und pH-Wert einiger Flüssigkeiten

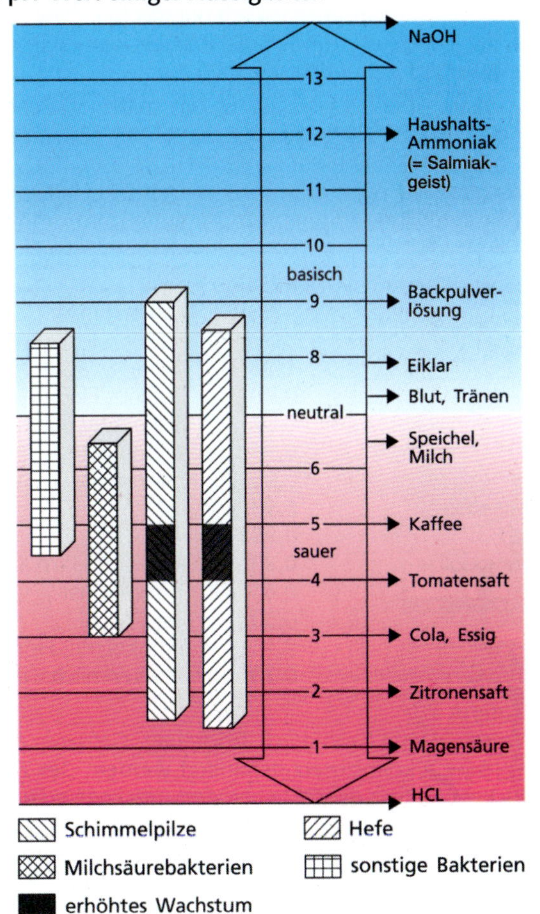

Konservierung durch Wasserentzug

 *Sie können die Konservierungsverfahren Trocknen und Gefriertrocknen bewerten.*

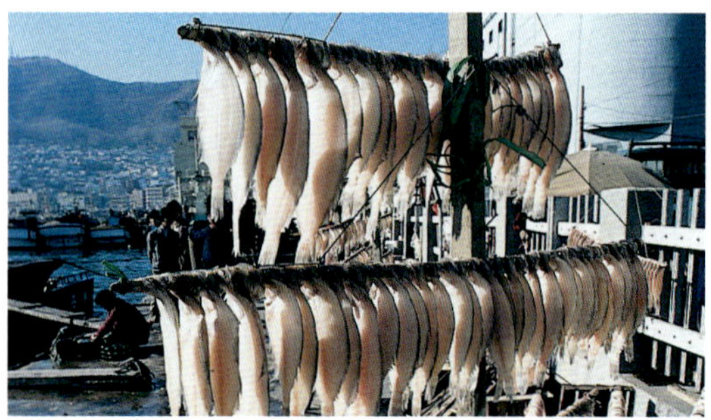

 Wasserentzug erfolgt durch
- **Trocknen, Gefriertrocknen,**
- **Salzen/Pökeln,**
- **Zuckern.**

Wasseraktivität

Wasser ist für das Wachstum von Mikroorganismen notwendig. Von dem Gesamtwassergehalt eines Lebensmittels steht den Mikroorganismen jedoch nur das freie bzw. aktive Wasser zur Verfügung. Ein Teil des Wassers kann z. B. durch Zucker oder Salz gebunden sein.

Der a_w-Wert ist die Messzahl für das aktive Wasser, die Wasseraktivität. Besonders Lebensmittel mit einem hohen a_w-Wert (> 0,95) sind leicht verderblich. Bei einem a_w-Wert von weniger als 0,70 ist nicht mehr mit einem Lebensmittelverderb zu rechnen.

Mikroorganismen, Wachstumsgrenze	Minimaler a_w-Wert	Lebensmittel
	1,00	Reines Wasser
	0,98	Frisches Fleisch
	0,97	Gekochter Schinken
	0,96	Brühwürste
	0,95	Leberwurst
Bakterien	**0,93**	
Hefen	**0,88**	
Schimmelpilze	**0,80**	Gereifter Hartkäse
	0,60	Trockenobst
	0,50	Reis, Mehl
	0,45	Schokolade, Honig
	0,20	Trockenmilch

Die Wasseraktivität kann durch Trocknung, Gefrieren, Salz-, Zucker- oder Alkoholzusatz gemindert werden. Der Zusatz von Zucker und Salz gehört neben dem Trocknen zu den ältesten Konservierungsverfahren. Lebensmittel werden durch Lufttrocknung, z. B. Stockfisch, Rosinen, Gewürze, Hülsenfrüchte, und durch Gefriertrocknung, z. B. Instant-Kaffee, konserviert.

Trocknen

Gemüse und Obst werden zunächst blanchiert und dann bei 80 bis 100 °C getrocknet. Häufig werden Obst und Gemüse nach dem Trocknen geschwefelt, um die Farbe zu erhalten: Es ist eine unnotwendige Schönung, die von manchen nicht vertragen wird. Kennzeichnung E 220–228.

Verfahren: Flüssige Lebensmittel wie Milch und Kaffee werden entweder durch Sprühtrocknung oder Walztrocknung in Pulverform gebracht. Die Sprühtrocknung kann auch im Vakuum erfolgen.

Beim Trocknen treten Farbveränderungen und Aromaverluste auf, die zu einer Minderung der Lebensmittelqualität führen. Außerdem werden hitzeempfindliche Vitamine – A, B_1, Folsäure, Pantothensäure, C, D, E und K – zu einem großen Teil (80 %) zerstört. Die Lebensmittelqualität wird also insgesamt beim Trocknen stark gemindert.

Gefriertrocknen

Feste Lebensmittel werden zunächst tiefgekühlt (–20 bis –30 °C). Flüssige Lebensmittel werden vor dem Gefriertrocknen eingedickt, das Wasser wird ausgefroren.

Das Gefriertrocknen der tiefgekühlten Lebensmittel bzw. der „eingedickten" – konzentrierten – Lebensmittel findet in druckfesten Behältern unter Hochvakuum statt. Das Eis aus den Lebensmitteln verdampft, ohne vorher zu schmelzen. Die notwendige Wärme wird durch Wärmestrahlung zugeführt, die Lebensmittel werden während des ganzen Vorgangs bei –20 bis –30 °C gehalten.

Bei der Gefriertrocknung behalten die Lebensmittel ihr natürliches Aroma und es finden keine Farbänderungen statt. Der Vitamingehalt der Lebensmittel wird beim Gefriertrocknen kaum gemindert. Die Lebensmittelqualität bleibt bei dieser Konservierungsmethode also – im Gegensatz zum Trocknen – weitgehend erhalten.

Gefriergetrocknete Lebensmittel sollten vakuumverpackt werden, damit während der Lagerung möglichst nur geringe weitere Veränderungen/Minderung der Lebensmittelqualität eintreten. Im Übrigen sind für die Aufbewahrung von gefriergetrockneten Lebensmitteln keine besonderen Räume oder Geräte erforderlich.

Die Gefriertrocknung ist zwar ein kostspieliges Verfahren, wird aber als Konservierungsmethode heute immer häufiger angewandt.

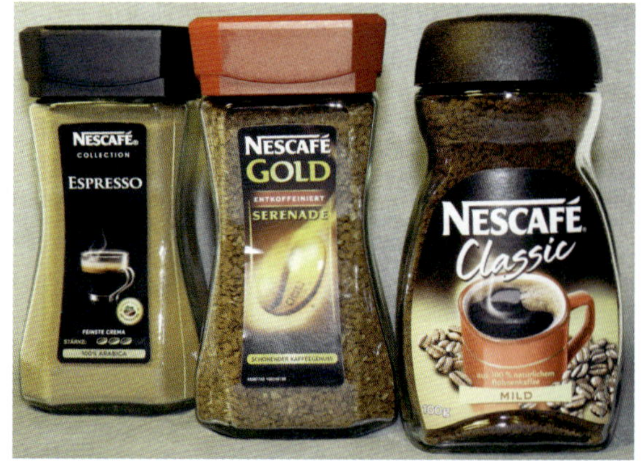

Hitzekonservierung

 *Sie lernen Sterilisation und Pasteurisierung zu bewerten.*

Konservierung durch Hitze
- **Sterilisieren – längere Haltbarkeit**
- **Pasteurisieren – bessere Lebensmittelqualität**

Pasteurisieren

Pasteurisiert werden folgende Lebensmittel:
- hochwertige, stark wasserhaltige, z. B. Milch
- säurehaltige, stark wasserhaltige, z. B. Obstsäfte, Gurken
- Halbkonserven, z. B. Würstchen

Die Haltbarkeit dieser Lebensmittel ist je nach Lebensmittelart unterschiedlich, Mindesthaltbarkeitsdatum beachten.

Sterilisieren

Sterilisiert werden Lebensmittel in der Industrie, indem sie 15 bis 30 Minuten auf 110 bis 117 °C oder sogar bis 135 °C erhitzt werden. Sterilisierte Lebensmittel sind unter Luftabschluss langfristig haltbar, es sind Vollkonserven.

Die Qualität von Gemüse und Obst wird dabei im Gegensatz zum Tiefkühlen gemindert. Die Vitamine werden bis zu 60 % zerstört. Auch Farbe, Geschmack und Beschaffenheit werden negativ verändert. Gemüsekonserven haben außerdem meist einen Kochsalzzusatz, Obstkonserven einen Zuckerzusatz.

Sterilisierte Gemüse- und Obstkonserven sind langfristig haltbar. Die Lagerung ist einfach. Die Verpackung (Glas) kann wiederverwendet werden. Die Umweltbelastung ist also im Gegensatz zum Tiefgefrieren geringer. Für Tiefkühlkost wird ein hoher Energieeinsatz für Herstellung und Lagerung benötigt.

Einkochen

Beim Einkochen von Obst im Haushalt werden diese auf 80 bis 100 °C erhitzt. Nicht alle Mikroorganismen, insbesondere Bakteriensporen, werden dabei abgetötet. Sie keimen aber in dem leicht sauren Milieu nicht aus.

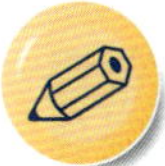

1. Im Garten werden
   a) Bohnen,
   b) Kirschen geerntet.
   Welche Konservierungsmethode(n) wählen Sie für die Lagerung?
2. Sammeln Sie Gründe, die gegen bzw. für die verschiedenen Konservierungsmethoden sprechen.

Mikroben wachsen nur bei bestimmten Temperaturen

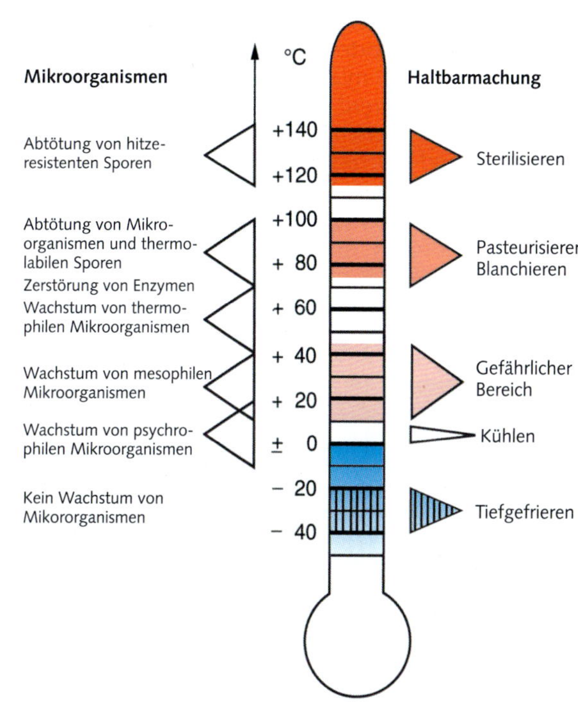

Tiefgefrieren

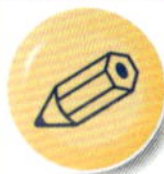 *Sie lernen die Konservierungsmethode Tiefgefrieren zu bewerten.*

Sie können Lebensmittel einfrieren und Tiefkühlkost zubereiten.

Es sollen a) Erdbeeren,
           b) Erbsen
eingefroren werden.

Beschreiben Sie die einzelnen Arbeitsschritte.

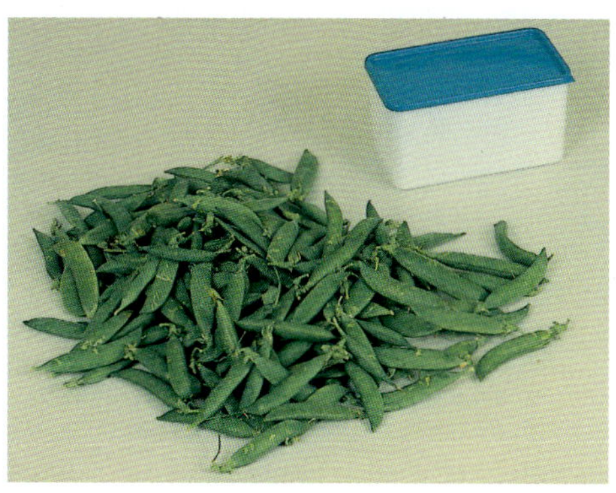

Tiefgefrieren bedeutet ein langfristiges Haltbarmachen von Lebensmitteln. Bei diesen Temperaturen wachsen die Mikroorganismen nicht mehr, die Enzymtätigkeit wird aber nur verlangsamt.

Einfrieren von Lebensmitteln

- Nur frische Lebensmittel bester Qualität verwenden.
- Manche Gemüsesorten (grüne Bohnen, Erbsen, Spinat, Kohl, Karotten, ...) müssen vor dem Einfrieren blanchiert werden. *Blanchieren:* Die Lebensmittel werden 2 bis 4 Minuten in kochendem Wasser oder Wasserdampf vorgegart und anschließend rasch abgekühlt. Durch das Blanchieren bleiben Vitamine, Farbe und Aussehen während der Lagerung besser erhalten. Im Lebensmittel enthaltene Enzyme werden inaktiert.

Beim Blanchieren gibt man 500 g Gemüse in 2 l kochendes Wasser. Das Gemüse muss im Wasser „schwimmen". Im geschlossenen Topf blanchieren.

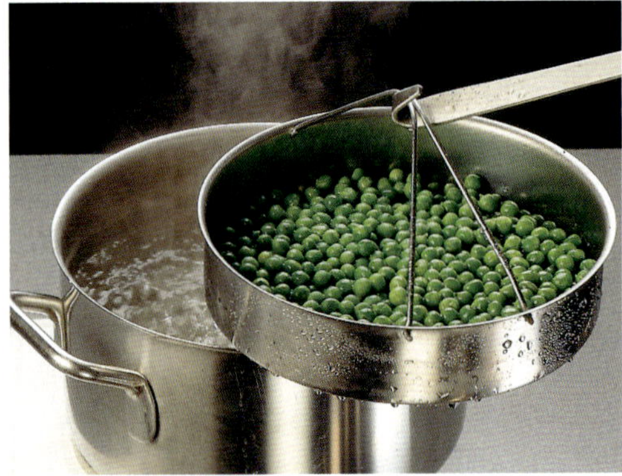

Blanchieren

- Einwandfreie, luftdichte Verpackung verwenden, Kunststoffgefäße usw. Es kommt sonst zum Austrocknen der Lebensmittel.
- Auf der Verpackung Inhalt und Verpackungsdatum angeben. Eine Überlagerung kann so vermieden werden.

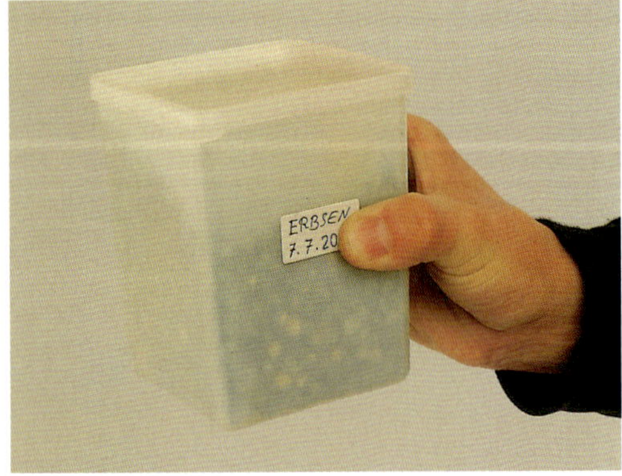

Kennzeichnung von Lebensmitteln

- Lebensmittel möglichst ungesalzen und ungezuckert einfrieren.
- Nicht zu große Lebensmittelmengen auf einmal einfrieren. Bereits eingefrorene Lebensmittel können sonst antauen bzw. die Lebensmittel werden nicht schnell genug eingefroren.
- Lebensmittel je nach Haushaltsgröße in geeigneten Portionen einfrieren.

Veränderung des Vitamin-C-Gehaltes beim Lagern bei –21 °C in mg pro 100 g

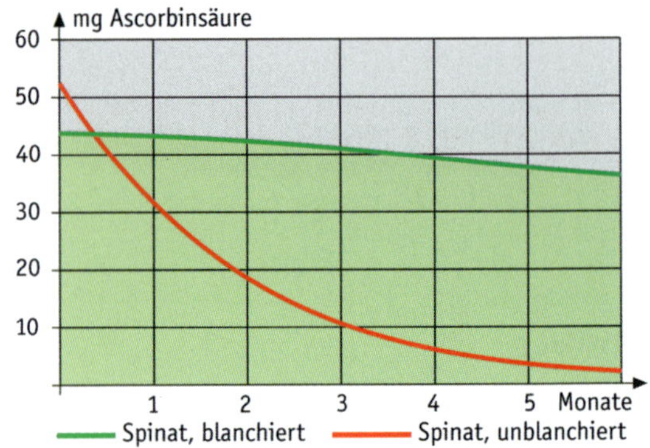

Eiskristallbildung beim Einfrieren

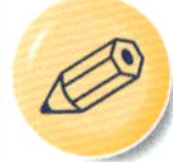
Erläutern Sie mithilfe der Abbildungen die Veränderungen beim Einfrieren
a) im Lagerfach der Gefriertruhe,
b) im Gefrierfach.

Langsames Einfrieren

Werden Lebensmittel langsam eingefroren, so gelangt Zellwasser in die Zellzwischenräume. Hier wachsen große Eiskristalle, es kommt zu Beschädigungen an den Zellwänden.

Beim Auftauen verlieren diese Lebensmittel viel Flüssigkeit, die Konsistenz – Beschaffenheit – ist verändert.

Besonders im Temperaturbereich zwischen 0 bis –5 °C wachsen die Eiskristalle.

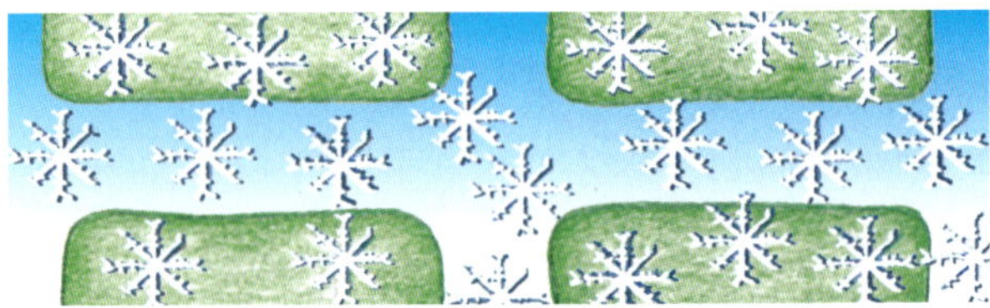

Eiskristallbildung beim langsamen Einfrieren

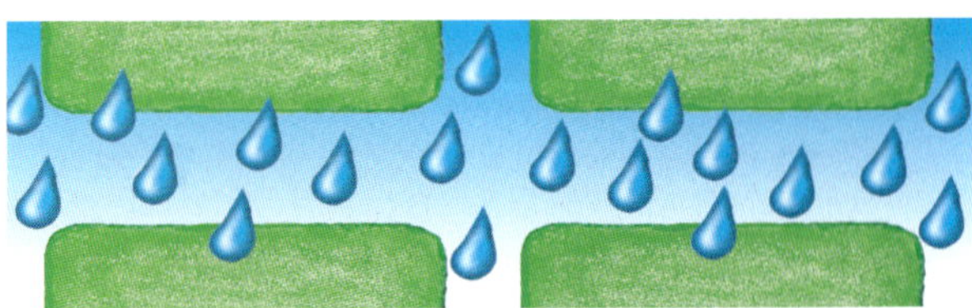

Auftauen langsam eingefrorener Lebensmittel

Schockgefrieren

Beim Schockgefrieren bei –25 bis –40 °C bilden sich winzige Eiskristalle in den Zellzwischenräumen und in den Zellen. Hierbei gelangt kaum Zellwasser in die Zellzwischenräume.

Beim Auftauen dieser Lebensmittel geht nur sehr wenig Zellwasser verloren. Die Konsistenz – Beschaffenheit – und der Nährstoffgehalt der Lebensmittel bleiben so besser erhalten.

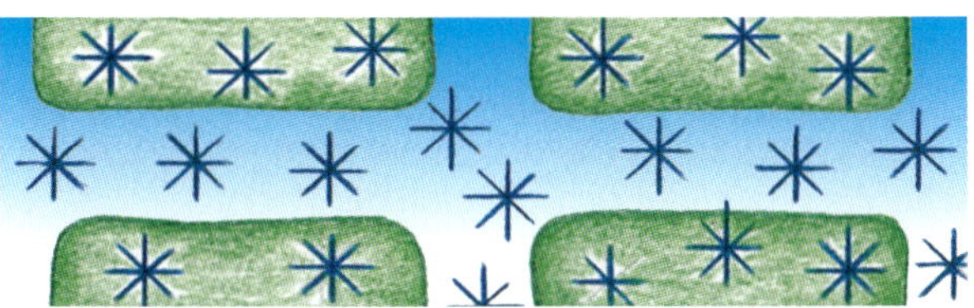

Eiskristallbildung beim Schockgefrieren

Tipps zum schnellen Einfrieren

● Nicht zu große Lebensmittelmengen auf einmal einfrieren.

● Wasserreiche Lebensmittel schockgefrieren, verpacken und in Portionen im Gefriergerät lagern.

● Lebensmittel in angemessenen Portionen einfrieren.

In den Geräten herrschen unterschiedliche Temperaturen

✳	– 6 °C	
✳✳	–12 °C	Frosten
✳✳✳	–18 °C	
✳✳✳	–18 °C bis –25 °C	Tiefgefrieren

Temperaturverlauf im Gefriergut
(bei verschiedenen Temperaturen)

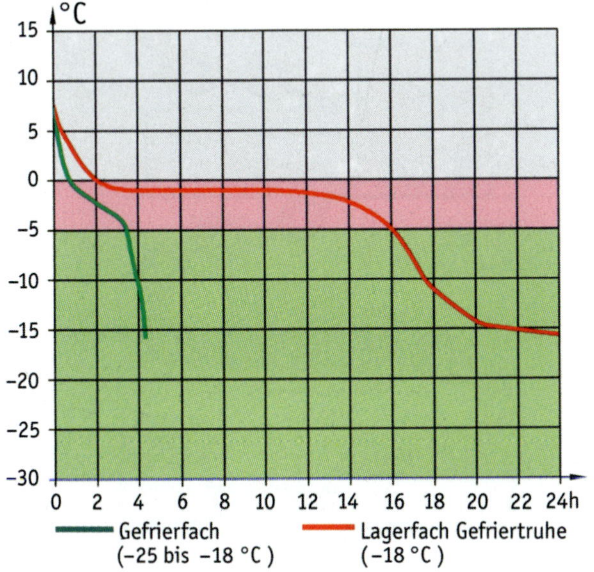

Veränderung des Nährstoffgehaltes

● **Eiweißstoffe** werden
  – denaturiert, sie sind leichter verdaulich,
  – teilweise durch Enzyme gespalten, es entstehen Geschmacks- und Aromastoffe.

● Die Struktur der **Zellwände – Ballaststoffe** – wird gelockert, die Lebensmittel sind leichter verdaulich. Die Garzeit der Lebensmittel ist teilweise bis zu 30 % verkürzt.

● **Mineralstoffe und Vitamine**
  – **Eisen** kann leichter durch die Verdauungsenzyme aus den Eiweißverbindungen gelöst und so zu einem höheren Prozentsatz resorbiert werden.
  – Auch die **B-Vitamine** können leichter herausgelöst und in den Körper aufgenommen werden. Während der Lagerung im Gefrierschrank kommt es nur zu geringen Vitaminverlusten.

● **Fette** können bei unsachgemäßer Verpackung und Überschreiten der Lagerzeit ranzig werden.

> **!** Die jeweiligen Nährstoff-, Farb-, Geschmacks- und Geruchsverbindungen sind abhängig
> • **vom Blanchieren,**
> • **von der Verpackung,**
> • **von der Lagertemperatur/-dauer.**

Durchschnittliche Vitaminverluste bei –25 °C nach 6 bis 9 Monaten

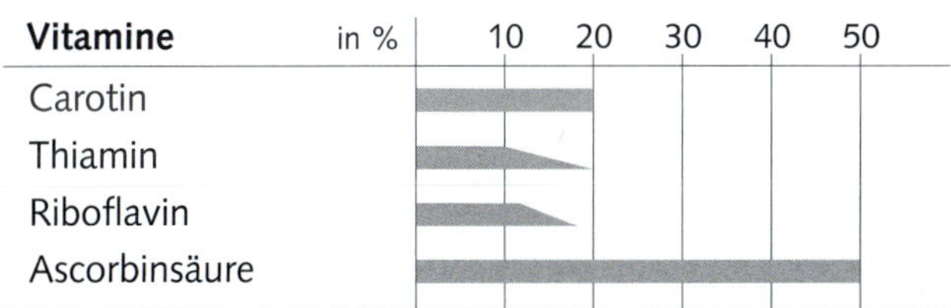

Vitaminverluste in Abhängigkeit von der Lagertemperatur – Lagerdauer 12 Monate

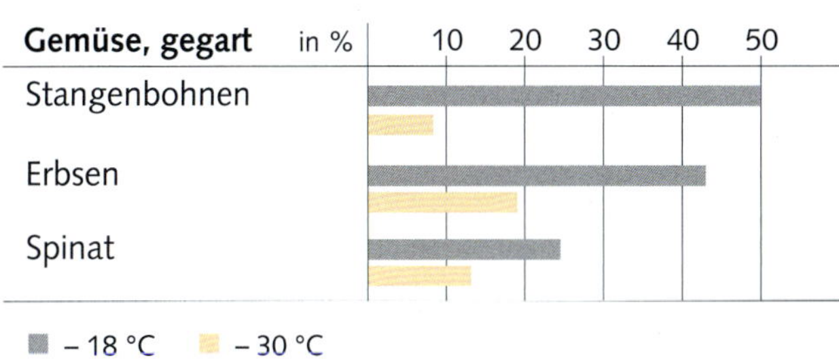

Zubereitung von Tiefkühlkost

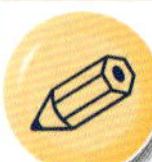

Beschreiben Sie die Zubereitung bei tiefgefrorenen Lebensmitteln. Was müssen Sie beachten?

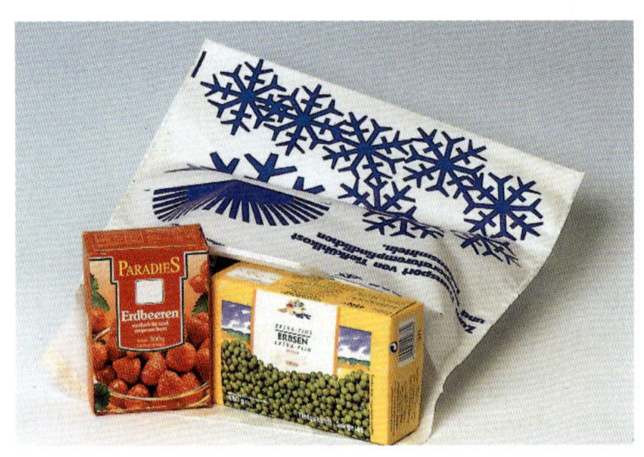

- Obst, das roh gegessen werden soll, langsam im Kühlschrank oder möglichst flach ausgebreitet in der Mikrowelle auftauen. Die Form bleibt so besser erhalten.
- Backwaren, z. B. einen Brotlaib, nach einstündiger Auftauzeit 10 Minuten im Backofen aufbacken oder unaufgetaut für etwa 10 Minuten in die Mikrowelle geben. Falls das Brot während des Gefrierens altbacken wurde, wird es nun wieder knusprig.
- Kleine Fleischstücke, Gemüse usw. sofort unaufgetaut garen. Die Lebensmittel behalten so besser ihre Form, es geht weniger Zellsaft mit Nährstoffen verloren.
- Größere Fleischstücke, ganzes Geflügel usw. erst langsam auftauen lassen. Die Auftauflüssigkeit dabei getrennt auffangen. Das aufgetaute Fleisch sofort gut durchgaren – Kerntemperatur 70 °C.
- Unaufgetautes Fleisch gart nicht vollständig durch. Es kann zu Lebensmittelvergiftungen kommen, da die Salmonellen im Fleischinneren nicht abgetötet werden. Die Auftauflüssigkeit muss getrennt aufgefangen werden, da sich darin reichlich Salmonellen befinden können, andere Lebensmittel könnten durch die Auftauflüssigkeit verunreinigt werden.
- Die verkürzte Garzeit von tiefgefrorenen Lebensmitteln beachten.

Lebensmittel selbst eingefroren	Haltbarkeit in Monaten
Obst, Gemüse	
Huhn	
Kotelett	
Fisch, mager	
Faschiertes, mager	
Hartkäse	
Butter	
Brot	

Einkauf von Tiefkühlkost

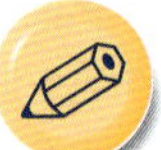

1. Warum muss Tiefkühlkost in den Geschäften immer gleich in die Tiefkühlvitrinen eingeräumt werden?
2. Begründen Sie die unterschiedlichen Lagerzeiten für tiefgekühlte Lebensmittel bei −18 °C.

- Beim Einkauf von Tiefkühlkost auf das Haltbarkeitsdatum achten.
- Durch vorsichtiges Schütteln kann, z. B. bei Erbsen, festgestellt werden, ob die Ware bereits angetaut war. Frische Ware befindet sich locker in der Packung.
- Tiefkühlkost in isolierten, wiederverwendbaren Behältern transportieren oder eingewickelt in Zeitungspapier.
- Tiefkühlkost als Letztes vor dem Heimweg einkaufen. Tiefgekühlte Lebensmittel müssen so transportiert werden, dass ihre Oberfläche nicht auftaut. Sie können dadurch verderben. Die Mikroorganismen in tiefgekühlten Lebensmitteln sind nicht abgetötet, ihre Vermehrung ist ab −12 °C ausgeschaltet.
- Zu Gefrierbrand (= Austrocknen der Oberfläche) kann es bei tiefgekühltem Geflügel, aber auch bei anderen Lebensmitteln, infolge einer Beschädigung der Verpackung oder ungenügender Verpackung kommen. Die Stellen zeigen eine hellgelbliche bis graue Farbe. Das Fleisch weist eine strohige Beschaffenheit auf und ist evtl. ranzig.
- **Lagerzeit für Lebensmittel beachten.**

Tiefkühlkette

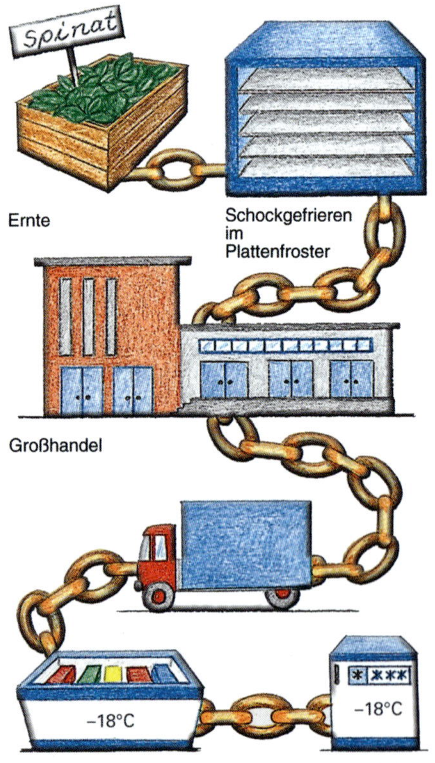

Konservierung durch Bestrahlung

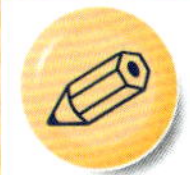

Führen Sie eine Pro-und-Kontra-Diskussion zum Thema „Lebensmittelbestrahlung".

Nicht zuletzt aufgrund der Reaktorkatastrophe von Tschernobyl ist die Lebensmittelbestrahlung in Österreich bisher verboten. Bisher ist in 9 Staaten der EU die Bestrahlung von Lebensmitteln erlaubt, in Deutschland jedoch nur die Bestrahlung von Gewürzen. Eine EU-weit geltende Richtlinie über die Bestrahlung von Lebensmitteln soll ausgearbeitet werden.

Bei der Behandlung werden Lebensmittel Gamma-Strahlen ausgesetzt. Die Lebensmittel selbst werden dadurch nicht radioaktiv: Es gelangen weder radioaktive Elemente in die Lebensmittel, noch entstehen in ihnen solche. Jedoch treten durch die Energieeinwirkung Veränderungen bei bestimmten Inhaltsstoffen, z. B. beim Eiweiß, auf. Ähnliche Veränderungen treten allerdings auch bei herkömmlichen Verfahren auf, z. B. bei der Hitzekonservierung von Lebensmitteln. Gegner der Bestrahlung bringen vor, dass bei der Bestrahlung nicht genügend erforschte, gesundheitlich bedenkliche Stoffe entstehen können. Zunehmend gelingt bei Lebensmitteln der Nachweis einer Bestrahlung, z. B. in Hühnerknochen, bei mineralischen Verunreinigungen, z. B. bei Gewürzen.

Einsatzgebiete der Bestrahlung

- Verhinderung des Auskeimens von Kartoffeln und Zwiebeln
- Keimverminderung bei Gewürzen, z. B. bei schwarzem Pfeffer mit 350 000 bis 80 Millionen Keimen pro Gramm
- Verzögerung des Reifens bzw. Verderbs bei Früchten
- Abtötung von Mikroorganismen, z. B. Salmonellen bei Garnelen, Fischen und Geflügel
- Verbesserung technologischer Eigenschaften von Lebensmitteln, z. B. erhöhte Saftausbeute bei Obst.

Eine Kennzeichnung bestrahlter Lebensmittel sollte erfolgen.

Kennzeichnungsvorschlag der EU

Zutaten: Kalbfleisch, Kartoffeln, Karotten, Zwiebeln, Mehl, Palmöl, Milchpulver, Zucker, Salz, Gewürze

Bestrahlt:
Kartoffeln, Zwiebeln, Mehl, Gewürze

Bestrahlungsanlage

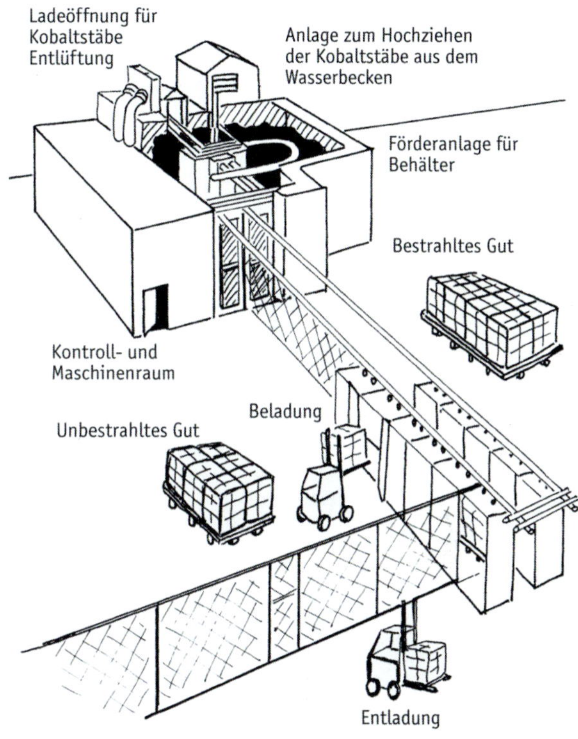

Lebensmittel werden in Bestrahlungsanlagen mit Gamma-Strahlen bestrahlt. Hierbei werden die Lebensmittel mit einem automatischen Transportsystem um eine zentrale Strahlenquelle gefahren und von allen Seiten gleichmäßig bestrahlt. Die Bestrahlungsdauer für Sterilisieren beträgt z. B. 15 Stunden.

Gesamtübersicht: Konservierungsmethoden

Konservierungs-methoden	Konservieren durch	Erklärung	Anwendungsbeispiele
Kühlen	**Wärmeentzug** Kühlschrank: 0 °C bis +6 °C, höchstens bis +8 °C	Durch Wärmeentzug wird die Entwicklung der Mikroorganismen verlangsamt.	Milch, Milchprodukte, Butter, Eier, Fleisch, Fisch, Fischmarinaden, Obst, Gemüse, Mayonnaise u. a.
Tiefgefrieren	**Wärmeentzug** Tiefgefrieren: –18 °C und darunter	Durch noch stärkeren Wärmeentzug wird die Vermehrung von Mikroorganismen unterbunden. Sie werden aber nicht abgetötet. Enzyme bleiben wirksam; ihre Wirkung wird verlangsamt; Fett wird ranzig.	Gemüse, Obst, Fleisch, Fisch, Mehlspeisen, Fertiggerichte
Trocknen	**Wasserentzug** in Trocknungsanlagen, durch Versprühen in heißer Luft, durch Trocknen auf heißen Walzen, durch Trocknen in heißem Luftstrom	Durch Wasserentzug wird die Vermehrung von Mikroorganismen unterbunden. Sie werden aber nicht abgetötet, Schimmelpilze benötigen zum Wachstum mindestens 15 % Wasser, andere Mikroorganismen noch mehr.	Dörrobst, Rosinen, Kaffee, Tee, Kartoffelmehl, Milchpulver, Eiprodukte, Teigwaren
Gefriertrocknen	**Wasserentzug** bei –20 °C bis –30 °C	Wasserentzug aus tiefgekühlten Nahrungsmitteln.	Kaffee, Tee, Obst, Pilze, Gemüse
Pasteurisieren von Milch und Milchprodukten	**Hitzeeinwirkung** 70°C bis 85 °C, einige Sekunden bis Minuten	Durch Hitzeeinwirkung wird die Mehrzahl der Mikroorganismen abgetötet. Dauerformen (Bakteriensporen) überleben.	Milch, Milcherzeugnisse, beschränkte Haltbarkeit unter Kühlung
Pasteurisieren[1]) von Obsterzeugnissen und sauren Gemüseerzeugnissen	**Hitzeeinwirkung** 90 °C bis 100 °C	Durch Hitzeeinwirkung Abtöten der vegetativen Mikroorganismen, Bakteriensporen überleben, keimen infolge des hohen Säuregehaltes nicht aus, pH-Wert unter 4,5.	Obst, Obstsäfte, Kompotte, Essiggurken, Sauergemüse, Gemüsesalate Dauerwaren: ohne Kühlung haltbar
Sterilisieren[2]) von nicht sauren Nahrungsmitteln	**Hitzeeinwirkung** Erhitzen unter Druck in Wasserdampf auf 115 °C bis 121 °C. Erhitzungsdauer von Größe der Behältnisse abhängig.	Durch stärkere Hitzeeinwirkung werden die Mikroorganismen einschließlich der Bakteriensporen abgetötet, pH-Wert über 4,5.	Gemüse, Obst mit geringem Säuregehalt (z. B. Feigen, Melonen), Fleisch, Fisch Dauerwaren: ohne Kühlung haltbar
Wasserentzug durch Salzen und Pökeln[3]) Einlegen in Salzlösungen	**Wasserentzug** durch Kochsalz, Pökelung durch Salpeter. **Hohe Salzkonzentration hemmt Mikroorganismen**	Durch osmotischen Wasserentzug werden Mikroorganismen abgetötet oder in ihrer Vermehrung gehemmt.	Rohpökelwaren, Salzheringe, Salzsardellen, Salzgurken, in Salz eingelegtes Gemüse
Säuern Einlegen z. B. in Essig Säuerung durch Mikroorganismen	**Säureeinwirkung** durch Zusatz von Säuren oder Bildung von Säuren durch Mikroorganismen	Durch Säure werden Mikroorganismen gehemmt. Die säurebildenden Mikroorganismen hemmen Verderbniserreger.	Pilze, Gurken, Kürbis, Rüben, rote Rüben, Sauerkraut

[1]) im Haushalt anwendbar; [2]) im Haushalt nicht anwendbar.
[3]) bei Brühwürsten, Fleischkonserven u. a. wird Salzen und Pökeln ohne Wasserentzug angewendet.

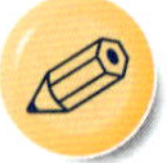

Ermitteln Sie, durch welche der angeführten Konservierungsmethoden die Qualität der Lebensmittel am besten erhalten bleibt.

Lagerung von Lebensmitteln

▶ *Sie können Lebensmittel sachgerecht lagern.*

Notvorrat

In der Tabelle ist der Notvorrat für eine Person für gut zwei Wochen angegeben.

Physikalische Veränderungen während des Lagerns

Beim Lagern der Lebensmittel kann der Wassergehalt abnehmen bzw. zunehmen, die Lebensmittel trocknen aus oder werden feucht.

Außerdem kann es zu einem Verlust an Aromastoffen kommen. Die Lebensmittel haben nicht mehr die vom Verbraucher gewünschte Beschaffenheit.

Verhinderung von physikalischen Veränderungen

● Lebensmittel bei einer Luftfeuchtigkeit lagern, die dem natürlichen Wassergehalt entspricht. Die Luftfeuchtigkeit ist von der Umgebungstemperatur abhängig.

● Flüssigkeits- bzw. Aromaverluste durch eine entsprechende Verpackung verhindern.

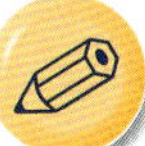

In Krisensituationen, z. B. bei Hochwasser, kann es vorkommen, dass Menschen derart von der Umwelt abgeschnitten sind, dass sie keine Lebensmittel kaufen können. Sie müssen von ihren Vorräten leben.

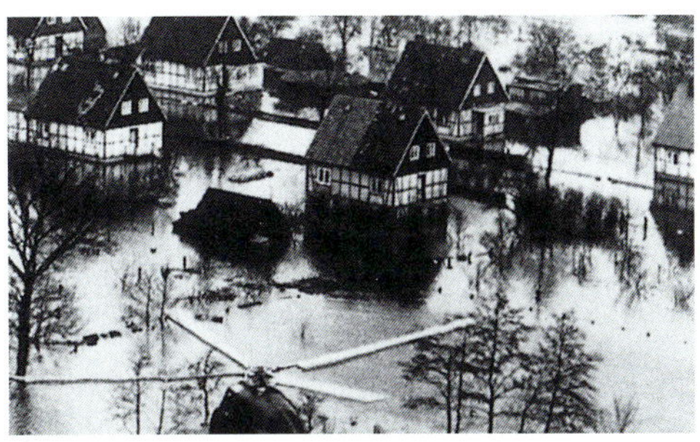

Lesen Sie die Lebensmittelliste „Notvorrat".

1. Wo und wie sollen die verschiedenen Lebensmittel gelagert werden, damit ein Lebensmittelverderb verhindert wird?

2. Beschreiben Sie einzelne Mahlzeiten, die es während der zwei Wochen
   a) bei Stromanschluss,
   b) bei Stromausfall
   geben könnte.

3. Dieser Notvorrat entspricht eventuell nicht Ihren Wünschen bzw. Ihrem Geschmack.
   a) Welche Änderungen würden Sie vornehmen?
   b) Wie müssen die von Ihnen ausgewählten Lebensmittel gelagert werden?

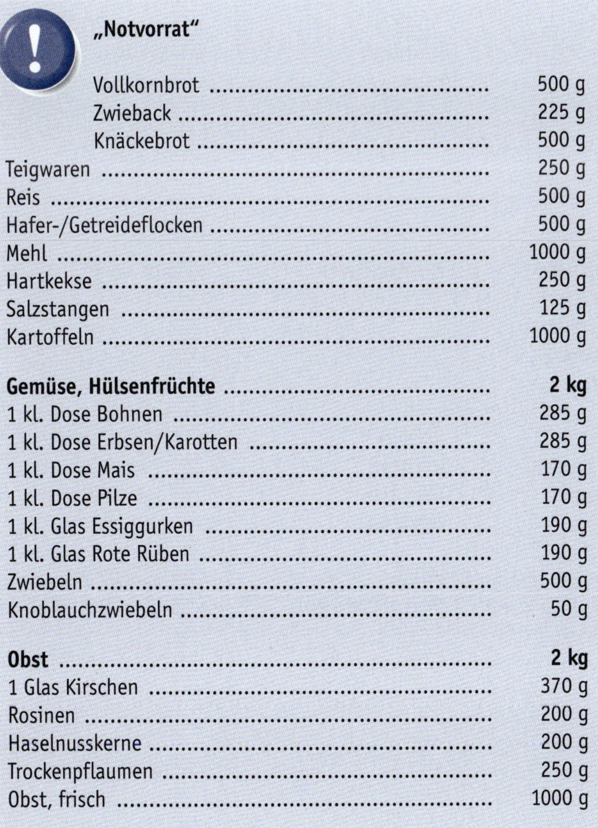

„Notvorrat"

Vollkornbrot	500 g
Zwieback	225 g
Knäckebrot	500 g
Teigwaren	250 g
Reis	500 g
Hafer-/Getreideflocken	500 g
Mehl	1000 g
Hartkekse	250 g
Salzstangen	125 g
Kartoffeln	1000 g
Gemüse, Hülsenfrüchte	**2 kg**
1 kl. Dose Bohnen	285 g
1 kl. Dose Erbsen/Karotten	285 g
1 kl. Dose Mais	170 g
1 kl. Dose Pilze	170 g
1 kl. Glas Essiggurken	190 g
1 kl. Glas Rote Rüben	190 g
Zwiebeln	500 g
Knoblauchzwiebeln	50 g
Obst	**2 kg**
1 Glas Kirschen	370 g
Rosinen	200 g
Haselnusskerne	200 g
Trockenpflaumen	250 g
Obst, frisch	1000 g

Getränke	**24 l**
1 Kiste Mineralwasser	12 x 1 l
1 Flasche Zitronensaft	0,2 l
Kaffee	250 g
Tee	125 g
Milch, Milchprodukte	**4,5 kg**
H-Milch	4 l
Hartkäse	500 g
Fisch, Fleisch, Eier	**2 kg**
2 Dosen Tunfisch	à 150 g
1 Dose Makrelen-Filets	90 g
1 Dose Ölsardinen	85 g
1 Dose Hering in Soße	110 g
2 Dosen Fleischgerichte	à 200 g
1 Dose Cornedbeef	340 g
1 Dose Kalbsleberwurst	160 g
6 Baby-Salamis	150 g
6 Eier	
Fette, Öle	**1 kg**
Maiskeimöl	0,5 l
Butter oder Margarine	250 g
Fettmischung zum Braten	250 g

Sonstiges nach Belieben

Zucker, Süßstoff, 1 Glas Honig, 1 Glas Marmelade, 1 Tafel Schokolade, Kakaopulver, Kräutertee, 1 Flasche Essig, 1 Glas Senf, Speisesalz, Suppenwürfel, Gewürze, getrocknete Kräuter, Tomatenmark, Backpulver, Trockengerm, Fertiggerichte, Fertigsuppen

Übersicht – Physikalische Veränderungen

Ursachen	Folgen	Beispiele
zu geringe Luftfeuchtigkeit	Austrocknen der Lebensmittel	Brot, Kuchen, Gemüse, Obst
zu hohe Luftfeuchtigkeit	Feuchtwerden der Lebensmittel	Kekse, Salz, Zucker
zu große Kälte	Zellwände der Lebensmittel werden zerstört	Kartoffeln, Obst

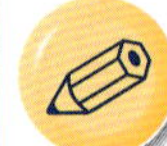

Nennen Sie je fünf Lebensmittel, die

a) im Kühlschrank bei +2 bis +6 °C und einer Luftfeuchtigkeit von 60 bis 70 %,

b) im Keller bei +8 bis +12 °C und einer Luftfeuchtigkeit von 70 bis 80 %,

c) in der Speisekammer bei +15 bis +20 °C und einer Luftfeuchtigkeit von 50 bis 60 % gelagert werden sollten.

Lagerung und Haltbarkeit von Lebensmitteln

Lebensmittel		Lagerdauer	Ort	Temperatur/ Luftfeuchtigkeit
Frischvorräte	Faschiertes Fleisch, Fisch, Milch Obst, Salat Wurzelgemüse Butter, Eier	bis 1 Tag 1– 2 Tage 2–10 Tage 7–30 Tage 20 Tage	Kühlschrank	+2 bis +6 °C/ 60–70 %
	Kartoffeln Obst Gemüse	6–8 Monate 3–5 Monate 3–4 Monate	Keller	+8 bis +12 °C/ 50–60 %
Trockenvorräte	Mehl, Kakao, Schokolade, Trockensuppen, Dauerwurst Hülsenfrüchte, Trockenbrot Knäckebrot, Zwieback, Stärke Kartoffeltrockenprodukte Reis, Salz Zucker	6 Monate 1 Jahr 2 Jahre 3 Jahre	Speise- kammer, Vorrats- schrank	+15 bis +20 °C/ 50–60 %
Halbkonserven	Fisch, Salate	2 Wochen bis 3 Monate Mindesthaltbar-keitsdatum beachten	Kühlschrank	+2 bis +6 °C
Vollkonserven		1–4 Jahre Mindesthaltbar-keitsdatum beachten	Speise- kammer, Vorrats- schrank	+15 bis +20 °C
Eingemachtes	Gläser luftdicht verschlossen: Obst	1–2 Jahre 1 Jahr	Keller Vorratsschrank	+8 bis +12 °C +15 bis +20 °C
Gefrierkost			Gefriergerät	−18 °C und tiefer

Krankheitserregende Mikroorganismen

 *Sie können allgemeine Ursachen für Lebensmittel-vergiftungen und die Übertragung von Krankheits-erregern durch Lebensmittel beschreiben.*

Übertragung von Krankheitserregern durch Lebensmittel

Durch Lebensmittel können eine Reihe Erreger von Infektionskrankheiten übertragen werden. **Die Anzahl der Krankheitserreger ist ohne Bedeutung:** Sehr wenige Erreger können die Krankheit auslösen. Die Krankheit ist von Mensch zu Mensch übertragbar.

Trinkwasser kommt bei der Übertragung von Krankheits-erregern besondere Bedeutung zu. Strenge hygienische Maßnahmen zur Freihaltung des Trinkwassers von Krank-heitserregern sowie Kontrollen sind laufend notwendig.

Beispiele für selten, aber immer noch auftretende Infektions-krankheiten: **Typhus, Paratyphus, Ruhr, infektiöse Gelbsucht.**

Bakterielle und virale Lebensmittelvergiftungen

 Lebensmittelvergiftungen werden hervorgerufen u. a. durch
- **Salmonellen,**
- **Staphylokokken,**
- **Clostridium botulinum,**
- **Viren, bes. Noroviren.**

Campylobacter zählen derzeit zu den häufigsten Erregern bakteriel-ler Lebensmittelvergiftungen. Enterohämorrhagischer E. coli (EHEC) ist ein sehr gefährlicher Krankheitserreger geworden.

Voraussetzung für das Auftreten bakterieller Lebensmittel-vergiftungen sind Lebensmittel, die Erreger in hoher Zahl oder die bei deren Vermehrung gebildeten Toxine (Giftstof-fe) enthalten. Die für das Zustandekommen einer Vergiftung notwendige Zahl der Erreger ist jedoch noch nicht so hoch (10 000 bis 1 Million Bakterien pro 1 g Lebensmittel), dass das Lebensmittel Verderbniserscheinungen zeigen würde.

Wenige Stunden, höchstens wenige Tage nach der Aufnah-me des Lebensmittels setzt die Erkrankung plötzlich ein: **Das Krankheitsbild ist einer Vergiftung ähnlich.**

Bakterielle Lebensmittelvergiftungen sind von Mensch zu Mensch nicht direkt übertragbar: Stets ist ein die Erreger in genügend hoher Zahl enthaltendes Lebensmittel die Ursache.

Hieraus ergeben sich zwei Voraussetzungen für das **Zustan-dekommen einer Lebensmittelvergiftung:**

- **Die Erreger müssen auf das Lebensmittel übertragen werden oder in ihm enthalten sein.**
- **Sie müssen Gelegenheit haben, sich im Lebensmittel zu vermehren,** d. h. die für sie geeigneten Lebensbedin-gungen vorfinden.

Bakterielle und virale Lebensmittelvergiftungen
(Meldungen nach dem Epidemiegesetz)

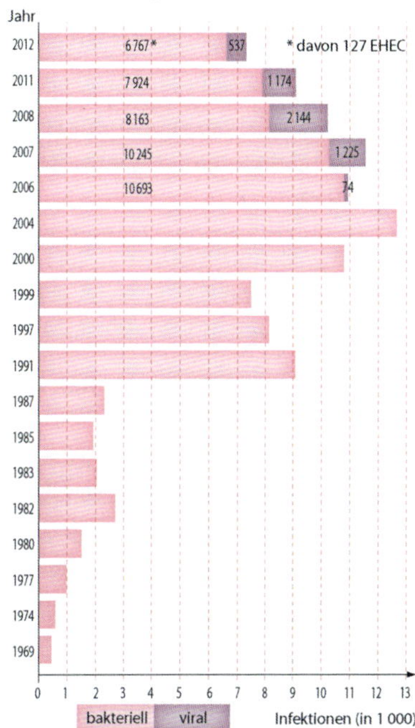

Bakterielle und **virale Lebensmittelvergiftungen sind** nach dem Epidemiegesetz **meldepflichtig.** Der behandelnde Arzt, das Krankenhaus u. a. haben Erkrankungsfälle der Gesund-heitsbehörde zu melden.

1991 sind die gemeldeten Erkrankungen sprunghaft ange-stiegen. Vermutete Ursache: starke Zunahme von mit Sal-monellen kontaminiertem Geflügel. Mit dem Erlass der Fleisch- und Geflügelhygieneverordnung ist die Kontamina-tionsrate bei Geflügel gesunken, die Zahl der Erkrankungen fallend. Hingegen traten seit 2006 virale Lebensmittelver-giftungen mit zunehmender Tendenz nahezu epidemieartig auf. 2012 war hier ein Rückgang zu beobachten.

Salmonellose

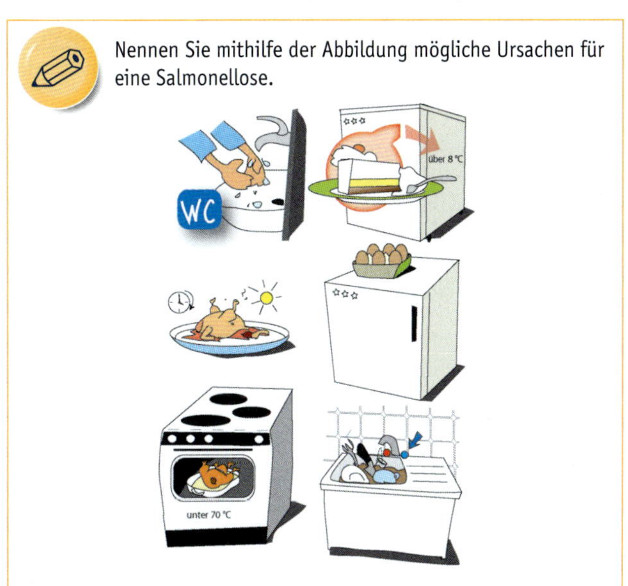

Salmonellen sind **Darmkeime,** die auch bei **gesunden Menschen** oder gesunden Tieren im Darm vorkommen können. Sie werden mit dem Kot ausgeschieden:

Man spricht von **Ausscheidern** oder von **Dauerausscheidern** (falls sich die Ausscheidung über längere Zeit erstreckt).

Es gibt mehr als 2 000 Arten von Salmonellen.

Salmonellen verursachen einen fieberhaften Brechdurchfall, die Salmonellose.

Auch Tiere können durch Salmonellen erkranken. Nach Ausheilen der Erkrankung können Menschen wie Tiere Salmonellen ausscheiden. Mensch und Tier können sich mit Salmonellen infizieren und diese ausscheiden, ohne zu erkranken.

Der **Weg der Übertragung der Salmonellen** bis zum Auftreten einer Salmonellose ist somit vorgegeben.

● Salmonellen müssen auf ein genussfertiges Lebensmittel gelangen und sich dort vermehren: 10 000 Salmonellen pro Gramm oder mehr führen zu einer Erkrankung. Die Vermehrung erfolgt besonders rasch bei 20–45 °C; der gefährliche Bereich liegt zwischen 15 und 45 °C. Eine sehr langsame Vermehrung erfolgt noch bei 4 °C.

● Tiere (Rinder, Schweine, Geflügel) infizieren sich durch das Futter, über andere kranke Tiere oder über Ausscheider und werden selbst zum Ausscheider. Der weitere Weg ist folgender:
  – Eier von Hühnern sind außen an der Schale mit Salmonellen kontaminiert, Eier von Enten enthalten auch im Eiinneren Salmonellen. **Alles vom Entenei nur völlig durcherhitzt konsumieren!**
  – bei der Schlachtung gelangen Salmonellen auf das Fleisch,
  – mit Eiern oder Fleisch gelangen die Salmonellen in die Küche,
  – über Hände, Geschirr oder Geräte gelangen Salmonellen auf genussfertige Speisen und vermehren sich dort im gefährlichen Temperaturbereich sehr rasch; oder
  – Fleisch wird nicht ausreichend durcherhitzt, die im Inneren überlebenden Salmonellen vermehren sich.

● Hühnereier können im Inneren Salmonellen enthalten. Hühnereier oder Speisen mit Hühnereiern für Kinder oder alte oder kranke Menschen durcherhitzen!

● Der Mensch ist Ausscheider; durch mangelnde persönliche Hygiene überträgt er Salmonellen auf genussfertige Lebensmittel. Eine Vermehrung findet in allen Lebensmitteln statt, die den Salmonellen geeignete Lebensbedingungen bieten: neben Fleisch z. B. Puddings, Cremen, Kartoffeln, Nudeln.

Krankheitssymptome

Etwa 1 bis 3 Tage (selten länger) nach dem Genuss des kontaminierten Lebensmittels treten Durchfälle, hohes Fieber, oft auch Übelkeit und Erbrechen, Kopfschmerzen, Gliederschmerzen auf. Die Krankheit setzt plötzlich ein und dauert in der Regel wenige Tage. Selten treten Todesfälle auf; gefährdet sind Säuglinge und alte Menschen. Die Erreger lassen sich im Stuhl nachweisen.

Maßnahmen zur Verhinderung einer Salmonellose
- Nach Benützung der Toilette die Hände gründlich waschen.
- Geräte, die mit rohem Fleisch, Geflügel oder Fisch in Berührung gekommen sind – z. B. Messer, Schneidbretter –, vor einer weiteren Verwendung gründlich abwaschen. Hände nach Hantieren mit rohem Fleisch gründlich waschen.
- Beim Auftauen von Fleisch oder Geflügel Auftauwasser (häufig salmonellenhältig) in einem Gefäß auffangen, beseitigen, Gefäß gründlich abwaschen.
- Fleisch, insbesondere Geflügel, gut durchgaren: Nur lebende Salmonellen verursachen eine Erkrankung.
- Spiegeleier von beiden Seiten bzw. mit dem Deckel auf der Pfanne braten. Wenn das Eigelb geronnen ist, besteht keine Salmonellengefahr.
- Bei Speisen mit rohen Eiern nur Eier verwenden, die nicht älter als fünf Tage sind (Legedatum). Ältere Eier nur durchgegart essen.
- Speisen mit rohen Eiern sofort verzehren.
- In der Gemeinschaftsverpflegung keine Speisen mit rohen Eiern herstellen, z. B. Weinschaumcreme.

Lesen Sie folgendes Fallbeispiel.

Nennen Sie mögliche Gründe für die Erkrankungen.

In einer Kantine soll es Huhn geben. Die tiefgefrorenen Hühner werden über Nacht auf der Abtropffläche der Spüle aufgetaut. Am nächsten Morgen werden die Hühner gegart. Die Abtropffläche wird kurz abgewischt. Danach werden die gekochten Kartoffeln zum schnelleren Abkühlen auf die Abtropffläche der Spüle geschüttet. Die Kartoffeln sollen möglichst bald zu einem Kartoffelsalat für den nächsten Tag verarbeitet werden. Später erkranken die Kantinenbesucher, die von dem Kartoffelsalat aßen.

Enterohämorrhagische Escherichia coli (EHEC)

Colibakterien sind weit verbreitet im Dickdarminhalt von Mensch und Tier. Ein Vorkommen von Coli in Trinkwasser ist z. B. ein eindeutiges Zeichen einer auf Mensch und/oder Tier zurückgehenden fäkalen Verunreinigung. Die Mehrzahl der **Escherichia-coli**-Stämme ist harmlos, einige sind Erreger von Durchfällen bei Säuglingen und einige weitere die Erreger von sehr gefährlichem Durchfall – zum Teil verbunden mit schweren Nierenschädigungen. Für eine Infektion genügen weniger als 100 Bakterien. Sie werden von der WHO zu den **gefährlichsten krankheitserregenden Mikroorganismen** gerechnet.

Vorkommen: im Darm von Wiederkäuern (sowohl von Haus- wie auch von Wildtieren). Über den Kot gelangen sie auch auf pflanzliche Lebensmittel. Auch Samen können verunreinigt sein, die Bakterien sich in der Folge auf den zum Verzehr bestimmten Sprossen finden.

Erkrankungen wurden auch nach Baden in verunreinigten Seen und Flüssen (Oberflächengewässern) beobachtet. Eine Übertragung von Mensch zu Mensch ist möglich. Menschen können die Keime über einige Zeit ausscheiden. Erkrankungen sind aufgetreten nach dem Genuss von

- Beef tartare, nicht durch erhitztem Fleisch
- Rohmilch
- Gemüsesprossen, Salat
- Speisen, auf die im Zuge der Herstellung die Keime übertragen wurden. Wegen der hohen Infektiosität (weniger als 100 Keime genügen), braucht keine Vermehrung in den Speisen stattzufinden.

Krankheitszeichen

Durchfälle mit Blutbeimengungen, Bauchkrämpfe, Erbrechen. Besonders gefährlich sind die von den Bakterien gebildeten Giftstoffe, die die Blutgefäße der Nieren schädigen (Tödlichkeitsrate bis zu 10 %). Bei Auftreten dieser Symptome rasch ärztliche Hilfe suchen.

Vorkehrungen: genaue Einhaltung der Hygienerichtlinien bei der Speisenherstellung im Haushalt wie in der Großküche. Auf persönliche Hygiene achten.

Campylobacter

Durch **Campylobacter** verursachte Erkrankungen sind in Österreich etwa gleich häufig wie bzw. etwas häufiger als Salmonellosen. Erregerreservoir sind landwirtschaftlich genutzte Tiere wie z. B. Huhn, weiteres Geflügel, Schwein, Rind … Die Aufnahme von 500 Erregern reicht aus, um eine Erkrankung auszulösen.

Die Krankheit verläuft in der Regel leicht mit Durchfällen, Fieber und Bauchschmerzen, die nach einigen Tagen abklingen. Schwer verlaufende Erkrankungen treten bei Kleinkindern, älteren Personen und Personen mit geschwächtem Immunsystem auf. Nervenentzündungen, Gelenksentzündungen, Lähmungserscheinungen sind dann möglich.

Wichtig: Nach Abklingen der Erkrankung werden die Erreger über einige Wochen ausgeschieden. Es sind alle Vorkehrungen zu treffen, um eine Übertragung von Mensch zu Mensch und auf Speisen zu verhindern. Campylobacteriosen treten häufig als Einzelfälle auf. Massenerkrankungen wurden nach Genuss von Rohmilch beschrieben.

Infektionsquellen

- Sehr häufig gehen Erkrankungen von Geflügelfleisch aus: Übertragung in der Küche über Messer, Schneidbretter, Auftauwasser … auf andere Speisen
- nicht ausreichend durcherhitztes Geflügelfleisch
- Beef tartar, Mettwurst
- Rohmilch
- Kontakt mit erkrankten Haustieren, häufig mit Welpen und Katzen
- Übertragung von Mensch zu Mensch.

Vorkehrungen: wie EHEC.

Eitererreger – Staphylokokken

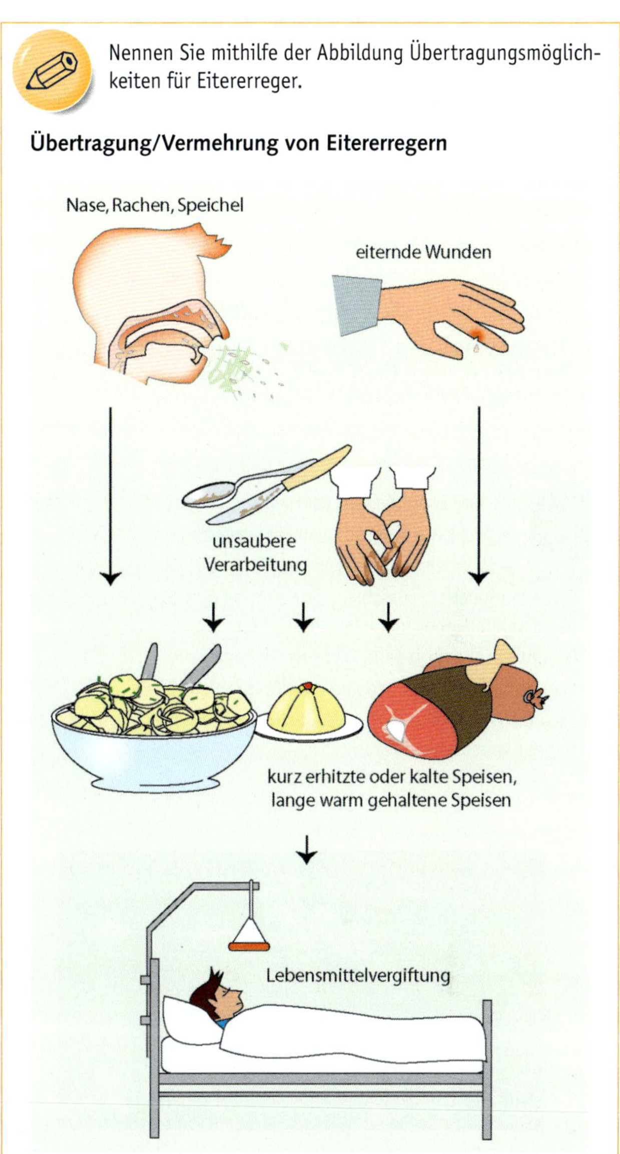

Vorkommen von Eitererregern

- eiternde Wunden
- Nasen- und Rachenschleimhäute
- Speichel

Eitererreger bilden Toxine – Giftstoffe –, die sie an die Lebensmittel abgeben.

Lebensmittelvergiftungen durch Eitererreger werden meist durch Menschen verursacht.

Die Giftstoffe sind sehr hitzebeständig. Erst nach einem Erhitzen von 90 Minuten auf 100 °C sind die Giftstoffe zerstört.

Hauptursachen für diese Lebensmittelvergiftungen

- unsaubere Lebensmittelverarbeitung
- eiternde Wunden usw.
- warme Lagerung von Lebensmitteln/Speisen, die Vermehrung der Eitererreger erfolgt besonders rasch bei 20 bis 45 °C

Folgende Lebensmittel sind besonders häufig betroffen

- Kartoffelsalat
- Fleisch- und Geflügelsalat
- gekochter Schinken
- Cremen, Puddings, Tortenfüllungen

Krankheitssymptome treten nach zwei bis sechs Stunden auf: Erbrechen, Durchfall, Leibschmerzen, eventuell Kreislaufstörungen. Die Erkrankung klingt rasch ab.

Vermeidung dieser Lebensmittelvergiftung

- Nicht auf Speisen husten oder niesen.
- Wunden sauber abdecken.
- Personen mit Hautausschlag, eitrigen Entzündungen usw. dürfen nicht in Küchenbetrieben beschäftigt werden.
- Lebensmittel kühl lagern, nicht warm halten.
- Lebensmittel nur mit sauberem Löffel probieren.
- Gefährdete Lebensmittel, z. B. gekochten Schinken, nicht mit den Händen anfassen.

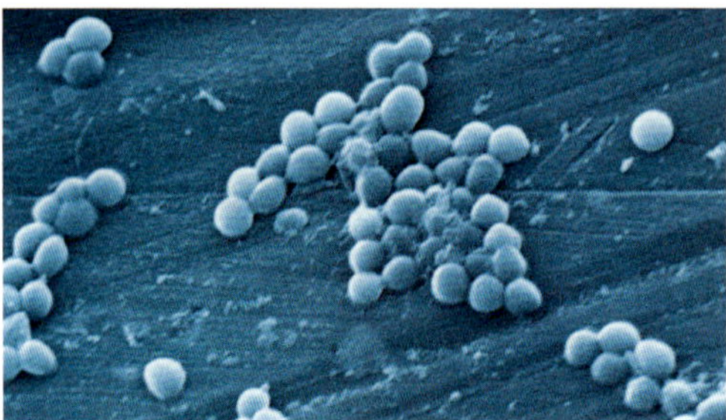

Eitererreger im Elektronenmikroskop

Botulismus

Erreger des Botulismus ist das vom **sporenbildenden** Bakterium **Clostridium botulinum** gebildete Toxin.

Bakteriensporen sind gegen Umwelteinflüsse – Trockenheit, Hitze, Kälte, Desinfektionsmittel – **besonders widerstandsfähig.**

Bakteriensporen überleben mehrstündiges Erhitzen bei 100 °C. Nach dem Erhitzen keimen die Sporen aus, die Bakterien vermehren sich und bilden ein Toxin, das relativ hitzebeständig ist; es wird z. B. durch einfaches Aufkochen nicht zerstört.

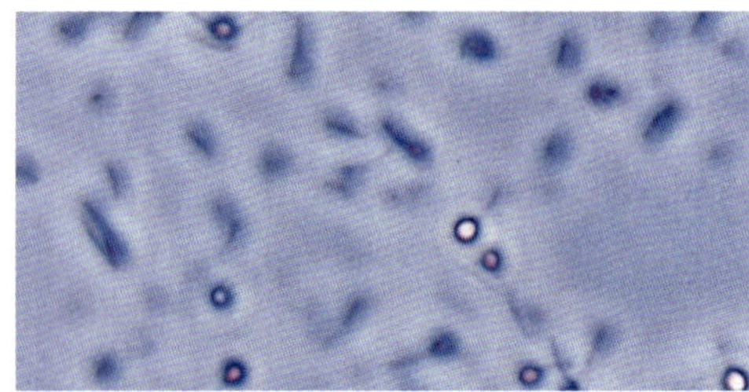

Sporenbildende Mikroorganismen

Bei der Vermehrung der Clostridien wird in der Regel Gas gebildet: Die Deckel von **Konservendosen** werden aufgetrieben, es entsteht eine **Bombage.** Bei Konserven in **Gläsern** fehlt das Vakuum, der **Deckel geht von selbst auf, Vakuumpackungen blähen sich auf.**

Bei der Herstellung industrieller Konserven werden Clostridiensporen mit Sicherheit abgetötet. Botulismus ist eine seltene Erkrankung geworden. Trotzdem ist auf Bombagen oder Vakuumverlust bei Gläsern sorgfältig zu achten.

Clostridium botulinum ist ein Bodenbakterium, es kommt auch im **Darm von Mensch und Tier** vor.

Folgende Lebensmittel können daher mit Clostridium botulinum kontaminiert sein:

- Gemüse
- Pilze
- Fleisch, Wild, Geflügel
- Fisch

Hauptursachen für Botulismuserkrankungen

- ungenügend sterilisierte Konserven von Gemüse, Hülsenfrüchten, Pilzen, Fleisch, Geflügel, Wild, Suppen
- ungenügend gesäuerte Fischwaren
- ungenügend gepökelte Fleischwaren

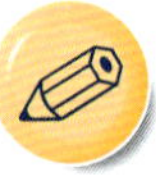

Überlegen Sie, wie es in dem folgenden Fallbeispiel zu einer Lebensmittelvergiftung kommen konnte.

Der Einkauf – auch die leckeren Wurstscheiben – liegen im heißen Auto. Einfach vergessen.
Abends beim Abendbrot fehlt die Wurst. Die Folienpackung mit den Wurstscheiben findet sich schließlich. Sie ist aufgebeult und der Geruch ist seltsam. Da es aber schnell gehen soll – der Sport wartet – beachtet dies niemand.
Am nächsten Tag klagt Jochen, dass er nicht richtig sehen kann. Die Mutter geht mit ihm zum Augenarzt. In der Praxis sieht die Mutter plötzlich auch doppelt.

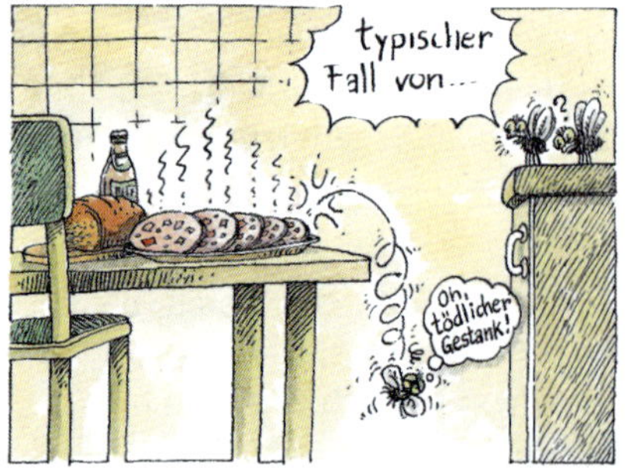

Obstkonserven – Kompotte, Fruchtsäfte – der meisten Obstsorten und Essiggemüse sind wegen des **genügenden Säuregehaltes** nicht gefährdet.

Im Haushalt unsachgemäß hitzekonservierte Lebensmittel führen immer wieder zu Erkrankungen.

Vergiftungssymptome:

treten nach 1–3 Tagen auf.

Müdigkeit, Kopfschmerzen, allgemeine Schwäche, **Doppeltsehen**, Schluckbeschwerden, Sprechschwierigkeiten, Tod infolge einer Atemlähmung.

Bei rechtzeitiger Verabreichung von Botulismus-Antiserum heute meist heilbar.

Maßnahmen zur Verhütung dieser Lebensmittelvergiftung
- Dosen mit Bombage nicht weiterverwenden. Besonders Fleisch und Gemüse können befallen sein.
- Aufgeblähte Vakuumverpackungen von Wurst, Schinken, geräucherten Fischen u. dgl. nicht verwenden.
- Im Haushalt Konserven (Eingemachtes) aus Gemüse, Hülsenfrüchten, Pilzen, Fleisch usw. nicht herstellen. Ausgenommen: Essiggemüse, in Essig eingelegte Pilze.

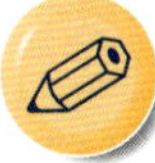

Eine Packung mit Wurstscheiben in Folie ist aufgebeult. Wie verhalten Sie sich?

Virale Lebensmittelvergiftungen

Die am häufigsten beteiligten Viren sind die Noroviren. Die Viruspartikel sind hoch infektiös, die Aufnahme von 10 bis 100 Viren genügt für das Auslösen einer Erkrankung.

Im Unterschied zu den bakteriellen Lebensmittelvergiftungen sind sie daher von Mensch zu Mensch übertragbar: durch direkten Kontakt, über Gegenstände wie Türschnallen und Handtücher, durch Einatmen des beim Erbrechen entstehenden Aerosols. Insbesondere sind sie auch über verunreinigte kontaminierte Lebensmittel übertragbar: daher virale Lebensmittelvergiftung. Die Hygienemaßnahmen sind die gleichen wie bei bakteriellen Lebensmittelvergiftungen, **zusätzlich sind Vorkehrungen gegen die Übertragung von Mensch zu Mensch nötig**.

Die Viren kommen ausschließlich beim Menschen vor.

Krankheitssymptome

Die Erkrankung beginnt meist plötzlich einsetzend, bereits 12 Stunden nach der Infektion mit Erbrechen, Durchfällen, leichtem Fieber und dauert in der Regel ein bis drei Tage. In Heimen, Krankenhäusern, Kasernen usw. kann sich die Erkrankung explosionsartig ausbreiten. Nach Abklingen der Symptome scheiden die Personen bis zu 48 Stunden, fallweise auch länger, Viren mit dem Stuhl aus. Um ein weiteres Ausbreiten der Krankheit zu vermeiden, sind strenge persönliche Hygienevorkehrungen zu treffen.

Vogelgrippe

Die Viren sind extrem hitzeempfindlich und werden durch Kochen, Braten, Grillen etc. zuverlässig abgetötet.

Das Fleisch muss aber durcherhitzt werden und darf im Inneren nicht mehr rosa sein.

Eier müssen so lange erhitzt werden, bis der Dotter zur Gänze geronnen ist.

BSE (Rinderwahnsinn)

BSE (**B**ovine **S**pongiforme **E**nzophalopathie) wird durch so genannte Prionen hervorgerufen, die beim Rind (daher bovin) eine schwammige (spongiforme) Degeneration des Gehirns (Enzephalon) bewirken. Die Erkrankung äußert sich erst in einem weit fortgeschrittenen Stadium, insbesondere durch schwere Störungen im Bewegungsablauf: Taumeln, Hinstürzen u. a. Vor Auftreten der Störungen ist eine Infektion nicht erkennbar. Ferner ist eine gesicherte Diagnose erst durch die Untersuchung der Gehirne verendeter oder geschlachteter Tiere möglich.

Vergleichbare Erkrankungen sind beim Menschen (*Kreutzfeldt-Jakob-Krankheit*) und von Schafen (*Scrapie*) bekannt. BSE ist bei Rindern Anfang der achtziger Jahre in England durch die Verfütterung von Tiermehlen aus an Scrapie erkrankten Schafen aufgetreten.

Die **Erreger – Prionen –** sind infektiöse eiweißartige Partikel ohne Nucleinsäuren, befähigt zur Selbst-Reduplikation. Sie besitzen eine hohe Temperaturresistenz – „überleben" die bei der Konservenherstellung übliche Hitzeeinwirkung –, sind resistent gegen Chemikalien, Desinfektionsmittel, UV-Licht. Sie werden von der Immunabwehr nicht erkannt. Die Erreger finden sich vor allem im Gehirn, Rückenmark, lymphatischen Gewebe, Innereien.

BSE hat eine lange Inkubationszeit, 1 bis 10 Jahre.

Eine **Übertragung auf den Menschen** durch den Genuss von Teilen infizierter Tiere besitzt eine hohe Wahrscheinlichkeit.

Das Risiko einer Infektion durch den Genuss von Fleisch (Muskelfleisch) ist um ein Vielfaches geringer als das durch den Genuss von bekanntermaßen vom Erreger befallenen Organen wie Hirn oder Rückenmark und das mit dem Darm in Verbindung stehende Nervengewebe.

Keine Gefahr besteht bei Kälbern und Jungrindern bis zu einem Lebensjahr.

Rinder ab einem Alter von zwei Jahren werden lückenlos auf das Vorhandensein von BSE-Erregern untersucht.

Hygiene bei der Speisenzubereitung

▶ *Sie verstehen die Notwendigkeit von Hygiene bei der Lebensmittelverarbeitung.*

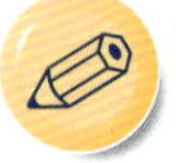

1. Führen Sie folgende Versuche durch:
   Beimpfen Sie fünf Nährböden in Petrischalen durch Abklatsch – vorsichtiges Auftupfen – mit

   a) Schwammtuch, b) Finger, c) Ring, d) Probierlöffel, e) …?

   Verschließen Sie die Schalen mit Klebeband. Beschriften Sie die Petrischalen.
   Bebrüten Sie die Petrischalen drei Tage bei 28 °C. Beschreiben Sie die Veränderungen.

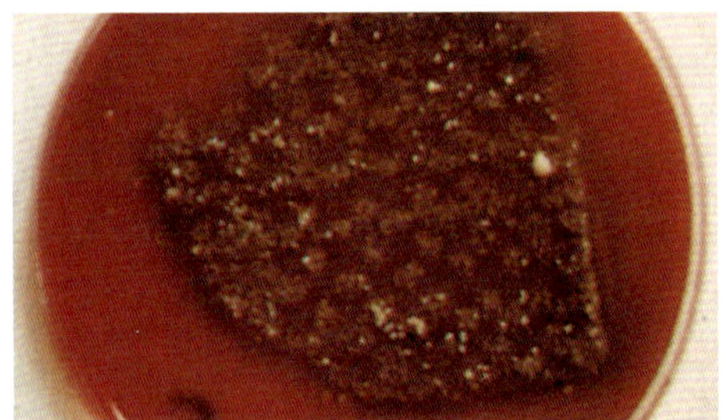

Bakterien auf einem „gut ausgespülten" Schwammtuch

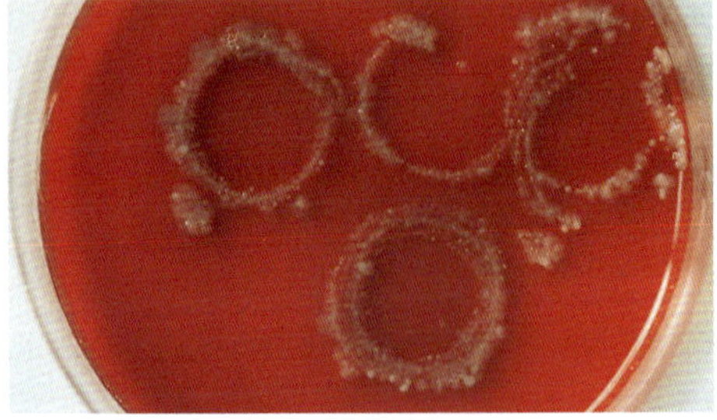

Bakterien an einem Ring (mehrmalig)

2. Diskutieren Sie den Verbrauch an Reinigungs- und Waschmitteln. Erkunden Sie das Angebot an umweltfreundlichen Mitteln.

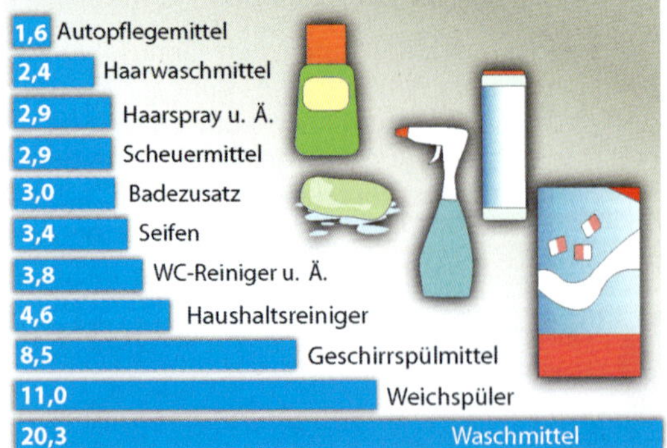

Reinigungsmittel Durchschnittsverbrauch (in kg pro Haushalt)

- Saubere Arbeitskleidung und Schuhe tragen.
- Lange Haare zusammenbinden, eine Kopfbedeckung ist empfehlenswert.
- Schmuck ablegen. Auf der Haut, z. B. unter Ringen, befinden sich unzählige Bakterien.
- Vor der Nahrungszubereitung und nach dem Gang zur Toilette die Hände waschen. Auch nach Tierkontakt Hände waschen.
- Nach dem Naseputzen oder Husten die Hände waschen. Nicht auf Speisen niesen oder husten.
- Schnittwunden oder andere Verletzungen mit einem sauberen, undurchlässigen Verband oder Pflaster abdecken, in den Wunden, auf Nasen- und Rachenschleimhäuten können sich Eitererreger befinden.

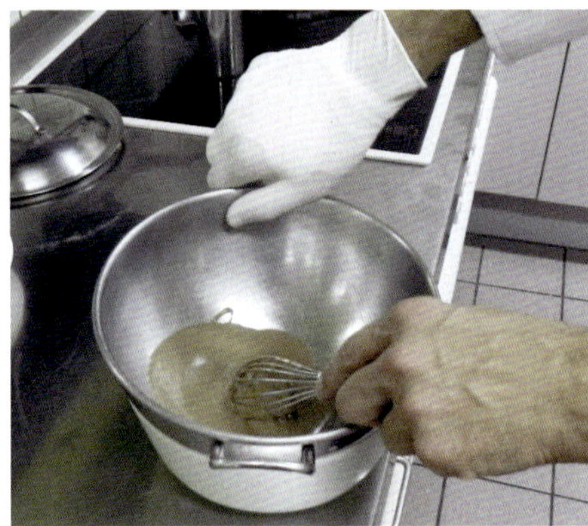

Wunden mit Verband abdecken

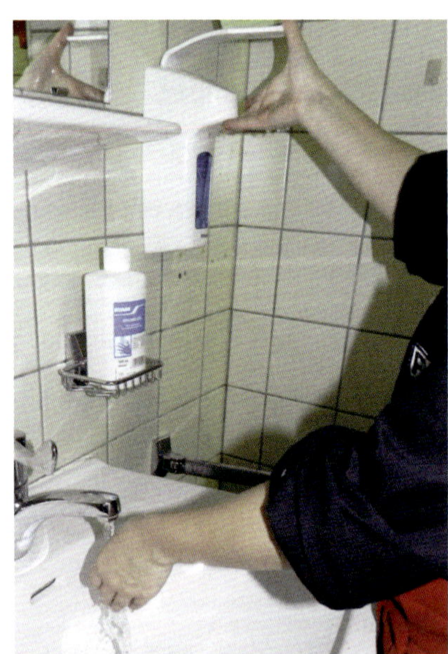

- Handtücher, Geschirrtücher und Wischtücher regelmäßig wechseln, in der Waschmaschine waschen oder auskochen. Bevorzugt Einmalhandtücher und Einmaltücher (Küchenrolle) verwenden.
- Schmutziges Geschirr zusammenräumen.
- Nur saubere Geräte, z. B. Messer, Löffel …, für die Nahrungszubereitung verwenden.

- Obst und Gemüse gründlich waschen.
- Achtung: Arbeitsflächen oder -unterlagen von rohem Fleisch, Fisch und rohen Eiern gründlich und sofort reinigen.
- Speisen abgedeckt und gekühlt aufbewahren.
- Speisen nicht warm halten. Speisen rasch abkühlen und bei Bedarf schnell wieder aufwärmen. Besonders in warmen Speisen, aber auch bei Zimmertemperatur vermehren sich die Bakterien schnell.
- Kurze Transportzeiten nach Einkauf einhalten.

❗ +15 bis +45 °C: hohes Risiko

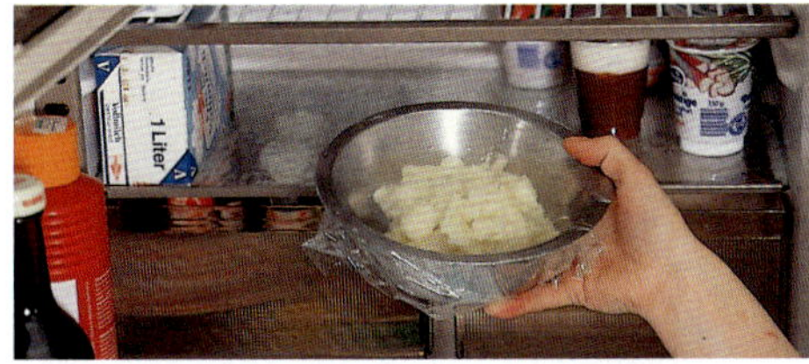

Speisen abgedeckt, gekühlt aufbewahren

❗ Hauptursachen für Lebensmittelvergiftungen durch Mikroorganismen sind:
- mangelnde oder unzureichende Kühlung der Speisen
- unzureichende Erhitzung – Kerntemperatur unter 70 °C und weniger als 10 min
- zu langes Warmhalten im Risikobereich
- Schmierinfektionen: Übertragung von Mikroorganismen durch verunreinigte Lebensmittel oder Geräte auf andere Speisen
- Dauerausscheider oder Ausscheider nach überstandenen Lebensmittelvergiftungen

1. Diskutieren Sie den folgenden Text.
Die Küche glänzt, doch keiner weiß, dass
- der Hochglanz mit einem schmutzigen Lappen herbeigeführt wurde;
- dieselben Hände, die eben das Taschentuch mit dem eitrigen Schnupfen in die Tasche gesteckt haben, nun die gekochten Kartoffeln für den Salat in Scheiben schneiden;
- das Stoffhandtuch auf der Toilette trocken bleibt oder seine Funktion als Verschmierer von Darmbakterien erfüllt;
- auch im Kühlschrank keine hygienisch einwandfreien Umstände herrschen.
2. Erläutern Sie allgemeine Übertragungsmöglichkeiten für krank machende Mikroorganismen.
3. Erläutern Sie folgende Aussage: „Lebensmittelvergiftungen können zum Teil durch persönliche Hygiene vermieden werden."
4. Warum sind Stoffhandtücher in öffentlichen Toiletten ungeeignet?
5. Warum sollte man den Teller nur am Rand anfassen?
6. Beurteilen Sie folgende Aussage:
   a) „In der Gemeinschaftsverpflegung können leichter Lebensmittelvergiftungen auftreten."
   b) „Im Sommer gibt es häufiger Lebensmittelvergiftungen als im Winter."

Hygieneregeln für die Großküche

▶ *Sie können die Notwendigkeit von Hygiene bei der Lebensmittelverarbeitung – besonders in der Gemeinschaftsverpflegung – erkennen.*

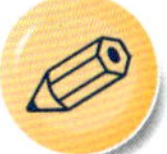 Wiederholen Sie die Maßnahmen zur Verhinderung einer Salmonellose und einer Staphylokokkentoxinvergiftung. Übertragen Sie die Regeln auf eine Großküche.

Anforderungen an einen Küchenbetrieb, besonders für die Gemeinschaftsverpflegung

In hygienischer Sicht umfassen die Anforderungen folgende Teilbereiche:
- Räume, Einrichtungen, Geschirre
- Handwaschbecken, Garderoben, Toiletten
- Reinigung, Desinfektion, Vorsorge gegen tierische Schädlinge
- Persönliche Hygiene
- Behandlung von fertig zubereiteten Speisen, Speisenausgabe
- Behandlung und Verarbeitung von Lebensmitteln
- Anlieferung und Lagerung von Lebensmitteln

❗ Man kann sich in Fragen der Lebensmittelhygiene von der Lebensmittelaufsicht oder den Sachverständigen der staatlichen Lebensmitteluntersuchungsanstalten sowie u. a. auch von Universitätsinstituten, die sich mit Lebensmittelhygiene befassen, beraten lassen.

Einige wichtige Anforderungen an einen Küchenbetrieb:
- Fußböden und Wände müssen leicht zu reinigen und zu desinfizieren sein.
- **Rohes Geflügel** muss auf einem gesonderten Arbeitsplatz zubereitet und verarbeitet werden.
  Nach jedem Arbeitsgang sind die Arbeitsgeräte gründlich zu reinigen und zu desinfizieren (Gefahr einer Kontamination mit Salmonellen).
- Je nach Größe der Küche sind ein oder mehrere **Handwaschbecken** im Küchenbereich und in den übrigen Betriebsräumen anzubringen.
- Für das in der Küche beschäftigte Personal müssen **eigene Toiletten** mit Handwaschbecken vorhanden sein. Betriebsfremde Personen dürfen diese nicht benützen.
- Einweghandtücher (Papierhandtücher) müssen vorhanden sein.
- Die **Räume** sind regelmäßig **auf Schädlinge zu untersuchen.** Beim Auftreten von Schädlingen ist die Bekämpfung von einem Fachmann durchführen zu lassen.

Persönliche Hygiene

Persönliche Hygiene gilt als oberstes Gebot für alle in der Küche Beschäftigten.

- Die bei Verhütung von Lebensmittelvergiftungen angeführten Maßnahmen sind streng zu beachten.
- **Personen mit Durchfallserkrankungen oder mit Erkältungskrankheiten** im akuten Stadium, Bronchitis usw. oder Halsentzündung dürfen im reinen Bereich der Küche nicht beschäftigt werden. Jegliches Hantieren mit genussfertigen Speisen ist unzulässig. Diese Personen dürfen auch mit der Ausgabe von Speisen nicht betraut werden.
- **Vor Arbeitsbeginn sind Hände und Unterarme gründlich mit Seife zu reinigen,** ebenso nach jeder abgeschlossenen Tätigkeit, nach jeder Toilettenbenützung, nach Verrichtung von Schmutzarbeiten sowie nach jeder Arbeitsunterbrechung.
- **Zum Trocknen** der Hände sind stets **Einweghandtücher** zu verwenden.
- Eine **helle saubere Arbeitskleidung** (Schutzkleidung) ist zu tragen. Lange Haare zusammenbinden, eine Kopfbedeckung ist zu tragen.
- Die **Fingernägel** sind kurz geschnitten und sauber zu halten. Unter Fingernägeln können sich Millionen von Bakterien befinden, ebenso unter **Schmuck:** Schmuck ablegen.

Weitere Maßnahmen

- Um Schmierkontaminationen zu vermeiden, ist sorgfältig darauf zu achten, dass keine Mikroorganismen von Rohware auf fertig zubereitete Speisen übertragen werden. Fleisch und Gemüse sind möglichst an räumlich getrennten Plätzen zu verarbeiten.

- Geschirr, Besteck und Geräte sind desinfizierend, möglichst in Geschirrwaschmaschinen zu reinigen.
- Bei Anwendung von Desinfektionsmitteln sind Konzentration und Einwirkungszeit genau zu beachten: Ein „Schuss" Desinfektionsmittel ist überflüssig.
- Die Verwendung von Knick- oder Brucheiern ist im Küchenbetrieb unzulässig.
- Mayonnaisen, Fleischsalate, Gemüsesalate, Kartoffelsalate u. dgl. sind ausreichend zu säuern (pH unter 4,5).
- Unter Kühllagern versteht man eine Lagerung bei Temperaturen möglichst unter 15 °C; 20 °C sollten nicht überschritten werden.
- Gekühlte Lagerung soll bei Temperaturen unter 6 °C erfolgen (im Haushalt sind 8 °C in der Regel ausreichend).

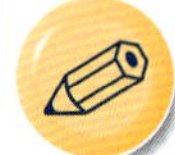

1. Was wissen Sie über den „gefährlichen" Temperaturbereich?
2. Was wissen Sie über das Heißhalten von Speisen?
3. Welche Maßnahmen sind bei der Verarbeitung von Geflügel zu treffen?
4. Was wissen Sie über Arbeitskleidung, Fingernägel und Schmuck?
5. Was ist bei Verwendung chemischer Desinfektionsmittel zu beachten?
6. Was wissen Sie über Dauerausscheider?
7. Welche Maßnahmen sind bei Personen mit akuten Erkältungskrankheiten zu treffen? Warum?

Hygienekontrollen nach HACCP

Neben der amtlichen Kontrolle sind auch die Betriebe laut Lebensmittelhygieneverordnung zur Lebensmittelüberwachung und Schulung des Personals verpflichtet. Ein mögliches Konzept für die Lebensmittelüberwachung/Betriebskontrolle erfolgt nach HACCP (Hazard Analysis and Critical Control Points) und ist so zu übersetzen: **Gefahrenanalyse und Überwachung kritischer Punkte.** Dieses Kontrollsystem wurde 1959 von der NASA erstellt, um weltraumgeeignete Lebensmittel mit hundertprozentiger Sicherheit erzeugen zu können.

Das Konzept im Einzelnen:

Stufen I, II und III

Feststellung von Risiken, kritischen Kontrollpunkten, Kriterien zur Senkung des Risikos

Allgemeine Risiken bei den Arbeitsabläufen werden beschrieben, z. B. Vermehrung von Salmonellen bei der Verarbeitung von Geflügel.

Außerdem wird ermittelt: **Welche Abschnitte des Arbeitsablaufs müssen besonders kontrolliert werden,** um z. B. die Vermehrung von Salmonellen zu vermeiden? – Erstellung von Checklisten.

Welche Kriterien sind geeignet zur Senkung des Risikos, z. B. Temperatur, Zeit.

Stufe IV

Auswahl von Verfahren zur Überprüfung der Risiken

Es müssen nun Verfahren zur Überprüfung der Risiken ausgewählt werden, z. B.

- Kerntemperatur eines Lebensmittels bei Garende festlegen, messen und einhalten,
- Festlegung und Überprüfung von Garzeit,
- Überprüfung von Geschmack, Geruch usw.

Stufen V, VI und VII

Überprüfung, Korrekturmaßnahmen und Dokumentation

Werden **Schwachstellen im Arbeitsablauf** entdeckt, so müssen die bisherigen Arbeitsabläufe umgestellt werden, um das Gesundheitsrisiko zu mindern.

Durch eine begleitende **Dokumentation,** z. B. von Kerntemperaturen verschiedener Braten bei Garende, kann gleichzeitig die regelmäßige Durchführung der Risikochecks überprüft werden.

Hygienechecklisten können beim Aufspüren von gesundheitlichen Risiken bzw. der Schulung des Personals behilflich sein.

Außer-Haus-Verpflegung

Gastronomie – Gemeinschaftsverpflegung

▶ *Sie lernen Formen der Außer-Haus-Verpflegung kennen.*

▶ *Sie können Kriterien für Auswahl und Ergänzung von Mahlzeiten in der Außer-Haus-Verpflegung anwenden.*

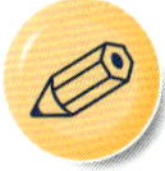

1. Erkunden und beurteilen Sie das Speisenangebot in Gemeinschaftsverpflegungseinrichtungen in Ihrer Umgebung.

2. Erläutern Sie die „Außer-Haus-Verpflegung".

3. Nehmen Sie Stellung zu folgenden Überlegungen, die oft bei der Außer-Haus-Verpflegung angestellt werden:
   a) „Eigentlich bin ich satt, aber es ist noch etwas auf dem Teller."
   b) „Auf der Welt hungern so viele Menschen, der Rest ist zu schade zum Wegwerfen."

Außer-Haus-Verpflegung

Gastronomie	Gemeinschaftsverpflegung	
Betriebsverpflegung	Anstaltsverpflegung	Schulverpflegung
Teilverpflegung in Kantinen und Betriebsrestaurants	Vollverpflegung in Krankenhäusern, Kinder- und Jugendheimen, Alten- und Pflegeheimen, Justizvollzugsanstalten, Bundesheer	Teilverpflegung in Schulen, Hochschulen, Kindertagesheimen

Der **Individualverpflegung in der Gastronomie** werden alle Einrichtungen zugerechnet, die der Allgemeinheit zugänglich sind und auf Gewinnbasis arbeiten. Etwa die Hälfte der Mahlzeiten innerhalb der Außer-Haus-Verpflegung werden in Restaurants, Imbissständen usw. ausgegeben.

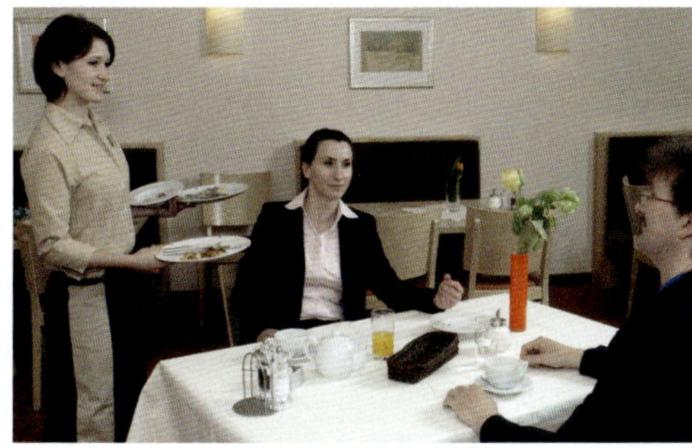

Die **Gemeinschaftsverpflegung** umfasst Betriebs-, Anstalts-, Schulverpflegung und die Verpflegung in Bildungs- und Ausbildungsstätten. In Österreich gibt es rund 3 000 Betriebskantinen. Häufig werden keine kostendeckenden Preise verlangt.

Man unterscheidet Voll- und Teilverpflegung. Der Teilverpflegte nimmt im Gegensatz zum Vollverpflegten lediglich die Mittagsmahlzeit und/oder ein bis zwei Zwischenmahlzeiten in der Gemeinschaftsverpflegung ein.

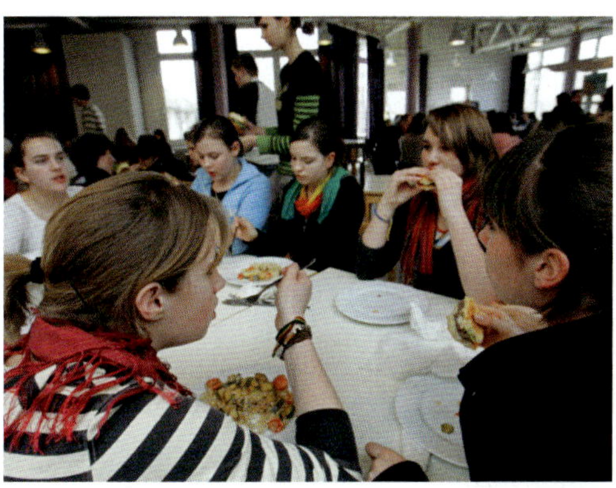

In Österreich geht der Trend zum „Außer-Haus-Zwischenverpflegungsangebot". Ein Drittel der arbeitenden Bevölkerung verlässt das Haus, ohne ausreichend gefrühstückt zu haben. Auch die Teilnehmerzahl am herkömmlichen warmen Mittagessen in der Gemeinschaftsverpflegung nimmt ab. Eine entsprechend große Rolle spielen die Zwischenmahlzeiten am Vormittag und am Nachmittag. Etwa die Hälfte der Arbeitnehmer nimmt täglich einen „schnellen Imbiss" ein. Das Angebot innerhalb der Außer-Haus-Verpflegung entspricht jedoch oft nicht dieser veränderten Mahlzeitengestaltung, die Speisen enthalten zu viel Energie, Fett, Eiweiß, Zucker und Salz.

Qualitätsziele für die Gemeinschaftsverpflegung

● Der Energie- und Nährstoffgehalt der Speisen entspricht dem durchschnittlichen Bedarf der Zielgruppe.

● Bei der Zubereitung soll es nur zu geringfügigen Nährstoffverlusten kommen, die Warmhaltezeiten sollten nicht mehr als 30 Minuten betragen.

● Ein Salatbüfett wird angeboten.

● Die Gäste können zwischen verschiedenen Hauptgerichten und Komponenten wählen.

● Die Speisen werden mit frischen Kräutern verfeinert.

● In der Tagesverpflegung werden zwei Mahlzeiten mit frischem Obst oder Salat angeboten.

● Das Speisenangebot berücksichtigt Angebote der Saison.

● Der Speiseplan weist über einen Zeitraum von zwei Monaten keine Wiederholung auf.

● Hygieneregeln und vorgeschriebene Schulungen des Personals werden eingehalten.

● Bei den Entscheidungen sollten finanzielle Mittel, Personaleinsatz und Ausstattung der Küche berücksichtigt werden.

In der Gemeinschaftsverpflegung
• können Energie- und Nährstoffbedarf des Einzelnen nur annähernd berücksichtigt werden;
• soll ein Überangebot an Fett, leicht verdaulichen Kohlenhydraten und Salz vermieden werden;
• soll auf Nährstofferhaltung und Hygiene geachtet werden, um eine Mangelernährung und Lebensmittelvergiftungen zu vermeiden;
• sollen längere Warmhaltezeiten während des Austeilens und so Vitaminverluste vermieden werden.

Der Verpflegungsteilnehmer sollte

● den Energie- und Nährstoffgehalt der Speisen einschätzen (Hauptmahlzeit, Zwischenmahlzeit);

● bei großen Portionen ruhig etwas liegen lassen bzw. sich nicht so viel auffüllen lassen; man muss nicht alles essen, was man bezahlt hat;

● durch Frühstück und Abendessen innerhalb der häuslichen Verpflegung die Gemeinschaftsverpflegung ergänzen.

Richtwerte für eine Mittagsmahlzeit
(Leichtarbeiter 19 bis 35 Jahre)

	Energie kJ (kcal)	KH g	F g	E g
weiblich	2700 (650)	87	21	82
männlich	3300 (800)	105	25	89

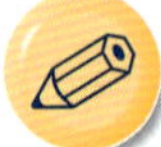

1. Sabine arbeitet in einer Firma als Automechanikerin, Manfred ist dort in der Abrechnung tätig.
   In der Betriebskantine wird untenstehender Speiseplan angeboten.
   Welches Gericht sollte
   a) Manfred,
   b) Sabine
   an den verschiedenen Wochentagen auswählen?
   Begründen Sie Ihre Entscheidungen.

2. Machen Sie jeweils Vorschläge für das ergänzende Frühstück bzw. Abendessen in der häuslichen Verpflegung.

Wochenspeiseplan, 14. Woche

	Normalkost	kJ (kcal)	Leichte Vollkost	kJ (kcal)	Vollwert-Kost
Mo.	Kraftbrühe „Xavier"	295 (70)	Kraftbrühe „Xavier"	295 (70)	Rohkostsalat
	2 Bauernbratwürste (S/R)	2298 (550)	Kalbsrahmbraten (K)	837 (200)	Bunte Sprossenpfanne
	Weiße Bohnen	1455 (380)	Spätzle oder	1343 (320)	(Lauch, Pilze, Tomaten)
	Petersilkartoffeln oder	575 (140)	Petersilkartoffeln	575 (140)	Ingwer-Reis-Krusteln
	Spätzle	1343 (320)	Kopfsalat	243 (60)	Ribisel-Jogurt
Di.	Orange	245 (60)	Orange	245 (60)	Salat mit Fisolen,
	Rindsroulade (R/S)	2465 (590)	Nasi Goreng (R/S/F)	2806 (670)	Erbsen, Sonnenblumenkernen,
	Risotto oder	1212 (290)	(Indones. Reisgericht)		Champignons, Lauch, Käsewürfel
	Kartoffelpüree	605 (145)	Endiviensalat	263 (65)	in Kräuterrahm, Vollwertsemmel
	Endiviensalat	263 (65)			
Mi.	Nudelsuppe	457 (110)	Nudelsuppe	457 (190)	Rohkostsalat
	Steak (S)	1789 (430)	Wiener Saftfleisch (R)	1435 (340)	Beefsteak mit gedünstetem
	auf Tomatenspaghetti	1537 (370)	Spiegelei	544 (130)	Brokkoli und Röstkartoffeln
	Bunter Salat	286 (70)	Bratensoße	575 (140)	Dattel-Bananen-Bällchen
			Rahmspinat	600 (145)	
			Salzkartoffeln	575 (140)	
Do.	Indische Reissuppe	420 (100)	Indische Reissuppe	420 (100)	Curry-Karfiolsalat mit
	Kalbsleber, Apfelscheibe (K)	1130 (270)	Glasierter Nussschinken (K)	1445 (345)	Orangenscheiben, rotem Paprika,
	Zwiebelsoße	613 (145)	Bratensoße	574 (160)	Kräutern, Käse und Currysoße
	Fisolen	541 (130)	Schwarzwurzeln	972 (230)	Vollwertsemmel
	Bratkartoffeln	967 (230)	Kartoffelkroketten oder	1307 (310)	
			Salzkartoffeln	575 (140)	
Fr.	Ochsenschwanzsuppe (A)	860 (205)	Hühnersuppentopf (G)	1870 (445)	Salat
	Scholle, gebraten	1701 (405)	Nudeln		Karotten in Senfsoße,
	Remouladensoße	1370 (330)	Semmel	524 (125)	marinierter Tofu, Hirse
	Kartoffelsalat oder	1105 (265)	Früchtetopf	738 (175)	Obst püriert mit Obers
	Salzkartoffeln	575 (140)			
	Grüner Salat	243 (60)			

S = Schweinefleisch, K = Kalbfleisch, R = Rindfleisch,
F = Fisch, G = Geflügel, A = Alkoholbeigabe

Änderungen vorbehalten!

Fastfood

Sie lernen das Fastfood-Angebot zu bewerten und Alternativen zu empfehlen.

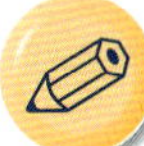

1. Starten Sie eine Umfrage: Wie und wo essen Ihre Mitschülerinnen und Mitschüler?

   Überlegen Sie zunächst:
   Wo soll die Befragung durchgeführt werden?
   Wie lauten die Fragen?
   Was machen wir mit den Ergebnissen der Befragung?

2. Nennen Sie Fastfood-Anbieter.

3. Versuchen Sie folgende Fragen zu beantworten:
   a) Was wird als Fastfood angeboten?
   b) Wer sind die Hauptkonsumenten?
   c) Welches sind die Konsummotive?
   d) Welche Konsequenzen könnte der Verzehr von Fastfood für die Gesundheit haben?
   e) Wie kann das Fastfood-Angebot verbessert werden?

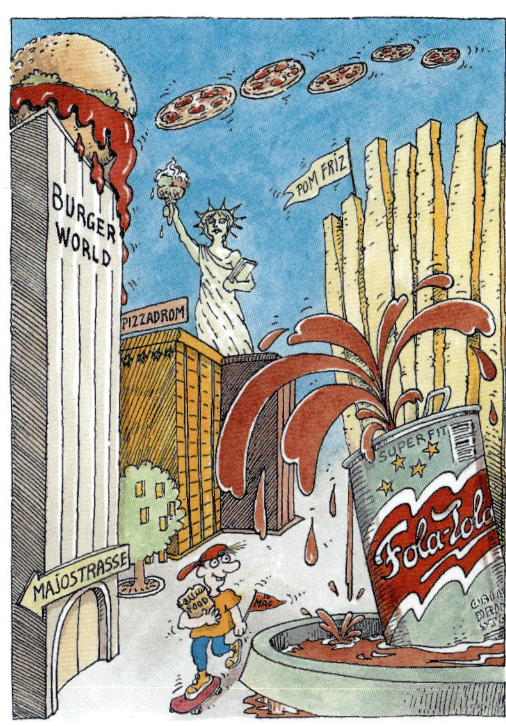

„Schnelles Essen"

Fastfood ist durch schnelles Service, relativ niedrige Preise und standardisierte Qualität charakterisiert. Den „schnellen Imbiss" gibt es in Fußgängerzonen (Fastfood-Restaurants, Stehimbisse, Fleischhauereien, Bäckereien, Fischgeschäfte usw.) und überall dort, wo täglich viele Menschen vorbeikommen. Im Angebot sind hauptsächlich Hamburger, belegte Brote, Brat- und Grillwürste, Pizzen, Salate, Cola- und Limonadengetränke.

Der Umsatz aller Fastfood-Betriebe erreicht etwa 40 % des gesamten Gastronomieumsatzes.

Ursachen für den Verzehr von „Snacks" sind in erster Linie Zeitmangel, aber auch die Entfernung zwischen Wohnung und Arbeitsplatz usw.

Fastfood wird vor allem von Jugendlichen unter 20 häufig als Zwischenmahlzeit gegessen. Sie wollen schnell, preiswert und ungestört mit Freunden essen. Sie haben aber auch festgestellt, dass Fastfood oft nicht sättigt oder ein komplettes Menü teuer kommt. Ob sie auch ahnen, dass Fastfood ungesund und die Verpackung oder das Einweggeschirr eine unnötige Belastung für die Umwelt ist?

Das schnelle Essen ist ungesund – außerdem ist nicht nur entscheidend, was, sondern wie man isst.

Der Energiegehalt der Speisen entspricht meist dem einer Hauptmahlzeit. Fett- und Salzgehalt sind sehr hoch, Vitamin-, Mineralstoff- und Ballaststoffgehalt dagegen niedrig. Häufige Einnahme von Fastfood ohne ergänzende Nahrungsaufnahme führt zu Gesundheitsstörungen. Hin und wieder ein schneller Imbiss schadet nicht, darf aber nicht zur Gewohnheit werden.

Angstträume nach Hamburgern

Viele amerikanische Wohlstandskinder leiden an einer Mangelerscheinung, die eigentlich nur noch in Entwicklungsländern beobachtet wird: Sie haben zu wenig Thiamin (Vitamin B_1) im Blut. Der Grund dieser so genannten „Junk food disease" sind die US-üblichen Müll-Mahlzeiten, die vornehmlich aus Hamburgern, Pommes frites, Naschwerk und Cola bestehen – eine Nahrung, die viel Energie, aber keinen ausreichenden Nährwert besitzt. Der Thiaminmangel verursacht, wie eine jüngst im US-Ernährungsfachblatt veröffentlichte Untersuchung ergab, häufig tief greifende Persönlichkeitsveränderungen – Aggressivität, Schlaflosigkeit oder Angstträume. Als den jungen Patienten ausgewogenes Essen verschrieben wurde, verschwanden die Krankheitserscheinungen.

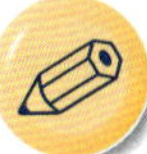

1. Diskutieren Sie, inwieweit Fastfood Ausdruck der veränderten Ernährungsgewohnheiten ist.

2. Untersuchen Sie, welche Verpackungsmaterialien in Schnellrestaurants eingesetzt werden.
   Sind diese Verpackungen notwendig?

3. Führen Sie eine Pro-und-Kontra-Diskussion zum Thema Fastfood. Einige sind leidenschaftliche Fastfood-Befürworter, andere scharfe Gegner.

4. Sammeln Sie Rezepte für alternative Zwischenmahlzeiten.

5. Orientieren Sie sich über die Aufgaben von Thiamin (Vitamin B_1).

Funktionelle Lebensmittel – Functional Food

Sie lernen das Functional-Food-Angebot zu bewerten.

Funktionelle Lebensmittel sollen

- den Gesundheitszustand verbessern,
- das Wohlbefinden positiv beeinflussen,
- Krankheitsrisiken vermindern.

Die Idee, funktionelle Lebensmittel zu entwickeln, stammt aus Japan. 1980 förderte die japanische Regierung die Herstellung von Lebensmitteln, um die Gesundheit der Bevölkerung zu verbessern.

Funktionelle Lebensmittel sollen keine Pillen, Kapseln, Tabletten, keine diabetischen Lebensmittel und keine Verzehrprodukte sein. Ihre Wirkung soll bei üblichen Verzehrsmengen eintreten.

Eine EU-weite Regelung für funktionelle Lebensmittel gibt es bisher nicht. Im Rahmen der bestehenden Rechtsvorschriften gilt jedoch: Ein behaupteter gesundheitlicher Effekt muss in wissenschaftlich einwandfreier Weise nachgewiesen sein. Die Werbung muss mit den bestehenden Verboten gesundheitsbezogener und krankheitsbezogener Angaben – unter Berücksichtigung möglicher Ausnahmeregelungen – im Einklang stehen.

Dass dies gegenwärtig nicht immer in zufrieden stellender Weise der Fall ist, ergibt sich aus Folgendem:

Der Aussicht, durch Werbung mit der Gesundheit höhere Preise oder einen höheren Umsatz zu erreichen, ist manch ein Produzent erlegen. Für den Verbraucher gilt aber, der versprochene gesundheitliche Nutzen sollte auch tatsächlich eintreten. Dies ist umso wichtiger, als der gesundheitlichen Wirkung von Lebensmitteln zunehmend Beachtung geschenkt wird.

Beispiele für mögliche funktionelle Lebensmittel

- **Lebensmittel mit Zusatz von probiotischen Bakterienkulturen,** siehe Seite 130.

- **Lebensmittel mit sog. präbiotischen Zusätzen.**
  Eingesetzt wird vorwiegend Inulin = Polyfructose (siehe Seite 28) und Oligofructose. Diese Stoffe gelangen unverdaut in den Dickdarm, können von Milchsäurebakterien abgebaut werden, fördern dadurch deren Vermehrung auf Kosten anderer Bakterien und vermindern Fäulnisvorgänge im Dickdarm. Anm.: Pektine gelangen ebenfalls unverdaut in den Dickdarm, werden ebenfalls von den Darmbakterien abgebaut, haben jedoch keine selektive Wirkung.

- **ACE-Getränke**: Diesen werden Provitamin A (siehe dazu Seite 78), bevorzugt β-Carotin, und die Vitamine C und E als Antioxidanzien zur Bindung freier Radikale zugesetzt. Sie sollen das Risiko für Krebs- und Herz-Kreislauf-Erkrankungen senken, siehe Seite 85.

- **BCE-Getränke**: Sie enthalten die Vitamine B_1, B_{12}, C und E. Der Fruchtgehalt beträgt laut Deklaration 10 %, der Zuckergehalt 9,7 g in 100 g: Davon stammen etwa 1,3 g von den Früchten, 8,4 g werden zugesetzt.

- **Zusatz von SPS** (= sekundäre Pflanzenstoffe), wie Carotinoide, Polyphenole mit den gleichen Zielen, siehe dazu Seite 85.

Folgende Einsatzgebiete für funktionelle Lebensmittel sind denkbar:

- Stärkung des Immunsystems,
- Vorbeugung vor ernährungsabhängigen Krankheiten wie Herzinfarkt und Krebs,
- physische, ev. auch psychische Anregung.

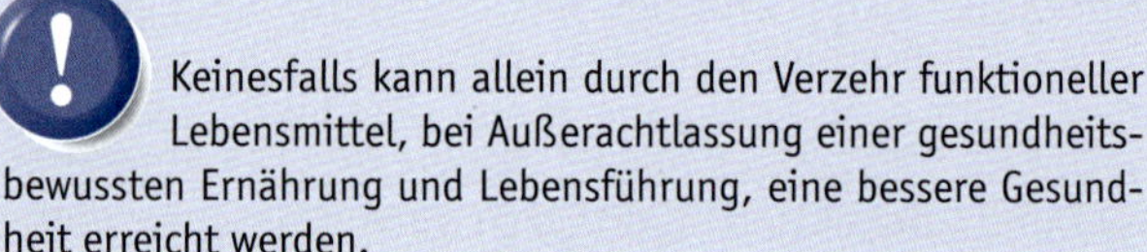

Keinesfalls kann allein durch den Verzehr funktioneller Lebensmittel, bei Außerachtlassung einer gesundheitsbewussten Ernährung und Lebensführung, eine bessere Gesundheit erreicht werden.

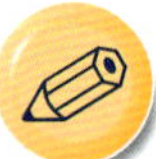

1. Gehen Sie in einen Supermarkt und führen Sie eine Erkundung durch:

   a) Welche Lebensmittel werden als Functional Food angeboten und welche Zusatzstoffe enthalten sie?

   b) Stellen Sie Preisvergleiche an: Funktionelle Lebensmittel – herkömmliche Lebensmittel.

2. Diskutieren Sie über folgende Aussagen von Wissenschaftern, abgegeben in der Zeitung Die Presse (1. März 2003):

   Univ.-Prof. Dr. Werner Pfannhauser, Vorstand des Instituts für Lebensmittelchemie und -technologie: „Etliche Studien beweisen, dass Österreich mit Magnesium u. a. nur grenzwertig versorgt ist, und daher sind funktionelle Lebensmittel mit diesen Zusätzen empfehlenswert."

   Univ.-Prof. Dr. Ibrahim Elmadfa, Vorstand des Instituts für Ernährungswissenschaften: „Es gibt genug Lebensmittel, die von Natur aus reich an gesunden Komponenten sind. Das gesundheitsfördernde Potenzial beruht in der Vielfalt der Lebensmittel und nicht in einem isoliert betrachteten Nahrungsmittel …"

Speisen, selbst hergestellt oder vorgefertigt?

 *Sie können selbst hergestellte und vorgefertigte Speisen vergleichend bewerten.*

Generell sind vorgefertigte Lebensmittel/Speisen teurer als selbst hergestellte.

Der Nährstoffgehalt unterscheidet sich oft wesentlich vom Frischprodukt. Bei der Lebensmittelverarbeitung kommt es zu Nährstoffverlusten bzw. Fett- und Salzgehalt werden erhöht, teilweise werden Zusatzstoffe verwendet.

Durch die Verwendung vorgefertigter Produkte wird jedoch die Arbeitszeit für die Nahrungszubereitung herabgesetzt. Durch die notwendige Verpackung dieser Lebensmittel wird die Umwelt belastet. Die jeweilige Haushaltssituation, z. B. Berufstätigkeit, entscheidet über den jeweiligen Umfang des Einsatzes dieser Produkte.

Die Entscheidung sollte im Einzelfall durch folgende Überlegungen bestimmt werden:

- Wie hoch sind die zusätzlichen Kosten?
- Wie viel Zeit wird bei der Zubereitung und Reinigung (Tätigkeitszeit) eingespart?
- Wie ist der Energie- und Nährstoffgehalt zu beurteilen?

- Wie sind Geschmack, Aussehen und Beschaffenheit zu beurteilen?
- Wurden Zusatzstoffe zur Verbesserung des Aussehens, der Haltbarkeit usw. verwendet?
- Wie stark belastet die Verpackung die Umwelt?

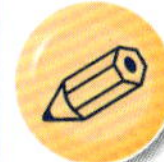

1. Vergleichen Sie Kosten, Arbeitszeit, Geschmack und Zutaten sowie den Umweltaspekt für Pizza:
   a) tiefgefroren,
   b) vom Pizza-Service,
   c) selbst hergesellt.
2. Erstellen Sie eine Zutatenliste für die selbst hergestellte Pizza.

Convenience Food

Convenience Food ist ein Begriff aus dem Englischen und bedeutet „bequemes Essen".

Damit werden vorgefertigte Lebensmittel bezeichnet, bei denen der Nahrungsmittelhersteller bestimmte Be- und Verarbeitungsstufen übernimmt, um weitere Zubereitungen in Privathaushalten, Gastronomie oder Gemeinschaftsverpflegungen zu erleichtern.

Convenience-Stufe (= Verarbeitungszustand, in welchem die Lebensmittel gekauft werden)	Convenience-Grad (= Grad der Verzehrfertigkeit der bezogenen Lebensmittel)	Beispiele
küchenfertig	15 %	unzubereitetes Tiefkühl(TK)-Gemüse, Fischfilet, Früchte, zerlegtes Fleisch, Gemüse, Kartoffeln
garfertig	30 %	Nudeln, Suppenpackerln, mariniertes Fleisch
zubereitungsfertig (mischfertig, regenerierfertig)	50–85 %	Suppenkonserven, Tiefkühl-/Kühlfertiggerichte, Kartoffelpüreepulver, Instant Gemüsesuppe
verzehrfertig („Fertiggerichte")	100 %	Fischkonserven, Backwaren, Schokoriegel, Speiseeis, Fruchtjogurt

Lebensmittelverarbeitung

Vorbereitungs- und Gartechniken

 *Sie lernen Vorbereitungs- und Gartechniken kennen.*

Übersicht – Vorbereitungstechniken

Vorbereitungs-technniken	Erklärung	Arbeitsregeln
Putzen	Entfernen wertloser Bestandteile: Abschneiden, Entsteinen	Putzen mithilfe eines Messers durchführen. Lebensmittel dabei nicht im Wasser liegen lassen.
Schälen/Pellen	Entfernen feinhäutiger Schalen	Pflanzliche Lebensmittel werden mit dem Messer, einem Schäler oder einer Schälmaschine geschält – möglichst dünn.
Waschen	Entfernen von Schmutzstoffen	Waschen immer vor dem Zerkleinern der Lebensmittel durchführen. In kaltem Wasser möglichst schnell und gründlich waschen.
Wässern	Entfernen unerwünschter wasserlöslicher Stoffe	Salzheringe werden z. B. gewässert. Dabei gehen aber auch wertvolle Inhaltsstoffe verloren.
Blanchieren	Kurzfristige Hitzebehandlung roher Lebensmittel in kochendem Wasser, Wasserdampf oder in heißem Fett	Lebensmittel (Obst, Gemüse) vor dem Tiefkühlen blanchieren. Die Oberflächenenzyme werden hierdurch zerstört, sie können nicht mehr verändernd einwirken.
Schneiden	Zerkleinern der Lebensmittel in Stücke, Würfel, Scheiben, Streifen oder Stifte	Zum Schneiden stehen verschiedene Spezialgeräte zur Verfügung. Lebensmittel erst kurz vor der Weiterverarbeitung zerkleinern.
Raspeln	Zerkleinern in feine längliche Teile	Zum Raspeln stehen ebenfalls verschiedene Geräte zur Verfügung.
Reiben/Hacken	Zerkleinern in kleinste Stückchen	Zum Reiben und Hacken stehen verschiedene Spezialgeräte zur Verfügung. Zerkleinerte Lebensmittel sind leicht verdaulich.
Passieren/Pürieren	Durchstreichen von weichen, meist gegarten Lebensmitteln	Zum Passieren ein Sieb oder ein anderes Spezialgerät benutzen.

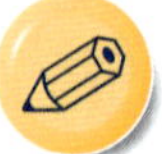

1. Eine Karotten-Apfel-Rohkost soll hergestellt werden. Beschreiben Sie die Zubereitung.

2. Beschreiben Sie die Vorbereitungstechniken für sechs verschiedene Gemüsesorten.

Übersicht – Gartechniken

Gartechniken	Erklärung	geeignete Lebensmittel	Bewertung
Kochen Kochen im Druckkochtopf, siehe Seite 84	Garen in viel siedender Flüssigkeit	wasserarme, stärkereiche Lebensmittel: Teigwaren, Suppen, Backobst, Gemüse	Nährstoffverluste treten ein, Mineralstoffe, wasserlösliche Vitamine usw. werden herausgelöst.
Garziehen	Garen in nicht siedender Flüssigkeit bzw. im Wasserbad	Reis, Teigwaren, Cremes, Knödel, Fisch	Schonende Gartechnik, aber Nährstoffe werden wie beim Kochen herausgelöst.
Dämpfen	Garen in Wasserdampf	Gemüse, Kartoffeln, Fisch, zartes Fleisch	Schonende Gartechnik, durch den Wasserdampf werden kaum Nährstoffe aus den Lebensmitteln herausgelöst.
Dünsten	Garen im eigenen Saft evtl. Zugabe von wenig Fett bzw. Flüssigkeit zur Aromabildung	wasserreiche Lebensmittel: Gemüse, Obst, Fisch, zartes Fleisch	Schonende Gartechnik, nur geringe Verluste treten auf. Auch Garen in Folie wird als Dünsten bezeichnet.
Schmoren (Dünsten mit Anbraten)	Garen durch Anbraten in heißem Fett und ein Weitergaren nach Zugabe von wenig kochender Flüssigkeit	Fleischstücke mit festem Bindegewebe, hohem Fettgehalt, gefüllte Gemüse	Hitzeempfindliche Vitamine werden zerstört, wasserlösliche Nährstoffe gehen nicht verloren, da der Sud mitverwendet wird.
Braten	Garen und Bräunen in heißem Fett	feinfaseriges Fleisch, Fisch, Kartoffeln	Hitzeempfindliche Vitamine werden zerstört, sonst kaum Nährstoffverluste, Röststoffe bilden sich, durch Fett wird der Energiegehalt erhöht.
Backen	Garen und Bräunen in heißer Luft	Backwaren, Auflaufmassen	Hitzeempfindliche Vitamine werden zerstört, sonst keine Verluste.
Frittieren	Garen im heißen Fettbad	Gebäck, Kartoffeln, kleine panierte Fleischstücke	Speisen sind schwer verdaulich, fettreich. Fett nach drei- bis viermaligem Gebrauch (Schadstoffe) erneuern.
Grillen	Garen durch Strahlungshitze oder Kontakthitze mit oder ohne Fettzugabe	kleine Fleisch- und Fischstücke, Geflügel, Obst, Gemüse	Garen ohne oder mit geringer Fettzugabe, Bildung von Röststoffen. Schmackhafte und zugleich energiearme Speisen. Hitzeempfindliche Vitamine werden zerstört.
Mikrowellengaren	Garen durch elektromagnetische Wellen, die Molekülbewegung/Reibung erzeugt Wärme	kleine Portionen, Tellergerichte, Tiefkühlkost	Schonende Gartechnik, kaum Nährstoffverluste.

Was kann beim Grillen passieren?

Wenn beim Grillen tropfendes Fett Flammen bildet oder über nicht durchgeglühter Kohle gegrillt wird, wird verstärkt Krebs erregendes Benzpyren gebildet.

Außerdem werden beim Grillen von gepökeltem Fleisch Nitrosamine gebildet.

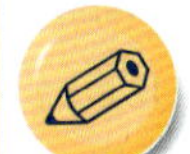

Machen Sie Vorschläge:
a) Wie kann man beim Garen Energie sparen?
b) Für welche Gerichte lohnt sich der Einsatz des Dampfdrucktopfes?

Ergänzung zur österreichischen Ernährungspyramide (S. 186)

Das ursprüngliche Konzept der Pyramide (bzw. deren Vorläufer) sah Mengenangaben wie folgt vor (auch **ohne eine Küchenwaage** durchführbar):

Faustgroß für Gemüse, Obst, Reis und Nudeln gekocht, Kartoffeln, Hüttenkäse, Topfen

Handflächen (Hand mit Fingern) für Brot, Gebäck, Schnittkäse (in dünnen Scheiben)

Handteller (Hand ohne Finger) für Fleisch, Fisch (fingerdicke Stücke)

Glas $\triangleq$ 200 ml für Milch, Jogurt; **Glas** $\triangleq$ 250 ml für Wasser

Esslöffel $\triangleq$ 10 ml für Öl, Nüsse, Samen

Setzt man diese Mengenangaben in der Tabelle auf Seite 186 ein, erhält man Folgendes

Lebensmittelgruppen	Portionen pro Tag	Portionsgröße
Fettes, Süßes, Gesalzenes	selten	wenig
Rahm, Sauerrahm, Obers, Streichfett	sparsam	möglichst geringe Mengen 1 Esslöffel
Fleisch, Fisch, Ei	1 alternierend	handtellergroß, fingerdick
Öle, Fette Nüsse, Samen	1	1 Esslöffel oder 2 Esslöffel
Milch, Jogurt, Hüttenkäse, Schnittkäse	3	Glas 200 ml faustgroß handtellergroß, dünne Scheibe
Brot, Gebäck Nudeln, Reis gekocht Kartoffeln Getreideflocken	4	handflächengroß faustgroß handvoll
Obst Gemüse	2 3	ca. faustgroß ca. faustgroß
Obstsäfte, Gemüsesäfte		Glas 200 ml
Getränke	6, > 6	Glas 250 ml

Die in Gramm angegebenen Von-bis-Mengen sind so zu verstehen: Kleinere und zartere Menschen haben kleinere Fäuste. Größere und schwerere Menschen haben größere Fäuste.

Zur Lebensmittelauswahl noch einige Erläuterungen:

- Fettes Fleisch ist ungleich fetter als fetter Fisch, ausgenommen Aal.
- Fetter Käse übertrifft im Fettgehalt oftmals fettes Fleisch. Zusätzlicher Nachteil: Der Fettanteil im Käse ist unsichtbar und nicht wegschneidbar.
- Die sogenannten weißen Milchprodukte (Jogurt, Buttermilch, Hüttenkäse) werden zumeist fettärmer erzeugt als die sogenannten gelben Milchprodukte (Emmentaler, Camembert, usw.).
- Die im Handel als „light = leicht" angepriesenen Milchprodukte (v. a. Käsesorten) sind deutlich fettärmer.
- Bevorzugen Sie fettärmere Milchprodukte, z. B. Jogurt mit 1 % Fett. Sie müssen deshalb aber nicht Magermilch trinken.
- Für die Eiweißversorgung gilt: Beachten Sie den Ergänzungswert der Eiweiße. Hierdurch lässt sich die sehr wünschenswerte Zurückdrängung des Anteils an tierischem Eiweiß ohne Gefahr einer Unterversorgung bewerkstelligen.
- Bevorzugen Sie Vollkornprodukte.

Mengenangaben zur Aufstellung und Berechnung von Kostplänen

1 Teelöffel/Stück/Scheibe eines Lebensmittels entspricht	
Bienenhonig	8 g
Marmelade	8 g
Zucker	5 g
Mehl/Stärke	4 g
Brösel	3 g
Grieß	3 g
Haferflocken	5 g
Reis (roh)	5 g
Haselnüsse (gemahlen)	3 g
Butter/Margarine	5 g
Öl	4 g
Mayonnaise	5 g
Obers (geschlagen)	5 g
Milch	5 g
Jogurt	6 g
Tee (schwarz)	1 g
Kakaopulver	3 g
Kaffee (gemahlen)	5 g
Knäckebrot	10 g
Zwieback	10 g
Toastbrot	20 g
Semmel	50 g
Vollkornbrot	40–50 g
Mischbrot	50 g
Wurst	25 g
Käse	30 g
Schinken, gekocht	30–45 g
Apfel (mittel)	150 g
Orange (mittel)	170 g
Banane	150 g
Ananasscheibe (Dose)	35 g
Grapefruit	300 g
Kartoffel (mittel)	100 g
Tomate	70 g
Zwiebel	50 g
Gewürzgurke (mittel)	100 g
Butter (Hotelportion)	10–20 g
Zucker (Würfel)	5 g
Ei (Gewichtsklasse M)	66 g
Eidotter	30 g
Eiklar	20 g

3 Kaffeelöffel ≙ 3 Teelöffel ≙ 1 Esslöffel ≙ 10 ml
8 Esslöffel ≙ 1 Tasse ≙ 1/8 l

Grundmengen pro Person		
Suppe		250 g (¼ l)
	als Hauptgericht	500 g (½ l)
Rohkost	fertig zubereitet	100 g
Soße		60–100 g
Mayonnaise		40 g
Reis (roh)	als Beilage	60 g
	als Hauptgericht	80 g
	als Suppeneinlage	20 g
Teigwaren (roh)	als Beilage	60 g
	als Hauptgericht	75 g
	als Suppeneinlage	20 g
Kartoffeln (roh)	als Beilage	200 g
	als Eintopf	125 g
	als Hauptgericht	250 g
Hülsenfrüchte (roh)		60 g
Gemüse (roh)	als Beilage	200 g
	für Eintopf	125 g
	Sauerkraut	100 g
Salat		50–100 g
Fleisch (roh)	mit Knochen	180 g
	ohne Knochen	125 g
	Faschiertes	100 g
	Eintopf	80 g
Geflügel	mit Knochen	300 g
Fisch (roh)	im Ganzen	250 g
	Filet	150–200 g
Obst	frisch	150–200 g
	Kompott	150 g
	Dörrobst	50 g
Süßspeisen	Pudding (Flüssigkeit)	125 g
	Gelee (Flüssigkeit)	125 g

Inhalt eines
Wasserglases 150 g
Suppentellers 250 g

Energieverbrauch bei körperlichen Aktivitäten (Erläuterungen)

1 MET = 1 metabolische Einheit (auch metabolisches Äquivalent) =
      Mann: 1 kcal pro 1 kg Körpergewicht pro 1 Stunde
      Frau: 0,9 kcal pro 1 kg Körpergewicht pro 1 Stunde

Der Energieverbrauch für ein- und dieselbe Tätigkeit ist vom Körpergewicht abhängig: Ein Mensch mit dem doppelten Gewicht verbraucht die doppelte Energiemenge.

Der Energieverbrauch errechnet sich am einfachsten durch Multiplikation mit der metabolischen Einheit, die bei jeder Tätigkeit angegeben ist. Frauen zusätzlich mal 0,9.

Energieverbrauch bei bestimmten körperlichen Aktivitäten[1]

Frau 65 kg, Grundumsatz ≙ 1.400 kcal (Faustformel); Mann 75 kg, Grundumsatz ≙ 1.800 kcal (Faustformel)
Energieverbrauch in kcal pro Stunde (x 4,184 = kJ pro Stunde)
(Nach Kofrany/Wirths, Hollmann/Hettinger, öffentliches Gesundheitsportal www.gesundheit.gv.at)

körperliche Aktivität	Frau 65 kg kcal/h	Mann 75 kg kcal/h	MET[4]
Schlafen	55	71	0,95
Waschen, Anziehen, Auskleiden	148	190	2,5
Ruhen im Liegen	62	79	1,05
ruhiges Sitzen (z. B. Fernsehen)	65	83	1,1
Stehen	70	90	1,2
Essen	74	94	1,25
Schreiben	83	105	1,4
Schreiben mit Computer	77	98	1,3
Aufräumen (wenig intensiv)	146	188	2,5
Staubsaugen	207	263	3,5
Kochen	146	188	2,5
Hausarbeit im Durchschnitt	177	225	3,0
Gartenarbeit	254	323	4,3
Rasen mähen	263	338	4,5
Mit Kindern spielen (gehen)	234	300	4,0
Mit Kindern spielen (laufen)	293	375	5,0
Büroarbeit (im Sitzen)	88	113	1,5
Beruf (stehende Aktivität wenig intensiv)[2]	135	173	2,3
Beruf (stehende Aktivität mittel intensiv)[3]	176	225	3,0
Landwirtschaftliche Arbeiten	176	225	3,0
PKW: Großstadt	100	128	1,7
PKW: Autobahn	89	113	1,5
Gehen 4 km/h	132	169	2,25
Gehen 6–7 km/h	263	338	4,5
Gehen mit 10 kg, 4 km/h	224	285	3,8
Gehen mit 20 kg, 4 km/h	312	398	5,3
Bergaufgehen	289	368	4,9
Bergwandern mit 10 kg	480	611	8,15
Treppauf (60 Stufen/min)	460	585	7,8
Treppauf (100 Stufen/min)	661	840	11,2
Treppab (100 Stufen/min)	195	248	3,3
Joggen (9–10 km/h)	496	630	8,4
Laufen 8 km/h	486	623	8,3

körperliche Aktivität	Frau 65 kg kcal/h	Mann 75 kg kcal/h	MET[4]
Laufen 10 km/h	661	848	11,3
Laufen 12 km/h	725	930	12,4
Radfahren 15 km/h	351	450	6,0
Radfahren 25 km/h	585	750	10,0
Radfahren (Heimtrainer, 150 Watt)	410	525	7,0
Nordic Walking 4 km/h	240	307	4,1
Nordic Walking 6 km/h	369	472	6,3
Aerobic	351	450	6,0
Aqua-Fitness	234	300	4,0
Badminton	351	450	6,0
Basketball	351	450	6,0
Beachvolleyball	468	600	8,0
Bogenschießen	205	263	3,5
Bowling	176	225	3,0
Fußball	410	525	7,0
Golf	263	338	4,5
Handball	468	600	8,0
Squash	525	668	8,9
Tennis	468	600	8,0
Tischtennis	234	300	4,0
Volleyball	176	255	3,0
Brustschwimmen 20 m/min	271	345	4,6
Brustschwimmen 28 m/min	325	413	5,5
Kraulen 50 m/min	708	900	12,0
Rudern, leichtes Boot	248	315	4,2
Rudern	351	450	6,0
Tanzen langsam	307	390	5,2
Tanzen sehr schnell	395	503	6,7
Skifahren (mittel)	351	450	6,0
Skilanglaufen 8 km/h	293	375	5,0
Skilanglaufen 12 km/h	527	675	9,0
Snowboarden mittel	322	413	5,5
Eislaufen 12 km/h	277	353	4,7

[1] Energieverbrauch bei körperlichen Aktivitäten und Sport 2012
[2] z. B. Haareschneiden, Verkaufen
[3] z. B. Fließband, Lagerarbeit, Autoreparatur
[4] MET = metabolisches Äquivalent

Berechnung des Grundumsatzes
FAO/WHO-Formeln

Männer	10–17 J	GU in kcal =	(0,074 x KG + 2,754) x 239
	18–29 J	GU in kcal =	(0,063 x KG + 2,896) x 239
	30–59 J	GU in kcal =	(0,048 x KG + 3,653) x 239
	60–74 J	GU in kcal =	(0,049 x KG + 2,930) x 239
	> 75 J	GU in kcal =	(0,035 x KG + 3,434) x 239
Frauen	10–17 J	GU in kcal =	(0,056 x KG + 2,898) x 239
	18–29 J	GU in kcal =	(0,062 x KG + 2,036) x 239
	30–59 J	GU in kcal =	(0,034 x KG + 3,538) x 239
	60–74 J	GU in kcal =	(0,039 x KG + 2,875) x 239
	> 75 J	GU in kcal =	(0,041 x KG + 2,610) x 239

J = Alter in Jahren, GU = Grundumsatz, KG = Körpergewicht in kg.
Umrechnung in MJ: Die Multiplikation mit 239 entfällt.

Kohlenhydratarten in Obst und Gemüse sowie in Honig und Weißzucker (Angaben in g/100 g)

	Glucose (Traubenzucker)	Fructose (Fruchtzucker)	Saccharose (Weißzucker)	Stärke
Obst				
Apfel	2,0	5,7	2,5	0,6
Birne	1,7	6,7	1,8	–
Erdbeere	2,2	2,3	1,0	–
Weintraube	7,2	7,4	0,4	–
Feige getrocknet	25,7	23,5	5,9	–
Banane	3,5	3,4	10,3	2,8
Gemüse				
Karotte	1,4	1,3	2,1	–
Brokkoli	1,1	1,1	0,5	–
Kopfsalat	0,4	0,5	0,1	+
Bohnen, grün (Fisolen)	1,0	1,3	0,4	2,4
Erbsen, grün	0,1	0,1	1,2	11,0
Bohnen, z. B. weiß trocken	+	+	1,9	38,2
Linsen, trocken	+	+	1,2	50,8
Honig	33,9	39,0	2,4	–
Weißzucker	(+)	(+)	99,8	–

Literaturverzeichnis

B **Biochemie,** Berg, Tymezko, Stryer, Springer Verlag, Berlin, Heidelberg 2013

Bundesministerium für Gesundheit, Öffentliches Gesundheitsportal Österreichs, www.gesundheit.gv.at Energieverbrauch bei körperlichen Aktivitäten und Sport. Nationaler Aktionsplan Ernährung 2013

C **Clever einkaufen. Lebensmittel,** VKI, Wien 1999

D **Der kleine Souci – Fachmann – Kraut,** Wissenschaftliche Verlagsgesellschaft, Stuttgart 2011

Diabetes Typ 2, Verband Österr. DiabetesberaterInnen, Krenn Verlagsgesellschaft, Wien 2003

Die große GU Nährwert-Kalorien-Tabelle, Elmadfa u. a., Gräfe und Unzer Verlag, München 2014

Die Zusammensetzung der Lebensmittel, Souci/Fachmann/Kraut, Medpharm, Scientific Publishers, Stuttgart 2008

dtv-Atlas Ernährung, Hauber-Schwenk/Schwenk, dtv, München 2000

E **Einführung in die Ernährungslehre,** Kofrány/Wirths, Umschau Verlag, Frankfurt am Main 1994

Energy and protein requirements of adults, WHO (World Health Organization), WHO Technical Report Series, Genova 1985

Ernährung des Menschen, Elmadfa/Leitzmann, Verlag Eugen Ulmer, Stuttgart 2004

Ernährung in Prävention und Therapie, Leitzmann, Hippokrates Verlag, Stuttgart 2009

Ernährungsbericht, Österreichischer, Hrsg. Elmadfa, Wien 2008, 2012

Ernährungslehre praxisnah, zeitgemäß, Arens-Azevedo U. u. a., Bildungsverlag EINS, Troisdorf 2011

Ernährungslehre und Lebensmittelkunde, Wogowitsch, Österr. Agrarverlag, Wien 2007

Ernährungslehre, Elmadfa, Verlag Eugen Ulmer, Stuttgart 2009

Ernährungsmedizin, Bisalski, Bischoff, Puchstein, Georg Thieme Verlag 2010

Ernährungspyramide, Die österreichische Ernährungspyramide für Schwangere

F **Fachgespräche Lebens- und Genussmittel,** Anderle, Verlag Jugend & Volk, Wien 2009

G **Gesund genießen** 2012 – weitere einschlägige Broschüren

Gesundheitswirksame Bewegung, Fonds Gesundes Österreich 2012

Grundfragen der Ernährung, Schlieper, Dr. Felix Büchner – Handwerk und Technik, Hamburg 2011

H **Hilfe mein Kind ist zu dick!,** Widhalm/Berthold, Verlagshaus der Ärzte/Kneipp Verlag, Wien 2002

L **Lebensmittelchemie,** Lehrbuch der, Belitz, Frosch, Schieterle, Springer Verlag 2012

Lebensmittel-Lexikon, Ternes, Täufel u. a., Behr's Verlag 2005

Lebensmittelsmittelbericht Österreich 2008, Klausner E. u. a., BM für Land- und Forstwirtschaft

Lebensmitteltabelle für die Praxis, Dt. Forschungsanstalt für Lebensmittelchemie Freising, Hrsg. Wissenschaftliche Verlagsges. m. b. H., Stuttgart 2004

Lehrbuch der Lebensmittelchemie, Belitz u. a., Springer Verlag, Wien, New York 2007

Lehrbuch der Physiologie, Klinke/Silbernagl, Georg Thieme Verlag, Stuttgart, New York 1996

Leitfaden zur medizinischen Trainingsberatung, Haber, Springer Verlag, Wien, New York 2001

M **Mehl- und Schälmüllerei, Handbuch der,** hrsg. von Erling, AGRIMEDIA 2004

N **Nährstoffanreicherung von Lebensmitteln,** Elmadfa/König (Hrsg.), Wissenschaftliche Verlagsgesellschaft, Stuttgart 2002

Nutzpflanzen, Lieberei, Reisdorf, begründet von W. Franke, Georg Thieme Verlag 2012

P **Paediatrische Ernährungsmedizin.** Reinehr, Widalm u. a., Schattauer Verlag, Stuttgart 2012

R **Referenzwerte für die Nährstoffzufuhr,** D-A-CH (Abkürzung von Deutsche Gesellschaft für Ernährung/Österreichische Gesellschaft für Ernährung/Schweizerische Gesellschaft für Ernährung), Umschau Braus Verlag, Frankfurt am Main 2001, korr. Nachdruck 2013

Richtige Ernährung von Anfang an, Teil 1: Schwangerschaft und Stillzeit, Bundesministerium für Gesundheit, 2009

S **Schlank: gewusst wie,** 90 Diäten im Test, Verein für Konsumenteninformation, Wien 2005

Sportmedizin, Hollmann/Hettinger, Schattauer Verlag, Stuttgart, New York 2000

Sportmedizin, Arbeits- und Trainingsunterlagen, Hollmann/Hettinger, Schattauer Verlag, Stuttgart 1990

Statistische Nachrichten, 57. Jg., Statistik Austria, Verlag Österreich, Wien 2002 und weitere Jahrgänge

T **Toxikologisch-hygienische Beurteilung von Lebensmittelinhaltsstoffen und Zusatzstoffen,** Claasen/Elias/Hammes/Winter, Hamburg 2001

Ü **Übergewicht bei Kindern.** Wiener Gebietskrankenkasse 2012. Broschüre dort erhältlich.

W **Walking,** Garig, BLV Verlag, München 2002

Warenkunde Lebens- und Genussmittel, Anderle/Schwarz, Verlag Jugend & Volk, Wien 2010

Was Kinder wirklich brauchen, Kiefer/Schobersberger/Kunze, Kneipp Verlag, Leoben, Stuttgart 1999

Was sind Essstörungen? Gerlinghoff/Backmund, Beltz Verlag, Weinheim 2000

Z **Zeitgemäß kochen und backen,** Engelmann/Dopfer, Bildungsverlag Eins, Troisdorf 2003

Cholesteringehalt (in mg) in 100 g Lebensmittel, essbarer Anteil

Getreide, Getreideerzeugnisse	0	Milcherzeugnisse, 10 % Fett	3	Herz	160
Brot und Backwaren ohne		Rahm (Obers), 36 % Fett	122	Hirn	2 000
Milchfett oder Ei	0–7	Sauerrahm, 15 % Fett	51	Leber	340
Butterkeks	32	Topfen, 20 % Fett	17	Niere	380
Biskuit	202	Topfen, mager	1	Zunge	130
Mürbteig, Blätterteig	50–75	Käse, 45 % FiT	62–114		
		Käse, 25 % FiT	36	Fische mit 50 mg Cholesterin und
Kartoffel	0	Käse, 15 % FiT	22	darunter:
Obst, Gemüse	0	Käse, mager	1–3	Heilbutt, Kabeljau, Karpfen, Lachs,
Hülsenfrüchte	0	Vollei	582	Flunder
Nüsse	0–7	Eidotter	1650	
		1 Ei zu 57 g	332	Fische mit 55–85 mg Cholesterin:
Butter	240	Eiklar	0!	Forelle, Hering, Makrele, Rotbarsch,
Rindertalg	100	Eierteigwaren (2 Eier/kg Mehl)	105	Schellfisch, Scholle, Seelachs
Schweinefett	86			Aal	142
Geflügelfett	75	Fleisch vom Rind, Kalb,		Ölsardinen, abgetropft	140
Pflanzliche Öle und Fette	0–+	Schwein, Schaf: mager	70	Tunfisch in Öl, abgetropft	32
Mayonnaise, 80 % Fett	71	Geflügelfleisch	67	Garnelen	138
Mayonnaise, 50 % Fett	27	Wildfleisch	65–110	Hummer	182
		Innereien aller Säugetiere und		Auster	50
Vollmilch	12	vom Geflügel:			
Magermilch	+	Bries	300	Bier, Wein	0

Glykämischer Index ausgewählter Lebensmittel (nach Arens-Azevedo)

Baguette	95	Orangen	42
Roggenvollkornbrot	58	Karotten gekocht	47
Nudeln, gekocht	42	Grüne Bohnen	38
Reis, gekocht	58	Linsen, gekocht	29
Kartoffeln, gekocht	50	Bohnen, gekocht	28
Kartoffelpüree	74	Vollmilch	27
Cornflakes	81	Jogurt	36
Müsli natur	49	Vanillepudding	40
Bananen	52	Apfelsaft	40
Äpfel	38	Orangensaft	50
Kirschen	22	Coca Cola	58
Erdbeeren	40	Fanta	68

Erläuterungen zu den Nährwerttabellen

Eiweiß, Fett und **Kohlenhydrate** sind gerundet in ganzen Zahlen in Gramm angegeben.
Ausnahme: Vollmilch und Jogurt mit 3,6 % Fett.

+: bedeutet, dass der Gehalt an dem Nahrungsmittelbestandteil unter 0,5 g in 100 g liegt. Bei der Berechnung
  eines Tageskostplanes z. B. sind die mit + angegebenen Nahrungsbestandteile vernachlässigbar; die natürliche
  Schwankung der Zusammensetzung gleicht diese Vernachlässigung bei weitem aus.

Ballaststoffe sind gerundet auf ein Zehntel in Gramm angegeben.

Vitamin A, Carotin: für pflanzliche Lebensmittel ist der Gehalt an Carotin angegeben. Für tierische Lebensmittel ist
der Gehalt an Vitamin A plus Carotin angegeben.

Vitamin B$_1$ und **Vitamin B$_2$** sind gerundet auf ein Zehntel in Milligramm angegeben.

+: bedeutet, der Gehalt liegt unter 0,05 mg in 100 g. Bei Berechnung der Vitaminversorgung bekommt man gute
  Nährwerte, wenn man für + 0,025 mg einsetzt.

–: bedeutet, keine genauen Angaben verfügbar.

0: bedeutet, der betreffende Bestandteil wurde im Lebensmittel bisher nicht nachgewiesen.

Natrium- und Kaliumgehalte sind bei den Lebensmitteln angegeben, **Puringehalte** sind im Abschnitt „Gicht" angegeben. Die
Fettsäurenzusammensetzung der wichtigsten Speisefette und -öle: Seite 119.

Nahrungsmittel 100 g essbarer Anteil	Eiweiß[2] (N x 5,8) g	Fett g	Kohlen- hydrate g	Gesamt ballast- stoffe g	Energie kJ	Energie kcal	Mineralstoffe Eisen mg	Mineralstoffe Calcium mg	Vitamine A[1] µg	Vitamine B$_1$ mg	Vitamine B$_2$ mg	Vitamine Niacin mg	Vitamine C mg
Getreideerzeugnisse													
Amaranth (Samen)	15	3	57	–	1540	365	9	214	–	0,8	0,2	1,2	–
Buchweizen	9	1	71	3,7	1425	336	3,5	20	–	0,3	0,2	2,9	–
Quinoa	14	5											
Gerste, ganzes Korn	10	2	63	9,8	1320	311	2,8	40	1	0,4	0,2	4,8	–
Haferflocken	13	7	59	10	1470	348	5,4	48	+	0,6	0,2	1,0	–
Hirse	10	4	69	3,8	1480	349	6,9	9,5	–	0,4	0,1	1,8	–
Cornflakes	7	1	80	4	1498	353	2,0	13	28	0,1	–	1,4	–
Mais, ganzes Korn[2]	9	4	64	9,7	1376	325	1,5	8,3	185	0,4	0,2	1,5	–
Stärkemehl, Mais	+	+	86	–	1426	335	0,5	–	–	–	+	+	0
Reis, unpoliert	7	2	74	2,2	1463	345	3,2	16	–	0,4	0,1	5,2	–
Reis, poliert	7	1	78	1,4	1460	344	0,8	6	–	0,1	+	1,3	–
Roggenbrotmehl, Type 960	7	1	68	8,6	1310	314	2,2	27	–	0,2	0,1	1,2	–
Roggenmehl, Type 2500	11	2	59	14	1235	295	3,0	37	–	0,4	0,2	1,9	–
Weizen, ganzes Korn	11	2	60	13,3	1265	298	3,2	33	20	0,5	0,1	5,1	–
Weizengrieß	10	1	69	7,1	1364	321	1,0	17	–	0,1	+	1,3	–
Weizenmehl, Type 700	11	1	68	4,5	1380	330	1,7	20	–	0,2	0,1	0,9	0
Weizenmehl, Type 480[2]	10	1	71	4,0	1415	338	2,0	15	–	0,1	+	0,7	0
Weizenkleie[2]	15	5	18	45,1	725	172	16	67	5,5	0,7	0,5	+	0
Stärkemehl, Weizen	0,4	0,1	86	0,1	1451	347	+	0	–	0	0	–	0
Weizenkeime[2]	27	9	31	17,7	1313	312	8,5	49	62	2,0	0,7	4,5	–
Roggenmischbrot[2]	6	1	44	6,1	893	210	1,3	47	0	0,2	0,1	1,0	0
Weizenmischbrot[2]	6	1	43	4,6	875	208	1,7	17	0	0,1	0,1	1,2	0
Roggenbrot[2]	6	1	46	6,2	920	217	2,5	29	+	0,2	0,1	0,9	0
Roggenvollkornbrot[2]	7	1	39	8,1	818	193	2,0	37	–	0,2	0,2	0,6	–
Semmeln[2]	8	2	50	3,0	1155	272	1,2	27	0	0,1	+	1,1	0
Weißbrot	8	1	49	3,2	1009	238	0,7	58	+	0,1	0,1	0,9	–
Weizentoastbrot	7	4	48	3,7	1090	260	1,0	58	–	0,1	0,1	–	–
Weizenvollkornbrot	7	1	41	7,4	855	200	2,0	31	+	0,3	0,2	3,3	0
Grahambrot	8	1	40	8,4	845	199	1,6	42	–	0,2	0,1	2,5	–
Knäckebrot	9	1	66	15,0	1335	314	4,7	55	+	0,2	0,2	1,1	0
Pumpernickel	7	1	37	9,3	771	182	2,4	55	+	0,1	0,1	1,2	0
Brot mit Sonnenblumenkernen	9	4	40	5	965	231	2,8	35	–	0,2	0,1	4,9	–
Brösel	12	2	73	–	1580	360	2,6	30	0	+	+	+	0
Salzstangerln, Salzbrezel	10	1	76	0,3	1553	347	0,7	147	–	+	+	0,7	0
Zwieback, eifrei	10	4	73	3,5	1540	370	1,5	40	0	–	–	1,5	0
Biskuit	9	5	82	–	1703	407	1,3	31	87	+	0,1	1,7	–
Obstkuchen i. D.	4	4	32	2,6	736	176	0,8	22	30	+	0,1	1,2	7
Oberstorte i. D.	5	25	30	–	1527	365	0,7	85	110	+	0,1	0,2	1
Müsli mit Nüssen	12	12	55	–	1605	380	3,0	55	2	0,4	0,2	–	48
Eierteigwaren, Nudeln	12	3	70	3,4	1501	354	3,0	23	63	0,2	0,1	1,9	–
Bäckerhefe, gepresst	17	1	–	–	328	78	3,5	23	–	1,4	2,3	17	–

[1] Vitamin A und Carotine werden als Retinol-Äquivalente angegeben (s. S. 78)   [2] Gemäß der EU-Nährwertkennzeichnung wird aus Gründen der Praktikabilität der Wert N x 6,25 verwendet.

| Nahrungsmittel | Eiweiß | Fett | Kohlen-hydrate | Gesamt ballast-stoffe | Energie | | Mineralstoffe | | | Vitamine | | | |
| | | | | | | | Eisen | Calcium | A[1] | B$_1$ | B$_2$ | Niacin | C |
100 g essbarer Anteil	g	g	g	g	kJ	kcal	mg	mg	µg	mg	mg	mg	mg
Kartoffel, Kartoffelerzeugnisse													
Kartoffel	2	+	15	2,1	298	70	0,4	6	1	0,1	+	1,2	17
Kartoffel, mit Schale gekocht	2	+	15	1,7	298	70	0,9	12	–	0,1	0,1	1,2	14
Pommes sticks	7	32	55	–	2212	530	2,6	60	60	0,2	0,1	3,4	8
Kartoffelchips	5	39	45	4,2	2318	557	2,3	52	60	0,2	0,1	3,4	8
Kartoffelpuffer (Trockenprodukt)	6	+	73	6,2	1365	321	–	27	–	–	–	–	–
Kartoffelknödel, gekocht	6	1	74	4,4	1393	328	–	63	–	–	–	–	–
Kartoffelpüree (Trockenprodukt)	8	1	75	6,1	1437	338	–	33	–	–	–	–	–
Kartoffelstärkemehl	1	+	83	–	1426	326	1,8	35	–	+	+	0,1	–
Zucker, Zuckerwaren, Honig, Marmelade, Kakao													
Zucker	0	0	100	–	1697	399	0,3	1	0	0	0	0	0
Rohzucker	0	0	97	–	1655	390	–	55	–	+	+	+	1
Fondant	0	0	88	–	1475	352	0	3	0	0	0	0	0
Karamellen	3	5	84	–	1680	402	–	–	–	–	–	–	–
Honig	+	0	75	–	1263	302	1,3	6	0	+	0,1	0,1	2
Kunsthonig	+	0	83	–	1385	331	–	5	0	0	0	0	0
Marzipan	7	25	59	–	2034	486	2,0	43	–	0,1	0,5	1,4	2
Nuss-Nougat-Creme	4	31	58	–	2223	532	3,5	13	31	0,2	0,1	–	–
Bitterschokolade	5	30	47	15,0	1999	479	3,2	63	–	+	0,1	0,9	0
Milchschokolade	9	32	54	–	2241	536	1,2	247	59	0,1	0,4	0,5	0
Ribiselmarmelade	–	–	61	–	1050	247	–	6	–	–	–	–	21
Hagebuttenmarmelade	+	–	62	–	1073	252	–	71	–	–	–	–	51
Marmelade im Durchschnitt	+	0	60	–	1020	244	+	10	–	+	+	–	4
Fette und Öle													
Butter	1	83	+	–	3090	751	+	13	590	+	+	+	+
Butterschmalz	+	99	0	–	3686	881	–	–	890	–	–	–	0
Schweineschmalz	+	99	0	–	3760	900	+	+	–	–	–	–	–
Margarine	+	80	+	–	2970	710	–	–	600	–	–	–	–
Pflanzenmargarine	+	80	+	–	2970	710	–	–	608	–	–	–	–
Speiseöl, gemischt	0	100	+	–	3760	900	0	0	+	0	–	–	+
Sonnenblumenöl	0	100	+	–	3760	900	+	0	4	–	–	–	–
Maiskeimöl	0	100	0	–	3760	900	1,3	15	23	–	–	–	–
Olivenöl	0	100	+	–	3760	900	0,1	1	37	–	–	–	–
Kokosfett	+	100	+	–	3760	900	+	+	+	–	–	–	–
Speisefette	+	99	+	–	3760	900	–	–	–	–	–	–	–
Mayonnaise, 80 % Fett	1	80	3	–	3078	736	1,0	18	84	+	+	+	0
Mayonnaise, 50 % Fett	1	52	5	–	2026	484	0,8	35	–	–	–	–	–

[1] Vitamin A und Carotine werden als Retinol-Äquivalente angegeben (s. S. 78)
[2] enthält 45 % Linolsäure und mehr

Nahrungsmittel 100 g essbarer Anteil	Eiweiß g	Fett g	Kohlen- hydrate g	Gesamt ballast- stoffe g	Energie kJ	Energie kcal	Mineralstoffe Eisen mg	Mineralstoffe Calcium mg	Mineralstoffe A[1] µg	Vitamine B$_1$ mg	Vitamine B$_2$ mg	Vitamine Niacin mg	Vitamine C mg
Milch, Milchprodukte, Käse													
Vollmilch	3,3	3,5	4,7	–	272	65	+	120	31	+	0,2	0,1	2
Muttermilch	1,1	4	7	–	288	69	+	29	69	+	+	0,2	7
Magermilch	3,5	+	4,8	–	147	34	0,1	123	1	+	0,2	0,1	–
Jogurt, 3,6 % Fett	3,6	3,6	4	–	264	63	+	120	31	+	0,2	0,1	1
Jogurt, 1 % Fett	4,3	1	4,2	–	184	44	+	114	10	+	0,2	0,1	2
Magerjogurt	3,5	+	4,9	–	157	37	0,1	143	0,2	+	0,2	0,1	2
Kefir	3,3	3,6	3,9	–	266	64	0,1	120	+	+	0,2	0,1	–
Buttermilch, 1 % Fett	3,3	1	4	–	172	41	0,1	109	9	+	0,2	0,1	1
Kondensmilch, 7,5 % Fett	6,5	7,5	9,9	–	553	132	0,1	242	54	0,1	0,4	0,2	2
Kondensmilch, gezuckert	8	9	52	–	1360	325	0,3	238	114	0,1	0,4	0,2	4
Rahm (Obers 36 % Fett)	2	36	3	–	1443	345	+	80	312	+	0,2	0,1	1
Sauerrahm, 15 % Fett	3	15	3	–	678	162	+	100	–	+	0,2	0,1	1
Vollmilchpulver	25	26	35	–	2016	482	0,7	1047	250	0,3	1,4	0,7	11
Magermilchpulver	35	1	51	–	1518	357	0,8	1290	21	0,3	2,2	1,1	2
Molke	1	+	5	–	106	25	0,1	68	3	+	0,2	0,2	1
Speisetopfen, mager	14	+	3,2	–	229	54	0,4	92	2	+	0,3	0,2	1
Speisetopfen, 20 % FiT	13	5	3	–	457	109	0,1	85	44	+	0,3	0,1	1
Speisetopfen, 40 % FiT	11	11	3	–	664	159	0,3	95	99	+	0,2	0,1	1
Emmentalerkäse	29	31	+	–	1651	398	0,3	1029	291	0,1	0,3	0,2	1
Parmesan	36	26	+	–	1561	375	1,0	1178	359	+	0,6	0,2	–
Edamerkäse, 45 % FiT	25	28	+	–	1469	354	0,3	678	290	0,1	0,4	0,1	–
Goudakäse, 45 % FiT	26	25	+	–	1373	331	0,5	820	260	+	0,2	0,1	1
Gorgonzola, 55 % FiT	19	31	+	–	1492	360	0,3	612	–	0,1	0,4	0,3	–
Camembert, 60 % FiT	18	34	+	–	1562	378	0,1	490	552	+	0,4	1,0	–
Camembert, 45 % FiT	21	22	+	–	1185	285	0,2	570	362	+	0,6	1,1	+
Mozzarella, 40 % FiT	20	16	+	–	934	225	0,2	632	–	+	0,3	0,1	–
Romadur, 30 % FiT	24	14	+	–	910	218	–	374	–	–	–	–	–
Cottage-Cheese, 20 % FiT	12	4	3	–	428	102	0,3	95	22	+	0,2	0,1	–
Harzer, Korbkäse, Quargel	30	1	+	–	540	127	0,3	125	–	+	0,4	0,7	–
Gervais, 65 % FiT	7	25	3	–	1088	260	0,6	79	325	+	0,2	0,1	+
Schmelzkäse, 55 % FiT	13	27	3	–	1260	301	1,0	600	250	+	0,4	0,2	–
Schmelzkäse, 25 % FiT	16	10	5	–	745	178	1,0	600	130	+	0,5	–	+
Schokoladepudding	3	3,5	21	–	533	127	–	–	–	–	–	–	–
Vanillepudding	2,9	3,3	16	–	441	105	–	–	–	–	–	–	–
Eiscreme	4	12	21	–	857	205	0,1	140	130	+	0,3	0,1	–
Hühnerei													
Hühnerei, Gesamtei-Inhalt	13	11	1	–	646	155	2,0	54	272	–	0,4	0,1	–
Hühnerei, 68 g (44 g Eiklar, 24 g Eidotter)[2]	9	8	+	–	439	105	1,1	29	108	0,1	0,2	0,1	0
Hühnereidotter	16	32	+	–	1459	353	7,7	140	886	0,3	0,4	0,1	–
Hühnereiklar	11	+	1	–	208	49	0,2	11	+	+	0,3	0,1	+
Trockenvollei	46	42	2	–	2369	570	8,8	190	800	0,4	1,4	0,2	–

[1] Vitamin A und Carotine werden als Retinol-Äquivalente angegeben (s. S. 78) [2] mittlere Größe

Nahrungsmittel 100 g essbarer Anteil	Eiweiß g	Fett g	Kohlen-hydrate g	Gesamt ballast-stoffe g	Energie kJ	Energie kcal	Mineralstoffe Eisen mg	Mineralstoffe Calcium mg	Mineralstoffe A[1] µg	Vitamine B$_1$ mg	Vitamine B$_2$ mg	Vitamine Niacin mg	Vitamine C mg
Fleisch													
Kalbfleisch, mager	21	1	+	–	392	92	2,1	13	+	0,1	0,3	6,5	–
Kalbskotelett	21	3	+	–	452	107	2,1	13	+	0,1	0,3	6,5	–
Kalbsbries	17	3	+	–	416	99	2,0	1	0	0,1	0,2	2,6	56
Kalbshirn	10	8	+	–	464	111	2,5	12	0	0,2	0,3	3,6	23
Kalbsleber	19	4	4	–	543	130	7,9	9	21 900	0,3	2,6	15,0	35
Kalbsherz	16	5	+	–	495	118	3,7	16	6	0,6	1,0	6,6	5
Kalbslunge	18	2	+	–	376	90	5,0	5	–	0,1	0,4	4,0	39
Kalbszunge	17	12	+	–	719	173	3,0	8	–	0,3	0,3	3,7	–
Rindfleisch, sehr mager	22	2	1	–	455	108	2,1	5,7	20	0,1	0,3	7,5	–
Schlegel	21	5	+	–	519	123	2,4	5,8	5	0,1	0,1	4,7	–
Beiried	21	4	+	–	508	121	2,3	3,3	–	0,1	0,1	4,6	–
Rostbraten	21	8	+	–	647	155	1,9	4,4	15	0,1	0,2	4,3	–
Schulter	20	5	+	–	540	128	2,3	4	3	0,1	0,2	5,1	–
Brust	19	14	+	–	834	200	1,9	8,1	22	+	0,1	–	–
Rinderherz	17	6	+	–	507	121	5,1	9	+	0,5	0,9	7,1	6
Rinderleber	20	3	5	–	515	123	6,5	7	15 300	0,3	2,9	13,6	30
Rinderniere	17	5	+	–	485	116	9,5	11	330	0,3	2,3	6,2	11
Rindszunge	16	16	+	–	860	207	3,0	10	–	0,1	0,3	4,6	–
Beef tartare	21	3	+	–	468	112	–	–	–	–	–	–	–
Schweinefleisch, sehr mager	22	2	+	–	443	105	1,0	5	6	0,9	0,2	5,0	2
Schweinefleisch, mager	19	7	+	–	600	140	2,0	8	–	0,7	0,2	–	–
Schweinefleisch, mittelfett	17	21	+	–	1083	261	2,0	8	–	0,7	0,2	–	–
Schweinefleisch, fett	10	37	+	–	1655	396	1,4	7	–	0,7	0,1	–	–
Schweinskotelett	22	5	+	–	558	133	1,8	11	9	0,8	0,2	4,3	–
Schweinsschnitzel	22	2	+	–	448	106	1,7	9	–	0,8	0,2	4,3	–
Schopfbraten	19	12	+	–	774	186	1,5	11	–	0,3	0,2	3,3	–
Schweinehirn	11	9	+	–	513	123	3,6	10	9	0,2	0,3	4,3	18
Schweineleber	21	5	1	–	549	130	15,8	10	39 100	0,3	3,2	15,7	23
Schweineherz	16	2	2	–	372	89	4,3	20	10	0,5	1,1	6,6	5
Schweinelunge	14	7	+	–	476	114	5	3	–	0,1	0,2	3,4	13
Schweineniere	16	3	1	–	402	96	10,0	11	39	0,3	1,8	8,4	16
Schweinezunge	16	10	+	–	653	157	3,0	10	–	0,5	0,5	5,3	4
Faschiertes, gem. (Rindfl., Schweinfl.)	23	14	+	–	909	216	–	–	–	–	–	–	–
Hammelfleisch, mittelfett	19	13	+	–	806	194	2,0	9	–	0,2	0,2	4,3	–
Lammfleisch, mager	21	4	+	–	491	117	1,6	3	–	0,2	0,4	6,2	–
Geflügel													
Brathuhn mit Haut	20	10	+	–	694	166	0,7	13	39	0,1	0,2	6,8	3
Hühnerbrust mit Haut	22	6	+	–	377	89	1,1	14	–	0,1	0,1	11,0	0

[1] Vitamin A und Carotine werden als Retinol-Äquivalente angegeben (s. S. 78)

Nahrungsmittel	Eiweiß	Fett	Kohlen-hydrate	Gesamt ballast-stoffe	Energie		Mineralstoffe			Vitamine			
							Eisen	Calcium	A[1]	B_1	B_2	Niacin	C
100 g essbarer Anteil	g	g	g	g	kJ	kcal	mg	mg	µg	mg	mg	mg	mg
Geflügel													
Hühnerschenkel mit Haut	18	11	+	–	723	173	1,8	15	–	0,1	0,2	5,6	–
Suppenhuhn	19	20	+	–	1066	257	1,2	11	32	0,1	0,2	8,8	–
Hühnerleber	22	5	1	–	570	136	7,4	18	3300	0,3	2,5	12	28
Ente	18	17	+	–	944	227	2,5	14	–	0,3	0,2	3,5	–
Gans	16	31	+	–	1414	342	1,9	12	65	0,1	0,3	6,4	–
Truthahn, jung	22	7	+	–	632	151	1,5	26	–	0,1	0,1	8,0	–
Truthahnbrust	24	1	+	–	446	105	1,0	–	–	+	0,1	11	–
Truthahnschenkel	21	4	+	–	482	114	2,0	–	–	0,1	0,2	4,7	–
Wild													
Hase	22	3	+	–	479	113	2,8	14	–	0,1	0,1	8,1	–
Hirsch	21	3	+	–	474	112	2,3	10	–	–	0,3	–	–
Rehrücken	22	4	+	–	512	122	3,0	25	–	–	0,3	–	–
Rehschlegel	21	1	+	–	410	97	3,0	5	–	–	0,3	–	–
Fleischwaren													
Pressschinken	23	4	+	–	528	125	2,3	15	–	0,6	0,2	3,7	–
Rohschinken	25	17	+	–	1150	274	2,3	10	–	0,6	0,2	3,5	–
Bündner Fleisch	39	10	+	–	1015	242	9,8	48	+	0,2	0,8	9,8	–
Bratspeck (durchwachsen)	18	33	+	–	1527	365	2,3	10	–	0,6	0,2	3,5	–
Hamburger Speck	16	52	+	–	2365	566	–	–	–	–	–	–	–
Paprikaspeck	4	83	+	–	3355	802	0,3	2	–	0,1	+	0,5	–
Salami	26	40	+	–	1922	459	–	–	–	–	–	–	–
Kantwurst	24	42	+	–	1962	469	1,7	11	–	0,1	0,2	4,0	0
Mettwurst	16	34	+	–	1530	366	1,6	13	–	0,2	0,2	–	–
Frankfurter	12	23	1	–	1072	256	1,8	8	–	0,2	0,2	2,3	–
Extrawurst, Stange	11	21	1	–	981	234	–	–	–	–	–	–	–
Extrawurst, rund	11	23	1	–	1055	252	–	–	–	–	–	–	–
Extrawurst, leicht	12	13	+	–	685	164	–	–	–	–	–	–	–
Leberkäse	11	24	2	–	1409	265	–	4	–	+	0,2	2,4	–
Braunschweiger													
Dürre, rund	16	30	1	–	1399	334	–	–	–	–	–	–	–
Burenwurst	15	28	2	–	1325	317	–	–	–	–	–	–	–
Krakauer	18	6	1	–	545	130	1,5	15	–	–	–	3,8	–
Wiener	18	22	+	–	1120	268	2,9	14	–	0,1	0,1	–	–
Mortadella	16	26	+	–	1234	295	–	42	–	0,1	0,2	3,1	-
Polnische	20	23	+	–	1191	285	–	–	–	–	–	–	–
Bratwurst	15	23	+	–	1106	264	–	–	–	0,3	0,2	3,2	–
Braunschweiger, Stange	17	28	1	–	1342	321	–	–	–	–	–	–	–
Leberstreichwurst	14	29	+	–	1311	313	–	–	–	–	–	–	–

[1] Vitamin A und Carotine werden als Retinol-Äquivalente angegeben (s. S. 78)

Nahrungsmittel 100 g essbarer Anteil	Eiweiß g	Fett g	Kohlen- hydrate g	Gesamt ballast- stoffe g	Energie kJ	Energie kcal	Mineralstoffe Eisen mg	Mineralstoffe Calcium mg	Mineralstoffe A[1] µg	Vitamine B$_1$ mg	Vitamine B$_2$ mg	Vitamine Niacin mg	Vitamine C mg
Fleischwaren													
Leberpastete	14	21	1	–	1032	247	6,4	10	950	+	0,6	3,3	2
Presswurst	15	13	+	–	805	193	–	–	–	–	–	–	–
Haussulz	13	11	+	–	690	165	–	–	–	–	–	–	–
Blutwurst	15	25	3	–	1300	310	6,4	7	–	0,1	0,1	1,2	–
Fleischkonserven													
Corned Beef	25	12	0	–	874	209	4,1	14	–	+	0,2	3,2	0
Frühstücksfleisch (Luncheon Meat)	15	25	+	–	1180	287	2,2	12	–	0,1	0,2	4,7	1
Leberbrotaufstrich	13	31	+	–	1480	353	–	–	–	–	–	–	–
Geflügelwürste													
Truthahn/Pariser, Feine Extra	12	14	+	–	722	173	–	–	–	–	–	–	–
Truthahn/Frankfurter	14	18	+	–	904	216	–	–	–	–	–	–	–
Truthahn/Krakauer	18	5	+	–	491	117	–	–	–	–	–	–	–
Truthahn/Bratwürste	17	13	+	–	770	184	–	–	–	–	–	–	–
Andere Erzeugnisse aus Fleisch													
Gelatine	84	+	0	–	1420	339	0	11	0	0	0	0	0
Bouillon	1	1	–	–	70	17	–	–	–	–	–	–	–
Suppenwürfel	16	22	+	–	1075	259	–	–	–	–	–	–	–
Fisch, Fischwaren													
Heilbutt	20	2	+	–	404	96	0,6	14	32	0,1	0,1	5,9	–
Hering	18	18	+	–	968	233	1,1	34	38	+	0,2	3,8	–
Kabeljau (Dorsch)	18	1	+	–	324	77	0,4	24	7	0,1	+	2,3	2
Makrele	19	12	+	–	758	182	1,0	12	100	0,1	0,4	7,5	+
Rotbarsch (Goldbarsch)	18	4	+	–	442	105	0,7	22	14	0,1	0,1	2,5	1
Schellfisch	18	+	+	–	327	77	0,6	18	17	+	0,2	3,1	–
Scholle	17	2	+	–	361	86	0,9	61	–	0,2	0,2	4,0	2
Seehecht	17	3	+	–	386	91	–	41	–	0,1	0,2	–	–
Seelachs	17	1	+	–	313	74	1,0	14	10	0,1	0,4	4,0	–
Thunfisch	22	16	+	–	939	226	1,0	40	450	0,2	0,2	8,5	–
Aal	15	25	+	–	1162	280	0,6	17	980	0,2	0,3	2,6	2
Forelle	20	3	+	–	433	102	0,7	18	32	0,1	0,1	3,4	–
Hecht	18	+	+	–	344	81	1,1	20	14	0,1	0,1	1,6	–
Karpfen	18	5	+	–	484	115	1,1	52	44	0,1	0,1	1,9	1
Lachs	20	14	+	–	842	202	0,6	15	41	0,2	0,2	7,5	1
Zander	19	1	+	–	353	83	1,4	27	–	0,2	0,3	2,3	1
Aal, geräuchert	18	29	+	–	1362	329	0,7	19	940	0,2	0,4	3,5	–
Bückling	21	16	+	–	934	224	1,1	35	28	+	0,3	4,3	–
Makrele, geräuchert	21	16	+	–	925	222	1,2	5	30	0,1	0,4	10,0	–

[1] Vitamin A und Carotine werden als Retinol-Äquivalente angegeben (s. S. 78)

Nahrungsmittel	Eiweiß	Fett	Kohlenhydrate	Gesamt ballaststoffe	Energie		Mineralstoffe			Vitamine				
100 g essbarer Anteil	g	g	g	g	kJ	kcal	Eisen mg	Calcium mg	A[1] µg	B$_1$ mg	B$_2$ mg	Niacin mg	C mg
Fisch, Fischwaren													
Schillerlocken	21	24	+	–	1253	302	1,1	18	–	–	–	–	–
Bismarckhering (Hering mariniert)	17	16	+	–	872	210	–	38	33	0,1	0,2	–	0
Brathering	17	15	+	–	848	204	1,1	36	20	+	0,1	3,9	0
Matjeshering	16	23	+	–	1108	267	1,3	43	–	–	–	–	–
Ölsardinen, abgetropft	24	14	+	–	930	222	2,7	330	49	+	0,3	6,5	0
Tunfisch in Öl	24	21	+	–	1185	283	1,2	7	152	0,1	0,1	10,8	0
Heringsfilet in Tomatensoße	15	15	+	–	870	208	1,9	49	1390	0,1	0,2	2,6	1
Salzhering	20	15	+	–	911	218	20,0	112	48	+	0,3	3,0	0
Dornhai, geräuchert	26	7	+	–	703	168	0,8	20	–	–	–	–	–
Fischstäbchen, tiefgekühlt, paniert	16	7	20	–	840	201	–	–	–	–	–	–	–
Hülsenfrüchte													
Bohnen, weiß	21	2	35	23,2	1007	237	6,2	113	67	0,5	0,2	2,0	3
Erbsen, trocken	23	1	41	16,6	1152	271	5,0	50	13	0,8	0,3	2,8	2
Kichererbsen, trocken	19	6	44	15,5	1295	307	6,1	124	30	0,5	0,1	1,6	5
Linsen	23	2	41	11,0	1144	270	8,0	65	17	0,4	0,3	2,5	7
Sojabohnen, trocken	34	18	6	21,9	1366	327	6,6	201	63	1,0	0,5	2,6	–
Sojamehl, vollfett	37	21	3	18,5	1449	347	12,1	195	14	0,8	0,3	2,2	0
Erdnüsse, geröstet	26	49	9	11,4	2424	585	2,3	65	110	0,3	0,1	14,3	0
Sojabohnen im Glas	7	3	6	4,3	315	75	2,9	55	–	0,1	0,1	–	8
Obst, Obsterzeugnisse													
Apfel	+	1	11	2,0	228	54	0,2	6	6	+	+	0,3	12
Birne	+	+	12	3,3	233	55	0,2	10	3	+	+	0,2	5
Brombeeren	1	1	6	3,2	186	44	0,9	44	45	+	+	0,4	17
Erdbeeren	1	+	6	1,6	136	32	0,6	21	3	+	0,1	0,5	63
Heidelbeeren	1	1	6	4,9	153	36	0,7	10	6	+	+	0,4	22
Himbeeren	1	+	5	4,7	143	34	1,0	40	4	+	0,1	0,3	25
Kirschen, süß	1	+	13	1,3	265	62	0,4	6	6	+	+	0,3	15
Marille	1	+	9	1,5	183	43	0,7	16	280	+	0,1	0,8	9
Nektarine	1	+	12	2,0	223	53	0,5	4	73	–	–	–	8
Pfirsich	1	+	9	1,9	176	41	0,3	6	16	+	0,1	0,9	10
Pflaume	1	+	10	1,6	205	48	0,3	8	65	0,1	+	0,4	5
Preiselbeeren	+	1	6	2,9	148	35	0,5	14	4	+	+	–	12
Ribisel, rot	1	+	5	3,5	139	33	0,9	29	4	+	+	0,2	36
Ribisel, schwarz	1	+	6	6,8	168	39	1,3	46	14	0,1	+	0,3	177
Stachelbeeren	1	+	7	3,0	158	37	0,6	29	18	+	+	0,3	35
Weichseln	1	1	10	1,0	225	53	0,6	8	40	0,1	0,1	0,4	12
Weintrauben	1	+	15	1,5	286	67	0,4	12	6	+	+	0,2	4
Ananas	+	+	12	1,4	234	55	0,4	16	10	0,1	+	0,2	19
Avocado	2	24	+	6,3	909	221	0,5	12	12	0,1	0,2	1,1	13

[1] Vitamin A und Carotine werden als Retinol-Äquivalente angegeben (s. S. 78)

Nahrungsmittel 100 g essbarer Anteil	Eiweiß g	Fett g	Kohlen- hydrate g	Gesamt ballast- stoffe g	Energie kJ	Energie kcal	Mineralstoffe Eisen mg	Mineralstoffe Calcium mg	Mineralstoffe A^1 µg	Vitamine B_1 mg	Vitamine B_2 mg	Vitamine Niacin mg	Vitamine C mg
Obst, Obsterzeugnisse													
Banane	1	+	20	1,8	374	88	0,4	7	9	+	0,1	0,7	12
Feige	1	1	13	2,0	260	61	0,6	54	8	+	0,1	4	3
Clementine	1	+	8	0,5	140	34	0,3	30	8	+	+	+	36
Grapefruit	1	+	7	1,6	161	38	0,2	24	2	+	+	0,2	44
Kaki	1	+	16	2,5	297	70	0,4	8	266	+	+	0,2	16
Kiwi	1	1	9	2,1	215	51	0,8	38	8	+	0,1	0,4	46
Litschi	1	+	17	1,6	315	74	0,4	9	–	0,1	0,1	0,5	39
Mandarine	1	+	10	1,7	195	46	0,3	33	142	0,1	+	0,2	30
Mango	1	+	13	1,7	243	57	0,4	12	201	+	0,1	0,7	37
Orange	1	+	8	1,6	179	42	0,2	40	13	0,1	+	0,3	49
Papaya	1	+	7	1,9	134	32	0,4	21	160	+	+	0,3	80
Passionsfrucht	2	+	10	1,5	268	63	1,3	17	108	+	0,1	2,1	24
Wassermelone	1	+	8	0,2	159	37	0,2	7	784	+	0,1	0,2	6
Zitrone	1	1	3	–	151	35	0,5	11	1	0,1	+	0,2	51
Zuckermelone	1	+	12	0,7	231	54	0,2	13	84	0,1	+	0,6	32
Haselnüsse	14	62	11	8,2	2662	644	3,8	226	5	0,4	0,2	1,4	3
Kastanien (Maroni)	3	2	41	8,4	813	192	1,3	33	4	0,2	0,2	0,9	27
Kokosnuss	5	37	5	9,0	1498	363	2,3	20	–	0,1	+	0,4	2
Mandeln	22	54	5	13,5	2411	583	4,1	252	20	0,2	0,6	4,2	–
Paranüsse	16	67	4	6,7	2765	670	3,4	132	3	1,0	+	0,2	1
Walnüsse	17	63	11	6,1	2738	663	2,5	87	8	0,3	0,1	1,0	3
Apfel, getrocknet	1	2	55	11,2	1054	248	1,2	30	–	0,1	0,1	0,8	12
Datteln, getrocknet	2	1	65	8,7	1174	276	1,9	63	25	+	0,1	1,9	3
Feigen, getrocknet	4	1	55	12,9	1059	250	3,3	193	9	0,1	0,1	1,2	3
Marillen, getrocknet	5	1	48	17,7	1019	240	4,4	82	5800	+	0,1	3,2	11
Pflaume, getrocknet	2	1	47	17,8	943	222	2,3	41	23	0,2	0,1	1,7	4
Rosinen	2	1	68	5,2	1238	291	2,3	80	5	0,1	0,1	0,5	1
Ananas in Dosen	+	+	15	0,9	288	68	1,0	16	3	0,1	+	0,2	7
Apfelmus in Dosen	+	+	19	–	334	79	0,3	4	6	+	+	0,1	2
Birnen in Dosen	+	+	16	–	284	67	0,4	7	2	+	+	0,1	2
Kirschen in Dosen	1	+	13	–	236	56	0,5	12	70	+	+	0,2	5
Pfirsich in Dosen	+	+	15	1,1	268	63	0,4	3	29	+	+	0,6	4
Preiselbeeren in Dosen	1	+	44	–	779	183	2,7	11	–	–	–	–	–
Apfelsaft	+	–	11	–	203	48	0,3	7	8	+	+	0,3	1
Grapefruitsaft, ungesüßt	1	+	10	–	201	47	0,6	9	1	+	+	0,2	36
Himbeersirup	+	0	66	–	1119	263	2,0	16	–	+	+	0,2	16
Holundersaft	2	+	7	–	163	38	–	5	–	+	0,1	0,4	26
Orangensaft, ungesüßt	1	+	9	0,4	178	42	0,3	15	1	0,1	+	0,3	43
Ribiselnektar, rot	+	+	12	–	232	55	0,3	7	4	+	+	+	6
Ribiselnektar, schwarz	+	+	13	–	238	56	0,3	15	4	+	+	+	30

[1] Vitamin A und Carotine werden als Retinol-Äquivalente angegeben (s. S. 78)

| Nahrungsmittel | Eiweiß | Fett | Kohlen-hydrate | Gesamt ballast-stoffe | Energie | | Mineralstoffe | | | Vitamine | | | |
| | | | | | | | Eisen | Calcium | A[1] | B$_1$ | B$_2$ | Niacin | C |
100 g essbarer Anteil	g	g	g	g	kJ	kcal	mg	mg	µg	mg	mg	mg	mg
Obst, Obsterzeugnisse													
Sanddornsaft	1	2	1	–	169	40	–	9	–	–	–	–	266
Traubensaft	+	+	17	–	296	70	0,4	13	+	+	+	0,2	2
Zitronensaft	+	+	2	–	114	26	0,1	11	–	+	+	0,1	53
Gemüse, Gemüseerzeugnisse, Pilze													
Artischocke	2	+	3	10,8	93	22	1,5	53	17	0,1	+	0,1	8
Aubergine (Melanzani)	1	+	3	2,8	22	17	0,4	12	7	+	0,1	0,6	5
Bohnen, grün (Fisolen)	2	+	5	1,9	139	33	0,8	60	60	0,1	0,1	0,6	19
Brokkoli	4	+	3	3,0	117	28	0,9	58	146	0,1	0,2	1,0	100
Chinakohl	1	+	1	1,9	51	12	0,6	40	71	+	+	0,4	26
Endiviensalat	2	+	1	1,2	58	14	1,4	54	280	0,1	0,1	0,4	9
Erbsen, grün	7	+	12	4,3	342	81	1,7	26	72	0,3	0,2	2,4	25
Gurke	1	+	2	0,5	52	12	0,2	16	62	+	+	0,2	8
Häuptelsalat	1	+	1	1,4	49	11	0,3	22	187	0,1	0,1	0,3	13
Karfiol	2	+	2	2,9	95	22	0,5	21	2	0,1	0,1	0,6	67
Karotten	1	+	5	3,6	109	26	0,4	37	1500	0,1	0,1	0,6	7
Kohl	3	+	3	2,6	109	26	0,6	64	8	0,1	0,1	0,3	49
Kohlrabi	2	+	4	1,4	104	24	0,5	64	33	+	+	1,8	63
Kürbis	1	+	5	2,2	104	25	0,8	22	127	+	0,1	0,5	12
Mangold	2	+	1	–	58	14	2,7	103	588	0,1	0,2	0,7	39
Paprikaschoten, grün	1	+	3	3,6	81	19	0,4	10	179	+	+	0,3	121
Pastinak	1,3	+	12	2,1	249	59	0,7	49	3	0,1	0,1	0,9	18
Porree (Lauch)	2	+	3	2,3	104	24	0,8	63	183	0,1	0,1	0,5	26
Radieschen, Rettich	1	+	2	2,0	61	14	0,4	37	4	+	+	0,3	29
Rapunzelsalat	2	+	1	1,5	55	13	2,0	35	650	0,1	0,1	0,4	35
Rhabarber	1	+	1	3,2	56	13	0,4	66	10	+	+	0,3	10
Rotkraut	2	+	4	2,5	92	22	0,4	36	3	0,1	+	0,4	57
Rote Rübe	2	+	8	2,5	175	41	0,9	17	2	+	+	0,2	10
Schwarzwurzeln	1	+	2	18,3	76	18	3,3	53	3	0,1	+	0,4	4
Sellerie	2	+	2	4,2	77	18	0,5	50	3	+	0,1	0,9	8
Sojasprossen	6	1	5	2,4	211	50	0,9	32	4	0,2	0,2	1,5	20
Spargel	2	+	2	1,3	75	18	0,7	26	87	0,1	0,1	1,0	20
Speisemais	3	1	16	2,8	369	87	0,4	2	10	0,1	0,1	1,7	12
Spinat	3	+	1	2,6	67	16	3,8	117	795	0,1	0,2	0,6	51
Sprossenkohl	4	+	3	4,4	151	36	1,0	33	79	0,1	0,1	0,7	112
Tomate	1	+	3	1,0	73	17	0,3	9	97	0,1	+	0,5	19
Weiße Rübe	1	+	5	–	100	24	0,4	49	12	+	0,1	0,7	20
Weißkraut	1	+	4	3,0	105	25	0,4	45	12	+	+	0,3	48
Zichorie (Chicoree)	1	+	1	1,3	70	16	0,7	26	572	0,1	+	0,2	9
Zucchini	2	+	2	1,1	81	19	1,0	25	31	0,2	0,1	0,4	17
Zwiebel	1	+	5	1,8	116	27	0,2	22	1	+	+	0,2	7

[1] Vitamin A und Carotine werden als Retinol-Äquivalente angegeben (s. S. 78)

| Nahrungsmittel | Eiweiß | Fett | Kohlenhydrate | Gesamt ballaststoffe | Energie | | Mineralstoffe | | | Vitamine | | | |
| | | | | | | | Eisen | Calcium | A[1] | B$_1$ | B$_2$ | Niacin | C |
100 g essbarer Anteil	g	g	g	g	kJ	kcal	mg	mg	µg	mg	mg	mg	mg
Gemüse, Gemüseerzeugnisse, Pilze													
Petersilie, Blatt	4	+	7	4,3	214	50	3,6	179	871	0,1	0,3	1,4	161
Schnittlauch	4	1	2	–	115	27	1,9	129	50	0,1	0,2	0,6	47
Brunnenkresse	2	+	2	1,5	73	17	3,1	180	823	0,1	0,2	0,7	96
Gartenkresse	4	1	2	3,5	139	39	3,1	180	4900	0,1	0,2	0,7	96
Gemüsesaft	1	–	6	–	100	24	–	–	–	–	–	–	–
Karottensaft	1	+	5	–	93	22	–	27	437	–	–	–	4
Roter-Rübensaft	1	+	8	–	156	37	–	–	–	–	–	–	3
Spinatsaft	1	+	1	1	32	8	–	1	–	–	–	–	29
Tomatensaft	1	+	3	–	71	17	0,6	15	90	0,1	+	0,7	15
Bohnen, grün in Dosen	1	+	2	1,5	53	12	1,3	34	33	0,1	+	0,3	4
Erbsen, grün in Dosen	4	+	5	4,3	157	37	1,5	20	43	0,1	0,1	0,9	9
Essiggurken	1	+	–	–	–	–	1,6	30	–	–	–	–	2
Karotten in Dosen	1	+	4	–	80	20	0,7	24	1000	+	+	0,3	3
Mais in Dosen	2	+	16	0,5	275	66	0,4	4	–	+	0,1	–	5
Oliven, grün, mariniert	1	14	2	2,4	568	138	1,8	96	48	+	0,1	0,5	–
Sauerkraut, abgetropft	2	+	1	2,1	71	17	0,6	48	3	+	0,1	0,2	20
Spargel in Dosen	2	+	1	1,1	66	16	0,7	17	58	0,1	0,1	0,8	15
Tomaten in Dosen	1	+	2	0,9	75	18	0,5	27	81	0,1	+	0,7	17
Tomatenmark	2	1	6	–	165	39	1,0	60	207	0,1	0,1	1,5	9
Champignons	4	+	1	2,0	67	16	1,2	11	2	0,1	0,4	5,2	5
Eierschwämme	2	+	+	3,3	48	11	–	4	217	+	0,2	6,5	6
Steinpilze	5	+	+	6,0	85	20	1,0	4	–	+	0,4	4,9	3
Steinpilze, getrocknet	30	3	4	55,3	523	124	8,4	34	–	–	–	–	–
Champignons in Dosen	3	1	+	1,5	59	14	0,8	19	–	+	0,2	1,2	2
Getränke und Grundstoffe													
Kaffee-Getränk	+	+	+	–	9	2	–	–	–	–	–	–	–
Kaffee-Extrakt, getrocknet	11	0	8	–	340	82	4,4	168	–	–	0,1	22,0	–
Kakaopulver, schwach entölt	20	25	11	30,4	1427	343	12,5	114	–	0,1	0,4	2,7	0
Kakaogetränk	4	1	10	–	245	59	–	–	–	–	–	–	–
Cola-Getränk	+	0	11	–	175	42	–	4	0	0	0	0	0
Limonade	0	0	12	–	190	45	–	–	–	–	–	–	–
Alkoholische Getränke		Alkohol g	Extrakt g										
Bier, hell	+	4	5	0	190	45	–	3	–	+	+	0,9	–
Bier, dunkel	+	4	6	0	195	46	+	4	–	+	+	0,9	–
Apfelmost	–	5	3	0	190	45	–	–	–	–	–	–	–
Weißwein	+	8	3	0	295	70	0,6	9	–	+	+	0,1	–
Rotwein, leicht	+	8	2	0	270	65	0,9	7	–	+	+	–	2
Rotwein, schwer	+	10	3	0	325	78	0,7	8	–	0	+	0,1	–
Sekt	+	9	5	0	350	84	–	–	–	–	–	–	–
Weinbrand	–	33	2	0	1015	243	–	–	–	–	–	–	–

[1] Vitamin A und Carotine werden als Retinol-Äquivalente angegeben (s. S. 78)

Bildnachweis

5-1: Petra Beerhalter / fotolia.com; 7-2: PHANIE / A1PIX - Your Photo Today; 15-2: contrastwerkstatt / fotolia.com; 32-1: Christian Schwier / fotolia.com; 61-1: age / mauritius images GmbH; 65-1: tashka2000 / fotolia.com; 66-1: Miele; 85-1: © by Agrarmarkt Austria Marketing GesmbH; 86-1: Simper, Manfred; 87-1: Wolfgang Jargstorff / fotolia.com; 93-1: Daniel Gehrtz / pixelio.de; 102-1: SoFood / Caro Fotoagentur GmbH; 106-1: Tegen, Hans; 115-1: Klaphake / teamwork text und foto GbR; 115-2: Fabian, Michael; 127-4: karandaev / fotolia.com; 128-1: Minkus IMAGES Fotodesignagentur; 183-1: Kraft, Lothar; 185-1: Monkey Buisness / fotolia.com; 186-1: Bundesministerium für Gesundheit; 190-1: Pressefoto ULMER/Bjoern Hake / Picture-Alliance GmbH; 193-2: G. Menzl / fotolia.com; 201-1: Geoff Peters, liz.u. CC-BY 2.0 / Flickr; 227-1: FAIRTRADE Österreich; 229-1: Javier Larrea / Corbis; 230-1: edu1971 / fotolia.com; 232-1: Mikrobiuz / Fotolia.com; 236-4: josupewo / pixelio media GmbH; 261-1: Druwe & Polastri; 261-2: © picture-alliance/dpa;

Brigitte Mutz: 20-1; 22-1: 27-3; 34-1; 45-1; 66-2; 70-1; 72-1; 74-1; 77-1; 78-2; 82-1; 84-1 bis 84-5; 98-1; 99-1; 103-1; 105-1; 108-1; 120-2; 123-1; 133-1; 139-1; 139-2; 139-3; 147-1; 148-1; 150-1; 150-2; 150-3; 159-2; 244-2; 258-3; 258-4; 259-1; 265-1; 265-2; 265-3; 265-4;

Agrarmarkt Austria; Buenos Dias Bildagentur GmbH; Diabetiker-Ratgeber, August 1999; Gastronomie, Heckner, Hermann, Handwerk und Technik Hamburg, Fachbuchverlag Leipzig; Georg Mikes, Foto Positiv; Gesünder leben – natürlich heilen, Verlag Das Beste; Gut eingekauft, Rewe-Verlag, Köln; Gutes aus Großmutters Zeit, Wanner, Bruns, Frankh-Kosmos-Verlags-GmbH & Co., Stuttgart; Verlag Jugend und Volk; Marine Stewardship Council, Berlin; Von der Rübe zum Zucker, Agrana Beteiligungs-AG; Zach Christian